MÉDECINE LÉGALE

THÉORIQUE ET PRATIQUE.

—

TOME PREMIER.

MÉDECINE

LÉGALE,

THÉORIQUE ET PRATIQUE,

Par **ALPH. DEVERGIE**,

PROFESSEUR AGRÉGÉ DE LA FACULTÉ DE MÉDECINE DE PARIS,
MEMBRE DU CONSEIL DE SALUBRITÉ, MÉDECIN DE L'HÔPITAL SAINT-LOUIS;

AVEC LE TEXTE ET L'INTERPRÉTATION DES LOIS RELATIVES
A LA MÉDECINE LÉGALE,

REVUS ET ANNOTÉS

Par **J.-B.-F. DEHAUSSY DE ROBECOURT**,
Conseiller à la Cour de Cassation, Chevalier de l'ordre
de la Légion-d'Honneur.

TROISIÈME ÉDITION ENTIÈREMENT REFONDUE.

TOME PREMIER.

PARIS.

GERMER BAILLIÈRE, LIBRAIRE-ÉDITEUR,

17, RUE DE L'ÉCOLE-DE-MÉDECINE.

Londres, H. BAILLIÈRE. 219, Regent-Street.
Lyon, SAVY, 14, place Louis-le-Grand.
Strasbourg, DERIVAUX, libraire.
Saint-Pétersbourg, ISSAKOFF, BELLIZARD, libraires.
Madrid, Ch. BAILLY-BAILLIÈRE.
New-York, H. BAILLIÈRE.
Montpellier, SAVY, SEVALLE, libraires
Toulouse, JOUGLA, GIMET, DELBOY, libr.
Florence, RICORDI et JOUHAUD.

1852.

INTRODUCTION.

Medici propriè non sunt testes, sed
est magis judicium quàm testimonium.
(Digeste.)

Mahon et Fodéré ont défini la médecine légale, *l'art d'appli-quer les connaissances et les préceptes des diverses branches prin-cipales et accessoires de la médecine à la composition des lois, et aux diverses questions de droit, pour les éclairer et les interpréter convenablement.*

Cette définition pèche en ce point, que le médecin légiste n'a pas mission d'éclairer ou d'interpréter des questions de droit.

M. Prunelle a proposé la définition suivante, adoptée par M. Orfila dans la première édition de ses *Leçons de médecine lé-gale : La médecine légale est l'ensemble systématique de toutes les connaissances physiques et médicales qui peuvent diriger les diffé-rents ordres de magistrats dans l'application et dans la composition des lois.*

Cette définition manque d'exactitude.

1° Sous le nom de magistrat, on doit entendre l'officier établi pour rendre la justice ou maintenir la police ; par conséquent, les différents ordres de magistrats sont les juges, les procureurs de la république, les préfets, les maires, les commissaires de police. Or ni les uns ni les autres ne composent les lois ; donc la médecine légale ne dirige pas les différents ordres de magistrats dans la composition des lois.

2° Un médecin ne peut pas diriger un magistrat dans l'appli-cation des lois ; car l'application de tel ou tel article de la loi est une question de droit qui ne peut être résolue que d'après plu-sieurs ordres de renseignements :

Il faut qu'il y ait un corps de délit, le médecin le constate ;

Il faut qu'il y ait un coupable, les jurés le désignent ;

Un crime ayant été commis dans telle ou telle circonstance, tel ou tel article de loi s'y rapporte ; les juges déterminent cette application, et résolvent les diverses questions de droit qu'elle peut faire naître.

Le médecin ne dirige donc pas le magistrat dans l'application des lois ; il éclaire les jurés sur l'existence d'un crime, et quelquefois sur la culpabilité de l'accusé, mais il n'éclaire qu'indi-rectement le magistrat dans l'application des lois.

M. Orfila a renoncé à la définition de M. Prunelle dans l'avant-dernière édition de ses *Leçons de médecine légale*. Il lui a substitué la suivante :

La médecine légale est l'ensemble des connaissances médicales propres à éclairer diverses questions de droit, et à diriger les législateurs dans la composition des lois.

·L'ensemble des faits qui se rattachent à la confection des lois constitue la médecine législative ; l'ensemble des faits qui se rattachent aux lois existantes constitue la médecine légale.

M. Orfila, dans sa dernière édition de 1848, soit qu'il ait compris la justesse de nos observations, soit par toute autre cause, a encore abandonné cette définition pour la remplacer par celle-ci :

L'ensemble des connaissances physiques et médicales propres à éclairer les magistrats dans la solution de plusieurs questions concernant l'administration de la justice, et à diriger les législateurs dans la confection d'un certain nombre de lois.

Moins incorrecte que la précédente, elle nous paraît encore manquer de justesse.

Quelques personnes, voulant donner encore plus d'extension à la médecine légale, la définissent :

La médecine et les sciences accessoires considérées dans leurs rapports avec le droit civil, criminel et administratif.

Cette définition a le tort, suivant nous, d'être trop générale et de ne rien définir. Voici la définition que nous avons proposée et que nous croyons devoir conserver.

La médecine légale est l'art d'appliquer *les connaissances que nous fournissent les sciences physiques et médicales à la confection de certaines lois, à la connaissance et à l'interprétation de tous les faits médicaux en matière judiciaire* (1).

La partie de cette science qui a trait à la confection des lois est d'une application fort rare. Cependant on ne peut nier son existence, ainsi que l'ont fait quelques avocats, car nous en avons

---

(1) Pour être conséquent avec cette définition, que nous croyons préférable aux précédentes, nous aurions dû traiter dans cet ouvrage des questions qui se rapportent directement à la confection des lois, à l'égard desquelles les lumières de la médecine ont dû être invoquées par le législateur. Or ces lois ne sont pas à faire, elles existent : ces questions ne sont plus à résoudre, elles sont résolues : on les trouve consignées, soit dans les exposés des motifs des différents articles de notre Code, soit dans les principaux traités de droit et de jurisprudence. Nous n'avons donc pas cru devoir entrer dans un développement à l'égard de la première partie de notre définition, mais nous attacher exclusivement à la seconde.

une preuve toute récente : sur le point d'organiser l'exercice de la médecine en France, le ministre de l'intérieur a consulté les facultés de médecine, l'Académie et le corps des médecins, avant de présenter un projet de loi aux chambres sur ce sujet. Les lois qui ont trait au mariage et à l'hérédité, celles qui déterminent l'époque à laquelle l'homme agit sciemment, ont certainement été faites avec le secours de la médecine, et il n'en pouvait être autrement, puisque ces lois découlent de principes physiologiques. Toutefois nous devons le dire, les circonstances dans lesquelles le médecin est appelé à éclairer de ses lumières les législateurs sont rares et en raison des besoins qui se font sentir ; aussi est-il difficile de traiter à part de cette partie de la médecine légale.

Il n'en est pas de même de celle qui a pour objet la connaissance des faits et leur interprétation ; tous les jours les médecins sont appelés par les magistrats à examiner des corps de délit et à les interpréter. Afin de faire sentir que cette partie de notre définition est exacte et aussi rigoureuse que la première, il nous suffira d'exposer la marche que suivent les affaires criminelles et de police correctionnelle, ainsi que le rôle que remplit le médecin expert dans ces sortes de cas.

Prenons un exemple : Un homme est trouvé mort dans une chambre. Un officier de police judiciaire requiert un médecin de venir constater le décès et le genre de mort. Existe-t-il des traces de blessures faites pendant la vie, le médecin les fait connaître, et, sans prendre de conclusion positive sur le genre de mort, il se borne à exposer ce qu'il a observé extérieurement, les soupçons que cet état lui a fait concevoir, et à demander l'ouverture du corps.

Son rapport est envoyé au Procureur de la république, et, d'après les soupçons qui peuvent s'élever sur l'existence d'un crime, celui-ci, ou un juge d'instruction saisi de l'affaire, désigne deux médecins pour procéder à l'ouverture du corps, soit en sa présence, soit en celle de son délégué ; de là un rapport nouveau. Dans ce second rapport, comme dans le premier, on ne voit qu'une exposition et une interprétation de faits, lesquelles donnent lieu à des conclusions. Ces deux rapports peuvent quelquefois offrir de l'incertitude, soulever des difficultés. Pour les résoudre, le juge d'instruction charge deux ou un plus grand nombre de médecins de donner leur avis sur les deux rapports précédents, et en même temps il leur communique toutes les pièces de l'instruction qui peuvent les éclairer. Ceux-ci rédigent alors une consultation médico-légale, dans laquelle ils discutent et inter-prètent des faits pour en tirer des conclusions contre ou à l'appui de celles qui ont été prises par les premiers experts.

Muni de ces pièces, le juge d'instruction s'entoure de toutes les preuves testimoniales, et fait une narration fidèle des déposi-tions à charge et à décharge ; il la soumet à la Chambre du con-seil, composée de trois juges du tribunal de première instance, qui détermine s'il y a lieu à suivre l'affaire. Dans le cas de l'affir-mative, la Chambre du conseil décide encore si l'affaire doit être renvoyée en première instance (Chambre de police correction-nelle), ou en Cour d'appel.

Supposons le cas le plus grave, celui qui est du ressort des assises : le Procureur général présente en personne, ou par l'in-termédiaire de l'un de ses substituts, toutes les pièces de l'in-struction à la Chambre des mises en accusation, composée de conseillers de la Cour d'appel, et c'est lorsque cette chambre a décidé qu'il y a lieu à suivre, que le prévenu est amené sur les bancs de la Cour d'assises.

Arrive bientôt le jour d'audience, et alors tous les médecins qui ont été désignés, soit par le commissaire de police, soit par le juge d'instruction, pour faire des rapports, comparaissent suc-cessivement à titre de témoins (mais à tort, ils ne peuvent être transformés d'experts en témoins). Les rapports écrits faits dans le cours de l'instruction étant considérés lors des débats oraux comme ne constituant que de simples renseignements, ils dépo-sent de tout ce qu'ils ont observé et relaté dans leurs procès-ver-baux. Ils répondent en outre à toutes les questions qui peuvent leur être faites, soit par les jurés, soit par les juges, soit par le Procureur de la république. Ces diverses questions résultent le plus souvent des dépositions de témoins entendus, ou consistent dans des éclaircissements à donner sur de nouveaux faits. Parfois même il s'établit, soit entre les experts appelés, soit entre ceux-ci et des médecins désignés par la défense, des discussions, des controverses plus ou moins étendues ; mais, dans tous ces cas, c'est sur des faits, c'est sur l'interprétation qu'il y a lieu de leur donner, que roulent les discussions. Enfin les débats sont clos.

Quel a été le rôle des médecins pendant toute cette procédure? Ils ont relaté des faits, ils les ont interprétés et en ont tiré des conséquences ; jamais ils n'ont eu à s'immiscer dans une seule question de droit civil, criminel ou administratif.

Aussi est-ce avec raison que nous avons défini la médecine légale, *l'art d'appliquer les documents que nous fournissent les sciences physiques et médicales à la confection de certaines lois, à la connaissance et à l'interprétation des faits médicaux en matière judiciaire.*

Le sujet de la médecine légale est l'observation des faits qui ressortent du domaine de la médecine, de la chirurgie, de l'art des accouchements, de la physique, de la chimie, de la botanique, de la pharmacie, de l'histoire naturelle; en un mot, de presque toutes les sciences pour en tirer toutes les conséquences qui peuvent éclairer les magistrats sur l'existence ou la non-existence d'un crime ou d'un délit.

L'observation et le raisonnement sont donc les qualités indispensables d'un médecin légiste. Il faut qu'il possède des connaissances très variées; il faut surtout que, sourd à toutes les passions, il juge avec la plus sévère impartialité, afin que, rigoureuses comme la nécessité, ses conclusions découlent du raisonnement le plus sain et de l'observation la plus scrupuleuse des faits.

Dès lors, n'existe-t-il pas la plus grande analogie entre la médecine et la médecine légale? Toutes deux observent des faits, toutes deux en tirent des conséquences; toutes deux concluent : de l'une dépend la vie des individus; de l'autre, un bien plus précieux encore que l'existence, l'honneur.

Mais s'il y a un tel rapport entre ces deux sciences, il en résulte nécessairement qu'elles doivent être étudiées de la même manière.

Recherchons donc si les élèves suivent aujourd'hui, pour devenir médecins légistes, la marche qu'ils adoptent pour devenir médecins.

Dès son entrée dans la carrière médicale, l'élève qui veut devenir médecin praticien se rend dans les hôpitaux. D'abord pour lui tout est obscurité; mais bientôt, aidé des lumières et de l'expérience de ses maîtres, il observe avec plus de fruit; écoute toutes les doctrines sans exclusion d'aucune; juge les maladies; prévoit les suites qu'elles peuvent avoir; remarque avec un soin soutenu l'action des médicaments; et c'est après avoir ainsi longtemps et soigneusement observé qu'il se présente avec confiance au lit des malades livrés plus tard à ses soins.

Si cette marche est la plus sûre pour celui qui veut devenir médecin, pourquoi donc ne serait-elle pas celle de l'élève qui veut devenir médecin légiste? Et cependant si nous portons nos regards sur la manière dont la médecine légale est enseignée en France, nous ne verrons partout que des cours du genre de ceux qui constituent la théorie de la médecine. Dans ces cours, rien de pratique, à l'exception peut-être de la toxicologie. Et encore en quoi consiste cette importante partie du cours? En une succession de précipités qui apparaissent et disparaissent aux regards étonnés des élèves. Mais peu d'entre eux sont appelés à faire une expérience chimique; aucun, à examiner un noyé, un pendu, un asphyxié. Nous sommes donc entièrement fondé à affirmer qu'il manque un enseignement médico-légal qui corresponde à la clinique des hôpitaux, et où les élèves puissent trouver la même instruction pratique qu'en médecine (1).

Enfin, et nous le disons à regret, il n'y a que bien peu de personnes qui cultivent d'une manière spéciale la médecine légale; il semble que dès que l'on est médecin, on est en même temps et incontestablement médecin légiste. Quelques hommes, même du plus grand mérite, ne voient de difficultés dans cet art que pour ce qui a trait à la toxicologie; et pour eux, hors cette dernière science, tout est vague, tout est incertain. Ce jugement ne peut être la conséquence que de trois choses : ou de l'ignorance de ces médecins dans la matière de la médecine légale; ou d'un défaut de connaissances en chimie; ou d'une prédilection pour des faits chimiques avec lesquels ils sont plus familiers; car ces deux extrêmes conduisent absolument aux mêmes résultats.

Il est cependant facile de démontrer : premièrement, que la toxicologie n'est, eu égard à ses applications pratiques, qu'une faible partie de la médecine légale; car il suffit de rappeler que si la science toxicologique comprend un grand nombre de poisons, la toxicologie pratique ne porte pas sur plus de vingt substances vénéneuses différentes, qui se reproduisent dans tous les cas d'empoisonnement; secondement, que la médecine légale constitue un art à part. Il nous suffirait de citer quelques exemples pour prouver cette seconde proposition : nous en choisirons un aussi simple que frappant. Une blessure a été faite; un chirurgien est appelé, un expert est commis par la justice. Le premier se propose un seul but, guérir la blessure; à cet effet, il recherche si elle peut amener une hémorrhagie grave pour le malade, et si elle nécessite quelque opération propre à la prévenir; si elle peut

(1) C'est ainsi que nous nous sommes exprimé dans la première édition de cet ouvrage. A cette époque, nous joignions la pratique au précepte dans notre enseignement particulier, en conduisant nos élèves à la Morgue, où nous simulions des expertises judiciaires sur des noyés, des pendus, des asphyxiés, etc. L'empressement des élèves et des médecins à suivre cette médecine légale pratique nous a prouvé combien nous étions dans le vrai et combien un pareil enseignement pouvait être utile. Que de praticiens nous l'ont rappelé depuis, dans les rapports que nous avons eus ultérieurement avec eux !

être guérie par première intention, ou si, au contraire, il est préférable d'en diriger le traitement dans le but de la faire suppurer. A-t-elle entraîné quelque fracture avec esquilles, il examine si le membre peut être conservé au malade, ou si l'amputation doit être faite. S'y est-il introduit quelque corps étranger, il s'attache à l'enlever pour faciliter la guérison. En un mot, c'est dans le but seul de l'*ars sanandi* que le chirurgien va diriger toutes ses observations.

Le médecin légiste, au contraire, laissant de côté le traitement de la lésion, examine d'abord l'aspect de la blessure et sa forme, dans le but de savoir l'espèce d'arme qui l'a produite. Il la mesure pour en déduire, dans quelques cas, la largeur de l'instrument employé. Il en sonde la profondeur autant que les règles de l'art chirurgical le permettent, afin de donner la mesure de la distance à laquelle l'instrument perforant a été introduit. Il recherche, d'après le nombre des hachures que présentent les lèvres de la plaies, combien de coups ont été portés. Il examine avec soin chaque angle de la blessure, afin de savoir si l'instrument employé était à un ou à deux tranchants. Il explore la direction de la plaie, afin de juger dans quelle situation l'arme a pénétré, et aussi pour déterminer si la plaie a été le fait d'un suicide, d'une simulation de meurtre ou d'un assassinat ; et, dans le cas où il reconnaît que la blessure a été faite par une main étrangère, il recherche dans quelle situation était l'assassin par rapport à sa victime, etc.

Il passe ensuite aux résultats matériels de la blessure, et juge des conséquences qu'elle pourra avoir par rapport au malade ; le tout en restant simple spectateur du blessé sous le rapport du soulagement ou de la guérison qu'il est en droit d'attendre de l'art de la chirurgie. Il n'y a donc pas à mettre en doute qu'une expertise, dans un cas de ce genre, qui serait faite isolément par un chirurgien et par un médecin légiste, également habiles et expérimentés, ne fournisse plus de données utiles à la justice alors qu'elle sortira des mains du dernier, que de celles du premier.

Ce que nous venons de dire pour un cas chirurgical est également applicable à l'examen d'un corps de délit se rapportant à la médecine. C'est qu'en effet chaque personne étudie la matière et l'envisage sous le point de vue du devoir qu'elle est appelée à remplir.

Mais la médecine légale a de plus son domaine tout spécial qu'elle s'est créé par des recherches faites dans le but qu'elle se propose. Une autopsie judiciaire a ses règles à part, et ces règles différent de celles que l'on observe pour les ouvertures de corps que l'on pratique habituellement. Que ferait un médecin en présence d'un corps de délit à l'occasion duquel s'élèverait la question de savoir depuis combien de temps date la mort, s'il ne s'était préalablement éclairé par l'étude particulière des phénomènes de la putréfaction? Tant d'autres questions sont dans le même cas! celles qui se rapportent au viol sont en dehors de la médecine et de la chirurgie proprement dites ; la recherche d'un corps de délit en matière d'infanticide est toute spéciale; les questions relatives à l'impuissance sont souvent étrangères à beaucoup de médecins; il en est de même de celles qui se rattachent à l'exposition, à la supposition, à la substitution ou à la suppression d'enfant; de celles qui se rapportent à la viabilité, à l'asphyxie par submersion, par strangulation, par suspension, à l'aliénation mentale, etc., et à tant d'autres matières qui exigent des connaissances toutes particulières. Dans la supposition même où les faits à connaître seraient identiques, ils constitueraient encore un art à part, à cause de la manière dont il faudrait les interpréter.

Si maintenant nous abordons les questions d'empoisonnement, nous trouverons à y établir une spécialité nouvelle. Mais, dira-t-on, c'est ici l'affaire d'un chimiste et non pas d'un médecin. Cette objection est tout à fait erronée, et il nous est facile de prouver : qu'il ne suffit pas d'être chimiste pour être toxicologiste; qu'il est aussi nécessaire d'être médecin que d'être chimiste; que, de plus, il faut être chimiste, s'occupant spécialement de la recherche des poisons.

La première proposition pourrait être démontrée par des faits ; je m'abstiendrai de les citer, car il faudrait faire connaître des noms qui font autorité dans la science, en même temps que les erreurs commises. Qu'il me suffise de dire que dans certaines circonstances des hommes du plus grand mérite en chimie n'ont pas pu constater par leur analyse la présence de l'oxyde blanc d'arsenic dans les voies digestives, à cause de leur peu d'habitude dans l'exécution des procédés propres à la toxicologie, et je pourrais en citer des exemples tout récents.

Quant à la seconde proposition, en admettant même que dans tous les cas un chimiste pût reconnaître la présence des substances vénéneuses, je dis que s'il n'est pas médecin, ou s'il n'est pas aidé des lumières d'un médecin, il fera commettre des erreurs à la justice. Il ne suffit pas, en effet, de constater la présence d'un poison dans l'estomac pour déclarer que la mort a été la conséquence de son introduction dans cet organe ; il faut, de plus, y reconnaître les altérations pathologiques que ce poison a entraînées à sa suite, car la matière aurait pu être introduite après la mort. Tel poison qui est absorbé ne se retrouve plus dans l'estomac, mais dans le foie, la rate, l'urine ou dans le sang ; il faut que le toxicologiste sache qu'il doit principalement diriger ses recherches sur ces organes ou sur ces liquides. Telle matière vénéneuse produit des altérations si spéciales, qu'à leur vue seule on juge de la nature du poison.

Enfin, nous disions qu'il fallait être chimiste s'occupant spécialement de la recherche des poisons, et voici comment nous le prouvons :

Les recherches analytiques ordinaires roulent le plus souvent sur des matières isolées de toutes substances animales ; elles en sont plus faciles. En toxicologie, c'est tout le contraire, la matière animale vient tellement modifier les recherches analytiques que, sur ma proposition, le comité de rédaction des *Annales d'hygiène* a bien voulu proposer pour sujet de prix la *recherche des moyens d'isoler ou de détruire la matière animale dans les analyses*. Ce prix, resté au concours plusieurs années, n'a pu être adjugé, faute de compétiteurs qui se soient présentés. Par conséquent, la toxicologie veut être faite par un homme à la fois médecin et chimiste, et qui de plus ait donné à ses études une direction toute spéciale vers ce but.

Les développements dans lesquels nous venons d'entrer nous conduisent à rechercher si les hommes que l'on peut charger de la pratique de la médecine légale *rempliront toujours* les conditions que nous croyons nécessaires au médecin légiste : nous ne le pensons pas. Le choix des experts est entièrement dévolu aux magistrats. Les art. 43, 44 et 81 du C. d'instr. crim. leur laissent toute latitude à cet égard. Qu'arrive-t-il ? qu'ils confient à leur propre médecin, ou à ceux qu'ils croient jouir d'une réputation en médecine, les expertises médico-légales. Or, d'une part, tel homme peut être excellent praticien et fort mauvais médecin légiste ; d'une autre part, on sait que les réputations acquises dans le monde ne sont pas toujours justifiées par le mérite et par l'instruction. On serait peut-être porté à croire que dans les grandes villes ce choix repose sur des bases plus certaines ; il n'en est rien : tous les premiers rapports, c'est-à-dire ceux qui pourraient souvent fournir le plus de lumières, sont confiés à des médecins désignés par les commissaires de police, qui, en général, choisissent ceux qui sont le plus à leur portée. Telle est encore aujourd'hui la pratique de la médecine légale. Il en résulte deux ordres d'inconvénients graves : 1° les rapports sont, en général, mal faits ; les ouvertures du corps sont incomplètes ; les inductions que l'on tire des faits sont erronées ou inutiles ; 2° tous les faits sont perdus pour la science, car celui qui ne fait pas de la médecine légale un objet spécial attache peu d'intérêt aux expertises ; il se hâte de les terminer, d'en dresser un rapport, et perd ainsi pour lui et pour les autres tout le fruit que l'on pourrait retirer de la publicité. C'est, à n'en pas douter, à cette cause qu'il faut attribuer la marche lente de la partie théorique de cet art. Quand Devaux fit son *Traité sur les rapports*, ce traité fut lu avec avidité ; il ne contenait que des faits : c'est que, dans les cas difficiles, l'homme a besoin de trouver des analogues pour établir son jugement. C'est là ce qui manquait à la médecine légale. Pourquoi l'ouvrage de Morgagni est-il si souvent consulté en médecine ? c'est qu'il est une source inépuisable de faits et d'expérience médicale. Aujourd'hui que l'observation en médecine est la première condition des études, on recherche avec avidité tous les ouvrages cliniques, et l'on acquiert une solidité de diagnostic bien plus grande qu'on ne le faisait autrefois. Avons-nous besoin d'ajouter que c'est certainement à cette cause et à l'esprit pratique que nous avons cherché à introduire dans cet ouvrage que nous devons l'accueil si honorable qu'il a reçu des médecins, et les succès qu'il a obtenus dans la magistrature, succès auxquels nous n'aurions jamais osé prétendre. Cependant, hâtons-nous de dire que, depuis une dizaine d'années, les médecins ont mieux compris l'importance des devoirs qui leur étaient confiés, soit en se récusant, soit en apportant dans leur mission un zèle digne d'éloges.

On objectera peut-être que chaque Cour d'appel a choisi ou désigné sous le titre d'experts un certain nombre de médecins, et que nous nous élevons à tort contre le mode adopté et laissé à l'arbitraire des juges. La réponse à cette objection sera facile : sur douze médecins qui constituent la liste de la Cour d'appel de Paris, il n'y en a que deux ou trois qui se soient occupés de médecine légale d'une manière spéciale, encore ne sont-ils pas journellement employés par la Cour. Ainsi donc notre observation reste tout entière. Et cependant on lit dans les instructions publiées par le garde des sceaux en 1826, en regard du décret du 18 juin 1811, art. 17 :

« Les magistrats et les officiers de police judiciaire ne sauraient apporter trop de soins dans le choix des gens de l'art

dont ils peuvent se faire assister en vertu des art. 43 et 44 du
Code d'instruction criminelle pour constater le corps du délit.
Les opérations de médecine légale surtout exigent cette précaution ; elles sont souvent difficiles et délicates, et elles ont une
grande influence sur le jugement des affaires les plus graves. C'est
un double motif de ne les confier qu'à des hommes instruits, expérimentés et capables de les bien faire. Les erreurs et les méprises qui se commettent au moment du flagrant délit sont trop
souvent irréparables ; et quand il serait toujours possible de recommencer avec succès ce qui a été mal fait dans le principe, il
en résulterait toujours un surcroit de dépense qu'on aurait prévu
par un choix plus éclairé. »

Pour réaliser ces vœux si bien exprimés, chaque Procureur de la
république devrait dresser tous les ans une liste des médecins véritablement dignes de sa confiance, dans chaque commune ou dans
chaque canton, et l'adresser à ses auxiliaires, en leur recomman-
dant de les appeler à l'exclusion de tous autres pour la pratique
des opérations médico-légales qu'ils sont appelés à prescrire avant
d'en référer au Procureur de la république. Ces médecins, jaloux
de répondre dignement au témoignage d'une honorable confiance,
se livreraient d'une manière plus spéciale à l'étude des matières
médico-légales, et l'on aurait ainsi assuré la régularité des opérations qui servent souvent de base aux procédures criminelles.

Que si nous portons nos regards vers l'Allemagne ou l'Italie,
nous y verrons une tout autre organisation médico-légale. Là,
un certain nombre de médecins portent le titre de *médecins
physiciens ;* ils sont chargés de tous les rapports judiciaires. Ils
y sont distribués en trois degrés, et de telle manière, que quand
un rapport est fait par un médecin du troisième degré, il est
soumis au médecin du deuxième, puis, au besoin, à celui du
premier degré ; de sorte que chacun d'eux sanctionnant ou im-
prouvant les faits du rapport, il en résulte pour la justice deux
avantages : d'abord c'est un homme qui s'occupe spécialement
de médecine légale qui a fait les premières observations ; ensuite,
dans la supposition où il n'en aurait pas tiré des conséquences
exactes, ou toutes les conséquences possibles, les faits sont interprétés de nouveau par des hommes d'un mérite reconnu.

Pourquoi n'adopterait-on pas un mode pareil en France, mode
qui, d'ailleurs, a déjà reçu son exécution à une époque fort reculée
de nous, et qui ne s'est discrédité que parce que les charges en
sont devenues vénales ? Pourquoi les trois facultés de la république
ne désigneraient-elles pas des médecins de département, ou

attachés aux Cours d'appel ; des médecins d'arrondissement, ou attachés aux tribunaux de première instance ; et enfin des médecins de canton, qui seraient mis à la disposition des maires, juges de paix, commissaires de police ou officiers de gendarmerie ? Ces titres non rétribués seraient bientôt recherchés avec avidité ; car ces médecins, choisis par une faculté pour remplir de pareilles fonctions, seraient désignés à l'opinion publique comme possédant une somme d'instruction plus grande ou au moins une instruction toute spéciale, et ils trouveraient dans la confiance de leurs concitoyens une récompense à des études plus médicales, plus complètes et plus pénibles.

La science elle-même y gagnerait beaucoup de faits, et seulement alors on pourrait chiffrer ces grands enseignements de l'expérience, qui constituent la base de cet art, et qui feraient disparaître le vague et l'incertitude qui règnent encore sur des résultats de pure observation. Mais depuis quinze ans, nous et d'autres avons exprimé ce vœu ; il est resté superflu. Cependant ce ne sont pas les erreurs en justice qui manquent comme trop funestes exemples, soit d'ignorance, soit de défaut grave d'attention. Nous nous bornerons à citer sommairement quelques uns d'entre eux. Un chirurgien avait considéré comme étant le fait de violences des lésions observées sur la dame Montbailly, de Saint-Omer. Le célèbre Louis a démontré que cette dame avait succombé à une apoplexie. Montbailly était mort du supplice de la roue. — Une méprise semblable a été commise dans l'affaire Chassagneux, dont les enfants furent condamnés pour crime de parricide. — Dans l'affaire Rispal et Galland, il s'est encore agi d'une mort par apoplexie prise pour un assassinat. Le docteur Lhomon, qui avait examiné avec soin le cadavre de Jean Courbon, affirmait avoir trouvé des indices non équivoques d'une apoplexie. La déclaration d'un faux témoin prévalut sur ce rapport si positif. Galland et Rispal furent condamnés aux travaux forcés à perpétuité, le 9 mars 1816. — Deux ans après, leur innocence fut reconnue. La Cour d'assises de la Loire a réhabilité les deux innocents, le 3 décembre 1821. (*Annales d'hygiène*, t. VII.) — Espérons que, dans un temps où les institutions sont si profondément modifiées, la médecine légale trouvera, dans un avenir prochain, des experts assez éclairés pour satisfaire à des vœux formés depuis longtemps par des hommes compétents et désintéressés.

MÉDECINE

LÉGALE.

CHAPITRE PREMIER.

Des certificats, des rapports et des consultations médico-légales.

Un médecin peut être appelé à faire, en justice, trois genres différents d'actes : des certificats, des rapports et des consultations médico-légales.

DES CERTIFICATS.

Législation.

ART. 434, C. civ. — Tout individu atteint d'une infirmité grave et dûment justifiée, est dispensé de la tutelle ; il pourra même s'en faire décharger si cette infirmité est survenue depuis sa nomination.

ART. 396, C. inst. cr. — Tout juré qui ne se sera pas rendu à son poste sur la citation qui lui aura été notifiée, sera condamné par la Cour d'assises à une amende.

ART. 397, C. inst. cr. — Seront exceptés ceux qui justifieront qu'ils étaient dans l'impossibilité de se rendre au jour indiqué....

ART. 80, C. inst. cr. — Toute personne citée pour être entendue en témoignage, sera tenue de comparaître et de satisfaire à la citation.

ART. 81, C. inst. cr. — Le témoin ainsi condamné à l'amende sur le premier défaut, et qui, sur la seconde citation, produira devant le juge d'instruction *des excuses légitimes*, pourra, sur les conclusions du procureur du roi, être déchargé de l'amende.

ART. 265, C. proc. civ. — Si le témoin justifie qu'il n'a pu se présenter au jour indiqué, le juge-commissaire le déchargera, après sa déposition, de l'amende et des frais de réassignation.

ART. 160, C. pén. — Tout médecin, chirurgien ou autre officier de santé, qui, pour favoriser quelqu'un, certifiera faussement des maladies ou infirmités propres à dispenser d'un service public, sera puni d'un emprisonnement de deux à cinq ans ; et s'il y a été mû par dons ou promesses, il sera puni du bannissement ; les corrupteurs seront en ce cas punis de la même peine.

ART. 86, C. inst. cr. — Si le témoin auprès duquel le juge se sera transporté n'était pas dans l'impossibilité de comparaître sur la citation qui lui aurait été donnée, le juge décernera un mandat de dépôt contre le témoin et l'officier de santé qui aura délivré le certificat ci-dessus mentionné. La peine portée en pareil cas sera prononcée par le juge d'instruction du même lieu et sur la réquisition du procureur du roi, en la forme prescrite par l'article 80.

Un certificat n'est que l'attestation d'un fait. Il peut être donné par une personne étrangère à la médecine, comme par un médecin. Il ne suppose aucune mission; il n'entraîne pas avec lui de prestation de serment; en sorte qu'il paraît être, au premier abord, un acte dont l'importance ne réside que dans la moralité de l'attestation du fait. Cependant, cet acte conduit quelquefois à des conséquences graves, ainsi que le démontrent les articles 86 du Code d'instruction criminelle, et 160 du Code pénal que nous venons de reproduire en tête de ce chapitre.

Voici quelques exemples propres à faire concevoir les circonstances dans lesquelles ces articles pourraient être appliqués. Beaucoup de personnes veulent se dispenser de remplir les devoirs de jurés. En province, surtout, ces fonctions deviennent pénibles et onéreuses, parce qu'elles entraînent à des déplacements de longue durée. On s'adresse à un médecin; on lui demande un certificat, qui constate l'impossibilité d'un déplacement que la loi impose. Celui-ci cède souvent à des considérations puisées dans les convenances sociales, et s'expose ainsi à des peines afflictives. Ces peines seraient même infamantes, s'il était constaté que l'officier de santé eût délivré le certificat par suite de dons ou de promesses.

Tel est encore le cas où l'on certifie faussement des faits propres à dispenser de la tutelle, du service militaire, etc.

Des considérations de rapports sociaux, d'intimité, de reconnaissance même, ne doivent jamais faire taire la conscience du médecin et lui faire oublier les règles de son devoir. Rien n'est plus déplorable que cette condescendance des hommes de l'art aux demandes qui leur sont adressées. En attestant des faits inexacts, ils perdent tous droits à la considération publique, et leur signature n'a plus de valeur pour l'attestation de la vérité. Qu'ils sachent donc résister à de pareilles demandes, s'ils veulent conserver l'estime de leurs concitoyens, et la confiance qui est due à leur caractère (1).

(1) C'est ainsi que nous nous exprimions dans notre précédente édition. Nous

Formule des certificats.

Je soussigné (docteur en médecine, ou officier de santé, demeurant à   commune de   ) certifie que M.   (nom, prénoms, âge, profession et demeure du requérant) est affecté de   (la maladie), qui le met dans l'impossibilité de

Ou bien   atteste que telle ou telle circonstance existe.

En foi de quoi j'ai délivré le présent certificat.

Fait à   commune de   le   184 .

NOTA. La signature doit être légalisée par le maire ou l'adjoint de la commune où réside le signataire.

DES RAPPORTS JUDICIAIRES.

En vain on chercherait une étymologie exacte du mot rapport. Les uns l'ont fait dériver du verbe *refero*, je rapporte : les autres, du mot *relatio*, récit d'une chose. Mais dans un rapport, on ne se borne pas à la narration des faits ; on en tire des conséquences ; et de plus, le mot *rapport* entraîne presque toujours avec lui l'idée qu'il y a eu mission d'un magistrat pour rapporter.

Un rapport est un acte dans lequel le médecin, après avoir exposé avec détails les résultats d'une mission qui lui a été conférée *le plus ordinairement* sous la foi du serment, en tire les conséquences au point de vue judiciaire.

Différences entre un rapport et un certificat. — 1° Tout le monde n'a pas qualité pour faire un rapport ; hors le cas où la loi prescrit au médecin d'instruire la justice sur certains faits qui se sont présentés à son observation, il faut toujours une délégation d'un magistrat pour rapporter. 2° Un rapport ne peut être fait par un médecin qu'autant qu'il a prêté serment entre les mains d'un magistrat de faire son rapport et de remplir, en son honneur et conscience, la mission qui lui est confiée. 3° Un certificat n'a toujours, aux yeux de la justice, qu'une valeur fort secondaire ; un rapport, au contraire, est un acte dont la conclusion est acceptée par les magistrats, comme *un jugement* porté sur des faits qu'ils ne peuvent apprécier.

Un officier de santé est-il apte par son titre à rapporter en jus-

maintenons encore le même langage sans avoir jamais eu la pensée de faire une leçon de morale à nos confrères, comme le dit M. Orfila, *Méd. lég.*, 4ᵉ édit., t. I, p. 7. Ils ne le trouveront pas *inconvenant*, nous en sommes convaincu ; car il n'y a jamais d'inconvenance à prémunir un jeune confrère contre un écueil qu'il pourrait ne pas apercevoir, ou à détruire un abus s'il existe quelque part.

tice? — Si l'on consulte les articles de nos codes relatifs à cette question, on y trouve assez d'incertitude pour que les avis des médecins-légistes aient été partagés à ce sujet.

ART. 43, C. inst. crim. — Le procureur du roi se fera accompagner, au besoin, d'une ou de deux personnes, *présumées, par leur art ou profession, capables d'apprécier* la nature et les circonstances du crime ou du délit.

ART. 44, C. inst. crim. — S'il s'agit d'une mort violente, ou d'une mort dont la cause soit inconnue ou suspecte, le procureur du roi se fera assister *d'un ou de deux officiers de santé*, qui feront leur rapport sur les causes de la mort et sur l'état du cadavre.

Les personnes appelées, dans le cas du présent article, et de l'article précédent, prêteront, devant le procureur du roi, le serment de faire leur rapport, et de donner leur avis en leur honneur et conscience.

ART. 81, C. civ. — Lorsqu'il y aura des signes ou des indices de mort violente, ou d'autres circonstances qui donneront lieu de le soupçonner, on ne pourra faire l'inhumation qu'après qu'un officier de police, assisté d'un *docteur en médecine ou en chirurgie*, aura dressé procès-verbal de l'état du cadavre et des circonstances y relatives, ainsi que des renseignements qu'il aura pu recueillir sur les nom, prénoms, âge, profession, lieu de naissance et domicile de la personne décédée.

L'article 43 est général; il laisse au magistrat le choix de la personne; il n'exige d'elle aucun titre particulier; et par conséquent, si l'on s'en tenait à cet article, la question posée devrait être résolue par l'affirmative. Dans l'article 44, il est question d'officiers de santé, et, dans l'article 81, de docteurs en médecine. — La loi aurait-elle mesuré l'importance de l'expertise et approprié le titre de l'expert à cette importance? La nature des faits à constater est la même, et par conséquent la loi n'a pas pu faire cette distinction. — Faisons d'ailleurs observer qu'*en justice* on n'attache pas à ces deux titres la même valeur qu'en médecine. L'expression *officier de santé* qualifie un homme apte à donner des soins en cas de maladie, et pas autre chose. On n'y entend pas un grade, un rang dans la hiérarchie médicale. — Remarquons en outre que l'aptitude à faire un rapport résulte, aux yeux de la loi, moins de la qualité que possède le médecin que de la mission qu'il a reçue du magistrat. Que, si les officiers de santé n'étaient pas considérés comme aptes à rapporter en justice, l'instruction, en matière criminelle, serait entravée dans les petites communes, à défaut d'un docteur en médecine qui résiderait à une distance trop éloignée du lieu où le crime aurait été commis. Enfin l'article 81 du Code civil ayant été fait en 1802, et l'article 43 du Code d'instruction criminelle en 1810, ce dernier doit évidemment dominer la matière. — La loi a laissé toute latitude au magistrat pour le choix de la personne, quand elle a dit : Le procureur du roi se fera accompagner, au besoin, d'une ou de deux personnes, *présumées par leur art*, etc.—Nous ne saurions donc partager l'avis de M. Orfila à ce sujet (*Leçons de Médecine légale*, 3ᵉ édition, page 19) : il pense que sous le titre d'officier de santé, qui se trouve dans l'article 44 du Code d'instruction criminelle, le législateur a voulu seulement désigner les docteurs en médecine et en chirurgie. Or, s'il en eût été ainsi, l'article précité les aurait désignés par leur titre spécial (1).

Des espèces de rapports.—On distinguait autrefois les rapports en *provisoires*, *dénonciatifs* et *mixtes*. Les premiers étaient ainsi nommés parce que, faits d'après l'ordre d'un magistrat, ils procuraient au malade ou au blessé des provisions ou indemnités de maladies. — Les rapports *dénonciatifs* correspondaient à ce que nous nommons aujourd'hui certificats. Délivrés sur la demande d'un blessé ou d'un malade, et par le chirurgien ou le médecin traitant, quel que fût du reste son titre, ils n'obtenaient en justice que le degré de confiance accordé au simple certificat. — Sous le nom de rapports *mixtes*, on comprenait ceux qui étaient faits à la requête de la partie plaignante, mais par un chirurgien en titre; en sorte qu'ils n'avaient pas tout à fait la valeur des rapports, et cependant leur valeur était plus grande que celle des certificats, à cause du titre du chirurgien même qui faisait le rapport.

Cette classification est aujourd'hui remplacée par une division basée sur la nature des rapports; on les distingue en *judiciaires*, *administratifs* et *d'estimation*.

On nomme *judiciaires* ceux qui ont pour but d'éclairer les magistrats sur l'existence d'un crime ou d'un délit.

On appelle *administratifs* les rapports qui, faits en vertu d'un mandat de l'autorité administrative, ont pour objet une enquête sur les avantages et les inconvénients de plans à adopter dans la confection d'un établissement public; ou bien les inconvénients qui peuvent résulter pour la salubrité publique de l'existence de telle ou telle fabrique dans un lieu donné, etc., etc.; de là l'ancienne dénomination de rapports *de commodo et incommodo*.

(1) Dans sa 4ᵉ édition, M. Orfila n'aborde pas cette question; il déclare *qu'en fait* les choses se passent ainsi que nous l'avons interprété.

Les rapports *d'estimation* ont toujours pour but une appréciation d'honoraires demandés, soit pour soins donnés par un médecin ou un chirurgien, soit pour médicaments ou objets fournis à un malade par un pharmacien, alors que des contestations judiciaires s'élèvent entre les parties.

Telle est la division adoptée aujourd'hui par les auteurs qui ont écrit sur la médecine légale. Elle nous paraît incomplète. Il est une quatrième sorte de rapports que le médecin est appelé à faire par le vœu de la loi et par la nature de sa profession ; elle a assez d'importance pour recevoir une dénomination particulière. Nous voulons parler des rapports que tout médecin ou chirurgien doit adresser à la justice lorsqu'il a été appelé à donner des soins à une personne dont la maladie ou les blessures paraissent être le résultat d'un crime ou d'un délit.

« Toute personne qui aura été témoin d'un attentat soit contre la sûreté publique, soit contre la vie ou la propriété d'un individu, sera pareillement tenue d'en donner avis au procureur du roi soit du lieu du crime ou délit, soit du lieu où le prévenu pourra être trouvé (C. inst. crim., art. 30). »

(Aucune sanction pénale n'étant attachée à cet article, son exécution est soumise dans bien des cas à l'appréciation consciencieuse que fait des circonstances le médecin qui se trouve dans cette situation.)

Nous nommons ces rapports *officieux*, comme étant l'accomplissement d'un devoir prescrit par les règles de la profession ou par la loi ; de telle sorte que le médecin se dise, en le faisant, *fungor officio*, je remplis un devoir. (Loin de nous la pensée de donner à ces rapports le sens d'une dénonciation, comme on a quelquefois osé le faire, ou au moins le demander en matière politique. Il est des circonstances dans lesquelles les devoirs, même les plus impérieux, doivent plier devant la crainte de forfaire à l'honneur.) Ces rapports ne peuvent pas avoir aux yeux de la justice la même importance que les rapports judiciaires, car le médecin qui les fait n'est pas *assermenté*, il n'a pas prêté serment. Mais tout médecin qui, appelé dans l'exercice de son art à constater un fait du genre de ceux que je viens de signaler, s'abstient, soit par ignorance, soit par négligence, de faire un rapport à la justice dans le plus bref délai, s'expose à de justes reproches de la part de l'autorité judiciaire. S'il en était autrement, les crimes les plus grands pourraient échapper aux investigations de la justice et demeurer impunis.

Mais, dira-t-on, comment donner à ces actes le nom de rapports, puisqu'ils ne sont jamais précédés de la prestation de serment qui établit la principale différence entre un rapport et un certificat? Je répondrai que, dans le cas dont il s'agit, non seulement la loi enjoint de donner avis au procureur du roi, mais encore elle en fait un devoir. L'acte qui en résulte n'est donc pas un simple certificat.

Il existe une ordonnance de police du 17 ventose an IX (18 mars 1801), que l'on a essayé de mettre en vigueur dans des temps assez rapprochés de nous à l'occasion des troubles et délits politiques, mais à laquelle les médecins ne se sont pas soumis par les motifs que je viens d'énoncer. En voici les dispositions :

ART. 1er. Tous les officiers de santé de Paris, et ceux des communes rurales du département de la Seine, et de celles de Sèvres, de Saint-Cloud et de Meudon, qui auront administré des secours à des blessés, seront tenus d'en faire sur-le-champ la déclaration aux commissaires de police, ou aux maires et adjoints *extra-muros*, sous peine de 300 francs d'amende. (Édit de décembre 1766, et ordonnance du 4 novembre 1783.)

2. Cette déclaration contiendra les noms, prénoms, professions et demeures de tous les individus qui auront fait appeler les officiers de santé pour panser leurs blessures, ou qui se seront fait transporter chez lesdits officiers de santé pour y être traités. Elle indiquera aussi la cause des blessures, leur gravité, et les circonstances qui y auront donné lieu.

3. Les officiers en chef des hospices de Paris feront la même déclaration pour tous les individus blessés qui auront été admis dans les hospices, sous peine de 200 francs d'amende. (Édit de décembre 1666.)

4. Les commissaires de police, les maires et adjoints *extra-muros*, inscriront sur des registres les déclarations qu'ils auront reçues, et en transmettront de suite copie au préfet de police.

5. Les contraventions seront constatées par des procès-verbaux, et dénoncées aux tribunaux compétents.

Un rapport est-il exigible? — Les avis ont été partagés sur le point de savoir si un médecin peut refuser un rapport. Cette divergence d'opinion tient à ce que l'on n'a pas étudié avec assez de soin le texte de la loi qui donne à cet égard des pouvoirs très étendus aux magistrats.

Voici, suivant nous, ce qui ressort de la législation actuelle :
1° L'article 475 du Code pénal porte :

§ 1. « Seront punis d'amende depuis six francs jusqu'à dix francs inclusivement... » § 12. « Ceux qui, le pouvant, auront refusé ou négligé de faire les travaux, le service, ou *de prêter les secours dont ils auront été requis* dans les circonstances d'*accidents*, *tumultes*, naufrages, inondations, incendies, ou autres calamités, ainsi que dans les cas de brigandages, pillages, *flagrant délit*, clameurs publiques ou d'*exécution judiciaire*. »

(La peine énoncée dans l'article 475 du Code pénal peut être portée à celle de l'emprisonnement pendant cinq jours au plus (art. 478, même Code) en cas de récidive).

Cet article est général : un magistrat peut requérir un médecin en cas de flagrant délit ou dans une des circonstances énoncées, et le médecin est tenu de se rendre à son invitation aux termes de la loi. Le médecin est par cela même contraint de rapporter. Et pourquoi en serait-il autrement? Une personne quelconque a le droit de requérir un magistrat qu'elle aperçoit sur la voie publique, afin qu'il ait à lui prêter aide et assistance. Celui-ci ne peut pas refuser son concours; le magistrat doit donc, à plus forte raison, pouvoir user du même privilége à l'égard des médecins.

Par les mêmes motifs, le médecin peut être contraint de rapporter, lorsque, en vertu de l'article 60 du Code d'instruction criminelle, un juge d'instruction complète les actes ou ceux des actes de la procédure qui lui paraissent nécessiter de plus amples informations ; le médecin ayant été déjà requis par le procureur du roi, dans le cas de flagrant délit par exemple, peut être contraint, à raison des mêmes faits, d'obéir aux injonctions du juge d'instruction.

Par conséquent on peut dire : Oui, un rapport est exigible toutes les fois qu'il s'agit d'un flagrant délit, et l'on ne saurait s'y soustraire qu'en avouant l'impossibilité dans laquelle on se trouve, *pour cause d'ignorance*, d'obtempérer à l'invitation des magistrats.

Un médecin a-t-il été témoin d'un fait? Il ne peut pas alors refuser de déposer.

« Toute personne citée pour être entendue en témoignage, sera tenue de comparaître et de satisfaire à la citation, sinon elle pourra y être contrainte par le juge d'instruction qui, à cet effet, sur les conclusions du procureur du roi, sans autres formalité ni délai, et sans appel, prononcera une amende qui n'excédera pas 100 francs, et pourra ordonner que la personne citée sera contrainte par corps à venir donner son témoignage. » (Art. 80, C. inst. crim.)

Le plus souvent il vient déposer devant le juge d'instruction ; mais quelquefois aussi on lui demande un rapport ; c'est le cas, par exemple, d'un médecin ou d'un chirurgien d'hôpital, qui a soigné dans son service les blessures plus ou moins graves d'un malade ; il est requis de rapporter, de relater l'état dans lequel l'individu se trouvait à son entrée à l'hospice ; de faire connaître les soins qui lui ont été donnés ; le temps employé à sa guérison et les conséquences que pouvaient avoir ses blessures.

Tout médecin qui est appelé par un magistrat pour connaître de faits dont il n'a pas été témoin et les interpréter dans le sens de son art et des besoins de la justice, peut-il refuser cette mission ? —L'article 43 du Code d'instruction criminelle donne au procureur du roi le droit de se faire accompagner , dans la recherche d'un crime ou d'un délit, par les personnes présumées, par leur art ou profession , capables d'apprécier la nature et les circonstances de ce crime ou de ce délit.

D'après les articles 59 et 61 , le juge d'instruction peut faire tous les actes d'instruction auxquels le procureur du roi a droit de procéder lui-même dans les cas prévus par la loi.

Les articles 48, 49 et 50 investissent des mêmes droits les juges de paix, officiers de gendarmerie, commissaires de police, maires, adjoints de maires, *dans les cas de flagrant délit.*

De ces divers articles quelques personnes ont cru pouvoir tirer cette conséquence, que, *dans les cas autres* que ceux du flagrant délit, un médecin *ne peut même pas refuser* la mission qui lui est donnée, à moins qu'il ne déclare ne pouvoir l'accepter à cause de son incapacité.

Suivant nous, c'est là une extension du texte de la loi que l'on ne saurait admettre. Nous concevons bien que, dans l'instruction des affaires judiciaires, les magistrats ne doivent pas être arrêtés par le refus des personnes qui peuvent concourir, au moyen de leur art , à la découverte d'un crime ou d'un délit. Nous considérons comme blâmable le médecin qui, sous un prétexte autre que le peu d'habitude de ces sortes d'affaires, refuse une pareille mission ; mais il nous semble peu logique qu'un magistrat appelle un médecin, qu'il fasse dresser par écrit une prestation de serment, dans laquelle le médecin déclare *accepter* (voyez , page 15, *Prestation de serment*) la mission qui lui est confiée, si cette acceptation n'a été que contrainte et forcée. Dans l'hypothèse que nous combattons, un médecin ne serait pas libre, sous un prétexte autre que celui de l'ignorance, de refuser les missions judiciaires quand elles lui sont conférées par le procureur du roi, ses substituts et les juges d'instruction.

Examinons donc quelle serait la peine dont le médecin se rendrait passible s'il refusait une mission judiciaire hors le cas de flagrant délit; car si c'est un devoir prescrit par la loi, l'infraction à ce devoir doit entraîner une répression. Un médecin est d'abord appelé auprès du juge d'instruction par un simple avertissement; supposons qu'il ne se rende pas à cet avis, ou que, s'y étant rendu, il refuse la mission; le magistrat le fait alors citer à titre de témoin, parce que c'est là le seul moyen de le contraindre à se rendre auprès de lui; il lui fait connaître l'objet de l'expertise, et le médecin allègue des motifs qui équivalent à un refus; le magistrat dresse alors les actes suivants en cas de refus réitéré.

TRIBUNAL DE PREMIÈRE INSTANCE DU DÉPARTEMENT DE

L'an mil huit cent trente   · avant midi

Par devant nous,
juge d'instruction près le tribunal de première instance du département de la Seine, en notre cabinet au Palais-de-Justice à Paris,
    assisté de   commis-greffier assermenté;

En conséquence de la citation donnée par   huissier-audiencier près ce tribunal, à la requête de M. le procureur du roi, le   en vertu de notre cédule du

Est comparu le sieur   docteur en médecine de la Faculté de   âgé de   demeurant à

Auquel nous avons donné connaissance des faits sur lesquels il est appelé à déposer

Ledit sieur   après avoir représenté la citation à lui donnée, a prêté le serment de dire toute la vérité, rien que la vérité; et enquis par nous s'il est domestique, parent ou allié des parties à quel degré, a répondu ce qui suit : « *Je ne puis pas accepter la mission que vous voulez me confier.* »

Lecture faite, le comparant a persisté, et signé avec nous et le greffier.

Pourquoi nous, juge d'instruction, susdit et soussigné, prenant ladite réponse pour un refus de donner témoignage et de satisfaire à la citation, nous avons rédigé le présent, dont communication sera immédiatement donnée à M. le procureur du roi, pour être par lui requis, et par nous statué ce que de droit.

TRIBUNAL DE PREMIÈRE INSTANCE DU DÉPARTEMENT DE

L'an, etc.

Par devant nous,
juge d'instruction, près le tribunal de première instance du département de la Seine, en notre cabinet au Palais-de-Justice à Paris,
    assisté de,   commis-greffier assermenté,

En conséquence de notre ordonnance en date du
    , portant condamnation à cent francs d'amende envers le sieur   , témoin défaillant.

Ladite ordonnance dûment signifiée à la requête de M. le procureur du roi, par exploit de   huissier-audiencier près le tribunal, en date à Paris, le   et encore en exé-

cution du mandat d'amener par nous décerné le
et notifier par exploit de   huissier-
audiencier, en date du   , est comparu le sieur
N...., docteur en médecine, âgé de   , demeurant à
auquel nous avons donné connaissance des faits sur lesquels il est appelé
à déposer. Ledit sieur   , après avoir représenté les
copies de notre ordonnance et de notre mandat précité, a prêté le serment de dire toute la vérité, rien que la vérité. Enquis par nous s'il est
domestique, parent ou allié des parties, et à quel degré, nous a répondu
ainsi qu'il suit : « *Je ne puis accepter la mission que vous voulez me
confier.* »

Lecture faite, le comparant a persisté, et signé avec nous et le greffier.

Pourquoi nous, juge d'instruction, susdit et soussigné, prenant ladite
réponse pour un refus de prêter le secours dont il est requis en exécution
de l'article 475, § 12 du Code pénal, et prévu tant par ledit article que
par l'article 478 du même Code, nous avons rédigé le présent procès-
verbal, dont communication sera immédiatement donnée à M. le procureur du roi, pour être par lui requis et par le tribunal statué ce que de
droit.

Et avons signé avec le greffier après lecture.

On voit par ces actes que le juge serait obligé de transformer
l'expert en un témoin pour appliquer une peine, ce qui démontre
que rien dans la législation ne saurait contraindre un médecin
à rapporter; excepté dans le cas de flagrant délit. En vain cher-
cherait-on à donner aux mots, *exécutions judiciaires*, qui terminent le § 12 de l'art. 475, une acception autre que celle qui
leur est propre ; il est évident qu'ils ne veulent dire que l'*exécution des jugements rendus*, et non pas les missions de la justice
dans les instructions.

Enfin ce qui vient corroborer la doctrine que nous avons
émise, ce sont les instructions du garde des sceaux à l'égard de
l'art. 16 du décret du 18 juin 1811.

« Les médecins et experts doivent être appelés par un simple
avertissement, sans citation, dans tous les cas où leur ministère
est requis, soit dans le cours de l'instruction, soit au moment
de l'audience. Lorsque c'est le procureur du roi qui les requiert
pour procéder hors sa présence, l'intérêt de la justice exige qu'il
leur adresse, en même temps que l'avertissement, des instructions suffisamment détaillées sur les points qu'ils ont à constater.
— *Pour prévenir tout refus ou mauvais prétexte* de la part des
personnes qui seront ainsi appelées, chaque cour, chaque tribunal peut faire choix à l'avance, comme on vient de le dire
pour les médecins, d'hommes expérimentés dans telle ou telle
partie, et se les attacher de manière qu'on soit plus assuré de

les trouver au besoin ou qu'ils puissent se suppléer réciproquement; et s'il y a lieu de leur accorder des taxes *comme témoins*, elles pourront être délivrées au bas de l'avertissement visé par l'officier du ministère public. »

Beaucoup de personnes, et ce sont en général les plus occupées et les plus capables, prévoyant les longueurs et le temps que peut entraîner une pareille mission, se récusent, et privent ainsi la justice des lumières qu'ils pourraient lui apporter : ce sont de ces sacrifices qu'il faut savoir s'imposer dans l'intérêt de la société. Chacun lui doit un tribut, le médecin plus que tout autre ; le médecin dont les devoirs sont en rapport avec l'importance de l'art qu'il exerce.

Cependant un médecin n'est pas un homme doué d'une instruction tellement générale, qu'il soit toujours en état de résoudre les questions qui lui sont soumises. Celles qui se rapportent à l'hygiène publique, par exemple, exigent quelquefois des connaissances spéciales d'application aux arts, qu'il n'a pas pu acquérir ; je dirai plus : et sans vouloir ici diminuer la considération dont le corps médical doit jouir, je ferai remarquer que la médecine légale étant une science qui exige des études spéciales, beaucoup de médecins peuvent l'avoir négligée pour s'adonner exclusivement à la pratique de la médecine, et par suite ne pas être en état de rapporter en justice dans certains cas qui sont en dehors de l'exercice de leur profession ; ils ne doivent pas hésiter alors à refuser la mission que l'on veut leur confier, c'est un devoir pour eux de le faire.

Des personnes qui ont qualité pour requérir un rapport. — Tout le monde n'a pas le droit de requérir un médecin pour faire un rapport ; la loi a prévu ce cas. Elle désigne pour les rapports judiciaires les *procureurs du roi* et les *juges d'instruction*, ou, à leur défaut (art. 49, C. ins. cr. ; 81, C. civ.), dans les cas de flagrant délit seulement, les *officiers de police judiciaire, auxiliaires du procureur du roi, qui sont les juges de paix, maires, adjoints de maires, commissaires de police,* et les *officiers de gendarmerie,* depuis le colonel jusqu'au sous-lieutenant inclusivement ; les maréchaux des logis et brigadiers de gendarmerie, qui reçoivent, d'après la loi du 6 prairial an VIII, la qualification de sous-officiers, n'ont pas qualité pour provoquer un rapport d'un médecin. Les officiers de gendarmerie peuvent, au contraire, remplacer le procureur du roi (art. 48, C. inst. cr.). A cette liste nous ajouterons les présidents de cour royale et de première instance : les premiers, dans l'exercice de leurs fonctions en matière criminelle, les seconds en matière civile.

Il appartient aux préfets, sous-préfets, maires, adjoints de maires, conseils d'administration, conseils de salubrité, de demander des rapports administratifs. Ces rapports sont toujours facultatifs, et par conséquent on ne doit pas hésiter à refuser son concours à des actes de ce genre, lorsqu'on ne se sent pas l'aptitude nécessaire pour les faire. Il faut réfléchir aux conséquences morales et matérielles de décisions prises sans une connaissance profonde du sujet ; au retentissement que ces décisions peuvent avoir quand elles viennent à être contrôlées par d'autres experts, ce qui ne manque jamais d'avoir lieu, la partie en cause ayant trop d'intérêt à provoquer un nouvel examen en même temps qu'elle attaque le jugement de l'autorité administrative et porte l'affaire devant une nouvelle juridiction.

De la forme employée par les magistrats pour provoquer un rapport, et des conditions dans lesquelles le médecin doit se placer dans ces circonstances.—Le plus ordinairement les médecins sont mandés auprès des magistrats par une lettre ainsi conçue :

Paris, ce   184

TRIBUNAL   M.
DE PREMIÈRE INSTANCE juge d'instruction, invite M.
à se rendre à son cabinet, au Palais-de-Justice,
du département le
d
heure de
pour prêter serment en qualité d'expert, par nous
N° du P.   commis ce jourd'hui, aux fins des opérations dont
N° du G.   il lui sera donné connaissance.
N° du J.   Le greffier,

EXÉCUTOIRE.

Nous juge d'instruction soussigné,
attendu l'urgence et qu'il n'y a pas de partie civile en cause, avons sur sa réquisition taxé à
M.
non habituellement employé par le tribunal, la somme de
pour   dans l'affaire qui s'instruit contre le nommé
inculpé d'
Ordonnons que conformément à
du décret du 18 juin 1811, ladite somme de sera payée à M.

par M. le receveur de l'enregistrement, au
bureau de   sur les frais généraux de justice criminelle.

Au palais-de-Justice.   184

On doit conserver cette lettre, afin de la joindre au rapport que l'on dressera par la suite, parce que c'est sur cette lettre que sera inscrite la taxe des opérations que l'on aura faites. Supposons, *en cas de flagrant délit*, un refus de la part du médecin ; le magistrat lui envoie alors une citation comme témoin. Y a-t-il nouveau refus : le juge d'instruction prononcera une amende de cent francs en vertu de l'article 80, C. inst. cr., et pourra délivrer contre le non-comparant, d'après le même article, un mandat d'amener.

Si le médecin avait donné, pour ne pas comparaître, une excuse reconnue fausse, il pourrait être condamné par le tribunal à un emprisonnement de six jours à deux mois (art. 236, Code pénal).

De deux choses l'une : ou le médecin sera accompagné du magistrat pour faire son expertise, ou, au contraire, il y procédera seul. Dans le premier cas, il ne prêtera serment qu'au moment de procéder à ses recherches. Dans le second, ce serment aura lieu dans le cabinet du juge d'instruction. Mais, dans l'un et l'autre cas, il lui sera préalablement donné connaissance d'une ordonnance dans laquelle seront exposées la nature de la mission qui va lui être confiée et les questions sur lesquelles l'expert aura à s'expliquer. C'est après avoir pris connaissance de cette ordonnance, dont voici la teneur, et après avoir déclaré qu'il accepte cette mission, que le médecin prêtera serment.

ORDONNANCE.

TRIBUNAL DE PREMIÈRE INSTANCE du département d

—

N° du P.
N° du G.
N° du J.

Nous,
juge d'instruction près le tribunal de première instance du département d

Vu la procédure encommencée contre le nommé (nom, prénoms), âgé de   (profession), né à   département d   demeurant à   rue   n°   actuellement détenu

prévenu de

Attendu qu'il importe de constater si (énoncer le fait en question).

Vu les articles 43, 44 et 50 du Code d'instruction criminelle ;

Ordonnons que par messieurs
docteurs en médecine de la faculté de
que nous commettons à cet effet, il sera, *serment
par eux préalablement prêté entre nos mains*,
procédé aux opérations (ou la visite) énoncées ci-
dessus.

Desquelles opérations (ou de laquelle visite) ils
voudront bien nous adresser un rapport détaillé
contenant sur les circonstances soumises à leur
appréciation, leur avis motivé, conformément à
la loi.

Fait au Palais-de-Justice, à   le

Dans beaucoup de cas, le magistrat pose en outre dans son ordonnance des questions dont le médecin devra donner la solution, ou déclarer cette solution impossible d'après les seuls faits recueillis. Le magistrat ajoute : *MM. les docteurs s'explique- ront encore sur le fait de savoir* 1°..., 2°..., 3°...

Prestation de serment.

TRIBUNAL   L'an mil huit cent trente   le

DE PREMIÈRE INSTANCE   midi, par devant nous

du département   juge d'instruction près le tribunal de première
d   instance du département d   assisté de
commis-greffier assermenté, en
notre cabinet, au Palais-de-Justice à Paris,

N° du P.   Est comparu sur invitation

N° du G.   M. ,   âgé de

N° du J.   docteur en médecine, demeurant à

Lequel, après avoir pris connaissance de notre ordonnance, en date du 6 mars présent mois, qui le commet à l'effet de procéder à la visite du sieur..., à l'occasion de la procédure instruite contre le nommé....., prévenu de coups et bles- sures, et d'en dresser un rapport détaillé.

A déclaré *accepter la mission qui lui est confiée* et a, en conséquence, prêté serment en nos mains d'en remplir l'objet en son honneur et con- science.

En foi de quoi il a signé le présent avec nous, et le greffier après lecture.

Le plus souvent aussi le magistrat donne connaissance au médecin des premières pièces de l'instruction. Ce sont, par exemple, des procès-verbaux du commissaire de police qui a découvert ou constaté le crime; des interrogatoires de témoins; des rapports de médecins appelés par les auxiliaires de la police judiciaire. Ces documents sont propres à éclairer l'expert dans ses recherches; mais l'expert ne doit en accepter le contenu qu'à titre de simples renseignements. Ce sont des faits utiles pour diriger dans les investigations ultérieures. Si l'on voulait en tirer un autre parti, on serait fréquemment conduit à l'erreur ; car des rapports faits par des hommes étrangers à l'art de guérir, des dépositions de témoins, des interrogatoires fort imparfaits, ne peuvent guère fournir des documents certains pour la découverte de la vérité. Néanmoins il est convenable de demander aux magistrats communication de ces pièces lorsqu'ils ne l'ont pas donnée.

Le médecin se rend alors sur les lieux, et il procède à l'expertise. Dans les affaires qui soulèvent des questions importantes, on commet ordinairement deux experts. Rien n'est plus déplorable alors que de voir deux médecins se livrer aux mêmes recherches pour, par la suite, en faire chacun l'objet d'un *rapport isolé*. Malheureusement, dans les provinces, où la rivalité de position exerce souvent son influence, on n'a que trop d'exemples du peu d'accord qui règne entre les médecins. Comment, dans ces sortes de cas, ne pas faire abnégation de ces petites haines personnelles qui discréditent notre noble profession ? Comment, au moins pour la considération publique dont nous devons être entourés, ne pas imposer silence à cette envie qui nous porte à nous éloigner les uns des autres ? Honte à ces petitesses d'esprit qui dégradent notre art ! Que dans ces circonstances où l'expert doit paraître en public pour y porter un jugement conscien cieux, il se dépouille de toute prévention.

Arrivé sur les lieux, le médecin interrogera toutes les personnes avec lesquelles il se trouvera en rapport ; il annotera les faits qui lui paraîtront offrir quelque importance ; comparera les réponses qui lui seront faites avec les documents qu'il aura déjà par-devers lui ; puis il se livrera à l'examen du corps du délit. Il donnera à ses recherches la direction la plus favorable à la solution des questions qui lui auront été posées. En général il se renfermera dans les bornes de ces questions ; toutefois, s'il pensait qu'elles fussent trop étroites pour éclairer complétement l'instruction, il s'en écarterait, afin d'atteindre ce but utile. Il est nécessaire de prendre note de chaque fait observé et de revoir ces annotations dans leur ensemble, pour rechercher si quelque oubli n'a pas été commis.

Lorsque les investigations sont faites en présence des magistrats ou de leurs délégués, la marche à suivre est toujours à peu près la même. Le magistrat et le médecin se rendent sur les lieux. Le premier donne connaissance au second de l'ordonnance qu'il a rendue, en vertu de laquelle il le commet, et qui se trouve *consignée tout entière* dans le procès-verbal de transport. Il lui fait prêter serment, le met en rapport avec le corps du délit qu'il s'agit d'explorer, et le médecin se livre alors à son opération. Il arrive très souvent que les magistrats questionnent les experts sur les conséquences de tel ou tel fait observé. C'est à tort que beaucoup de médecins ont l'habitude de s'expliquer à l'avance sur les inductions qu'ils tireront, par la suite, de ces observations. Un fait isolé conduit souvent à un résultat différent du même fait entouré de plusieurs autres, et comme on ne prend jamais de conclusions que sur toutes les circonstances qui se sont offertes à l'observation, on s'expose à se rétracter, ce qui donne une mauvaise opinion du savoir et du jugement de celui qui s'est livré à l'expertise. En général, les médecins qui opèrent ne doivent se communiquer leurs impressions que lorsqu'ils n'ont pas de témoins. J'ai vu, par exemple, des autopsies interprétées dès leur début conduire peu à peu les médecins, qui s'expliquaient hautement sur les faits observés, à émettre deux ou trois opinions différentes et successives sur la cause matérielle de la mort et sur le point en litige de l'instruction. Quelle opinion voulez-vous qu'un ou plusieurs magistrats présents se fassent d'un médecin chez lequel ils observent une si grande versatilité dans la manière de voir? et quelle idée peuvent-ils se former d'une science qui prête à des interprétations si variées? Les recherches terminées, le médecin doit procéder de suite à la confection de son rapport; mais il n'est pas tenu de prendre immédiatement des conclusions. On peut seulement exiger de lui la narration des faits, afin qu'ils soient reproduits avec plus d'exactitude.

De la forme des rapports. — L'art de faire des rapports en justice ne remonte pas en France à une époque bien éloignée. Gendry, Blegny, Devaux, sont les premiers qui aient donné quelques bons préceptes à cet égard; et, quoique l'ouvrage de Devaux soit le plus estimé, on y trouve des modèles de rapports qui sont entachés de beaucoup de défauts. Chaussier a réellement le premier fixé d'une manière bien précise les règles que l'on doit suivre dans les rapports. Sa méthode a sur celle de ses prédécesseurs l'avantage d'une exposition claire et exacte des faits observés.

Tout rapport comprend trois parties distinctes :

Première : le *préambule*, que l'on appelle encore *protocole*, *formule d'usage*, etc. ;

Deuxième : l'*exposition*, ou description des faits ;

Troisième : la *conclusion*.

Dans le *préambule*, on place dans l'ordre suivant :

1° La date du jour et l'année où l'on procède à l'expertise ;

2° Les noms, titres et demeure de l'expert ;

3° La nature de la réquisition qui vous a été faite ;

4° Le nom et la qualité du magistrat par lequel on a été requis ;

5° Le lieu où l'on s'est transporté pour procéder à l'expertise ;

6° Le but dans lequel on s'y est rendu (ici doivent être consignées les questions posées dans l'ordonnance qui commet l'expert) ;

7° Ce que l'on a appris des habitants du lieu où se trouve le corps de délit et les déclarations faites par la partie plaignante elle-même.

L'*exposition des faits* comprend tout ce que l'on a observé (*quod visum et repertum*).

Enfin la *conclusion*, aussi simple que possible, termine le rapport.

Voici un exemple de rapport dans le cas le moins compliqué.

Préambule.

Le vingt-quatre février mil huit cent trente-cinq, nous, Paul-Édouard D...., docteur en médecine, domicilié à   commune de   département d

En vertu d'une ordonnance de M. Z...., procureur du roi près le tribunal civil de première instance du département d

Nous sommes rendu à C...., commune d   département d   dans la maison rue   , n°   , au premier étage, dans une chambre à droite de l'escalier, ayant deux croisées sur la rue et une plus petite sur une basse-cour :

A l'effet de *visiter le sieur R..., de constater si la mort est réelle, d'en déterminer l'époque, et de dire à quelle cause elle peut être attribuée.* (On doit toujours rapporter les termes dans lesquels les questions ont été posées dans l'ordonnance et souligner ces termes.)

Les habitants de la maison nous ont appris que pendant deux jours le sieur R..... n'ayant pas paru, on avait conçu des inquiétudes ; que l'on était allé à sa chambre ; que l'on avait frappé fortement à sa porte et qu'il n'avait pas répondu ; qu'alors on avait averti le maire, qui avait fait ouvrir la porte en sa présence, et que l'on avait trouvé R..... mort et placé dans la situation que nous allons décrire. Qu'un médecin avait été appelé ; mais que la mort ayant été reconnue par lui , on s'était borné à constater l'état des lieux, et la situation dans laquelle le corps avait été trouvé.

Exposition des faits.

§ 1er. R..., âgé d'environ cinquante-huit ans , est étendu dans un lit, couché sur le dos, la figure dirigée vers le mur, un bonnet de coton sur la tête , les deux bras hors du lit ; le bras gauche, demi-fléchi, placé en travers de la poitrine ; le bras droit étendu sur les couvertures le long du corps.

§ 2. Les draps, couvertures, oreiller, traversin et matelas ne présentent aucune trace de désordre.

§ 3. Il n'y a pas de taches de sang ou de toute autre nature sur le lit, non plus que sur le plancher, ou sur les meubles de la chambre.

§ 4. Auprès du lit est une table de nuit, contenant un vase vide d'urine ; sur le marbre est un chandelier, dont la chandelle porte encore l'éteignoir qui a servi à l'éteindre ; auprès du chandelier est la montre de R.... arrêtée et marquant deux heures.

§ 5. Devant le lit, on voit une paire de souliers dont la pointe est dirigée vers le bord du lit, ainsi que cela arrive quand on quitte sa chaussure pour se coucher.

§ 6. Sur une chaise, tournée du côté de la table de nuit, sont les vêtements de R..... ; ils n'offrent point de trace de désordre, et la poche du pantalon contient encore l'argent que cet homme portait probablement sur lui. Les autres meubles de la chambre sont parfaitement rangés.

§ 7. On n'aperçoit pas de fiole ou d'autre vase qui contienne une matière suspecte.

§ 8° Nous avons découvert le corps, et nous n'avons pas vu à l'extérieur de traces de contusion, blessures ou violences quelconques.

§ 9. La peau était généralement froide.

§ 10. Les membres *rigides*, ce dont nous nous sommes assuré en fléchissant les avant-bras et les jambes, qui, après la roideur vaincue par la flexion, ont repris leur souplesse.

§ 11. La main, placée sur le ventre et sur la poitrine, n'a pas perçu de chaleur.

§ 12. Les paupières soulevées, la cornée transparente était trouble, et sa surface recouverte d'un enduit grisâtre.

§ 13. Le corps ne répandait pas l'odeur de la putréfaction ; la peau était généralement blanche.

Conclusion.

1° La mort de R... est réelle (§ 10, 12).
2° Elle date de deux à cinq jours (§ 9, 10, 11, 13).
3° Il y a tout lieu de croire qu'elle s'est effectuée naturellement (§ 2, 3, 4, 5, 6, 7, 8).
4° Il est impossible de préciser le genre de mort sans procéder à l'autopsie ; mais il y a quelques raisons de penser qu'il a consisté dans une congestion cérébrale et pulmonaire survenue pendant que R..... était endormi.

    Fait à   , les jours et an que dessus.

La rédaction d'un rapport doit être claire, concise ; les phrases courtes, exprimant en général un seul fait. Il faut, autant que possible, éviter les termes techniques, afin de se faire comprendre de tout le monde. Lorsque la dénomination est trop vulgaire, et qu'elle peut faire taxer le médecin d'ignorance des termes de son art, on doit employer l'expression technique et placer la signification qu'elle représente entre deux parenthèses. Tous les faits qui conduiront à des conséquences, sous le rapport de la conclusion, seront annotés par un numéro d'ordre, de manière à pouvoir s'appuyer sur chacun d'eux. Cette méthode ne doit pas être nécessairement suivie, mais lorsqu'elle est employée avec succès, elle dénote un esprit méthodique et éclairé. Il faudra donc ne pas l'adopter lorsque l'on ne sera pas certain d'interpréter rigoureusement tous les faits en particulier. Voici quelles pourraient être les conséquences d'une interprétation vicieuse : tout rapport, quelque simple qu'il soit, peut être, par la suite, l'objet de commentaires de la part de nouveaux experts, soit dans le cabinet, soit devant le tribunal. Des consultations médico-légales peuvent être demandées à l'occasion de ce rapport ; et si l'interprétation des faits n'est pas rigoureuse, on ne manque jamais, par devoir ou par amour-propre, d'en relever l'inexactitude.

Quant à la conclusion, elle ne saurait être que la conséquence rigoureuse de *chacun* des faits, *suivant les uns;* ou l'expression de la *conviction morale* du médecin, *suivant les autres*. La manière de voir des premiers nous paraît trop exclusive. D'après elle, il faudrait prendre les faits *isolément*, les peser à leur juste valeur, et voir ce qu'ils prouvent. Eh bien! il arrive souvent que, sur vingt faits isolés, on n'en trouve pas un qui puisse devenir à lui seul *une preuve* de crime ; mais si l'on vient à grouper ces faits, on acquiert un ensemble de présomptions tellement graves, qu'elles équivalent à une preuve, ou au moins qu'elles suffisent pour établir une conviction.

Que dirait-on d'un médecin qui, au lit du malade, raisonnerait ainsi qu'il suit : « La peau est chaude ; mais c'est là un phénomène commun à bien des phlegmasies. Le pouls est accéléré ; mais c'est un phénomène fébrile qui peut accompagner toutes les inflammations. La langue est rouge sur ses bords et à sa pointe ; mais la rougeur de la langue peut être idiopathique ou symptomatique. Il y a des nausées, des envies de vomir, quelques vomissements ; mais ces phénomènes peuvent coïncider avec un embarras gastrique, une gastrite, une gastralgie, une duodénohépatite, une péritonite, une métrite, etc. La région épigastrique est chaude, elle est sensible à la pression ; mais dans cette région existe un grand nombre d'organes différents qui peuvent développer ces phénomènes. Il y a de la soif; etc.; donc, pas de diagnostic possible ; et cependant, qui ne constaterait une gastrite sur l'ensemble de ces symptômes? » Il en est tout à fait de même en médecine légale. Ce sont des altérations vitales que l'on est appelé à apprécier ; elles peuvent offrir de grandes variations ; elles sont communes à bien des tissus, à bien des organes altérés ou modifiés : il faut donc les juger comme en médecine, c'est-à dire non seulement d'après leur valeur isolée, mais encore d'après leur valeur d'ensemble. La justice appelle un médecin pour interpréter des faits qu'elle ne peut pas découvrir ou apprécier elle-même. Elle met le médecin en son lieu et place à l'égard de ces faits ; elle le qualifie d'expert, c'est-à-dire qu'elle lui reconnaît l'aptitude à juger. Elle ne lui demande pas compte des motifs du jugement qu'il a porté ; elle l'accepte ; elle le reconnaît bon, par cela même qu'elle n'est pas en état de l'infirmer. C'est donc à la conviction morale du médecin qu'elle s'adresse.

Cette latitude si grande que les juges laissent au médecin doit le rendre extrêmement circonspect, et lui faire sentir toute la portée des décisions qu'il va prendre. D'une autre part, un intérêt plus puissant encore, celui de l'inculpé, lui est tacitement dévolu tout entier : aussi a-t-on dit avec raison que dans les affaires criminelles qui rentrent dans le domaine de la médecine, l'expert tient *souvent* en ses mains le sort de l'accusé (1).

La conviction médicale s'établira donc, surtout, sur l'ensemble des faits médicaux, et non pas sur une foule de renseignements, souvent inexacts, que le médecin peut recueillir des personnes auprès desquelles il est obligé de se rendre. Pour se la former, le médecin pèsera chaque fait isolé; il l'appréciera à sa juste valeur; puis, après lui avoir donné une valeur absolue, il groupera ces faits et leur donnera une valeur d'ensemble. — On est en général porté à conclure affirmativement. Il faut se prémunir contre cette tendance à résoudre ce qui est insoluble; le défaut contraire a aussi des inconvénients très graves. Nous avons fréquemment entendu dire à des magistrats que, *dans beaucoup de*

(1) M. Orfila combat cette proposition comme fausse, et cite des jugements contraires aux déclarations des médecins experts. Mais s'il n'en était pas ainsi, nous aurions été beaucoup plus absolu, et au lieu de dire *tient souvent*, nous aurions dit *tient toujours*.

circonstances, ils auraient préféré n'avoir pas consulté de médecins, parce que leurs conclusions les avaient jetés dans une incertitude d'autant plus complète, qu'ils étaient incapables d'apprécier les motifs sur lesquels était basé le doute des experts.

En général un médecin ne doit pas prendre de conclusions *ex abrupto*, à moins qu'il n'ait une grande habitude d'observer les mêmes faits sous le même point de vue ; c'est dans le silence du cabinet qu'il doit tirer les inductions de son observation.

Lorsqu'un rapport est terminé, il faut en faire immédiatement la remise entre les mains du magistrat qui vous a requis ; on y joint l'ordonnance que l'on a reçue et la lettre d'invitation qui vous a été transmise antérieurement ; alors il est dressé un acte de dépôt du rapport, acte ainsi conçu :

TRIBUNAL
DE PREMIÈRE INSTANCE
du département
de la Seine.

—

N° du P.
N° du G.
N° du J.

L'an mil huit cent trente   le   midi, par devant nous juge d'instruction près le tribunal de première instance du département de la Seine, assisté de   commis greffier assermenté, en notre cabinet, au Palais-de-Justice à Paris,

Est comparu

M.   docteur en médecine, âgé de demeurant à

Lequel a déposé entre nos mains son rapport tout rédigé, relatif à la procédure instruite contre le n..... prévenu de..., après avoir déclaré y persister et en avoir affirmé le contenu sincère et véritable, requérant taxe de la somme de   pour visites et rapport, somme que nous lui avons allouée.

Lecture faite, il a signé avec nous et le greffier.

Le magistrat taxe le médecin, sur la lettre d'invitation, et dans les termes dont nous avons donné la teneur, p. 13.

Souvent un magistrat d'un ressort n'agit qu'en vertu d'une commission rogatoire qui lui est adressée par un de ses collègues d'un autre ressort. Dans ce cas, la marche est la même à l'égard du médecin. Le magistrat rend une ordonnance en vertu de la commission rogatoire, et tout se passe dans l'ordre et dans les formes que nous avons énoncés précédemment : seulement, ou le magistrat reproduit dans son ordonnance tous les termes de la commission rogatoire qui lui a été adressée, et, dans ce cas, l'ordonnance suffit au médecin pour remplir sa mission ; ou, au contraire, il se borne à l'indication des opérations que la commission rogatoire demande, et alors le médecin doit inviter le magistrat à lui remettre, avec l'ordonnance, la commission rogatoire qui a été adressée, afin d'en mieux mesurer les termes et la portée.

FRAIS DE JUSTICE CRIMINELLE.

HONORAIRES ALLOUÉS AUX MÉDECINS, EXPERTS, ETC.

Extrait du décret du 18 juin 1811.

CHAPITRE II.

Des honoraires et vacations des médecins, chirurgiens, sages-femmes, experts et interprètes.

Art. 16. Les honoraires et les vacations des médecins, chirurgiens, sages-femmes, experts et interprètes, à raison des vacations qu'ils feront sur la réquisition des officiers de justice ou de police judiciaire dans les cas prévus par les articles 43, 44, 148, 332 et 333 du Code d'instruction criminelle, seront réglés ainsi qu'il suit :

Art. 17. Chaque médecin ou chirurgien recevra, savoir :

1° Pour chaque visite et rapport, y compris le pansement s'il y a lieu, dans notre bonne ville de Paris. . . . 6 fr.

Dans les villes de 40,000 habitants et au-dessus. 5

Dans les autres villes et communes. 5

2° Pour les ouvertures de cadavres et autres opérations plus difficiles que la simple visite et en sus des droits ci-dessus :

Dans notre bonne ville de Paris. 9

Dans les villes de 40,000 habitants et au-dessus. 7

Dans les autres villes et communes. 5

Art. 18. Les visites à faire par les sages-femmes seront payées :

Lois, décrets, ordonnances, etc., antérieurs ou postérieurs au décret du 18 juin 1811 et dont les dispositions sont maintenues ou modifient ce décret.

Art. XVIII.

Ainsi le premier pansement ne peut jamais être regardé *comme opération plus difficile.*

Quelles que soient les opérations, il ne peut être accordé de plus fortes taxes que celles qui sont fixées par l'art. 17. On ne peut même augmenter ces allocations en vertu de l'art. 136 du règlement, attendu que les dispositions de cet article ne s'appliquent qu'aux dépenses extraordinaires et non prévues par ce règlement, et que l'on ne saurait se fonder sur quelque prétexte que ce puisse être sur cet article pour augmenter les honoraires des médecins et chirurgiens, puisque ces honoraires constituent une dépense ordinaire prévue et déterminée d'une manière invariable.

Un traitement étant accordé aux médecins et aux chirurgiens des prisons, ils sont obligés non seulement de soigner et de traiter les détenus blessés ou malades du moment où ils entrent dans la prison et pendant tout le temps qu'ils y restent, mais encore de rendre compte à l'autorité de l'état dans lequel ils les trouvent. Ce traitement doit être considéré comme une espèce d'abonnement pour les visites et rapports. Dans le cas dont il s'agit, l'indemnité allouée par le premier § de l'art. 17 ne peut être accordée aux médecins et chirurgiens attachés aux prisons.

Mais il n'en est pas de même de celle dont parle le deuxième § de cet article ; cette indemnité leur est due lorsque, comme les autres médecins et chirur-

A Paris. 3

Dans les autres villes et communes. 2

Art. 19. Outre les droits ci-dessus, le prix des fournitures nécessaires pour les opérations sera remboursé.

Art. 21. Il ne sera rien alloué pour soins et traitements administrés soit après le premier pansement, soit après les visites ordonnées d'office.

Art. 22. Chaque expert ou interprète recevra pour chaque vacation de trois heures et pour chaque rapport lorsqu'il sera fait par écrit, savoir :

A Paris. 5

Dans les villes de 40,000 habitants et au-dessus. 4

Dans les autres villes et communes. 3

Les vacations de nuit seront payées moitié en sus.

Art. 24. Dans le cas de transport à plus de deux kilomètres de leur résidence, les médecins, chirurgiens, sages-femmes, experts et interprètes, outre la taxe ci-dessus fixée pour leurs vacations, seront indemnisés de leurs frais de voyages et de séjour de la manière déterminée dans le chap. VIII ci-après.

Art. 25. Dans tous les cas où les médecins, chirurgiens, sages-femmes, experts et interprètes sont appelés soit devant le juge d'instruction, soit aux débats à raison de leurs déclarations, visites ou rapports, les indemnités dues pour cette comparution leur seront payées comme à des témoins s'ils requièrent taxe.

giens, ils procèdent, soit dans les prisons, soit hors des prisons, aux opérations plus difficiles que la simple visite. Les droits de simple visite leur sont également dus quand elles se font hors des prisons.

Les mémoires des médecins, chirurgiens et sages-femmes seront dressés conformément aux modèles 8 et 9 (*v.* p. 29 et 30), et devront toujours être accompagnées des pièces indiquées dans ces modèles.

Art. XIX.

Ce remboursement ne sera fait que lorsque les médecins, chirurgiens et sages-femmes auront joint à leurs mémoires un état détaillé des fournitures. Quand ils les auront achetées, cet état sera quittancé par le vendeur.

La durée et le nombre des vacations doivent être constatés exactement par des procès-verbaux des magistrats ou officiers de police judiciaire qui président à l'opération. Ces procès-verbaux serviront ensuite de base à la taxe, et seront joints aux mémoires.

Les médecins et chirurgiens appelés pour procéder à des opérations chimiques doivent être assimilés aux experts en ce qui concerne l'indemnité qui peut leur être due.

L'article 25 devrait être modifié par le législateur, pour être rendu plus équitable. Comment concevoir qu'un médecin, après avoir procédé à une visite ou à une autopsie, ou qui aura dressé une consultation médico-légale, *le tout d'après une commission rogatoire* , va être appelé devant une cour d'assises distante de cent à deux cents lieues de son domicile ; qu'il va quitter sa clientèle ; consacrer huit ou dix jours tant en voyage qu'aux débats ; et qu'il recevra pour honoraires 1 fr. 50 c. par chaque myriamètre parcouru tant en allant qu'en revenant, c'est-à-dire une somme avec laquelle il ne peut pas même couvrir ses frais de route?

Aussi les présidents de cours d'assises s'empressent-ils en général de transformer ces médecins en experts, soit en les faisant appeler avec ce titre, à raison des éventualités de la cause, soit en le leur conférant aux débats.

Disons cependant que trop souvent le médecin est obligé d'en faire la demande formelle ; que dès lors s'élèvent des discussions de tarif toujours extrêmement pénibles, suivies quelquefois d'un refus.

Des vœux unanimes ont été formés par les médecins pour que la loi sur l'enseignement secondaire fît disparaître ce que j'appellerai une anomalie déplorable, puisque l'expert et le témoin sont placés sur la même ligne.

Un témoin remplit un devoir que la loi impose à tout citoyen. Fort souvent sa position sociale est telle qu'il considère comme très avantageuse l'indemnité qu'il reçoit pour son déplacement. Le médecin, au contraire, prête son concours à la justice, et il le fait d'une manière onéreuse pour lui.

Il suffirait d'une simple instruction ministérielle, adressée à MM. les procureurs généraux, pour faire cesser cette injustice flagrante, en les invitant à appeler les médecins comme experts dans ces sortes de cas ; et rien ne serait plus facile que de justifier ce titre en disant : — Attendu que les médecins appelés aux débats déposent non seulement des faits dont ils ont eu connaissance dans l'instruction, mais encore qu'ils sont mandés pour résoudre toutes les questions médicales qui peuvent surgir aux débats, ou même pour procéder à de nouvelles expertises que l'on pourrait juger nécessaires, autorisons MM. les procureurs généraux et présidents de cours d'assises à citer les médecins, chirurgiens, etc., à titre d'experts toutes les fois qu'ils estimeront que des fonctions de ce genre doivent leur être dévolues.

En fait, quoi de plus singulier que de voir une personne primitivement qualifiée d'*expert*, et que l'on transforme, aux débats, *en témoin?* Dit-on aux jurés : *Vous entendez la déposition d'un témoin; vous n'y aurez égard que comme à un témoignage?* Loin de là , on a grand soin de déclarer à l'audience que M... a été appelé par les magistrats à titre d'expert, afin d'imprimer à sa déposition une importance toute particulière ; et lorsqu'il s'agit de le taxer (expression consacrée par la loi), on le réduit au simple rôle de témoin n'ayant qu'à déposer de ce qu'il sait sur les faits du procès.

Cette transformation d'un expert en un témoin est tout à fait contraire à la raison ; en effet, on ne peut faire qu'un expert perde sa qualité ; sa mission jusqu'à la fin des débats sera toujours la même ; il n'a comme témoin connaissance d'aucun fait ; les faits qu'il connaît, ce sont ceux de son expertise. Vous ne vous bornez pas à les lui faire exposer, vous lui posez des questions nouvelles qui sont encore une conséquence de son expertise ou qui rentrent à plus forte raison dans le rôle d'un expert si ces questions surgissent des circonstances du débat.

Ainsi rien ne justifie la teneur de l'article 25 du décret. Il y a plus : non seulement il y a lieu d'indemniser comme experts les personnes désignées dans cet article ; mais il serait encore de toute justice de leur allouer des honoraires pour la rémunération du temps que de pareils déplacements leur font perdre.

Nous croyons qu'il ne sera pas inutile de transcrire ici un article que M. Faustin Hélie a inséré dans la *Gazette des Tribunaux* sur le même sujet.

La Cour de cassation , par deux arrêts du 8 janvier dernier, a jugé que les experts, lorsqu'ils sont appelés à rendre compte devant la Cour d'assises des vérifications auxquelles ils ont procédé durant l'instruction, doivent être entendus à titre de témoins, et non d'experts, et doivent prêter en conséquence le serment que la loi prescrit aux témoins. Cette décision, qui vient à la suite d'une jurisprudence assez longue, mais souvent contradictoire, mérite d'être examinée ; ses conséquences , en effet, sont importantes dans l'intérêt de la défense et touchent à plusieurs règles de la procédure criminelle.

Il est impossible de confondre les témoins et les experts. C'est le délit qui crée les témoins : ils reçoivent une mission forcée de la circonstance même qui les a placés là où le délit a été commis ; ou qui les a mis en rapport avec le prévenu ; cette mission se borne à rapporter les faits qu'ils ont vus ou qui sont venus à leur connaissance. Les experts, au contraire, sont choisis par le juge : leur mission est purement volontaire ; ils ne déposent point, comme les témoins, de faits qu'ils ont vus ou appris accidentellement, ils font l'office du juge lui-même ; ils lui apportent les notions spéciales qui lui manquent ; ils vérifient, ils apprécient le fait que la justice leur a donné mission d'apprécier ou de vérifier, et ils font connaître leur opinion, leur jugement sur ce fait. De là les deux serments distincts imposés par la loi aux témoins et aux experts ; les uns prêtent serment de *parler sans haine et sans crainte , de dire toute la vérité, rien que la vérité ;* les autres, de *faire leur rapport et de donner leur avis en leur honneur et conscience.* De là les règles différentes tracées pour les rapports des experts et les dépositions des témoins (art. 44 et 317 du Code d'instruction criminelle).

La jurisprudence, au lieu de maintenir cette distinction qui résultait et de la loi et de la nature même des choses, s'est jetée dans une inextricable confusion. La Cour de cassation a successivement jugé : 1° que les experts qui dans le cours de l'instruction avaient prêté le serment prescrit par l'article 44, ne devaient, lorsqu'ils étaient appelés aux débats à donner des explications sur leurs opérations, prêter aucun nouveau serment (arrêt de cassation, 21 août 1835); 2° que s'ils prêtaient aux débats un serment nouveau, ce serment, surabondant et inutile, devait être considéré comme non avenu (arrêt de cassation; 21 août 1835); 3° qu'il y avait lieu de les soumettre à un double serment, comme témoins et comme experts (arrêt de cassation, 13 août 1835); 4° qu'il était préférable de ne leur imposer qu'un seul serment, celui de témoins (arrêt de cassation, 19 février 1841); 5° enfin qu'il est interdit de les soumettre à un autre serment (arrêt de cassation, 8 janvier 1846).

Ainsi, les experts, à travers toutes ces vacillations, sont définitivement rangés dans la classe des témoins; ils sont réputés témoins : mais témoins de quels faits; qu'ont-ils vu, qu'ont-ils entendu dire? Rien; ils n'ont été appelés qu'après la perpétration du fait, pour en vérifier les circonstances; ils ont été choisis par le juge pour constater les éléments du délit; ce n'est donc pas un témoignage qu'ils apportent, c'est une appréciation, un avis; ils ne témoignent pas, ils apprécient, ils jugent; ils ne sont donc pas des témoins. Ce principe est si certain, que la Cour de cassation, après l'avoir si ouvertement méconnu, est contrainte d'y revenir encore. La loi, en effet, interdit aux témoins de communiquer entre eux ; si les experts sont considérés comme témoins, toute communication avec d'autres experts leur est donc également interdite ; et toutefois la jurisprudence a permis cette communication ; et quel motif a-t-elle donné ? « C'est que les règles qui concernent les témoins ne sont pas applicables aux experts. » (Arrêt de cassation, 31 juillet 1843.) Mais comment ces règles sont-elles inapplicables en ce qui concerne la communication, et applicables, en ce qui concerne le serment? Comment expliquer cette contradiction?

Nous trouvons cette explication dans une autre décision de la même Cour. L'article 26 du Code d'instruction criminelle investit le président des assises du droit de faire entendre toutes personnes, en vertu de son pouvoir discrétionnaire ; or, ces personnes ne peuvent être que des témoins ; ainsi que le prouve la deuxième partie de cet article, en disant que les *témoins* ainsi appelés ne prêteront point serment, et que leurs déclarations ne seront considérées que comme simples renseignements. La jurisprudence a vu, à tort, suivant nous, un grave intérêt à faire entendre des experts à titre de renseignements (arrêt de cassation, 25 février 1831, 22 août 1835, 19 septembre 1839); et tel est le principal motif qui, malgré les contradictions que nous avons signalées, a maintenu aux experts, appelés aux débats, la qualité de témoins. Nous croyons que ce motif est un nouvel argument contre la règle elle-même.

Le serment de l'expert est la seule garantie qu'il apporte de la sincérité de ses déclarations. La justice lui demande une opinion qu'elle ne peut apprécier, car elle suppose des notions spéciales, des études qui lui sont étrangères. Il ne s'agit point d'un témoignage qui peut être débattu par la défense, ou démenti par d'autres témoignages; mais bien de l'appréciation faite par un homme dont les études spéciales emportent une présomption de vérité, et dont l'opinion forme une véritable autorité dans le débat. Comment soustraire cet expert à l'unique formalité que la loi lui impose, à la formalité du serment? La Cour de cassation elle-même a déclaré « que les formalités qui concernent le serment des experts sont substantielles; que leur accomplissement est la garantie nécessaire de la sincérité de leurs déclarations. » (Arrêt de cassation, 13 juin 1835.) Le serment est d'une telle importance en matière criminelle, qu'il faut une loi formelle pour en dispenser les personnes entendues en justice, et à l'égard des experts on ne peut alléguer que l'article 269, lequel ne s'applique qu'aux témoins.

Ces observations prouvent que la confusion établie par la jurisprudence entre les témoins et les experts, confusion que repoussent à la fois et les textes de la loi et la nature différente de leurs doubles fonctions, a eu pour résultat de jeter le trouble et la contradiction dans la jurisprudence elle-même, et d'affranchir, dans certains cas, les experts d'une formalité essentielle, de la garantie du serment. Elles prouvent encore avec quel scrupule, en matière de procédure criminelle, toutes les règles légales doivent être maintenues, et quelles graves conséquences chaque déviation entraine après elle.

CHAPITRE VIII.

Des frais de voyage ou de séjour auxquels l'instruction peut donner lieu.

Art. 90. Il est accordé des indemnités aux médecins, chirurgiens, sages-femmes, experts, interprètes, témoins, jurés, huissiers, gardes champêtres et forestiers lorsqu'à raison des fonctions qu'ils doivent remplir, et notamment dans les cas prévus par les art. 20, 43 et 44 du Code d'instruction criminelle, ils sont obligés de se transporter à plus de deux kilomètres de leur résidence, soit dans le canton, soit au-delà.

(Cet article a subi des modifications, mais pour ce qui concerne les témoins seulement.)

Art. 91. Cette indemnité est fixée par chaque myriamètre parcouru en allant et en revenant, savoir:

1° Pour les médecins, chirurgiens, experts, interprètes et jurés à. . 2 fr. 50
2° Pour les sages-femmes, témoins, huissiers, gardes champêtres et forestiers à 1 50

Art. 92. L'indemnité sera réglée par myriamètres et demi-myriamètres. Les fractions de huit ou neuf kilomètres seront comptées pour un myriamètre, et celles de trois à sept kilomètres pour un demi-myriamètre.

LXXXIV.

Comme les distances se comptent du chef-lieu du canton, de l'arrondissement ou du département, au chef-lieu de la commune où se fait l'opération, il n'est dû aucune indemnité aux parties prenantes désignées dans cet article qui ne sortent pas de la commune où elles résident.

LXXXV.

La réduction des kilomètres en myriamètres ne doit pas se faire isolément, d'abord sur les kilomètres parcourus en allant, ensuite sur les kilomètres parcourus en revenant, mais sur les kilomètres *réunis, tant de l'allée que du retour.* Ainsi lorsque le domicile d'un témoin est éloigné d'un myriamètre trois kilomètres, on ne doit pas compter un myriamètre et demi pour l'allée et un myriamètre et demi pour le retour, mais il faut réunir les trois kilomètres parcourus en allant et les trois kilomètres parcourus en reve-

nant, et compter en tout deux myriamètres six kilomètres, c'est-à-dire deux myriamètres et demi.

On doit faire attention que, quand la
distance du domicile du témoin au lieu où
il est appelé n'excède pas un myriamètre,
il n'est dû aucuns frais de voyage. L'article 2 du décret du 7 avril 1815 est formel à ce sujet; mais il en est dû si la distance excède un myriamètre, ne fût-ce
que d'un kilomètre; la taxe alors doit indiquer d'une manière exacte cette distance, et toujours en se conformant au
tableau des distances, dressé en exécution
de l'art. 93 du règlement.

(Ce dernier paragraphe n'est applicable qu'aux témoins, il ne l'est pas aux
médecins, chirurgiens, etc.: ce qui le
prouve, ce sont les dispositions suivantes
qui constituent l'art. 2 du décret du 7
avril 1813:)

« Art. 2. Les témoins qui ne sont pas
domiciliés à plus d'un myriamètre du lieu
où ils seront entendus, n'auront droit à
aucune indemnité de voyage. Il ne pourra
leur être alloué que la taxe fixée par les
art. 27 et 28 du règlement.

» Ceux domiciliés à plus d'un myriamètre recevront pour indemnité de voyage, s'ils ne sortent pas de leur arrondissement, 1 franc par myriamètre parcouru
en allant, et autant pour le retour.

» S'ils sont appelés hors de leur arrondissement, cette indemnité sera de 1 franc
50 centimes.

» Dans les deux derniers cas, la taxe
fixée par les art. 27 et 28 sus énoncés ne
sera pas allouée, sans cependant rien in-
nover à l'art. 30 dudit règlement relatif
aux frais de séjour. »

La loi établit donc une distinction très tranchée entre les médecins, chirurgiens, experts, interprètes et jurés, qui constituent une première catégorie, et les sages-femmes, témoins,
huissiers, gardes champêtres et gardes forestiers, qui en forment
une seconde. Pour la première catégorie, elle laisse subsister les
art. 90 et 91 sans modification; pour la seconde, ces deux articles
sont modifiés par les dispositions que nous venons de faire connaître et qui ont été consignées dans le décret du 7 avril 1813.

Art 91. Cette indemnité est fixée par
chaque myriamètre parcouru en allant et
en revenant, savoir :

1° Pour les médecins, chirurgiens, experts et jurés à. . . . . 2 fr. 50

2° Pour les sages-femmes,
témoins, huissiers, gardes champêtres et gardes forestiers à. . 1 50

Art. 94. L'indemnité de deux francs cinquante centimes sera portée à trois francs, et celle de un franc cinquante centimes à deux francs pendant les mois de novembre, décembre, janvier et février.

LXXXVII.

Art. 4. L'augmentation de taxe accordée par l'art. 94, pour frais de voyage pendant les mois de novembre, décembre, janvier et février, est également supprimé tant pour les témoins que pour les autres parties prenantes désignées dans l'art. 94.

Cet article 4 du décret du 7 avril 1813 vient à l'appui de la dernière observation que nous avons faite à l'égard de la distinction en deux catégories des parties prenantes ; car ici l'article est général, et on a eu le soin de le spécifier par l'annotation suivante : « Ces parties prenantes sont les médecins, chirurgiens, etc., » ce que l'on n'a pas fait pour l'art. LXXXV.

L'article suivant vient encore confirmer notre opinion à cet égard.

Art. 95. Lorsque les individus dénommés ci-dessus seront arrêtés, dans le cours de leur voyage, par force majeure, ils recevront une indemnité pour chaque jour de séjour forcé, savoir :

Ceux de la première classe. 2 fr.
Ceux de la seconde classe. . 1   50

Ils seront tenus de faire constater par le juge de paix ou ses suppléants, ou par le maire, ou à son défaut par ses adjoints, la cause du séjour forcé en route, et d'en représenter le certificat à l'appui de leur demande en taxe.

Art. 96. Si les mêmes individus autres que les jurés, huissiers, gardes champêtres et forestiers sont obligés de prolonger leur séjour dans la ville où se fera l'instruction de la procédure, et qui ne sera point celle de leur résidence, il leur sera alloué, pour chaque jour de séjour, une indemnité fixée ainsi qu'il suit :

Pour les médecins, chirurgiens, experts et interprètes

A Paris. . . . .   4 fr.
Dans les villes de 40,000 habitants et au-dessus.   2   50
Dans les autres villes et communes   2
Pour les sages-femmes et témoins à Paris.   3
Dans les villes de 40,000 habitants et au-dessus.   3
Dans les autres villes et communes   1   50

LXXXVIII.

La première classe se compose des médecins, chirurgiens, interprètes et jurés.

La seconde classe, des sages-femmes, témoins, huissiers, gendarmes, gardes champêtres et forestiers.

Nous donnons ici les deux modèles nos 8 et 9 indiqués dans l'article XVIII des lois, décrets, ordonnances, etc., antérieures ou postérieures au décret du 18 juin 1811, et dont les dispositions ont été maintenues. Le premier tableau indique la forme à suivre dans la rédaction des mémoires annuels que les médecins *habituellement* employés doivent présenter pour faire acquitter les honoraires que la loi leur alloue. Le second concerne seulement les expertises chimiques. La production de ces mémoires entraîne à des vérifications nombreuses, et par cela même à des lenteurs dans leur acquittement. Dans la pratique, les magistrats évitent ces inconvénients en taxant isolément chaque affaire et en déclarant *non habituellement employés* les médecins qu'ils ont désignés.

FRAIS de JUSTICE CRIMINELLE. Mois d de l'an — N... (sa qualité).

MODÈLE N° 8.

Mémoire des honoraires dus à N... (médecin ou *Chirurgien*), *à..., canton de..., arrondissement de..., pendant le...*

Art. 16 et 17 du règlement du 18 juin 1811.

Nos D'ORDRE.	DATES des opérations.	ESPÈCES des crimes ou délits.	AUTORITÉS qui ont requis les visites et les opérations.	NATURE des OPÉRATIONS.	NOMBRE DE			
					Visites.	Opérations plus difficiles que la simple visite.	Myriamètres parcourus.	Jours de séjour.

RÉCAPITULATIONS.	Nombre.	Prix.	Montant.	Articles du règlement.	Taxe du juge.	Règlement du préfet.	OBSERVATIONS.
Visites.							
Opérations plus difficiles.							
Myriamètres parcourus . .							
Jours de séjour.							
Médicaments fournis suivant la note ci-jointe, sous le n°	. . . .	. . . .					
Totaux. . .							

Je soussigné, chirurgien, certifie véritable le présent mémoire pour la somme de

A   le   18

Joindre à l'appui de chaque opération la réquisition qui y a donné lieu.

Ce mémoire doit être fait en triple expédition. Il faut joindre à l'appui de chaque opération, *sous peine de rejet*, le réquisitoire qui y a donné lieu.

Pour en opérer la vérification, les magistrats sont obligés de recourir à tous les dossiers relatifs aux affaires qui s'y trouvent énoncées ; les pièces sont ensuite transmises au préfet, et ce n'est qu'après un second contrôle que le receveur de l'enregistrement est autorisé à en acquitter le montant. On voit par là que pour peu qu'il y ait erreur de part ou d'autre, un temps considérable est employé à des enquêtes que l'on peut éviter en suivant l'autre marche.

FRAIS
de
JUSTICE CRIMINELLE. *Mémoire des vacations dues à N..., expert* MODÈLE N° 11.

Mois d
de l'année 18 . *près la cour (ou tribunal), séant à...,* Article 22 du règlement du 18 juin 1811.

pendant le... 18 .

N... (sa qualité).

Nos D'ORDRE.	DATES des vaca-tions.	NATURE des crimes, délits ou contraven-tions.	AUTORITÉS qui ont requis les opérations.	NATURE des OPÉRATIONS.	NOMBRE DE			
					VACATIONS DE		Myria-mètres par-courus.	Jours de séjour.
					jour.	nuit.		

RÉCAPITULATION.	Nom-bre.	Prix.	Mon-tant.	Articles du règle-ment.	Taxe du juge.	Règle-ment du préfet.	OBSERVATIONS.
Vacations de jour							Joindre à l'appui de chaque opération, *sous peine de rejet*, le réquisitoire qui y a donné lieu.
Vacations de nuit.							
Myriamètres parcourus.							Lorsqu'il s'agit de rembourser à l'expert des fournitures qu'il a achetées d'un tiers, l'expert doit joindre à son mémoire un état détaillé et dûment quittancer le vendeur.
Jours de séjour							
Fournitures de drogues employées pour l'expertise suivant la note ci-jointe	. . . .	. . . .					
Totaux. .							

Je soussigné, expert, certifie le présent mémoire pour la somme de

A le 18

On nous a plusieurs fois consulté sur la question de savoir si un médecin appelé par un magistrat pour recevoir une mission avait droit à une taxe. L'art. 25 du règlement du 18 juin 1811 n'est pas très précis à cet égard ; mais le 4e § de l'art. xvii des lois, ordonnances, etc., résout la difficulté. Il est extrait des circulaires des 23 septembre et 30 décembre 1812 ; il est ainsi conçu : « Les médecins et experts doivent être appelés *par un simple avertissement*, sans citation, dans tous les cas où leur ministère est requis, soit dans le cours de l'instruction, soit au moment de l'audience. Lorsque c'est le procureur du roi qui les requiert pour procéder hors de sa présence, l'intérêt de la justice exige qu'il leur adresse, en même temps que l'avertissement, des instructions suffisamment détaillées sur les points qu'ils ont à constater. Pour prévenir tout refus ou mauvais prétexte de la part des personnes qui seront ainsi appelées, chaque cour, chaque tribunal, peut faire choix à l'avance, comme on vient de le dire pour les médecins, d'hommes expérimentés dans telle ou telle partie, et se les attacher de manière à être plus assuré de les trouver au besoin, ou qu'ils puissent se suppléer réciproquement ; *et s'il y a lieu de leur accorder des taxes comme témoins, elles pourront être délivrées au bas de l'avertissement visé par l'officier du ministère public.* »

Par conséquent, le médecin appelé à recevoir une mission judiciaire a droit *à une taxe de témoin*, mais il faut qu'il la requière *formellement*. Il est d'usage de ne pas faire cette demande. Il leur serait de plus accordé une indemnité de déplacement si la distance parcourue excédait celle de deux kilomètres à partir de leur résidence ; et ici, les frais de déplacement leur devraient être comptés à raison de leur qualité, et non pas comme à des témoins ; l'art. 24 est général.

Aucun honoraire ne peut être alloué aux médecins pour le dépôt de leur rapport, car cette démarche fait partie de la mission qu'ils ont reçue, elle en est le complément.

Il n'y a que trois cas où le médecin soit considéré comme expert : 1° quand il est appelé à un tribunal en vertu du pouvoir discrétionnaire du président, pour résoudre immédiatement les questions qui lui sont posées ; 2° quand une consultation médico-légale lui est demandée ; 3° quand il procède à une analyse en matière d'empoisonnement, de faux, de taches, etc. Hors ces cas, on le considère comme un médecin ou un chirurgien ordinaire, et on le taxe en raison de l'opération qu'il a faite, ainsi que cela est indiqué dans l'art. 17.

Il est rare qu'un médecin réclame des honoraires quand il est appelé en vertu du pouvoir discrétionnaire des présidents de cours d'assises. Lorsqu'il s'agit d'une consultation médico-légale, il agit alors à titre d'expert ; il doit par conséquent faire connaître au juge le nombre des vacations qui ont été employées à l'examen des pièces et à la rédaction de la consultation. Cela se fait ordinairement par une annotation placée au bas de la consultation. On peut disposer le rapport qui suit l'expertise, en fait d'analyse chimique, par vacations, dans l'ordre où elles ont été employées, ce qui les énumère naturellement ; ou bien, ce qui est plus régulier, en faire dresser acte par le magistrat qui a assisté à l'expertise, ou les indiquer jour par jour, au bas du rapport, sous la forme d'un tableau ; ou bien enfin se borner à en résumer le nombre en indiquant séparément celui des vacations de jour et celui des vacations de nuit. A ce rapport est joint, à part, le mémoire des dépenses faites en instruments de chimie et en réactifs.

Lorsque dans la même visite un médecin examine plusieurs individus, sur les blessures desquels il devra rapporter, la taxe de cette visite se multiplie en raison du nombre des individus examinés, quoique le rapport soit collectif.

Des garanties légales données aux experts pendant l'exercice de leurs fonctions.

Personne, que nous sachions, n'a encore fait connaître aux médecins, chirurgiens, experts, les garanties qu'ils pouvaient trouver dans la loi durant l'exercice de leurs fonctions : nous allons chercher à combler cette lacune.

Aux termes de la loi, un médecin, un expert quelconque, ne devrait agir qu'en présence d'un magistrat. Mais, dans une foule de circonstances, les médecins se transportent seuls sur les lieux où les expertises doivent être faites, porteurs qu'ils sont d'une ordonnance qui les commet à cet effet. En général, ils n'éprouvent aucun refus ; ils ne reçoivent jamais d'insulte, ou ils ne sont pas l'objet de violences exercées contre eux par les parties intéressées ; mais, le cas échéant, il faut qu'ils soient à même de prévenir des voies de fait, en faisant connaître aux personnes qui pourraient vouloir les exercer, les peines qu'elles s'exposent à encourir, et il nous suffira de rapporter le texte des articles suivants pour remplir le but que nous nous proposons.

(Art. 250, C. P.). Les violences de l'espèce exprimée en l'article 228, dirigées contre un officier ministériel, un agent de la force publique, *ou un citoyen chargé d'un ministère de service public*, si elles ont eu lieu *pendant qu'ils exerçaient leur ministère, ou à cette occasion*, seront punies d'un emprisonnement d'un mois à six mois.

(Art 231, C. P.). Si les violences exercées contre les fonctionnaires et agents désignés aux articles 228 et 230 ont été la cause d'effusion de sang, blessures ou maladies, la peine sera la réclusion ; si la mort s'en est suivie dans les quarante jours, le coupable sera puni des travaux forcés à perpétuité.

(Art. 252, C. P.). Dans le même cas où ces violences n'auraient pas causé d'effusion de sang, blessures ou maladies, le coupable sera puni de la réclusion si les coups ont été portés avec préméditation ou de guet-apens.

(Art. 233, C. P.). Si les coups ont été portés ou les blessures faites à un des fonctionnaires ou agents désignés aux art. 228 et 230, dans l'exercice ou à l'occasion de l'exercice de leurs fonctions, avec intention de donner la mort, le coupable sera puni de mort.

DES RAPPORTS ADMINISTRATIFS.

Les règles que nous avons tracées à l'égard des rapports judiciaires sont applicables à la confection des rapports administratifs. Qu'il s'agisse de recherches propres à constater l'existence d'un corps de délit, ou de recherches relatives à la solution d'une question de salubrité, il faudra toujours que le rapport fait à l'occasion de l'une ou de l'autre expertise comprenne trois parties : un préambule, une narration de faits, et des conclusions. C'est donc la même marche à suivre.

Les médecins doivent attacher autant d'importance aux rapports administratifs qu'aux rapports judiciaires ; car si, dans ce dernier cas, il s'agit de l'application de peines afflictives ou infamantes, dans le premier, la fortune et l'existence de toute une famille sont parfois compromises.

Trop souvent les médecins acceptent avec légèreté de pareilles missions ; trop souvent ils sont dépourvus des connaissances physiques, chimiques et manufacturières qu'elles réclament. Généralement, ces fonctions sont tellement spéciales, que, dans les villes les plus importantes de France, on a créé des conseils de salubrité composés de médecins, de pharmaciens, de chimistes, de manufacturiers, dans le but d'éclairer l'autorité et de faire respecter les intérêts généraux et particuliers.

Que le médecin chargé de faire un rapport sur une matière aussi délicate refuse donc la mission qui lui sera confiée, plutôt que de mettre en péril l'industrie d'une famille.

Dans l'accomplissement des missions de ce genre, on est presque toujours exposé à des sollicitations de toute espèce : d'un côté, les personnes intéressées au refus d'autorisation ; de l'autre, les propriétaires de l'usine. C'est au médecin à se prémunir contre ces influences. Il y parvient facilement alors qu'il pénètre dans tous les détails des opérations qui constituent la fabrication, et qu'il forme sa conviction, non pas sur le dire des personnes qui l'entourent, mais bien sur ses observations personnelles.

Nous allons rapporter un exemple de rapport administratif qui, mieux que tout ce que nous pourrions écrire à ce sujet, fera sentir l'importance de ces sortes de missions en même temps qu'il servira de modèle, quoique nous n'adoptions pas toutes les opinions émises par Parent-Duchâtelet, qui l'a rédigé. On y verra que ces actes se rapprochent des consultations médico-légales par les détails qu'ils comportent, et les rapprochements de faits qu'ils nécessitent pour servir de base à l'opinion du rapporteur.

RAPPORT *fait au conseil de salubrité de Paris sur les inconvénients que présente le battage de tapis, par* PARENT-DUCHATELET. (*Extrait des* Annales d'hygiène et de méd. lég., t. X.)

MONSIEUR LE PRÉFET,

Un batteur de tapis, M. V....., vous a demandé l'autorisation d'établir ses magasins et d'exercer son industrie dans un local qu'il dispose à cet effet dans la rue Marbœuf, à Chaillot.

Le commissaire de police du quartier et l'architecte de la petite voirie, considérant la grande étendue de terrains vagues et peu habités au milieu desquels se trouve l'emplacement choisi par le sieur V...., ont pensé que cet industriel ne nuirait pas aux voisins, et ont en conséquence, dans leurs rapports, émis un avis favorable.

Cette opinion du commissaire de police et de l'architecte de la préfecture n'a pas été partagée par les voisins du sieur V....., et par les nombreux propriétaires de terrains disséminés dans un rayon de cinq ou six cents pas : non seulement ils ont consigné leurs plaintes dans le procès-verbal d'enquête dressé par le commissaire de police, mais ils les ont encore reproduites en termes énergiques dans une pétition qu'ils vous ont directement adressée.

Le nombre et la position sociale des plaignants, l'importance qu'ils attachent à cette affaire, les démarches qu'ils multiplient et l'énergie qu'ils déploient, ont fait penser au conseil de salubrité qu'il ne fallait pas assimiler à un établissement ordinaire celui que veut fonder le sieur V... ; en conséquence, il a chargé cinq de ses membres de visiter le local et de s'entendre pour cela, non seulement avec les parties intéressées, mais encore avec les deux commissaires de police de Chaillot et des Champs-Élysées. Cette commission s'est transportée sur les lieux le 30 du mois dernier, elle a examiné avec soin toutes les dispositions: elle a écouté les observations qui lui ont été faites; et, après une discussion sérieuse, elle consigne dans le rapport suivant l'opinion qu'elle a dû se former. On peut ranger dans trois catégories distinctes les motifs d'opposition allégués :

L'insalubrité,

L'incommodité,

Les dépréciations des terrains et des habitations voisines.

Sous le rapport de l'insalubrité, les opposants prétendent que la poussière qui sort de ces tapis n'est composée que des déjections animales, *de teignes et de vermines*, qui, emportées par l'air, détruisent promptement, non seulement les meubles, mais encore les arbres et les plantes, qu'elle absorbe et porte avec elle les principes de maladies diverses; qu'elle cause des ophthalmies, des toux, des irritations de poitrine, et que les parcelles laineuses qu'elle entraîne avec elle donnent naissance à des crachements de sang, qui se terminent par la phthisie; ils apportent en preuve de ce qu'ils avancent l'état des ouvriers occupés au battage des tapis, que l'on ne trouve que difficilement; qui sont payés fort cher; qui restent pâles et maigres; et qui ne peuvent se soustraire à l'asthme et autres maladies de poitrine.

Nous ne nous arrêtons pas à combattre l'opinion des opposants sur les inconvénients que peuvent avoir pour les arbres et les plantes les mites qui sortent de ces tapis et leur transport à une grande distance par le moyen de l'atmosphère; les notions les plus superficielles d'histoire naturelle leur auraient appris combien est futile, pour ne pas dire ridicule, une pareille objection. L'administration ne doit donc pas s'en occuper.

Sous le rapport de l'influence que la poussière peut avoir sur la santé, la question devient plus grave; il est, en effet, généralement admis que la poussière, et surtout les duvets et les détritus laineux, nuisent à la poitrine de ceux qui les respirent. Cette opinion est consignée dans les ouvrages de ceux qui ont recherché quelle pouvait être sur la santé l'influence des professions; elle est enseignée dans les chaires et dans les cours de clinique, et n'a pas jusqu'ici trouvé de contradicteurs. Ne paraît-il pas, en effet, de toute évidence que des corps qui entrent dans la poitrine doivent l'irriter, et, par cette excitation longtemps continuée, déterminer des lésions plus ou moins graves dans un organe aussi délicat et aussi important que le poumon? Cette théorie est spécieuse : est-elle bien fondée sur l'observation? Il est permis d'en douter. Nous allons citer à ce sujet quelques observations faites en grand, et qui, si elles ne résolvent pas la question d'une manière complète, peuvent au moins l'éclairer.

Nous avons visité, dans tous les hôpitaux et hospices de Paris, les ateliers où sont battus les matelas sur lesquels sont morts un grand nombre d'individus; nous avons questionné les ouvriers qui s'y trouvent, et tenu note de leurs réponses; et de ces réponses il résulte que tout individu bien portant pourra vivre impunément dans une atmosphère infecte et tellement chargée de poussière, qu'à peine pourra-t-on y voir; mais que tout individu phthisique ou disposé à la phthisie ne pourra y résister.

Nous avons fait les mêmes recherches dans les ateliers destinés à la confection des matelas des gendarmes et des pompiers de Paris, des anciens gardes du corps, de l'ancienne garde royale, et de la garnison de Paris; leur résultat a été analogue.

Nous avons vu à Saint-Ouen, dans les ateliers de M. Ternaux, et avec ce célèbre manufacturier, l'endroit où l'on battait les poils de cachemire et de chameau. On ne peut se faire une idée de la poussière épaisse et suffocante qui existait dans cet endroit, et cependant, de l'aveu des ouvriers et de M. Ternaux lui-même, elle n'altérait pas leur santé, bien qu'elle fût extrêmement incommode; nous y avons vu des ouvriers et même des Arabes, qui depuis plusieurs années ne quittaient pas cet atelier.

Il existe à Paris un grand nombre d'ateliers de dix, quinze, vingt femmes et plus, occupées à couper les poils de lièvre et de lapin; leurs cheveux et leurs vêtements en sont couverts; elles en respirent donc des quantités énormes, car elles ne peuvent travailler que dans un endroit fermé; et malgré cela, ces femmes se portent bien et font ce métier depuis plusieurs années.

A l'appui de l'observation recueillie sur ces femmes, nous pourrions citer les chapeliers arçonneurs : c'est par centaines que nous avons vu ces ouvriers, qui nous ont tous surpris par leur belle et brillante santé, et par le bon état de leurs organes respiratoires.

Quelque graves et importantes que soient les observations que nous avons faites en ville sur les chapeliers arçonneurs et les coupeurs de poils, elles ne sont pas aussi concluantes que celles qui nous ont été fournies par deux ateliers de cette nature qui existaient, il y a quelques années, à Bicêtre et dans le dépôt de Saint-Denis. Dans le premier de ces établissements, vingt-cinq ouvriers coupeurs de poils étaient amoncelés dans un très petit espace; on ne les renouvelait pas; on pouvait les observer sans cesse; ils ne quittaient jamais leur atelier que pour dormir; ce qui ne les empêchait pas d'être très bien portants et de respirer comme tout le monde. Il en était de même des chapeliers; nous avons constaté ce fait avec notre collègue Villermé.

En voilà assez sur les poussières considérées, comme substance animale, comme produits de déjections et comme chargées de miasmes et de principes de maladies ; examinons-les maintenant comme corps simplement inertes.

Certes, si l'argile et le silex, réduits en poudre, par leur seule introduction dans la poitrine, déterminent des crachements de sang et amènent la phthisie, que deviendraient, en été, sans parler de nos balayeurs, nos cochers, nos postillons et nos voyageurs? que deviendraient une foule de personnes dont les habitations sont placées sur le bord de nos routes?

Nos plâtriers, que nous avons étudiés sur toutes les exploitations qui se trouvent autour de Paris, peuvent respirer impunément le plâtre brûlant, nos charbonniers ne sont pas plus sensibles à la poussière de charbon, assez dure pour polir les métaux, que nos mineurs à celle de la houille. Ceux qui brûlent le noir animal vivent-ils moins longtemps que nos meuniers et nos boulangers? N'est-on pas revenu sur les préventions que l'on avait depuis longtemps sur les préparations que l'on fait subir au tabac et sur leur influence? Enfin, les observations récentes de M. Andral sur les tailleurs de cailloux à Meusnes n'ont-elles pas jeté quelques doutes sur la véritable cause de cette phthisie? Mais cette question, ainsi que ce qui regarde les broyeurs de silex dans les fabriques de faïence, reste dans l'incertitude, et a besoin d'être étudiée de nouveau.

Si l'on soumet à l'action des poussières ces individus dont la respiration est plus ou moins gênée, qui sont péniblement affectés lorsque le baromètre varie de quelques lignes et l'hygromètre de quelques degrés, ou ces autres individus éminemment menacés de la phthisie, nul doute que dans ce cas elles ne leur soient pernicieuses; mais faudrait-il pour cela en accuser les poussières, et dire qu'elles déterminent par elles-mêmes la phthisie ?

Autant vaudrait faire le même reproche à ces légers travaux de l'ai-guille qui déterminent des fatigues, des toux, des douleurs de dos à toutes les personnes dont la poitrine est compromise. Il ne faut pas excepter de ces travaux le simple tricot.

Ces détails nous ont paru suffisants pour indiquer à l'administration ce qu'elle doit penser des craintes manifestées par les habitants de Chaillot sur les dangers que peuvent leur faire courir les poussières qui s'élèvent d'un atelier où l'on bat des tapis ; et pour réduire une partie des opposi-tions à leur juste valeur, examinons maintenant ces ateliers sous le rapport de l'incommodité.

Sous le rapport de l'incommodité, les inconvénients d'un battage de tapis sont évidents ; ils tiennent à la poussière et au bruit.

La poussière qui sort de ces tapis est abondante ; mais elle est pesante, et tombe en grande partie dans le voisinage du métier. Le rapporteur de la commission qui a été chargé, il y a quelques années, d'une affaire semblable dans la rue Sainte-Avoie, a pu constater qu'elle ne s'étendait guère à plus de 60 à 80 pieds ; mais le vent de la rue Marbœuf pousse la poussière plus loin, et nul doute que dans ce cas elle ne nuise aux plantes potagères qui se trouvent dans les jardins voisins. On pourrait, à la vérité, beaucoup diminuer les inconvénients en entourant l'emplacement où se fait le battage de tapis d'un mur de 13 à 20 pieds de hauteur ; mais les opposants se contenteront-ils de cette mesure? C'est ce dont il est permis de douter. En tous cas, deux ou trois des voisins les plus rapprochés au-raient seuls le droit de se plaindre ; les réclamations des autres ne méritent pas sur ce point d'être prises en considération.

Est-il rien de plus assourdissant et de plus désagréable que le bruit qui, pendant quatre ou cinq mois de l'année, dure depuis le matin jusqu'au soir ? Il n'existe point de bruit fait avec le marteau qui, sous ce rapport, puisse lui être comparé : c'est contre le bruit et non contre la poussière que se sont soulevés les habitants de la rue Sainte-Avoie.

On dira peut-être, en faveur de l'établissement du sieur V....., que le vaste espace au milieu duquel il se trouve diminuera singulièrement l'in-convénient de ce bruit, et que, sous ce rapport, il ne peut être assimilé à celui de son confrère de la rue Sainte-Avoie.

Tout en partageant cette manière de voir, et en convenant de son exac-titude, nous dirons que l'administration fut obligée, il y a quelques années, de faire déguerpir de dessous une arche du Pont-Neuf un batteur de tapis qui s'y était établi, tant furent fortes et nombreuses les plaintes de tous les habitants du quai des Augustins, de la Monnaie et des autres lieux voisins ; et où trouver un espace plus vaste et un local en apparence mieux disposé pour le battage de tapis que celui dont nous venons de parler? Ce fait, à lui seul, fait mieux sentir que toutes les dissertations les incon-vénients de la profession.

Reste à examiner les dépréciations qu'éprouvent les terrains et les ha-bitations voisines par l'établissement d'un atelier de battage de tapis au milieu de l'espace qu'ils occupent.

Sous ce dernier rapport, les craintes des opposants sont les plus fondées. Tous les terrains destinés aux constructions ont une grande valeur, ils se couvrent tous les jours de maisons d'agrément ; or, qui consentira jamais à bâtir à côté d'un batteur de tapis? On peut donc dire sans crainte d'exa-gération qu'en autorisant l'établissement du sieur V.., on ruine tous ceux qui l'entourent.

Le quartier des Champs-Élysées répugne à toute industrie qui peut s'exercer ailleurs ; il faut donc, autant que possible, l'en éloigner. Il existe à Paris tant d'autres emplacements qui lui sont favorables !

D'après ce qui vient d'être dit, il résulte que sous le rapport de la salubrité, les plaintes des opposants ne sont pas fondées, et qu'ils n'ont rien à redouter de l'établissement projeté ;

Qu'il n'en sera pas de même des inconvénients causés par la poussière, et surtout par le bruit qui est particulier au battage de tapis.

Enfin il résultera de l'exécution des projets du sieur V... une détérioration notable de la valeur de tous les terrains voisins, de la ruine de tous ceux auxquels appartiennent les propriétés contiguës.

Les membres de la commission pensent donc que l'autorisation demandée doit être refusée.

Les conclusions de ce rapport, lu dans la séance du 7 mai 1833, ont été adoptées par le conseil et par l'administration, qui, en conséquence, n'a pas accordé l'autorisation demandée.

DES RAPPORTS D'ESTIMATION.

Un rapport d'estimation n'est réellement qu'un contrôle exercé par une ou plusieurs personnes ayant qualité à cet effet, sur un mémoire d'objets fournis ou de soins donnés ; il ne s'agit que d'apprécier à leur juste valeur et les uns et les autres.

La forme de ces rapports est donc la même : seulement, il est des règles tracées par Devaux dont il est bon de ne pas s'écarter. Les voici :

1° Marquer en marge du mémoire qui a été présenté le jugement porté sur chaque article, pour prouver que l'on a fait droit sur tous, avec l'exactitude requise.

2° Si l'on réduit le prix d'un article à une moindre somme, cette somme modifiée doit être marquée en chiffres.

3° Lorsqu'on ne trouve rien à retrancher, on doit mettre en marge le mot *bon*.

4° Le travail terminé, on doit le certifier en bas du mémoire.

5° Dans l'appréciation des honoraires réclamés par la partie intéressée, il faut avoir égard à la nature et à la gravité de la maladie, aux soins qu'elle a dû nécessiter, à sa durée, aux pansements dont elle a été l'objet, à la proximité ou à l'éloignement du malade, et surtout à la qualité et à la fortune de ce dernier.

6° Quand il s'agit de la fourniture de médicaments, on doit adopter un prix moyen auquel les substances sont débitées chez les pharmaciens (1).

(1) Nous ne croyons pas devoir rapporter ici, à l'instar de M. Orfila, t. I, p. 25 et suiv., 4ᵉ édit., des exemples de mémoires de médecins réduits par les tribunaux,

CONSULTATIONS MÉDICO-LÉGALES.

On donne ce nom à un examen *approfondi* de rapports médicaux ou chimiques faits en justice à l'occasion d'une affaire criminelle ou correctionnelle ; examen dont on tire des conséquences qui confirment ou infirment celles qui ont été déduites des faits observés par les premiers experts.

Cette dénomination n'est pas consacrée en justice ; la loi ne parle nulle part de consultations médico-légales ; elle s'y trouve comprise dans l'expression générale de *rapport*.

Les consultations médico-légales peuvent avoir deux sources différentes : elles sont demandées, ou par la partie inculpée, ou par le ministère public.

Elles se font presque toujours avant un jugement prononcé, mais elles peuvent avoir lieu après, si la partie qui a succombé considère la chose comme mal jugée ; dans ce dernier cas, ce sont toujours des affaires très graves qui y donnent lieu, et quelquefois ces consultations deviennent la source de réhabilitations d'individus condamnés à des peines infamantes.

Plusieurs médecins sont ordinairement consultés à la fois. Comme dans le cas d'un simple rapport, ils sont convoqués par un magistrat et réunis auprès de lui pour requérir et recevoir leur acceptation, ainsi que pour leur faire prêter serment. Alors on met à leur disposition : 1° les différents rapports des médecins qui ont déjà été appelés à donner leur avis ; 2° toutes les pièces de l'instruction que l'on croit propres à éclairer sur l'opinion à émettre.

Les consultations ne sont pas toujours demandées par des magistrats qui siègent dans la ville où résident les médecins consultés. Ainsi, dans des affaires très graves, telles que les assassinats, les empoisonnements, il arrive souvent que la justice n'est pas suffisamment éclairée par les rapports des hommes de l'art qui ont examiné le corps du délit sur les lieux ; ou bien il y a dissidence dans la manière de voir des experts.

Dans ces divers cas, la communication des pièces n'est pas directe, du magistrat éloigné aux médecins consultés. Ce ma-

ni à plus forte raison livrer à la publicité, sans résultat utile, les noms de médecins qui, mettant un trop haut prix à leurs soins, ont présenté à leurs clients des mémoires exagérés ; car cette exigence du médecin n'a que trop souvent pour excuse l'ingratitude de certains malades.

gistrat adresse à un juge d'instruction du lieu de la résidence des médecins une *commission rogatoire*, par laquelle il l'invite à demander l'opinion de tels ou tels hommes de l'art, et souvent même il lui laisse le choix des experts ; en même temps il lui transmet une partie du dossier de l'instruction ; quelquefois il y joint des plans que l'on a fait lever dans le but de retracer la disposition des localités dans lesquelles le crime a été commis. — Le juge d'instruction de la résidence des médecins rend une ordonnance qu'il adresse aux médecins dans la formo accoutumée des rapports ; cette ordonnance reproduit les termes de la commission rogatoire dans laquelle ont été exposées toutes les questions que les débats pourront soulever par la suite, en raison de la nature de la cause et de la différence dans les opinions émises.

On peut déjà voir par ces préliminaires qu'une consultation médico-légale est un acte dont les limites sont beaucoup plus étendues que celles d'un rapport. Ici il n'y a pas seulement observation de faits et conclusion ; les faits doivent y être l'objet d'une discussion, de commentaires, et ces commentaires sont appuyés de tous les raisonnements jugés convenables et de faits même étrangers à la cause puisés dans les auteurs qui ont traité de la matière. C'est là ce qui établit une différence entre un rapport et une consultation médico-légale.

Chaque médecin doit alors examiner dans son cabinet, et en particulier, toutes les pièces qui lui sont remises ; mais, avant de procéder à cet examen, il est une précaution qu'il est nécessaire de prendre ; elle consiste à cacher les noms des premiers rapporteurs jusqu'au moment où la consultation médico-légale sera complétement terminée. Dans quelque position que nous nous trouvions placés, nous nous laissons plus ou moins influencer par l'autorité d'un nom ou par sa nullité ; dans le premier cas, nous sommes portés à faire plier notre manière de voir à celle de l'expert ; dans le second, nous sommes dominés par une tendance à traiter trop légèrement les opinions émises : la *vérité*, la *conscience*, rejettent loin d'elles ces deux extrêmes. Un homme d'un mérite supérieur peut se tromper ; un médecin dont le nom est inconnu a souvent droit aux mêmes égards que celui dont le mérite supérieur a déjà établi la réputation ; mais ces égards pour l'un et pour l'autre ne s'entendent que de la forme, car la vérité seule doit toujours prévaloir.

Examinant alors avec le plus grand soin chacun des rapports, on pèse à leur plus juste valeur les faits qu'ils renferment ; on juge de leur valeur absolue et de leur valeur d'ensemble ; on coordonne les faits pour en tirer des conclusions ; on compare les conclusions que l'on a adoptées et l'interprétation que l'on a donnée aux faits, avec celles des premiers experts ; et si elles présentent des dissidences, on recherche quels ont pu être les motifs qui ont guidé les premiers rapporteurs dans leur détermination. Si ce nouvel examen conduit aux mêmes résultats, alors, fort de sa conscience, on persiste dans sa manière de voir, et on l'appuie de tous les faits et de tous les raisonnements qui peuvent la faire reposer sur une base solide.

On procède alors à la rédaction de la consultation, qui comprend quatre parties distinctes :

1° Le préambule ;

2° L'exposition des faits ;

3° La discussion des faits ;

4° La conclusion.

Le *préambule* est le même que dans tout rapport : seulement, il faut y énumérer les pièces qui ont été soumises aux experts et désigner chacune d'elles en particulier.

L'*exposition des faits* consiste dans un extrait méthodique de tous les faits puisés dans les pièces de l'instruction. Il faut les coordonner et les classer par numéros, dans l'ordre des événements qui se sont succédé, ou des observations qui ont été faites ; ainsi ce sera un résumé succinct des circonstances dans lesquelles un crime aura été commis. S'agit-il, par exemple, d'un empoisonnement, on passera successivement en revue les faits qui se rattachent aux symptômes morbides observés ; aux altérations pathologiques décrites à l'occasion de l'ouverture du corps ; on extraira des rapports les preuves chimiques que les expériences auront fournies, etc., etc. *Parmi ces faits, les plus probants, ceux dont on veut tirer par la suite des inductions, seront soulignés.*

La partie qui comprend la *discussion des faits* est la plus difficile ; elle exige de la part du médecin beaucoup d'ordre et de sagacité ; il faut qu'il s'élève des moindres preuves à celles de l'ordre le plus élevé ; qu'il commente les faits, soit isolément, soit groupés deux à deux, trois à trois, etc. C'est alors qu'il peut puiser dans le domaine de la science pour y recueillir des faits étrangers à la cause, mais offrant avec elle de la similitude ; ces faits, pris dans les auteurs les plus recommandables, donnent ordinairement beaucoup de poids aux consultations. Le médecin consulté peut se livrer à des expériences sur les animaux, à des recherches chimiques nouvelles; en un mot, dans les consultations médico-légales il n'y a pas de bornes tracées, pas de limites posées à l'expert, et plus il fournira de documents, plus il éclairera l'objet de la discussion : aussi c'est dans cette partie de la consultation qu'il peut faire valoir l'autorité des médecins-légistes appelés à résoudre de semblables questions.

Il en est, en effet, en médecine légale comme en jurisprudence: dans les cas difficiles, on cherche des analogies dans les faits accomplis et dans les jugements rendus antérieurement, pour appuyer de nouveaux faits et guider les magistrats dans la route incertaine où ils pourraient s'engager.

Enfin la *conclusion* (qui est la conséquence de la discussion précédente) sera exposée avec clarté ; mais, dans les consultations médico-légales, elle doit être *indispensablement* motivée : aussi faut-il y rappeler les numéros d'ordre qui ont été apposés à chaque fait de la seconde partie ou à ceux de la troisième. Cette conclusion ne devra pas être isolée; il faudra la faire suivre d'un commentaire qui fasse ressortir en quoi elle diffère de la conclusion des premiers experts.

Cet aperçu sommaire des règles à observer dans la confection d'une consultation médico légale doit suffire pour faire ressortir les différences qui existent entre cet acte et les rapports ; il donne aussi une idée de son importance ; il exige non seulement de la sagacité, mais encore de l'instruction, et l'on peut dire une instruction spéciale, puisée dans *la pratique* de la médecine légale et dans la lecture des auteurs qui ont écrit sur la matière. —Enfin nous ferons observer qu'une fois entrés dans le champ des consultations, les magistrats ou les parties intéressées ne s'en tiennent pas toujours à un seul avis, en sorte que l'on ne saurait apporter trop de réserve dans l'infirmation des faits et trop d'impartialité dans le jugement que l'on porte.

Terminons ces détails par une remarque essentielle : lorsqu'un inculpé demande une consultation médico-légale, il désire qu'elle soit utile à sa défense. Le médecin jouerait donc le rôle de défenseur si, prenant les faits, les isolant ou les rapprochant au besoin, il les disposait de manière à leur donner moins de valeur s'ils sont à la charge de l'accusé, et plus d'importance s'ils peuvent atténuer sa culpabilité. Que le médecin soit consulté par l'accusé, qu'il soit consulté par le ministère public, son devoir est le même : il faut qu'il se renferme dans *la stricte appréciation des faits*. Néanmoins, dans les cas douteux, la balance doit toujours pencher en faveur de l'accusé. A plus forte raison, si des conclusions défavorables à l'accusé ne reposent pas sur une base solide, le médecin doit, dans ce cas, les combattre avec force et faire apercevoir aux magistrats les fausses conséquences auxquelles elles pourraient les conduire. En un mot, c'est dans les consultations médico-légales que le médecin peut mettre au jour son caractère d'homme probe, impartial, inaccessible aux passions comme à la clameur publique.

Modèle de consultation de médecine légale.

Préambule.

Les docteurs en médecine soussignés se sont réunis le 28 octobre 1831 et jours suivants, en vertu d'une commission rogatoire de M. C...., juge d'instruction, serment préalablement prêté entre ses mains de donner leur avis en leur honneur et conscience, à l'effet de procéder à l'examen des faits médicaux qui ressortent des pièces de l'instruction commencée à l'égard de la fille X..., inculpée du crime d'infanticide.

Les pièces qui leur ont été remises sont les suivantes :

1° Trois rapports du commissaire de police du quartier..... en date des 15, 16 et 17 août 1831.

2° Un rapport de MM. M... et B..., médecins à Paris, ayant pour objet de faire connaître les détails relatifs à l'ouverture du cadavre d'un enfant nouveau-né, du sexe masculin, trouvé dans le conduit d'une fosse d'aisances appartenant à la maison n°..., de la rue de...

3° Un autre rapport des mêmes médecins, sur la visite qu'ils ont faite de la personne de la fille X..., afin de déterminer si elle était récemment accouchée.

4° Les interrogatoires de la fille X..., des Srs D..., T..., K..., B... d'Auguste P...

Et une déposition du commissaire de police du quartier...

Ils croient devoir extraire des pièces précédentes les faits suivants :

Exposition des faits.

§ 1er. La fille X...., âgée de trente-six ans, cuisinière, serait arrivée à Paris depuis plusieurs mois.

§ 2. *Elle aurait ignoré sa grossesse* jusqu'à la nuit du 31 juillet au 1er août 1831 (époque à laquelle elle est accouchée), fondée qu'elle était qu'un retard de six mois lui était survenu pendant le cours de l'année dernière ; du reste elle n'aurait jamais consulté, de son propre mouvement, aucun médecin sur sa position.

§ 3. Le 31 juillet, à dix heures du soir, elle commence à éprouver des douleurs ; à onze heures les douleurs augmentent ; à onze heures et demie la femme K..., rentrant dans sa chambre, voisine de celle de la fille X..., l'entend se plaindre, lui offre des secours, et celle-ci, tout en accusant des coliques violentes, refuse son assistance sous prétexte qu'elle vient de prendre une boisson qui l'a soulagée.

§ 4. Les douleurs redoublent jusqu'au moment de l'accouchement, qui a lieu le 1er août, à deux heures du matin. Une demi-heure avant son accouchement, ne pouvant plus tenir dans son lit à cause de la chaleur et des douleurs de reins, elle se lève, se promène dans sa chambre : bientôt une douleur aiguë *semble descendre*. X... était alors appuyée sur le bord d'un lit de sangle ; elle se met à genoux, et l'enfant sort, la tête la première ; ce n'est que cinq minutes après, que, par suite de beaucoup d'efforts, le reste du corps a franchi les parties génitales.

§ 5. Un quart d'heure après la sortie de l'enfant, X... se sentant faiblir, veut se déranger, dans la crainte de tomber sur son enfant : elle fait un effort en appuyant la tête contre le lit, et en se relevant sur ses pieds ; alors la délivrance s'est opérée, et le cordon, auquel elle n'avait pas du tout songé, s'est rompu en même temps. (Telle est la manière dont elle s'est exprimée en dernier lieu, devant M. le juge d'instruction, dans un interrogatoire en date du 8 novembre. Mais dans un premier interrogatoire qu'elle a subi le 19 août, elle déclare qu'elle a laissé son enfant pendant dix minutes sur une serviette ; que voyant qu'il ne respirait pas, elle a voulu le déplacer ; que c'est alors que le cordon s'est rompu ; qu'alors aussi elle a remis l'enfant sur le lit, l'a recouvert d'une chemise, et s'est couchée auprès de lui.)

§ 6. A six heures du matin, ne le voyant pas donner signe de vie, elle l'enveloppe dans une serviette, qu'elle noue avec un cordon de laine attaché autour de la tête. (Déclaration de la fille X..., faite au juge d'istruction le 19 août 1831 : cette déclaration est en opposition avec celle que cette fille a faite au commissaire de police le 17 du même mois ; car alors elle s'exprimait ainsi : « C'est bien autour du cou que j'ai passé le ruban ; mais pour retenir une serviette qui l'enveloppait. Elle a encore reproduit cette assertion le 2 novembre.)

§ 7. Elle annonce avoir gardé son enfant pendant trois jours dans sa chambre, et l'avoir ensuite jeté dans les latrines, après l'avoir enveloppé d'une serviette, d'une chemise et d'un tablier à elle appartenant.

§ 8. Le 12 août, on s'aperçoit que le tuyau des lieux d'aisances est rempli de matières fécales ; plus tard on cherche à le désobstruer à l'aide d'une barre de fer, et la fille X..., aide elle-même à cette opération ; elle frappe le cadavre de son enfant, et parvient à le faire descendre du troisième étage au premier, et lorsqu'à cette profondeur les efforts deviennent impuissants, elle veut attacher un pavé à une corde pour le faire descendre dans la fosse !

§ 9. Enfin, par suite de ses aveux, sur la cause de l'obstruction des lieux d'aisances, et sur la nature du corps obstruant, que jusqu'alors elle n'avait pas fait connaître, on instruit le commissaire de police, qui fait ouvrir le conduit et extraire le cadavre, dans la nuit du 17 au 18 août, à minuit.

§ 10. On transporte le corps de l'enfant dans la maison du commissaire de police, on le lave à l'eau chlorurée ; on le place sur un tonneau et on le recouvre d'une corbeille. A six heures du matin, on procède à l'ouverture du corps.

*Faits extraits textuellement du rapport de MM. M... et R... ,
relativement à l'autopsie de l'enfant.*

A. *Eu égard à la putréfaction du cadavre.*

§ 11. La peau est d'une couleur *jaune-noirâtre, particulièrement
à l'abdomen;* l'épiderme se *détache* de lui-même en plusieurs endroits;
il s'exhale une odeur de *putréfaction insupportable;* des bulles d'air
soulèvent les plèvres et les séparent des poumons; le cœur est *flasque*, et
ses cavités vides de sang; les parois sont très ramollies; tous les organes
contenus dans l'abdomen sont d'un noir foncé.

B. *Eu égard à la viabilité de l'enfant et à son terme.*

§ 12. Le corps a *environ* vingt pouces de longueur; il est du poids de
sept à huit livres, estimation approximative à cause de l'excérébration. Il
paraît bien conformé et bien développé; toutes les ouvertures naturelles
sont libres et bien conformées; il reste à l'ombilic une portion de cordon
de deux pouces et demi de longueur.

C. *Eu égard à la respiration.*

§ 13. Les poumons, quoique très développés, ne remplissent pas la cavité de la poitrine; des bulles d'air nombreuses soulèvent les plèvres et
les séparent des poumons. Ces organes détachés et sortis de la poitrine
avec le cœur et le thymus, l'air des bulles ci-dessus mentionnées ayant
été dégagé par des incisions faites aux plèvres, plongées dans l'eau, *ont
surnagé malgré le poids des parties qui les accompagnaient.* Néanmoins les poumons incisés n'ont pas laissé couler de sang, et leur couleur était d'un jaune rose. Les intestins renfermaient encore le méconium.

D. *Eu égard aux violences qui avaient pu être exercées sur l'enfant.*

§ 14. Autour du col, on a trouvé un ruban de laine blanche, d'un
pouce de largeur, faisant deux circulaires fixées par un demi-nœud, à la
partie postérieure. Ce cordon serrait le col, de manière que l'on ne
pût pas supposer qu'une serviette ou un autre corps ait pu être placé entre
le col et le cordon. La pression exercée par le lien a réduit le diamètre de
cette partie à quatorze lignes au plus en tous sens. La portion de la peau
correspondant au lien présente une ligne circulaire d'un pouce de hauteur, d'un aspect brûlé et comme parcheminé, autant que l'état de putréfaction a pu permettre d'en juger. Il n'existe pas d'ecchymose ou d'épanchement de sang dans l'épaisseur du col. La tête est ramollie dans tout
son entier; les yeux sont vides et hors des orbites. Il existe à la partie
supérieure de la peau du crâne quatre ouvertures; la première d'une
ligne, la deuxième de deux lignes, la troisième d'un pouce, et la quatrième, à lambeaux, d'un pouce de diamètre. Dix fractures existaient
aux os de la voûte du crâne; ces os étaient d'ailleurs disjoints par la putréfaction. Les trois quarts du cerveau étaient sortis de la cavité crânienne, par les ouvertures ci-dessus relatées et par une rupture de la
portion gauche de la dure-mère, à la hauteur de la portion écailleuse du
temporal; ce qui restait du cerveau était réduit en une bouillie d'un rouge
lie de vin.

§ 15. La portion du cordon ombilical qui était insérée à l'abdomen a été déchirée et non coupée, car elle présente deux lambeaux à son extrémité libre , et elle ne porte aucune ligature sur sa longueur.

Conclusion du rapport de MM. M... et B...

§ 16. 1° L'enfant soumis à notre examen est né à terme et viable; il est mort depuis à peu près quinze jours ; 2" des violences ont été exercées sur le crâne , sans que nous puissions affirmer qu'elles aient eu lieu de son vivant; 3" nous ne pouvons également affirmer que le lien que nous avons trouvé autour du cou ait été mis du vivant de l'enfant ; 4° il nous est impossible de constater si cet enfant est mort d'hémorrhagie par le cordon ombilical, ou s'il a succombé à une *asphyxie* cérébrale, attendu que le cerveau avait été en partie expulsé du crâne , et que le reste était réduit en bouillie ; 5° nous pensons, en raison du développement des poumons et des expériences de docimasie, que l'enfant a respiré ; mais que l'état de putréfaction , et la présence des gaz produits par elle , ne nous permettent pas de l'affirmer d'une manière positive.

§ 17. *Un second rapport* de MM. M... et B..., sur l'état de la fille X..., au 17 août 1831, constate qu'il existait aux parties génitales un écoulement roussâtre, peu abondant et d'une odeur fade ; qu'on observait en outre à la commissure postérieure de la vulve une déchirure à peu près d'un pouce de longueur, aux trois quarts cicatrisée et encore en partie couverte de bourgeons charnus, rosés, et fournissant un pus de bonne nature ; qu'en pressant les mamelons des seins, il en est sorti quelques petites gouttelettes de lait d'un blanc jaunâtre et épais. Ce rapport est terminé par la conclusion suivante:

§ 18. Nous pensons pouvoir affirmer que la nommée X... est accouchée il y a à peu près quinze jours.

Discussion des faits.

§ 19. Les faits ci-dessus énoncés peuvent se rattacher à deux chefs principaux :

1° Ceux qui ont rapport à l'enfant ;
2° Ceux qui ont rapport à la mère.

Faits relatifs à l'enfant.

§ 20. Le crime d'infanticide soulève à l'égard de l'enfant les questions suivantes :

1° *L'enfant est-il né vivant, a-t-il vécu ?*
2° *L'enfant est-il mort en naissant ?*
3° *En supposant que l'enfant ait vécu, a-t-on exercé sur lui des violences propres à lui donner la mort, ou aurait-on laissé périr l'enfant faute de lui avoir donné des soins ?*

§ 21. 1° *L'enfant est-il né vivant, a-t-il vécu ?*

En matière d'infanticide, en général, vivre, c'est respirer. Les renseignements qui nous sont fournis par les experts (voyez § 13) laissent la question tout à fait insoluble : nous allons les commenter isolément et dans leur ensemble.

§ 22. *Les poumons, quoique beaucoup développés, ne remplissent pas la cavité de la poitrine.* Le volume des poumons n'est qu'une circonstance secondaire, et n'est jamais une preuve. On voit des poumons très petits, et dans le tissu desquels la respiration s'est effectuée. Un volume assez considérable des poumons tend à faire présumer que la respiration s'est opérée dans ces organes ; mais il n'est qu'un indice incertain, et par conséquent il est souvent une source d'erreurs.

§ 23. *Des bulles d'air soulèvent les plèvres et les séparent des poumons.* Cette phrase a besoin d'être éclaircie : d'abord ce n'était pas probablement de l'air qui soulevait les plèvres , et , ici , les experts ont certainement voulu parler de la portion des plèvres qui tapisse les poumons. Il n'y a qu'une circonstance où ces bulles pourraient être formées par de l'air : c'est le cas où on aurait insufflé avec force de l'air dans les conduits respiratoires de l'enfant, afin de le rappeler à la vie. Or il est bien constant que la fille X... était seule au moment où elle est accouchée. Elle affirme que l'enfant était mort en naissant ; et l'abandon total de tout secours dans lequel elle s'est placée prouve assez qu'elle n'a jamais eu l'idée de pratiquer une pareille insufflation. Cet air n'était autre chose que des gaz provenant de la putréfaction avancée du cadavre, putréfaction qui avait envahi les poumons. Mais une objection pourrait être faite à notre manière de voir, objection qui aurait quelque valeur , puisqu'elle repose sur des expériences faites par Camper, Pyl et par M. Orfila , desquelles il résulte que les poumons des enfants qui n'ont pas respiré conservent encore la faculté de se précipiter au fond de l'eau , quoique le reste du corps soit dans l'état de décomposition putride le plus avancé, ou que, en d'autres termes, aucuns gaz capables d'opérer la surnatation des poumons ne se développent presque jamais dans l'épaisseur de leur tissu. Or nous avons publié, dans le septième numéro des *Annales d'Hygiène et de Médecine légale*, deux cas d'expertises en matière d'infanticide qui démontrent la possibilité du fait contraire ; nous avons observé à la Morgue , le 28 octobre 1835, un troisième exemple analogue chez un enfant qui, retiré de l'égout de la rue du Jour, à dix heures du matin, avait été apporté à cet établissement à midi. Le tissu des poumons était tellement rempli de gaz putrides que ces organes en avaient acquis un volume beaucoup plus grand. Un nouveau cas s'est offert à notre examen chez un enfant retiré d'un tuyau de fosses d'aisances ; D'ailleurs M. Marc ne met pas en doute que la putréfaction ne puisse produire ce phénomène, et les experts, dans le cas dont il est ici question , ne l'ont pas envisagé d'une autre manière.

§ 24. *Les poumons détachés et sortis de la poitrine avec le cœur et le thymus, l'air des bulles ci-dessus mentionnées ayant été dégagé par des incisions faites aux plèvres, plongées dans l'eau , ont surnagé malgré le poids des organes qu'ils accompagnaient.* Cette expérience ainsi restreinte ne prouve rien , et c'est cependant sur elle que doit reposer l'une des conclusions fondamentales du rapport , en ce qu'elle peut établir que l'enfant a vécu ou n'a pas vécu après la naissance. D'abord il fallait, après avoir fait ce premier essai, séparer les poumons du cœur et du thymus et les plonger isolément dans l'eau, afin de savoir s'ils surnageaient encore ; car la surnatation, dans le cas dont il s'agit , pouvait dépendre de gaz accumulés dans le tissu du cœur ou dans celui du thymus. Il fallait ensuite couper chaque poumon par petites tranches et les plonger dans l'eau , afin de s'assurer si la surnatation s'opérait aux dépens de toutes les parties des poumons , ou bien seulement de quelques unes de leurs parties ; enfin on aurait dû comprimer sous l'eau chacune de ces petites portions de poumons, en tenant compte de la manière dont les gaz s'en échappaient , et les abandonner ensuite à elles-mêmes, afin d'observer si la surnatation était générale ou partielle ; alors, dans le cas où, malgré ces pressions, la surnatation aurait encore existé , on eût

1.

4

pu affirmer que l'enfant avait respiré, et *respiré plus ou moins com-plétement*. Mais se borner *à percer les bulles d'air* qui existent à la surface des poumons, c'est-à-dire à faire échapper *les gaz placés à l'ex-térieur*, en laissant dans le tissu pulmonaire ceux que la putréfaction y avait très probablement développés, gaz qui diminuent d'autant le poids spécifique des poumons, c'est faire une opération tout à fait illusoire, et conséquemment *de nulle valeur, de laquelle, en un mot, il n'est pas permis de tirer aucune conséquence* sous le rapport de la solution de cette question : L'enfant a-t-il *resp ré ?*

§ 25. On ajoute : *Néanmoins les poumons incisés n'ont pas laissé écouler de sang.* Mais des poumons chez lesquels la respiration se serait établie laisseraient d'abord écouler, en général, moins de sang que beau-coup de poumons qui appartiennent à des enfants qui n'ont pas respiré; ensuite la putréfaction était ici tellement avancée que les gaz développés dans ces organes en avaient probablement chassé le sang, ainsi que cela avait eu lieu pour les cavités du cœur.

§ 26. *Leur couleur*, disent les experts, *était d'un jaune rose.* Cette circonstance est la seule qui permette *d'élever des présomptions* en fa-veur de l'existence de la respiration chez cet enfant; car la couleur du tissu pulmonaire qui appartient à un enfant qui n'a pas respiré est brune, analogue à celle du foie des adultes, tandis qu'elle devient rosée par l'in-troduction de l'air. Hâtons-nous cependant de dire qu'une circonstance de coloration est toujours d'un poids bien faible dans l'appréciation d'un fait qui peut entraîner la condamnation d'un accusé.

§ 27. Enfin les *intestins renferment encore le méconium.* Ceci s'ob-serve chez des enfants qui n'ont pas vécu, comme chez ceux qui n'ont vécu que quelques minutes, et chez lesquels cependant l'établissement de la respiration a été complet; cette circonstance ne fournit donc ici aucun indice.

En résumé, toutes les recherches de docimasie pulmonaire qui pour-raient donner quelques éclaircissements sur l'existence ou sur l'absence de la respiration, prises isolément, *sont de nulle valeur*, et leur en-semble ne conduit pas à des résultats plus affirmatifs.

§ 28. Recherchons donc si le corps du délit présentait quelques altéra-tions capables d'éclairer la question qui nous occupe : *l'enfant a-t-il vécu ?*

§ 29. *Autour du cou, on a trouvé un ruban de laine blanche d'un pouce de largeur, faisant deux tours circulaires fixés par un demi-nœud à la partie postérieure; ce cordon serrait le cou de manière que l'on ne put pas supposer qu'une serviette ou un autre corps eût été placé entre le col et le cordon. La pression exercée par ce lien a réduit le diamètre de cette partie à quatorze lignes au plus en tous sens. La peau correspondante a un aspect brûlé et comme parcheminé. Il n'existe pas d'ecchymoses ou d'épanchement de sang dans l'épaisseur du cou.* Il ne nous est pas donné de rechercher dans quel but ce lien a été placé; il nous suffit de dire que dans la description des effets qu'il a produits on ne retrouve pas de phénomène qui puisse être rattaché à la vie de l'enfant après sa naissance; car toutes les circonstances de dimi-nution de volume, de changement dans la densité et dans la couleur de la peau, auraient pu être opérées aussi bien par un lien appliqué *après la mort que pendant la vie.* Mais comme la fille X... déclare que le cordon de laine n'était pas noué, et que les deux bouts étaient seulement passés l'un au-dessus de l'autre, nous devons d'abord faire remarquer que cette déclaration est en contradiction avec celle des médecins-experts, et sur-tout avec celle du commissaire de police, qui affirme qu'il existait un demi-nœud en arrière du cou ; ensuite qu'il est impossible d'expliquer la diminution du volume du cou sans admettre qu'une constriction très forte a été exercée sur cette partie. Quant aux différentes blessures qui sont rapportées dans le paragraphe n° 13, nous ne saurions dire si elles ont été faites sur l'enfant vivant ou sur l'enfant mort, attendu qu'il ressort des pièces de l'instruction que l'on a frappé fortement avec une barre de fer sur l'enfant encore contenu dans le tuyau de la fosse d'aisances ; que les coups portés avec cet instrument ont été réitérés, jusqu'à ce qu'enfin ils aient fait descendre le cadavre du quatrième étage à la hauteur du premier.

§ 30. Nous appellerons cependant l'attention des magistrats sur cette phrase : Ce qui reste du cerveau est réduit en une bouillie d'une *couleur lie de vin.* Si cette comparaison était exacte, elle pourrait faire naître le *soupçon* que des violences ayant été exercées sur la tête pandant la vie de l'enfant, il en ait pu résulter un épanchement de sang dans le crâne, qui aurait coloré la substance cérébrale d'une manière aussi marquée qu'il en est fait mention ; car on n'observe pas ordinairement de coloration lorsque des blessures de ce genre ont lieu après la mort ; néanmoins l'état de désorganisation de la tête ne permet d'établir que des soupçons sur la valeur d'un pareil phénomène.

Pour ce qui regarde les documents énoncés dans le paragraphe n° 11, ils servent seulement à faire connaître la putréfaction avancée du cadavre de l'enfant.

Il n'existe donc pas, dans le rapport des experts, des données propres à résoudre cette question : *L'enfant a-t-il vécu ?*

§ 31. 2° *L'enfant est-il mort en naissant ?*

Le rapport des experts ne fournit aucun renseignement capable d'éclairer la solution de cette question ; mais il résulte des dépositions réitérées de la fille X... que la sortie de l'enfant du sein de sa mère a eu lieu en deux temps bien distincts ; qu'une fois la tête hors de la vulve, il s'est écoulé de cinq à dix minutes avant que le reste du corps fût dégagé. Ne serait-il pas possible alors que le cou eût été comprimé assez fortement et assez longtemps pour qu'il en fût résulté un obstacle au retour du sang de la tête vers le cœur, et par suite une congestion cérébrale apoplectiforme ; ou bien encore qu'une portion du cordon se fût engagée dans le col de la matrice, et que la circulation entre la mère et l'enfant eût été interrompue de manière à amener l'asphyxie ? Ces suppositions, qu'on ne peut étayer que de la vraisemblance, auraient pu trouver une solution dans l'ouverture de la tête, si celle-ci n'avait pas été mutilée aussi fortement et si la putréfaction n'avait pas été aussi complète ; ce n'est donc qu'une conjecture que nous formons dans l'intérêt de la justice et dans celui de la vérité.

§ 32. 3° *En supposant que l'enfant ait vécu, a-t-on exercé sur lui des violences, ou a-t-on fait des blessures propres à lui donner la mort ?* Déjà nous avons établi qu'il était impossible de dire si le lien du cou avait été appliqué pendant la vie ou après la mort : il n'appartient qu'au magistrat de rechercher dans quel but il a été appliqué ; mais ce qui est important à noter, c'est que ce lien était appliqué à nu sur le cou, et qu'il le serrait assez pour réduire cette partie à un diamètre de quatorze lignes. Dans son interrogatoire devant le commissaire de police, la fille X... dit qu'elle a placé le lien autour du cou afin d'y tenir fixée une serviette qui enveloppait l'enfant ; et, au contraire, dans les deux interrogatoires qu'elle a subis devant M. le juge d'instruction, elle déclare qu'elle avait placé le lien autour de la tête, et qu'il avait glissé sur le cou. Mais d'abord on n'a pas trouvé de restes de la serviette placée entre le cou et le lien ; et ensuite le commissaire de police dit positivement que le cordon le serrait de manière qu'on ne pût pas supposer qu'une serviette ou qu'un autre corps eût pu être placé entre le cou et le cordon. Nous avons fait sentir que toutes les autres lésions observées à la tête avaient pu être produites par l'usage que l'on avait fait d'une barr: de fer pour enfoncer le cadavre dans le tuyau de la fosse d'aisances. Il ne nous reste donc qu'à déclarer que si chacune de ces blessures ou violences avaient été faites isolément pendant la vie de l'enfant, elles auraient pu lui donner la mort.

§ 34. 4° *Dans la supposition où l'enfant aurait vécu, l'aurait-on laissé périr faute de lui donner des soins, ou aurait-on négligé de lui prodiguer ceux qui auraient pu le ramener à la vie ?* Ici s'accumulent une foule de preuves qui démontrent que non seulement il y a eu la négligence la plus absolue de tous les soins propres à rappeler un enfant à la vie, mais encore que l'on a omis ceux qui pouvaient l'empêcher de mourir.

Une femme accouche seule et à genoux sur le plancher : nous admettons qu'elle ignore sa grossesse ; les douleurs de reins redoublent ; elles descendent, ainsi que l'a dit la fille X... ; la tête de l'enfant se présente, elle reste au passage de cinq à dix minutes. A dater de ce moment, plus de possibilité de supposer l'ignorance d'un accouchement, et cependant cette femme n'appelle aucun secours, quand une voisine qui couche auprès d'elle lui a déjà offert les siens. L'enfant sort entièrement ; il ne donne pas signe de vie ; la fille X... reste spectatrice oisive en présence de son enfant pendant un quart d'heure, époque à laquelle elle se relève, parce qu'elle se sent affaiblie par les douleurs vives que lui occasionne de nouveau la délivrance ; alors le cordon se rompt à deux pouces et demi de son insertion au nombril, et aucune ligature n'est pratiquée pour s'opposer à un écoulement de sang qui, si l'enfant était vivant, pouvait presque le faire périr d'hémorrhagie. La fille X.. relève ensuite son enfant et le porte sur son lit, l'abandonne et se couche auprès de lui, pour prendre du repos, jusqu'à six heures du matin, où elle constate qu'il est définitivement mort. Ainsi aucun stimulant n'a été mis en usage, aucune friction faite sur la peau ; en un mot, aucun de ces moyens qui sont à la portée de tous les gens du monde, et qu'il est rare qu'une femme de trente ans ignore. Les soins se réduisent à chercher si l'enfant vit ou s'il ne vit pas, *s'il respire et si son cœur bat!!!* La mère donnera-t-elle pour excuse qu'elle s'est trouvée mal ? mais avant son évanouissement, il s'était écoulé un quart d'heure depuis la sortie complète de l'enfant.

L'absence de toute ligature au cordon de l'enfant peut entraîner la mort par l'hémorrhagie ; et la tendance à l'hémorrhagie, dans ces sortes de cas, est d'autant plus grande : 1° que le cordon est coupé près de l'ombilic de l'enfant ; 2° que la respiration est moins bien établie. Ces deux circonstances se rencontraient dans le cas dont nous nous occupons, puisqu'il ne restait plus au ventre que deux pouces et demi de cordon, et qu'au dire de la mère, l'enfant ne donnait pas signe de respiration : il aurait donc pu périr par hémorrhagie. Nous devons néanmoins faire observer que si la rupture du cordon était survenue ainsi que la mère l'indique, elle eût dû nécessairement s'opposer à l'hémorrhagie par la rétraction subséquente des vaisseaux.

C'est ici le lieu de soulever la question suivante : *La rupture du cordon a-t-elle pu s'effectuer dans les circonstances données de l'accouchement de la fille X...?*

La fille X... explique la rupture du cordon de deux manières différentes : dans son interrogatoire devant M. le juge d'instruction, le 19 août 1831, elle dit : qu'elle a laissé son enfant pendant dix minutes sur une serviette ; que, voyant qu'il ne respirait pas, elle a voulu *le déplacer*, que c'est alors que le cordon s'est rompu.

Il est impossible de concevoir la rupture du cordon de cette manière, à moins que l'on ne suppose qu'un mouvement brusque ait été opéré avec force pour relever son enfant ; or, une mère, dans la position de la fille X..., c'est-à-dire une mère affaiblie par les douleurs vives de l'accouchement, par l'écoulement de sang inséparable d'une opération de ce genre, une mère qui recherche si son enfant vit, qui ne le déplace qu'avec une certaine anxiété, a dû agir avec lenteur, et elle aurait nécessairement été arrêtée par la résistance du cordon. Il suffit, pour comprendre la valeur de cette objection, de savoir que les accoucheurs exercent des tractions assez fortes sur le cordon pour opérer la délivrance. Il n'en est pas de même à l'égard de la seconde supposition où X..., dans sa déclaration en date du 2 novembre, apprend que, sur le point de se trouver mal au moment de la sortie du délivre, et ne voulant pas tomber sur son enfant, elle se relève, et sent rompre sous elle le cordon qui unissait l'enfant au placenta, non encore expulsé. Ici la force employée est représentée par le poids du corps de la mère, et cette traction est bien plus que suffisante pour opérer la rupture du cordon. Ne peut-on pas supposer qu'en se relevant, elle a dû sentir une résistance, une douleur même ? Mais qu'est-ce que cette douleur, qu'est-ce que cette résistance chez une femme en proie aux douleurs de la délivrance, qu'elle a dépeintes comme ayant été très vives ?

Ainsi donc il est difficile d'admettre la rupture du cordon dans le premier cas ; il est *possible* de la concevoir dans le second, et ces deux modes de rupture rendraient cependant raison de l'état dans lequel les experts ont trouvé le cordon. (Voy. § 15.)

Il nous est donc démontré qu'il y a eu négligence absolue des soins propres à rappeler un enfant à la vie, et que la conduite tenue à son égard était plus propre à le faire périr s'il eût été vivant, qu'à le sauver s'il était dans un état voisin de la mort.

§ 55. 5° *L'enfant serait-il mort avant de naître ?* Les circonstances qui résultent des dépositions rassemblées dans l'instruction peuvent seules fournir quelques lumières à ce sujet. La fille X... était dans un état parfait de santé jusqu'au 31 août, à dix heures du soir, où elle a commencé à souffrir des douleurs de l'accouchement ; elle n'avait pas éprouvé, plusieurs jours auparavant, cet état de malaise et de souffrance, ni cette altération des traits, compagnes inséparables du séjour d'un enfant mort dans le sein de la mère. Les douleurs surviennent, et l'accouchement suit une marche régulière ; il est terminé en quatre heures, temps fort court pour une femme primipare. La fille X... ne constate sur le corps de l'enfant aucune des apparences de la putréfaction rapide qui s'opère chez le fœtus contenu dans la matrice : ainsi donc il existe de grandes probabilités en faveur de la vie de l'enfant au moment de l'accouchement, et il n'en existe aucune pour la supposition contraire.

Faits relatifs à la mère.

§ 36. Il n'y a pas de doute sur le fait de l'accouchement de la fille X... : elle l'avoue, reconnaît son enfant, et raconte toutes les circonstances de cet accouchement.

§ 37. Mais il s'élève, à son égard, une question dont la solution peut exercer une grande influence sur le résultat de l'accusation portée contre elle, celle de savoir si une femme peut ignorer sa grossesse. Il n'existe aucun doute sur cette possibilité. Tous les auteurs de médecine légale rapportent des faits à l'appui de cette manière d'envisager la question ; et non seulement une femme primipare peut ignorer sa grossesse, mais encore il en peut être de même d'une femme qui a déjà eu plusieurs enfants. Cependant, si la question peut être résolue affirmativement, en thèse générale, ne serait-elle pas susceptible d'une solution différente pour le cas dont il est question ?

La fille X... avait trente-six ans ; ses règles étaient supprimées depuis longtemps. Elle avait eu des rapports intimes avec un nommé Z... : ces rapports n'avaient cessé qu'au mois de janvier dernier. Plusieurs personnes lui avaient fait observer, à diverses époques, qu'elle paraissait être enceinte, et la femme T..., chez qui elle était restée pendant trois mois en qualité de domestique, l'avait renvoyée non seulement parce qu'elle s'était aperçue qu'elle était enceinte, mais encore parce que son frère, médecin, avait visité la fille X... et qu'il lui avait *déclaré, contre l'attestation de cette fille, qu'elle avait tous les symptômes d'une grossesse;* toutes circonstances qui tendent à démontrer qu'il est difficile d'admettre que l'inculpée ignorât sa grossesse jusqu'au moment de son accouchement. Ajoutons qu'étant accouchée d'un enfant fortement constitué, il est impossible qu'elle ne l'ait pas senti exécuter des mouvements à dater du quatrième ou du cinquième mois ; car, dans presque tous les cas où une femme a ignoré sa grossesse, elle est accouchée avant le terme de neuf mois ; ou, si elle a amené un enfant à terme, cet enfant était très débile et dans des conditions peu favorables à la viabilité.

Elle oppose à ces faits qu'elle était primipare ; que l'année dernière elle avait eu un retard de six mois ; qu'elle n'avait jamais cru à sa grossesse, et que M. le docteur T... lui avait déclaré qu'il était loin de penser qu'elle fût enceinte ; qu'il la regardait comme menacée d'un squirrhe ou d'une perte considérable de sang. Ces données étant plutôt du ressort de l'appréciation de jurés que de médecins-experts, il nous suffit d'avoir fait connaître les raisons qui militent pour et contre, et d'avoir établi la possibilité qu'une femme ignore sa grossesse.

Conclusion.

De la discussion qui précède, il résulte :

1° Que les documents rassemblés par les premiers experts sont de telle nature, qu'ils ne peuvent fournir une solution, soit positive, soit négative, de ces questions : L'enfant est-il né vivant ? a-t-il respiré ?

2° Qu'il n'est pas impossible que l'enfant soit mort pendant l'accouchement.

3° Que de violences nombreuses ont été exercées sur l'enfant, mais qu'il est impossible de dire si elles ont eu lieu de son vivant ou après la mort.

4° Que l'on a omis tous les soins qui pouvaient le rappeler à la vie ; et que dans la supposition où il serait venu au monde vivant, on a négligé les moyens qui auraient pu l'empêcher de mourir.

5° Qu'il existe de grandes probabilités en faveur de la vie de l'enfant, avant le moment de l'accouchement.

Recherchons actuellement si les conclusions de MM. les experts B... et M... sont d'accord avec les précédentes.

1re. L'enfant soumis à notre examen est né *à terme* et *viable*. Il est mort depuis à peu près quinze jours.

Nous n'avons pas à nous occuper de la question de savoir s'il est né à terme et viable.

2me. Des violences ont été exercées sur le crâne, sans que nous puissions affirmer qu'elles aient eu lieu de son vivant. (Cette conclusion est d'accord avec la nôtre. (Voy. n° 4.)

3me. Nous ne pouvons également affirmer que le lien que nous avons trouvé autour du cou ait été mis du vivant de l'enfant. (Cette conclusion rentre dans celle que nous avons adoptée au n° 3; elle est d'accord avec les explications que nous avons données au § 50.)

4me. Il nous est impossible de constater si cet enfant est mort d'hémorrhagie par le cordon ombilical ou par asphyxie cérébrale, attendu que le cerveau avait été en partie expulsé du crâne, et que le reste était réduit en bouillie.

(Dire que l'on ne peut constater si un enfant est mort de telle ou telle manière, suppose que l'enfant a vécu après sa naissance; or, nous avons démontré, §§ 22. 23, 24, 25, 26, 27, 28, 29, 30, qu'il n'existait pas, dans le rapport des experts, de preuves qui pussent établir que l'enfant avait vécu : nous ne pouvons donc admettre cette conclusion.)

5me. Nous pensons, à raison du développement des poumons et des expériences de docimasie, que l'enfant a respiré, mais que l'état de putréfaction et la présence de gaz produits par elle ne nous permet pas de l'affirmer d'une manière positive.

(Les motifs que nous venons d'énoncer à l'occasion de la quatrième conclusion nous forcent aussi à rejeter la cinquième ; car, en médecine légale, si les conclusions d'un médecin expert doivent être l'expression de sa conviction, celle-ci doit être fondée sur les faits qu'il observe. Et comme MM. B. ... et M..... n'ont avancé aucune preuve matérielle sur laquelle puisse être appuyée leur manière de voir, nous ne pouvons admettre leur cinquième conclusion.)

A. DEVERGIE.

CHAPITRE II.

De la responsabilité médicale.

Législation.

Art. 1382 Cod. civ. — Tout fait quelconque de l'homme qui cause à autrui un dommage oblige celui par la faute duquel il est arrivé, à le réparer.

Art. 1383 Cod. civ. — Chacun est responsable du dommage qu'il a causé, non seulement par son fait, mais encore par sa négligence ou par son imprudence.

Art. 319 Cod. pén. — Quiconque, par maladresse, imprudence, inattention, négligence, ou inobservation des règlements, aura commis involontairement un homicide ou en aura involontairement été la cause, sera puni d'un emprisonnement de 3 mois à 2 ans et d'une amende de 50 à 600 francs.

Art. 320 Cod. pén. — S'il n'est résulté du défaut d'adresse ou de précaution que des blessures ou coups, l'emprisonnement sera de 6 jours à 2 mois, et l'amende de 16 à 100 francs.

Les officiers de santé ne peuvent pratiquer les grandes opérations chirurgicales que sous la surveillance et l'inspection d'un docteur, dans les lieux où celui-ci est établi; et, dans les cas d'accidents graves arrivés à la suite d'une opération exécutée hors de la surveillance et de l'inspection d'un docteur, il y aura recours en indemnité contre l'officier de santé qui s'en est rendu coupable. (Art. 29 de la loi de germinal an XI relative à l'exercice de la médecine.)

Depuis quelques années plusieurs procès ont été intentés à des médecins ou à des officiers de santé au point de vue de la responsabilité médicale. Nous croyons donc devoir faire connaître les circonstances qui en ont été l'objet et les jugements qui ont été rendus. Nous examinerons ensuite la question de savoir si en effet les médecins sont responsables de leurs actes vis-à-vis de la justice et vis-à-vis de leurs clients.

Une fois entrés dans cette voie, les tribunaux devaient nécessairement et à plus forte raison sévir contre les officiers de santé à l'égard desquels la loi du 19 ventôse an XI relative à l'exercice de la médecine fait directement et sur eux seuls peser une responsabilité médicale.

Dans la seconde édition de cet ouvrage, nous avions cru devoir ne pas aborder ce sujet si délicat. Nous avions regardé comme deux exceptions les procès qui avaient été intentés à cet égard; mais aujourd'hui que les clients eux-mêmes ne craignent pas de traduire à la barre leurs médecins, nous ne croyons pas devoir garder plus longtemps le silence.

Exposons d'abord les faits d'une manière sommaire :

En 1815, le docteur E... fut appelé par une sage-femme pour faire un accouchement. L'enfant présentait les bras. Au lieu de chercher à opérer la version, le docteur E... les amputa. Il pensait qu'ils étaient frappés de gangrène et que l'enfant était mort.

A peine l'accouchement était-il terminé, que les cris et les mouvements de l'enfant démontraient l'erreur dans laquelle l'accoucheur était tombé. Cet enfant survécut aux mutilations qui avaient été opérées. Le 6 décembre 1825, le père forma contre le médecin une demande en dommages et intérêts par-devant le tribunal de Domfront.

L'Académie de médecine fut consultée. MM. Adelon, Désormeaux, Deneux, Gardien et Moreau, commissaires désignés, rédigèrent un rapport dans lequel ils établirent :

1º Que rien ne prouvait que les bras de l'enfant fussent sphacélés ;

2º Que rien n'avait prouvé qu'il fût impossible d'opérer la version de l'enfant ;

3º Que rien non plus n'avait mis l'accoucheur dans la nécessité de terminer l'accouchement à quelque prix que ce fût ;

4º Qu'il n'y avait pas eu nécessité d'amputer le bras droit et à plus forte raison le gauche, dont les doigts seuls étaient engagés ;

5º Que l'opération faite par le docteur E... devait être qualifiée, dans l'espèce, une *faute* contre les règles de l'art.

Ce rapport fut rejeté par l'Académie, qui désigna une nouvelle commission composée de MM. Desgenettes, Double, Dupuytren, Itard et Récamier. Leur conclusion fut ainsi formulée :

1º On ne saurait décider si l'accoucheur a été fondé à penser que les bras de l'enfant fussent ou ne fussent point sphacélés ;

2º On ne peut méconnaître ni apprécier les conditions qui *pouvaient, devaient*, dans l'espèce, *exiger, imposer* telle ou telle manœuvre ;

3º La situation de la mère restant donc indéfinie, inconnue, médicalement parlant, l'Académie ne pouvait arriver à décider si cette situation pouvait légitimer l'opération qui a été pratiquée.

Les rapporteurs déclarent en outre, en terminant leur rapport, qu'il est du devoir de l'Académie de s'inscrire contre la jurisprudence qui tendrait à admettre la responsabilité des médecins pour des faits de leur pratique.

Ce rapport fut adopté à la presque unanimité.

Le tribunal de Domfront, « appréciant l'avis de l'Académie ; considérant qu'il ne pouvait prendre pour règle ces avis incomplets où les questions sont éludées plutôt que résolues et délibérées sous l'influence d'une pensée dominante, à savoir : que les médecins, dans l'exercice de leur profession, ne sont pas justiciables des tribunaux pour les fautes graves résultant du défaut de science, de l'imprudence ou de quelque cause que ce soit, *pourvu qu'il n'y ait pas coupable application des moyens de l'art faite sciemment, avec préméditation, dans de perfides desseins, avec intention criminelle;* pensée que le tribunal ne peut partager :

» Considérant que les douleurs pour accoucher n'ont été vives et puissantes qu'à 6 heures du matin ; que tout annonce que ces douleurs vives et puissantes n'ont eu lieu qu'après l'arrivée du docteur E... ; qu'il est constant que ce médecin arriva au plus tard à 9 heures, et que l'accouchement était terminé une heure après ; que la compression du bras droit de l'enfant n'a pu être ni violente ni de longue durée, et n'a pas pu produire le sphacèle : qu'elle a dû le produire encore moins au bras gauche, qui se trouvait à peine engagé ;

» Que d'ailleurs toutes les circonstances établissent l'absence du sphacèle, et que, si le sphacèle n'existait pas, comme il faut le reconnaître, le préjudice causé par l'accoucheur à l'enfant Foucault est évident ;

» Considérant que, malgré l'assertion du médecin, il est douteux qu'il ait tenté d'opérer la version de l'enfant avant de faire l'amputation ; que d'ailleurs il n'a essayé d'aucun des moyens recommandés en pareil cas ; que, loin de là, une heure lui a suffi pour tenter (dit-il) vainement l'introduction de la main (qu'il n'a même pas eu le soin d'enduire d'un corps gras), couper les deux bras, opérer la version et délivrer la femme Foucault ; que rien ne nécessitait cette précipitation, puisque, après 6 heures du matin, la femme Foucault se promenait encore dans son jardin ; qu'au moment de l'opération elle s'est rendue elle-même sur son lit de douleurs, marchant seulement à l'aide d'un bras, et qu'après l'opération elle a marché encore pour se rendre à un autre lit : que par conséquent l'accoucheur avait tout le temps nécessaire pour suivre, dans un accouchement qui présentait des difficultés, les préceptes des maîtres de l'art, essayer des divers moyens que cet art lui indiquait, et appeler des confrères en consultation ; que ne l'ayant pas fait, mais au contraire ayant agi sans prudence et avec une précipitation incroyable, il est coupable d'une faute grave qui le rend responsable des dommages résultant de la mutilation de l'enfant Foucault ;

» En conséquence, condamne le docteur E... à payer à l'enfant Foucault 100 francs par an jusqu'à ce qu'il ait atteint l'âge de dix ans, et à lui payer ensuite une rente viagère de 200 francs. »

M. Macé, médecin à Saint-Malo, avait prescrit à un malade une potion dans laquelle entraient 4 grammes de cyanure de potassium. Dès la première cuillerée le malade meurt empoisonné. M. Macé est traduit en police correctionnelle à la requête du ministère public, et est condamné à 200 francs d'amende pour homicide involontaire.

Appel *à minimâ* est interjeté par le ministère public ; la cour royale de Rennes, faisant application des articles 52 et 319 du Code pénal et 104 du Code d'instruction criminelle, réforme le jugement et condamne Macé, le 7 décembre 1842, à 50 francs d'amende, 3 mois de prison et aux frais.

En octobre 1833, le docteur Th. N... fait au sieur Guigne une saignée au bras, et ouvre l'artère brachiale : et quoique les assistants lui eussent fait remarquer diverses circonstances qui pouvaient exciter son attention, il n'employa aucun des moyens convenables pour prévenir les accidents qui devaient infailliblement résulter de la piqûre de cette artère. Il se contenta d'appliquer sur la tumeur qui se forma au pli du bras, des topiques insignifiants. Trois mois écoulés, le malade, que le médecin avait complétement négligé, appelle un officier de santé. Celui-ci reconnut l'existence d'un anévrisme. Il tenta à plusieurs reprises de pratiquer la ligature : et la gangrène étant survenue, il fallut amputer le bras. De là une plainte en dommages-intérêts intentée par Guigne contre le docteur Th. N...

Le tribunal d'Évreux ordonna une enquête :

« Attendu que, si la justice doit protéger les professions libérales contre le caprice et la mauvaise humeur, ou même contre les plaintes légitimes, mais légères, cette protection toutefois ne peut s'étendre aux abus graves, aux fautes dans lesquelles il n'est permis à personne de tomber ;

» Qu'en effet, si l'on peut trouver dans les garanties de capacité fournies par ceux qui ont embrassé ces professions, et dans la difficulté d'appréciation des faits, une espèce de présomption ou de fin de non recevoir suffisante pour repousser ou détruire la preuve de reproches peu importants ; si d'une autre part, et dans ce cas, les clients peuvent, jusqu'à un certain point, s'imputer de s'être adressés à un conseil ignorant ou incapable, lorsque leur choix n'était limité ni forcé ; il faut reconnaître cependant que les articles 1382 et 1383 du Code civil reprennent toute leur force lorsqu'il y a eu maladresse, imprudence, inattention, inobservation des règles les plus simples et les plus usuelles, et surtout lorsque, pour dissimuler ou réparer les suites de ces fautes, il a été employé des moyens perfides, dangereux, ou même inefficaces, au lieu de provoquer des avis plus sages, ou d'y recourir soi-même ;

» Qu'il résulte des faits articulés par Guigne que Th..., en opérant une saignée, lui aurait ouvert une artère ; qu'il aurait cherché à dissimuler ou réparer cette faute par l'emploi de moyens que devait lui interdire la pratique la moins exercée ; qu'enfin l'amputation du bras de Guigne aurait été la suite immédiate et nécessaire de ces faits, soit isolés, soit réunis ; qu'il est incontestable que la preuve qui pourrait en être faite devrait obliger Th... à réparer autant que possible le dommage qu'il aurait causé ; sauf à lui, dans le cas contraire, à réclamer la sévérité de la justice contre Guigne, pour le préjudice porté à sa réputation.

» Par ces motifs, le tribunal appointe Guigne à la preuve des faits articulés. »

Le même tribunal, jugeant sur l'enquête :

« Attendu qu'il résulte de l'enquête : 1° que le sieur Th..., faisant une saignée au sieur Guigne, a ouvert l'artère brachiale ; 2° qu'il a pu reconnaître sur-le-champ cet accident grave ; 3° que cependant, à dessein de le dissimuler, il a négligé de pratiquer immédiatement le seul moyen que l'art lui indiquait, la compression avec un corps dur, se contentant d'appliquer un simple bandage ; 4° qu'en cet état Guigne a été par lui abandonné pendant plusieurs jours ; 5° que l'anévrisme s'étant manifesté, Th..., au lieu de tenter la ligature, n'a employé que des moyens inefficaces ;

» Attendu qu'il y a eu de sa part maladresse, oubli des règles, négligence grave, et conséquemment grossière, dans la saignée et le traitement ultérieur ;

» Condamne Th.-N... à payer à Guigne la somme de 600 fr., et en outre à lui faire une rente viagère de 150 fr. »

Th.-N... ayant interjeté appel, non seulement le jugement fut confirmé par la cour royale de Rouen, mais Th... fut condamné de plus et par corps au paiement de 400 fr. à titre de supplément de dommages-intérêts : « Attendu l'abandon où il avait laissé son malade, au moment où il avait le plus besoin de son assistance et de ses secours. »

Le jugement du tribunal d'Évreux et l'arrêt de la cour de Rouen sont basés, comme le fait très bien observer M. Trébuchet (1), sur des considérants fort remarquables, et qu'on ne peut attaquer par aucune objection sérieuse. Cependant ils mi-

____

(1) *Jurisprudence de la Méd. et de la chir. en France,* p. 214.

rent en émoi tout le corps médical : « L'honneur et l'indépendance du corps médical étaient, disait-on, immolés dans la personne de Th.-N... (1). » Les médecins de Paris s'assemblèrent; une souscription fut ouverte en sa faveur; et le 2 octobre, l'assemblée adopta une protestation dont la rédaction avait été confiée à une commission composée de MM. Orfila, Double, Dubois, Bérard, Vidal de Cassis et Forget.

« Le principe de la responsabilité médicale une fois admis, disaient les rédacteurs de la protestation, l'exercice libre, consciencieux, progressif, utile de l'art de guérir devient impossible, et l'humanité demeure sans cesse en péril. Le médecin sera dans l'alternative ou de s'abandonner à une funeste inaction et de livrer les malades aux progrès certains de leurs maux, ou de tenter des médications, des opérations, salutaires sans doute, mais telles cependant que, dans certains cas qu'on ne pourrait ni calculer, ni prévoir, elles pourraient compromettre son honneur, sa réputation, sa fortune.

» Remarquons toutefois, ajoutaient-ils, qu'il ne s'agit en aucune manière d'entraver l'action générale des lois contre les médecins, quant aux actes qui se trouveraient entachés d'inadvertance, de mauvaise foi, d'intention coupable ou d'erreur criminelle... *Il est évident que tous les méfaits qu'on ne peut raisonnablement attribuer aux incertitudes de la science et aux difficultés de l'art doivent être réprimés;* que les autres ne sont justiciables que de l'opinion publique. »

Peu de temps après ce procès, l'Académie royale de médecine, qui déjà avait émis assez clairement son opinion sur la responsabilité médicale lors de l'affaire du docteur E..., ayant à discuter, dans sa séance du 15 février 1831, un projet de loi sur l'exercice de la médecine, y inséra un article ainsi conçu :

« Les médecins et chirurgiens ne sont pas responsables des erreurs qu'ils pourraient commettre, de bonne foi, dans l'exercice consciencieux de leur art... Les art. 1382 et 1383 du code civil ne leur sont point applicables dans ces cas. »

M. le professeur Bouillaud et M. Maingault pensèrent que cet article laissait encore trop de latitude à la responsabilité; et M. Maingault, dont l'avis fut partagé par Marc, demanda qu'il fût dit que *dans aucun cas* les médecins ne pourraient être pour-

____
(1) *Journal hebdomadaire*, n° 37.

suivis devant les tribunaux. — Le professeur de médecine légale
à la Faculté, **M. Adelon**, combattit seul, et l'article proposé par
M. Maingault, et celui de la commission. « Si cette opinion était
admise, disait-il avec raison, la société se trouverait désarmée
contre les dangers résultant de la négligence, de l'inattention et
de l'imprudence des médecins..... Dans ces derniers temps, ajou-
tait-il, quelques actions en dommages-intérêts ont été intentées ;
mais, *il faut le dire, les médecins qui en ont été l'objet avaient
mérité d'être traduits devant les tribunaux.* »

Nonobstant l'insistance avec laquelle l'Académie royale de
médecine repoussait ainsi la responsabilité, la Cour de cassation,
appelée à prononcer sur le pourvoi interjeté par Th.-N., confirma
la doctrine que nous soutenons ici. Mᵉ Crémieux, plaidant pour
le pourvoi, prétendait qu'il y avait dans l'arrêt de la Cour de
Rouen : 1° violation de la loi du 19 ventôse an XI et fausse application des art. 1382 et 1383 du Code civil ; 2° violation de la
double maxime de droit : *volenti non fit injuria, et consilii non
fraudulentis nulla obligatio.* Le procureur général Dupin soutenait qu'aux termes des art. 1382 et 1383, chacun, sans exception,
est responsable du dommage arrivé par sa *négligence, par son
ignorance de ce qu'il aurait dû savoir ;* que ce principe est applicable, dans certains cas, aux notaires, aux huissiers, aux juges
mêmes (Cod. civ. 2062 ; Cod. de procéd. civ. 15 ; Cod. d'instr.
crim. 77, 112, 164, 415) ; qu'il le serait également à l'avoué, à
l'avocat, et il citait Pothier indemnisant un client à qui il avait
fait perdre un procès, faute d'avoir fait usage d'une pièce décisive. — En vain, on voudrait argumenter, en faveur des médecins, des thèses qu'ils ont soutenues, des diplômes dont ils sont
porteurs ; en vain on dirait que le malade doit s'imputer à lui-
même *cur talem elegerit :* ces moyens ne peuvent avoir plus de
force pour le médecin que pour l'avoué, le notaire, etc.

« Du moment qu'il y a eu négligence, légèreté, méprise grossière, et par là même inexcusable, de la part d'un médecin ou
chirurgien, toute la responsabilité du fait retombe sur lui, sans
qu'il soit nécessaire, à l'égard de la responsabilité purement
civile, de rechercher s'il y a eu de sa part intention coupable.

» C'est aux tribunaux à faire application de ce principe avec
discernement, avec modération, en laissant à la science toute la
latitude dont elle a besoin, mais en accordant à la justice et au
droit commun tout ce qui leur appartient.

» Le simple fait d'avoir ouvert l'artère au lieu de la veine n'entraînerait certainement pas la responsabilité; il n'y a pas non plus à examiner, avec les premiers juges, s'il fallait employer tel ou tel mode de compression : s'il n'y avait que de pareils motifs, le jugement devrait être cassé. Mais l'arrêt de la cour de Rouen, en cela mieux motivé, fournit d'autres faits : et n'y eût-il que celui d'avoir abandonné le malade, et refusé de le visiter, lors même qu'il en était requis, ce fait à lui seul suffirait pour motiver la condamnation en dommages-intérêts civils. »

La Cour, adoptant les conclusions du procureur général : « Attendu que l'arrêt attaqué est fondé sur la négligence de Th.-N..., sur sa faute grave, et notamment sur l'abandon volontaire dans lequel il aurait laissé le malade; que ces faits sont du nombre de ceux qui entraînent la responsabilité de la part de ceux à qui ils sont imputables; et qu'ils sont soumis, d'après les dispositions des art. 1382 et 1383, à l'appréciation des juges; que l'arrêt attaqué, en se conformant à ces principes, n'a violé ni la loi du 19 ventôse an XI, ni les deux maximes de droit invoquées, et n'a commis aucun excès de pouvoir..... Rejette le pourvoi. »

Nous avons rapporté des faits qui se rattachent aux docteurs en médecine, relatons-en qui ont trait à des officiers de santé.

M. C..., officier de santé à Pont-de-Genne, avait piqué l'artère brachiale en pratiquant une saignée, et la gangrène avait nécessité l'amputation du bras. Traduit devant le tribunal correctionnel du Mans, et inculpé non seulement d'avoir, par maladresse, ouvert l'artère, mais aussi d'avoir négligé les moyens thérapeutiques propres à remédier à cet accident, il soutint que le tribunal ne pouvait s'immiscer dans des questions relatives à l'art de guérir. Mais, par jugement du 6 février 1833, considérant que, par défaut de précaution, C... avait fait à Chevalier une blessure grave qui l'avait privé du bras droit : que, *par ce fait*, *il avait encouru l'application de l'art.* 320, *qui*, *dans sa généralité*, *n'admet nullement l'exception d'état dont C... voudrait se couvrir*, le tribunal le condamna à 6 jours de prison et 50 fr. d'amende.

En appel, le jugement fut confirmé, par arrêt de la cour royale d'Angers, le 1er avril 1833.

— M. Ch..., officier de santé à Château-Landon, prenant une luxation du poignet pour une fracture d'un des os de l'avant-bras, avait appliqué des éclisses et des bandages qui avaient déterminé des accidents graves; la femme Durand, estropiée et réduite à la mendicité, intenta une action contre Ch.., qui fut condamné, le 9 mai 1833, à 4000 fr. de dommages-intérêts et 16 fr. d'amende. Sur l'appel, la cour royale de Paris confirma le jugement, « Attendu qu'aux termes des art. 24 et 29 de la loi du 19 ventôse an XI, un officier de santé ne peut, dans le cas où il y a lieu de pratiquer une grande opération, le faire hors la présence d'un docteur en médecine ; d'où il suit que, *si des accidents graves ont lieu*, des poursuites peuvent être dirigées contre l'officier de santé qui s'en est rendu coupable ; que cette loi se réfère formellement à la loi générale ; que, d'après le droit commun, l'officier de santé qui a négligé de remplir ses devoirs se rend coupable du délit de *blessure grave* par imprudence ou inobservation des règlements, délit prévu par les art. 316 et 320 du Code pénal. »

— Cette question de la responsabilité des médecins est résolue dans le même sens par un arrêt de la cour de cassation du 18 septembre 1817.

Le sieur Cormon, officier de santé au Tréport, avait été appelé auprès de la femme Duval, qui était enceinte de son septième enfant et gravement malade. Reconnaissant que l'accouchement nécessiterait l'emploi de moyens extraordinaires, il engagea la famille à faire venir de la ville voisine (Eu) un docteur. La malade et sa famille s'y refusèrent, ayant une entière confiance en Cormon. Les accidents s'aggravèrent ; l'accouchement était devenu impossible. L'officier de santé, convaincu que l'enfant était mort, pratiqua l'embryotomie. La mère fut promptement rétablie ; mais la clameur publique accusa Cormon d'impéritie, et lui reprocha d'avoir sacrifié un enfant qu'il aurait pu sauver. Cormon fut traduit par le ministère public devant le tribunal de police correctionnelle, qui décida que, jusqu'à preuve contraire, l'enfant est toujours présumé vivant dans le sein de sa mère ; que c'était au médecin à prouver qu'il était mort, que, dans l'espèce, Cormon ne faisait pas cette preuve, qu'au contraire il résultait des renseignements recueillis que l'enfant était vivant lors de l'opération ; que, de plus, Cormon avait contrevenu à la loi du 19 ventôse an xi en pratiquant une si grave opération sans l'assistance d'un docteur : il le condamna à trois mois d'emprisonnement, comme coupable d'infanticide involontaire (article 316 du Code pénal). Mais sur l'appel interjeté par Cormon, la Cour royale de Rouen rendit, le 28 juin 1843, l'arrêt suivant :

« Attendu que des documents, faits et circonstances de la cause, il appert que l'état de la femme Duval avait mis Cormon dans la nécessité de pratiquer l'embryotomie ;

» Attendu qu'indépendamment de ce que tout fait présumer que l'enfant était mort dès avant l'opération, il y a presque certitude que la mère aurait succombé, si l'accoucheur n'avait pas immédiatement agi comme il l'a fait ;

» Que, d'ailleurs, loin que les moyens employés par Cormon aient eu pour la femme Duval quelque résultat fâcheux, il est reconnu que, peu de jours après, elle était parfaitement rétablie, ce qui prouve, outre la nécessité de l'opération reprochée, l'habileté de l'opérateur ;

» La Cour décharge Cormon des condamnations prononcées contre lui. »

Un arrêt de la Cour royale de Riom, du 28 juin 1841, confirmatif d'un jugement du tribunal du Puy du 17 février précédent, a décidé que l'officier de santé poursuivi en dommages-intérêts ne peut opposer la prescription des articles 628 du Code d'instruction criminelle (prescription par un laps de trois années) ; il a décidé, de plus, qu'en cette matière la preuve testimoniale des faits est admissible. — *En février* 1841, Vissac demandait à Pagès, officier de santé à Saugues, 12,000 francs de dommages-intérêts, attendu qu'*en janvier* 1830, ledit Pagès lui avait fait une opération par suite de laquelle il avait été obligé de se faire amputer le bras droit. Pagès niait qu'il y eût eu faute de sa part, et opposait d'ailleurs la prescription triennale, attendu que le fait dont il s'agissait constituerait le délit prévu par les articles 313 et 320 du Code pénal. Le tribunal rendit le jugement suivant :

« En ce qui touche la prescription :

» Attendu que les art. 637 et 638 ne peuvent recevoir leur application que devant les tribunaux qui auraient connu des crimes et délits dont il est question en ces articles, mais ne peuvent être appliqués par les tribunaux civils ;

» Attendu qu'aux termes de l'article 1382 du Code civil, tout fait quelconque de l'homme qui cause à autrui un dommage, oblige celui par la faute duquel il est arrivé à le réparer ;

» Attendu que Vissac met en fait que Pagès, officier de santé, a, par négligence, maladresse, inobservation des règlements, causé la perte de son bras ; que le fait est pertinent et admissible, et qu'étant dénié par Pagès, c'est le cas d'en donner la preuve : par ces motifs, le tribunal rejette le moyen de prescription invoqué, et, au fond, ordonne que Vissac prouvera, tant par actes que par témoins, que l'officier de santé a, par négligence, maladresse, inobservation des règlements, nécessité l'amputation du bras ; sauf à Pagès à faire preuve contraire. »

La cour royale de Caen a rendu, le 5 juin dernier (1844), l'arrêt suivant :

« ... Considérant, en droit, qu'il est de jurisprudence certaine que les articles 1382 et 1383 du Code civil doivent être appliqués aux gens de l'art qui, dans le traitement d'un malade et en dehors de la question médicale, ont commis une négligence ou une faute qui a eu des suites graves ;

» Considérant, en fait, que Bougy demande à prouver par témoins :

» 1° Que, le 5 avril 1839, Legigen, officier de santé, était fortement échauffé par le vin lorsqu'il opéra la réduction de la fracture de l'avant-bras que ledit Bougy avait éprouvée le même jour ;

» 2° Que ce chirurgien, après cette opération, a été plusieurs jours sans venir le voir ;

» 3° Que, par suite de sa négligence et de son incurie, le malade a éprouvé la perte de plusieurs doigts, et son avant-bras est resté atrophié ;

» 4° Que ces faits sont admissibles et pertinents ;

» La cour, réformant le jugement obtenu par Legigen, dont est appel, admet Bougy à la preuve des faits par lui articulés. »

B..., qui a eu le malheur de perdre son fils, attribue sa mort au sieur P..., qui l'avait traité dans sa maladie ; non seulement il lui refuse ses honoraires, mais il lui réclame 40,000 francs de dommages-intérêts. « P... m'a trompé, dit-il, sur sa qualité ; c'était un simple officier de santé. Après cinq jours de traitement, la maladie était devenue beaucoup plus grave ; il s'est refusé obstinément à faire une consultation, et, une heure avant la mort du malade, il répondait de sa prochaine guérison. » P... répond qu'il a combattu une pneumonie par tous les moyens indiqués, et que la maladie était en voie d'amélioration, lorsqu'une complication dépendant de la constitution du malade a amené un résultat funeste. Le défenseur ajoute que rien ne prouve que P... se soit refusé à une consultation ; mais que, l'eût-il fait, c'était aux parents à appeler d'autres médecins, s'ils croyaient utile de le faire. Quant à sa qualité d'officier de santé, elle n'importait en rien dans la cause, puisque ce n'est pas à raison de tel ou tel titre qu'il avait été appelé. — Le tribunal, adoptant ces moyens de défense, condamna B... à payer à P... les honoraires réclamés.

Quelquefois aussi les tribunaux accordent des dommages-intérêts aux hommes de l'art qui ont été ainsi en butte à des reproches mal fondés. — Le sieur N... refusait au docteur Dubuc, de Pavilly, les honoraires qui lui étaient dus pour le traitement d'une fracture, prétendant que l'infirmité qui en était résultée aurait pu être évitée par des soins mieux dirigés. Trois chirurgiens de Rouen, nommés experts par le tribunal, ayant constaté que le traitement avait été conforme aux règles de l'art, N... fut condamné (6 mars 1836) à payer les honoraires demandés, et de plus à 190 francs de dommages-intérêts (somme importante, vu le peu de fortune du malade).

Ces principes généraux sur la responsabilité ne sont pas seulement applicables aux docteurs et aux officiers de santé, ils le sont évidemment aussi aux *sages-femmes*, d'après l'art. 33 de la même loi du 19 ventôse an XI. Elles doivent appeler un docteur toutes les fois qu'elles se trouvent dans la nécessité d'employer le forceps ou tout autre instrument pour terminer un accouchement : si elles contreviennent à cette disposition de la loi, elles sont, comme l'officier de santé, responsables des accidents qui peuvent survenir.

Une sage-femme, traduite devant le tribunal de Béziers, le 11 avril 1836, pour un fait tout à fait analogue à celui que nous avons rapporté page 50, objecta en vain qu'il *eût fallu aller à plusieurs lieues pour réclamer l'assistance d'un docteur ;* que la mère était en danger de succomber, et qu'elle avait d'ailleurs tout lieu de croire que l'enfant était mort. Elle fut condamnée à 6 mois de prison et 100 francs d'amende ; et la condamnation fut motivée, non pas (comme celle du docteur E...) sur la mutilation de l'enfant, mais sur l'infraction à la loi de ventôse.

Les *pharmaciens* sont également responsables, aux termes des art. 319 et 320, des accidents graves qui peuvent résulter, dans leurs officines, de *leur négligence, de leur inattention, de leur inobservation des règlements.*

Le 22 septembre 1828, M. M..., pharmacien, étant absent de son officine, madame M... donna par méprise, au lieu d'une once de gomme arabique, une once d'alun calciné réduit en poudre, partagée en deux paquets. Un de ces paquets fut dissous dans un verre d'eau tiède, et la dame B... en ayant pris deux ou trois cuillerées, s'en trouva gravement indisposée. Le tribunal de police correctionnelle, estimant que madame M... ayant, par imprudence et inobservation des règlements, commis un délit et causé un préjudice dont son mari ne pouvait être que civilement responsable, la condamna personnellement, par application de l'art. 320, à 6 jours de prison et 16 francs d'amende, et à 6,000 francs de dommages-intérêts solidairement avec le sieur M..., son mari. Sur l'appel de la dame

M..., la cour royale, malgré les explications données par Marc et par M. Orfila (explications desquelles il résulterait que l'alun était loin d'avoir une action aussi énergique qu'on l'avait supposé, et que les accidents survenus dépendaient plutôt du traitement peu convenable de la maladie de la dame B...). confirma le premier jugement, sauf qu'il réduisit à 3,000 francs les dommages-intérêts.

Un pharmacien très recommandable, le sieur G..., avait ordonné à son élève de donner quelques feuilles d'*érysimum* (vulgairement *herbe aux chantres*) aux époux Tissot, qui se plaignaient d'enrouement ; l'élève avait donné du *stramonium*. De prompts secours arrêtèrent les accidents déterminés par cette substance vénéneuse ; mais G... ne fut pas moins condamné à 100 francs d'amende et 600 francs de dommages-intérêts.

Une méprise plus funeste a conduit, en 1834, sur les bancs de la police correctionnelle le sieur E..., pharmacien, et le jeune B..., son élève. Celui-ci, ayant à préparer, en l'absence de M. E..., une potion où devait entrer du *protochlorure de mercure* (calomel), y mit du *deutochlorure* (sublimé) : trois jeunes enfants, à qui cette potion était destinée, succombèrent. B... fut traduit devant les tribunaux comme responsable de sa méprise, et M. E... comme coupable d'infraction aux règlements qui prescrivent de tenir les substances vénéneuses enfermées dans un lieu dont le pharmacien doit avoir seul la clef. Le tribunal, tout en admettant les circonstances atténuantes que présentait cette cause, condamna B... à un mois de prison, et M. E... à 50 francs d'amende, et tous deux solidairement à 2,000 francs de dommages-intérêts au profit du père des enfants empoisonnés. Sur l'appel du ministère public, la cour royale maintint le jugement, en élevant encore l'amende de 50 à 600 francs (1).

Après avoir exposé quelques exemples des applications que la justice a faites de la législation que nous avons inscrite en tête de ce chapitre, émettons actuellement nos principes et notre opinion au sujet de la responsabilité médicale.

Les articles 1382 et 1383 du Code civil ne souffrent aucune exception. Ils sont applicables à toutes les professions, a dit M. Dupin dans son réquisitoire, affaire du docteur E.... ; ils sont applicables à l'avocat, au notaire, à l'avoué, comme au médecin. Pourquoi donc les médecins seraient-ils à l'abri des conséquences de ces articles? Pourquoi échapperaient-ils à la réparation du dommage civil?

Mais on a été plus loin, et l'on a invoqué à l'égard des médecins les articles 319 et 320 du Code pénal ; on en a fait même l'application, dans quelques circonstances rares, il est vrai.

Ainsi, des réparations civiles et des peines criminelles pourraient être appliquées dans l'exercice de la médecine, non seule-

---

(1) Voyez un autre exemple d'une funeste méprise au chapitre de l'empoisonnement, v° *Laudanum*.

ment au point de vue de la négligence, mais encore à celui du défaut d'instruction.

Tout en reconnaissant en général la sagesse des jugements qui ont été rendus dans les circonstances que nous avons citées, nous ne pouvons nous dissimuler la gravité des conséquences qui pèsent incessamment sur l'exercice de notre profession. Jusqu'alors libre, indépendante, consciencieuse, la voilà soumise aux attaques les plus inconsidérées et les plus injustes.

Mais alors, pourquoi ces diplômes, ces brevets de capacité? Pourquoi cette responsabilité que l'on fait peser sur le médecin à l'égard de l'officier de santé, quand la capacité du médecin, constatée par le diplôme, n'est pas aux yeux de la loi une garantie à l'égard de ce dernier?

Voyons d'ailleurs la conséquence de ces principes. On a ouvert une porte qui jusqu'à ces dernières années était restée fermée; aujourd'hui le contrôle du médecin est tombé des mains de la justice dans celles du plus simple particulier. Ici, c'est un médecin à qui un père intente un procès sous prétexte qu'il a mal soigné son fils; ailleurs, c'est un parent qui refuse au médecin les honoraires qui lui sont dus, parce que les soins auraient été mal donnés, etc.

Quant à nous, nous n'admettons de responsabilité médicale que celle qui résulte de la négligence du médecin à l'égard du malade; de l'abandon du malade dans les circonstances où il aurait dû être entouré de soins; ou, enfin, d'une faute *tellement lourde*, qu'elle dénote l'ignorance la plus complète des principes consacrés par le temps et l'expérience, et qu'elle démontre une *impéritie notoire*. Encore ce n'est pas sans effort que nous consacrons ces doctrines. Nous voudrions voir fermée une porte qui peut conduire aux abus. Il faut qu'il existe certains faits du genre de ceux que nous avons rapportés, et dans lesquels on a commis une faute lourde, pour que nous soyons amené à admettre ce genre de responsabilité médicale, auquel une profession libérale comme la nôtre ne devrait pas être soumise.

Enfin, le malade et le médecin peuvent se trouver placés l'un vis-à-vis de l'autre dans deux positions relatives différentes. Ou le malade a appelé et choisi le médecin, et dans ce cas il l'a choisi par des motifs à lui connus; il lui a donné sa confiance parce qu'il l'en croit digne; il a mis sa vie entre ses mains d'après des motifs dont lui seul a été juge. Le malade a donc à son propre égard toute la responsabilité qui pourrait peser sur son médecin.

Ou le hasard a conduit le médecin auprès du malade, et dès lors toute la responsabilité retombe sur celui-ci.

Nous voudrions voir ces deux conditions opposées prises en considérations par les magistrats, lorsqu'ils ont à porter un jugement en pareille matière; car le choix du médecin doit peser dans la balance de la responsabilité médicale.

La loi, tout en laissant à chaque individu le choix de son médecin, a voulu lui donner une garantie légale, en soumettant primitivement le médecin à des actes probatoires de sa science; elle a imposé au médecin l'obligation de remplir ses devoirs vis-à-vis du malade autant que ses moyens personnels et son instruction le lui permettent. Mais par cela même qu'elle a laissé tout à fait facultatif ce choix du médecin, la personne qui use de ce droit assume nécessairement sur elle une part de responsabilité.

Tout ce qui n'est de la part du médecin qu'impéritie ou défaut de connaissance suffisante de son art, ne peut être atteint par la loi : ce sont les hommes dévolus par elle pour délivrer les diplômes qui répondent de ces actes ou qui sont censés en répondre.

Attaquer la négligence, l'incurie, le défaut de soins, l'abandon du malade, rien de mieux; mais aller au-delà sans les motifs les plus puissants, ce serait enlever à l'exercice de notre profession le caractère libéral qui lui a été reconnu de tout temps.

Espérons que l'application de la loi limitée à ces principes deviendra de plus en plus rare; que d'un côté, les médecins comprendront mieux les conséquences d'une conduite irréfléchie; et que de l'autre, les magistrats, en restreignant ainsi l'application des art. 319 et 320 du Code pénal, tariront peu à peu la source de procès qui ne peuvent que jeter la plus grande défaveur sur notre profession, et détruire la confiance qu'elle inspire généralement.

CHAPITRE III.

Médecine légale relative au mariage.

OPPOSITIONS AU MARIAGE.

Législation.

Code civil, *art.* 174. — A défaut d'aucun ascendant, le frère ou la sœur, l'oncle ou la tante, le cousin ou la cousine germaine majeurs, ne peuvent former aucune opposition que dans les cas suivants : 1° lorsque le consentement du conseil de famille, requis par l'art. 160, n'a pas été obtenu ; 2° lorsque l'opposition est fondée sur *l'état de démence* du futur époux. Cette opposition, dont le tribunal pourra prononcer main-levée pure et simple, ne sera jamais reçue qu'à la charge par l'opposant de provoquer l'interdiction, et d'y faire statuer dans le délai qui sera fixé par le jugement.

Code civil, *art.* 173. — Le père, et, à défaut du père, la mère, et à défaut de père et mère, les aïeuls et aïeules, peuvent former opposition au mariage de leurs enfants et descendants, encore que ceux-ci aient vingt-cinq ans accomplis.

Il ne peut y avoir aucun doute, d'après le texte n° 2 de l'article 174 du Code civil, que l'état de démence légalement constaté ne soit un empêchement *dirimant*, c'est-à-dire absolu au mariage, puisque rien ne vicie davantage la capacité civile pour ce contrat, que le défaut de consentement qui résulte nécessairement de l'état de démence. Le médecin peut donc recevoir mission du juge de constater l'état mental d'un individu au mariage duquel il a été formé opposition dans le cas de l'article précité. Le devoir du médecin dans cette circonstance se borne à constater l'état mental de l'individu soumis à son examen, la nature de l'aliénation, son ancienneté, sa gravité, ses intermittences, si elle en présente ; car, par l'expression *démence*, le législateur a entendu toute espèce d'aliénation mentale qui ne laisse pas à l'individu la liberté d'esprit nécessaire pour prêter un consentement valable à un contrat civil, quel qu'il soit, et en particulier à celui du mariage, ainsi qu'il est exprimé en l'article 146 du Code civil : « Il n'y a pas de mariage lorsqu'il n'y a pas de consentement. »

Par conséquent, sous aucun prétexte et dans aucune circontance, le médecin ne pourra être *légalement* consulté pour toute autre cause d'opposition au mariage.

Assurément, une famille, un parent peut interroger un médecin sur le fait de savoir si l'épilepsie, une difformité du bassin, un vice de conformation quel qu'il soit, une maladie invétérée, sont des empêchements *rationnels* à un mariage. Mais ces consultations sont tout à fait officieuses; elles rentrent dans le domaine de la médecine, et non pas dans celui de la médecine légale. C'est donc mal à propos que l'on a abordé ce sujet dans la plupart des traités qui ont précédé le nôtre; nous ne suivrons pas cet exemple.

Mais l'article 174 ne se rapporte qu'à des parents collatéraux; en est-il de même de l'article 173? Ici la loi a donné aux ascendants le droit de former opposition au mariage de leurs descendants, quel que soit l'âge de ces derniers. Cet article n'a pas limité ce droit, et par cela même il lui a donné, en apparence, la plus grande latitude. Ne pourrait-il pas se présenter des circonstances dans lesquelles le médecin serait consulté par le magistrat sur la question de savoir si les faits matériels articulés par les ascendants existent? Nul doute à cet égard. Toutefois une opposition au mariage dans ces sortes de cas ne pourrait être fondée qu'autant qu'elle reposerait sur les motifs qui entraînent aux yeux de la loi la nullité du mariage; et par conséquent nous renvoyons nos lecteurs au chapitre suivant, dans lequel ces motifs vont être envisagés sous ce rapport.

DES CAS DE NULLITÉ DE MARIAGE.

Code civil, *art.* 180. — « Le mariage qui a été contracté *sans le consentement* libre des deux époux ou de l'un d'eux ne peut être attaqué que par l'époux ou par celui des deux dont le consentement n'a pas été libre. Lorsqu'il y a eu *erreur dans la personne*, le mariage ne peut être attaqué que par celui des deux époux qui a été induit en erreur. »

Cet article a été interprété dans des sens différents par les jurisconsultes et par les médecins légistes. La doctrine de ces derniers est exprimée dans le *Traité de médecine légale* de M. Orfila par ce paragraphe, page 94, 3ᵉ édition. : « Ainsi l'homme de l'art peut être appelé pour décider, 1° si le consentement donné par les contractants est valable, vu qu'ils pouvaient se trouver dans un état de démence ; 2° s'il y a erreur dans la personne, c'est-à-dire *si l'un des époux est impuissant ou s'il appartient à un sexe contraire à celui dont il avait cru faire partie :* d'où l'on voit que nous somm s conduit naturellement à faire l'histoire de l'impuissance et de certains vices de conformation des organes génitaux, qui donnent à un individu l'apparence d'un sexe dont il ne fait point partie. Toutefois, avant d'entamer ce sujet, faisons remarquer que si le Code civil n'autorise pas *expressément* les demandes en nullité de mariage *pour cause d'impuissance*, les jurisconsultes les plus célèbres pensent, avec raison, que le mariage doit être annulé de plein droit *dès qu'une cause physique* s'oppose à la propagation de l'espèce ; or, les principales de ces causes sont l'impuissance et certains vices de conformation des parties sexuelles. »

Cette doctrine nous paraît erronée et en opposition directe avec la législation actuelle, telle qu'elle résulte du Code civil.

S'il est vrai que le procureur général Merlin l'ait cependant professée dans son *Répertoire de jurisprudence*, tome XIV, en rapportant l'arrêt de la cour royale de Trèves, cité par M. Orfila, il est bon de remarquer qu'il n'a pas été aussi loin que ce médecin légiste, et que d'ailleurs de savants jurisconsultes, au nombre desquels nous citerons Toullier, ont considéré l'arrêt de la cour royale de Trèves comme contraire à l'esprit du Code civil, qui a voulu bannir *sans retour ces procès scandaleux qui avaient pour prétexte des infirmités plus ou moins graves ; proscrire pour toujours les visites indécentes qui blessent la pudeur, que repousse la morale*, et dont, cependant, les gens de l'art ne peuvent tirer que des conjectures hasardées, souvent démenties par les faits.

C'est à l'occasion de ce procès que Toullier fait l'observation suivante : « Si la femme s'était refusée à la visite (on voit qu'il s'agissait d'une demande en nullité de mariage faite par le mari, et fondée sur ce que sa femme n'était pas dans les conditions favorables à la propagation de l'espèce), qu'eût pu faire la cour royale de Trèves ? aurait-elle pu conclure que ce refus contenait une reconnaissance tacite de l'inhabileté de la femme ? »

Et en effet, que serait un jugement dans lequel il faudrait aller chercher, dans la complaisance et le consentement de la partie adverse, les *preuves matérielles* d'une condamnation ?

Tronchet s'exprime d'une manière encore plus positive dans le procès verbal de la discussion du Code civil, du 14 thermidor an x. « On n'a pas fait, de l'impuissance, à l'occasion de la pa-

ternité et de la filiation, l'objet *d'une action en nullité ; et ce si-*
lence absolu de la loi est fondé en raison ; car il n'est pas de
moyen de reconnaître avec certitude l'impuissance. » *En géné-*
ral, il était dans l'esprit du projet d'anéantir cette cause sous tous
les rapports.

Si donc l'arrêt de la cour de Trèves a pour lui l'opinion de
Merlin, il se trouve victorieusement combattu par l'autorité de
Toullier et de Tronchet. Nous croyons qu'il faut adopter comme
étant la véritable doctrine de l'interprétation du Code civil, celle
qui est exprimée par la dernière phrase du procès-verbal, du
14 thermidor, que nous venons de citer, en définissant *l'erreur*
sur la personne dans le sens du droit romain et du droit naturel ; c'est-à-dire l'erreur dans l'union de deux individus qui
doivent être de sexe différent, *conjunctio maris et feminæ.* Ainsi,
moi, femme, je crois épouser un homme, j'épouse une femme,
et vice versá ; ou bien, moi, homme, je crois épouser Jeanne, et,
par une fraude quelconque, j'épouse de fait Françoise. Ce sont
là des exemples d'erreur dans la personne.

Nous citerons, à l'appui de notre opinion, un arrêt rendu par
la cour de Gênes, le 7 mars 1811, et que nous pouvons opposer
avec d'autant plus de raison à celui de la cour royale de Trèves,
qu'il est postérieur de trois ans à ce dernier. Il est ainsi conçu :

« Attendu que si les auteurs du Code avaient reconnu cette cause de
nullité, ils auraient déterminé, comme ils l'ont fait à l'égard de celles
dont ils se sont expliqués, par qui et dans quel délai elle pouvait être
proposée, et surtout qu'ils auraient spécifié le genre de preuve auquel
on pourrait recourir pour constater l'impuissance, puisque ces législateurs ne pouvaient ignorer qu'un pareil moyen avait été, sous l'ancienne
jurisprudence, sujet aux vicissitudes des temps et des lieux, et qu'il y
avait eu, dans les différents temps, incertitude sur la manière de le vérifier ; *ce serait faire injure à leur sagesse* que de supposer qu'ils ont
voulu abandonner tout cela à l'arbitrage des tribunaux, et perpétuer ainsi
une pareille incertitude et tous les abus qu'elle a produits.

» Attendu que du silence qu'ils ont gardé à cet égard, il est, au contraire, bien plus raisonnable de conclure qu'ils n'ont pas trouvé cette
cause suffisante pour entraîner la dissolution du nœud conjugal, parce
qu'ils sont demeurés convaincus qu'il n'y avait rien de sûr dans *tout ce*
qu'on avait imaginé pour vérifier l'impuissance naturelle ; que d'ailleurs elle est un phénomène qui ne peut avoir lieu que fort rarement ; et
qu'ainsi il était préférable de laisser subsister un petit nombre de mariages
dont la consommation ne serait pas possible, plutôt que de fournir un
remède qui avait été longtemps la source de procédures scandaleuses
dont la raison et les mœurs s'indignaient également.

» Attendu qu'il résulte en effet du procès-verbal de la discussion du
Code civil, que l'impuissance est au nombre des causes de nullité de ma-

riage, et des causes déterminées du divorce *qui ont été rejetées* au conseil d'Etat : ce qui est encore plus clairement exprimé dans le rapport du tribun Duveyrier, fait au corps législatif, le 2 germinal an XI, au sujet de l'art. 313 du Code, où cet orateur dit formellement que cette cause nommée *impuissance naturelle* n'est point au nombre des causes qui conduisent à la dissolution du mariage.

» Attendu qu'inutilement alléguerait-on qu'il y a eu erreur de la part de l'individu qui a contracté mariage avec une personne incapable de le consommer, et que cette erreur vicie son consentement, sans lequel il ne peut exister de mariage ; puisque l'erreur en cette matière ne s'entend pas, comme l'observait le conseiller d'Etat Portalis, d'une simple erreur sur les qualités, la fortune ou la condition de la personne à laquelle on s'unit, mais d'une erreur qui aurait pour objet la personne même ; que la capacité de consommer le mariage n'est qu'une qualité de la personne, et que l'époux qui en est privé n'en est pas moins identiquement le même individu avec lequel on s'était engagé par contrat.

» Attendu, enfin, qu'il n'est pas exact de dire que l'objet du mariage étant la procréation des enfants, la substance de ce contrat s'évanouit si l'une des parties se trouve dans une situation telle à ne pouvoir jamais remplir cet objet ; car la procréation des enfants est bien le principal, mais non pas le but unique du mariage ; et il est si vrai que ce but n'est pas exclusif de tout autre, que la loi n'a fixé aucun âge après lequel la femme ne puisse pas se marier, quoiqu'il soit bien constant que sa vieillesse est frappée de stérilité (1). »

Mais, dit Merlin, pourrait-on juger de même s'il s'agissait d'une *impuissance accidentelle et manifeste*, telle que celle qui résulterait d'une amputation, d'une mutilation ou de tout autre accident semblable dont l'antériorité au mariage ne peut pas être révoquée en doute ? Bien évidemment on ne pourrait pas appliquer à cette hypothèse le motif pour lequel Tronchet a dit, dans la discussion du titre de *la Paternité* et de *la Filiation*, que l'on n'avait pas fait de l'impuissance l'objet d'une action en nullité ; car on ne peut plus dire qu'il n'est pas de moyen de reconnaître avec certitude l'impuissance. Pourquoi donc ne laisserait-on pas alors agir, dans toute son intensité, le principe général : *qu'il n'y a point de mariage, s'il n'y a point de consentement, et partant, qu'il n'y a point de consentement s'il y a erreur ?*

Nous répondrons qu'en adoptant de pareils principes, on retomberait dans tous les inconvénients que les auteurs du Code civil ont voulu éviter. Car ils ont craint, surtout, d'aborder la vérification de l'impuissance manifeste, attendu que cette impuissance peut être plus ou moins apparente ; qu'elle pourra l'être pour les uns et ne pas l'être pour les autres. De là tout le dédale des procès scandaleux que le Code a voulu éviter. De l'impuissance

____

(1) *Jurisprudence de la Cour de cassation*, tome 11, partie 2, page 193.

physique, il n'y aurait pas de raison pour ne pas descendre, comme autrefois, à l'impuissance nerveuse, qui doit tout aussi bien être admise en médecine, que l'impuissance résultant d'un vice de conformation dans les organes sexuels. Ainsi se reproduiraient tous les inconvénients que le Code civil a voulu éviter.

En résumé, en envisageant les conséquences de cette doctrine, on voit qu'il y a deux cas possibles où les intérêts des époux peuvent être lésés ; mais la loi a préféré laisser subsister cette cause de dommage, plutôt que d'admettre l'impuissance comme motif de nullité de mariage. Elle l'a fait par deux motifs : le premier, *parce qu'il est souvent impossible de constater d'une manière certaine l'impuissance, soit naturelle, soit accidentelle;* le second, parce qu'elle a senti que dans les cas où la personne réputée impuissante voudrait s'opposer à l'examen des causes d'impuissance, elle mettrait les juges dans l'impossibilité de porter un jugement sur l'existence de ce fait, et que, par cela même, l'application de la loi ne pourrait pas avoir lieu.

Nous avons dit, en commençant cette discussion, que la plupart des médecins légistes avaient professé une doctrine opposée ; hâtons-nous de déclarer que Marc partageait entièrement notre opinion, car il a terminé son article *Impuissance* (*Dictionnaire des sciences médicales*, tome XXIV) par cette phrase : « J'applaudis aux obstacles dont on a hérissé le divorce ; je blâme la facilité avec laquelle, dans quelques pays, des infirmités acquises même depuis le mariage suffisent pour rompre ce lien. Je désirerais, toutefois, que l'époux évidemment trompé ne fût pas condamné sans ressource à terminer son existence sans espoir de donner le jour à une postérité légitime. » On lit encore, page 195 : « Toutefois *il ne serait pas impossible*, quoique le chapitre IV du titre *Du mariage* du Code civil *ne contienne aucune disposition expresse relative à l'impuissance*, qu'une cause de cette nature fût accueillie par les tribunaux, etc. »

Nous avons envisagé l'article 180 sous le rapport légal ; nous avons émis, sur cette interprétation, une doctrine que nous croyons être généralement adoptée aujourd'hui. Voyons actuellement si la question, envisagée *médicalement*, viendra par ses résultats appuyer notre opinion. Cette manière d'examiner les faits servira en même temps de guide au médecin légiste dans le cas où, par exception, une jurisprudence opposée serait admise par un tribunal. Ne perdons pas de vue que le législateur a été dominé par cette pensée : *qu'il est presque toujours impossible de constater d'une manière certaine l'impuissance, soit naturelle, soit accidentelle* (1).

A cet effet, passons en revue toutes les causes d'impuissance ; pesons leur valeur de manière à tirer de cet examen une conclusion. Et d'abord, spécifions bien le sens que l'on devra attacher au mot *impuissance*. S'entend-il de l'impossibilité de fournir un fluide fécondant et capable de procréer ; ou au contraire *des qualités physiques* de la personne, qui permettent d'opérer l'acte de la copulation ? Évidemment, le législateur n'a pas adopté la première signification que nous venons de donner du mot *impuissance*, puisqu'il a même passé la seconde sous silence, dans la crainte de ne pouvoir faire arriver à la constater ; or, si déjà il lui a paru impossible de reconnaître la valeur de qualités physiques apparentes, à plus forte raison a-t-il rejeté loin de lui l'appréciation de causes cachées. Le médecin n'aura donc jamais à déterminer si un individu bien conformé du reste, est impuissant. Et en effet, pour faire sentir dans quel vague l'expert serait placé, il nous suffira d'énoncer les causes de *l'impuissance* dite *nerveuse*. Elle peut être la suite de jouissances vénériennes anticipées, être amenée au point de l'exemple cité par *Henricus ab Heers* (*Observat. médical.*), ou offrir des degrés d'anaphrodisie que l'on ne peut pas déterminer.

Un jeune homme élevé dans une maison opulente et parvenu à l'âge de la puberté, consulta sur cet objet ce médecin habile, en lui avouant que, dès sa dixième année, il avait eu des familiarités très fréquentes avec des jeunes filles accoutumées à exercer sur lui des attouchements lascifs ; ajoutant que depuis cette époque il avait perdu entièrement la faculté de l'érection. Il voyageait depuis longtemps, et avait pris successivement l'avis de plusieurs médecins français. Il alla aux eaux de Spa, et son état fut constaté avec soin par le médecin dont je viens de parler. La sensibilité et la faiblesse du membre génital étaient si grandes, qu'au moindre attouchement et sans aucune sorte de sensation ou de désir de l'union des sexes, le jeune homme rendait une liqueur semblable au petit-

(1) Après une longue réfutation de nos doctrines médico-légales sur ce sujet, M. Orfila nous trouve peu conséquent avec nous-même parce que nous nous livrons à l'exposition et à la discussion de la valeur des cas d'impuissance. Nous aurions dû, dit-il, garder le silence à cet égard, afin de faire preuve d'une saine logique, et démontrer ainsi *que nous avions foi* en ce que nous écrivions.

Quelque peu convenable que soit cette sorte d'argumentation, nous ne nous y arrêterons pas. Nous persistons dans nos doctrines, et nous continuons à traiter de l'impuissance, afin de faire apprécier par le lecteur lui-même toutes les difficultés et toutes les conséquences d'une pareille expertise, ce que nous avions d'ailleurs fait dans notre précédente édition et dans le même but, ainsi que nous l'énoncions en tête de l'énumération de ces données.

lait ; cette excrétion se continuait le jour comme la nuit , toutes les fois que l'urine était rendue , ou au moindre frottement exercé par le linge. Déjà une foule de remèdes avaient été mis en usage, et le sage *Henricus ab Heers* ayant regardé la maladie comme incurable, le jeune homme ne voulut point s'en tenir à son avis ; et comme il était très riche, il continua de voyager en Italie, en France , en Angleterre, en Allemagne, dans l'espoir de recouvrer les droits de la virilité. Il ne manqua point, suivant l'usage, de trouver plusieurs médecins peu éclairés et très féconds en promesses illusoires d'une guérison complète. Enfin , après six années de voyages, de tentatives vaines et de dépenses les plus infructueuses, le jeune homme revint trouver le médecin habile qui lui avait parlé avec tant de franchise, et à qui il regrettait de ne pas avoir accordé sa confiance.

On a cité les affections morales de l'âme , les études et l'application prolongée, l'excessive vivacité des désirs, comme étant capables d'amener l'impuissance ; mais nous pensons qu'on a été trop loin à l'égard de ces diverses causes, si l'on en excepte la dernière.

Un homme de trente-six ans était uni à une femme de vingt-six ans ; l'un et l'autre jouissaient d'une santé parfaite ; mais le mari ne pouvait éjaculer, tant l'érection et la roideur du pénis étaient fortes ; et il était forcé de se retirer avant la consommation de l'acte. Cette circonstance est d'autant plus remarquable, que le même époux n'a point éprouvé avec d'autres personnes cet obstacle à l'émission de la liqueur séminale , et qu'il a eu même des enfants d'un premier mariage (*Gazette de santé* , 1785).

Il n'en est pas de même de l'onanisme , de la faiblesse générale, du défaut de nourriture, de l'abus des liqueurs spiritueuses, de l'usage de certains médicaments, le nénuphar, le camphre, le nitrate de potasse et une foule d'autres causes qui agissent sur le système nerveux , mais dont il est impossible d'apprécier les résultats à leur juste valeur. Il pourrait donc y avoir erreur dans la plupart des cas , si un médecin devait prononcer sur l'impuissance dite nerveuse, celle dans laquelle la conformation des parties génitales est normale.

Abordons actuellement les cas d'impuissance où il y a défaut de conformation, et d'abord chez l'homme. —*Absence de la verge.* — Ce vice de conformation , qui peut être naturel ou le fait d'une opération , a été, en général, considéré comme cause d'impuissance par les auteurs ; eh bien , suivant les uns, il ne l'est réellement que dans les cas où il ne reste plus de verge ; suivant d'autres, c'est une cause d'impuissance dans ceux-là seulement où le membre viril est réduit au quart ou au cinquième de sa

longueur : de là une source d'incertitudes. Où faudra-t-il s'arrêter ? Et si l'expert est partisan de *l'aura seminalis* de certains physiologistes, l'absence de la verge ne deviendra plus une cause
absolue d'impuissance. D'ailleurs ne serait-il pas possible de remédier jusqu'à un certain point à ce défaut de conformation ?
Déjà des essais de ce genre ont été faits par quelques médecins,
et l'on assure qu'ils ont été quelquefois couronnés de succès.
M. Orfila est cependant très positif à cet égard. « Il n'y aurait pas
lieu à décider en faveur de l'impuissance à l'égard d'un individu
bien conformé d'ailleurs, dont la verge consisterait en une saillie
des corps caverneux perforée et pouvant être introduite dans les
parties génitales *les plus extérieures!* » (t. I, p. 177.)

Absence des testicules. — Elle peut être naturelle ; et dans ce
cas, s'il est facile de la constater au moins quant à la position que
ces organes occupent ordinairement, il n'est pas toujours possible d'affirmer qu'ils manquent. Ils peuvent rester cachés derrière
l'anneau inguinal ; et alors, c'est dans l'ensemble de l'individu,
c'est dans les caractères généraux de conformation qui se rapprochent plus particulièrement du sexe féminin, qu'il faut aller
chercher les preuves de cette cause d'impuissance. Ainsi, « le
pubis est tapissé par une grande quantité de graisse ; les individus
sont faibles de corps et d'esprit ; ils n'éprouvent jamais des désirs
vénériens ; la peau est beaucoup plus molle et plus fine qu'elle
n'est ordinairement chez les autres hommes ; les formes féminines
prédominent ; il n'y a point de barbe ; la voix est grêle, les mamelles volumineuses, les mains courtes et potelées, les cuisses et les
jambes semblables à celles des femmes. » Et qui oserait faire
prononcer la nullité d'un mariage sur de pareils indices, surtout
quand on compare ces caractères avec ceux qui sont propres aux
crypsorchides, ou individus chez lesquels les testicules restent
cachés derrière l'anneau ? « Chez presque tous les crypsorchides,
le développement des organes génitaux est au moins aussi parfait
que chez les individus dont les testicules sont dans le scrotum ;
*mais on en a vu qui avaient quelques uns des caractères appartenant au
sexe féminin.* Toutefois, l'ensemble de ces caractères n'a jamais
été aussi tranché et aussi complet que chez les personnes privées
de testicules. » Il est donc possible de s'y méprendre, et cette circonstance seule doit laisser l'expert dans le doute, plutôt que de
commettre une erreur aussi grave dans ses conséquences. Et ce
sont là les données médicales sur lesquelles M. Orfila s'appuie
pour réfuter nos doctrines !

Lorsque l'absence des testicules est accidentelle, il existe alors une preuve matérielle de l'opération ; elle consiste dans une cicatrice qui a son siége aux bourses. Il y a alors véritablement impuissance. Cependant quelques médecins pensent qu'un individu peut conserver, pendant un laps de temps qui n'est pas déterminé, la faculté de procréer, alors que la castration n'a pas été opérée dans le but d'enlever des testicules altérés, c'est-à-dire squirrheux ou cancéreux. Marc partage cette opinion. (Art. CASTRATION et IMPUISSANCE du *Dictionnaire des sciences médicales*). Voilà donc un cas d'impuissance bien caractérisé, et qu'il est presque toujours possible de reconnaître ; mais voyons à quelles conséquences l'admission de cette impuissance accidentelle et antérieure au mariage pourrait conduire. — Il est reconnu que les individus chez lesquels la castration a été opérée, surtout lorsqu'elle a eu lieu après l'âge de la puberté, peuvent encore entrer en érection. Un homme pourrait donc se marier, cohabiter avec sa femme ; et lorsqu'il lui plairait de s'en séparer, il lui suffirait de faire constater son impuissance ! Non, il n'en aurait pas le droit, dira-t-on ; mais ce droit serait acquis à sa femme. Nous répondrons : La loi a-t-elle établi de pareilles distinctions, quelque fondées qu'elles puissent être ? Elle a rejeté le principe général, parce qu'elle a senti l'abus que l'on en pourrait faire. Cependant, si un cas de ce genre se présentait à l'expert, il ne devrait pas hésiter à taxer d'impuissance l'individu châtré depuis plusieurs mois, et à plus forte raison depuis des années.

Extrophie de la vessie. — Voici encore une cause réelle et manifeste d'impuissance. Ce vice de conformation est caractérisé par une petite tumeur rouge placée un peu au-dessus et au voisinage du pubis, ayant l'aspect et le volume d'une framboise ; elle offre parfois un volume plus considérable. Elle présente à sa surface deux petites ouvertures ou pertuis, d'où suinte continuellement l'urine, goutte à goutte ; elle s'affaisse et disparaît par la compression, au point de ne laisser qu'une petite ouverture circulaire à la peau, mais elle reparaît aussitôt qu'on l'abandonne à elle-même. Cette tumeur est formée par la vessie renversée sur elle-même, et venant faire saillie au dehors par une ouverture aux parois abdominales, dans l'écartement des muscles droits de l'abdomen. Les uretères viennent s'ouvrir à sa surface, et la verge est imperforée, courte, sans urètre, quelquefois élargie, creusée en gouttière à sa face supérieure ; le scrotum est rapetissé

et vide ; les testicules restent dans l'abdomen, les vésicules spermatiques peuvent manquer (Chaussier).

Perforation vicieuse du canal de l'urètre. —Ici se trouvent compris les épispades et les hypospades. On sait combien le point de
la verge où l'urètre vient s'ouvrir est susceptible d'offrir de variations; tantôt cette ouverture est placée sous le gland, tantôt
à la base de la verge, enfin quelquefois derrière le scrotum.
Dans tous ces cas, l'impuissance est réelle, suivant Haller, Eschenbach, Mahon, Hebenstreit, Fazelius. — Petit-Radel, Schenk,
Koop, Morgagni, Sabatier, Richerand, émettent une opinion
opposée, excepté à l'égard de l'ouverture de l'urètre derrière le
scrotum ; encore Hunter dit-il avoir rendu père un hypospade
dont la liqueur spermatique sortait par le périnée, en recueil-
lant dans une seringue la liqueur prolifique au moment de l'éjaculation, et en l'injectant dans le vagin de la femme, après
avoir préalablement excité chez elle le degré d'éréthisme nécessaire. Morgagni (Lett. 46, § 8) cite le cas remarquable d'un hypospadias chez lequel l'ouverture de l'urètre se trouvait à la partie supérieure d'une fente formée par la division incomplète
du scrotum, et cependant le jeune homme qui en était affecté
avait pu féconder une femme. — Quel jugement les magistrats
pourraient-ils rendre en présence de pareilles autorités d'une
opinion si opposée?

Bifurcation de la verge. —Elle n'est considérée, par M. Orfila,
comme cause d'impuissance que lorsqu'elle ne permet à aucune
des extrémités du membre de s'introduire dans le vagin ; encore
faudra-t-il rechercher, avant de porter un jugement, si le point
bifurqué qui ne peut être introduit dans un vagin étroit, ne pourrait pas se loger dans un vagin plus ample, ou s'il ne serait pas
possible, par un simple changement de position des époux, de
le faire pénétrer dans la même cavité qui naguère lui refusait
l'entrée! —Nous voilà arrivés à l'impuissance relative, alors que
la loi n'admet pas même l'impuissance absolue.

Il en serait de même à l'égard de la *petitesse, de la grosseur
excessive et de la longueur démesurée de la verge.* Nous en dirons
autant de la *direction vicieuse de cet organe; du rétrécissement du
canal de l'urètre, du phymosis, du paraphymosis, des hernies scro-
tales et de l'hydrocèle,* circonstances auxquelles on peut remédier
dans la plupart des cas.—Quant au *sarcocèle,* il n'est pas douteux
qu'il ne doive y avoir impuissance lorsque les deux testicules sont

tout à fait squirrheux ; mais combien d'erreurs pourraient être commises si les tribunaux accueillaient cette affection comme cause d'impuissance ! Est-il toujours possible de bien reconnaître l'état squirrheux de la totalité du testicule ? N'existe-t-il pas un nombre de cas dans lesquels des erreurs ont été commises à ce sujet, et où un traitement approprié aurait fait disparaître un état d'engorgement chronique qui simulait l'affection (1)?

Mais les traités de médecine légale vont plus loin, et ils abordent même les causes cachées d'impuissance, alors que, parmi les causes physiques, il n'en est que deux qui ne puissent pas être contestées. On cite *l'endurcissement du vérumontanum*, *l'engorgement de la proslate*, *l'oblitération des canaux éjaculateurs*. M. Orfila, t. I, p. 186, ouvr. cité : « Ces causes d'impuissance, pour ne pouvoir être appréciées par le médecin, n'en sont pas moins réelles, et il importe qu'il en ait connaissance, parce que s'il ne parvient pas à établir la réalité de l'impuissance, d'après des faits apparents, du moins prouvera-t-il que l'impuissance n'est pas impossible, ce qui n'est pas indifférent pour les magistrats chargés de prononcer le jugement. « Nous ne saurions adopter cette manière de voir, ce serait ouvrir une porte à des abus sans nombre ; car, sous des prétextes aussi spécieux, on pourrait rendre les jugements les plus iniques. Il faut, en médecine légale, des preuves matérielles ; et là où on ne peut plus les produire, la loi ne doit plus être appliquée (2). Comment apprécier à leur juste valeur les divers cas de dyspermatisme que je vais signaler ?

(1) A propos de cette restriction, M. Orfila dit (t. I, p. 185) : « Singulière manière de raisonner que de dire : Le squirrhe des testicules constitue un cas d'impuissance, mais il ne faut pas l'accueillir parce qu'il n'est pas toujours possible de le constater. Et si, malgré ces difficultés, on le constate, que devient la négation de M. Devergie? »
Nous répondrons qu'elle reste la même ; et qu'il nous suffit que M. Orfila reconnaisse comme nous la source d'erreur si commune, pour justifier notre manière de voir générale.
(2) A cette occasion, M. Orfila *s'écrie* (t. I, p. 186) : « Jamais principe plus funeste n'a été mis en avant ; heureusement qu'il n'est appliqué par personne, pas même par M. Devergie. Comment, il n'arrive pas tous les jours que les gens de l'art, consultés par des magistrats sur un fait scientifique relatif à l'empoisonnement, à l'asphyxie, aux affections mentales, répondent : « Nous n'avons pas de preuves matérielles à apporter à l'appui de notre manière de voir, la question étant des plus ardues ; mais à défaut, nous exprimons une opinion fondée sur les données que fournit la science, et nous estimons que, etc.! Le magistrat enregistre cet élément et en tient tel compte que de raison. » Suivant nous, la raison lui dira de n'en tenir aucun compte dans l'espèce, parce que de deux choses l'une : ou l'impuissance existe *certainement*, et la nullité de mariage doit être prononcée ; ou il reste le moindre doute, et alors le magistrat doit s'abstenir ; à plus forte raison *si la question est ardue* et s'il n'existe qu'une opinion basée sur des présomptions scientifiques.

Petit, dans un mémoire inséré parmi ceux de l'Académie de chirurgie, cite plusieurs exemples où le sperme, au lieu d'être éjaculé au dehors, rentrait en partie ou en totalité dans la vessie, ou s'écoulait peu à peu de la verge après l'érection ; un engorgement des parois du canal de l'urètre ou des tumeurs placées dans le voisinage étaient la cause de cet état anormal. Lapeyronie rapporte l'exemple d'un individu chez lequel le dyspermatisme était survenu à la suite d'une ulcération gonorrhéique, qui s'était terminée par une cicatrice dans le point de l'urètre où s'ouvrent les canaux éjaculateurs ; la liqueur séminale était portée vers le col de la vessie. Morgagni, dans ses 40, 44 et 46ᵉ lettres, relate des cas où les orifices des conduits éjaculateurs étaient oblitérés ou rétrécis à la suite de gonorrhées.

Les cas d'impuissance chez la femme sont aussi nombreux que chez l'homme ; mais on va voir que, attendu l'impossibilité où l'on est de les constater, ils se trouvent réduits à un bien petit nombre. Nous citerons : *l'absence de la vulve, du vagin, de l'utérus, des trompes, des ovaires et des artères spermatiques.* Sur ces monstruosités, deux seulement peuvent être constatées sur le vivant et considérées comme cause d'impuissance ; c'est l'absence de la vulve et celle du vagin. Dans la première, le vagin communique fréquemment avec le rectum , et les exemples suivants prouvent que la fécondation a cependant été opérée malgré ce vice de conformation.

Une jeune Piémontaise, qui avait épousé un caporal français, est conduite, pendant les douleurs de la parturition, à l'hôpital d'accouchement de Turin. La sage-femme, en effet, explore et ne trouve pas de vagin ; mais elle reconnaît une tumeur volumineuse à l'endroit correspondant à l'orifice de celui-ci. L'accoucheuse a recours à l'élève de garde, qui, étant aussi embarrassé qu'elle, fait appeler le professeur Rossi. Celui-ci croit distinguer la tête de l'enfant à travers la tumeur, qu'il incise, et l'accouchement a lieu. Il s'agissait maintenant de savoir comment la conception avait pu s'effectuer ; et il résulta des aveux de la femme, que son mari n'ayant pas trouvé ce qu'il désirait, avait suivi une route opposée. Il existait une communication congéniale et directe entre le vagin et le rectum.

Barbaut (*Cours d'accouchements*, p. 59) rapporte que dans deux cas de communication du vagin avec le rectum, l'accouchement eut lieu ; une fois, au moyen d'une déchirure qui s'étendit jusqu'au méat urinaire ; et l'autre fois, à l'aide d'une incision qui favorisa la sortie du fœtus.

Gianella fut appelé pour donner des soins à une femme de quarante ans qui était enceinte ; le vagin s'ouvrait à la paroi antérieure de l'abdomen. Il fut obligé de dilater l'ouverture extérieure pour qu'elle permît le passage de l'enfant. (Morgagni, *liber quintus, epist.* 67, tome III, pag. 368.)

Les autres monstruosités peuvent se présenter avec les apparences d'une bonne conformation des parties génitales externes, ou avec une conformation plus ou moins vicieuse : tel est l'exemple rapporté par M. Andral, dans son *Précis d'anatomie pathologique*.

Une jeune fille de dix-sept ans, qui était entrée à l'hôtel-Dieu, avait un vagin d'un pouce de profondeur ; derrière le cul-de-sac qui le terminait, existait le rectum : au-dessus de la vessie et derrière elle, on voyait les ligaments larges, dans l'épaisseur desquels se trouvaient des trompes volumineuses et des ovaires très développés. Au point de réunion des deux trompes, existait un petit renflement qui n'offrait ni cul-de-sac, ni cavité, et qui ne ressemblait en rien à l'utérus. Cependant, chez cette femme, les mamelles étaient bien développées, les parties génitales externes très bien conformées ; mais la menstruation n'avait jamais eu lieu.

Dans la seconde monstruosité que nous avons citée, l'absence de vagin, il y a réellement impuissance manifeste, d'autant que l'absence de l'utérus coïncide fréquemment avec elle. Quant aux autres causes énoncées par les auteurs comme déterminant l'impuissance chez les femmes, elles sont comprises sous les dénominations suivantes : longueur démesurée du clitoris et des nymphes ; oblitération du vagin par l'hymen : 1° par une seconde membrane placée au-devant de celle-ci ; 2° par suite d'adhérences accidentelles ; 3° par des brides transversalement placées ; rétrécissement partiel ou total du vagin ; communication complète du vagin et du rectum avec absence de cloison recto-vaginale ; communication de la partie supérieure du vagin avec la vessie ou le rectum. M. Velpeau cite une observation de Sue, dans laquelle le rectum s'ouvrait dans le vagin, et le vagin dans la vessie, sans qu'il y eût communication avec la matrice. Madame Boivin parle aussi d'un canal irrégulier qui paraissait établir une communication entre la partie supérieure du vagin et l'ovaire.

Nous citerons encore, pour compléter cette énumération, l'inversion de l'utérus ; la chute de cet organe ; sa hernie, l'oblitération de son col ; les conformations vicieuses des ovaires et des trompes ; les maladies chroniques du vagin, de l'utérus et des ovaires ; la largeur excessive ou le rétrécissement des parties génitales, etc., etc.

Est-il, parmi tous ces vices de conformation, une seule cause réelle d'impuissance à laquelle on ne puisse pas, en général, remédier par les moyens de l'art, et que l'expert doive tout d'a-

bord admettre comme cause absolue d'impuissance? Nous ne le
pensons pas ; et, par conséquent, en réunissant les causes réelles
d'impuissance dans les deux sexes, bien évidentes, bien manifestes, on ne trouve que trois ou au plus quatre circonstances dans
lesquelles le jugement pourra être porté d'une manière certaine
par le médecin. Le législateur a donc eu raison, suivant nous, de
ne pas considérer l'impuissance comme une cause de nullité de
mariage ; s'il avait admis ce motif, la loi aurait été favorable à quelques personnes placées dans les quelques cas exceptionnels que
nous venons de rapporter, et dans cent autres on aurait vu se
reproduire tous ces procès scandaleux qu'elle a voulu éviter.

Nous avons considéré jusqu'alors l'impuissance sous le rapport de la nullité de mariage. C'est sous un tout autre point de
vue qu'il faudra envisager les conformations vicieuses des parties génitales, quand il s'agira de viol. Ici, il n'est plus question
de fécondité ; toute la question se réduit à savoir si les dispositions physiques et matérielles des organes génitaux de la personne inculpée du crime de viol sont telles, qu'elles aient pu
permettre l'accomplissement des désordres matériels que l'on
observe sur les parties génitales de la personne violée. C'est
alors que doit servir de guide cet axiome que, dans le doute,
la balance de la justice doit pencher en faveur de l'accusé ; et
par conséquent la mauvaise conformation des organes sexuels
de l'homme doit être prise en grande considération, dans le
fait de savoir si la défloration a pu être opérée.

Nous ne terminerons pas cet article sans reproduire les conclusions que M. Orfila a prises au sujet des cas d'impuissance,
conclusions qui résument ses doctrines ; elles justifient pleinement les principes que nous avons établis :

« 1° Il existe, chez l'un et l'autre sexe, des causes appréciables
d'impuissance absolue et irremédiable. Il suffit de constater ces
causes, qui ne sont pas aussi nombreuses qu'on l'a dit, pour déclarer l'individu impuissant. »

Oui ; mais si l'individu accusé d'impuissance, et qui a intérêt
à ne pas voir son mariage déclaré nul, se refuse à la visite? Il
n'y a pas moyen de le contraindre! Briand a parfaitement
compris toute la portée de cet argument, et il l'appuie comme
nous.

« 2° Certains vices d'organisation que nos sens peuvent saisir,
et auxquels l'art peut remédier, déterminent l'impuissance que
l'on peut qualifier de temporaire. »

Puisque l'art peut remédier à cette impuissance, il faut éviter le scandale d'une action en justice parfaitement inutile.

« 3° Dans d'autres circonstances, la disproportion entre les organes génitaux de la femme est telle, que si par des moyens appropriés on ne parvient pas à les corriger assez pour permettre la copulation, on doit déclarer qu'il y a impuissance relative. »

Comment M. Orfila peut-il engager l'expertise dans une pareille voie?

« 4° Les causes morales ne suffisent point pour établir l'impuissance; elles ne peuvent tout au plus que servir d'excuse au prévenu. »

En pareille matière, il n'y a pas de *prévenu*, et il n'y a pas d'*excuses* à donner.

« 5° Le temps a fait justice des prétendus avantages d'une méthode aussi immorale qu'insuffisante pour constater la réalité de l'impuissance: je veux parler du congrès, qui avait pour objet de mesurer en quelque sorte la puissance génératrice en présence de témoins. »

Mais M. Orfila le renouvelle par sa troisième conclusion ; car on est obligé d'arriver à quelque chose d'analogue.

« 6° Dans une accusation d'impuissance temporaire et relative qui n'existerait plus au moment où le médecin serait requis de donner son avis, comme cela pourrait avoir lieu, par exemple, dans le cas d'un désaveu de paternité, il faudrait prouver, par des attestations de gens de l'art, qu'il y avait impuissance à l'époque prétendue du coït. »

Jamais les magistrats n'admettront un désaveu de paternité pour une pareille cause. Ajouterons-nous que le médecin, dans l'espèce, a bien de la peine à constater le fait, et à plus forte raison à pouvoir affirmer que ce fait existait à une époque antérieure, alors qu'il a disparu depuis?

« 7° Il n'est permis de conclure à la stérilité que dans le cas où il y a impuissance *irrémédiable*. »

C'est là une opinion parfaitement juste, sauf l'application, qui ne saurait avoir lieu aujourd'hui dans la plupart des cas.

« 8° Dans toute autre circonstance, on ne peut établir que de simples conjectures, insuffisantes pour faire dissoudre un mariage ou pour attaquer la légitimité des enfants.»

Même observation.

Hermaphrodisme envisagé comme cause de nullité de mariage.

Nous arrivons à un genre de vice de conformation qui ne peut plus être pour la loi l'objet d'aucune incertitude. Elle porte sur l'erreur à l'égard du sexe ; elle rentre par conséquent dans l'esprit de la législation.

Le mot *hermaphrodisme* dérive de Ερμης, Mercure, et de Αφροδιτη, Vénus, fils de Mercure et de Vénus, nommé Hermaphrodite pour avoir été insensible auprès de la nymphe Salmacis, dont il était aimé éperdument. Ce mot entraîne avec lui l'idée de réunion des deux sexes sur le même sujet. Or, si une semblable organisation se rencontre chez certains végétaux et chez quelques animaux (les plantes monoïques, les zoophytes, divers mollusques, tels que l'huître et le limaçon), qui occupent les derniers degrés de l'échelle, elle n'est pas possible chez l'homme. (On trouve déjà des sexes séparés dans les végétaux de la diœcie, et, pour le règne animal, dans les vers, les insectes, à plus forte raison dans les poissons, les reptiles, les oiseaux et les mammifères.) L'expression d'hermaphrodite n'est donc pas admissible pour notre espèce. Cependant Tiedmann, qui admet en principe que le sexe, dans l'embryon, n'est ni mâle ni femelle, regarde l'androgynie comme possible, et son opinion est professée en Allemagne par Meckel et par beaucoup d'autres physiologistes.

L'homme peut présenter des vices de conformation des parties génitales tels, qu'il paraisse appartenir à un sexe autre que celui dont il fait partie ; ou même qu'il soit impossible de déterminer le sexe. Toutefois, dans la plupart des cas, l'erreur n'est qu'apparente. On a établi en médecine un hermaphrodisme masculin et un hermaphrodisme féminin. L'expert, dans ces deux cas, peut reconnaître l'erreur, car il suffit d'un examen un peu attentif pour résoudre la question d'une manière très positive. Ainsi, tantôt c'est un clitoris énorme qui a fait croire que la femme était homme et femme à la fois ; tantôt c'est un pénis très peu développé, un hypospadias, une fente plus ou moins profonde du scrotum, qui en ont imposé pour une vulve ou un clitoris. Dans d'autres cas, c'est un prolongement du col de l'utérus que l'on a pris pour le pénis, comme cela a eu lieu dans la fameuse affaire de Marguerite Malaure, à Toulouse. Mais il est une espèce d'hermaphrodisme qui présente beaucoup plus d'incertitude. La conformation des parties génitales est telle que l'on ne saurait déterminer à quel sexe l'individu appartient. On a spécifié ce genre de vice de conformation par la dénomination d'hermaphrodisme *neutre*. Ce n'est pas ici le lieu de donner une description minutieuse des variétés d'hermaphrodisme que l'on a observées; il nous faut seulement faire connaître à l'expert les données qui doivent le guider dans son examen, et terminer cet article par des exemples d'hermaphrodisme appartenant aux trois variétés qui viennent d'être signalées. Mais nous pouvons reproduire le sommaire de quelques faits récents. — Un malade, mort à la Pitié en 1832, dont M. Bouillaud a rapporté l'observation, et qui a été vu par M. Velpeau, offrait à l'extérieur tous les attributs du sexe mâle, tandis qu'il existait à l'intérieur deux ovaires, deux trompes, une matrice et une prostate très reconnaissables. — Un autre individu, vu à la Pitié par M. Velpeau, en 1833, n'avait pour tout organe sexuel qu'un tubercule pénien long de quatre à six lignes, et n'offrait ni mamelles, ni scrotum, ni vulve, ni poils, ni barbe. Du reste il était grand; avait la voix féminine; et toute l'excitabilité, toute la loquacité des femmes de la halle. (Velpeau, *Traité des accouchements*, I, 114.)

Il est deux ordres de faits à observer dans des cas de ce genre: 1° la conformation générale du corps, l'exercice des fonctions, les goûts, les penchants, les habitudes; 2° la conformation propre aux organes sexuels.

En général les formes viriles prédominent chez les hermaphrodites mâles; ainsi, le développement des muscles, le timbre de la voix, la physionomie, les goûts et les habitudes de l'homme se rencontrent le plus fréquemment chez eux; toutefois on aurait tort de baser son jugement sur l'existence seule de ces signes extérieurs, car on pourrait être induit en erreur. Ajoutons qu'il n'est pas rare de rencontrer des cas d'hermaphrodisme masculin avec un développement assez considérable des seins et peu de propension pour l'autre sexe. Il en est de même à l'égard de l'hermaphrodisme féminin. C'est donc à l'inspection des organes sexuels qu'il faut s'attacher.

Dans les cas d'hermaphrodisme masculin, le scrotum est divisé en deux parties distinctes le long du raphé, de manière à former deux replis qui figurent les grandes lèvres. Souvent même il existe une dépression en forme de cul-de-sac, qui correspond au vagin; mais l'existence même de ce cul-de-sac lève toute espèce d'erreur à cet égard. Dans les replis du scrotum, on rencontre quelquefois les deux testicules, dont les cordons vont s'engager dans les anneaux inguinaux. Les testicules peuvent ne pas y exister; mais ils sont alors placés derrière chaque anneau, et c'est dans ce cas qu'il y a une apparence féminine plus prononcée. La verge est presque toujours à l'état rudimentaire; elle offre une longueur peu considérable; elle est imperforée et simule le clitoris. Le canal de l'urètre s'ouvre à sa base, ou même au périnée, au voisinage de l'anus. Il y a donc dans cet examen trois faits principaux à constater : 1° la présence des testicules; 2° celle du canal de l'urètre communiquant avec la vessie, ce dont on s'assure en introduisant une sonde à travers les ouvertures que l'on peut observer; car parfois, à la place de l'ouverture ordinaire de ce conduit sur la verge, on trouve un petit cul-de-sac qui la figure; ou bien l'ouverture de ce canal est au périnée et non pas dans le vagin ou dans la cavité qui le représente; 3° l'existence d'un cul-de-sac qui sépare les deux replis formés par le scrotum, ainsi que le défaut de communication de ce cul-de-sac avec la matrice.

Cheselden rapporte, dans son *Anatomie*, deux cas de cette espèce observés par lui, l'un sur un nègre, l'autre sur un Européen. Le scrotum était divisé en deux sacs distincts qui laissaient entre eux une fente profonde, laquelle ressemblait aux grandes lèvres et à l'entrée du vagin, la verge était suspendue au-dessus de ces parties; l'imperfection de la cloison du scrotum s'étendait jusque dans l'épaisseur des parois de l'urètre, à peu près comme la fissure, dans le bec-de-lièvre, s'étend quelquefois jusque dans les parties osseuses de la voûte du palais. La face inférieure du pénis était adhérente, dans toute sa longueur, aux bords des deux divisions du scrotum qui contenait les testicules. Cette disposition donnait au pénis l'aspect d'un clitoris mal conformé, et cette ressemblance devenait plus frappante encore par l'absence de l'urètre. L'urine sortait de la fente que formaient les divisions du scrotum, par une ouverture communiquant directement avec la vessie, ouverture assez large pour admettre l'introduction d'un instrument. On le prit pour un vagin étroit.

Adélaïde Préville, du Cap-Français, se maria, vécut les dernières années de sa vie en France, et mourut à l'Hôtel-Dieu de Paris. Feu Giraud reconnut, par l'examen du cadavre, qu'Adélaïde Préville avait été du sexe masculin, et qu'à un faux vagin près, qui consistait en un cul-de-sac placé entre le rectum et la vessie, cet individu ne présentait rien qui eût pu faire supposer qu'il était femme. (*Recueil périodique de la Soc. de méd. de Paris.*)

Le docteur Worbe a présenté à la Société de la Faculté de médecine de Paris (V. le *Bulletin de cette Société*, n° x de l'année 1815, dans le *Journal de médecine chirurgicale et pharmaceutique*, janvier et février 1816), l'observation suivante d'un individu réputé du sexe féminin pendant vingt-deux ans, et définitivement rendu à l'état civil, en vertu d'un jugement solennel.

— Le 19 janvier 1792, M. le curé de la paroisse de Bu, arrondissement de Dreux, constata la naissance d'une fille, et lui imposa les noms de *Marie-Marguerite*. Cet enfant parvint à l'âge de treize à quatorze ans, sans que rien de particulier eût, à son égard, fixé l'attention de ses parents. Il partageait le lit d'une sœur moins âgée que lui, il grandissait au milieu d'autres jeunes personnes auxquelles il était associé par l'éducation, l'exercice et les plaisirs de l'enfance.

A cette époque de la vie où les organes de la génération sortent de leur nullité, se perfectionnent, et ne tardent pas à être entièrement capables de l'œuvre de la reproduction, Marie se plaignit d'une douleur à l'aine droite; une tumeur se manifesta dans cette région. Le chirurgien du village, dont on peut tout dire, puisqu'il est mort, vit une hernie et fournit un bandage. Cet instrument fatiguait trop la jeune personne pour être porté avec constance; on le quitta, la tumeur descendit à son aise; les douleurs disparurent. Quelques mois écoulés, le côté gauche offrit les mêmes phénomènes. A cette double hernie, le chirurgien opposa un double brayer. Ce moyen n'étant pas supportable, fut promptement rejeté; on renonça tout à fait au dessein de contenir les descentes.

Marie atteignait seize ans : blonde, fraîche, bonne ménagère, elle inspira de l'amour au fils d'un fermier voisin. Des raisons d'intérêt firent manquer le mariage. Un autre établissement se présenta trois ans après; tout fut encore rompu à la signature du contrat.

Cependant, à mesure que Marie avançait en âge (elle avait alors dix-neuf ans), ses grâces disparaissaient; les robes de femmes ne lui allaient plus; sa démarche avait quelque chose d'étrange; de jour en jour ses goûts changeaient; ils devenaient de plus en plus masculins. L'intérieur du ménage, les soins de basse-cour l'intéressaient moins qu'auparavant; elle aimait mieux semer, herser, que de traire les vaches, que de faire couver les poules; un peu plus de hardiesse, elle aurait volontiers mené la charrue.

Les dispositions viriles, les propos du chirurgien, qui publiait que Marie était blessée de manière à ne pouvoir jamais se marier, n'empêchèrent pas qu'un troisième amant n'aspirât à sa main. Le mariage était également désiré par les deux familles : toutefois les parents de Marie réfléchirent et se rappelèrent qu'elle n'était pas faite comme une autre; ils savaient qu'elle n'était pas réglée, et, pour n'avoir pas de reproches à se faire dans la suite, pour ne pas abuser le fils d'un vieil ami, ils se décidèrent à faire examiner leur fille. Je fus chargé de ce soin.

Pourrai-je peindre la surprise des personnes intéressées et présentes à cette visite, quand j'annonçai à Marie qu'elle ne pouvait se marier comme femme, puisqu'il était homme? Le tableau flatterait peut-être une sorte de curieux; mais ce n'est pas devant la société de la Faculté de médecine de Paris que j'oserais me complaire à le détailler.

Marie versa des larmes en abondance; probablement elle avait quelques raisons de ne pas douter de mon assertion. La plus répétée de ses exclamations était : *Je ne pourrai donc jamais m'établir!* Il fallut plusieurs mois pour accoutumer Marie à l'idée qu'elle n'était pas femme. Enfin, prenant un jour une bonne résolution, elle voulut se faire solennellement proclamer homme. A cet effet, elle présenta la requête suivante à MM. les président et juges du tribunal de première instance de Dreux. Suit la requête, etc.

En conformité d'un jugement, le 9 du même mois, les docteurs procèdent à la visite requise ; le résultat de leur opération est consigné dans un procès-verbal dont voici les expressions : *Examen fait, nous avons reconnu que le scrotum était divisé dans toute son étendue ; dans chacune de ses divisions, un corps que nous reconnaissons être un véritable testicule, dont le droit est plus volumineux et plus descendu que le gauche, et, entre ces deux corps, une prolongation charnue ayant une fente à son extrémité et imperforée ; recouverte par un prolongement de la peau qui n'est autre chose que le prépuce ; la verge, très peu développée, et au-dessous à un pouce et demi environ en avant de la marge de l'anus, une ouverture qui est la véritable ouverture de l'urètre ; quant au reste du corps, nous n'avons rien vu d'extraordinaire, si ce n'est un développement plus considérable des mamelles, que nous attribuons à la forme des vêtements qu'elle a portés jusqu'à ce moment.*

Nous estimons que le véritable sexe de Marie-Marguerite N... est le masculin.

Le procureur du roi trouva le rapport incomplet, en ce que les experts s'étaient bornés à l'examen des parties sexuelles, et qu'ils n'étaient entrés dans aucun détail sur l'habitude du corps ; que, par exemple, ils ne s'étaient expliqués ni sur la voix ni sur la barbe, etc. Cependant le ministère public ne s'opposa pas à l'adoption des conclusions ; il déclara Marie-Marguerite N... appartenir au sexe masculin ; ordonna qu'elle quitterait les habits de femme, et que son acte de naissance serait et demeurerait rectifié.

Marie-Marguerite N... est sur le point d'accomplir sa vingt-troisième année ; il a les cheveux et les sourcils châtain clair ; une barbe blonde commence à cotonner sur la lèvre supérieure et à son menton ; le timbre de sa voix est mâle ; sa taille est de quatre pieds onze pouces ; sa peau est très blanche et sa constitution robuste : ses membres sont arrondis, mais bien musclés ; la conformation du bassin ne présente aucune différence avec celui d'un homme ; les genoux ne sont pas inclinés l'un vers l'autre ; ses mains sont larges et fortes ; les pieds ont des proportions analogues.

Jusqu'ici Marie n'est qu'un homme ordinaire ; cependant, si l'on considère ses seins, on les prendrait, à leur volume, pour ceux d'une jeune fille ; mais ils sont pyriformes, leur mamelon est peu saillant. Est-il érectile ? J'ai cherché à le savoir ; je n'ai pu me faire comprendre. Il ne m'a pas semblé que ces seins présentassent au toucher cette structure glanduleuse, caractère spécial de l'organe de la sécrétion du lait. Le pubis est couvert d'une assez grande quantité de poils, d'une couleur moins foncée que celle des cheveux. Ces poils sont rares dans les environs de cette région.

Si l'on écarte les cuisses l'une de l'autre, on remarque une fente longitudinale ; les replis de la peau qui la forment sont exactement rapprochés ; on ne voit au dehors de cette fente rien qui annonce les parties génitales du mâle. Qu'avec la main on explore ces parties, d'abord on sent deux corps suspendus, chacun à un cordon sortant de l'abdomen par l'anneau sus-pubien ; celui qui est à droite est plus volumineux ; il descend plus bas que celui qu'on trouve à gauche. On ne peut douter que ces corps ne soient de véritables testicules tenant aux cordons spermatiques, quand on a eu plusieurs fois l'occasion de palper ces organes chez différents sujets, tant dans l'état sain que dans l'état malade. En écartant ce qui forme les lèvres de cette espèce de vulve, on observe supérieurement un gland imperforé. Ce gland est petit, et, pour sa forme, il peut être comparé à l'extrémité du doigt annulaire d'une main de moyenne grosseur. Au-dessous de ce corps charnu commence un demi-canal qui vient aboutir à une ouverture située à un pouce et demi en avant de la marge de l'anus. Cette ouverture est taillée de derrière en devant comme une plume à écrire, comme un cure-dent : c'est l'orifice externe du canal de l'urètre.

De ce que je viens d'exposer, il suit : que dans le sujet qui fait la matière de cette dissertation, le scrotum est séparé en deux loges ; que chacune contient un testicule ; que ces témoins irrécusables de la virilité sont les tumeurs que le chirurgien de Bu a prises pour des hernies inguinales ; que la verge est imparfaite ; qu'enfin ce sujet est affligé d'un hypospadias très compliqué.

Le docteur Schweikard a publié dans le *Journal de Hufeland* (tome XVII. n° 18. Berlin, 1803) l'histoire d'un individu qui, jusqu'à l'âge de quarante-neuf ans, a passé pour hermaphrodite. Il fut baptisé comme fille, et regardé comme tel jusqu'à l'époque où il demanda la permission d'épouser une personne devenue enceinte de ses œuvres. Pour faire valoir ses droits, il se soumit à une visite où l'on reconnut les particularités suivantes : La verge était située un peu plus bas qu'elle ne l'est ordinairement. Elle n'avait pas tout à fait deux pouces de long, et était un peu moins grosse que d'habitude. Le gland, imperforé, offrait une légère courbure vers le bas. La face inférieure des corps caverneux était dépourvue d'urètre ; mais elle présentait une cannelure à sa partie moyenne. Derrière et sous les corps caverneux, entre leur racine et la face antérieure et supérieure des testicules, se remarquait une ouverture ovale saillante, se dirigeant horizontalement. C'était l'orifice urétral, et par lequel l'urine, en sortant, suivait la direction horizontale de la verge, de manière à jaillir en arc de la face antérieure du gland. Le scrotum, situé au-dessous de cette ouverture, ne contenait de testicule que du côté droit, celui du côté gauche étant probablement resté dans la cavité abdominale. Au reste, la constitution physique de l'individu était virile. Suivant les déclarations de cet homme, l'amour des femmes et l'excrétion spermatique s'étaient manifestés chez lui à l'époque de la puberté. Il avait exercé plusieurs fois et avec facilité le coït. On lui permit de se marier, et il eut, outre une fille procréée avant le mariage, deux autres filles bien conformées.

Le docteur Wagler (*Annales de méd. politique de Koop*, v. CXXIX) a rapporté un cas assez remarquable d'hermaphrodisme apparent, formé, chez un individu du sexe masculin, par un vice de conformation du gland. Celui-ci était fendu d'une manière assez bizarre pour simuler, pour ainsi dire, en petit, l'appareil sexuel externe de la femme.

Les circonstances qui donnent au sexe féminin les apparences du sexe masculin sont les suivantes : le clitoris est très développé, il peut avoir plusieurs pouces de longueur ; il n'existe pas de grandes lèvres et de petites lèvres, ni la fente ordinaire forméepar ces parties. Le clitoris est garni d'un prépuce plus ou moins lâche, et terminé par un renflement qui figure un gland. Mais il existe une ouverture à la base du clitoris qui conduit à un canal constituant le vagin, et par laquelle s'échappent l'urine et le fluide menstruel. Du reste, il y a absence de testicules, et souvent une conformation générale qui se rapporte à une femme. Le cas suivant peindra beaucoup mieux les faits que tout ce que nous pourrions dire à ce sujet; il a été décrit et rapporté par Béclard.

— « Marie-Madeleine Lefort est âgée de seize ans; sa taille est de 1 mètre 50 centimètres. Le milieu de cette hauteur tombe au-dessus de l'éminence pubienne. Le tronc, mesuré du sommet de la tête au périnée, a 86 centimètres de hauteur. Les membres inférieurs, mesurés par le côté interne, se trouvaient réduits à 64 centimètres. Le bassin est court, large de 27 centimètres, de l'un des tubercules extérieurs de l'iléum à l'autre; il a 20 centimètres d'avant en arrière, mesuré à l'extérieur avec un compas recourbé. Mesuré en travers entre la crête de l'iléum et le trochanter, il a 30 centimètres. L'arcade des pubis a 7 centimètres d'écartement à la partie inférieure. Le col est grêle; le larynx et la voix sont comme ceux d'un homme adolescent. Les mamelles sont développées, d'un volume moyen, surmontées d'un mamelon érectile, dont l'aréole, d'une couleur brune, est garnie de quelques poils. La lèvre supérieure, le menton et la région parotidienne, sont couverts de barbe brune naissante. Les membres inférieurs sont couverts de poils longs, nombreux, bruns et rudes. Les cuisses sont arrondies, les genoux inclinés en dedans, les pieds petits. La peau de la partie supérieure, antérieure, externe des cuisses. présente des éraillements du derme semblables à ceux que présente la peau de l'abdomen et des mamelles des femmes qui ont eu des enfants. L'anus est bordé de poils abondants.

Les organes génitaux, examinés à l'extérieur, présentent :

1° Une éminence sus-pubienne, arrondie, couverte de poils nombreux. La symphyse des pubis qui la supporte est allongée, comme dans l'homme.

2° Au-dessous, un corps conoïde long de 27 centimètres, dans l'état de flaccidité, susceptible de s'allonger un peu dans l'état d'érection. Ce corps est surmonté d'un gland imperforé, recouvert dans les trois quarts de sa circonférence d'un prépuce mobile; il est inférieurement creusé d'un canal déprimé, et ne présentant point le relief de la partie pénienne de l'urètre viril; ce canal est percé inférieurement de cinq petits trous placés régulièrement sur la ligne médiane, et pouvant admettre un stylet de Méjan.

3° Au-dessous et en derrière de ce corps, est une fente ou vulve bordée de deux lèvres étroites et courtes, garnies de poils à l'extérieur, étendues depuis le clitoris péniforme jusqu'à neuf à dix lignes au-devant de l'anus. Ces lèvres minces ne contiennent rien dans leur épaisseur qui ressemble aux testicules.

4° Dans l'intervalle des lèvres est une fente très superficielle sous laquelle la pression fait sentir vaguement un vide au-devant de l'anus. A la partie antérieure de l'intervalle des lèvres, ou à la racine du clitoris, est une ouverture arrondie qui reçoit facilement une sonde d'un calibre moyen.

5° Les anneaux sus-pubiens sont très étroits; rien, dans cet orifice ni dans le trajet du canal qu'il termine, ne fait soupçonner l'existence des testicules engagés ou près de s'engager dans le canal inguinal.

Suivant sa déclaration, Marie Lefort est réglée depuis l'âge de huit ans; l'émission de l'urine a lieu par l'ouverture principale placée à la racine du clitoris, et par les trous dont l'urètre est criblé dans sa portion clitoridienne. Mais il lui est impossible d'uriner devant un témoin. Une sonde introduite à travers l'ouverture n'amène point d'urine, n'en prend pas l'odeur, et ne détermine pas l'envie d'uriner ; elle se dirige en arrière.

Dans un second examen, Béclard vit cette fille alors qu'elle avait ses règles. Son teint était pâle ; les linges dont elle était enveloppée étaient abondamment imprégnés de sang. Ce liquide sortait à demi coagulé par l'ouverture principale ; il sortait surtout beaucoup quand elle toussait, ou quand on pressait au-devant de l'anus. Les trous de l'urètre étaient rougis et humectés par le sang, mais il était difficile de juger s'il sortait en partie par ces orifices. La sonde introduite fut retirée remplie de sang.

Quelques jours après, de nouvelles observations furent faites ; en voici le résultat : La sonde introduite par l'ouverture principale, avec tous les soins convenables, ne peut être portée dans la vessie ; on la dirige facilement du côté de l'anus, parallèlement au périnée ; dirigée de cette manière, on peut soulever ou tendre le fond de la vulve, et reconnaître que la membrane qui en réunit les deux lèvres est épaisse à peu près deux fois comme la peau, et dense comme elle. Après avoir porté la sonde un peu en arrière, on la dirige facilement en haut, à la profondeur de 8 à 10 centimètres ; là, on rencontre un obstacle sensible à son contact. Dans ces explorations plusieurs fois répétées, la sonde n'amène point d'urine ; elle ne paraît pas être dans l'urètre, mais bien plutôt dans le rectum ; on sent la sonde à travers une cloison tout à fait semblable à la cloison recto-vaginale. A l'endroit où la sonde s'arrête, on reconnaît avec le doigt, à travers les parois du rectum, un corps qui *paraît être* le col de l'utérus.

Les tentatives pour sonder l'urètre sont vaines ; un stylet assez fin pour y pénétrer occasionne beaucoup de douleur.

Marie Lefort, persuadée, il est vrai, qu'elle est femme, éprouve du penchant pour le sexe masculin. et ne paraît pas éloignée de l'idée de se soumettre à une légère opération nécessaire pour ouvrir le vagin. Il paraît, en effet, que ce canal existe, et qu'il suffirait. pour le rendre accessible, de pratiquer une incision entre les lèvres de la vulve, depuis l'ouverture placée à la base du clitoris jusqu'à la commissure postérieure. L'urètre se prolonge sous le clitoris ; disposition qui le rapproche du pénis et qui est fort rare. Il paraît que parmi les ouvertures dont l'urètre est criblé, il y en a une ou plusieurs situées plus profondément que la vulve, et que par cette disposition une partie de l'urine est versée à l'entrée du vagin, et sort ensuite par l'ouverture de la membrane qui le ferme. Il paraît aussi que le sang menstruel vient par le vagin ; peut-être, à son passage sous le clitoris, une partie de ce liquide entre-t-elle dans l'urètre par des ouvertures postérieures et cachées du canal, pour ressortir par ses ouvertures apparentes.

Il paraît enfin que la personne soumise à l'examen de la Société est une femme ; on découvre en effet chez elle plusieurs des organes essentiels du sexe féminin (un utérus, un vagin), tandis qu'elle n'a du sexe masculin que des caractères secondaires, comme : la proportion du tronc et des membres, celle des épaules et du bassin, la conformation et les dimensions de cette cavité, le volume du larynx, le ton de la voix, le développement des poils. l'urètre prolongé au-delà de la symphyse des pubis, etc. (*Voyez le deuxième Bulletin de la Société de la Faculté de médecine de Paris*, année 1815, dans le *Journal de médecine, chirurgie et pharmacie*, n° de mars 1815.

Dans quelques cas d'hermaphrodisme féminin, c'est l'utérus et le vagin mal conformés qui simulent le sexe masculin ; l'utérus fait hernie et ressemble au pénis : ce n'est qu'un véritable prolapsus utérin.

Evérard Home (mém. cité) eut occasion d'examiner une Française affectée, dès son enfance, d'une descente de matrice, qui augmenta avec l'âge. Cette femme avait vingt-cinq ans lorsque Home la vit. Le col de l'utérus, très étroit, avait à la sortie de l'orifice vaginal externe plusieurs pouces de long ; la surface de ce col avait, par son contact prolongé avec l'air atmosphérique, perdu sa couleur naturelle et contracté celle des téguments du pénis. La personne qui fait le sujet de cette observation fut regardée, à Londres, comme un phénomène extraordinaire, et gagna beaucoup d'argent en se faisant voir. Les auteurs citent un grand nombre d'exemples semblables. (*Voyez* Pfizer, *De natur. mulier*, t. I, p. 225.)

Enfin, il est des cas dans lesquels il a été impossible de déterminer le sexe d'une manière certaine, tels sont les suivants :

Hermaphrodismes neutres.

Il y a environ douze ans qu'un hermaphrodite de ce genre, et des plus remarquables, a voyagé en Allemagne, d'abord sous le nom de Marie-Dorothée Derrier, puis sous celui de Charles Dorge. Il était tellement difficile de déterminer son véritable sexe, que les médecins les plus distingués émirent sur ce point des opinions contraires. Hufeland et Mursinna la déclarèrent fille ; Starke et Martens, au contraire, la crurent garçon ; Metzger et Weissenbach la regardèrent comme n'appartenant réellement ni à l'un ni à l'autre sexe. M. Wildeberg, dans son *Magasin pour la médecine légale* (1834), fait un appel à tous les médecins pour les inviter à saisir l'occasion, si elle se présente, de constater un jour, après la mort de cette personne, par l'ouverture cadavérique, la véritable conformation de ses organes génitaux, et surtout des parties internes.

— Le cas d'hermaphrodisme que Maret a fait connaître à l'Académie de Dijon, et que ce corps savant a publié dans le second volume de ses Mémoires, est surtout remarquable par l'exactitude de la description anatomique ; c'est un des plus concluants que l'on puisse produire. L'individu qui en fait le sujet se nommait Hubert-Jean-Pierre ; il était natif de Bourbonne-les-Bains, et âgé de dix-sept ans. Il mourut à l'hôpital le 23 octobre 1767.

« Les traits du visage, quoique flétris par la mort, étaient plus délicats que ne le sont ordinairement ceux d'un homme ; la peau en paraissait fine, et l'on n'apercevait ni sous le nez, ni au menton, ce coton léger qui dès l'âge de seize ans est le précurseur de la barbe, et décèle le sexe : l'on ne voyait pas, dans la partie antérieure du cou, cette saillie que le larynx a coutume de faire dans les hommes ; il était rond, et s'unissait, par une pente insensible, à une poitrine très élevée et très large, ornée, dans sa partie antérieure, de deux mamelles de moyenne grosseur, bien arrondies, fermes, et placées très avantageusement ; chacune d'elles avait une aréole fort large, d'un rouge pâle, de laquelle s'élevait un petit mamelon un peu rouge et dur.

» Le bras n'offrait aucun détail qui pût faire croire qu'il appartînt à un individu femelle ; mais l'avant-bras avait la rondeur, la délicatesse des contours qu'on observe dans les femelles bien faites. La main détruisait les idées que l'avant-bras, vu seul, aurait pu donner ; elle était large, et les doigts courts et gros.

» Le buste de H.-J. Pierre annonçait donc une femme ; et l'on sent, par cette description, qu'il aurait été difficile de ne pas s'y méprendre en ne considérant que ce qui vient d'être décrit. Cet individu avait cependant été pris pour homme ; mais, en continuant la description des parties extérieures de son corps, on reconnaîtra pourquoi il fut baptisé comme garçon, pourquoi on lui en donna l'habillement, et pourquoi on lui en fit prendre les occupations.

» La jeunesse et l'embonpoint s'opposent ordinairement à ce que les muscles du corps soient fortement prononcés, et, jusqu'à une certaine époque, le ventre et les reins d'un jeune homme ne diffèrent point de ce qu'ils sont dans une fille ; mais la hauteur des hanches et la saillie des fesses, produites par l'évasement du bassin dans les personnes du sexe bien faites, suffisent pour les faire reconnaître, indépendamment des parties sexuelles. C'est ce qu'on ne remarquait pas dans J. Pierre, qui, depuis la ceinture, commençait à différer d'une fille. La forme presque carrée des cuisses et des jambes, la petitesse des genoux, le rendaient encore plus ressemblant à un individu du sexe masculin. Jusque là on aurait pu dire qu'il était femme de la ceinture en haut, et homme pour tout le reste du corps. Les parties sexuelles auraient même, à la première apparence, favorisé cette conjecture ; mais l'examen faisait naître d'autres idées, et jetait de l'incertitude. En effet, un corps rond, oblong, ayant quatre pouces de longueur, sur une grosseur proportionnée, était attaché à l'endroit qui répond à la symphyse des os du pubis, et par sa forme avait toute l'apparence d'une verge. Ce corps oblong était, de même que cette partie caractéristique du mâle, terminé par un gland que recouvrait un prépuce ; on remarquait à son extrémité la fossette où s'ouvre ordinairement l'urètre, et le frein s'attachait au bas de cette fossette comme dans les verges ordinaires. Quand on relevait ce corps, on observait qu'il recouvrait une grande fente formée par deux replis de la peau, qui représentaient assez bien les grandes lèvres de la vulve, et qu'il était placé dans la commissure supérieure de ces lèvres, comme l'est ordinairement le clitoris chez les femmes.

» Chacun de ces replis de la peau était un peu renflé, mais point ferme ; on remarquait, surtout sur celui du côté gauche, des rides profondes et une direction oblique. En touchant ces espèces de lèvres, on sentait dans la gauche un corps ovoïde mollet, et fort ressemblant à un testicule ; mais la droite paraissait une poche vide. Cependant, en pressant sur le ventre, on y poussait une espèce de corps aussi ovoïde, qui y descendait facilement en passant par l'anneau, et qu'on repoussait aussi très aisément.

» Lorsqu'on tenait relevée la verge qui a été décrite, et qu'on écartait les lèvres placées au-dessous, on voyait naître de la racine du frein du gland deux petites crêtes spongieuses, rouges et saillantes, d'une ligne environ, qui augmentaient de volume à mesure qu'ils s'éloignaient de leur origine, et imitaient parfaitement les nymphes par leur écartement.

» Entre ces nymphes, et à leur partie supérieure, s'ouvrait l'urètre, comme dans les femmes ; au-dessous de ce méat urinaire était une ouverture très étroite, dont le diamètre était d'environ deux lignes : elle était refrénée à ce point par une membrane semi-lunaire, qui prenait naissance dans la partie inférieure, et ressemblait à l'espèce de membrane à laquelle on a donné le nom d'*hymen*. Une petite excroissance, placée latéralement et supérieurement, et qui avait la figure d'une caroncule myrtiforme, contribuait encore à donner à cette ouverture l'apparence de l'ouverture d'un vagin.

» On doit sentir, par cette description, la difficulté de prononcer sur le sexe dominant de cet individu monstrueux. La longueur et le volume de la verge pourraient, au premier coup d'œil, en imposer assez pour que l'on crût pouvoir assurer que le sexe masculin dominait ; le corps ovoïde trouvé dans la lèvre gauche, un autre corps que l'on poussait dans la droite en pressant sur le ventre, donnaient l'idée de deux testicules, et semblaient autoriser cette conséquence ; mais l'aspect des nymphes, du méat urinaire, de l'orifice du vagin, de l'hymen et de la caroncule myrtiforme, la détruisait. On peut conclure que cet individu appartenait également à l'un et à l'autre sexe, et que la nature était enfin parvenue à réunir les deux dans le même sujet. La dissection vint à l'appui de cette présomption, puisqu'elle a démontré que si J. Pierre était femme de la ceinture en haut, homme de la ceinture en bas, il était, dans le point central, femme à droite et homme à gauche, sans être précisément ni l'un ni l'autre.

» Le corps oblong que l'on avait regardé comme une verge fut le premier objet des recherches anatomiques. On reconnut, en effet, qu'il était composé de deux corps caverneux, qui prenaient leur naissance des branches de l'ischion, s'adossaient en se réunissant, et se terminaient au gland, qui, ainsi qu'on l'observe toujours dans le membre viril, était formé par le corps spongieux qui, dans l'état naturel, aurait contribué à former l'urètre. La structure de cette partie confirma l'idée que l'on en avait prise, et prouva qu'elle était réellement une verge, mais imperforée, dans laquelle l'urètre était remplacé par une espèce de ligament qui s'étendait jusqu'au méat urinaire décrit ci-dessus. Les crêtes, que l'on avait regardées comme des nymphes, parurent dès lors pouvoir être les débris d'un urètre ouvert dans toute sa longueur.

» Une incision faite sur la lèvre gauche y fit découvrir un véritable testicule, auquel s'étendait le cordon des vaisseaux spermatiques, et d'où partait un canal déférent qui, passant par l'anneau, allait gagner une vésicule séminale dont nous parlerons bientôt.

» La dissection de l'autre lèvre ne fit apercevoir qu'un corps membraneux, dans lequel on sentit un liquide, et où, comme on l'a dit plus haut, se précipitait un corps ovoïde, lorsque, avec la main, on pressait le ventre dans la région iliaque droite. On borna d'abord là les recherches, pour en venir à la dissection des parties externes, se réservant de les pousser plus loin quand on s'occuperait des parties internes.

» Le vagin apparent fixa ensuite l'attention ; une incision, faite à la membrane semi-lunaire, permit de reconnaître que c'était un canal borgne, une espèce de sac, ayant plus d'un pouce de profondeur sur un demi-pouce de diamètre, et placé entre le rectum et la vessie, situation bien conforme à celle où est ordinairement le vagin. Ce sac était membraneux et sa surface était lisse, tandis qu'on observe toujours des rides plus ou moins sensibles dans le vagin ; mais ce qui détruirait encore davantage les inductions qu'on aurait pu tirer de la situation de ce canal et de ses apparences extérieures, c'est qu'à la partie inférieure on remarquait le vérumontanum et les orifices séminaires, d'où, par la pression, on faisait sortir une liqueur gluante et blanchâtre, absolument semblable à une véritable semence.

» Cette découverte porta à détacher ce prétendu vagin, et à emporter avec lui la vessie et les testicules. Guidé alors par le canal déférent, on fut conduit à de véritables vésicules séminales, placées à l'endroit ordinaire, et l'on se convainquit que l'excroissance qui avait été observée dans le canal borgne décrit plus haut était véritablement le vérumontanum.

» La vésicule séminale gauche, à laquelle aboutissait le canal déférent, était pleine d'une semence qu'on fit sortir aisément par le conduit qui s'ouvrait par le vérumontanum; la droite paraissait un peu flétrie et communiquait avec la gauche; on voyait aussi partir de cette vésicule un canal déférent qui se perdait dans les graisses; on ne put le conduire à aucune partie qui eût quelque apparence glanduleuse; il s'amincissait à mesure qu'il s'éloignait de cette vésicule. On commença alors à douter du corps ovoïde qui se glissait dans la lèvre droite, et qu'on avait pris jusque là pour un testicule; mais on était bien éloigné de soupçonner ce qu'il était.

» Ce corps, dont la situation naturelle était dans la fosse iliaque droite, parut, dès que les téguments eurent été ouverts, une tumeur oblongue placée dans le tissu cellulaire qui couvre la partie large du muscle iliaque; la dissection de ce tissu démontra bientôt que ce corps était renfermé dans une poche qui lui était particulière, et dont un prolongement s'étendait dans la lèvre droite; prolongement que l'on avait déjà reconnu par l'ouverture de cette lèvre. On ouvrit cette poche, qui contenait environ une verrée d'un liquide assez limpide, de couleur lie de vin rouge; après l'avoir épuisée, on aperçut un corps très ferme, ayant la figure et la couleur d'un marron un peu arrondi; son grand diamètre était d'environ un pouce et demi, et son petit d'un pouce; il était placé de façon que, dans le temps que cet hermaphrodite était debout, la direction du petit diamètre de ce corps approchait de la perpendiculaire à l'horizon, et le grand diamètre y était parallèle; sa figure, sa couleur, sa consistance, étonnaient les observateurs, quand des recherches ultérieures augmentèrent leur surprise. Ils trouvèrent que de la partie supérieure, du côté droit, partait une véritable trompe de Fallope, qui, se contournant à deux ou trois lignes de son origine, passait par-dessous ce corps, et allait embrasser, par son pavillon et son morceau frangé, un ovaire qui était placé à droite et uni au même corps par une espèce de ligament; cet ovaire avait la consistance, la couleur, la figure et le volume d'un ovaire ordinaire. Mais la nécessité où l'on avait été d'emporter le bassin du sujet pour disséquer plus à l'aise, et l'impossibilité où l'on fut de procéder aussi promptement qu'on aurait voulu à la dissection de ces parties, mirent hors d'état de vérifier si les vaisseaux spermatiques, du côté droit, aboutissaient à cet ovaire; en en vit cependant assez pour ne pas douter que ce corps ne fût réellement un ovaire.

» L'ouverture du petit corps rond et aplati dont cet ovaire et la trompe étaient des appendices prouva qu'il était réellement une matrice; on observa dans son centre une cavité de quatre à cinq lignes de longueur sur deux à trois de largeur; en soufflant dans cette cavité, l'air passa dans la trompe; cette manœuvre ne découvrit aucune autre ouverture. Ce corps était donc une matrice, mais une matrice imparfaite, qui n'avait aucune communication avec les parties extérieures. »

CHAPITRE IV.

Séparation de corps.

Les époux pourront réciproquement demander le divorce pour excès, sévices ou injures graves, de l'un d'eux envers l'autre.

La loi du 18 mai 1816, en réformant le titre VI du livre premier du Code civil, qui avait été publié le 31 mai 1803, a prononcé l'abolition du divorce; mais elle a déclaré que les dispositions de la loi du 31 mars relatives au divorce pour causes déterminées, sont applicables à la séparation (article 306).

A la lecture de l'article 230, on est porté à se demander quels rapports il peut avoir avec la médecine légale, en dehors d'une constatation de blessures. Aussi le conseiller d'État Treilhard commente-t-il, d'une manière très explicite, ce que l'on doit entendre par ces mots, *excès, sévices* ou *injures graves*, lorsque, dans la discussion du Code civil, il dit : Qu'il ne s'agit pas de simples mouvements de vivacité, de quelques paroles dures échappées dans des instants d'humeur ou de mécontentement ; mais de véritables excès, de mauvais traitements personnels, de *sévices*, dans la rigoureuse acception du mot, de cruautés et d'injures portant un grand caractère de gravité.

Cependant plusieurs actions en séparation de corps ont été intentées, en invoquant comme injures ou sévices graves la communication de la maladie vénérienne par l'un des époux à l'autre époux.

Le jurisconsulte Pothier a émis, à cet égard, une opinion formelle. Le mal vénérien, dit-il, quoiqu'il y ait de forts soupçons que le mari se le soit attiré par ses débauches, ne peut servir de fondement à une demande en séparation, ce mal n'étant plus aujourd'hui un mal incurable. (Traité du contrat de mariage, n° 514.)

La Cour royale de Pau, abondant dans le même sens, et s'appuyant sur ce que les causes de séparation sont exprimées en termes formels dans les articles 229 et 232 ; que la communication du mal vénérien n'est pas mise au nombre de ces causes, elle en est exclue par cela même ;

Qu'il n'est pas sérieux de prétendre que cette communication étant un mauvais traitement, elle soit implicitement comprise comme cause de séparation dans l'expression générique d'*excès* et *sévices* ;

Qu'il faut d'autant plus se renfermer dans le cercle tracé par la loi, que ses dispositions sur ce point prononcent une peine, et qu'en principe des dispositions de cette nature doivent être plutôt restreintes qu'étendues, etc.

La demanderesse s'étant pourvue en cassation par suite de ce jugement, la Cour a décidé, le 16 février 1807, que la communication du mal vénérien n'est pas essentiellement une cause de séparation de corps. Mais en même temps elle a fait entendre qu'elle pouvait le devenir, lorsque cette communication avait lieu avec des circonstances qui lui donnaient le caractère de *sévices* ou *injures graves*.

Un arrêt rendu le 4 avril 1818 par la Cour royale de Lyon, établit nettement cette jurisprudence.

Attendu que la loi a admis, d'une manière générale, comme causes de séparation, les *excès*, *sévices* et *injures graves*, commis par l'un des époux envers l'autre, que la difficulté consiste seulement à savoir si la communication du mal vénérien, dont se plaint la femme V..., constitue, dans le sens de la loi, une injure assez grave pour autoriser la séparation qu'elle demande.

Attendu que, considérée en elle-même et isolément de toutes circonstances particulières, la communication du mal vénérien ne saurait être appréciée par les tribunaux comme une injure grave dans le sens de la loi, parce que, le plus souvent, elle peut être involontaire, l'époux n'ayant pas une connaissance suffisante de son état ; et parce que, d'ailleurs, il est le plus souvent difficile de savoir quel est le véritable auteur de cette communication mystérieuse et clandestine de sa nature.

Mais attendu que, *dans l'espèce*, toutes les circonstances présentent le caractère de l'injure la plus grave pour la dame V..., de l'attentat le plus affligeant pour les mœurs et le plus effrayant pour les familles, puisqu'il s'agirait d'un homme *qui, sciemment*, infecté du poison honteux de la débauche, aurait eu l'infamie d'en souiller la couche nuptiale le jour même où il y a été admis ; d'un homme qui aurait versé, avec pleine connaissance de cause, le germe de cette honteuse maladie dans le sein de la malheureuse dont il aurait trompé la foi, etc.

Ainsi, il est constant qu'à l'occasion d'un procès intenté en séparation de corps, un médecin peut être appelé à déterminer si une malaladie vénérienne a été transmise par l'un des époux à l'autre; et c'est avec raison que M. Briand a le premier soulevé la question.

Les difficultés qu'une pareille expertise entraîne au point de vue médical, et la réserve que nous allons mettre dans nos préceptes, justifient pleinement la conduite que les magistrats ont tenue jusqu'à présent à cet égard. En effet, il ne saurait exister que doute et incertitude au point de vue judiciaire là où la science manque de données certaines, et où les théories diverses sont en présence.

Et d'abord la constatation de l'affection syphilitique peut avoir lieu à deux époques différentes ; celle de l'existence de symptômes primitifs ; celle de l'existence de symptômes secondaires ou tertiaires.

S'il est vrai qu'il doive être bien rare de voir une action en justice, intentée à l'occasion d'une syphilis secondaire ou tertiaire, le fait est possible. C'est donc à ce double point de vue que nous devons envisager la question.

Accidents primitifs. — Il n'en est qu'un qui soit considéré, par tous les médecins, comme étant de nature vénérienne, et seulement alors que cette qualité a été constatée au moyen de l'inoculation *expérimentale ;* c'est le *chancre. L'écoulement blennorrhagique, .le bubon,* sont bien reconnus comme pouvant être de nature vénérienne, mais à certaines conditions, en raison des doctrines adoptées par les uns et par les autres. Ainsi, suivant quelques médecins, la blennorrhagie urétrale n'est presque jamais de nature syphilitique. Cependant la transmission d'un écoulement non vénérien est tout aussi commune que la transmission d'un écoulement vénérien.

Deux personnes de sexe différent étant données, qui auront chacune un chancre, il sera, dans le plus grand nombre des cas, impossible de déterminer lequel des deux a transmis le chancre à l'autre. Certes, des différences se présenteront; chez l'une, on pourra reconnaître un chancre récent, et chez l'autre un chancre ancien ; mais ces conditions favorables à l'expertise seront assez rares.

Ainsi en dehors de la question de la nature de l'affection, se trouvera celle de l'origine première : et nous n'hésitons pas à déclarer que, dans un bien grand nombre de cas, l'expert sera réduit à constater l'identité des deux maladies. Or, les personnes en présence ont chacune le même intérêt; dans ces circonstances, toutes deux s'accusent réciproquement; la justice a recours alors aux lumières de la médecine, et la médecine en est réduite à déclarer son impuissance.

Nous en dirons autant des écoulements; outre qu'un grand nombre d'entre eux ne sont pas syphilitiques, ils ont des caractères communs tout à fait indépendants de leur nature; il est le plus souvent impossible de déterminer lequel des deux a précédé l'autre.

Combien de causes, d'ailleurs, peuvent faire naître un écoulement, soit chez la femme, soit chez l'homme, en dehors de la cause vénérienne, et en l'absence de chancres, de bubons ou d'accidents secondaires! Deux hypothèses vont être en présence.

Il en serait de même d'un bubon, en admettant qu'on ne prît pas pour tel un engorgement des glandes inguinales inférieures. Les uns nient la possibilité du bubon d'emblée; d'une autre part, si la plupart des médecins en reconnaissent la réalité, tous s'accordent à penser qu'un bubon peut être, chez l'homme comme chez la femme, la conséquence d'une simple blennorrhagie non vénérienne.

Nous retraçons ici toutes ces incertitudes médicales pour faire sentir combien est difficile la solution de la question, au point de vue de la priorité et de la nature du mal. Et que l'on n'invoque pas encore, à cette occasion, toutes les conjectures de la médecine! Il en est des causes et de la nature des maladies plus encore que des causes d'une foule de phénomènes physiques qui nous sont inconnus; le médecin n'est pas tenu d'expliquer et de résoudre tout ce qu'un autre ordre de savants ou de magistrats ne peut résoudre. La justice, dans cette question, s'adresse au côté le plus difficile de l'art. Elle demande si le symptôme observé est de nature vénérienne, et chez quelle personne il a pris naissance, quoique déjà quinze jours ou un mois se soient écoulés depuis l'invasion du mal chez tous les deux. Si une maladie a ses phases et ses phénomènes d'invasion distinctes, elle a son état stationnaire uniforme. En d'autres termes, quand une fois elle est arrivée chez deux ou plusieurs individus à son apogée, et que, chez tous, elle n'a plus qu'une marche chronique, alors elle présente chez tous les mêmes caractères.

La question de la nature vénérienne devient d'une solution beaucoup plus facile, lorsqu'une éruption cutanée a eu lieu; lorsque les phénomènes vénériens se montrent au pharynx, dans les fosses nasales, dans les os des membres; alors il n'y a plus de doute sur leur nature, dans la très grande généralité des cas. Mais quant à la question d'invasion, elle demeure toujours la même. Il y a plus, elle devient de plus en plus obscure, au fur et à mesure qu'on s'éloigne du moment de l'invasion.

Toutefois, si, au lieu d'isoler ainsi que nous l'avons fait chacun des symptômes primitifs, on en trouve plusieurs réunis sur le même sujet, la question de nature devient de moins en moins difficile. Elle est soluble dans la plupart des cas. Aussi n'hésitons-nous pas à dire qu'en médecine légale, pour asseoir une opinion consciencieuse, il faut procéder comme en médecine : voir l'ensemble après avoir vu les détails.

Ajoutons que les faits médicaux présentés ainsi isolément, et en dehors des documents que recueille la justice dans une instruction, sont d'une solution beaucoup plus difficile. C'est assez dire que nous ne saurions partager l'opinion des médecins légistes, et en particulier de M. Orfila, qui pensent que le médecin doit rester étranger à tous les faits qui ressortent de l'instruction. C'est, suivant nous, un précepte d'une application très fâcheuse en médecine légale. Nous croyons, au contraire, que l'homme de l'art doit être entouré de tout ce qui peut tendre à éclairer son jugement, en tant que les documents recueillis se rattachent directement à la question médicale.

Nous bornerons ici nos observations; il nous suffira d'avoir fait entrevoir toutes les difficultés d'une pareille expertise, pour faire connaître aux médecins la circonspection qu'ils doivent apporter dans l'accomplissement d'une mission de ce genre.

CHAPITRE V.

De la grossesse.

Législation.

Code civil, art. 144. — L'homme, avant dix-huit ans révolus, la femme, avant quinze ans révolus, ne peuvent contracter mariage.

Idem, art. 145. — Néanmoins il est loisible au roi d'accorder des dispenses d'âge pour *des motifs graves.*

Idem, art. 725. — Pour succéder, il faut nécessairement exister à l'instant de l'ouverture de la succession. Ainsi sont incapables de succéder, 1° celui *qui n'est pas encore conçu;* 2° l'enfant qui n'est pas né viable; 3° celui qui est mort civilement.

Idem, art. 906. — Pour être capable de recevoir entre vifs, il suffit *d'être conçu au moment de la donation.* Pour être capable de recevoir par testament, il suffit d'être *conçu à l'époque du décès* du testateur. Néanmoins la donation ou le testament n'auront leur effet qu'autant que l'enfant sera né viable.

Idem, art. 185 — Le mariage contracté par des époux qui n'avaient point encore l'âge requis, ou dont l'un d'eux n'avait point atteint cet âge, ne peut plus être attaqué, 1° lorsqu'il s'est écoulé six mois depuis que cet époux, ou les époux, ont atteint l'âge compétent ; 2° lorsque la femme, qui n'avait pas cet âge, *a conçu avant l'échéance de six mois.* La loi n'accorde que des aliments aux enfants adultérins et incestueux. — C'est ce qui résulte de l'art. 772 du Code civil.

Code pénal, art. 357. — Dans le cas où le ravisseur aurait épousé la fille qu'il a enlevée, il ne pourra être poursuivi que sur la plainte des personnes qui, d'après le Code civil, ont le droit de demander la nullité du mariage, ni *condamné qu'après que la nullité du mariage aura été prononcée.*

Code civil, art. 340. — La recherche de la paternité est interdite. Dans le cas d'enlèvement, lorsque *l'époque de cet enlèvement* se rapportera *à celle* de *la conception,* le ravisseur pourra être, sur la demande des parties intéressées, déclaré père de l'enfant.

Code civil, art. 272. — L'action en divorce sera éteinte par la réconciliation des époux, survenue, soit *depuis les faits* qui auraient pu autoriser cette action, soit *depuis la demande* en divorce. (La loi du 8 mai 1816 a aboli le divorce ; mais, aux termes de l'art. 306 du Code civil, les causes qui peuvent motiver une demande en divorce sont de nature à fonder une demande en séparation de corps.)

Code civil, art. 274. — Si le demandeur en divorce nie qu'il y ait eu réconciliation, le demandeur *en fera preuve*, soit par écrit, soit par témoins, dans la forme prescrite en la 1ʳᵉ section du présent chapitre.

Code civil, art. 229. — Le mari pourra demander le divorce pour cause *d'adultère* de sa femme.

Code pénal, art. 27. — Si une femme condamnée à mort se déclare, et s'il est vérifié *qu'elle est enceinte*, elle ne subira la peine qu'après la délivrance.

Dans les cas des articles 144, 145, 725, 906, 185, 762, 340, 272, 274, du Code civil ; 27 et 357 du Code pénal, la femme a intérêt à simuler la grossesse, et, au contraire, à la dissimuler dans les cas des articles 229, 272 et 274 du Code civil ; de ces deux derniers articles découlent deux suppositions opposées, suivant que c'est le mari ou la femme qui s'est constitué demandeur. Le médecin peut donc être appelé dans tous ces cas à déterminer s'il y a grossesse. D'après l'article 340 du Code civil, il est de plus invité à préciser l'époque précise de la conception, afin que les magistrats puissent décider si elle coïncide avec l'époque de l'enlèvement.

Dans le cas d'avortement ou d'infanticide, l'accusée peut prétexter l'ignorance de sa grossesse.

Pour quelque crime que ce soit, commis par une femme grosse, le médecin peut être appelé à déterminer si l'état de gestation amène dans les facultés intellectuelles un trouble tel, que la femme ne puisse pas résister à ses penchants.

Enfin, dans certains cas, on peut poser cette question : une fille ou femme non réglée peut-elle concevoir ?

Nous établirons donc et nous fournirons successivement les moyens de résoudre les questions suivantes :

1° Une femme est-elle enceinte ?

2° En supposant qu'elle soit enceinte, de quelle époque date la grossesse ?

3° Est-il possible de prouver qu'une femme n'est pas enceinte ?

4° Une femme peut-elle concevoir à son insu ?

5° Une femme peut-elle concevoir, et offrir cependant tous les caractères de la virginité ?

6° Une fille ou femme non réglée peut-elle concevoir ?

7° Jusqu'à quel âge une femme peut-elle concevoir ?

8° Une femme peut-elle ignorer sa grossesse ?

9° La grossesse peut-elle apporter dans les facultés intellectuelles un trouble tel, que la femme ne puisse résister à ses penchants ?

1ʳᵉ QUESTION. — *Une femme est-elle enceinte ?*

Le médecin peut être appelé à reconnaître une grossesse, soit pendant la vie, soit après la mort. Ainsi, dans les cas d'homicide, la grossesse de la femme a souvent été la cause déterminante de l'accomplissement du crime, le meurtrier ayant voulu se défaire à la fois, et de la mère et de l'enfant. Nous envisagerons le diagnostic de la grossesse dans la supposition de vie de la femme enceinte, et dans la supposition de la mort.

Grossesse pendant la vie.

Dans les cas ordinaires où les médecins et les accoucheurs sont consultés par des femmes qui se croient enceintes, on a l'avantage de réunir aux signes tirés de l'inspection, tous ceux qui peuvent être déduits des sensations éprouvées par la femme enceinte. Les femmes n'ont alors aucun intérêt à cacher leur grossesse; elles reproduisent avec fidelité toutes leurs sensations, et le médecin expérimenté se trompe rarement dans la décision qu'il porte sur leur état. En médecine légale, *au contraire*, on ne doit presque jamais s'attendre à des aveux sincères, parce que les circonstances qui font recourir aux lumières des médecins sont, pour l'ordinaire, un sujet de contestation, dans lequel l'intérêt des femmes se trouve compromis (Mahon).

Les articles de loi cités en tête de ce chapitre justifient cette observation; ainsi l'expert, en examinant une femme, ne doit s'en rapporter qu'à ses propres lumières, puisque celle-ci a, dans tous les cas, intérêt, soit à faire constater qu'elle est enceinte et alors elle articule des dires mensongers, soit à dissimuler sa grossesse et à cacher par conséquent toutes les sensations qu'elle a pu éprouver, ainsi que tous les phénomènes physiques ou vitaux qui ont pu surgir de son nouvel état.

Partant de ce principe, nous dirons qu'il n'existe que trois signes certains de grossesse :

1° Les mouvements actifs du fœtus *perçus par l'expert*;

2° Les mouvements passifs du fœtus ou de ballottement ;

3° Les battements du cœur de l'enfant et le souffle placentaire, perçus au moyen de l'auscultation médiate ou immédiate.

Donnons quelques développements à ces caractères; recherchons l'époque de la grossesse à laquelle on peut les constater; voyons s'ils sont constants ; et déterminons enfin s'ils peuvent appartenir à un autre état normal, anormal ou pathologique.

Mouvements actifs du fœtus. — Tout le monde sait que ces mouvements consistent dans une impulsion communiquée aux parois de l'utérus par les diverses parties de l'enfant, qui se déplace dans la cavité de cet organe, et qu'ils sont causés principalement par les extrémités inférieures du fœtus. C'est à la fin du quatrième mois que ces mouvements deviennent sensibles pour la mère, et ils ne sont même le plus souvent bien évidents pour elle qu'à quatre mois et demi. Auparavant, soit que les muscles se trouvent dans un état trop gélatineux, soit que les eaux de l'amnios existent en quantité considérable proportionnellement au volume de l'enfant, soit enfin que les parois abdominales soient trop épaisses, ces mouvements consistent d'abord dans un fourmillement, dans la sensation d'un chatouillement sur un point quelconque de l'utérus. Puis il y a choc, percussion marquée, sensible à la main appliquée sur l'abdomen. Enfin le choc imprimé à l'utérus devient assez fort pour opérer le déplacement des parois de cet organe, qui, à son tour, repousse les parois abdominales de manière à lui faire faire une saillie sensible à l'œil.

Comme l'expert ne peut pas s'en rapporter au dire de la mère, et qu'il faut qu'il perçoive ce signe par le toucher, il s'ensuit que les mouvements actifs du fœtus ne peuvent servir à caractériser la grossesse *qu'au terme de cinq mois*, époque à laquelle ils sont *généralement* assez marqués pour être perçus par la main appliquée sur le ventre. Ils pourront être appréciables plus tôt ou plus tard. Plus tôt, si l'enfant est fort, bien constitué pour cette époque de la grossesse; ou s'il a le système nerveux très irritable et qu'il exécute un grand nombre de mouvements; ou encore si la femme est maigre. Plus tard, dans les circonstances opposées.

Ce caractère est presque constant dans le cours de la grossesse; mais il y a des *cas très rares*, *il est vrai*, où il n'a jamais pu être perçu, ni par l'accoucheur, ni par la mère. M. Capuron cite un exemple de ce genre. Une femme fut visitée par les plus célèbres médecins et accoucheurs de notre époque. L'incertitude de la grossesse fut telle, qu'aucun d'eux ne la soupçonna. Trois semaines après, cette femme mit au monde un enfant énorme. — Mauriceau, de la Motte et Baudelocque font mention de femmes chez lesquelles on rechercha vainement la sensation de ces mouvements, et qui n'en sont pas moins accouchées d'enfants robustes et bien développés. Ils peuvent être quelquefois confondus avec les mouvements péristaltiques des intestins. A. Dubois, que l'on n'accusera certainement pas d'avoir observé légèrement, rapportait qu'ayant appliqué la main sur l'abdomen d'une femme qui se croyait au cinquième mois de sa grossesse, il sentit les mouvements des intestins qu'il prit pour ceux de l'enfant. — On a encore pu prendre l'état convulsif de l'utérus pour les mouvements actifs du fœtus. A part ces deux conditions pathologiques, il n'en est pas d'autre avec laquelle ils puissent être confondus.

La mère peut commettre beaucoup d'erreurs à ce sujet, et ces erreurs ont eu lieu non seulement de la part de femmes primipares, mais encore de femmes qui avaient déjà eu plusieurs enfants. Elles ont déclaré sentir très distinctement les mouvements de l'enfant jusqu'à une époque très avancée de leur grossesse présumée, et cependant elles n'étaient pas enceintes.

Mouvements de ballottement. — Ce sont ceux que l'expert peut percevoir en donnant un point d'appui à l'utérus par la main largement appliquée sur la paroi abdominale correspondante à la partie supérieure de la matrice, tandis que l'extrémité d'un ou de deux doigts de l'autre main, constamment appliquée sur la partie inférieure de l'utérus dans le vagin, imprime à la matrice un soulèvement de bas en haut, en agissant brusquement sur le col de cet organe et imprimant ainsi une secousse de manière à sentir retomber le fœtus sur le col utérin, sous l'influence de son propre poids. Pour apprécier ce mouvement d'une manière certaine, il faut toucher la femme debout. Ce mouvement, dit passif, se montre d'une manière évidente du *quatrième au sixième mois de la grossesse.* L'exemple rapporté par M. Capuron prouve que, dans des circonstances très rares, il est vrai, ce mouvement peut ne pas avoir lieu.

Aucun état normal ou pathologique ne peut simuler ce caractère de la grossesse; car il faut, pour qu'il se montre, qu'il y ait à la fois coïncidence d'un liquide avec *un solide mobile* au milieu de ce liquide. La variété de môle composée des membranes et de l'eau de l'amnios, au centre de laquelle se trouveraient quelques portions de fœtus imparfaitemnt développées, constituerait l'état anormal le plus favorable à sa manifestation. Mais d'abord, dans ce cas, il est rare de voir ces espèces de môles ne pas être expulsées avant le cinquième mois de la grossesse; ensuite, les portions du fœtus y sont tellement petites, qu'il est difficile de présumer qu'elles puissent jamais faire naître la sensation du ballottement. — L'expert doit, en explorant, se prémunir contre les effets produits par un mouvement de totalité de l'utérus; ou contre ceux qui résulteraient de l'impulsion communiquée à cet organe par la contraction spasmodique des muscles abdominaux.

Battements du cœur de l'enfant et du souffle placentaire. — Ce caractère, indiqué d'abord par MM. Fodéré et Mayor, et étudié ensuite par M. de Kergaradec, se perçoit mieux à l'aide du stéthoscope qu'avec l'oreille. On sait que M. de Kergaradec a reconnu à l'aide de cet instrument, appliqué sur divers points de l'abdomen, deux genres de bruit. L'un, qui consiste en un souffle saccadé et isochrone au pouls de la mère, est, suivant lui, le résultat du passage du sang des artères utérines dans les veines ombilicales, par l'intermédiaire des sinus placentaires et utérins; et suivant les dernières recherches de M. Paul Dubois, ils dépendent uniquement de l'ampliation des artères utérines et de la grande activité circulatoire dont elles sont le siége. Cette dernière opinion nous paraît plus probable; car il semble démontré aujourd'hui que les sinus placentaires sont tout à fait imaginaires. Toutefois, on est loin de s'accorder sur la source et le siége de ce bruit; il en est qui le placent dans l'aorte de la mère, et ils l'attribuent au rétrécissement que ce vaisseau subit par la compression que la matrice exerce sur lui; ainsi pourraient être expliqués les cas dans lesquels ce bruit a été perçu après l'expulsion du fœtus et du placenta; on sait d'ailleurs que le déplacement morbide des ovaires peut faire naître un pareil bruit, probablement par un phénomène analogue. Cependant comment expliquer alors la sensation qui se manifeste dans certains cas, sensation d'après laquelle ce bruit semblerait tirer sa source des parois utérines, tant il est superficiel? — M. Monod l'a rapporté à la circulation placentaire. — L'autre bruit consiste en des battements doubles, semblables à ceux que donne le cœur, mais beaucoup plus rapides que les battements du cœur de la mère (cent vingt à cent soixante battements par minute, le cœur de la mère n'en donnant que soixante-dix à quatre-vingts). Cette circonstance ne permet pas de le confondre avec les battements que l'on perçoit quelquefois à la partie inférieure droite ou gauche de l'abdomen de la femme enceinte. Ces battements résultent des contractions du cœur de l'enfant. Le premier bruit indique donc l'existence d'un placenta; le second, l'existence d'un fœtus. Par conséquent, lorsque ces deux bruits sont perçus par l'expert, il ne peut pas y avoir de doute sur la grossesse. Peu importe, d'ailleurs, le point de l'abdomen sur lequel on le constate.

Mais les battements du cœur de l'enfant sont encore plus certains que le souffle placentaire, parce qu'ils ne peuvent être confondus avec aucun autre phénomène. Ils sont d'autant plus sensibles, qu'un des points de la poitrine de l'enfant correspond à la paroi antérieure de la matrice. M. Lenormand a rapporté, en mai 1824, dans le *Journal général de médecine*, l'histoire d'une femme âgée de trente-six ans, que les plus habiles médecins de Paris avaient crue, à tort, atteinte d'un squirrhe de l'ovaire droit, et chez laquelle il reconnut, à l'aide du stéthoscope, une grossesse de sept mois.

L'époque à laquelle on peut percevoir ces deux phénomènes est très variable ; quelquefois même il est impossible de les constater dans une grossesse déjà très avancée (six mois, par exemple), et lorsque, par conséquent, l'on a pu reconnaître les deux signes que nous venons d'énoncer précédemment. Dans d'autres cas, au contraire, ils se manifestent de très bonne heure (trois mois), c'est-à-dire avant d'avoir perçu les mouvements actifs ou passifs du fœtus. Il est facile de se rendre raison de ces variations. Si le placenta est inséré à la paroi postérieure de l'utérus, et que le bruit de souffle provienne de ce corps, il est possible que, pendant tout le cours de la grossesse, le bruit de souffle reste inappréciable. Si le fœtus est placé de manière que le dos corresponde à la partie postérieure de la matrice, les battements du cœur ne se montreront que fort tard. Des dispositions opposées placeront l'expert dans les conditions les plus favorables, et les situations intermédiaires amèneront des résultats variables. Toutefois, c'est ordinairement dans l'espace qui sépare l'ombilic de l'épine antérieure et supérieure de la crête de l'os des iles du côté gauche, que l'on perçoit ces battements, parce que c'est là que se trouve le plus souvent adossée la région dorsale du thorax de l'enfant, qui est la plus propre à propager les bruits du cœur.

Ces deux phénomènes ne sont donc pas constants.

L'un d'eux, le bruit placentaire, pourrait être confondu par un médecin peu attentif avec les battements de l'artère aorte développée d'une manière anormale. Mais on évitera toute erreur, en observant que ce n'est pas un *battement* isochrone au pouls de la mère qu'il faut entendre, mais bien un *bruit de souffle* isochrone au pouls de la mère.

M. Paul Dubois a fait à ce sujet des observations importantes (*Archives de médecine*, décembre 1831 ; rapport fait à l'Académie de médecine sur l'auscultation).

1° Il est possible de reconnaître, à l'aide de l'auscultation, les doubles battements du cœur du fœtus, chez toutes les femmes en travail, à la condition, bien entendu, que le fœtus sera vivant ; que le sixième mois de la grossesse s'est écoulé ; que les membranes seront rompues, et qu'une portion du liquide amniotique sera écoulé. Toutefois, l'auscultation doit être faite durant l'état de collapsus de l'utérus, car les contractions utérines énergiques peuvent suspendre ce bruit.

2° Le fœtus peut être considéré comme mort, toutes les fois que, dans les circonstances favorables qui viennent d'être indiquées, les pulsations du cœur n'ont pu être reconnues après des recherches fort attentives et souvent répétées, la persistance du souffle utérin, dans ce cas, ne donnant pas cette présomption.

Cette proposition, qui n'a d'ailleurs pas d'application directe à la médecine légale, nous paraît bien absolue. Ne pourrait-il pas exister tel état de l'enfant, en vertu duquel les mouvements de la circulation seraient assez affaiblis pour ne pouvoir pas être perçus sans que cet état coïncidât nécessairement avec la mort ?

3° Les mêmes résultats peuvent être obtenus de l'auscultation, pendant la grossesse, après le *sixième mois*, ou pendant les premiers temps du travail, *avant* la rupture des membranes. Cependant les explorations peuvent être infructueuses alors, dans la proportion de 10 à 195 pour les battements du cœur fœtal ; et dans une proportion moins favorable encore pour le souffle utérin (placentaire).

4° L'application du stéthoscope ou de l'oreille peut presque toujours faire reconnaître les doubles battements et les pulsations avec souffle, entre le *quatrième mois et demi* de la gestation et la fin du *sixième* ; cependant les investigations demandent à être plus souvent répétées pour les battements du cœur. Il n'en est pas de même pour le souffle utérin, qui souvent à cette époque sert plus au diagnostic de la grossesse que les doubles battements eux-mêmes.

5° Ce n'est qu'au *quatrième mois et demi* de la gestation que les pulsations du cœur du fœtus peuvent être distinctement reconnues ; le bruit du souffle peut l'être une ou deux semaines avant cette époque : ce phénomène serait donc le premier indice presque certain de grossesse, quand il se joint à d'autres signes qui déjà en faisaient présumer l'existence. Cependant, comme la grossesse n'est pas la seule circonstance qui produise le développement de l'utérus et de son appareil vasculaire, et par conséquent les battements avec souffle qui en sont le résultat ; comme d'ailleurs des tumeurs abdominales étrangères au développement d'un produit de conception ont offert plusieurs fois le même phénomène, on comprend que la perception du battement avec souffle ne puisse pas établir une certitude complète.

Rappelons que M. Paul Dubois considère le souffle placentaire comme ayant sa source dans le développement du système vasculaire de l'utérus. Si ce fait était démontré, on conçoit que ce caractère de la grossesse devrait singulièrement perdre de sa valeur, puisqu'un état morbide de l'utérus pourrait le faire naître.

6° La force des doubles battements est généralement en rapport avec la vigueur et le développement du fœtus : toutefois les exceptions à cet égard sont extrêmement nombreuses.

7° Les pulsations du cœur, chez le fœtus, se reproduisent ordinairement de 140 à 150 fois par minute ; mais elles peuvent offrir chez plusieurs des variations accidentelles dans leur intensité, et, chez presque tous, des variations notables, mais momentanées dans leur rhythme.

8° Ce n'est pas la région dorsale seulement, mais les diverses régions de la poitrine, et probablement quelques autres parties encore, qui transmettent l'impression des doubles battements ; cette circonstance, en rendant possible la perception des pulsations du cœur, dans quelque position que se trouve le fœtus, s'oppose cependant à ce que l'on puisse déterminer avec exactitude ses rapports réels avec la matrice et le bassin.

9° Les battements avec souffle n'ont pas leur siége dans les vaisseaux du placenta, mais dans l'appareil vasculaire de l'utérus. Ils sont généralement plus forts vers les points correspondants à l'insertion du délivre, parce que dans ces points le tissu vasculaire de l'utérus est plus développé ; cependant le développement du tissu vasculaire n'étant pas exclusivement borné au dernier endroit, les battements avec souffle s'observent souvent sur des points de la matrice qui n'ont aucune connexion avec le placenta.

10° Enfin, comme le bruit de souffle n'existe pas toujours, ou du moins n'est pas toujours perceptible, son absence ne saurait exclure nécessairement l'idée d'une grossesse.

On a été cependant plus loin, et M. Naegèle a donné la description d'un bruit ou sentiment de pulsation simple, non dicrote et non isochrone au bruit de souffle. Son siége serait dans le cordon ombilical.

M. Stoltz a signalé l'existence d'un bruit de fermentation qui se fait entendre à une certaine époque coïncidant avec la décomposition putride du fœtus dans l'eau de l'amnios. Ces bruits ne sauraient être invoqués en faveur du but médico-légal que nous nous proposons d'atteindre ici.

Tels sont les signes certains de la grossesse. Nous y avons insisté comme étant ceux qui peuvent conduire à des conclusions exactes, alors qu'ils sont constatés. Nous allons actuellement exposer des signes moins concluants, mais qui, groupés avec les précédents, viennent corroborer le diagnostic. Toutefois on pourra remarquer, d'après les détails qui précèdent, que ce n'est qu'à trois mois, et en supposant qu'on soit placé dans les circonstances les plus favorables, qu'on peut reconnaître la grossesse; que le plus souvent ce n'est qu'à quatre mois et demi que l'on peut arriver à ce résultat. Plusieurs des phénomènes que nous allons exposer, se développant plus tôt, établissent des *présomptions*, mais ils ne donnent jamais de certitude.

Signes équivoques. — Il en est d'abord qui se manifestent au commencement de la conception : horripilations; tranchées hypogastriques légères; sentiment de chaleur dans cette région; sensations particulières à certaines femmes, qui leur font connaître leur grossesse. Dans les semaines suivantes : certaine mélancolie avec un peu de bouffissure à la face; couleur plombée aux paupières inférieures; inappétence; nausées; vomissements de matières aqueuses ou muqueuses, insipides, incolores; parfois goûts dépravés. Ces signes ont quelque importance, alors qu'un médecin est journellement consulté par une femme du monde pour savoir si elle est grosse; mais en justice, où la femme a intérêt à simuler, ou à dissimuler sa grossesse, elle les cache ou les annonce au besoin. Après quelques mois : céphalalgie; vertiges; somnolence; pesanteur gé-

nérale; bouffées de chaleur à la figure; aspect trouble, jaunâtre
des urines (jumenteuses); éphélides (taches) à la face; odeur
acide de la transpiration.

Signes moins incertains. — *Suppression des règles.* Il n'est pas
rare de ne la voir survenir qu'au second ou au troisième mois.
Il est des femmes qui voient pendant toute leur grossesse; il en
est d'autres qui voient à deux ou trois reprises différentes dans
le cours de la gestation : c'est alors assez abondamment, et l'é-
coulement de sang est l'effet d'une perte. Il est des femmes qui
conçoivent avant d'être réglées. Le médecin manquera le plus
souvent d'un renseignement positif à cet égard; mais, en admettant que, par des circonstances particulières, il pût l'obtenir,
il n'en saurait conclure la date de la conception et l'âge de la
grossesse.

Il résulte, en effet, des recherches faites par M. le professeur
Paul Dubois : 1° que sur cent femmes il en est trente-deux qui
ne peuvent donner de renseignements exacts à cet égard, soit
que la menstruation soit irrégulière, soit que la femme n'ait pas
souvenir de la date de son époque menstruelle, parce qu'elle
n'y fait pas attention; soit enfin que la menstruation se soit
montrée pendant les premiers mois et quelquefois, mais plus
rarement, pendant toute la durée de la grossesse.

Sur les soixante-huit femmes restantes, M. P. Dubois signale
des différences de un à trente-quatre jours en plus ou en moins
sur le moment présumé de l'accouchement. Nous reproduirons
ce tableau en entier à l'article *Naissances précoces ou tardives.*
Faisons remarquer, quant à présent, que les calculs sont basés
sur la date présumée de la conception, et que rien n'est moins
certain sous ce rapport; non pas que nous voulions atténuer en
rien le mérite des recherches de M. Paul Dubois : personne plus
que nous n'en apprécie la persévérance et les difficultés; mais
cela tient à ce que les dires les plus consciencieux à cet égard
sont souvent erronés.

Signes physiquement appréciables. — *Coloration plus foncée des
mamelons.* Ce caractère est commun à presque toutes les femmes;
mais il ne peut être utile qu'au cas où la personne examinée est
blonde, jeune et primipare; que les lèvres et les ouvertures naturelles présentent habituellement une couleur rosée, coïncidant
avec la blancheur de la peau; car, chez les femmes brunes, le
mamelon est presque toujours d'une couleur foncée.

Gonflement des seins. — Cet état n'est appréciable que pour la femme elle-même. Un médecin qui voit une femme pour la première fois ne saurait constater ce changement. Les seins sont le centre d'un afflux de sang plus considérable que de coutume, qui leur donne une consistance plus grande, sans influer sur la coloration de la peau, mais parfois leurs vaisseaux veineux superficiels sont dessinés.

Sécrétion du lait. — Signe qui ne se montre en général que fort tard ; il consiste dans l'écoulement d'un liquide plus ou moins séreux ; il est commun à plusieurs états morbides dans lesquels la matrice est développée. Mais si par lui-même il a peu de valeur, lorsqu'il est jugé isolément, il doit cependant être pris en considération lorsqu'il coïncide avec d'autres signes.

Mucus épais sécrété par le col de l'utérus. — Ce caractère, indiqué par Chambon, n'a qu'une bien faible valeur ; il se constate en allant chercher ce mucus à l'entrée du col de l'utérus à l'aide d'un instrument en forme de cure-oreille introduit dans le vagin.

Changements survenus dans le vagin. — Mon honorable ami le docteur Jacquemin, homme grave et consciencieux, a fait à cet égard des recherches qui l'ont conduit à pouvoir déclarer enceintes des femmes qui ne soupçonnaient pas même leur grossesse. Médecin en chef de la prison de la Force et de celle des Madelonnettes, il a pu observer un très grand nombre de filles publiques, et trouver un caractère qui pour lui ne saurait conduire à erreur ; voici comment il le décrit :

Au lieu de sa couleur rose naturelle, le vagin présente une teinte plus foncée, une couleur lie de vin, violacée, quelquefois même bleuâtre, se rapprochant de celle des hémorrhoïdes tuméfiées.

A cette coloration particulière se joint un état de turgescence souvent très marqué. Les rides, les colonnes du vagin paraissent plus gonflées, plus lisses et séparées par des sillons plus profonds que dans l'état ordinaire.

Le vagin est humecté par un liquide dont la couleur blanche tranche sur le fond violacé de ses parois : ce n'est pas un mucus visqueux, clair ; c'est une matière épaisse, de couleur laiteuse.

Le col de l'utérus présente cet aspect d'une manière moins tranchée. En effet, à l'examen au spéculum, souvent on ne remarque aucune différence entre le col après et avant la fécondation, quoique le vagin offre les caractères indiqués ci-dessus.

Ces phénomènes se prononcent dès le commencement de la gestation ; faibles d'abord, et difficiles à constater, ils deviennent de plus en plus évidents. Ils sont en général plus marqués chez les femmes grosses, fortes, sanguines, que chez celles qui sont maigres, faibles et pâles. Chez les femmes dont l'auréole du mamelon s'élargit de bonne heure en prenant une teinte brune, la coloration du vagin se prononce aussi très promptement.

Ce n'est pas un effet *nécessaire* de la grossesse, car on ne l'observe pas chez toutes les femmes enceintes ; mais toutes les fois qu'il existe, il dénote une grossesse ; car rien de semblable ne se remarque dans les différentes affections morbides des organes génitaux.

Changements éprouvés par l'utérus. — Aussitôt la fécondation, l'orifice de l'utérus se ferme (Hippocrate) ; les bords de cet orifice offrent une chaleur et une rénitence plus grandes (Levret) ; les deux lèvres de cet orifice sont placées sur un même plan, tandis qu'auparavant la lèvre antérieure formait une saillie ; la fente de cet orifice, qui était triangulaire, devient circulaire. (Stein).

Augmentation du volume de l'utérus. — Dans les deux premiers mois, il forme une tumeur qui remplit de plus en plus la petite cavité du bassin ; cette tumeur est appréciable au doigt ; le col n'a pas subi de changement. — *A trois mois révolus*, l'utérus s'est développé dans l'excavation pelvienne, et il a atteint le niveau du pubis, en sorte qu'il peut quelquefois être perçu par le toucher exercé sur l'abdomen chez les femmes maigres et dont les parois abdominales sont très peu épaisses. — *A quatre mois révolus*, il dépasse le pubis de deux pouces environ. — *A cinq mois*, il approche du nombril. — *A six mois*, il est au niveau de l'ombilic. — *A sept mois*, il le dépasse. — *A huit mois*, il s'étend jusqu'à la région épigastrique, et le plus souvent il occupe la région mésogastrique ; dans le *neuvième mois*, il s'abaisse, se porte en avant, et s'enfonce dans la cavité pelvienne du bassin, parce qu'à cette époque la partie supérieure du vagin commence à se dilater.

A ces changements de volume, nous devons ajouter la dilatation du col utérin par sa partie supérieure, qui commence à la fin du sixième mois ; l'ouverture de l'utérus, qui s'agrandit à la même époque, deux phénomènes qui vont en augmentant jusqu'à la fin de la grossesse, surtout le premier, car le col s'efface de plus en plus, au point que, dans le neuvième mois, il acquiert par son développement un état presque membraneux, et forme un tout continu avec la cavité de la matrice; de sorte qu'il est assez facile de distinguer le fœtus au toucher.

Enfin, c'est au septième mois que la fluctuation provenant de l'existence de l'eau dans l'utérus est, absolument et relativement parlant, la plus grande possible, et que la sensation peut s'en faire mieux sentir (Dugès).

Tous ces caractères qui découlent de l'état de l'utérus sont des indices puissants de grossesse; mais comme cet organe peut être tout aussi développé sous l'influence d'autres causes, il s'ensuit nécessairement qu'ils pourraient conduire à l'erreur, si on leur donnait une valeur isolée.

Urine. — L'urine des femmes enceintes a fixé l'attention de quelques médecins, qui y ont découvert un caractère essentiel de grossesse, la présence de la kiestéine.

L'urine d'une femme grosse, recueillie le matin, est ordinairement d'une couleur jaune pâle, un peu huileuse; elle rougit le papier bleu de tournesol, et ne se coagule ni par la chaleur ni par les réactifs ordinaires de l'albumine. Lorsqu'on l'abandonne à elle-même, il se forme, dès le premier jour, un nuage suspendu au milieu du liquide, et semblable à du coton cardé; dès le premier jour aussi, elle laisse déposer une matière blanche floconneuse. D'après M. Kant, ce premier dépôt ne serait pas constant et n'appartiendrait pas exclusivement à l'état de grossesse (*American Journal of the medical sciences*, July, 1842). A partir du deuxième jour, de petits corps opaques montent du fond à la superficie du liquide, et s'agrègent peu à peu pour former une couche qui en couvre toute la surface : c'est la kiestéine. « Cette couche, dit M. Éguisier, à qui nous empruntons ces détails, est assez consistante pour qu'on puisse l'enlever en grande partie, en la soulevant avec précaution par un de ses bords. Elle est blanchâtre, opaline, un peu grenue, et ne saurait être mieux comparée qu'à la couche de graisse qui surnage sur le bouillon gras. Du troisième au quatrième jour, de petits débris se détachent de la pellicule et tendent à gagner le fond du vase. Du quatrième au cinquième, la pellicule est presque entièrement détruite; les débris se précipitent sur le sédiment. Bientôt une seconde pellicule se montre, moins blanche et moins parsemée de petits points brillants d'un aspect cristallin. L'apparence laiteuse commence à s'effacer sous une teinte verdâtre. Les jours suivants, l'urine se trouble en s'évaporant de plus en plus. Par la putréfaction, la seconde pellicule se détruit bientôt, pour faire place à une troisième ; semblable alors aux pellicules qui se forment dans l'urine normale par le fait de la décomposition de l'urine. D'ailleurs ce n'est jamais que plusieurs jours après l'abandon de l'urine à elle-même, et par le fait de la putréfaction, que ces sortes de pellicules se produisent, et non pas dès le premier jour.

Examinée au microscope, la kiestéine offre l'aspect d'une masse gélatineuse sans forme déterminée ; on y découvre bien quelquefois des cristaux cubiques assez volumineux, mais seulement lorsqu'elle a vieilli. On y a cherché inutilement les animalcules annoncés par quelques auteurs dans l'urine des femmes grosses. — Quelques sujets atteints de phthisie, d'abcès par congestion, de catarrhe vésical, ont présenté une couche blanchâtre analogue ; mais, suivant M. Éguisier, au lieu de disparaître au bout de quelques jours, comme la kiestéine, elle augmente d'épaisseur, et se couvre d'une grande quantité de moisissures.

Suivant les observations de M. Kant, l'apparition de la kiestéine dont nous avons relaté les phases serait variable. Elle ne se serait montrée dans certains cas qu'au bout de trente-six heures, et dans d'autres seulement au sixième jour.

Son aspect serait variable aussi. Tantôt elle ne consisterait que dans quelques lignes striées ; d'autres fois elle ressemblerait à une légère couche graisseuse semblable à celle que l'on observe sur le bouillon refroidi.

Le docteur Bird avance qu'elle exhale une odeur de fromage. M. Kant n'a constaté ce caractère que sept fois sur quatre-vingt-cinq.

La *kiestéine* paraît exister dans l'urine de la femme depuis le premier mois jusqu'à l'accouchement ; M. Emm. Rousseau l'a reconnue dans l'urine de quelques femelles d'animaux : nous l'avons vue paraître, dit l'auteur de cette note, quelquefois au bout de vingt-quatre heures, rarement après le sixième jour. Des vingt-cinq femmes dont il a relevé l'observation, dix-sept étaient enceintes de quatre à neuf mois. L'état de gestation n'était pas douteux ; quatre étaient enceintes de un à quatre mois, quatre étaient en traitement pour diverses affections (sciatique, ascite, ulcération du col, maladie non déterminée de l'utérus).

On assigne d'ailleurs à cette matière les propriétés physiques et chimiques suivantes : la kiestéine est neutre, insoluble dans l'eau et dans les alcalis comme l'albumine. Il en est de même à l'égard d'un mélange de savon et d'ammoniaque comme le mucus; ou de l'éther et de l'alcool bouillant comme la graisse. L'urine qui la fournit ne se coagule pas par l'ébullition, ainsi que le fait l'urine albumineuse; mais elle laisse déposer, par le refroidissement, une poudre blanche abondante. Cependant la kiestéine est précipitée par le bichlorure de mercure, par la plupart des acides forts et par les solutions astringentes (M. Éguisier). MM. Bonastre et Nauche la considèrent comme un corps nouveau, de nature gélatino-albumineuse.

La *Gazette des hôpitaux*, d'où nous avons extrait la description précédente en ce qui concerne les faits avancés par M. Éguisier, renferme des observations de grossesses qui ne furent révélées que par la présence de la kiestéine. On conçoit que si le signe indiqué par M. Éguisier est exact et dégagé de toute cause d'erreur, il fournira un signe de grossesse d'autant plus précieux, qu'il se montre à une époque où les autres moyens d'exploration ne fournissent que peu de lumières, et qu'il devient au contraire de moins en moins prononcé au fur et à mesure des progrès de la grossesse; l'expérience seule pourra prononcer à cet égard.

Les divers signes que nous venons de passer en revue sont-ils applicables à la grossesse extra-utérine, comme à la grossesse utérine?
Règle générale, il est beaucoup plus difficile de constater cette espèce de grossesse. Des trois signes certains, un d'eux manque presque constamment, puisque le fœtus est placé hors de la cavité utérine : c'est le ballottement, l'une des ressources, l'un des caractères le moins infaillibles de la grossesse. Il est vrai que les mouvements actifs du fœtus sont plus sensibles, parce que les parois abdominales séparent seules la main d'avec le fœtus. Quant aux battements du cœur de l'enfant, perçus par le stéthoscope, ils sont, en général, plus appréciables.—Le souffle placentaire existe-t-il dans ces sortes de grossesses? C'est une question encore non résolue; si ce phénomène dépend de la présence des sinus du placenta, on pourra

le rencontrer ; s'il est, au contraire, le fait de l'ampliation des artères utérines et de la grande activité de ces vaisseaux, il est douteux qu'on l'observe ; car, tout en admettant qu'il se développe un système vasculaire dans le point d'insertion du placenta, dans la cavité abdominale, jamais il ne sera aussi considérable, puisqu'il n'est destiné qu'à entretenir la vie de relation de la mère avec l'enfant ; tandis que, dans le premier cas, il a non seulement ce but, mais encore il a pour objet de fournir les matériaux de l'accroissement énorme qui survient dans la nutrition des parois de la matrice, nutrition destinée à donner à son tissu des propriétés contractiles et une force musculaire qu'elle ne possède pas hors le temps de la gestation.

Au surplus, ce qui dérangera tout calcul à cet égard, c'est qu'en général le fœtus ne vit pas au-delà du troisième mois dans les grossesses extra-utérines tubaires (Chaussier). Les grossesses ovarique et abdominales atteignent le terme ordinaire, et se prolongent souvent au-delà de l'époque de neuf mois. On cite des faits fort remarquables à ce sujet : Un enfant ossifié, resté vingt-huit ans dans le ventre de sa mère, morte à Sens en 1582 ; une femme de Dôle, en Franche-Comté, devenue grosse à trente-huit ans, et qui mourut quinze ans après, sans être accouchée, 1661. François Bayle a donné l'observation raisonnée d'un fœtus resté vingt-cinq ans dans le sein de sa mère. Bartholin cite une femme chez laquelle, cinq ans après l'époque où elle aurait dû accoucher, il se forma plusieurs abcès au ventre, qui donnèrent chacun issue à des portions de fœtus, en différents temps et à des intervalles fort éloignés ; le dernier n'eut lieu que dix-neuf ans après l'apparition du premier.

Il est encore un signe qui manque dans les grossesses extra-utérines : c'est l'accroissement en volume de l'utérus. Toutefois il ne faudrait pas établir ce fait comme un principe. Ainsi, dans les grossesses extra-utérines interstitielles et dans celles qui ont leur siége au point d'insertion de l'une des trompes à la matrice, il y a toujours un accroissement en volume de la matrice, accroissement dont les limites sont variables, comme les cas particuliers eux-mêmes, et à l'occasion duquel il est impossible de rien préciser. Bertrand, Santorius, Weincknecht père, Simmons, Harthmann et Chaussier, ont cité des cas dans lesquels l'utérus avait été triplé de volume dans des grossesses tubaires.

La grossesse extra-utérine pourrait donc, dans beaucoup de

cas, simuler des affections morbides : aussi serait-elle, sous le rapport du diagnostic, l'écueil des plus célèbres accoucheurs. Toutefois M. Velpeau émet à cet égard une opinion tout à fait opposée (*Traité d'accouchements*, 2ᵉ édit., 1835, t. I, p. 227). La grossesse extra-utérine a des caractères si tranchés qu'il est en général très facile de les saisir à partir du troisième mois. Le kyste proéminant à la fois dans le haut du vagin et dans le rectum, est promptement reconnu par le doigt, qui, dans certains cas, va jusqu'à distinguer le fœtus ou ses différentes parties. La rétroversion seule pourrait en imposer alors; mais on évitera la méprise en se rappelant qu'ici le museau de tanche est tout à la fois relevé et dirigé en avant, tandis que là il est repoussé au-dessus des pubis avec la matrice, qu'on trouve par l'exploration hypogastrique, et qu'il continue le plus souvent de regarder en bas.

Quant aux signes distinctifs des différentes espèces de grossesses extra-utérines, ils sont trop incertains pour mériter la moindre confiance. En résumé, on devra, pour établir le diagnostic, dans ces sortes de cas, tenir compte du développement d'une tumeur dans un point ordinairement latéral de l'abdomen, avec peu ou point d'augmentation de volume de l'utérus; battements du cœur du fœtus; mouvements actifs, et tous les signes dits équivoques de la grossesse. En général, les grossesses extra-utérines n'atteignent pas le terme de neuf mois, elles se terminent par des ruptures dans l'abdomen, des hémorrhagies avec épanchement de sang dans cette cavité; et une péritonite aiguë vient enlever la malade.

Le diagnostic de la grossesse peut encore être modifié dans les cas où elle est *composée*, et dans ceux où elle est *compliquée*. En premier lieu, c'est-à-dire lorsque plusieurs fœtus existent dans l'utérus, le volume de cet organe est du premier abord très considérable; le mouvement de ballottement est plus sensible du troisième au sixième mois de la grossesse que plus tard; les mouvements actifs du fœtus ainsi que les battements du cœur se perçoivent sur plusieurs points différents de la matrice.

Lorsque la grossesse est compliquée d'affections qui peuvent simuler cet état, ce dont nous parlerons plus loin, cette complication ne peut qu'ajouter aux difficultés du diagnostic. Mais il importe moins au médecin légiste d'en préciser la nature, que de reconnaître la grossesse.

L'observation suivante prouve à quelles erreurs on pourrait

être conduit, si, pour constater la grossesse, on s'en tenait à des sensations éprouvées par la femme, et si on négligeait l'observation des trois signes certains de la gestation :

Une dame de quarante-sept ans, d'une forte constitution, avait eu depuis l'âge de quinze ans, époque de son mariage, quatre couches heureuses et cinq fausses couches, à différentes époques de la gestation. Les règles disparurent dans sa quarante-sixième année, et, à dater de ce moment, elle éprouva tous les signes de la grossesse. A quatre mois de la suppression des règles, le ventre avait acquis le développement qu'il présente à cette époque de la grossesse. Madame S..... eut alors tous les symptômes avant-coureurs de l'avortement; à quatre mois et demi, elle sentit distinctement tous les mouvements de l'enfant. M. Chaudon pratiqua alors le toucher; le ventre était au moins aussi volumineux qu'il l'est à cette époque de la grossesse : il était, de plus, tendu, sensible à la pression. La partie supérieure d'une masse oblongue, qu'il prit pour la matrice, dépassait l'ombilic d'un pouce et demi à peu près. Le doigt introduit dans le vagin, il trouva le col de l'utérus et cet organe lui-même, dont il pouvait toucher une partie de la face postérieure, dans l'état naturel ; ce qui le porta à affirmer qu'il n'existait pas de grossesse. Le surlendemain, des mouvements analogues à ceux produits par la présence d'un fœtus se manifestèrent ; ce qui confirma madame S..... dans l'idée qu'elle était grosse. A huit mois et demi, les mouvements étaient plus forts qu'ils n'avaient jamais été; les seins, très volumineux, laissaient suinter une humeur lactescente. Quelques jours après, des douleurs de reins survinrent ; une légère perte se manifesta et n'apporta aucun changement à la tumeur. Trois jours plus tard, madame S..... vint annoncer à M. Chaudon qu'elle était accouchée sans faire d'enfant. Ses mamelles étaient affaissées, son ventre diminué de plus de moitié; il était très flasque, et tout cela sans qu'il survînt de pertes sanguines, d'évacuations alvines, d'urine ou de sueur, sans issue de vents ni de lait par la matrice. La santé s'est parfaitement rétablie ; les règles ont reparu, et coulent comme avant la suppression.

Quels sont les états, maladies ou moyens qui peuvent simuler la grossesse ?

A leur tête nous placerons la *fausse grossesse spasmodique ou nerveuse.* Développement de l'utérus et des mamelles ; utérus dur et pesant ; pertes utérines d'un sang séreux ; augmentation assez rapide des parois abdominales, souvent même très rapide. Lait ou humeur analogue à du lait, sécrétée par les mamelles ; quelquefois même il se manifeste, à une certaine époque de la grossesse, un travail analogue à celui de l'accouchement. Mais, absence de ballottements, de battements du cœur du fœtus, et de mouvements actifs. Les phénomènes de la fausse grossesse sont si analogues à la grossesse vraie, que les femmes qui ont eu plusieurs enfants s'y trompent quelquefois. Tel est le cas rapporté par Mauriceau. Une femme de quarante-quatre ans avait eu dix grossesses ; elle se croyait enceinte de huit mois, gardant exactement le lit à cause d'une chute qu'elle avait faite depuis six jours. Elle craignait un accouchement prématuré ; elle sentait depuis quatre mois les mouvements actifs de l'enfant. Mauriceau la désabusa. Du reste elle présentait tous les signes dits incertains de la conception et de la grossesse. Gérard de Lyon, Baudelocque et Chaudon ont rapporté des exemples remarquables de cette espèce de fausse grossesse (on sent bien des mouvements en palpant l'abdomen, mais ce sont des mouvements de spasme, ou de l'utérus, ou des intestins, et non pas les mouvements actifs du fœtus ; il faut bien les distinguer. Le docteur Tardieu a publié dans les *Annales d'hygiène et de médecine légale* (tom. XXXIV, pag. 428) un Mémoire sur les fausses grossesses auquel nous empruntons plusieurs faits.

Grossesse prétendue datant de trois ans et demi. — Efforts d'accouchement revenant tous les neuf mois. — La femme qui fait le sujet de cette observation se nomme Catherine Artaud, née Beziot ; elle est âgée de quarante-quatre ans, a toujours habité Rochefort (Charente-Inférieure), où elle est née et n'a jamais eu d'autre état que d'aller travailler en journées. Cette femme, d'une constitution peu robuste, d'un tempérament lymphatique bien dessiné, est arrivée à l'âge de quarante ans sans avoir été sérieusement malade. Elle ne paraît avoir eu aucune affection aiguë, et n'a présenté aucun trouble du côté du système nerveux ni de la menstruation. En somme elle a joui d'une bonne santé ; mais sa vie a toujours été assez misérable. Mariée à un marin qui était souvent éloigné d'elle, elle avait peine à se suffire à elle-même. Il ne semble pas qu'elle ait été soumise à aucune influence morale particulière ; et rien n'est à noter non plus dans les antécédents de sa famille.

Catherine n'a eu qu'un enfant il y a environ six ans : sa grossesse et ses couches ont été parfaitement régulières. Elle n'avait pas été réglée pendant la durée de la gestation, et était accouchée à terme d'un enfant bien conformé qu'elle a perdu. Sa santé, bien rétablie, ne s'est pas altérée pendant les deux ou trois premières années qui suivirent sa couche. Aucun dérangement n'était survenu notamment dans la menstruation, lorsqu'il y a trois ans et demi environ les règles se supprimèrent sans que la santé en souffrît ; les seins se développèrent et en même temps le ventre commença à grossir. C'est de ce moment que date l'histoire que raconte cette femme.

Quatre mois et demi après la cessation des règles, elle sentit remuer et n'eut plus de doute sur l'existence d'une nouvelle grossesse. Cependant les règles reparurent vers le cinquième mois, et revinrent dès lors régulièrement jusqu'à l'époque actuelle (nous en avons nous-même constaté l'existence). Au bout de neuf mois de gestation, le terme étant arrivé, le travail commença ; il fut extrêmement pénible, et dura deux jours et deux nuits. Catherine, qui était instruite par sa propre expérience, sentit le produit de la conception descendre ; elle sentit même les eaux s'écouler et des débris de poche sortir. Enfin, pour compléter l'accouchement, il ne manqua qu'une seule chose : un enfant. Les douleurs cessèrent ; mais le ventre, les seins conservèrent leur volume ; la gestation continua.

Depuis cette époque, le ventre n'a pas cessé d'être le siége de mouvements analogues à ceux qui avaient lieu pendant la grossesse. Ces mouvements sont d'autant plus violents que l'enfant et la mère sont restés plus longtemps sans prendre de nourriture. Ils s'accompagnent alors de douleurs très fortes dans les reins. Dans cet état, Catherine ne peut plus travailler ; elle ne marche qu'avec peine, et a été forcée de passer quelque temps à l'hôpital de Rochefort, où elle a été soumise à l'observation de M. le docteur Clémot. Les approches de son mari, répétées comme d'ordinaire, lui causaient d'assez vive douleur. Jamais il n'est sorti de gaz par les parties génitales. Ce n'est pas tout : lorsque arrive le terme fatal de neuf mois, un nouveau travail recommence, tout aussi pénible, mais tout aussi infructueux que le premier. Cette époque doit arriver pour la cinquième fois au mois d'octobre prochain. En attendant, lasse de ne trouver dans son pays aucun soulagement, la malade est venue à Paris implorer les secours de la science. Elle est entrée à l'hôpital de la Charité vers la fin du mois de mai 1845, et a été placée dans le service de M. Rayer, d'où elle est momentanément passée à la clinique de M. le professeur Bouillaud, qui en a fait l'objet d'une leçon extrêmement intéressante.

L'aspect extérieur de cette femme est assez remarquable. Sa taille, très petite, offre une disproportion frappante entre les extrémités inférieures, qui sont extrêmement courtes, et le buste, qui est assez développé ; la tête est aussi très forte, l'embonpoint est assez considérable ; la peau, et surtout celle de la face, est blafarde, quoique un peu colorée par le hâle. Les cheveux sont d'un blond jaunâtre, courts et rudes. L'expression de la physionomie est presque hébétée ; et cependant les yeux respirent parfois une certaine astuce. La parole est libre, les réponses assez nettes, la mémoire très présente en ce qui concerne les détails que nous venons de rapporter. Les seins présentent un certain développement ; ils ne contiennent pas et n'ont jamais contenu de lait. Quant à l'abdomen, il a le volume de celui d'une femme au septième ou au huitième mois de la grossesse ; il est d'ailleurs plus globuleux, mais cependant assez uniformément distendu ; la dépression ombilicale n'est pas effacée. La palpation constate une dureté, une résistance générale et presque partout égale. En déprimant les parois, on ne trouve du reste aucune tumeur dans le ventre. La percussion, soit superficielle, soit profonde, donne partout un son clair presque tympanique, si ce n'est peut-être tout à fait dans le flanc droit où le son est par moments obscur ; il n'y a cependant pas de matité, pas plus que dans la région sus-pubienne. L'auscultation permet de constater avec certitude l'absence de tout bruit de souffle dans le système vasculaire abdominal.

Lorsqu'on applique la main sur le ventre, ou même par la simple inspection, on découvre qu'il est le siége de mouvements très énergiques, très variés et presque continuels. Tantôt c'est une ondulation qui va d'un côté à l'autre ; tantôt la masse tout entière se déplace et se porte alternativement à droite et à gauche en s'allongeant de manière à former une saillie considérable d'un côté pendant que l'autre est aplati. Enfin, par moments, c'est un choc rapide, violent, dirigé de haut en bas ou d'arrière en avant, et qui heurte et soulève les parois du ventre. Pendant que ces mouvements s'exécutent, le bassin et le reste du corps demeurent complétement immobiles ; la femme est étendue sur le dos ; les mains seules s'appuient quelquefois sous les reins, qui, au dire de Catherine, sont comme déchirés par de vives douleurs. Il est à noter, du reste, que l'observation à laquelle elle est soumise, l'attention dont elle est l'objet, augmentent beaucoup ces accès, qui sont presque nuls lorsqu'elle est tranquille. Quand on la fait descendre de son lit, on voit qu'elle marche péniblement, le corps renversé en arrière, les jambes très écartées ; elle se balance presque continuellement en se soutenant le ventre avec les mains, afin, dit-elle, de bercer son enfant. Du reste, les mouvements ne cessent pas dans la station, ils sont seulement moins violents.

Catherine prétend qu'elle entend souvent l'enfant qu'elle porte dans son sein soupirer et pousser des gémissements plaintifs dont elle imite le son et qu'elle dit avoir fait entendre à une de ses voisines. Celle-ci, interrogée sur cette circonstance, déclare qu'elle a entendu de simples borborygmes et qu'elle s'est bien gardée d'attribuer ce bruit aux plaintes d'un enfant. Mais une des filles de service n'hésite pas à affirmer que c'est le cri d'une grenouille ou d'un crapaud. La nuit, bien que la malade soutienne qu'elle ne dort pas, elle a un sommeil très calme et se réveille seulement une ou deux fois pour manger.

Le toucher, pratiqué par le vagin et par le rectum, montre de la manière la plus évidente l'état de vacuité de l'utérus, et l'absence de toute tumeur abdominale. Le col de la matrice est dur et allongé ; l'orifice est étroit, les lèvres assez fortes et d'une bonne consistance.

Rétention du sang des règles. — Absence de menstruation, augmentation du ventre, ayant principalement lieu aux époques de la menstruation ; gonflement des mamelles ; signes généraux communs à tout accroissement de l'utérus ; phénomènes hystériques ; douleurs abdominales à chaque époque ; matrice dure, tendue, remplissant de plus en plus la cavité du bassin, et simulant parfaitement la vraie grossesse. Mais cet état s'observe particulièrement chez les jeunes filles qui n'ont pas été réglées. Il existe alors un obstacle mécanique à l'évacuation des règles, obstacle qui consiste dans l'imperforation de la membrane hymen, ou dans une membrane accidentellement placée sur la longueur du canal du vagin, ou même à l'orifice de l'utérus (*atrésie*). Ce dernier cas peut présenter des difficultés très grandes de diagnostic. De plus, absence des trois caractères spécifiques de la grossesse.

Simple suppression de règles. — Tous les phénomènes généraux de la grossesse, mais l'utérus occupant toujours le même volume et ne présentant pas les trois phénomènes caractéristiques.

Roussel parle d'une femme qui, ayant tous les symptômes de la grossesse, suppression des règles, volume du ventre, seins gorgés de lait, mouvements du fœtus, en fut débarrassée au bout de neuf mois par une perte. Les mêmes phénomènes revinrent ainsi tous les neuf mois pendant vingt ans. A l'autopsie on trouva les organes génitaux dans l'état naturel.

Polype utérin. — Une seule variété peut tenir l'expert dans l'incertitude. C'est celle dans laquelle le polype a son siége dans l'épaisseur même des parois de l'organe; car, dans l'autre variété, le polype vient toujours, après un certain laps de temps, faire saillie au col utérin, le plus souvent même il le dépasse; et l'on peut sentir une tumeur arrondie, pédiculée, sur le pédicule de laquelle se dessine le col de l'utérus. Les pertes fréquentes qui accompagnent cette affection concourent encore à la certitude du diagnostic.

Hydrométrie, ou hydropisie utérine. — Ordinairement suppression de la menstruation; développement insensible et gradué de l'utérus, avec sa réaction sur toute l'économie; fluctuation de cet organe; mais état maladif plus ou moins marqué, quelquefois œdème des membres abdominaux à une époque antérieure à celle où ce phénomène se manifeste chez les femmes grosses. Absence de mouvements actifs, de ballottement et de battements du cœur du fœtus.

Physométrie. — (Air ou autre gaz dans la cavité de l'utérus). Même état de l'utérus sous le rapport de son développement et de ses réactions sympathiques; mais des gaz s'échappent de temps en temps de la cavité de cet organe, souvent on parvient à en faire sortir par une pression brusque exercée de bas en haut. L'utérus donne la sensation élastique d'un ballon, et non pas celle d'un corps plein d'un liquide. Ce caractère, il est vrai, est souvent difficile à apprécier; mais, dans tous les cas, les phénomènes caractéristiques sont toujours la ressource du médecin pour reconnaître l'erreur, ou pour émettre un doute.

C'est dans cet état de l'utérus que la plessimétrie pourrait être d'un grand secours. Mais la physométrie peut venir compliquer la grossesse et ajouter à la difficulté du diagnostic, comme le démontre le fait suivant :

Physométrie accompagnant la grossesse. — La femme qui fait le sujet de cette observation présentait une pneumatose probablement utérine, en même temps qu'elle était enceinte... Ordinairement à deux heures après midi elle commençait à ressentir des douleurs lancinantes dans toutes les parties du bas-ventre qui devenaient plus aiguës et plus fréquentes jusqu'à la fin de la soirée. Ces douleurs allaient ensuite en diminuant, et deux ou trois heures avant midi elles disparaissaient tout à fait. Pendant ces entrefaites, on pouvait sentir au bas-ventre de petites tu-

nieurs de la grosseur d'une noix ou de celle d'un œuf de poule, mobiles
et disparaissant avec une grande rapidité lorsqu'on cherchait à les suivre :
on le pouvait pendant quelques instants, mais il arrivait tout à coup de les
voir s'évanouir sous les doigts. (*Recueil d'obs. sur des cas de grossesses
douteuses*, par G.-S. Schmitt, de Vienne, traduit par Stolez. Strasbourg,
1829.)

Hydropisie ascite. — Tout en amenant un développement de
l'abdomen, et quelquefois une aménorrhée, cette affection simulera rarement la grossesse, en tenant compte : 1° de l'absence des
signes caractéristiques de la grossesse ; 2° de la vacuité de l'utérus ; 3° de cette circonstance que la fluctuation du ventre sera
superficielle et d'autant plus sensible, que l'on fera coucher le
malade du côté où on en percevra la sensation.

Une femme, affectée d'une hydropisie ascite consécutive à la phthisie
pulmonaire, et mère de huit enfants, affirmait qu'elle était enceinte ; en
appliquant les deux mains froides sur le bas-ventre, on sentait des mouvements assez forts dans la région de l'utérus, comme si l'enfant eût donné
des coups de genou et de coude ; le toucher faisait pourtant reconnaître
que l'utérus était vide. Le docteur Frank annonça dès lors que la femme
n'était pas grosse ; un autre médecin fut d'un avis contraire. La malade
mourut après trois semaines : on pratiqua l'opération césarienne, et il
sortit de la cavité abdominale une grande quantité d'eau. L'utérus était
racorni et rapetissé comme chez les femmes avancées en âge. *Quelques
tumeurs dures, anguleuses*, étaient adhérentes au péritoine par des pellicules membraneuses assez longues ; ces tumeurs, libres et flottantes dans la
cavité abdominale, *avaient simulé les mouvements d'un fœtus.* (P. Frank,
Trait. de méd. prat., trad. par Gaudereau, t. IV, p. 170.)

*Ascite avec tumeurs flottantes dans le péritoine simulant la
grossesse et les mouvements du fœtus.* — Nous avons traité sans succès, à Bruchsal, pendant quelques semaines, une femme de quarante-
quatre ans, affectée d'une ascite consécutive à la phthisie pulmonaire.
Elle nous retira sa confiance, surtout parce que nous ne voulions pas
croire avec elle qu'elle était enceinte. « Je suis mère de huit enfants,
nous disait-elle ; les mouvements du fœtus dans la matrice ne me sont
donc pas inconnus. » En effet, appliquant les deux mains froides sur le
bas-ventre, nous sentions nous-même des mouvements assez forts dans
la région de l'utérus, comme si l'enfant donnait des coups de genou ou
de coude. Nous avions bien présents à la mémoire quelques exemples de
grossesses tardives : mais comme l'utérus paraissait vide, en l'explorant
avec le doigt nous persistâmes dans la négative. On appela un autre médecin très expérimenté ; il se laissa induire en erreur par l'assertion de la
femme et par les mouvements qu'il reconnut dans le bas-ventre. Enfin la
malade mourut au bout de trois semaines. On se hâta de pratiquer l'opération césarienne : il sortit de la cavité abdominale une grande quantité
d'eau ; l'utérus était racorni et rapetissé comme chez les femmes avancées
en âge ; quelques tumeurs dures, anguleuses, étaient adhérentes au péritoine par des pédicules membraneux assez longs. Ces tumeurs libres et
flottantes dans la cavité, avaient simulé les mouvements du fœtus.
(P. Frank, *Traité de méd. prat.*, t. II, p. 73. Paris, 1842.)

Schmitt, dans l'intéressant mémoire que nous avons eu déjà occasion de citer, rapporte cinq exemples d'ascite confondue avec une grossesse. Dans l'un de ces cas, la femme prétendait « sentir des mouvements comme dans la grossesse, et qui se » faisaient remarquer à l'extérieur par des élévations momenta- » nées de différents points du ventre..... Les mouvements dans » le ventre continuaient et se laissaient si bien voir et sentir » extérieurement, que même son médecin, d'ailleurs très ju- » dicieux, fut induit en erreur. » L'observation suivante, qui appartient à P. Frank, est plus remarquable encore par les détails qu'elle renferme et qu'a confirmés l'autopsie cadavé- rique.

Hydropisie enkystée de l'abdomen. — Cette espèce d'affection peut quelquefois simuler la grossesse d'une manière assez par- faite. Tel est le cas où elle siège dans un point avoisinant la place qu'occupe l'utérus, car alors elle peut reproduire la forme de cet organe dans son état de développement. Elle pourrait être accompagnée d'absence de la menstruation ; elle donnerait alors la sensation d'une fluctuation sourde et profonde ; mais l'utérus serait vide, et les signes principaux de la grossesse manqueraient encore.

Nous en dirons autant de l'*engorgement squirrheux des ovaires*, affection qui a fait naître quelquefois des doutes à cause de sa situation habituelle.

Péritonite chronique. — Des erreurs ont aussi été commises par des médecins peu attentifs, à cause des borborygmes qui l'ac- compagnent fréquemment, et que l'on a pu confondre avec les mouvements actifs du fœtus.

La tympanite ne peut guère être une source d'erreur : la forme de l'abdomen, sa résonnance générale par la percussion, et la tension du ventre, sont des indices puissants de l'absence de toute grossesse. Toutefois, elle peut être une source d'erreur ainsi que le démontre le fait suivant :

Grossesse apparente produite par une tympanite intestinale. — Une jeune dame éprouve quelque temps après son mariage une suppression de règles accompagnée de dégoût, de salivation, de nau- sées, de légers vomissements, de gonflement dans les seins. Le ventre se tend peu à peu. A l'époque du quatrième mois, cette dame sent des mouvements intérieurs qu'on prend pour ceux de l'enfant. Elle se porte d'ailleurs très bien, conserve son emponpoint ; ses digestions se font avec facilité. Les mamelles filtrent une sorte d'humeur laiteuse ;

l'aréole brunit; tout, en un mot, fait croire à l'existence d'une bonne et vraie grossesse. Levret, qui devait accoucher cette dame, le pensait ainsi. La mort ayant enlevé cet accoucheur, on fait choix pour le remplacer de Baudelocque, qui fait sa première visite avec Lorry. Ce médecin, en portant la main sur le ventre de la dame, dit qu'il sent les mouvements de l'enfant. Baudelocque porte à son tour la main sur le ventre, sent un mouvement intérieur, mais déclare que ce n'est pas là le mouvement d'un enfant; il touche, trouve la matrice petite, non développée et dans un très grand état de maigreur. Il annonce qu'il n'existe pas de grossesse, et que la tension des parois du ventre est due à de l'air contenu dans les intestins. Vingt-quatre heures après cet examen, la dame éprouve quelques douleurs et pense que son accouchement va se terminer. Se croyant à la fin du neuvième mois de sa grossesse, elle prépare tout ce qui lui est nécessaire, se couche, et fait appeler Baudelocque, qui revient, touche une seconde fois et porte le même jugement. Peu de temps après il se manifeste des coliques qui sont suivies de l'expulsion d'une très grande quantité d'air par l'anus et de l'affaissement du ventre. (Murat, *Dict. des sc. méd.*, art. *Grossesse*, p. 422.)

La vessie distendue par de l'urine ou des gaz a plusieurs fois fait commettre des méprises. Mais d'abord la tumeur qu'elle forme est oblongue et pointue à son sommet; ensuite une sonde, introduite dans cet organe, fait disparaître la tumeur par l'évacuation de l'urine qu'elle procure.

Enfin la malade n'urine pas ou n'urine que par regorgement, c'est-à-dire d'une manière continue.

Dans les faits qui précèdent, nous avons toujours rencontré une condition physique et en quelque sorte matérielle à laquelle pouvaient être rapportés plus ou moins directement les mouvements dont l'abdomen était le siége. Il n'en est pas toujours ainsi. On voit, en effet, de simples mouvements spasmodiques et convulsifs des muscles du bas-ventre, pris pour les mouvements actifs d'un fœtus. Schmitt l'a observé deux fois chez des femmes hystériques; et l'on peut rattacher à cette catégorie le fait curieux cité par De La Motte. (*Traité complet des accouchements*, in-4°, p. 49. Paris, 1722.)

Fausse grossesse avec commencement de travail prématuré et mouvements sensibles. — « Le 29 décembre de l'année 1685, une femme âgée de quarante-cinq ans ou environ, de la paroisse de Morville et mariée en secondes noces, me consulta sur sa grossesse. Elle en avait véritablement tous les signes équivoques. Parvenue entre le sixième et le septième mois, après une chute de cheval, elle fut attaquée de douleurs dans le ventre avec une légère perte de sang. Elle m'envoya quérir en diligence. Je trouvai cette femme avec des douleurs qui ressemblaient beaucoup à celles de l'accouchement et avec un mouvement sensible à la vue et à la main; mais je trouvai la matrice dans l'état naturel. » De La Motte ajoute : « Le mouvement sensible que j'y remarquai fit que je la crus grosse jusqu'à ce que je l'eusse touchée pour m'en instruire à fond. Je jugeai que ce mouvement sensible qui se faisait remarquer était causé par la quantité d'humeurs qui s'étaient aigries par leur long séjour, lesquelles venant à irriter la matrice, donnaient occasion à ce mouvement. »

Môles, ou *faux germes*. — Avant d'exposer leurs caractères distinctifs d'avec la grossesse, rappelons les traits principaux qui leur sont propres. Une première espèce est formée par les membranes du fœtus, l'eau de l'amnios et quelques débris d'embryon, tels que filaments flottants, reste de cordon, ou de petits corps charnus informes ; ce sont les rudiments d'un embryon arrêté dans son développement. Ces môles ne persistent presque jamais au-delà de deux ou trois mois ; et, quoiqu'elles soient accompagnées de phénomènes généraux propres à une grossesse commençante, l'expert ne pourrait acquérir la certitude de la grossesse qu'au moment où son produit va précisément être expulsé au dehors.

Une seconde espèce, désignée sous le nom de *môle charnue*, consiste dans des masses, dont le volume varie depuis celui d'un œuf de poule jusqu'à celui de la tête d'un enfant ; cependant le volume de ces môles peut aller au-delà, et leur poids s'élever quelquefois jusqu'à deux ou trois livres. Leur tissu est compacte, sans cavité ou avec cavité ; et, dans ce dernier cas, la môle renferme de l'eau et quelques débris de fœtus ; si on l'incise, on trouve dans un point, un tissu qui ressemble à celui du placenta ; là, une matière calcaire ; ailleurs, un tissu fibreux ; plus loin, des hydatides ou des débris de fœtus : telle était la môle dont Ruisch nous a laissé la figure.

On rencontre quelquefois deux môles charnues. Une môle peut coïncider avec une grossesse ; dans ce cas, son expulsion précède de plusieurs mois celle de l'enfant. Si la môle et le fœtus sortent ensemble, l'accouchement se fait *bien avant* terme. Cependant on a vu des môles dépasser de beaucoup le terme ordinaire de la grossesse ; car plusieurs sont restées quatorze mois et même des années dans l'utérus.

Ce genre de môle peut offrir des difficultés de diagnostic. Outre les phénomènes généraux de la grossesse, la matrice se développe peu à peu, revêt la forme ordinaire ; mais on y chercherait en vain, et le *mouvement de ballottement*, puisque la môle est adhérente dans tous ses points à l'utérus ; et les *mouvements spontanés* du fœtus ; et les *phénomènes que donne l'auscultation*.

« Ce n'est pas, dit A. Paré, que la femme qui a une môle dans
» la matrice ne sente quelquefois une espèce de mouvement
» comme je l'ai veû arriver à plusieurs femmes ; mais ces sortes
» de mouvements sont bien différents de ceux d'un enfant, car
» l'enfant a de soy un mouvement volontaire de totalité et
» de partialité. Si la femme qui a une môle sent remuer quelque
» chose d'extraordinaire dans son ventre, ce sont des tressaille-
» ments ou espèces de mouvements convulsifs de la matrice qui
» sont causez par l'irritation du corps étrange qu'elle contient.
» J'ay veû des femmes en avoir de si violents, qu'on eust dit
» qu'elles auroient eû effectivement plusieurs animaux enfermez
» dans leur ventre. »

La troisième espèce de môle est celle que les auteurs ont appelée *vésiculaire ;* sa masse est principalement constituée par des
hydatides, mais on y retrouve des rudiments de fœtus. Tantôt
la masse est placée dans un placenta, d'autres fois un chapelet
d'hydatides est attaché à un cordon. Ces môles séjournent beaucoup plus de temps dans la matrice, on en a vu qui sont restées
pendant six ans ; leur volume est considérable, car le poids de
quelques unes a égalé quinze livres. — C'est toujours aux trois
caractères principaux de la grossesse qu'il faut avoir recours
pour distinguer cette conception vicieuse. Le diagnostic en est
parfois fort obscur.

On peut voir tout d'abord que si l'existence des môles ou
germes avortés est, pour le médecin chargé de déterminer si
une femme est enceinte, l'objet de grandes difficultés de diagnostic, elles peuvent aussi être envisagées sous un autre point
de vue, c'est celui de l'*avortement.* Aussi lorsque nous traiterons
de ce sujet, nous entrerons dans des détails de structure, à
l'égard du faux germe ; détails qu'il nous paraît déplacé de reproduire ici.

*En supposant qu'une femme soit enceinte, de quelle époque date
la grossesse ?*

Cette question, plus facile à résoudre en apparence, offre
cependant de grandes difficultés ; elle est surtout délicate, alors
qu'elle est faite dans le but d'interpréter l'article 340 du Code
civil. « La recherche de la paternité est interdite. Dans le cas
d'enlèvement, lorsque l'époque de cet enlèvement *se rapportera à celle de la conception*, le ravisseur pourra être, sur la

demande des parties intéressées, déclaré père de l'enfant. » Et aussi pour les articles 725, 906, 762, 357, 272 et 274 du Code civil.

Dans les circonstances habituelles de la vie, les accoucheurs prennent pour point de départ le milieu du temps qui sépare le moment de la dernière menstruation et celui où les règles ont cessé de paraître pour la première fois. Mais alors la femme n'a aucun intérêt à assigner une époque donnée à sa grossesse Fût-elle même véridique dans son rapport, son renseignement exact pourrait encore, dans des cas assez nombreux, induire l'expert en erreur; car, chez beaucoup de femmes, les règles ne disparaissent complétement qu'au deuxième ou même au troisième mois, et quelquefois elles ne disparaissent pas du tout, puisqu'on a cité des femmes qui ne voyaient que lorsqu'elles étaient grosses. Ce caractère manquera encore dans les circonstances où les femmes auront conçu avant d'avoir été réglées, et aussi dans ceux où elles ne le sont jamais, en sorte qu'il offre une ressource de peu de valeur au médecin légiste. (Voir d'ailleurs le tableau que nous produirons à l'article *Naissances précoces et tardives.*)

Il faut qu'il puise des lumières dans les époques auxquelles il peut apprécier :

1° Les mouvements actifs du fœtus : du quatrième au cinquième mois ;

2° Les mouvements passifs ou le ballottement : dans le cours du cinquième mois.

3° Les bruits du cœur et de souffle : à une époque variable entre le troisième et le septième mois.

C'est surtout dans la solution de cette question que la situation de l'utérus et son volume lui fourniront des données assez exactes. Faisons observer qu'ici nous partons de ce point, que la grossesse est constatée, et, par conséquent, que c'est bien à la grossesse qu'il faut attribuer l'état de cet organe. On recherchera donc quelle est la hauteur que l'utérus occupe dans l'abdomen, en tenant compte de ce fait, que chez les femmes qui ont déjà conçu plusieurs fois, l'utérus s'élève toujours un peu moins haut. C'est là le seul caractère qui puisse offrir quelque approximation un peu exacte pour arriver à la solution de cette question. (Voyez, pour ce qui concerne le développement de la matrice, la page 118).

Démontrer qu'une femme n'est pas enceinte.

Il est des femmes qui emploient avec beaucoup d'art des vêtements pour simuler les apparences extérieures d'une grossesse ; il en est qui ont été jusqu'à feindre, dans quelques cas, l'accouchement. Nous en avons rapporté précédemment un exemple remarquable ; mais ces moyens échouent devant l'observation d'un médecin, car les signes de la grossesse ne peuvent être déduits que de l'inspection de l'abdomen ; et l'exploration de cette partie ayant toujours lieu à nu, aucune ruse ne peut plus masquer l'état naturel.

Cette question n'a pas été traitée par les auteurs ; et il semble, au premier abord, qu'après avoir fourni les moyens de constater la grossesse, il soit oiseux de la poser. Mais il faut observer que, de ce qu'un médecin n'a pas trouvé chez une femme les signes de la grossesse, il ne s'ensuit pas qu'elle ne soit pas grosse. D'ailleurs, les dispositions de l'article 27 du Code pénal sont tellement importantes, que l'on ne saurait apporter trop de soins à constater le fait : « Si une femme condamnée à mort se déclare, et s'il est vérifié qu'elle est enceinte, elle ne subira la peine qu'après la délivrance. » Ce n'est même pas le seul article de la loi qui puisse soulever cette question : les articles 145, 752 du Code civil, et en général tous ceux où la femme a intérêt à se déclarer grosse peuvent la faire naître.

Il faut, pour donner les moyens de résoudre cette question, supposer deux cas possibles : ou il n'existe pas dans l'abdomen de tumeur qui dénote un développement de l'utérus, ou au contraire on y sent une tumeur plus ou moins distincte.

La première supposition, celle d'absence de toute tumeur dans l'abdomen, se rencontrera rarement dans l'hypothèse de l'article 27 ; car il faut observer que la femme qui a subi un jugement entraînant une condamnation capitale, a été isolée d'autant plus complétement, qu'elle était sous le poids d'une accusation très grave ; et par conséquent aussi que deux, trois ou quatre mois auront été employés à une procédure d'autant plus longue qu'il a fallu rassembler des éléments d'instruction plus exacts. Néanmoins, par des circonstances que l'on ne peut pas prévoir, il n'est pas impossible qu'elle rentre dans cette première catégorie. Voyons donc les règles que le médecin légiste doit suivre.

On ne peut pas, en général, *affirmer* qu'une femme est grosse, avant le quatrième ou cinquième mois; rarement plus tôt, et souvent plus tard. Donc, avant que l'on ait acquis la certitude de la grossesse, on ne peut pas assurer qu'elle n'existe pas. Cependant, comme nous supposons l'absence de tumeur dans l'abdomen, le médecin pourra, en renouvelant tous les huit ou quinze jours, par exemple, son examen, arriver dans quelques cas à une solution, avant cette époque éloignée. Dans les deux premiers mois, l'utérus se développe dans la cavité du bassin; au troisième mois, il atteint le pubis. Il est donc peu probable qu'un pareil changement ne devienne pas sensible aux explorations réitérées; explorations qui seront toujours faites à la fois par le vagin et l'abdomen; mais c'est là le cas le plus facile. Il est des femmes qui simulent jusqu'à un certain point des mouvements actifs dans l'abdomen, soit que ces mouvements soient volontairement produits, soit qu'ils dépendent d'une imagination malade et d'un système nerveux exalté.

Le fait suivant rapporté par Ambroise Paré, met hors de doute cette faculté singulière acquise à certaines femmes de produire à volonté des mouvements partiels, isolés et successifs, dans différents points de la paroi abdominale. (A. Paré, *Des monstres et prodiges*, cap. xxv, édit. Malgaigne, t. III, p. 52. Paris, 1840.)

D'une grosse garce de Normandie qui feignoit avoir un serpent dans le ventre. — L'an 1561, vint en ceste ville vne grosse garce fessue, potelée et en bon poinct, aagée de trente ans ou enuiron, laquelle disoit estre de Normandie, qui s'en alloit par les bonnes maisons des dames et damoiselles leur demandant l'aumosne, disant qu'elle auoit un serpent dans le ventre, qui luy estoit entré estant endormie en vne cheneuière : et leur faisoit mettre la main sus son ventre pour leur faire sentir le mouvement du serpent qui la rongeoit et tourmentoit iour et nuict, comme elle disoit. Ainsi tout le monde luy faisoit aumosne par vne grande compassion qu'on auoit de la voir, ioinct qu'elle faisoit bonne pipée. Or, il y eut vne damoiselle honorable et grande aumosnière qui la print en son logis et me fit appeler (ensemble monsieur Hollier, docteur régent en la Faculté de médecine, et Germain Cheual, chirurgien iuré à Paris), pour sçauoir s'il y auroit moyen de chasser ce dragon hors le corps de ceste pauure femme : et l'ayant veue monsieur Hollier luy ordonna une médecine qui estoit assez gaillarde (laquelle luy fit faire plusieurs selles) tendant à fin de faire sortir ceste beste : néant moins ne sortit point. Estant de rechef r'assemblés, conclusmes que ie luy mettroit un speculum au col de la matrice, et partant fut posée sur vne table où son enseigne fut desployée pour luy appliquer le speculum, par lequel ie feis assez bonne et ample dilatation pour sçauoir si on pourroit apercevoir queüe ou teste de ceste beste : mais il ne fut rien aperçu, excepté un mouuement volontaire que faisoit ladite garce par le moyen desdits muscles de l'épigastre : et ayant conneu son imposture, nous reti-

rasmes à part, où il fut résolu que ce mouuement ne venoit d'aucune beste,
mais qu'elle se faisoit par l'action desdits muscles. Et pour l'espouuanter
et connoistre plus amplement la vérité, on luy dist qu'on réitereroit à luy
donner encore une autre médecine beaucoup plus forte à fin de luy faire
confesser la vérité du fait : et elle craignant reprendre vne si forte médecine, étant asseurée qu'elle n'auoit point de serpent, le soir même s'en
alla sans dire adieu à sa damoiselle, n'oubliant à serrer ses hardes et
quelques vnes de ladite damoiselle : et voilà comme l'imposture fut des-
couuerte. Six iours après ie la trouuay hors la porte de Montmartre sus
un cheual de bast, iambe de çà, iambe de là, qui rioit à gorge déployée et
s'en alloit auec les chassemarées, pour auec eux (comme ie croy) faire
voler son dragon et rétourner en son pays.

Mouvements convulsifs du ventre chez une hypochondriaque. —
Une dame de beaucoup d'esprit, ordinairement très gaie, se dit con-
vulsionnaire et demande sans cesse qu'on la guérisse. Elle a environ cinquante ans ; et depuis plus de vingt ans elle porte une tumeur
de l'ovaire. Cette tumeur est ordinairement sans aucune douleur.
Cependant, il y a six ans déjà, la tumeur étant devenue douloureuse,
il s'établit dans les muscles du bas-ventre des mouvements presque
continuels. En même temps l'état moral avait tout à fait changé ; le
caractère était devenu chagrin ; les idées, fixées sur la maladie du bas-
ventre, ne pouvaient être détournées par aucune distraction. La maladie
dura plus d'une année et disparut en laissant la tumeur dans le même état
qu'auparavant. Après dix ans de calme, les mouvements du ventre sont
revenus et avec eux les plaintes incessantes qui les avaient accompagnés
la première fois. « Guérissez-moi, docteur, guérissez-moi ; je ne puis plus
vivre comme cela ; je veux me tuer. Dites-moi que je serai guérie bientôt.
Il faut me déchirer le ventre, c'est le diable que j'ai là-dedans..... Je
souffre comme une damnée, j'en deviendrai folle ; il faut que vous me
guérissiez... Je ne dors pas, je m'assoupis quelquefois, mais ce n'est pas
de cela qu'il s'agit ; guérissez-moi ; voyez mon ventre comme il va. » En
même temps les muscles de son ventre sont agités d'une sorte de mouvements convulsifs si fréquents qu'on en pourrait compter plus de cent
dans une minute. Il n'y a pas de fièvre, l'appétit est bon, les digestions
ne présentent rien de dérangé, elle dit elle-même : « Je me porte bien,
il n'y a que ces mouvements du ventre. » Pendant le jour et surtout si
elle n'est pas avec des médecins, elle a de longs intervalles de calme
d'esprit, et pendant lesquels les mouvements du ventre, qu'elle dit continuels, cessent complétement..... Cette dame a, du reste, fini par rentrer dans sa famille, non tout à fait guérie, mais beaucoup mieux portante.» (Leuret, *Fragments psychologiques sur la folie*, p. 374. Paris,
1834.)

Mauriceau raconte un des faits les plus remarquables que l'on
puisse trouver en ce genre. (*Traité des maladies des femmes
grosses*, t. I, p. 114. Paris, 1694.)

*Simulation de mouvement du ventre ayant duré plus de huit
ans.* — M. Rodier, mon confrère, amena en l'année 1666 en nostre
chambre d'assemblée de Saint-Côme, une femme âgée pour lors de
quarante ans, laquelle il me fit voir et à plus de trente autres confrères
pour sçavoir quelle pouvoit estre la cause des grands et très fré-

quents mouvements douloureux qu'elle sentoit dans le ventre depuis plus d'un an et demi, lesquels estoient si manifestes qu'on voyoit souvent estre aussi fortement agité en plusieurs différents endroits que si elle eust eu deux ou trois enfants dedans et l'avoit mesme aussi gros, et le sein, que si elle eut esté preste d'accoucher : ce qui luy a toûjours duré de la sorte depuis ce temps-là jusques au mois de juin de l'année 1674, que je vis encore cette femme dans toutes les mesmes dispositions auxquelles je l'avois veûe il y avoit près de huit ans, faisant au reste assez passablement bien toutes ses fonctions et n'ayant aucune autre notable incommodité que la douleur que luy causoient ces violents et fréquents mouvements qu'elle sentoit ou plutost qu'elle feignoit sentir dans son ventre qui estoit toujours très gros : mais je découvris pour lors qu'elle faisoit volontairement tous ces mouvements par une pure affectation de faire admirer en elle une chose qui paroissoit si extraordinaire aux yeux de tous ceux qui la voyoient.

Supposons actuellement qu'il existe une tumeur dans l'abdomen, ou un développement de l'utérus porté à un faible degré : l'expert, dans un grand nombre de circonstances, sera obligé d'attendre le cinquième mois de la grossesse avant de se prononcer; et afin de ne pas généraliser, nous citerons ces circonstances. Fausse grossesse ou grossesse nerveuse; polype utérin; hydrométrie; physométrie dans quelques cas; hydropisie enkystée; môles. Nous allons même plus loin, et nous disons que parfois l'époque de neuf mois révolus sera insuffisante. Nous citerons pour exemple le fait de M. Capuron dans lequel la grossesse a été méconnue. Nous pourrions rappeler ces exemples de grossesse extraordinaire où l'on porte très souvent un diagnostic incertain. Mais, dira-t-on, à quoi servent donc les trois signes caractéristiques de la grossesse? C'est que quand on a envisagé une question dans le but d'atteindre un résultat donné, elle peut encore être envisagée sous d'autres points de vue différents. C'est que, si les signes de grossesse prouvent l'existence de la gestation lorsqu'ils sont manifestes, encore une fois, leur absence ne démontre pas d'une manière absolue l'absence de la grossesse.

La question que nous venons de traiter doit donc engager le médecin à apporter la plus scrupuleuse attention dans son examen; il doit avoir présent à la pensée qu'il est peut-être plus facile de prouver l'existence que de démontrer l'absence de la grossesse.

Une femme peut-elle concevoir à son insu?

Il est démontré par des faits authentiques (voyez *Accouchement*) qu'une femme peut accoucher sans le savoir; à plus forte raison l'acte du coït peut-il être exercé à son insu, *dans les mêmes circonstances*, car il n'est pas toujours nécessaire que le coït *soit complétement* opéré pour qu'il soit fécondant. Mais si , durant un état comateux, une syncope, une apoplexie ou toute autre affection du même genre , une femme peut être fécondée sans le savoir, est-il présumable que le même résultat puisse avoir lieu durant le sommeil ? Ce n'est pas impossible , mais c'est peu probable. Il faudrait supposer des circonstances toutes particulières qui viendraient concourir à l'accomplissement d'un pareil acte. D'abord un sommeil profond ; ensuite une position appropriée de la femme ; des dimensions très grandes de ses parties génitales, tandis que celles de l'homme offriraient une disposition opposée, et une foule d'autres conditions de détail dans lesquelles nous ne pouvons entrer dans un ouvrage de ce genre. Capuron cite l'exemple d'une jeune fille qui devint grosse après qu'un homme qui lui avait fait boire du punch l'eut mise dans un état complet d'ivresse. Il est du reste bien reconnu qu'une femme n'a pas besoin de ressentir du plaisir pour être fecondée. Les phénomènes de l'éthérisation , dont on s'est occupé depuis un an, et ceux qui résultent de l'inspiration du chloroforme (chlorure de formyle) sont de telle nature qu'il est possible qu'une femme *éthérisée* ignore son état de grossesse. Toutefois nous devons dire que l'éthérisation peut avoir lieu à des degrés bien différents ; que, quoique ayant perdu toute sensibilité, il est bon nombre de personnes qui ont la conscience des actes auxquels elles sont soumises pendant l'éthérisation ; et la mise en jugement toute récente du sieur Aimé, dentiste, pour avoir abusé de deux jeunes filles pendant l'éthérisation, qu'il avait mise en pratique dans le but de leur éviter la douleur de l'arrachement des dents, tend à prouver cette assertion, à plus forte raison s'il s'agissait de l'inspiration de chloroforme.

Une femme peut-elle avoir conçu, et présenter cependant tous les caractères de la virginité ?

Une femme dont parle F. de Hilden (*Traité de Bonet* , p. 470, 471) avait un hymen criblé de trous ; elle devint enceinte ; le mari avait demandé le divorce pour cause de coït impossible. Viardel (*Obs. sur la pratique des accouchements*, p. 164) a relaté un fait dans lequel l'hymen offrait quatre petits trous, ce qui n'en rendit pas moins la section indispensable. Il en fut de même chez la femme dont parle Flamant, d'après M. Villette, et qui avait l'urètre si largement dilaté. Peu (*Pratique des accouche-*

ments, p. 245 et 248) fait remarquer que l'hymen n'offrait qu'un pertuis chez deux femmes qui n'en devinrent pas moins enceintes, et chez lesquelles on fut obligé d'inciser cette membrane au moment du travail. Nous citerons à l'article *Accouchement* un cas rapporté par Baudelocque, dans lequel il allait rompre la membrane hymen si la tête de l'enfant ne se fût présentée en ce moment et n'en avait pas opéré la déchirure. Ruysch, pour délivrer une femme, a été non seulement obligé de fendre l'hymen, mais encore une seconde membrane qui était placée derrière, à un pouce de distance. Meckel et Walter ont rapporté des cas analogues.

De tous ces faits il résulte évidemment qu'une fille peut devenir enceinte en conservant cependant les caractères de sa virginité ; mais ces cas sont tout à fait exceptionnels.

Une fille ou une femme non réglée peut-elle concevoir ?

V. D. Wiel (*Obs. rav.*, II, 323), De la Motte (*Traité d'accouch.*, page 53), citent des exemples de femmes non réglées qui ont conçu. M. Velpeau (*Traité d'accouch.*, I, 117) dit avoir observé à l'hôpital de Tours une femme qui n'avait jamais été réglée, et qui cependant était mère d'un garçon de quinze à dix-huit ans, fort et bien constitué. M. Mondat (*De la stérilité*, 1833, 144) en a observé une autre qui avait eu trois enfants. M. Kableis (*Journal complém.*, XVIII, 252) cite l'exemple d'une femme qui n'eut ses règles qu'après trois grossesses successives, et il rapporte encore deux autres exemples de grossesse sans menstruation préalable. M. Kleeman (*Magaz. de Rust.*, XVIII) rapporte l'observation d'une dame qui, mariée à vingt-sept ans, ne vit ses règles que deux mois après son huitième accouchement, et continua ensuite d'être exactement réglée jusqu'à l'âge de cinquante-quatre ans. — M. Velpeau cherche à expliquer ces anomalies par un vice de conformation de l'utérus qui empêcherait à la fois et la menstruation et la fécondation ; car on a généralement observé que la stérilité coïncidait souvent avec l'absence des règles. Toujours est-il que la question que nous nous sommes posée doit être résolue par l'affirmative.

Jusqu'à quel âge une femme peut-elle concevoir ?

L'établissement de la menstruation étant l'indice de l'aptitude à la grossesse, il s'ensuit qu'en raison des climats, du genre de vie et de l'éducation, l'époque de la conception sera différente.

Dans les régions tempérées, le flux cataménial s'établit entre douze et seize ans ; dans le Nord, c'est de seize à vingt qu'il apparaît, et de huit à douze dans les pays méridionaux. A côté de ces termes moyens peuvent être placées des exceptions nombreuses. On a cité des enfants réglées de un à cinq ans; Lieberg en a rapporté un cas observé chez un enfant d'un an ; H. Saxonia, à cinq ; Tulpius, à quatre ; Deckers, à deux et à sept ans; A. Cooper (*Med.-ch. Trans.* IV), un cas entre deux et trois ans, un autre à deux ans et demi ; il est difficile d'admettre que ce ne soient pas là des états morbides. Il n'en est pas de même pour les faits rapportés par M. Velpeau, qui a vu une demoiselle grande et forte, âgée de quatorze ans, et qui avait été réglée à huit ans et demi ; une autre à neuf ans et demi ; et une troisième à dix ans et demi ; on peut même dire qu'à Paris les faits de ce genre sont assez communs. On a publié l'exemple d'une jeune fille de la Havane, dont les règles ont paru pour la première fois à l'âge de dix-huit mois, et ont continué depuis à venir tous les mois. On lit dans les archives de Meckel et dans le journal *The Lancet*, 1829, I, 264, que quelques gouttes de flux menstruel parurent chez une enfant dès l'âge de neuf mois ; à onze mois on en vit un peu plus ; à quatorze, à dix-huit mois il en vint encore davantage ; des poils existaient au pubis, les mamelles étaient très développées ; et la force de l'enfant très considérable.

S'il existe des différences très grandes dans l'époque de l'apparition des règles, il n'y en a pas moins dans celle de leur suppression. En général, c'est de quarante à quarante-cinq ans qu'elles disparaissent dans les pays tempérés ; de trente à quarante dans les climats chauds, et de quarante-cinq à cinquante-cinq sous les zones plus froides. En sorte que leur durée totale est d'environ trente ans ; mais on a vu des femmes conserver la menstruation jusqu'à soixante (*Bibl. méd.*, 1829, III, 394), soixante-cinq et même soixante-dix ans. Harles parle d'une femme âgée de soixante-douze, mère de quinze enfants, et qui n'avait pas discontinué d'être menstruée.

Une observation qui a été faite et qui est fort remarquable, c'est que des femmes ont eu leur flux menstruel jusqu'à l'âge de soixante-douze ans (Rayn, *Manual of midf.*, 44); de quatre-vingts (Dupeyron, *Acad. des Sc.*, 1768, *Hist.*, 94); de quatre-vingt-dix (*Med. and surg. Journal*, V, 338), et même de cent cinq ans, au rapport de Blancardi. Il est vrai de dire que toutes ces femmes avaient cessé de voir pendant un nombre plus ou moins considérable d'années. Désormeaux dit que ces retours de règles ne sont pas rares entre soixante et soixante-quinze ans, et quelques femmes ont retrouvé ainsi l'aptitude à la procréation.

En 1754, François Fagot se porte héritier d'une succession. On lui dispute son droit et son état en lui opposant l'impossibilité que sa bisaïeule fût accouchée de sa grand'mère à l'âge de cinquante-huit ans, ainsi qu'il était annoncé dans l'extrait baptistaire de celle-ci : il lui est permis de se retirer devant l'Académie pour avoir son avis. Les faits suivants, extraits des *Annales de la médecine*, furent exhibés comme preuves de la possibilité du fait. — Cornélie, de la famille des Scipions, accoucha à l'âge de soixante ans d'un fils que l'on nomma *Volusius Saturninus* (Pline le naturaliste). — Marsa, médecin de Venise, commit une méprise en matière de grossesse chez une femme de soixante ans, qu'il regarda comme affectée d'une hydropisie. — De La Motte cite le cas d'une fille de cinquante et un ans qui n'avait jamais voulu se marier dans la crainte d'avoir des enfants, et qui devint grosse à cet âge. — Il passe pour certain à Paris qu'une femme demeurant rue de la Harpe accoucha à soixante-trois ans d'une fille qu'elle nourrit (Capuron). S'il est donc généralement vrai que, pour notre climat, l'âge de quarante à quarante-cinq ans est celui où les femmes cessent d'être réglées et d'être aptes à procréer, il n'est pas moins exact de dire que, dans certains cas rares, la procréation peut dépasser de beaucoup cette époque de la vie.

Une femme peut-elle ignorer sa grossesse ?

Les faits répondent pleinement à cette question : non seulement une femme primipare peut ignorer sa grossesse, mais encore une femme qui a eu plusieurs enfants. Desgranges, de Lyon, cite une femme qui devint mère à quarante-cinq ans, et qui ignorait complétement son état. Astruc, Zacchias, Senac, Fodéré, Hebenstrett, partagent pleinement cette manière de voir. C'est d'après une consultation rédigée par seize médecins de Paris que Louise Bunel, prévenue du crime d'infanticide et condamnée à mort par le tribunal d'Avranches, fut ensuite acquittée par celui de Bayeux. Toutefois, il est rare qu'une femme qui ignore sa grossesse accouche à terme, car alors l'enfant a acquis trop de développement pour ne pas avoir donné la sensation des mouvements qu'il exécute, à moins que l'enfant ne soit extrêmement petit et dans des conditions peu favorables à la viabilité. — Mais si cette thèse peut être soutenue d'une manière générale, elle est susceptible d'interprétation opposée dans une foule de cas particuliers : tel était celui de la fille X..., à l'occasion de laquelle nous avons rédigé une consultation médico-légale (*voyez* page 45). Elle disait avoir ignoré sa grossesse. Or, elle était âgée de trente-six ans ; depuis plusieurs mois ses règles étaient supprimées ; elle avait eu des rapports avec le nommé Z... ; diverses personnes avaient fait observer à cette fille qu'elle devait être enceinte ; et l'une d'elles, chez laquelle elle était restée pendant trois mois en qualité de domestique, l'avait renvoyée, non seulement parce qu'elle s'était aperçue de sa grossesse, mais encore parce que son frère, médecin, avait déclaré, après visite faite, qu'il ne pouvait exister aucun doute à ce sujet ; d'ailleurs la fille X... étant accouchée d'un enfant fortement constitué, il était impossible qu'elle ne l'eût pas senti exécuter des mouvements à dater du quatrième ou du cinquième mois. La plupart des femmes accusées d'infanticide invoquent cette circonstance en leur faveur. C'est à l'expert et aux jurés à décider la question, surtout d'après les circonstances particulières de la cause.

Ainsi, une femme complétement idiote peut parfaitement ignorer sa grossesse. Il y aura maintenant une foule de nuances à établir entre l'idiotisme et une intelligence plus ou moins bornée.

L'aliénation mentale est dans le même cas. Elle présente ses degrés, ses moments lucides, ses nuances diverses de forme ; ainsi que les dérangements intellectuels sur lesquels elle porte.

Citons cependant des faits dans lesquels l'ignorance de la grossesse ne saurait être mise hors de doute.

En 1822, le docteur Duquesnel, de Reims, fut appelée par une dame mariée que personne ne croyait enceinte, et qui se plaignait de douleurs abdominales, dont le caractère et la marche simulaient les douleurs de l'enfantement. Désirant s'éclairer, M. Duquesnel proposa à la dame de se laisser toucher ; mais elle était tellement éloignée de soupçonner la grossesse, qu'elle s'y refusa. Ce ne fut qu'au bout d'une heure, lorsque le médecin l'assura que l'accouchement allait avoir lieu, qu'elle permit l'exploration du col de l'utérus. On vit alors que la tête du fœtus était sur le point de franchir le détroit supérieur, et la femme fut délivrée après une demi-heure. Cette dame n'avait aucun motif pour cacher sa grossesse. (Orfila, *Méd. lég.*, tom. I, p. 233.)

Madame Gousse, de Bapaume, âgée de trente-trois ans, déjà mère de trois enfants, jouissait habituellement d'une bonne santé; elle était à l'époque de la menstruation, lorsqu'elle essuya une vive frayeur qui supprima tout à coup cet écoulement périodique au mois d'août 1823. Dès lors se manifestèrent divers accidents, qui furent tour à tour attribués par des médecins qui exerçaient le toucher, à une môle, à une hydropisie abdominale, à une suppression de menstruation. A la fin de janvier 1824, cette dame accoucha d'un enfant bien portant, sans avoir jamais soupçonné sa grossesse. Elle croit avoir porté cet enfant pendant dix mois; elle en est d'autant plus certaine, que, pendant tout ce laps de temps, elle se trouva dans l'impossibilité de communiquer avec aucun homme. (Moronval, *Journal complément.*, tom. XXIII.)

Une femme, mariée depuis trois ans, consulta Fodéré pour une affection chronique de la poitrine, accompagnée de rétention de règles et d'une perte en blanc très abondante et ichoreuse : elle présentait en même temps divers symptômes équivoques de grossesse; mais, sur les observations qui lui furent faites à cet égard, elle objecta l'absence de son mari ; elle ajouta d'ailleurs que, sans vivre dans une continence absolue, elle ne craignait rien, parce que des gens de l'art lui avaient assuré qu'elle ne pourrait point devenir grosse tant que la perte en blanc subsisterait. Deux mois après, Fodéré, appelé en consultation pour la maladie de poitrine, qui était devenue très aiguë, fit observer à ses confrères qu'il sentait au côté droit de la région hypogastrique une tumeur dure, ronde, oblongue, qu'on regarda comme stercorale ou venteuse, faute de renseignements précis. Cependant, le douzième jour depuis qu'il continuait de voir cette femme, elle accoucha d'un enfant mâle d'environ quatre mois, à sa grande surprise, à celle des médecins qui la soignaient, et des assistants qui se trouvaient en grand nombre dans sa chambre. Sa naïveté et sa confiance, au moment de ce travail, dont elle assurait ignorer la nature, et le peu de précaution qu'elle avait pris pour cacher sa honte et ce témoin de son infidélité, semblèrent autoriser à croire qu'effectivement elle n'avait pas connu son état. Elle se plaignait beaucoup des gens de l'art qui lui avaient inspiré une trompeuse sécurité, et expira le lendemain, victime peut-être d'un moment d'erreur et de l'imprudence des médecins, qui n'avaient peut-être pas assez interrogé la nature.

Nous pourrions multiplier ces faits; mais ceux que nous venons de citer nous paraissent trop concluants pour qu'il soit· nécessaire d'y ajouter. Nous ferons toutefois remarquer que si, dans les circonstances les plus générales où les femmes ignorent leur grossesse, elles sont primipares, les enfants sont faibles, grêles, et les femmes n'arrivent pas le plus souvent au terme de l'accouchement.

La grossesse peut-elle apporter dans les facultés intellectuelles de la femme un trouble tel, qu'elle ne puisse résister à ses penchants ?
Nul doute que la grossesse exerce une influence très grande sur

le système nerveux, et principalement sur le moral de la femme. Cette influence n'a été niée par personne. Telle femme citée pour la douceur et l'uniformité de son caractère, devient acariâtre et difficile à vivre. Mais cette influence a des bornes, et il est fort douteux qu'elle puisse aller assez loin pour dominer une femme au point de lui faire commettre des crimes. Toutefois, cette matière est fort délicate, surtout lorsqu'il s'agit de généraliser. Baudelocque parle d'une femme qui ne mangeait rien avec tant de plaisir que ce qu'elle pouvait dérober en allant faire ses provisions au marché. A côté de ce fait, plaçons le suivant : Une femme enceinte aperçoit une salade de laitue dans un saladier; elle saisit la salade et *le couvert d'argent*, sous prétexte que celui-ci se trouvait enveloppé par les feuilles! — Une femme voulait absolument manger l'épaule d'un boucher qu'elle avait vu à nu (*Roderic a Castro*). — Une femme des environs de Cologne, désirant manger la chair de son mari, l'assassine pour satisfaire son appétit féroce, et en sale une grande partie afin de prolonger son plaisir (*Langius*).

Ce n'est certainement pas sans fondement que M. Capuron s'est élevé contre la trop grande confiance que l'on pourrait avoir dans cette influence; il a fait sentir que l'éducation et les habitudes sociales doivent suffire pour combattre avec efficacité de pareils penchants; que la société se trouverait tous les jours outragée dans la personne de ses membres; que ses intérêts seraient compromis, et que les plus grands crimes seraient ainsi autorisés. Pour nous, tout en admettant l'allégation de pareils motifs comme propres à éveiller l'attention des médecins et des magistrats, nous ne pouvons les accueillir avec toutes leurs conséquences.—Mais, nous dira-t-on, si vous admettez une influence sur le moral de la personne, et sous ce rapport presque tous les médecins sont du même avis, pourrez-vous assigner une limite à cette influence? A quel point l'arrêterez-vous? est-ce au vol d'objets de peu d'importance, pour satisfaire un goût, un appétit? et pourquoi n'admettriez-vous pas un vol suscité par le désir de posséder et non de faire usage? et ainsi de suite. Avouons qu'un principe général ne peut pas résoudre et poser les limites d'une pareille question; que le rôle du médecin doit se borner à faire connaître une influence du physique sur le moral, et qu'il appartient aux jurés et aux magistrats de décider si, dans l'espèce qui leur est soumise, cette influence a pu être

portée assez loin pour faire commettre telle ou telle action criminelle ; si surtout l'intérêt n'était pas plutôt le mobile de l'action, etc.

Grossesse après la mort.

Déterminer si une femme est enceinte.

Autant il est en général difficile de déterminer pendant la vie
si une femme est enceinte, autant cela est facile après la mort.
L'inspection de l'utérus et du produit de la conception résout
inévitablement cette question, qui, d'ailleurs, offre peu d'applications à la médecine légale. Toutefois ce n'est guère qu'au
vingt ou vingt-cinquième jour de la conception que l'on peut
trouver les rudiments certains de l'embryon et du placenta.
(Voir à ce sujet les moyens de déterminer l'âge du fœtus, au
chapitre *de l'Infanticide, détermination de l'âge.*) Il n'est qu'un
seul cas qui pourrait offrir de l'incertitude : c'est celui où, chez
une fille pubère et non déflorée, on trouverait un fœtus ou des
parties d'un fœtus dans un des points de la cavité abdominale.
M. Orfila prend, pour résoudre cette question, un point de départ qui ne nous paraît pas exact. « Dès que la personne, dit-il,
n'a pas été déflorée, il est évident qu'il y a monstruosité, c'est-
à-dire que deux embryons ayant été conçus, l'un d'eux a été
enfoncé dans la substance de l'autre.» Il ajoute : « Combien
l'homme de l'art serait répréhensible si, dans son rapport, il
faisait naître des soupçons sur la moralité de cette personne,
en confondant la monstruosité dont nous parlons avec la grossesse extra-utérine ! — Ce diagnostic, en pareil cas, repose : 1° sur
l'état de l'utérus, qui a, dans la grossesse extra-utérine, éprouvé
toujours quelques changements, soit dans son volume, soit dans
sa cavité ; 2° sur l'état des parties sexuelles, d'après lequel on
pourra présumer que la personne a été déflorée ; 3° sur les signes
commémoratifs. Ainsi la jeune fille aura présenté dès son enfance
une tumeur abdominale plus ou moins douloureuse, s'il y a
monstruosité ; tandis qu'on aura observé quelques uns des signes
de la grossesse extra-utérine dans le cas contraire ; si elle est
réellement enceinte, la tumeur n'aura paru que depuis peu ;
4° sur la situation de cette tumeur, sur les rapports qu'elle peut
avoir avec les parties environnantes.»

Les quatre genres de considérations sur lesquels M. Orfila
fait reposer le diagostic sont bien les données qui doivent l'ap-

puyer ; mais, partir de ce fait que, parce qu'une fille n'est pas déflorée, elle n'a pas pu être fécondée, serait commettre une erreur, puisque la fécondation peut s'opérer sans rupture de l'hymen ; ainsi que nous en avons cité bon nombre d'exemples dans ce chapitre. Il est un point beaucoup plus probant que les autres, et qui me paraît omis : c'est l'examen du genre d'embryon qui se trouve dans la cavité abdominale. Dans le cas de monstruosité par inclusion, il porte le cachet d'une fécondité fort ancienne et d'une organisation beaucoup trop avancée pour faire supposer une grossesse récente, surtout si l'on compare l'embryon à l'état normal de l'utérus et de ses annexes. C'est dans ce caractère que le médecin peut puiser des documents positifs pour assurer son diagnostic.

Conduite du médecin dans les cas où il est appelé à résoudre la question de grossesse.

Le médecin instruit de l'intérêt qu'une personne peut avoir à feindre la grossesse se rendra auprès d'elle. Il lui donnera connaissance de l'objet de sa visite, et lui adressera des questions sur ses antécédents, sur la régularité de sa menstruation ; sur le fait de savoir si les règles ont manqué pendant plusieurs mois à une époque plus ou moins éloignée ; sur le temps écoulé depuis la dernière disparition des menstrues ; les symptômes de grossesse qu'elle a pu éprouver ; l'ordre dans lequel ils se sont montrés ; l'époque où le ventre a commencé à grossir, les seins à se gonfler, etc. ; mais jamais il ne posera les questions de manière à énoncer des faits, à énumérer des symptômes, ce qui servirait les réponses de la personne interrogée. Après ces préliminaires, il fera sentir la nécessité de palper le ventre à nu et d'exercer le toucher. Il éprouvera presque toujours des difficultés à mettre cette opération en pratique ; et bien que ces difficultés puissent provenir d'un excès de pudeur, il en tiendra pourtant compte. Dans le cas dont il s'agit, le médecin recevra beaucoup de détails sur des signes équivoques de la grossesse, détails dont les femmes intéressées à feindre une gestation ne manquent jamais de s'enquérir ; en général il n'y attachera que l'importance qu'ils méritent. — La personne a-t-elle, au contraire, intérêt à dissimuler sa grossesse, elle cachera au médecin tout ce qu'elle a pu éprouver. — Dans les deux cas, la femme peut s'opposer au toucher. L'expert doit consigner ce refus dans le procès-verbal de sa visite, et en référer *immédiatement* au magistrat qui l'a délégué.

L'exploration de l'abdomen et celle de l'utérus sont-elles permises, on doit faire placer la femme sur un lit, la tête appuyée sur un oreiller et les jambes demi-fléchies. Les parois abdominales étant alors dans le relâchement, on examine d'abord l'état de la peau et des aines, afin de voir s'il n'existe pas sur ces parties des traces d'une grossesse ancienne. On applique largement la main sur le ventre, on comprime la région hypogastrique pour y rechercher la sensation du développement de l'utérus ; on exerce en même temps le toucher à l'aide d'un ou de deux doigts introduits dans le vagin, et quelquefois même dans le rectum. Au moyen des pressions alternativement exercées de haut en bas et de bas en haut, on cherche à constater l'état de l'utérus. On doit ensuite faire placer la femme debout, et exercer le toucher avec deux doigts introduits dans le vagin, en même temps que l'on comprime l'hypogastre. Acquiert-on la certitude d'un développement de l'utérus? il faut s'assurer de l'existence ou de l'absence du ballottement, en imprimant à la matrice une pression brusque de bas en haut, et en ayant le soin de maintenir les deux doigts appliqués sur cet organe afin de sentir retomber le fœtus déplacé. — Si la grossesse est avancée, on recherche les mouvements actifs du fœtus en appliquant largement les deux mains sur le ventre sans exercer de pression, et en les maintenant sur divers points de l'abdomen pendant plusieurs minutes. On les suscite même, en plaçant sur l'abdomen la main imbibée d'eau-de-vie, d'eau de Cologne ou d'eau vinaigrée; on peut encore opérer des percussions sur le ventre, en procédant comme s'il s'agissait de constater l'hydropisie ascite. — Enfin on explorera les mouvements du cœur de l'enfant, en posant le stéthoscope entre l'ombilic et l'épine antérieure et supérieure de l'os des iles, et l'on recherchera les mouvements placentaires principalement du côté droit de l'abdomen. Mais ces données ne constituent que des indications générales; souvent on est obligé de promener l'instrument sur toute la surface du ventre. Il est convenable de l'employer sans embout lorsqu'il s'agit de rechercher le bruit du souffle, et avec lui pour percevoir les battements; nous ne saurions trop engager les médecins à employer cet instrument dans tous les cas douteux. M. Hohl en a tiré un très grand parti pour une foule de cas relatifs à la pratique des accouchements (*De l'Exploration en accouchements*, Ire partie, *Auscultation*. Halle, 1837).

Modèles de rapports en matière de grossesse.

Premier rapport.

Nous..., en vertu d'une ordonnance de..., nous sommes rendu... chez madame B..., *à l'effet de déterminer si elle est enceinte, et, dans le cas de l'affirmative, à quelle époque remonte la grossesse.*

Après avoir fait connaître à madame B... l'objet de notre mission, nous l'avons interrogée sur les circonstances qui ont précédé et accompagné son état. — Elle nous a appris qu'elle avait été réglée à l'âge de quatorze ans ; que depuis cette époque jusqu'au 27 mars 1835 (dix ans écoulés), elle n'avait jamais éprouvé de dérangement dans sa menstruation ; qu'ayant eu des rapports avec M. F..., elle avait vu disparaître ses règles peu de temps après ; que depuis cinq mois elles ne s'étaient pas montrées ; qu'elle avait d'abord éprouvé des malaises, de l'inappétence, des nausées, etc. (suit l'ensemble des symptômes généraux d'un début de grossesse) ; que peu à peu ses seins étaient devenus plus volumineux, que son ventre avait grossi graduellement, et que, depuis six semaines environ, tous les malaises s'étaient dissipés et que sa santé était devenue plus florissante que jamais ; enfin que depuis un mois elle sentait son enfant exécuter des mouvements dans la matrice.

La peau de l'abdomen ne présente pas d'indice de grossesse ancienne ; le ventre est saillant et développé en avant. En appliquant la main sur l'abdomen, on sent dans la région hypogastrique une tumeur arrondie qui remplit le bassin et vient faire saillie à peu près au milieu de l'espace qui sépare le nombril du pubis. Le doigt introduit dans le vagin, on sent manifestement l'utérus développé. Le col est porté en arrière ; en imprimant une secousse de bas en haut à cet organe, on éprouve en quelques secondes la sensation d'un corps qui vient retomber sur le doigt ; les mouvements actifs du fœtus sont peu sensibles à la main appliquée sur le ventre ; cependant nous en avons eu une fois le sentiment ; le stéthoscope appliqué entre l'ombilic et la crête de l'os des iles nous a fait reconnaître les pulsations du cœur du fœtus, dont la vitesse n'avait aucun rapport avec le pouls de la mère ; et nous avons apprécié un bruit de soufflet dans le côté droit de l'abdomen, qui se reproduisait à chaque pulsation de l'artère radiale ; l'urine décelait l'existence de la kiestéine.

Conclusion.—1° Madame B... est enceinte ; 2° sa grossesse peut dater de cinq mois environ.

Deuxième rapport.

Nous, etc., avons procédé à la visite de la demoiselle C..., à l'effet, etc.

La demoiselle C... nous a déclaré que depuis sept mois elle n'a pas ses règles ; que lors de leur cessation elle a éprouvé des dégoûts, du malaise, de l'aversion pour des aliments qu'elle recherchait auparavant ; des envies et des désirs tout particuliers, comme ceux de dérober des aliments préparés pour d'autres personnes ; de soustraire même des objets qu'elle aurait vus autrefois avec beaucoup d'indifférence. Elle ajoute que son ventre a pris de l'accroissement, qu'elle y sent des mouvements inaccoutumés, etc.

Mademoiselle C... n'a cédé qu'avec beaucoup de peine à la demande que nous lui avons faite d'examiner son ventre à nu. Elle s'est retirée dans un cabinet, s'y est déshabillée et placée ensuite sur son lit. Nous avons été frappé du peu de volume du ventre, comparé à sa proéminence alors que la demoiselle C... était habillée. Il n'y existe aucune tumeur ; la région hypogastrique est dépressible. Il nous a fallu de nouvelles instances pour pratiquer le toucher ; et alors nous avons trouvé l'utérus et son col dans l'état de vacuité le plus complet.

Conclusion. — Mademoiselle C... n'est pas enceinte.

Troisième rapport.

Le..., etc., avons procédé à la visite de la demoiselle Z..., etc.

Elle nous a appris qu'habituellement bien réglée, ses menstrues se sont supprimées depuis sept mois ; que son ventre est devenu très volumineux ; qu'elle a éprouvé tous les symptômes qui se manifestent dans les premiers mois de la grossesse ; qu'elle a d'autant mieux reconnu ces symptômes, qu'elle a déjà eu deux enfants ; que sa santé n'a pas été altérée, à part des maux de tête assez fréquents, des engourdissements des membres et une plus grande tendance au sommeil. Il existe dans l'abdomen une tumeur arrondie qui remplit tout l'hypogastre et s'étend jusqu'à un pouce au-dessus de l'ombilic ; en portant le doigt dans le vagin, on sent manifestement l'utérus développé, mais il est impossible de constater l'existence du ballottement de l'enfant, les mouvements actifs du fœtus, les battements placentaires, non plus que les battements du cœur du fœtus ; l'urine décèle la présence d'une pellicule qui présente les caractères de la kiestéine. La membrane muqueuse du vagin offre la couleur sombre et violacée que l'on observe chez les femmes enceintes, ainsi que la sécrétion qui lui est propre dans l'état de grossesse.

Conclusion. — Il est impossible de déclarer que la demoiselle Z... est enceinte, quoiqu'il existe des apparences de grossesse. Il sera nécessaire de procéder plus tard à un nouvel examen, si même on n'est obligé d'attendre, pour porter un diagnostic certain, l'écoulement du temps nécessaire à la conception parfaite.

CHAPITRE VI.

Avortement.

Législation.

Code pénal, article 317. — Quiconque, par aliments, breuvages, médicaments, violences, ou par tout autre moyen, aura procuré l'avortement d'une femme enceinte, soit qu'elle y ait consenti ou non, sera puni de la réclusion.

La même peine sera prononcée contre la femme qui se sera procuré l'avortement à elle-même, ou qui aura consenti à faire usage des moyens à elle indiqués ou administrés à cet effet, si l'avortement s'en est suivi.

Les médecins, chirurgiens et autres officiers de santé, ainsi que les pharmaciens, qui auront indiqué ou administré ces moyens, seront condamnés à la peine des travaux forcés à temps, dans le cas où l'avortement aurait eu lieu.

D'après l'article 317 on pourrait être porté à considérer l'avortement provoqué, et par conséquent toujours volontaire, comme ne constituant un crime que lorsqu'il a été accompli. En effet, dans les deux premiers paragraphes, l'expression *procurée* a été employée; dans le troisième, le législateur a dit : Dans le cas où *l'avortement aurait eu lieu*, ce qui pourrait autoriser à penser que la tentative d'avortement ne doit, dans aucun cas, être atteinte et punie comme le crime même; que par conséquent l'article **2** du Code pénal (1) n'est pas applicable à l'article 317.

Plusieurs jurisconsultes, Legraverend, Carnot, Bourguignon, ont professé cette doctrine, et ils citent à l'appui la discussion qui a eu lieu, au conseil d'état, sur l'article 317; ils en ont conclu que l'intention du législateur avait été d'affranchir de toute peine la simple tentative d'avortement; mais, en lisant avec un peu d'attention cette discussion, on demeure convaincu que la conséquence qu'ils en ont tirée est absolument fausse, et que les termes comme l'esprit de l'article 317 n'affranchissent des dispositions générales de l'article 2 du Code pénal que la femme

---

(1) Art. 2. Toute tentative de crime qui aura été manifestée par un commencement d'exécution, si elle n'a été suspendue, ou si elle n'a manqué son effet que par des circonstances indépendantes de la volonté de son auteur, est considérée comme le crime même.

enceinte, et y soumettent toute autre personne qui tenterait de procurer l'avortement.

En effet, le paragraphe premier ne contient aucune expression d'où l'on puisse induire l'exclusion de l'application de l'article 2. — Le second paragraphe dispose, comme condition, que l'avortement ait eu lieu, et exclut ainsi, à l'égard de la femme enceinte, la simple tentative d'avortement. — Le troisième paragraphe, ayant pour objet les médecins, chirurgiens, officiers de santé, pharmaciens, qui font usage de leur art pour procurer des avortements, les laisse dans *la classe commune* de ceux qui tentent de procurer des avortements, si les moyens par eux indiqués ou employés *ont été sans effet*, et les soumet à l'application du paragraphe premier combiné avec l'article 2.

Telle est la doctrine de la jurisprudence actuellement consacrée par trois arrêts de la Cour de cassation, en date des 16 octobre 1807, 17 mars 1827, et 15 avril 1830.

Un arrêt du 8 octobre 1812 a, de plus, établi que lorsque l'avortement a été occasionné par des coups portés volontairement, mais sans intention de le produire, il y a lieu à l'application de l'article 317; l'auteur des coups étant responsable de leurs suites.

Voici la notice et les motifs de l'arrêt du 17 mars 1827 :

Marguerite Grillon, veuve Harel, a demandé la cassation d'un arrêt de la Cour d'assises du département de la Charente-Inférieure, qui la condamne à la peine de la réclusion, pour crime de tentative d'avortement sur une femme enceinte. Elle a prétendu que l'art. 317 du Code pénal ne punissait que le crime d'avortement consommé et non la simple tentative de crime.

Ouï le rapport de M. Mangin, conseiller, et les conclusions de Me Freteau de Peny, avocat-général;

Vu les articles 2 et 317 du Code pénal;

Attendu que les dispositions de l'article 2 du Code pénal sont générales ; qu'elles s'appliquent à tous les crimes; qu'elles ne peuvent être restreintes que dans le cas où la loi a exclu son application ;

Attendu que l'article 317 ne renferme aucune expression qui excepte formellement la tentative du crime d'avortement des dispositions de l'article 2 précité, si ce n'est relativement à la femme enceinte; que cette exception ainsi limitée en faveur de la femme enceinte démontre évidemment que la même tentative, commise par d'autres individus, est assimilée au crime même;

Attendu que la procédure est régulière;

La Cour rejette le pourvoi.

Nous avions, dans la première édition de cet ouvrage, signalé une lacune qui a été remplie par l'arrêt suivant :

Les sages-femmes, bien qu'elles ne soient pas dénommées dans l'article 317 du Code pénal, sont néanmoins comprises dans la généralité de la disposition du troisième paragraphe de cet article.

Cette doctrine résulte de la jurisprudence de la Cour de cassation constatée par un arrêt de la chambre criminelle du 26 janvier 1839, rapporté au Bulletin criminel, page 38, année 1839.

Les motifs de cet arrêt, rendu au rapport de M. le conseiller Rives, sur les conclusions de M. Pascalis, avocat-général, sont conçus en ces termes :

« Attendu que le troisième paragraphe de l'art. 317 du Code pénal
» comprend, dans la généralité de sa disposition, même les sages-femmes,
» bien qu'elles n'y soient pas nominativement dénommées, puisqu'elles
» n'obtiennent leur diplôme, selon l'article 32 de la loi des 10 mars 1803
» et 19 ventose an XII, qu'après avoir été examinées par les jurys sur
» la théorie et la pratique des accouchements, sur les accidents qui peu-
» vent les précéder, les accompagner et les suivre, et sur les moyens d'y
» remédier ; qu'elles se rendent, en effet, aussi coupables que les méde-
» cins, les chirurgiens, les officiers de santé et les pharmaciens, lorsque,
» comme eux, elles font usage, pour détruire, d'un art qu'elles ne doi-
» vent employer qu'à conserver ; qu'elles encourent donc, dans le même
» cas, la même peine ;
» La Cour rejette le moyen. »

Les auteurs de médecine légale ont soulevé, à l'occasion de l'avortement, la question suivante : *L'avortement provoqué et accompli par un médecin chez une femme enceinte qui n'est pas actuellement en danger, mais dont le bassin a une conformation telle que l'on pourrait regarder comme certaine la mort de la mère et de l'enfant si l'accouchement s'effectuait à terme, peut-il être considéré comme criminel ?* La plupart d'entre eux ont répondu à cette question par des arguments médicaux. Ainsi, ils ont dit oui ou non, suivant le succès probable de l'opération nécessaire pour arriver à ce résultat. De pareils arguments peuvent être pris en considération, en tant qu'il s'agit d'examiner le résultat de l'action ; mais raisonner ainsi, c'est ne voir qu'un côté de la question, c'est ne l'envisager que sous une de ses faces (1).

(1) Depuis l'interprétation que nous avons faite de cette question dans notre 2ᵉ édition, et que nous reproduisons ici, les publications de Traités de médecine légale, faites récemment, ont pleinement adopté nos doctrines.

L'application de toute peine afflictive ou infamante repose sur deux considérations principales : la moralité de l'action d'une part, le résultat de l'action de l'autre ; c'est sous ce double aspect que nous allons examiner le question dont il s'agit.

Et d'abord, quel est le crime que le législateur a voulu atteindre par l'article 317 ? c'est l'avortement, ou la sortie procurée volontairement et prématurément de l'enfant, *provoquée ou accomplie* dans une *intention criminelle*. La définition que nous donnons de ce crime emporte deux choses distinctes : 1° la sortie *volontaire et prématurée* de l'enfant, c'est-à-dire à quelque époque que ce soit de la grossesse, et non pas, comme l'a dit Mahon, *avant l'époque* où la nature aurait permis à l'enfant de vivre de sa vie naturelle; en effet, on peut faire avorter une femme à huit mois et demi, et le faire dans toutes les conditions voulues pour que ce crime d'avortement soit, à ce titre, punissable aux yeux de la loi ; 2° la sortie prématurée, *provoquée ou accomplie dans une intention criminelle*. Ici la condition de la provocation ou de l'accomplissement de la sortie de l'enfant, c'est qu'elle ait eu lieu dans une intention criminelle, c'est-à-dire dans le but de faire périr l'enfant et de faire disparaître ainsi les traces de la grossesse.

Si ces conditions ne se trouvent pas dans l'action du médecin qui provoque l'avortement dans le cas dont il s'agit, la question qui nous occupe devra nécessairement être résolue négativement.

Le médecin provoque bien la sortie de l'enfant volontairement et prématurément; mais, au lieu de le faire dans le but de le tuer, au lieu d'agir clandestinement, il le fait dans l'intention de lui sauver la vie, persuadé qu'il est qu'il périra nécessairement si la femme accouche à terme, et convaincu, en outre que, lors de cet accouchement, la vie de la femme sera elle-même dans le danger le plus imminent. Ainsi donc, puisque la seconde condition qui caractérise le crime d'avortement ne se rencontre pas dans la conduite du médecin, le fait ne constitue pas le crime d'avortement; mais bien une opération médicale ou chirurgicale plus ou moins conforme aux règles de l'art. Et alors même que nous regarderions cette pratique comme blâmable aux yeux de la loi, elle ne pourrait être considérée que comme un délit qualifié par l'article 319 du Code pénal d'homicide involontaire par imprudence. Le paragraphe deuxième de l'article 309 ne serait pas applicable aux cas dont il s'agit (1) ; en effet, le médecin qui procure l'avortement dans la prévision d'un accouchement qui serait impossible à terme, n'agit ni sur le fœtus ni sur la mère, il opère seulement la rupture de la poche des eaux ; et s'il intéresse les parties de la mère ou celles de l'enfant, ce n'est pas volontairement, c'est par imprudence ou inhabileté.

Le médecin se borne donc à *devancer* de quelque temps *le moment* de l'accouchement. Il ne fait dans cette circonstance, où sa prudence ne saurait s'éclairer de trop de lumières et de conseils, que provoquer une opération que la nature ne peut pas faire, et dans laquelle la chirurgie vient lui prêter le secours de son art ; et comme le succès a souvent suivi cette opération, elle se trouve justifiée aux yeux de la loi, et ne peut être assimilée au crime d'avortement ; car on a attendu que l'enfant eût atteint une maturité telle qu'il pût vivre, et c'est la condition *sine quâ non* de l'opération ; et, de plus, on évite surtout d'atteindre ou l'enfant ou la mère. Dans le cas d'avortement criminel, au contraire, le coupable se hâte de commettre le crime ; il cherche le temps de la grossesse où l'enfant, qui sort de l'utérus, est voué à une mort certaine ; il va plus loin, et agit directement sur lui, afin d'être assuré qu'il ne donnera pas signe de vie après l'avortement. Ainsi on ne peut trouver aucune analogie *dans la moralité des deux actions.*

Examinons maintenant la question sous le rapport du *résultat de l'action.* M. le professeur Stoltz, de Strasbourg, a publié, dans le premier cahier des Archives médicales de cette ville, un mémoire très complet sur cette matière, et auquel nous emprunterons les faits suivants : L'accouchement provoqué, que nous ne désignerons plus sous le nom d'*avortement*, est très anciennement connu, Aetius en parle dans ses œuvres, d'après Aspasie. « Si » *mulier*, y est-il dit, *ad gignendum fœtum inepta per negligen-* » *tiam conceperit..... vehementissimis motibus uti, decoctionibus* » *urinam ac menses prolectantibus.... Quod si hæc nihil profecerint,* » *ad validiora auxilia pergendum erit, neque tamen temere hoc* » *faciendum est.* » W. Cooper (*De abortionibus*, 1769) proposa de nouveau l'accouchement prématuré. En 1756, dit Denmann, les médecins les plus célèbres de Londres se réunirent pour juger

(1) Si les coups portés ou les blessures faites volontairement, mais sans intention de donner la mort, l'ont pourtant occasionnée, le coupable sera puni de la peine des travaux forcés à temps.

cette méthode ; on fut généralement d'accord qu'elle devait être mise en usage. Le docteur Macaulay l'a pratiquée le premier et avec le plus grand succès. Le docteur Kelly l'a pratiquée à plusieurs reprises, entre autres trois fois sur la même femme, à laquelle il a eu le bonheur de conserver deux enfants. Depuis Denmann, John et James Borlow, Samuel Meriman, John Marshall, et d'autres accoucheurs l'ont également pratiquée, et les Anglais en parlent comme d'un mode ordinaire d'opérer l'accouchement.

En Allemagne, il a d'abord été conseillé par Fr. Ant. May et par J.-P. Weidmann. Ch. Wenzel l'a mis en pratique le premier avec un plein succès. Fr. Reisinger a fait connaître les avantages que l'on pourrait retirer de son emploi : Kraus le mettait aussi en pratique.

En Hollande, Salomon de Leyde a fréquemment provoqué l'accouchement prématuré avec de bons résultats. Vrolik et Wellenbergh ont publié les succès qu'ils en ont obtenus.

En Italie, les professeurs Lovati et Fr. Ferrario ont non seulement fait cette opération à la clinique de Pavie, mais encore leur expérience les a conduits à fixer les bases des principales indications qu'elle présente.

C'est en France que cette opération a trouvé des détracteurs.

Roussel de Vauzesme est assez généralement regardé comme l'auteur qui a le premier parlé de l'accouchement prématuré artificiel, en 1778. Suivant Sue, Antoine Petit aurait même le premier non seulement conseillé, mais encore fait pratiquer cette opération dans des cas de difformité du bassin. M. Stoltz fait observer dans son Mémoire que, dans le cours d'Antoine Petit, publié par deux de ses élèves, il n'en est pas fait mention, et que Petit était au contraire très grand partisan de l'opération césarienne et de la perforation du crâne.

Lauverjat ne condamne pas sans restriction l'accouchement prématuré provoqué. Ce moyen, dit-il, dont il serait criminel d'abuser, ne doit point être absolument rejeté, puisqu'il pourra, dans certaines circonstances, conserver les mères et les enfants dont la vie serait compromise. Baudelocque n'a parlé de cette opération que pour la proscrire ; mais, suivant M. Stoltz, Baudelocque n'avait qu'une idée fort inexacte de ce qui avait été fait et écrit avant lui sur ce sujet. — M. Gardien se demande s'il ne serait pas permis de l'employer chez les femmes contrefaites, afin de leur éviter l'opération césarienne ou la symphyséotomie, pourvu toutefois que l'on trouvât le moyen de ne pas mettre la mère en danger. — M. Capuron taxe au contraire cette manœuvre d'*attentat envers les lois divines et humaines*. Mesdames Lachapelle et Boivin, ainsi que Dugès, combattent cette opinion. — M. le professeur Velpeau conseille l'avortement provoqué ou l'accouchement prématuré. « Les dangers qu'on lui a reprochés, dit-il, et que je lui attribuais moi-même en partie dans la première édition de ce traité, ont été singulièrement exagérés en France ; depuis Baudelocque, qui dit que, pour une hémorrhagie, l'accouchement provoqué est un devoir, mais que c'est un crime dans le cas de rétrécissement du bassin, jusqu'à M. Capuron qui qualifie cette opération d'attentat aux lois divines et humaines.

» Aujourd'hui que l'expérience a prononcé, on voit que ces dangers se réduisent à peu de chose. L'hémorrhagie, les convulsions, la péritonite, les squirrhes, et toutes les autres altérations possibles du col de l'utérus, n'ont pas été plus souvent observés après l'accouchement provoqué qu'à la suite de l'accouchement à terme. Les deux femmes opérées par Kelly n'en ont rien éprouvé de fâcheux. Denmann n'a pas été moins heureux dans les huit cas qu'il indique. Il en fut de même de la femme opérée trois fois par Macaulay ; puis d'un cas semblable publié par M. James ; d'un autre recueilli par M. Riecke ; des soixante-sept femmes dont parle M. Salomon, des douze de M. Kluge, des six de M. Ferrario ; aucune n'a succombé. Une seule sur quatorze que M. Reisenger indiquait en 1820, est morte. On en compte deux dans un relevé de trente-quatre faits recueillis depuis ; mais M. Merriman n'en a perdu qu'une sur quarante-six : d'où on peut conclure que la mère ne court pas plus de risque par l'accouchement provoqué d'une manière licite, suivant les règles de la science et avec les secours d'un homme de l'art, que par l'accouchement à terme et spontané. »

Relativement aux chances de conservation de la vie de l'enfant, M. Velpeau les établit de la manière suivante par le calcul et l'expérience. Sur 47 enfants, 26 sont venus morts ; 5 vivants, mais non viables ; 16 ont continué de vivre (Opérations de Merriman). Sur 27, Hamilton en a conservé 23 ; Ferrario, 5 sur 6 ; Kluge, 9 sur 12 ; Burckhard, 35 sur 52 ; et Marshall, 1 sur 4. Par conséquent sur 144 enfants, 88 ont été sauvés, et trois femmes seulement sont mortes ; encore, sur ce nombre, une a succombé à un hydrothorax. Ces résultats sont beaucoup plus avantageux que ceux que peuvent donner l'opération césarienne et la symphyséotomie. « Espérons, dit en terminant M. Velpeau, que cette doctrine, éclairée maintenant par ce qu'ont publié le *Journal général de Médecine*, le *Bulletin* de Férussac, le *Journal complémentaire* des Essais de Barlow (*Journal général de Méd.*, tom. LVIII, p. 147), de Merriman oncle (*Journal gén.*, t. LVIII, p. 148), de Merriman jeune, de Kluge (*Bulletin* de Férussac, tom. XXI, p. 401), de Ritgen, qui rapporte en avoir observé dix-neuf cas à la clinique de Gierzen (*Bulletin* de Férussac, tom. XII, p. 158); défendue à Strasbourg par Fodéré et M. Stoltz; bien exposée dans la Dissertation de Burckhard, puis dans l'article du *Dict. de Méd.*, deuxième édition, tom. I, par MM. Désormeaux et Dezeimeris, et surtout dans le Mémoire de M. Stoltz, sera bientôt universellement adoptée parmi nous, comme elle l'est en Angleterre, en Allemagne et en Italie, depuis plusieurs années. »

En 1827, l'Académie de médecine eut à résoudre cette difficulté qui avait été élevée par M. Costa. Elle déclara que la question était inconvenante, et elle établit que, dans l'état actuel de la science, il n'existe aucun cas où il soit permis de provoquer l'avortement chez une femme grosse; ni le rétrécissement considérable du bassin; ni le développement de convulsions; ni même l'implantation du placenta sur l'orifice utérin; qu'il n'y a pas de moyen de s'assurer de la viabilité du fœtus; enfin que le plus souvent les accouchements provoqués sont funestes à la mère et à l'enfant. (Voyez *Compte rendu de la séance du 15 février, Arch. gén. de Méd.*, t. XIII, p. 441.)

Mahon ne regarde pas l'accouchement provoqué et prématuré comme illicite et criminel. M. Orfila, *Médecine légale*, troisième édition, a émis une opinion opposée, et Marc, à l'article *Avortement* du *Dict. de Méd.*, première édition, dit : « Nous n'entreprendrons pas de discuter ici la question sous le point de vue pratique; mais sous le rapport moral, il nous semble que dans des circonstances où il serait prouvé que la mère et le fruit, ou du moins l'un des deux ne pourrait résister à un accouchement à terme, il faudrait y recourir. »

Enfin M. P. Dubois, qui depuis plusieurs années a opéré de cette manière, en a tracé les règles et fait connaître les circonstances qui la réclament, ainsi que les meilleures conditions dans lesquelles l'opérateur doit se placer pour la mettre en pratique ; toutes données pleines d'intérêt, sans doute, mais qui nous paraissent tout à fait déplacées dans un ouvrage de ce genre. Aussi nous n'imiterons pas les auteurs qui les ont récemment reproduites.

En résumé, nous croyons qu'aujourd'hui, l'accouchement prématuré constitue une opération chirurgicale qui ne présente, ni sous le rapport moral, ni sous celui de ses résultats matériels, aucun des caractères qui constituent le crime d'avortement aux yeux de la loi ; que cependant, comme cette opération peut faire courir des dangers à la mère et à l'enfant, que surtout elle a été regardée par plusieurs auteurs comme propre à constituer un crime, l'accoucheur doit, avant de l'entreprendre, 1° s'entourer des lumières de confrères instruits et expérimentés ; 2° ne jamais agir qu'au grand jour ; deux conditions qu'*il est presque toujours possible* de remplir, puisque cette opération ne *peut jamais être autorisée* que dans la prévision d'un accouchement naturel malheureux ou pour l'enfant ou pour la mère, et souvent pour tous les deux, et que l'opérateur a toute latitude pour l'entreprendre.

L'avortement suivi de l'expulsion d'une môle est-il un avortement criminel ?

Cette question n'a pas été soulevée par les auteurs contemporains ni par ceux qui nous ont précédé ; c'est qu'en effet les cas qui peuvent s'y rattacher sont extrêmement rares. Ainsi une môle, un faux germe, un produit de conception arrêté, comme on voudra désigner cet état particulier des débris morbides ou organiques que l'on trouve alors dans l'utérus, sont presque toujours expulsés avant trois mois et demi de conception ; à cette époque les mouvements actifs du fœtus ne sont pas encore perçus par la mère, et la certitude de la grossesse n'est pas acquise. D'ailleurs les môles ou faux germes sont des produits exceptionnels de conception et peu communs eux-mêmes.

Mais de ce que des circonstances de ce genre ne se sont pas encore montrées au point de vue du droit, en matière criminelle, il ne s'ensuit pas qu'elles ne puissent se produire. Cherchons donc à donner une solution de la question sous le rapport légal et médical.

On a pu voir, à l'article *Grossesse* (*états ou maladie qui peuvent la simuler*), que l'on reconnaissait en médecine trois sortes de môles. Dans la première se trouvent les membranes de l'œuf, l'eau de l'amnios et quelques débris d'embryon ; dans la seconde, une masse charnue avec ou sans cavité, et avec ou sans débris d'embryon ; dans la troisième, une masse d'hydatides mêlée à des produits d'embryon. Ainsi dans les trois cas la môle a été la conséquence d'une fécondation de la femme ; mais, par des circonstances toutes particulières et le plus souvent inconnues, le germe a été arrêté dans son développement, l'enfant a cessé d'exister, des altérations morbides se sont développées ; ce n'est plus un être vivant, quoique ce qui le remplace vive et s'accroisse jusqu'à un certain point, et finisse par être expulsé comme un corps étranger accidentellement développé dans la matrice.

Or, la femme, dans ce cas, est-elle réellement enceinte? Évidemment oui, quand on envisage la cause et le produit de son état ; non, si l'on en considère le but, car il est constant que, quoique enceinte, elle ne donnera jamais le jour à un enfant.

Le législateur n'a dû prévoir et avoir en vue que l'atteinte portée à l'enfant supposé vivant, l'enfant à la vie duquel on a attenté, soit en provoquant sa sortie prématurée, soit en agissant directement sur le principe de la vie dont il est doué, comme constituant le corps du délit.

Du moment que le corps du délit n'existe pas, il n'y a plus de crime. Tel est le raisonnement que l'on est porté à faire, et qui, dans l'espèce, serait probablement sanctionné par l'application de la loi.

Mais supposons un moment qu'un avortement de ce genre ait été provoqué et accompli ; que la femme soit morte ou vivante à la suite de cette opération, et qu'il soit impossible de retrouver le produit expulsé de manière à constater sa nature.

Admettons comme une seconde hypothèse, qu'il soit constaté que l'avortement ait été provoqué sur une femme qui a une fausse grossesse et qu'une môle ait été expulsée. Les faits pourront-ils donner lieu à une poursuite criminelle dans ces deux cas?

Suivant nous, la femme ne saurait être atteinte par la loi, mais la personne qui aurait procuré l'avortement serait punissable comme ayant opéré une tentative de ce crime.

C'est, comme on le voit, une question fort délicate, et dont l'appréciation, au point de vue criminel, mérite d'être étudiée, ce qui nous a déterminé à soulever la question.

D'après les interprétations que nous avons données au sens de l'article 317, un médecin pourra être consulté sur les questions suivantes :

1° Tel aliment, breuvage, médicament ou autre moyen est-il capable de provoquer l'avortement ?

2° L'avortement a-t-il été provoqué?

3° L'avortement a-t-il eu lieu ?

4° Dans le cas où il aurait eu lieu, doit-il être considéré comme un phénomène naturel, ou, au contraire, comme le résultat de l'emploi de moyens propres à le déterminer ?

5° Que doit-on entendre par môle, et quels en sont les caractères anatomiques ?

La première question est posée au médecin, lorsque des soupçons se sont élevés dans l'esprit des magistrats sur l'emploi d'une substance médicamenteuse, ou par l'effet d'une cause physique propre à déterminer les contractions utérines ; et par conséquent nous aurons à faire l'énumération de ces diverses causes et de leur mode d'action. On verra en effet que cette question fut soumise aux experts dans l'exemple que nous rapportons à la fin de ce chapitre.

La seconde question ne peut être éclairée que par la solution de la première, et n'est applicable qu'au cas de tentative d'avortement. Ici nous supposons que des tentatives ont eu lieu, et que l'avortement ne s'en est pas suivi.

La troisième se rattache au fait de savoir si l'avortement a été effectué ou non.

Et la quatrième à celui de savoir si l'avortement a été naturel, ou le résultat de tentatives propres à le produire?

Avant d'entrer dans les détails relatifs à ces questions, nous avons besoin de faire sentir que le mot avortement sera pris par nous dans un sens purement médical ; qu'il n'exprime qu'un résultat matériel, et non pas le crime lui-même. Ainsi nous ne posons pas la question de savoir si le crime d'avortement a été commis, provoqué ou accompli ; nous nous attachons seulement à l'avortement, ou expulsion prématurée de l'enfant, fait matériel. Sous ce rapport, nous ne précisons pas d'époque à la grossesse, comme on l'a fait en médecine ; nous ne distinguons pas non plus l'avortement de l'accouchement prématuré, le premier s'entendant, en médecine, de l'expulsion de l'enfant pendant tout le temps où il n'est pas viable ; le second, s'appliquant à sa sortie de l'utérus pendant qu'il est viable. Ces distinctions ne sont pas admises dans la législation, qui ne reconnaît qu'une seule espèce d'avortement qui peut avoir lieu à toute époque de la grossesse.

1° *Tel aliment, breuvage, médicament ou autre moyen est-il de nature à produire l'avortement?*

Ces divers moyens peuvent être classés dans quatre catégories différentes; 1° ceux pris intérieurement et par l'estomac; 2° ceux qui agissent sur le système circulatoire; 3° les agents mécaniques qui portent leur influence sur l'utérus sans agir directement sur lui; 4° les agents mécaniques qui exercent une action directe sur l'utérus. Dans la première classe se trouvent les emménagogues et les purgatifs drastiques; par conséquent tout aliment, breuvage ou médicament qui pourra être compris dans ce genre de substance, sera considéré comme capable de provoquer l'avortement.

De La Motte et d'autres observateurs ont constaté que des purgatifs drastiques pris dans l'intention criminelle de provoquer l'avortement, ont causé de graves superpurgations, des péritonites, des entérites, des convulsions, et souvent la mort, sans déterminer l'expulsion du fœtus. Les emménagogues ont amené les mêmes résultats. Parmi ces substances, nous citerons le seigle ergoté, la scille, les cantharides, la rue, la sabine, les mercuriaux, l'aloès, la salsepareille, le gaïac, l'armoise, la matricaire, la mélisse, etc. Nous ne saurions toutefois ne pas considérer ces substances comme abortives, mais il ne faut pas cependant leur accorder une trop grande valeur.

Zacchias parle d'une dame chez laquelle des médecins et deux sages-femmes très accréditées n'avaient trouvé aucun soupçon de grossesse, qui fit usage des diurétiques et des sudorifiques les plus âcres pour une douleur sciatique aiguë. Malgré ce traitement, elle mit au monde un enfant viable et vigoureux, dont la naissance mit en défaut la science des hommes de l'art.

Fodéré cite le fait d'une femme qui avait avalé une pleine écuelle de vin où l'on avait mis une forte dose de sabine; ce breuvage l'avait beaucoup incommodée; elle avait senti dans ses entrailles une chaleur cuisante, accompagnée de hoquets et de vomissements; ensuite il s'était déclaré une fièvre violente qui avait duré plus de quinze jours; mais tout ce tumulte fut calmé par l'usage de quelques rafraîchissants. La femme n'accoucha qu'au bout de deux mois, et se porta fort bien, ainsi que son enfant.

Tous les jours l'expérience démontre que ces moyens se bor-

nent quelquefois à exciter plus ou moins vivement l'estomac et
le canal intestinal, sans déterminer des contractions utérines.
Il est vrai de dire aussi que ce langage, qui a été tenu par la plupart des auteurs, est basé sur des observatious recueillies sur des
femmes robustes, bien constituées, et chez lesquelles l'utérus était
peu impressionnable; elles avaient en vain mis en usage ces
médicaments, et par conséquent elles n'avaient observé aucune
précaution à l'égard de leur enfant avant leur emploi; elles s'é-
taient livrées à leurs courses habituelles, à tous leurs exercices,
à leur travail, et il est même probable qu'elles s'y étaient adon-
nées avec excès; toutes avaient cherché à rappeler leurs règles,
et par conséquent si l'utérus avait résisté à l'emploi de ces exercices violents, les purgatifs devaient avoir peu d'efficacité, comme
abortifs; ou ils devaient en avoir moins que chez des femmes
qui, par le sentiment de la maternité, ont un grand intérêt à
conserver le produit de la conception. En effet, combien ne voit-
on pas de femmes faire des fausses couches à la suite d'un émétique ou d'un purgatif donné mal à propos! Celles-là éprouve-
raient la même influence par l'effet d'un exercice ou d'un travail
un peu forcé; par conséquent on ne peut nier l'influence de ces
médicaments, et la qualité d'abortifs qui leur a été donnée est
fondée dans un certain nombre de cas.

Presque tous les auteurs modernes ont attaché peu de confiance
aux propriétés abortives de certaines plantes, et notamment de
la sabine et de la rue. M. le docteur Élie de Nantes a adressé, à
la société des Annales d'hygiène et de médecine légale de Paris,
un excellent mémoire sur l'action de la rue, mémoire publié
dans les *Annales* pour le mois de juillet 1838, et dans lequel il
cherche à démontrer que c'est avec raison que les anciens accordaient au suc de cette plante fraîche une propriété abortive très
puissante, propriété qui se perd probablement par la dessiccation
de la plante. Il rapporte trois observations dans lesquelles l'avortement a eu lieu dans les premiers jours qui ont suivi son emploi.
L'avortement a été effectué à trois mois et demi, quatre mois et
sept mois de grossesse. Il signale l'état grave dans lequel tombent
les femmes qui font usage d'une préparation de rue. Il énumère
les symptômes qui se développent alors et il signale principalement ceux qui suivent: phénomènes d'irritation d'estomac et du
duodénum consistant en des vomissements fréquents; inflammation de la langue, dont le volume s'accroît; augmentation dans

la sécrétion de la salive; affection profonde des centres nerveux; somnolence, vertiges, rêvasseries, sorte d'état d'ivresse, intelligence obtuse, parole difficile, trouble de la vue qui persiste pendant longtemps; contraction de la pupille, mouvement continuel de torsion des bras et de la tête qui contraste avec l'immobilité du reste du corps; diminution notable dans les battement, du cœur et dépression marquée dans l'activité de la circulation, le pouls ne donnant quelquefois que trente pulsations par minute et étant très petit; abaissement dans la température de la peau; contractions lentes de l'utérus, mais capables d'opérer l'avortement avec écoulement de sang en quantité assez considérable; pas de métrite consécutive. A l'état général qui appartient aux poisons narcotico-âcres, peut succéder une sorte d'état typhoïde qui dure pendant un temps plus ou moins long et qui se dissipe ensuite. L'ensemble de ces phénomènes peut varier en intensité en raison de la quantité de substance vénéneuse qui a été prise. Une métrite et une métro-péritonite peuvent être la conséquence de l'irritation portée, soit sur la matrice, soit sur les intestins.

Les agents placés dans la seconde catégorie sont les saignées générales et les saignées locales. Parmi les premières, celles des extrémités inférieures exercent plus d'influence que celles des extrémités supérieures; les secondes, qui consistent dans des applications de sangsues ou de ventouses scarifiées principalement dirigées vers les parties génitales, sont plus puissantes encore, parce qu'elles agissent directement sur l'utérus, et y opèrent une déplétion plus directe; par conséquent l'application de sangsues au col de l'utérus lui-même serait encore plus active. Mais si ces saignées peuvent être considérées comme des moyens abortifs, elles sont loin de toujours conduire à ce résultat, puisqu'on cite des faits qui démontrent leur peu d'efficacité dans beaucoup de circonstances. Ainsi on trouve dans Mauriceau (observation 644) qu'une femme enceinte fut saignée dix fois au pied sans avorter; qu'une autre (observation 258) résista à l'action de plusieurs saignées abondantes pratiquées tant aux pieds qu'aux bras, ainsi qu'à l'usage de vomitifs, médicaments qui avaient été employés pour combattre une attaque d'apoplexie; une troisième fut saignée quatre-vingt-dix fois pour une oppression de poitrine, et mit au monde un enfant à terme et bien portant. (Capuron, *Médecine légale*, pag. 307.) Néanmoins les saignées doivent être placées au nombre des moyens abortifs.

Les agents mécaniques qui exercent leur action sur l'utérus sans agir directement sur lui, sont les sauts, les courses réitérées, l'exercice du cheval, les pressions brusques sur l'abdomen, ou les compressions soutenues ; en thèse générale, une force qui s'exerce en produisant un choc est une cause d'une influence très puissante. — Enfin nous arrivons à ces manœuvres plus criminelles encore qui portent leur action directement sur l'utérus : celles-là opèrent presque toujours l'évacuation des eaux de l'amnios, et il en résulte nécessairement l'expulsion du fœtus. Elles ne sont guère mises en usage que par des personnes que l'ignorance et la cupidité ont avilies au point d'avoir recours à un crime pour puiser dans des manœuvres criminelles des moyens d'existence ; aussi ces opérations sont-elles souvent pratiquées de manière à laisser des traces de leur emploi.

En résumé, toute substance introduite dans l'estomac peut y développer une phlegmasie qui s'étend souvent au reste du canal intestinal. Elle peut devenir la cause déterminante d'une métrite ou d'une péritonite, et provoquer ainsi l'avortement. Les émissions sanguines réitérées laissent à leur suite un état anémique toujours très prononcé, et l'état exsangue général que produisent les hémorrhagies. Elles laissent, en outre, des plaies ou cicatrices au voisinage des veines quand il s'agit de saignées, ou au voisinage des grandes lèvres et sur les cuisses, lorsque ce sont des sangsues qui ont été appliquées. — Les agents mécaniques ne peuvent produire que des contusions, lorsqu'ils exercent leur action directement sur l'abdomen ; mais il est rare que, pour se faire avorter, une femme se porte un choc assez violent pour amener ce résultat. Néanmoins, comme l'avortement accidentellement produit par un coup volontairement porté sur l'abdomen est puni comme l'avortement provoqué, le médecin peut être appelé à constater les traces d'une violence de ce genre ; (lorsque l'avortement a été occasionné par des coups portés volontairement, mais sans intention de le produire, il y a lieu à l'application de l'article 317 ; l'auteur des coups est responsable de leurs suites ; arrêt du 8 octobre 1812).

2° *L'avortement a-t-il été provoqué ?*

Cette question peut être posée à un médecin dans deux circonstances différentes : ou lorsqu'il y a eu tentative d'avortement, ou lorsque l'avortement a été accompli. Les conséquences de la tentative ne peuvent pas être soumises à l'homme de l'art relativement à la femme, parce qu'elle n'est criminelle, d'après le code pénal, que lorsque l'avortement a été la suite des moyens qu'elle a mis en usage.

La solution de cette question est extrêmement délicate; elle découle nécessairement du genre de moyens employés pour amener l'avortement, et par conséquent dans la plupart des cas le médecin doit soumettre sa décision au fait de l'administration et de l'emploi des médicaments ou des agents mécaniques, avec cette restriction : *dans la supposition où il serait constant que ces moyens ont été employés ou administrés*. Remarquons d'ailleurs, combien il est difficile d'atteindre une tentative d'avortement! Il faut des preuves testimoniales; car, si l'avortement ne s'en est pas suivi, le corps du délit ne peut être matériellement constaté que par l'état morbide de la personne sur laquelle la tentative a eu lieu. Ce sera donc une gastrite, une péritonite, une métrite ou bien un état anémique; or, d'une part, ces phlegmasies peuvent reconnaître une foule de causes différentes, et d'autre part, l'emploi des émissions sanguines, comme celui des emménagogues, peut être justifié jusqu'à un certain point par l'aménorrhée que l'on attribuerait à une cause autre que la grossesse. L'usage d'instruments propres à agir sur l'utérus ou sur son produit, ne pourrait être constaté que dans le cas de mort de la personne, et c'est peut-être la seule circonstance dans' laquelle le médecin serait en droit d'affirmer que ces moyens ont été employés dans le but de provoquer un avortement qui n'aurait pas eu lieu, et dont une métrite aurait été la seule conséquence. Cette question est donc plutôt du ressort des magistrats que des médecins. — Partant de cette donnée, que telle substance est capable de produire l'avortement à telle dose, connaissance médicale fournie par l'expert, le magistrat s'enquerra du fait de savoir comment les personnes qui l'ont administrée en justifient l'emploi? Si ces substances ont été administrées, ou non, par des gens de l'art? Leur acquisition aurait-elle eu lieu clandestinement? La femme a-t-elle caché les souffrances qu'elles lui ont causées? Et une foule de circonstances qui peuvent établir la criminalité de l'action, et dont le médecin n'est pas appelé à connaître.

Quant à ce qui concerne l'avortement effectué, nous allons en traiter à l'occasion de la quatrième question.

3° *L'avortement a-t-il eu lieu?*

Les données propres à résoudre cette question se déduisent naturellement : 1° de l'examen d'un produit de conception ; 2° de l'examen de la femme que l'on suppose avoir avorté. Il est rare que pendant les deux premiers mois de la grossesse on puisse constater ce crime. L'embryon a un volume très petit ; il est expulsé avec ses membranes et avec des caillots de sang en plus ou moins grande quantité. Son passage à travers les parties génitales entraîne, il est vrai, des douleurs ; mais ces douleurs ne sont pas très considérables ; les suites de couches sont nulles ou presque nulles : aussi arrive-t-il très souvent que les femmes font, à cette époque, des fausses couches sans le savoir. Elles ignorent qu'elles soient grosses ; elles ont, comme elles le disent, un retard ; la fausse couche s'opère à l'époque de la menstruation, parce que c'est à ce moment que l'utérus peut plus facilement se débarrasser du produit de la conception ; des caillots de sang et l'œuf lui-même s'échappant des parties génitales, elles attribuent naturellement cette circonstance à ce que les règles ont été retenues, et elles ignorent complétement la cause de cet état. Il est vrai de dire que c'est à cette époque que l'on rencontre le moins de tentatives criminelles d'avortement, parce que la femme n'a pas la certitude de sa grossesse ; tandis qu'à dater de trois mois ; et surtout de quatre mois et demi, lorsque les mouvements actifs du fœtus ont été sensibles pour la mère, toute incertitude cesse à cet égard, et c'est alors qu'à tout prix, et pour cacher son déshonneur, la femme imprudente ou coupable s'abandonne aux mauvais conseils qui lui sont donnés.

Quoi qu'il en soit, le médecin a donc à diriger son attention, d'abord sur le produit de la conception ; il doit en déterminer l'âge ; à cet effet il l'examinera en se conformant aux indications que nous donnerons à l'article *Infanticide*, (*âges pendant la vie intra-utérine*), et il rattachera à la conformation de ses organes une époque donnée de conception, en prenant pour guide les caractères que nous avons assignés à l'article *Détermination de l'âge* (voy. *Infanticide*). Mais malheureusement l'enfant est presque toujours soustrait aux recherches par les soins du coupable, et, si le corps est peu développé, la putréfaction s'empare rapidement des parties qui le constituent, et le désorganise. Néanmoins, et d'après la remarque que nous faisions tout à l'heure sur le moment où le crime était plus fréquemment commis, on aura souvent l'occasion de pouvoir préciser une époque de développement. — La seconde recherche à faire est celle de savoir si l'enfant porte à l'extérieur du corps des traces de piqûres, plaies ou autres blessures résultant de l'emploi d'instruments perforants introduits dans l'utérus. Ici on ne saurait examiner avec trop de soin la surface extérieure du corps. Il n'est pas nécessaire, comme dans le cas d'infanticide, que ces blessures soient telles qu'elles puissent rendre compte de la mort du fœtus ; la piqûre la plus simple est souvent un indice d'une grande valeur, parce que les tentatives criminelles, en matière d'avortement, sont dirigées, moins sur le corps de l'enfant, que sur ses enveloppes ; il est assez remarquable que ces sortes de piqûres se rencontrent fréquemment sur les fesses ou sur le dos de l'enfant ; elles sont entourées d'une ecchymose qui démontre qu'elles ont eu lieu pendant la vie. Mais pour qu'un médecin envisage une blessure de ce genre comme le résultat d'une tentative d'avortement, il faut qu'il acquière la certitude que cette tentative a été faite sur le fœtus vivant, ou, en d'autres termes, que la blessure entraîne avec elle l'idée de la vie ; voici un exemple de ces sortes de lésions.

Vers la fin du mois de janvier 1847, une dame entre comme pensionnaire chez une sage-femme, en manifestant l'intention d'y attendre le terme de sa grossesse. Pendant les premiers jours de février, elle fit plusieurs sorties, qu'elle interrompit à raison de son état de malaise et de faiblesse.

Le 6, un médecin constatait que la dame X... était atteinte d'accès de suffocation ; qu'elle se plaignait d'engourdissements dans les membres inférieurs et de douleurs vives dans la région iliaque gauche. La peau était anémique ; il y avait des sueurs froides, de la lipothymie. Le col utérin était dilaté, un peu de sang coulait.

Le 7, la respiration devint suspirieuse, la vue s'obscurcit, et, peu d'instants avant la mort qui survint, un fœtus de cinq mois de conception fut expulsé sans efforts ni douleurs.

La rapidité de la mort de la dame X... et les circonstances particulières qui l'avaient déterminée donnèrent lieu à une instruction criminelle.

Le fœtus fut examiné par un médecin, qui n'aperçut aucune trace de blessures et attribua son expulsion prématurée à une maladie dont la mère aurait été atteinte accidentellement. Les docteurs Bayard et Tardieu furent chargés de procéder à l'autopsie.

La coloration brunâtre de la peau, sa mollesse et l'enlèvement partiel de l'épiderme sur le tronc et les membres indiquaient que la mort du fœtus avait précédé de plusieurs jours son expulsion de l'utérus, et que la putréfaction avait commencé à se manifester. Les téguments du crâne étaient complétement dépourvus de cheveux ; à la surface du tronc et des membres, il n'existait aucune trace de blessure.

Mais sur la tête, au niveau de la fontanelle antérieure, la peau était *ecchymosée* dans une étendue de 3 centimètres, et vers le centre on trouva une *plaie linéaire* très nette dirigée transversalement et longue de 3 millimètres.

La section de la peau et l'ouverture du crâne firent reconnaître que cette plaie avait intéressé toute l'épaisseur de la peau et des membranes obturatrices, de telle sorte que le sinus longitudinal avait été ouvert de part en part, et que du sang s'était épanché à la surface des hémisphères cérébraux.

L'autopsie de la dame X... démontra qu'elle avait éprouvé des hémorrhagies excessives, et qu'il y avait les premiers symptômes d'une métropéritonite. La paroi du vagin, le col de l'utérus, ainsi que le corps de cet organe *ne présentaient pas de traces de piqûres, de déchirures* ou de *toutes autres lésions.* (Docteur Bayard, *Annal. d'hyg.*, t. XXXVII, page 444.)

Un troisième ordre de recherches, qui se rattache au fait d'avortement, est relatif à l'examen des poumons, dans le but de savoir si l'enfant a respiré. On doit donc avoir recours aux expériences docimasiques, comme s'il s'agissait d'un cas d'infanticide (Voyez *Infanticide*). Et s'il était démontré que la respiration a eu lieu, on devrait s'attacher à reconnaître si la mort de l'enfant a été naturelle, ou si, au contraire, elle n'aurait pas été le résultat de violences. En effet, un avortement peut avoir été provoqué à une époque avancée de la grossesse; l'enfant a pu sortir vivant du sein de sa mère, et celle-ci, trompée dans son espérance, croyant avorter d'un enfant mort, attenter aux jours de son enfant et lui donner la mort; ici le crime d'infanticide serait précédé du crime d'avortement.

Un enfant fut trouvé sur la voie publique à Paris, le 19 novembre 1846. Transporté à la Morgue, le docteur Bayard procède à l'autopsie. — Enfant du sexe masculin, développement de huit mois, cordon ombilical à demi coupé et rompu à 3 centimètres de son insertion au nombril. *La langue fait saillie hors de la bouche; les lèvres violacées; du sang s'écoule par le nez.* — A la partie postérieure de la tête *existe une plaie de 1 centimètre de diamètre, et de laquelle sort du sang.* La tête *est déformée* et les os ont une *grande mobilité.*

A la partie antérieure du cou, au niveau du larynx, la peau est *excoriée*, d'un *rouge brunâtre* et *ecchymosée.* Les excoriations plus nombreuses à gauche qu'à droite ont été faites évidemment par l'impression des ongles, une constriction violente a été exercée sur la trachée.

Tête. —La plaie de l'occipital est verticale, longue de 8 millimètres, à bords très nets; son extrémité inférieure est obtuse; la supérieure est aiguë. Le tissu osseux a été divisé avec la même netteté par l'instrument, qui a pénétré jusque dans le cervelet. Du sang coagulé est épanché en nappe et en petite quantité à la surface de la substance cérébrale.

Cou. —Du sang est infiltré sous la peau, entre les muscles. Il y a un décollement de l'œsophage et de tous les muscles thyroïdiens, qui sont séparés du plan antérieur de la colonne vertébrale par du sang en cail-

lots. Toute cette région a été comprimée avec une violence extrême,
puis arrachée par la constriction des doigts.

Poitrine. — Les poumons volumineux, crépitants, présentent à leur
surface, *un grand nombre d'ecchymoses ponctuées sous-pleurales.*
— Il n'y avait pas d'emphysème. — Les expériences de docimasie hydrostatique ont prouvé que la respiration avait eu lieu complétement.

Abdomen. — Le foie et la rate offraient des déchirures multiples et un
broiement; du sang *coagulé* et liquide épanché dans le petit bassin et
entre les intestins. démontraient que ces violences avaient été exercées
alors que l'enfant était en vie.

Fémurs — Les points osseux épiphysaires des fémurs commençaient
à apparaître. Ce caractère, joint à ceux fournis par l'examen général du
corps, indique que l'enfant était parvenu à la fin du *huitième mois*
(*Annales d'hygiène et de médecine légale*, t. XXXVII, p. 448).

Des preuves tirées de l'examen de la mère. — Pour énoncer
avec méthode les indices que l'on peut tirer de l'examen de la
mère, nous supposerons deux cas : ou la mère est vivante, ou
elle a succombé. Dans le premier, l'attention du médecin doit
être fixée: 1° sur l'économie en général; 2° sur certains organes
en particulier. Nous ne saurions trop insister sur cette circonstance, que le succès d'une expertise de ce genre dépend entièrement du temps écoulé depuis que l'avortement a eu lieu. Après
dix jours écoulés il était difficile de constater l'accouchement, à
plus forte raison lorsqu'il s'agit d'un avortement; ici même,
outre que cette limite est, en thèse générale, déjà trop étendue,
elle est encore soumise à l'époque de la grossesse où l'avortement
a été provoqué; elle est d'autant moindre qu'il a eu lieu plus tôt.
Quand un accouchement s'est effectué à terme, l'examen de la
femme fournit des indices qui découlent non seulement du fait
de l'accouchement, mais encore du développement du fœtus;
ces derniers manquent le plus souvent, dans le cas d'avortement, parce qu'il a été provoqué à une époque où le fœtus
n'avait pas acquis assez de développement pour distendre les
parois abdominales, exercer une influence sur le volume des
seins, déterminer la sécrétion du lait. Ainsi, pas de plicatures ou
de gerçures de la peau du ventre; pas d'écartement des muscles
abdominaux, de saillie de l'ombilic; absence de développement des parties génitales, de tuméfaction des grandes lèvres,
en un mot, de ce travail préparatoire à la sortie de l'enfant: Dans
l'avortement tout est brusque, tout est forcé, tout s'opère par
une distension qui n'est pas graduée, et qui, par cela même, ne
laisse que des traces éphémères de son existence. Les suites de
couches sont nulles ou de peu de durée, la fièvre de lait manque;

tout, dans l'état des parties génitales, tend à laisser un médecin dans l'incertitude. On peut donc établir en thèse générale que tout avortement non suivi d'accidents est très difficile à constater.

L'état général d'une personne que l'on accuse de s'être fait avorter, doit fixer en premier lieu l'attention du médecin. Il recherchera s'il existe un état anémique, indice d'une hémorrhagie ou d'une perte de sang, et à quelle cause cette perte de sang doit être attribuée? Ou si l'on observe un état fébrile; si cet état fébrile dépend d'une phlegmasie des voies digestives, et alors quelle cause a pu la produire? S'il existe une métrite, ou une péritonite, ou une métro-péritonite? Si ces phlegmasies se sont développées spontanément ou ont été provoquées, au contraire, par des tentatives d'avortement. Fixant alors son attentions sur les parties génitales, il examinera si ces organes sont plus dilatés que de coutume; quel est l'état de la fourchette? Le plus souvent, il est vrai, elle aura été conservée intacte, parce que le volume du fœtus n'était pas assez considérable pour en opérer la déchirure. Il s'attachera surtout à constater l'odeur des eaux de l'amnios, l'écoulement de sang ou de liquide séro-sanguinolent et même séro-purulent des lochies. Il portera son doigt dans les parties génitales, explorera le col de l'utérus et l'utérus lui-même, en cherchant à déterminer son volume. Mais ces organes rentrent trop vite dans l'état naturel pour fournir des indices bien concluants; d'où il résulte que ce ne sera que dans un ensemble de preuves morales et matérielles que l'on pourra puiser des données plus ou moins incertaines sur l'avortement. Aussi ce crime est-il rarement atteint pendant la vie de la femme, lorsque les preuves testimoniales ne viennent pas à l'appui des présomptions que l'ensemble des faits peut faire naître.

Voici un fait rapporté par Ollivier d'Angers (*Annales d'hyg. et de méd. lég.*, tom. XXII, pag. 115), et qui donne une idée exacte des conditions dans lesquelles le médecin est placé lorsqu'une expertise de ce genre lui est confiée.

Avortement à six mois, chez une femme âgée de trente-huit ans, et primipare; enfant trouvé vivant cinq heures après l'accouchement, au milieu des linges dans lesquels il était complétement enveloppé.

Le 6 juillet dernier, madame..., sage-femme, fait prévenir M..., préparateur de pièces anatomiques, qu'elle tient à sa disposition le cadavre d'un enfant nouveau-né, qu'il peut envoyer prendre chez elle. M... charge un de ses élèves d'aller chez madame..., chercher le petit cadavre. Celle-ci conduit ce jeune homme dans une des chambres de son domicile, déplace un paravent qui fermait l'ouverture d'une cheminée, et développe un paquet de linges ensanglantés, dans lesquels se trouvait le petit cadavre. Mais à peine l'a-t-elle découvert, que des cris assez forts sont poussés par l'enfant qui, loin d'être mort, était, au contraire, plein de vie. Il y avait alors cinq heures que l'accouchement avait eu lieu.

Le jeune homme, épouvanté par ce spectacle, n'a pas la force d'adresser quelques reproches à la sage-femme ; il se hâte de sortir de chez elle, et l'idée qu'on pouvait le supposer complice de la mort de cet enfant, si elle survient, le décide à se rendre aussitôt chez le commissaire de police du quartier, auquel il déclare ce dont il vient d'être témoin. Ce magistrat se transporte immédiatement chez la sage-femme ; mais elle venait de sortir, et avait emporté l'enfant. Lorsqu'elle fut de retour, elle dit au commissaire de police que l'enfant était mort presque aussitôt après le départ de l'élève de M..., et qu'elle l'avait porté chez une personne de sa connaissance. On le retrouva, en effet, entouré de linges, et renfermé dans un panier qui n'avait pas été ouvert par le dépositaire.

Une enquête judiciaire fut à l'instant même commencée sur un fait qui se présentait entouré de circonstances aussi graves, et c'est alors que je fus chargé, avec M. Boniface, des diverses opérations et recherches médico-légales, dont le détail est exposé dans les pièces suivantes.

Rapports relatifs à l'autopsie de l'enfant de la fille..., et à l'examen de cette fille.

Nous soussignés, docteurs en médecine de la Faculté de Paris, en conséquence de l'ordonnance de M. Jourdain, juge d'instruction, nous sommes transportés, aujourd'hui 7 juillet 1838, à la Morgue, à l'effet de procéder, en sa présence et en celle de M. Croissant, substitut de M. le procureur du roi, « à l'examen du cadavre d'un enfant dont la fille... avait été accouchée, le 5 juillet présent mois, par la dame..., sage-femme ; et immédiatement après, nous sommes rendus à l'Hôtel-Dieu, afin d'y visiter la fille..., et de constater, si faire se peut, quelle était l'époque de la grossesse, lors de l'accouchement, et s'il y a longtemps que cet accouchement a eu lieu. »

D'après les termes de l'ordonnance, nous avions à rechercher, sur le cadavre du susdit enfant, s'il portait quelques traces de violences, s'il était venu à terme, s'il était né viable, s'il avait vécu, et, dans ce dernier cas, quelle avait été la cause de la mort. Voici le résumé des observations que l'autopsie nous a fournies, opération à laquelle nous nous sommes livrés, après avoir prêté serment entre les mains de M. le juge d'instruction.

Examen du cadavre de l'enfant de la fille...

Cadavre du sexe masculin. — Longueur totale du corps, 13 pouces. — Poids total du corps, 860 grammes. — Diamètres de la tête : l'occipito-mentonnier, 3 pouces 8 lignes ; le bi-pariétal, 2 pouces 3 lignes, l'occipito-frontal, 3 pouces.

L'insertion du cordon ombilical est à un pouce au-dessous du milieu de la longueur totale du corps : la portion du cordon adhérente a cinq pouces et demi de longueur ; il a été coupé net : aucune ligature n'a été appliquée sur sa longueur.

Les ongles sont bien formés ; ils ne dépassent pas l'extrémité des doigts ni des orteils.

Les cheveux sont d'une couleur brun foncé ; leur longueur varie de trois à cinq lignes.

La teinte générale de la peau est rosée ; l'épiderme est mince ; la peau est transparente, et on n'observe pas à sa surface ce duvet qui s'y développe à une époque avancée de la conception.

Couche légère d'enduit sébacé blanchâtre au cou, au périnée, à la face interne des cuisses, ainsi qu'à tous les plis des grandes articulations des membres.

Dépression latérale de la tête, qui paraît avoir été comprimée transversalement ; une dépression également manifeste existe à la partie supérieure et gauche de l'os frontal ; le sommet de la tête est conique, et recouvert de sang desséché dans une étendue de six à huit lignes en tous sens, sans aucune lésion de la peau.

Les paupières sont légèrement agglutinées ; la membrane pupillaire n'existe pas ; il ne s'écoule aucun liquide de la bouche ni du nez ; ces ouvertures sont libres.

Il n'existe aucune trace de violences quelconques, telles que plaies, meurtrissures, à la surface du tronc et des membres. Ce fœtus est dans un état de conservation parfaite, et ne présente pas la moindre apparence de putréfaction commençante.

La dissection des téguments du crâne nous a fait reconnaître une infiltration séro-sanguinolente à la surface des pariétaux, et, sur celui du côté droit, la peau était décollée dans une étendue de huit à dix lignes en tous sens. Tous les os du crâne étaient intacts, sans trace de fracture : le pariétal gauche chevauchait de trois lignes environ sur le pariétal droit.

Le cerveau, dont l'organisation était encore très imparfaite, n'offrait aucune espèce d'injection dans ses membranes, non plus que dans l'épaisseur de son tissu ; aucune trace d'hémorrhagie circonscrite.

Les deux poumons avaient une couleur uniformément rosée ; leur bord antérieur recouvrait le péricarde.

Enlevés avec le cœur et la trachée-artère, et plongés dans un vase rempli d'eau ; ces organes ont complétement surnagé : chacun d'eux, plongé isolément dans le même liquide, a également surnagé ; coupées en fragments nombreux, toutes ces portions, de l'un et l'autre poumon, ont immédiatement surnagé complétement, avant comme après avoir été exprimées entre les doigts. Quelques uns de ces fragments seulement, sur lesquels avait été exercée une pression assez forte pour en désorganiser le tissu, se sont précipités ensuite au fond du liquide.

Les cavités droites du cœur contenaient un sang noir très liquide.

Tous les organes de l'abdomen étaient dans l'état sain. L'estomac ne renfermait qu'un peu de mucosités glaireuses, sans mélange d'aucun liquide. La partie inférieure de l'intestin grêle, et la première moitié du gros intestin, contenaient un méconium d'un vert foncé. Une quantité assez considérable de cette matière adhérait à l'anus, et indiquait que l'expulsion en avait eu lieu, soit pendant l'accouchement, soit postérieurement à la naissance.

Il n'y avait aucune trace d'ossification commençante dans le cartilage épiphysaire inférieur des deux fémurs.

Conclusions.

1° L'enfant que nous venons d'examiner était arrivé au terme de six mois à six mois et demi.

2° Il a vécu.

3° La respiration s'était effectuée chez lui complétement.

4° Quoiqu'il y ait quelques exemples d'enfants nés, comme celui-ci, à six mois, qui ont continué de vivre, ces exemples sont tellement rares, et l'authenticité de la plupart est assez douteuse pour que nous n'hésitions pas à déclarer qué l'enfant de la fille... n'est pas né viable.

5° S'il est démontré que cet enfant est resté complétement enveloppé de linges pendant cinq heures, et que, nonobstant cette circonstance, il ait pu respirer avec assez de force et assez complétement pour interrompre la circulation du cordon, et pour pousser des cris très forts quand on l'eut découvert, nous sommes autorisés à admettre, qu'avec des soins bien dirigés, on eût pu, sinon lui conserver définitivement la vie, du moins prolonger son existence au-delà du terme où elle a cessé.

Nous pensons donc que l'absence complète de soins donnés à l'enfant, l'obstacle tout mécanique qui a dû gêner l'exercice de la respiration, pendant le temps qu'il a vécu, et la faiblesse naturelle résultant de sa naissance prématurée, ont contribué à hâter la mort de cet enfant.

6° D'après leur situation particulière, il est probable que les ecchymoses de la partie supérieure de la tête ont été le résultat du travail de l'accouchement ; surtout, si, comme le déclare la sage-femme..., la fille..., âgée de trente-huit à trente-neuf ans, était primipare.

7° Quant à l'aplatissement latéral du crâne, il peut avoir été produit par une pression exercée tout aussi bien pendant la vie qu'après la mort. Dans la dépression très manifeste qui existait à la partie supérieure et gauche de l'os frontal, l'absence de toute injection et de toute ecchymose nous porte à penser qu'elle est postérieure à la mort, et qu'elle est résultée de la position dans laquelle la tête se trouvait pendant le refroidissement du cadavre.

Examen de la fille...

Nous avons trouvé cette fille, couchée, salle Saint-Augustin, n° 46 (Hôtel-Dieu). Sur les interpellations que nous lui avons adressées, elle nous a dit : « Qu'elle n'avait cessé de voir ses règles qu'au mois d'avril dernier ; qu'elle ne croyait pas être enceinte, quoiqu'elle se fût exposée à le devenir ; qu'elle n'avait ressenti aucune espèce de mouvements qui pût lui faire supposer qu'elle fût grosse ; qu'elle avait commencé à perdre des eaux assez abondamment depuis huit jours, lorsque le malaise et les douleurs qu'elle ressentait la décidèrent à se rendre chez la sage-femme.... qu'elle ne connaissait d'ailleurs aucunement ; que ce fut seulement chez cette sage-femme qu'elle acquit la certitude de sa grossesse, et qu'elle apprit de cette dernière que l'accouchement ne tarderait pas à avoir lieu. Effectivement, les douleurs augmentèrent beaucoup dans la nuit, et elle accoucha le lendemain au matin. Elle n'entendit aucun cri au moment de la délivrance ; la femme... ne lui dit pas quel était le produit de son accouchement ; elle-même ne le lui demanda pas, parce qu'elle ne pouvait penser être assez avancée dans sa grossesse pour donner le jour à un enfant vivant.

« Elle ne peut d'ailleurs se rappeler que très confusément ce qui se passa dans ce moment. Elle nous a affirmé, à plusieurs reprises, que pendant tout le travail, de même que pendant les jours précédents, elle n'avait aucunement senti remuer son enfant. (Nous devons dire que cette assertion, tout invraisemblable qu'elle paraisse, peut être fondée. Il existe, en effet, des exemples de grossesses pendant la durée desquelles les mouvements de l'enfant n'ont point été perçus par la mère.)

» Elle resta seule une heure après son accouchement, et quand la sage-femme... revint auprès d'elle, il ne fut aucunement question du produit de la fausse-couche. »

Après cet interrogatoire, nous avons examiné la fille..., et nous avons constaté que chez elle :

A. Les seins sont très gonflés, durs, douloureux à la pression, surtout celui du côté gauche ; la pression du mamelon en fait sourdre quelques gouttelettes laiteuses ; en résumé, tous les phénomènes de la fièvre de lait existent.

B. Il s'écoule de la vulve un liquide rougeâtre, peu abondant, qui a l'odeur particulière et caractéristique des lochies.

C. Les parties génitales sont dans un état d'intégrité notable, sans tuméfaction aucune ; la fourchette est intacte, et il n'existe qu'une très légère déchirure en arrière de ce repli de la peau, dans le point qui correspond à l'insertion de la membrane hymen.

D. Le corps de l'utérus est en grande partie revenu sur lui-même ; cependant on le sent encore dans le bas de la région hypogastrique, et le doigt, introduit dans le vagin, permet de reconnaître que le col de l'utérus est dilaté, irrégulier à la circonférence de son orifice, dont les bords sont notablement tuméfiés.

E. Il n'existe à la surface du ventre, et à la partie supérieure des cuisses, aucune trace de ces éraillures de la peau, qu'on observe ordinairement chez les femmes qui ont eu des enfants, ou une grossesse arrivée près de son terme.

F. La remarque qui précède répond à cette autre question qui nous est posée : *De quelle date était la grossesse de la fille... ?* Nous ne pouvons en donner une solution précise, d'après le seul examen de l'état actuel de cette fille, tandis qu'elle peut être fournie par les caractères que présente l'enfant, si celui que nous avons examiné est bien celui dont la fille... est accouchée.

Conclusions.

1° La fille..... présente aujourd'hui les traces d'un accouchement qui ne remonte pas à plus de trois ou quatre jours.

2° Ces traces ne peuvent permettre de déterminer si l'accouchement a eu lieu à terme, ou longtemps avant terme, attendu qu'il n'est pas impossible, qu'au neuvième mois de la conception, un enfant, naturellement d'un petit volume, ne laisse pas de traces plus sensibles de sa sortie récente, que celles que nous avons constatées chez la fille...

La question relative à l'époque de la grossesse de la fille....., avait été posée par M. le juge d'instruction, surtout à cause de ce fait : qu'au moment où cette fille fut reçue chez la sage-femme, celle-ci avait, à son domicile, plusieurs autres femmes récemment accouchées, en sorte qu'il pouvait être important, dès le début de l'instruction, de s'assurer si chez toutes l'accouchement avait eu lieu à terme ; car, dans l'affirmative, cette circonstance ne laissait pas de doute que l'enfant venu avant terme était bien celui de la fille... C'est, en effet, ce qui fut complétement prouvé.

Quand la sage-femme fut questionnée sur les diverses particularités qui s'étaient offertes à son observation, avant et après l'accouchement de la fille..., elle déclara que le placenta était petit et altéré, ainsi que le cordon, ce qui lui avait paru être la cause probable de la sortie prématurée de l'enfant. Il devenait important, dès lors, dans l'intérêt de la sage-femme inculpée, de vérifier si effectivement les annexes de l'enfant n'étaient pas le siége de quelque altération qui eût ainsi provoqué spontanément l'accouchement avant terme. La dame... ayant ajouté que le délivre avait été jeté dans les lieux d'aisances, M. le juge d'instruction fit procéder la nuit suivante à la vidange de la fosse, et tous les débris qui y furent trouvés, furent lavés soigneusement, et portés immédiatement à la Morgue où nous les examinâmes. Voici un extrait du rapport que nous fîmes à ce sujet, en date du 10 juillet.

Examen du placenta, des membranes et du cordon de l'enfant de la fille...

Les débris retirés de la fosse d'aisances consistent en quatre placentas, dont trois appartiennent évidemment, d'après leurs dimensions, à des enfants à terme; quoique dans un état de conservation parfaite, la couleur de leur tissu qui est généralement grisâtre, et brun-rouge dans les points où du sang a séjourné en plus grande quantité, indiquent un séjour de plusieurs semaines au moins dans le liquide de la fosse (ces placentas correspondaient à trois accouchements faits par la sage-femme..., depuis deux ou trois mois.

Le quatrième placenta, moins volumineux que les trois autres, de six pouces de diamètre dans un sens et de cinq dans l'autre, intact, ainsi que ses membranes, a tout à fait l'aspect d'un délivre frais. Les membranes adhérentes à ce placenta ne sont nullement ramollies, ni épaissies : leur couleur n'a rien d'insolite, elle est légèrement rosée. Le cordon, implanté près de la circonférence du placenta, qui offrait ainsi cette disposition qu'on désigne sous le nom de placenta *en raquette*, a une consistance normale, et tout à fait semblable à celle de la portion qui adhérait encore à l'ombilic de l'enfant. Sa grosseur est la même, et l'extrémité coupée a été divisée net. Nous n'avons pu la rapprocher de celle du cordon qui adhérait à l'enfant, parce que le cadavre de ce dernier avait été enlevé de la Morgue le jour même où nous en fîmes l'autopsie.

Il résulte pour nous de cet examen que l'état de ce délivre n'explique aucunement l'expulsion prématurée de l'enfant; son intégrité était la même que celle de l'enfant; nous voulons dire qu'il n'existait pas plus dans le fœtus que dans ses annexes, d'altération qui puisse expliquer l'accouchement avant terme de la fille...

En conséquence des faits que je viens de rapporter, l'ordonnance suivante fut rendue par M. Jourdain, à la date du 23 juillet 1838.

« Nous soussigné, etc., juge d'instruction près le tribunal civil de première instance du département de la Seine ;

» Vu les pièces de la procédure commencée contre la femme... et autres, inculpés d'infanticide ; vu les rapports des docteurs Ollivier (d'Angers) et Boniface, des 7 et 10 juillet 1838, et nos procès-verbaux ainsi que celui de M. Lenoir, commissaire de police ;

» Attendu que, d'après lesdites pièces, il y a lieu de faire expliquer les docteurs en médecine susnommés, sur la question de savoir s'il résulterait, de l'état constaté de l'enfant de la fille..., ainsi que du placenta et des membranes qui accompagnaient ledit enfant, que l'accouchement prématuré ait eu lieu naturellement, ou ait été déterminé par des manœuvres coupables ; commettons MM. Ollivier (d'Angers) et Boniface, à l'effet de nous donner leur avis motivé sur les questions ci-énoncées, etc. »

A cette ordonnance étaient joints les rapports dans lesquels nous avons consigné nos observations sur l'état du cadavre de l'enfant de la fille....., sur l'état de cette fille elle-même, ainsi que sur le placenta, le cordon et

les membranes appartenant audit enfant, et que nous avions examinés
après leur extraction de la fosse d'aisances de la maison habitée par la
sage-femme... Voici la copie de notre réponse à l'ordonnance précitée.

CONSULTATION MÉDICO-LÉGALE SUR CETTE QUESTION.

*L'état du cadavre de l'enfant de la fille... indiquerait-il que son
expulsion prématurée ait eu lieu naturellement; plutôt que par suite
de manœuvres coupables qui auraient hâté l'accouchement ?*

Interrogeons d'abord les faits recueillis par l'instruction :
Huit jours avant d'accoucher, et sans qu'il lui soit rien arrivé de particulier, la fille..., qui ne se croyait pas enceinte, dit-elle, aurait commencé à sentir de l'eau s'écouler des parties génitales. Avant d'aller plus
loin, nous devons rappeler ici que, dans les entrevues que nous avons
eues ultérieurement avec la fille..., sa version a été différente : ce n'aurait
été que trois ou quatre jours avant l'accouchement qu'elle aurait remarqué l'écoulement de quelques gouttes de liquide; et, sur les questions
que nous lui avons adressées, elle nous a dit que cinq jours auparavant,
elle avait ressenti tout à coup un craquement dans le côté gauche du
ventre, pendant qu'elle tirait un seau d'eau du puits. Vers la même époque, elle avait éprouvé un violent mal de tête pour lequel elle prit un bain
de pied à la moutarde. Enfin, ce serait en voyant les douleurs augmenter,
ainsi que l'écoulement de l'eau, qu'elle se serait décidée à aller consulter
la dame..., sage-femme, quoiqu'elle n'eût senti jusque là aucune espèce
de mouvement de l'enfant, et qu'elle ne soupçonnât pas chez elle un état
de grossesse.
L'accouchement eut lieu chez cette sage-femme, le lendemain vers six
heures du matin; la fille... n'entendit aucun cri lors de la sortie de l'enfant; la sage-femme..... ne lui dit pas quel était le produit de son accouchement; l'enfant fut emporté par elle dans une pièce voisine. Vers onze
heures du matin, M. C..., envoyé par M. G..., prenant la qualité d'ana-
tomiste, et demeurant rue de l'École-de-Médecine, vint pour chercher le
cadavre d'un enfant nouveau-né, que la dame... lui avait annoncé avoir
à sa disposition. Lorsqu'on déroula les linges ensanglantés qui l'enveloppaient, et qui se trouvaient dans une cheminée fermée par un paravent,
ce jeune homme fut tout épouvanté en voyant l'enfant pousser des cris
aussitôt qu'il fut mis à découvert, et il se hâta de sortir de chez la
dame...
Combien de temps l'enfant vécut-il encore? c'est ce qu'on ignore. Mais
ce qu'il y a de bien positif, c'est qu'aucune ligature n'avait été appliquée
sur le cordon ombilical, lorsque nous examinâmes le cadavre; qu'ainsi,
nonobstant la négligence de cette précaution, qui était ici d'autant plus
nécessaire, que cette naissance prématurée de l'enfant exigeait qu'on l'en-
tourât de tous les soins qui pouvaient prolonger son existence, et malgré
l'obstacle tout mécanique que les linges qui l'enveloppaient pouvaient
apporter à l'acte de la respiration; malgré toutes ces circonstances, disons-
nous, il reste bien constaté, que cet enfant était encore plein de vie *cinq
heures après l'accouchement.*
Nous avons dit, dans un précédent rapport, que cet enfant était d'ailleurs parfaitement conformé dans toutes ses parties. Cependant, ajoutons
que la sage-femme... a trouvé, nous a-t-elle dit, le placenta d'une petitesse extrême, le cordon grêle et très mou, et les membranes d'une couleur verdâtre et sans consistance; mais cette déclaration n'a nullement

été justifiée par l'examen de ces organes, que nous avons fait en sa présence, après leur extraction de la fosse d'aisances : ils étaient dans un état de conservation parfaite : et nous avons reconnu, au contraire, que le placenta, très régulièrement conformé, avait un volume en rapport avec l'âge et le développement de l'enfant, que le cardon était assez gros, et d'une consistance égale à celle de la portion qui était encore adhérente à l'ombilic ; qu'enfin, les membranes étaient résistantes, translucides dans toute leur étendue, offrant généralement une teinte légèrement rosée et non pas verdâtre.

Ces faits établis, voyons quelles peuvent être les causes qui provoquent généralement un accouchement avant terme ? Ces causes dépendent, soit de la mère, soit de l'enfant.

A. *État de la mère, et circonstances de l'avortement.*

Ici, la mère, d'une constitution robuste, n'avait pas cessé de jouir d'une parfaite santé, jusqu'au moment où elle est accouchée, et nous ajouterons que l'état si vivace de son enfant eût suffi pour attester cette vérité. On ne peut donc invoquer d'abord, comme cause de l'avortement, l'état faible et débile de la mère, ou une maladie dont elle aurait été affectée antérieurement. Mais est-il survenu, dans le cours de la grossesse, quelque accident qui en ait entravé la marche ? Nous sommes obligés de faire ressortir ici le désaccord bien étrange qui existe entre la première et la seconde déclaration que la fille..... nous a faite : c'est *le jour même* de son accouchement, et *deux jours après*, lorsqu'elle a encore tous les faits bien présents à la mémoire, qu'elle nous dit que l'accouchement a été précédé d'un écoulement d'eau pendant *huit jours*, et quelque insistance que nous ayons mise dans nos questions, elle ne peut indiquer alors *aucune cause qui ait pu provoquer cet écoulement insolite ; et vingt et un jours après*, interrogée de nouveau par nous sur les causes qui pouvaient avoir amené l'avortement, la fille... nous apprend qu'elle n'a pas eu un écoulement d'eaux pendant huit jours ; cette fois, elle dit qu'il n'a duré que *trois jours, et qu'il a été provoqué par un effort* qu'elle aurait fait en tirant un seau d'eau *cinq jours auparavant*, effort qui aurait été suivi d'un craquement douloureux dans le côté gauche du ventre.

Nous ne pouvons concevoir comment cette circonstance toute nouvelle, qui a une si grande importance, et qui pouvait fournir une explication toute naturelle de l'accouchement prématuré, a pu être oubliée par la fille..., lorsqu'elle fut interrogée, sur ce point, par l'un de nous (M. Boniface) *le jour même de l'accouchement*, et le *lendemain* par nous deux ; tandis que ce souvenir se représente avec précision à son esprit, *trente jours* après que l'accident a eu lieu ?

Quoi qu'il en soit du degré de véracité de ces assertions, examinons ce qu'on observe généralement quand l'avortement dépend d'une cause accidentelle, de la nature de celle qu'on pourrait invoquer ici comme ayant contribué à hâter l'accouchement de la fille..... ; c'est ordinairement en déterminant un décollement plus ou moins étendu du placenta, ou en produisant la rupture des membranes de l'œuf, quelquefois leur inflammation, que les causes de ce genre entraînent l'expulsion prématurée du fœtus. Aussi indépendamment des douleurs plus ou moins vives qui se manifestent alors, un écoulement de sang ou de sérosité sanguinolente ne tarde pas avoir lieu par la vulve, et persiste quelquefois en augmentant progressivement jusqu'au moment de l'avortement ; ou bien, un liquide rougeâtre s'échappe tout à coup des parties, au moment de l'accident ou

peu après, et s'écoule ensuite tantôt continuellement, tantôt par intervalles, jusqu'à la terminaison de l'accouchement.

Ajoutons à ces observations celles qui ont été faites par un praticien
dont le nom est une autorité grave en pareille matière : « A mesure que
la gestation avance et que le volume du fœtus augmente, les douleurs et
l'hémorrhagie qui accompagnent l'avortement deviennent de plus en plus
considérables, et il est à remarquer que cette hémorrhagie est en général
plus forte que celle qui accompagne l'accouchement au terme naturel.....
L'avortement qui a lieu par l'effet de causes occasionnelles puissantes, est
précédé quelquefois de douleur et de pesanteur dans les lombes, de sentiment d'un poids insolite sur la partie inférieure du vagin, de malaise,
de cardialgie, de frissons. Dès le commencement, on voit souvent paraître
un peu de sang, suivi d'un écoulement de sérosité sanguinolente, qui,
quelque temps avant l'avortement, dégénère en une grave hémorrhagie.
D'autres fois, l'action de la cause est immédiatement suivie d'une large
effusion de sang, qui continue jusqu'après l'expulsion du fœtus et du
délivre. Des douleurs fréquentes, lancinantes, se développent dans l'abdomen, et suivent la direction de l'ombilic à la vulve : l'utérus devient le
siége d'efforts expulsifs, et le fœtus est rejeté au dehors. En général, les
symptômes de l'avortement se rapprochent d'autant plus de ceux de l'accouchement, que le terme de la grossesse est plus avancé (Désormeaux,
article *Avortement* du Dictionnaire de médecine, tome IV, page 462
et 463).

Rien de semblable n'a eu lieu dans le cas que nous examinons. En
effet, après cet effort qui aurait été suivi d'un craquement dans le côté
gauche du ventre, cinq jours se passent sans autres symptômes que de la
douleur dans le flanc gauche. La fille... ne continue pas moins de se livrer
à ses occupations ordinaires, et, le sixième jour seulement, elle s'aperçoit
qu'un peu de liquide incolore s'écoule des parties, et cet écoulement
s'accompagne, au bout de deux jours de douleurs très vives qu'elle ne
caractérise pas autrement, et sans perception de mouvements de l'enfant :
elle se décide alors à aller consulter la sage-femme...

Tout en reconnaissant la possibilité des faits énoncés par la fille....,
nous croyons devoir faire remarquer que les accidents immédiats ont été
chez elle bien légers, pour avoir été produits par une cause qui aurait été
assez violente pour déterminer l'avortement à une époque de la grossesse
où l'enfant a acquis déjà assez de développement pour qu'il ait pu, dans
quelques cas rares, il est vrai, continuer de vivre ensuite autant que le
commun des hommes.

Dans l'espèce, l'absence de tout écoulement de sang par la vulve, n'au-
torise-t-elle pas à émettre quelques doutes sur la réalité des faits déclarés
par la fille..., soit qu'elle ait bien connu, ou qu'elle ait ignoré véritablement son état de grossesse.

B. *État de l'enfant et de ses annexes.*

L'état de l'enfant lui-même ne vient-il pas aussi justifier ces présomptions? Si son expulsion prématurée a été la conséquence de l'effort qui
aurait été fait par la fille... huit jours auparavant; comment la perturbation subite et profonde apporté de la sorte, soit dans les connexions vasculaires de l'enfant avec sa mère, soit dans l'état normal de ses enveloppes et du liquide qui l'entoure, a-t-elle pu être sans aucune influence
sur lui? Quoique âgé de six mois seulement, cet enfant est né plein de
vie, et malgré, non pas seulement l'absence de toute espèce de soins,

mais même nonobstant des obstacles apportés à la respiration, cette fonction s'est effectuée chez lui complétement. Si la santé de cet enfant eût été altérée dans le sein de sa mère, si une cause de mort eût agi depuis huit jours sur lui avant sa naissance, n'en aurait-il pas offert quelques traces? Ne serait-il pas né faible et débile, au lieu d'être fort et vivace, ainsi que l'a prouvé ce qui a eu lieu pendant sa courte existence? Ajoutons que nous avons constaté que tous les organes étaient dans un état d'intégrité parfaite, chez cet enfant.

Enfin, l'avortement peut être causé par une altération du placenta ou de ses membranes, et nous avons vu que les annexes du placenta du fœtus n'offraient rien d'anormal, soit dans leur conformation, soit dans leur structure. Les membranes avaient paru friables et verdâtres à la sage-femme...; nous les trouvâmes, au contraire, fermes, résistantes, sans opacité ni épaississement appréciables, et leur couleur était uniformément rosée. Le placenta lui avait semblé extrêmement petit, tandis qu'il avait six pouces de diamètre dans un sens et cinq pouces dans l'autre.

Dira-t-on que les caractères physiques de ces annexes du fœtus ont pu être modifiés par leur immersion pendant quatre jours dans la fosse d'aisances? Mais l'expérience a prouvé que la putréfaction est moins rapide dans le liquide des fosses d'aisances que dans l'eau; aussi, après le très court séjour du cordon, du placenta et de ses membranes dans la fosse d'aisances, ces organes se trouvaient-ils dans un état de conservation tel, que s'il y eût existé quelque altération, nous l'eussions parfaitement vue et constatée.

Il ressort donc bien évidemment pour nous, de l'examen et de la discussion qui précèdent, que l'avortement de la fille... n'a point été causé, soit par une maladie du fœtus ou de ses annexes, soit par une maladie de la mère : la constitution robuste et la santé habituellement très bonne de cette dernière, excluent toute incertitude à cet égard.

Quant à l'accident que la fille... dit avoir éprouvé huit jours avant son accouchement, nous nous sommes déjà expliqués sur le degré d'influence qu'il pourrait avoir exercé, s'il a eu lieu; mais nous n'avons pas dissimulé les doutes que nous conservions sur sa réalité, attendu les contractions qui existent dans les réponses de cette fille à ce sujet, et le peu de rapport qu'il y a entre les symptômes éprouvés par la fille..., et ceux qui existent généralement dans les cas où l'avortement est dû à une cause violente et tout accidentelle.

Mais si l'avortement n'a point eu lieu par suite d'une maladie de la mère ou de l'enfant, s'il est douteux qu'un accident fortuit, et capable de le produire, soit arrivé à la fille..., il aurait donc été provoqué?

Nous avons déjà dit que nous n'avions observé aucune trace de violences quelconques sur le corps de l'enfant, et ce fait serait un argument d'une grande valeur en apparence, à opposer aux présomptions d'un avortement provoqué par quelques moyens mécaniques. Mais il est évident qu'il suffit de la rupture des membranes de l'œuf pour que l'expulsion ultérieure du fœtus ait lieu, en sorte qu'un instrument quelconque, à extrémité mousse et incapable de blesser, peut être introduit dans la matrice, y déchirer les enveloppes de l'enfant sans léser en aucune manière ce dernier, et déterminer ainsi l'avortement. L'absence de toutes traces de violences quelconques, à la surface du tronc et des membres de l'enfant de la fille... ne prouverait donc pas qu'il n'y a pas eu avortement provoqué de cette manière.

Cette dernière remarque, ainsi que celles que nous avons faites sur l'état de l'enfant et de ses annexes (§ B), celles que nous ont suggérées l'examen de la mère et l'appréciation des renseignements qu'elle nous a donnés sur les précédents de son accouchement (§ A), sont autant d'arguments qui, dans l'espèce, peuvent autoriser la présomption d'un avortement provoqué par des manœuvres coupables.

Nous avons, jusqu'alors, supposé la femme vivante ; en est-il de même lorsque la mort a été la suite de tentatives criminelles ? La mort, suite d'avortement, est toujours le résultat ou d'une phlegmasie de la matrice et du péritoine, ou d'une hémorrhagie coïncidant avec l'avortement. Le médecin devra donc s'attacher à constater la cause de la mort ; car elle a lieu, dans la plupart des cas, dans les trois jours qui suivent l'avortement, et la matrice peut alors fournir des données très importantes à la solution de là question. Et d'abord, dans ces sortes de cas, cet organe n'est jamais assez revenu sur lui-même pour que l'on n'observe pas une augmentation de volume plus considérable que de coutume, et une dilatation de sa cavité qui constitue surtout le cachet d'un corps étranger qui a existé dans l'utérus. Dans ces sortes de cas, la mort a été le plus souvent la conséquence d'une métro-péritonite ; et dès lors la matrice a pris un accroissement notable sous l'influence de l'inflammation dont il est le siége. Si l'avortement a eu lieu à une époque où le placenta était rassemblé en gâteau, c'est-à-dire après trois mois de grossesse, on peut apercevoir distinctement le lieu de son insertion par la surface rugueuse, inégale, suppurante de la partie de la matrice à laquelle il adhérait. Fréquemment aussi la métrite est survenue à la suite de l'emploi d'instruments perforants qui ont agi sur l'utérus. La trace de cette action est d'autant plus sensible que les désordres produits ont été plus grands. Ainsi, les perforations du col et du corps de l'utérus ont pu traverser l'organe de part en part ; elles ont pu être renouvelées sur divers points de l'organe. Un épanchement de sang et de l'eau de l'amnios a pu s'effectuer dans la cavité du péritoine, et développer une phlegmasie mortelle. Ces sortes d'épanchements ne disparaissent pas. La nature du fluide qui les constitue peut être modifiée par les sécrétions du péritoine enflammé ; mais le liquide épanché conserve encore assez de ses propriétés physiques pour être reconnu. Ajoutons que, quelque petites que soient les plaies par piqûres qui ont été pratiquées à la matrice, elles présentent ordinairement le cachet de blessures faites pendant la vie, c'est-à-dire l'état ecchymotique du tissu de l'utérus dans toute la circonférence de la piqûre. C'est surtout dans ces circonstances que l'expert acquiert la preuve d'un avortement provoqué dans une intention criminelle. Son attention doit, en outre, être portée sur l'état de l'estomac et des intestins ; il pourra souvent y rencontrer des traces de phlegmasies plus ou moins étendues, qui devront jeter quelque lumière sur l'usage que l'on a pu faire de substances abortives, telles que la sabine, la rue en poudre, le seigle ergoté, ainsi que le prouve l'exemple suivant. — Une fille de vingt-quatre ans, domestique, avait, dans la maison où elle servait, une réputation de mœurs irréprochable. Un dimanche, elle sort en l'absence de ses maîtres ; elle déclare au portier qu'elle souffre de douleurs de dent. Le soir une sage-femme la ramène très souffrante, et le lendemain lundi elle meurt. A l'ouverture du corps nous trouvâmes une métro-péritonite suraiguë, et dans toute l'étendue du tiers inférieur des intestins, des fragments de seigle ergoté. La matrice dilatée avait dû contenir un produit de conception de quatre mois environ de grossesse. — Insistons toutefois sur la réserve que le médecin doit mettre à se prononcer sur la cause de ces inflammations, qui peuvent avoir une tout autre origine : aussi l'expert ne saurait-il être entouré de trop de renseignements pour fournir aux magistrats quelques données utiles et qui reposent sur une base un peu solide.

Nous ne terminerons pas sans rappeler que, dans les avortements provoqués à l'aide d'instruments perforants et tranchants, on peut produire ou des lésions des membranes de l'œuf seulement, ou des lésions de telle ou telle partie du fœtus, peu importe laquelle ; tout est relatif à la situation que présente l'enfant à l'instrument vulnérant ; ou enfin des lésions de la matrice seulement ; que chacun de ces genres de blessures suffit à lui seul pour procurer l'avortement ; que l'on peut, par conséquent, les trouver isolés ou réunis, ainsi que nous en avons donné des exemples.

Peut-être trouvera-t-on que dans le tableau que nous avons présenté nous avons été bien sobre de caractères, surtout si on le compare à celui que La Fosse a tracé dans l'*Encyclopédie méthodique*, et que M. Capuron ainsi que d'autres auteurs ont reproduit dans leurs *Traités de médecine légale*. Nous aurions pu les multiplier en annonçant tous les symptômes qu'une femme éprouve dans un commencement de grossesse, tous ceux

qu'elle ressent au moment et après l'avortement; mais ces phénomènes, quoique se montrant réellement, sont soigneusement
cachés au médecin : aussi ne peuvent-ils trouver place que dans
un traité d'accouchement, et non pas dans un ouvrage de médecine légale.

*4° Dans le cas où l'avortement aurait eu lieu, doit-il être con-
sidéré comme naturellement survenu, ou, au contraire, comme ayant
été provoqué ?*

L'étude des causes qui peuvent déterminer naturellement
l'avortement peut seule conduire directement le médecin à résoudre cette question. Ainsi, toutes les fois qu'un avortement a
eu lieu, il a été déterminé par une cause accidentelle, ou par
une disposition naturelle de la femme; or, il est un assez grand
nombre de femmes qui ne peuvent que fort rarement amener
leur grossesse à terme, quoiqu'elles observent toutes les mesures
hygiéniques que réclame leur état. Ces femmes sont ordinairement délicates, grêles, chétives, peu habituées à la fatigue et
même à l'exercice, menant une vie indolente et oisive. Elles
appartiennent, le plus souvent, à la haute société, et ce n'est
guère chez elles que l'on a l'occasion de constater le crime
d'avortement. Cependant une femme d'un ordre social moins
élevé pourrait se trouver dans les mêmes conditions. Il faut
nécessairement tenir compte de cette prédisposition. Dans toute
autre circonstance, une femme doit en général pouvoir justifier
son avortement. On aura donc à rechercher si la cause indiquée
était capable de le produire, et si surtout elle était propre à développer l'ensemble de phénomènes morbides que l'on observe. La
femme était-elle déjà affectée de quelque maladie? avait-elle la
connaissance de sa grossesse? avait-elle consulté des gens de
l'art, avant de prendre des médicaments? les circonstances de
l'avortement se sont-elles passées en présence de témoins, ou,
au contraire, l'avortement a-t-il été clandestin? Mais ce que l'on
ne pourra jamais justifier, ce sera l'emploi de moyens mécaniques
dirigés sur l'utérus.

Une des causes de l'avortement sur laquelle nous ne saurions
trop appeler l'attention, consiste dans des coups portés accidentellement sur le ventre d'une femme enceinte. Tout individu qui
les aurait portés volontairement pouvant être accusé de ce crime,
le médecin aura à décider si c'est à cette cause qu'il faut attri-

buer l'avortement. Beaucoup de femmes mercenaires ne manqueront pas de profiter de cette circonstance pour obtenir des dommages et intérêts. Belloc a judicieusement interprété ce genre de cause, dans les deux rapports suivants qu'il nous a laissés :

Rapporté par moi, officier de santé, etc., que cejourd'hui, en vertu de, etc., je me suis rendu chez le nommé N..., cordonnier pour hommes, habitant de..., rue... maison, pour visiter son épouse se disant grosse de trois mois environ, laquelle j'ai trouvée dans son lit. Elle m'a dit que la veille, vers les trois heures après midi, elle avait reçu plusieurs coups de pied de la part d'un homme violent et robuste, qu'elle avait appelé aussitôt son chirurgien qui l'avait saignée, et avait ensuite ordonné d'autres remèdes dont elle usait; qu'elle s'était mise au lit, et ne l'avait pas quitté depuis ce moment; que, malgré tous ces soins, elle avait une perte de sang avec des douleurs tant aux reins qu'au bas-ventre qui augmentaient de plus en plus. Dans le moment même elle avait une tranchée qui a fait sortir une masse assez considérable, que j'ai reconnue être l'arrière-faix, avec un embryon de deux pouces et demi de long ou environ : de plus elle avait un œil *poché*, avec une ecchymose qui occupait les paupières et une partie de la région de la pommette du côté gauche, qui doit avoir été occasionnée par un coup de poing; ce qui m'a convaincu que l'avortement dont il s'agit a été occasionné par les excès, coups et violences qui ont eu lieu dans cette occasion.

Deuxième rapport. — Rapporté par moi, officier de santé, etc., que cejourd'hui, vers les trois heures après midi, j'ai été prié de me rendre, et je me suis transporté chez..., pour visiter son épouse, à l'effet de constater de prétendus excès qu'elle disait avoir éprouvés. En entrant dans la maison, j'ai rencontré ledit mari, qui avait commencé à me faire part des motifs qui l'avaient obligé de m'appeler, lorsque tout à coup nous avons entendu des cris douloureux de la part de sa femme, qui était dans son lit, et auprès de laquelle nous avons été tout de suite. Elle nous a dit qu'elle venait de rendre un corps volumineux. En effet, c'était un fœtus qui pouvait avoir environ quatre mois, lequel était mort. M'étant informé de tout ce qui pouvait avoir précédé cet avortement et suivi la rixe, j'appris qu'au lieu d'avoir appelé du secours, et s'être mise au lit tout de suite ou au moins être restée tranquille, elle avait fait une course de près d'une lieue pour aller chercher du bois d'un poids très pesant qu'elle avait apporté chez elle; que le lendemain, malgré quelques douleurs graves qu'elle disait éprouver aux reins, elle était encore allée à un grand quart de lieue de chez elle pour moissonner, et qu'à son arrivée elle avait été forcée de se mettre au lit, où elle était, et que les douleurs de l'accouchement s'étaient déclarées franches vers le milieu de la nuit précédente.

Il est très probable que si cette femme avait appelé du secours et s'était tenue tranquille, elle aurait pu éviter cet avortement, d'autant plus qu'elle n'avait éprouvé qu'une impulsion qui l'avait jetée à terre en pleine rue. C'est pourquoi il me paraît douteux que l'avortement ait été produit par les coups qu'elle a reçus. En foi de quoi, etc. (Belloc, *Cour de méd. lég.*, pag. 81.)

Nous allons terminer ce chapitre par un fait qui résume parfaitement tout ce qui se rapporte à l'avortement; nous le devons à M. Dehaussy de Robécourt, qui a bien voulu l'extraire des pièces de la procédure qui accompagnaient un pourvoi qui a été rejeté par la Cour de cassation.

Procès-verbal du 27 février 1835.

Je soussigné docteur en médecine, demeurant à Nancy, déclare qu'à l'invitation de M. le commissaire de police Mathieu, de cette ville, je me suis transporté hier, à dix heures du soir, au domicile du sieur Bracar, officier de santé, place d'Alliance, n° 11, afin d'y visiter le cadavre d'une femme d'à peu près vingt-six ans, qu'il disait être morte depuis une heure environ.

J'ai trouvé ce cadavre couché dans un lit et caché par une couverture, à l'exception de la tête, d'une partie de la poitrine, et du bras droit qui étaient à découvert. L'ayant examiné en présence de M. le commissaire de police, j'ai remarqué les membres inférieurs souples, les supérieurs s'étaient endurcis ; la figure et les bras froids ; le reste du corps avait conservé une grande partie de sa chaleur naturelle ; une extrême pâleur générale, point de pulsations du pouls, point de mouvements du cœur, les yeux ternes ; tout enfin annonçait une mort certaine, mais très récente.

Ce qui a surtout fixé mon attention, c'est une forte tuméfaction du ventre, une sérosité sanguinolente qui existait près des parties de la génération, et la dilatation du col de la matrice qui permettait facilement *l'entrée de l'extrémité du doigt indicateur.* Par la pression des seins, les mamelons laissaient suinter quelques gouttes d'une sérosité lactescente.

Comme le sieur Bracard attribuait la mort de cette femme à une hémorrhagie utérine qui lui avait fait perdre environ six livres de sang, nous nous sommes fait *représenter les linges* sur lesquels on avait dû recevoir le sang. Nous avons cru reconnaître deux chemises entièrement tachées d'une sérosité rougeâtre, ayant un peu l'odeur spécifique des lochies des accouchées ; mais ces linges n'étaient pas imprégnés de sang, comme cela arrive lorsqu'une perte abondante vient d'avoir lieu.

De ce que j'ai observé, je conclus qu'un corps étranger a été renfermé dans la matrice et qu'il en a été expulsé. Si l'on devait supposer quelque action criminelle, on serait porté à croire que l'on a dû procurer l'avortement chez cette femme par des moyens illicites, et peut-être déjà depuis quelque temps, et que ces moyens employés auraient déterminé une forte inflammation des organes du ventre dont la tuméfaction serait un des principaux symptômes. *Signé* NERET.

(M. Neret me paraît avoir été un peu trop loin dans sa conclusion, quoiqu'elle ait été justifiée.)

Procès verbal d'autopsie cadavérique de la fille Schweitzer.

Nous soussignés, Charles Séverin Neret, et Jean-Baptiste Boileau, docteurs en médecine, demeurant à Nancy, déclarons qu'à la réquisition de M. le procureur du roi du tribunal civil de cette ville, en date du vingt-sept de ce mois, et après avoir prêté le serment exigé par la loi, nous nous sommes transportés au domicile du sieur Bracard, officier de santé, place d'Alliance, n° 11, à l'effet de procéder sans retard à la visite et à l'autopsie du cadavre d'une fille encore inconnue, morte dans cette maison, à la suite d'une perte qui paraît être le résultat d'un accouchement récent. M. Mathieu, l'un de MM. les commissaires de police, nous a assistés dans ces opérations, et M. le docteur Simonin qui, aux termes du réquisitoire, aurait dû être présent, n'a pu s'y rendre par des motifs qui ont été agréés par M. le procureur du roi lui-même.

Le cadavre était celui d'une femme de vingt-six ans à peu près ; il avait plus de cinq pieds, et un embonpoint qui indiquait que le sujet avait succombé à une maladie de peu de durée. Sa teinte était jaune, excepté postérieurement : on ne remarquait aucune trace de lésion extérieure.

L'abdomen était excessivement tuméfié et résonnait par la percussion. Les organes extérieurs de la génération et le périné lui-même étaient tuméfiés aussi ; il s'écoulait du vagin un fluide roussâtre peu abondant, qui paraissait être du sang décomposé. Le doigt introduit dans le vagin rencontrait le museau de tanche descendu jusqu'à un demi-pouce environ du bord libre des petites lèvres ; son orifice était mou, dilaté, de manière à permettre au doigt indicateur de pénétrer facilement dans la cavité de l'utérus.

Cavité abdominale. — Les parois abdominales ayant été incisées crucialement, il s'écoula de l'intérieur de la cavité une grande quantité de sang noir et liquide. Au-devant de l'utérus, dans la région inférieure de l'abdomen et dans la cavité pelvienne, on trouva une grande quantité de sang caillé ; le péritoine qui tapisse les parois abdominales était rouge et enflammé ; le péritoine viscéral était également le siége d'une coloration rouge. Ayant voulu nous assurer si cette couleur était communiquée par la présence du sang épanché dans l'abdomen, nous avons lavé et essuyé avec exactitude la membrane péritonéale, et nous avons constaté que la couleur persistait. Les épiploons étaient le siége d'une coloration analogue, avec injection des vaisseaux qui s'y ramifient. Ayant ramassé le sang épanché dans les cavités abdominale et pelvienne, tant sous forme de fluide que sous forme de caillots, nous avons pu en évaluer la quantité à trois livres environ.

L'utérus avait une forme ovoïde, ayant sa grosse extrémité en haut. Son volume égalait au moins celui d'une tête de fœtus à terme. Il s'élevait au-dessus de la symphyse du pubis d'environ quatre pouces. On remarquait au fond de cet organe, à égale distance de sa face antérieure et de sa face postérieure, et un peu à droite de la ligne médiane, une ouverture dont le plus grand diamètre, dirigé transversalement, avait quinze à dix-huit lignes d'étendue. A travers cette ouverture, on voyait un corps mollasse qui faisait une légère saillie, et que nous avons reconnu plus tard être un débris du placenta.

Ayant séparé du cadavre, par une coupe faite aux os du bassin, la vessie, la matrice et ses annexes, ainsi que le rectum, nous avons procédé à de nouvelles recherches. La matrice a seule présenté quelque intérêt. L'orifice utérin proéminait dans le vagin, et était dilaté de la circonférence d'une pièce d'un franc ; il était irrégulièrement arrondi et présentait à sa circonférence des déchirures. Le col de l'utérus avait une longueur d'environ quinze lignes ; au-dessus de son orifice interne, on remarquait un amincissement circulaire des parois du corps de la matrice qui ne présentaient guère dans cet endroit que quatre à cinq lignes d'épaisseur. Au-dessus de ce point, les parois du corps utérin, d'une consistance fibreuse, et dont la texture était d'un blanc cendré, avaient un pouce d'épaisseur. La cavité du corps de la matrice pouvait contenir un œuf de poule ; sa surface intérieure était d'un gris ardoisé et recouverte d'une sanie couleur lie-de-vin. Dans le fond de la cavité de l'utérus et à droite, on rencontrait des débris du placenta réunis entre eux par des membranes. Une portion de cet organe vasculaire s'introduisait dans la plaie de la matrice. La circonférence interne de cette plaie était plus étendue que l'externe; le tissu utérin paraissait aminci vers cette plaie, tandis qu'à la distance d'un pouce de cette solution de continuité, il avait conservé son épaisseur. Cet amincissement n'était pas uniforme, il était plus prononcé dans certains endroits que dans d'autres.

L'estomac et les intestins furent ensuite examinés, ils étaient distendus par des gaz, et ne présentaient aucune altération remarquable ; l'estomac contenait un liquide verdâtre assez abondant, ayant une légère odeur de vin; on y remarquait une très petite quantité de pain.

Après avoir fait connaître les lésions remarquées sur le cadavre soumis à notre observation, nous devons maintenant nous demander 1° quelle cause a pu occasionner les développements de la matrice? 2° quelle cause a pu opérer la lésion de ses parois? 3° enfin à quel genre de mort a succombé le sujet?

Première question. — Si nous faisons attention à la hauteur à laquelle la matrice était parvenue dans l'intérieur de la capacité abdominale (quatre pouces au-dessus de la symphyse du pubis); si nous rappelons que la capacité de son corps pouvait contenir un œuf de poule; que le col avait quinze lignes de hauteur, et que dans la cavité utérine on trouvait encore une partie du placenta et des membranes, nous serons portés à croire que le développement de la matrice a dû tenir à la présence d'un fœtus et de ses enveloppes, et qu'il ne pouvait avoir moins de quatre mois, ou même quatre mois et demi.

Deuxième question. — Quelle cause a pu opérer la lésion des parois de la matrice?

Une ouverture, ayant son plus grand diamètre dirigé transversalement, était située à la partie supérieure de cet organe, à distance égale de ses deux faces, antérieure et postérieure; une grande quantité de sang était épanché dans l'intérieur de l'abdomen : une partie de l'arrière-faix faisait saillie à travers l'ouverture du fond de l'utérus; enfin le col de la matrice paraissait dilacéré.

Il n'y a qu'une seule manière d'expliquer ces lésions : un instrument piquant, tranchant ou contondant a dû être porté dans l'intérieur du col de la matrice pour le dilater d'abord, puis le faire pénétrer dans l'intérieur du corps de la même partie. On se proposait sans doute, par cette manœuvre, de détruire la vie du fœtus que la matrice contenait, de rompre les rapports qu'il avait avec elle, et de provoquer ainsi l'avortement. C'est bien là, en effet, ce qui a dû avoir lieu; mais l'instrument pénétrant trop profondément a atteint le fond de l'organe, en a rompu les parois, a établi une communication entre la capacité utérine et la capacité abdominale, et a causé ce vaste épanchement sanguin que nous avons signalé plus haut.

Troisième question. — A quel genre de mort le sujet a-t-il succombé?

Avant de répondre à cette question, nous dirons que nous pensons que l'avortement a eu lieu à peu près deux ou trois jours avant la mort. La rupture de la matrice avait donné lieu à un grand épanchement sanguin qui a fortement enflammé le péritoine. L'inflammation de cette membrane est par elle-même une maladie très dangereuse et très souvent mortelle; un épanchement sanguin tel que celui qui existait est aussi une maladie mortelle. C'est donc à la plaie de la matrice, à l'hémorrhagie interne et à la péritonite que l'on doit rapporter la mort du sujet.

De ce que nous avons observé sur le cadavre de cette femme qui a été soumis à notre examen, nous concluons : 1° que la matrice a dû son développement à la présence d'un fœtus qui a vécu au moins jusqu'à la fin du quatrième mois de la gestation ; 2° que l'avortement, qui a dû avoir lieu à peu près deux ou trois jours avant la mort du sujet, a été causé par un instrument piquant, tranchant ou contondant que l'on a introduit par l'orifice du col de la matrice jusque dans la cavité du corps de ce viscère ; 3° que cet instrument a produit la solution de continuité remarquée au fond de l'organe ; 4° que cette rupture des parois de la matrice a donné lieu à un grand épanchement sanguin dans la capacité abdominale, et, par suite, a occasionné une violente péritonite ; 5° enfin que la mort du sujet a été le résultat de la blessure de la matrice et de son inflammation, de l'hémorrhagie interne et de la péritonite.

Nancy, le vingt-huit février mil huit cent trente-cinq.
Signé C. S. NERET, *Signé* BOILEAU, D. M. P.

Copie de l'ordonnance du juge d'instruction qui nomme trois docteurs en médecine, à l'effet d'obtenir leur avis sur les questions médico-légales que présente le procès.

Nous, Jean-François-Edmond Berlet, juge au tribunal civil de Nancy, délégué par le tribunal pour informer contre le sieur Jean-Nicolas-Antoine-Jules Bracard, officier de santé, demeurant à Nancy, prévenu d'avoir procuré l'avortement de la fille Marie-Catherine Schweitzer, décédée chez lui le 26 février dernier, vers dix heures du soir ;

Considérant qu'il résulte de l'information que Marie-Catherine Schweitzer serait entrée chez le sieur Bracard, le mardi, 24 février dernier, à dix heures du matin, ayant dans ce moment la marche ferme et dégagée, la voix pleine et sonore, le teint frais et coloré, enceinte de quatre mois et demi, et ayant joui jusque là d'une santé parfaite ; qu'elle y aurait pris le même jour, à quatre heures, un bain d'eau pure ; qu'elle en aurait pris un second le lendemain à onze heures du matin, et que ce serait un instant avant deux heures de l'après-midi du même jour, que l'opération de l'avortement aurait été pratiquée sur elle ;

Considérant qu'il résulte de l'autopsie cadavérique de cette fille, suivant procès-verbal qui en a été dressé par MM. Neret et Boileau, docteurs en médecine, le 28 février, que le col de la matrice de cette fille paraissait dilacéré ; que le crime d'avortement dont elle était morte victime aurait été commis par des moyens mécaniques dont l'emploi aurait occasionné à la matrice, vers le fond de cet organe, une incision de 15 à 18 lignes de largeur qui aurait causé la mort, tandis que le sieur Bracard prétend que la fille Schweitzer ne serait venue chez lui, le mardi 24 février, qu'entre cinq et six heures du soir, se tenant fortement inclinée en avant, les mains appuyées sur le bas-ventre, perdant du sang, et ayant précédemment avorté par l'effet de breuvage de sabine et de rue, ce qu'il aurait reconnu, dit-il, à l'odeur très forte de ces plantes qui accompagnait les vomissements qui survinrent à cette fille dans la soirée ; que, suivant lui, le déchirement du col de la matrice ne serait que l'effet naturel que produisent toujours les accouchements à terme et les avortements ; et qu'enfin la perforation de la matrice ne serait que l'effet naturel de la contraction de cet organe pour expulser les corps étrangers qui s'y trouvaient encore ;

Considérant qu'il importe d'avoir une solution sur ces points divergents, nommons MM. Simonin, Bonfils père et de Schalken, tous trois docteurs en médecine, demeurant à Nancy, à l'effet de fournir une réponse motivée aux questions de médecine légale qui suivent :

1° L'effet d'un breuvage de sabine et de rue peut-il être assez prompt pour que la fille Schweitzer, après en avoir pris dans la journée (mardi 24 février dernier), après dix heures du matin, ait avorté avant cinq heures du soir, surtout si elle l'avait secondé par des sauts et des pressions sur le ventre?

2° L'avortement opéré par le moyen d'un breuvage de cette nature peut-il s'accorder avec la présence de débris de placenta restés et trouvés dans la cavité de l'utérus?

3° Le déchirement du col de la matrice exclut-il la possibilité d'un avortement par breuvage, et doit-on le considérer comme le signe certain d'un avortement procuré par des moyens mécaniques?

4° La perforation de la matrice chez un sujet robuste et dans les circonstances connues peut-elle être arrivée naturellement par la seule contraction de cet organe, ou bien doit-on la considérer comme une blessure occasionnée nécessairement par un instrument piquant, tranchant ou contondant?

5° La fille Schweitzer a-t-elle pu survivre pendant trente-deux heures environ à la perforation de la matrice? et quelles sont, en un mot, les conséquences de l'avortement opéré par les moyens mécaniques et accompagné des accidents indiqués dans le procès-verbal de l'autopsie cadavérique?

Pour faciliter la réponse à ces diverses questions, nous communiquons aux docteurs-médecins appelés à les résoudre : 1° le procès-verbal d'autopsie cadavérique dressé par MM. Neret et Boileau, le 25 février 1835; 2° l'interrogatoire subi devant nous par ces deux médecins; 3° copie du système de défense proposé par le sieur Bracard et rédigé par lui-même; lesquelles pièces nous seront remises en même temps que la consultation demandée et la présente ordonnance.

Fait au Palais de justice à Nancy, le 30 mars 1835.

Signé BERLET.

(Nous appelons l'attention sur cette ordonnance, qui est un modèle de précision et de clarté, et qui est l'œuvre d'une haute capacité.)

Copie du procès-verbal du 5 avril 1835.

Nous soussignés docteurs en médecine, demeurant à Nancy, département de la Meurthe, rapportons qu'ayant été nommés, le 30 mars 1835, par M. Berlet, juge au tribunal de Nancy, à l'effet de fournir une réponse motivée aux questions de médecine légale qui suivent, nous avons procédé, après avoir prêté le serment voulu par la loi entre les mains de M. Berlet, à l'examen des pièces qui nous ont été confiées, et à la discussion de ces questions, et les avons résolues ainsi qu'il suit :

1re *Question.* — L'effet d'un breuvage de sabine et de rue peut-il être assez prompt pour que la fille Schweitzer, après en avoir pris dans la journée (mardi 24 février dernier), après dix heures du matin, ait avorté avant cinq heures du soir, surtout si elle l'avait secondé par des sauts et par des pressions sur le ventre?

Réponse. — Une forte dose de sabine et de rue, à l'action de laquelle on aurait joint des sauts multipliés et des pressions réitérées sur le ventre, peut, en cinq à six heures, produire l'avortement chez une personne qui y serait disposée par une faible constitution et par une grande susceptibilité ; mais ces substances auraient préalablement enflammé l'estomac et les intestins ; l'autopsie cadavérique aurait démontré d'une manière très manifeste l'existence de cette inflammation. Il eût été possible de trouver encore, soit dans l'estomac, soit dans les intestins, une partie du breuvage ; et s'il avait été rendu par les vomissements, ces organes et même tout le ventre eussent pu être imprégnés par l'odeur qui lui est propre.

Or, l'ouverture du corps, faite par des médecins attentifs et expérimentés, démontre que la membrane muqueuse de l'estomac et des intestins ne présentait aucune altération ; que le liquide contenu dans l'estomac n'offrait nullement l'odeur de rue et de sabine ; il est donc bien évident que l'avortement n'a point été déterminé par l'emploi d'un breuvage composé avec ces substances.

(Voir à ce sujet ce que nous avons dit de l'action de la rue.)

2e *Question*. — L'avortement opéré par le moyen d'un breuvage de cette nature peut-il s'accorder avec la présence de débris du placenta, restés et trouvés dans le fond de la cavité de l'utérus ?

Réponse. — Des débris du placenta peuvent rester dans la matrice après un avortement provoqué par des moyens abortifs, lorsque cet organe a contracté sur un point de fortes adhérences et qu'on a exercé des tractions sur la partie détachée : hors cette circonstance, il est expulsé en totalité.

Dans le cas actuel, la présence des débris du placenta et de membranes trouvés, partie engagés entre les lèvres de la plaie de la matrice, partie dans la cavité de cet organe, indique que le placenta a été déchiré et engagé entre les lèvres de la plaie par un moyen mécanique.

3e *Question*. — Le déchirement du col de la matrice exclut-il la possibilité d'un avortement par breuvage, et doit-on le considérer comme le signe certain d'un avortement procuré par des moyens mécaniques ?

Réponse. — Dans un accouchement à terme, le col de la matrice peut se déchirer ; on ne voit alors qu'une seule échancrure qui est le résultat de la sortie brusque d'un fœtus volumineux et consistant.

Dans l'avortement, le col est solide, il résiste suffisamment ; le fœtus est peu volumineux, peu consistant ; le déchirement ne peut être que le résultat d'une dilatation mécanique opérée dans l'intention de faire écouler les eaux, pour déterminer les contractions de la matrice et extraire le produit de la conception.

Les déchirures observées au col de la matrice de la fille Schweitzer excluent donc la possibilité de l'avortement par breuvage, et sont la preuve certaine de l'emploi de moyens mécaniques.

4e *Question*. — La perforation de la matrice, chez un sujet robuste et dans les circonstances connues, peut-elle être arrivée naturellement par la seule contraction de cet organe, ou bien doit-on la considérer comme une blessure occasionnée nécessairement par un instrument piquant, tranchant ou contondant ?

Réponse. — Pour que la matrice puisse se rompre sous l'influence de ses contractions, il faut : 1° que la grossesse soit à terme ou à très peu près ; 2° que les parois de cet organe soient fortement amincies par son grand développement ; 3° qu'un point de ses parois répondant à la cavité du ventre soit atteint d'inflammation ; 4° que le fœtus soit volumineux et solide ; 5° qu'il présente une partie dure et saillante au point qui se rompt ; 6° enfin que des contractions violentes s'exercent sur le fœtus, tandis qu'un obstacle invincible s'oppose à sa sortie par les voies naturelles et le force de franchir le point le moins résistant ; alors il passe en totalité ou en partie dans la cavité abdominale, et la rupture de la matrice offre une étendue en rapport avec le volume du fœtus.

Aucune de ces circonstances ne s'est rencontrée dans le cas dont il s'agit ; ainsi la perforation observée à la matrice ne peut être considérée que comme une blessure occasionnée nécessairement par un instrument piquant, tranchant ou contondant.

5ᵉ *Question.* — La fille Schweitzer a-t-elle pu survivre pendant trente-deux heures environ à la perforation de la matrice ? et quelles sont, en un mot, les conséquences de l'avortement opéré par des moyens mécaniques et accompagnés des accidents indiqués dans le procès-verbal de l'autopsie cadavérique ?

Réponse. — Il est très possible que la mort ne soit arrivée que trente-deux heures après la perforation de la matrice et l'épanchement du sang dans la cavité abdominale ; l'inflammation qui a été observée au péritoine démontre évidemment qu'elle n'a pas immédiatement suivi cette perforation.

Les conséquences de l'avortement opéré par des moyens mécaniques et accompagné des accidents indiqués au procès-verbal d'autopsie cadavérique de la fille Schweitzer ne pouvaient être : 1° que l'inflammation de la matrice produite par les lésions qui ont été observées ; 2° l'inflammation du péritoine qui s'est nécessairement développée après celle de la matrice et surtout après l'épanchement de sang dans la cavité abdominale ; 3° enfin la mort, résultat inévitable de l'inflammation et de l'énorme quantité de sang qui a dû se répandre au dehors et que l'on a trouvé épanché à l'intérieur.

Nancy, le 5 avril 1883.

Signé SIMONIN fils, BONFILS père, D. M., SHALKEN, D. M.

CHAPITRE VI.

De l'accouchement.

Législation.

Art. 341 *Code civil.* — La recherche de la maternité est admise.
L'enfant qui réclame sa mère sera tenu de prouver qu'il est identiquement
le même que l'enfant dont elle est accouchée.

Code pénal, article 345. — Les coupables d'enlèvement, de recelé ou
de suppression d'un enfant, de substitution d'un enfant à un autre, ou de
supposition d'un enfant à une femme *qui ne sera pas accouchée*, seront
punis de la réclusion.

L'article 341 ne soulève qu'une question : Une femme porte-
t-elle des traces irrécusables d'un accouchement? Ici, il s'agit
d'un accouchement qui date de plusieurs années. *Exemple :* Une
femme a eu un seul enfant, il a disparu pendant fort longtemps;
cet enfant cherche plus tard à prouver son identité; les collatéraux nient que la femme ait jamais accouché.

Mais il est d'autres circonstances dans lesquelles le médecin
peut être appelé à déterminer si l'accouchement a eu lieu récemment, et à résoudre d'autres questions qui se rattachent directement au fait de l'accouchement; ainsi,

Dans la supposition de part, une femme se dit la mère d'un
enfant; est-il possible de reconnaître si elle a jamais été enceinte,
et si elle est accouchée récemment?

Dans la supposition et l'exposition de part, la femme a intérêt à cacher les traces d'un accouchement récent, il importe au
contraire aux magistrats de les faire constater.

Dans l'infanticide, plusieurs autres questions relatives à l'accouchement peuvent se présenter; nous allons faire connaître
l'ensemble de ces questions et les traiter successivement.

1° Une femme est-elle récemment accouchée?

2° Jusqu'à quelle époque est-il possible de constater un accouchement récent?

3° Est-il possible d'assigner une époque précise à l'accouche
ment?

4° Une femme peut-elle accoucher sans le savoir?

5° Quels sont les états ou maladies avec lesquels on peut confondre l'accouchement?

6° Une femme accouchée peut-elle être placée dans des conditions telles, qu'elle ne puisse pas porter de secours à son enfant?

7° La mère et l'enfant périssant pendant l'accouchement, quel est celui des deux qui a survécu?

8° Une femme est-elle jamais accouchée ou a-t-elle été grosse dans sa vie?

9° Une femme est-elle accouchée plusieurs fois?

Une femme est-elle récemment accouchée?

La solution de cette question repose sur l'observation des phénomènes qui suivent l'accouchement; or, on peut diviser leur succession en plusieurs périodes. La première, de quarante-huit heures, s'étend depuis le moment de l'accouchement jusqu'à celui de la fièvre de lait; la deuxième, de trente-six à quarante-huit heures, comprend la fièvre de lait avec engorgement des seins; la troisième, de quatre à cinq jours, est marquée par l'écoulement caractéristique des lochies.

Première période. — Écoulement de sang pur ayant l'*odeur des eaux* de l'amnios, formant souvent des caillots mêlés à des débris de membranes et quelquefois à des portions de placenta. — Augmentation de volume plus ou moins considérable des grandes lèvres et de toutes les parties génitales externes, qui ne sont pas engorgées et enflammées, mais qui sont congestionnées et qui peuvent être légèrement contuses. — Déchirure de la fourchette, quelquefois rupture du périnée. — Dilatation du vagin avec sécrétion d'une quantité plus ou moins grande de mucosité. — Col utérin dilaté; ses lèvres plus grosses que de coutume; la lèvre antérieure fendillée et plus épaisse. — Utérus d'un volume plus ou moins considérable, formant une tumeur appréciable même au toucher par l'abdomen. — L'hypogastre, les muscles abdominaux très relâchés, les parois abdominales en général assez flasques pour être facilement déplacées avec la main. — Anneau ombilical fort élargi. Écartement notable des muscles abdominaux sur la ligne blanche. — Sensibilité de la région épigastrique sous l'influence de la pression. — Faiblesse et pâleur générales. — Difficulté de la marche; mobilité et douleurs dans les articulations du bassin. — Seins flasques sécrétant souvent une matière lactée, mais beaucoup plus claire que le lait. — Dans toute la partie inférieure du ventre et dans la partie supérieure des cuisses, des vergetures, ou apparences de cicatrices multipliées à la peau, provenant de la distension à laquelle ce tissu a été soumis. — Tranchées utérines.

Seconde période. — Fièvre qui est plus ou moins marquée suivant les femmes. Elle manque même chez quelques unes. — Odeur acidule toute particulière de la transpiration. — Absence d'écoulement sanguin; et à sa place une sérosité peu abondante mêlée quelquefois de stries sanguines. — Augmentation du volume de l'utérus. — Chaleur et engorgement des parties génitales externes. — Tuméfaction des seins qui, chez quelques femmes, peut être portée au point de les forcer à tenir les bras écartés du corps, et chez d'autres, au contraire, se réduit à un peu plus de densité dans ces organes. — Pas de sécrétion de lait, en général; mais chez quelques femmes, au contraire, écoulement continu d'un liquide séreux par les mamelons. — Du reste, tous les autres caractères de la première période.

Troisième période. — Parties génitales externes notablement diminuées de volume. — Cavité du vagin rétrécie. — Écoulement d'une humeur roussâtre, puis verdâtre, puis blanchâtre, qui constitue les lochies, ayant une odeur *sui generis* que l'on a désignée par les mots *gravis odor puerperii*; ces lochies sont souvent, chez quelques femmes, mêlées de sang dans les premiers jours. — Utérus beaucoup moins volumineux et difficile à reconnaître en palpant l'abdomen. — Les seins sécrétant ou ne sécrétant pas de lait. Lorsqu'ils en sécrètent, ce liquide a des caractères particuliers que nous allons faire connaître. — Col utérin revenu à son volume à peu près ordinaire. Cette période a une durée variable, suivant les femmes; il en est, par exemple, chez lesquelles l'utérus ne revient à son volume primitif qu'au bout de six semaines à deux mois. — L'écoulement des lochies se prolonge jusqu'au quinzième ou vingtième jour après l'accouchement, mais leur durée n'a pas non plus de limites positives. — Enfin, de l'ombilic au pubis, se montre une trace brune, principalement chez les femmes dont la peau est très colorée et chez celles qui sont d'un tempérament bilieux.

Il résulte des tableaux que nous venons d'esquisser que le médecin légiste pourra presque toujours acquérir la preuve de l'accouchement, lorsqu'il sera appelé à le constater dans la première et dans la seconde période; qu'il n'en pourra pas toujours être de même de la troisième, puisque, dans quelques cas rares, il est vrai, l'accouchement ne laisse aucune trace de son passage après le sixième jour révolu.

Disons, toutefois, que la sécrétion lactée, sur laquelle nous allons revenir, est un indice de plus de durée et de grande valeur, qui, réuni à un ensemble de phénomènes plus ou moins probants, conduit souvent à une certitude.

On remarquera qu'ici nous n'avons pas assigné une valeur déterminée à chacun des signes de l'accouchement; c'est qu'en effet, dans le cas dont il s'agit, c'est moins par une valeur absolue que par une valeur d'ensemble que l'on établit le diagnostic : toutefois, il est des signes de l'accouchement plus positifs les uns que les autres ; ce sont : l'écoulement de sang avec l'odeur de l'eau de l'amnios, et l'écoulement des lochies avec l'odeur qui leur est propre ; le premier ne pourrait être confondu qu'avec le sang des règles, ou une hémorrhagie utérine par suite d'affection de la matrice, ou un écoulement de sang dépendant de la présence d'un polype dans l'utérus, d'une tumeur fibreuse, d'hydatides, etc.; mais dans tous les cas que je viens de citer, l'odeur des eaux de l'amnios se fait rarement observer. S'il s'agit de l'évacuation d'une môle, cette odeur manque encore le plus souvent. Pourquoi ce signe n'a-t-il pas une durée plus grande? Le caractère déduit de l'écoulement des lochies offre presque autant de certitude, et sa permanence devient un signe encore plus concluant. Mais il est à craindre que si l'on visite la femme trop tard, on ne prenne les fleurs blanches, en lesquelles, du reste, les lochies dégénèrent souvent, pour les lochies elles-mêmes ; au surplus, nous reviendrons sur l'ensemble de ces caractères en parlant des états qui simulent l'accouchement. — Le troisième signe important de l'accouchement est la déchirure de la fourchette; mais, outre que la cicatrisation de cette déchirure est assez rapidement opérée, et qu'elle n'a plus lieu dans une seconde grossesse, ce signe peut manquer dans la circonstance d'un enfant très petit, ce qui à la vérité est fort rare.

Je n'ai pas compris la délivrance comme un des signes de l'accouchement, parce que ce phénomène le suit ordinairement de trop près pour que le médecin commis puisse le constater; mais si, par un de ces hasards heureux pour l'expertise, le placenta n'avait pas encore été expulsé, ce serait une preuve irrécusable d'accouchement. C'est particulièrement dans les cas où le placenta est adhérent au voisinage de l'insertion de l'une des trompes de Fallope que cette expulsion n'a pas lieu. J'en ai observé un exemple. La matrice s'était contractée sur elle-même, et elle était revenue de manière à former à ses deux angles supérieurs un cul-de-sac, une sorte d'entonnoir dont le sommet se terminait au canal de la trompe de Fallope; elle enchatonnait ainsi le placenta et s'opposait à son expulsion. Il s'opère alors une fonte putride du placenta avec une odeur tellement infecte, qu'il se développe une métrite intense et qu'il n'est pas possible d'en méconnaître la cause.

Jusqu'à quelle époque peut - on constater un accouchement récent ?

Les détails dans lesquels nous venons d'entrer doivent démontrer deux faits, savoir : 1° qu'en général, passé le dixième jour, il est souvent difficile de prouver que l'accouchement est récent, 2° qu'il est impossible d'établir quelque chose d'absolu à cet égard, puisque les traces de l'accouchement récent persistent plus ou moins chez les femmes. Tous les auteurs se sont accordés à dire que l'accouchement doit être constaté dans les dix premiers jours (Zacchias, Michel, Albert, Jean Bohn, Antoine Petit, Louis, Mahon, Fodéré, Capuron, etc.); mais il ne s'ensuit pas qu'après dix jours il soit impossible de constater l'accouchement. Outre qu'il est toujours mauvais de limiter à une époque donnée la possibilité d'acquérir les preuves de l'existence de faits qui découlent de la vie, cette induction serait fausse, prise en thèse générale.

Est-il possible d'assigner une époque précise à l'accouchement?

Des recherches faites par M. le docteur Donné sur le lait fournissent quelques documents qui peuvent concourir à la solution de ce problème. Malheureusement elles n'ont pas été faites aussi sur des femmes qui n'allaitaient par leurs enfants, en sorte qu'elles ne sauraient avoir toute l'application qu'on pourrait désirer.

On sait depuis longtemps qu'en examinant du lait au microscope, on y trouve une multitude de globules sphériques, qui présentent une grosseur variable entre un cinq centième et un centième de millimètre. Lewenhoeck avait fait cette observation.

Quelques observateurs croient que ces globules sont formés par le caséum et la matière grasse du lait. MM. Nodgkin et Lyister les regardent tous comme identiques. M. Raspail pense que les uns sont albumineux et les autres oléagineux. M. Donné croit, au contraire, qu'ils appartiennent tous à la matière grasse du lait.

Sous le rapport de leur organisation, M. Raspail les considère comme étant formés d'une membrane enveloppante et d'une trame celluleuse à l'intérieur. M. Donné, tout en étant porté à admettre leur organisation, n'en a cependant pas acquis la preuve. Il n'y a donc rien encore de positif à cet égard.

Il résulte des observations faites par M. Donné, que le premier lait fourni par les mamelles après l'accouchement, et auquel on a généralement donné le nom de *colostrum*, contient une certaine quantité de globules; mais ces globules sont mal formés, irréguliers et disproportionnés entre eux. Quelques uns ressemblent à de larges gouttelettes oléagineuses, et ne méritent pas le nom de globules; c'est évidemment de la substance butyreuse encore mal élaborée. C'est cette matière que l'on voit monter à la surface du *colostrum* et y former une couche jaune. Il semblerait que les globules n'étant pas encore organisés, le beurre n'éprouve aucune difficulté à se séparer de lui-même. La plupart des autres globules du *colostrum* sont très petits et forment une sorte de poussière au milieu de la liqueur. Ces globules, au lieu de nager librement et indépendamment les uns des autres, sont pour la plupart liés entre eux par une matière visqueuse, de manière qu'en les faisant circuler sur la lame de verre, ils se déplacent par petites masses agglomérées, au lieu de rouler les uns sur les autres et sans adhérences comme dans le lait pur; le *colostrum* renferme en outre des particules d'une autre nature, n'ayant aucun rapport avec les globules laiteux ordinaires. Ces corps n'ont pas toujours la forme globulaire, ni même une forme constante; ils sont peu transparents, d'une couleur un peu jaunâtre, et comme granuleux; ils semblent composés d'une multitude de petits grains liés entre eux ou renfermés dans une enveloppe transparente; très souvent il existe au centre ou dans tout autre point de ces petites masses, un globule laiteux emprisonné dans cette matière. M. Donné regarde ces agglomérations comme étant formées de substance grasse et d'une matière muqueuse particulière, qui ne se trouve plus dans le lait parfaitement organisé. En résumé le *colostrum* se présente au microscope sous la forme d'un liquide au milieu duquel nagent de gros globules graisseux isolés de globules opaques ou demi-transparents qui ont parfois à leur centre un globule graisseux ; des globules très petits ou *corps granuleux* réunis, groupés sous la forme de masses plus ou moins opaques. Cet état du lait *persiste jusqu'à la fin de la fièvre de lait*.

Peu à peu le liquide s'éclaircit ; le nombre des corps granuleux diminue chaque jour ; les globules laiteux prennent une forme plus régulière, mieux déterminée ; ils deviennent d'une grosseur plus proportionnée, sans avoir à beaucoup près les mêmes dimensions. Puis s'opère un changement important : d'abord réunis en masse et liés entre eux d'une manière confuse, ils se séparent, deviennent libres, et circulent dans le liquide dans un état tout à fait indépendant les uns des autres.

M. Donné fait observer que toutes ces modifications peuvent s'opérer en plus ou moins de temps ; il n'a pu préciser absolument l'époque où elles arrivent à leur terme ; mais il résume de la manière suivante ces divers changements dans la sécrétion du lait :

Premier jour : colostrum jaunâtre, visqueux, demi-transparent, alcalin, composé de globules la plupart agglomérés, très disproportionnés entre eux par la grosseur, mêlés de *corps granuleux* d'une forme variée, ainsi que de gouttelettes oléagineuses. Ce liquide, traité par l'ammoniaque, se prend tout entier en une masse visqueuse et filante.

Troisième jour, époque de l'invasion de la fièvre de lait : ce liquide est jaune, ressemble à celui du premier jour, sauf qu'il contient moins de corps granuleux.

Sixième jour : le lait est très jaune et bleuit fortement le papier de tournesol rougi. Les globules laiteux sont généralement gros, mais mieux proportionnés entre eux. Il existe encore un certain nombre de gouttes oléagineuses, mais on ne voit pas cette espèce de poussière de petits globules que l'on remarque dans certains laits pauvres. Les masses globulaires agglomérées n'ont pas disparu, mais les corps granuleux deviennent assez rares. Du reste, les globules laiteux sont rares et serrés.

Septième jour : la couleur du lait est toujours très jaune et la consistance assez grande. On voit encore quelques gros globules huileux, mais ils sont bien nets, bien circonscrits et bien proportionnés. Les masses agglomérées disparaissent peu à peu, et les corps granuleux deviennent très rares.

Dixième jour : le lait étant abondant, est formé de globules très nombreux, très serrés; mais ils offrent encore une certaine disproportion choquante dans leur grosseur.

Quinzième jour : le lait est d'un beau blanc mat, avec une très légère teinte jaune; on aperçoit de temps en temps un corps granuleux avec quelques petites agglomérations. L'ammoniaque lui communique encore un peu de viscosité.

Enfin le *vingt-quatrième jour*, le lait est tout à fait blanc, riche en globules uniformément proportionnés; il ne contient plus aucun corps étranger. (Donné, *Mémoire sur le lait.*)

Il est à désirer que des recherches analogues soient faites sur des femmes qui n'allaitent pas leurs enfants, afin de voir quel parti la médecine légale peut tirer de la sécrétion lactée comme indication de la date d'un accouchement. On voit néanmoins que, dans certains cas, il serait possible de constater un accouchement récent à une époque où les parties génitales n'en offriraient aucune trace.

Nous avons assigné trois périodes distinctes aux suites de couches. Elles sont caractérisées par plusieurs phénomènes particuliers; et l'existence ou l'absence de tel ou tel phénomène peut donc résoudre la question qui nous occupe : or, cette question a une importance très grande. On trouve un enfant mort; on reconnaît qu'il a vécu, qu'il porte des traces de violences exercées sur lui; on le regarde comme le produit de l'accouchement d'une personne que l'on désigne. Il s'agit de prouver qu'il lui appartient, et la coïncidence de l'époque présumée de la naissance de l'enfant avec l'époque présumée de l'accouchement établit une présomption très grande.

C'est dans la troisième période, et surtout au-delà, que le médecin aura beaucoup de difficulté à préciser la date de l'accouchement; aussi doit-il se renfermer dans une approximation. Plus tard, et lorsque l'instruction aura révélé des faits nouveaux, le tribunal lui posera cette question : L'état dans lequel vous avez trouvé la femme... peut-il coïncider avec un accouchement qui remonterait à telle ou telle époque ? La solution de cette question sera plus facile.

Nous ne saurions trop recommander au médecin de puiser sa conviction dans un ensemble de faits et non pas dans la valeur isolée de chacun d'eux.

Une femme peut-elle accoucher sans le savoir?

Cette question offre de l'intérêt en médecine légale, sous ce rapport que les femmes accusées d'infanticide prennent souvent pour prétexte, non seulement l'ignorance de leur grossesse, mais encore celle de leur accouchement. Elle peut être résolue affirmativement pour certains cas que nous allons spécifier. Nous citerons d'abord, en première ligne, *l'état comateux, l'apoplexie*, *l'asphyxie et la syncope*, comme pouvant diminuer assez la sensibilité pour que l'accouchement ait lieu sans que la femme en ait connaissance. Il ne peut pas y avoir de doute à cet égard. *Le narcotisme*, à un certain degré, peut amener le même résultat. On cite à ce sujet l'exemple suivant. La comtesse de Saint-Géran, plongée dans le sommeil par un breuvage narcotique, accouche d'un garçon sans le savoir. Le lendemain, lorsqu'elle s'éveille baignée dans son sang et épuisée par la fatigue : « Où est mon enfant? s'écrie-t-elle. Le crime en avait disposé! Les coupables osent nier qu'elle soit accouchée. Une femme mercenaire l'avait adopté pour de l'argent, après avoir été subornée par des parents qui voulaient s'approprier tous les biens. (Note de la cinquante-neuvième cause célèbre, tome XXVI.) — Hippocrate cite la femme d'*Olympias* comme étant accouchée pendant l'état comateux dans lequel elle était plongée sous l'influence d'une fièvre aiguë. La contraction de l'utérus est, en effet, indépendante du système musculaire de la vie animale, car elle peut même s'opérer lorsque la mort générale est survenue. — Jean-Georges *Huyer*, médecin à Mulhausen, cite l'exemple d'une femme morte en travail, mise dans un cercueil et prête à être enterrée, dont la matrice expulsa un fœtus et une grande quantité d'humeur. Remfer a rapporté onze exemples analogues; Williams Hunter a aussi cité deux filles qui accouchèrent au moment de mourir. Nous pensons qu'il pourrait en être de même d'un accès d'hystérie au troisième degré, alors qu'il y a perte absolue de connaissance, refroidissement du corps, haleine fétide, absence de la respiration et de la circulation, etc.; toutefois, ces états exceptionnels ont des bornes : ainsi l'apoplexie, l'épilepsie, la syncope, le narcotisme, n'existent pas toujours au même degré, et les douleurs de l'enfantement sont telles, qu'elles peuvent faire sortir de ces états mêmes la personne qui, dans certaines circonstances, y serait plongée. Le sommeil naturel, par exemple, quelque profond qu'il soit, sera toujours détruit par ces douleurs ; et la femme qui viendrait le prétexter ne sera certainement pas recevable dans son excuse. C'est ce que l'on peut observer fréquemment ; car les douleurs de l'accouchement prennent très souvent la nuit.

Il est d'autres circonstances dans lesquelles la femme, conservant l'intégrité parfaite de ses facultés intellectuelles, peut accoucher sans le savoir : par exemple, celui du besoin d'aller à la garde-robe. On sait que les douleurs de l'accouchement suscitent fréquemment ce besoin. La plupart des femmes sont portées à le satisfaire ; et il n'y a pas de doute que beaucoup d'entre elles accoucheraient dans ce moment si on cédait à leurs instances, ainsi que de nombreux exemples l'ont prouvé. Que l'on suppose donc une femme primipare, chez laquelle la honte du déshonneur soit portée assez loin ; que seule et sans secours, parce qu'elle veut cacher son accouchement, elle se place, cédant au besoin impérieux d'aller à la garde-robe, sur l'ouverture d'une latrine, en y montant au lieu de s'y asseoir, par cela même qu'elle est dans l'impossibilité de le faire à cause des douleurs qui portent sur le siége ; l'enfant va tomber dans les latrines ; le cordon se rompra sous l'influence de sa chute, et le crime pourra être regardé comme consommé, alors peut-être qu'il n'eût pas été accompli si la mère avait vu son enfant! Ce besoin d'aller à la garde-robe est tellement pressant et irrésistible dans quelques cas, que les accoucheurs ont beaucoup de peine à retenir des femmes qui déjà ont eu plusieurs enfants. Ce sont de ces faits dont il faut bien se pénétrer dans l'intérêt de l'innocence, mais contre lesquels aussi il faut bien se prémunir dans l'intérêt de la vérité. Si la question était posée devant un tribunal, et en thèse générale, elle devrait être résolue affirmativement ; mais le médecin, qui, plus que les magistrats et les jurés, est juge en cette matière, devra demander des éclaircissements pour le cas dont il s'agira ; s'informer de l'âge de l'accusée, de ses antécédents, si déjà elle a eu des enfants, si les autres douleurs de l'accouchement ont précédé pendant un laps de temps plus ou moins long celles qui ont simulé le besoin d'aller à la garde-robe, etc. ; et c'est alors qu'il établira son jugement pour le cas particulier dont il sera appelé à connaître. Mais, dira-t-on, le médecin ne sortira-t-il pas alors de son rôle d'expert? Non, certainement, car il est seul apte à apprécier un fait qui exige des connaissances spéciales que ne possèdent ni les juges ni les jurés; et, pour le faire avec conviction et certitude, il faut qu'il soit environné de toutes les données qui peuvent éclairer son jugement

Quels sont les états ou maladies avec lesquels on peut confondre les suites de l'accouchement ?

De toutes les affections utérines, rien ne simule mieux des suites de couches que l'expulsion d'une môle, de même que l'existence d'une môle simule la grossesse : douleurs utérines, évacuations sanguines ayant rarement, il est vrai, l'odeur des eaux de l'amnios, mais pouvant cependant la présenter; contractions de l'utérus; dilatation des parties génitales; quelquefois déchirure de la fourchette; fièvre de lait, mais sans sécrétion de ce fluide; lochies, relâchement des muscles abdominaux, gerçures ou vergetures de la peau des cuisses; dans quelques cas, en en mot, tous les phénomènes et toutes les suites d'un accouchement. Il résulte de là que l'on pourrait confondre cet état avec l'accouchement réel. Dans cette supposition, voyons quel serait le genre de crime dans lequel la méprise serait préjudiciable : ce serait le cas de supposition de part ou celui de la recherche de la maternité; car l'existence d'une môle aura pu développer, jusqu'à une certaine période, tous les caractères d'une grossesse, et, par suite, d'un accouchement. Le médecin doit donc se tenir en garde contre de pareilles analogies. Pourrait-on faire la même supposition à l'égard du crime d'infanticide? Il faudrait alors admettre qu'une personne serait assez perfide pour profiter du moment où une femme aurait rendu une môle, pour l'accuser du crime d'infanticide; ce qui n'est pas probable, et cependant ce qui est possible. Mais la femme qui fera une déclaration sur l'expulsion d'une môle qu'elle peindra d'une manière plus ou moins exacte, peinture qui ne peut être simulée, fera assez connaître au médecin qu'elle est vraie dans son dire.

Il n'en est pas de même dans la supposition de part : ici tout est secret. La femme a d'abord tiré parti des symptômes d'une grossesse qu'elle regarde comme réelle, pour donner à cette grossesse quelque publicité; puis c'est au moment où, trompée dans son attente, et lorsqu'elle croyait retirer de sa position des avantages réels, qu'elle profite de l'état dans lequel elle se trouve pour supposer la naissance d'un enfant; alors combien une pareille machination est difficile à conduire à sa fin! La femme croit à sa grossesse lorsqu'elle éprouve les douleurs qui, d'après sa manière de voir, doivent la rendre mère, elle n'a aucun intérêt à cacher son accouchement. Il faut donc que le hasard l'ait placée dans une circonstance toute spéciale, pour qu'elle accomplisse une idée que son désappointement lui aurait fait naître ; ou bien qu'elle fasse entrer dans son dessein une ou deux autres personnes, et alors le crime est bien peu caché quand un secret d'une si haute importance est confié à des tiers. On voit donc que si, au premier abord, on a lieu de craindre que le médecin ne commette quelque erreur, cette crainte s'affaiblit de plus en plus, au fur et à mesure que l'on descend dans le détail des faits. Rappelons, enfin, qu'il est très commun de voir des môles être expulsées de l'utérus après deux, trois ou quatre mois au plus de leur séjour dans cet organe, et qu'il est, au contraire, très rare de leur voir atteindre le terme de neuf mois, quoique cependant on cite des cas plus rares encore, dans lesquels elles sont restées dans la matrice pendant plusieurs années. On en compte de dix-sept ans de séjour ; mais les faits observés à cette époque constituaient-ils bien des môles ?

Quelques auteurs ont pensé qu'un polype utérin était capable de fournir un ensemble de phénomènes propres à simuler l'accouchement. Mais d'abord, la plupart des polypes font saillie dans le vagin, et se développent rarement dans la cavité de l'utérus ; en sorte que la grossesse n'aurait pas, dans ce cas, précédé l'accouchement. Ensuite, de deux choses l'une : ou le polype existe, et alors il est facile de démontrer sa présence ; ou il a été coupé, arraché, enlevé de quelque manière que ce soit ; dans ce cas, l'écoulement sanguin, sanguinolent, purulent, ou autre, auquel il donnait lieu habituellement, a disparu.

L'expulsion d'hydatides peut avoir quelque analogie avec un accouchement ; mais une femme ne porte pas dans l'utérus, pendant des mois entiers, des tumeurs hydatiques sans que sa santé en soit altérée assez notablement pour éveiller l'attention ; elle ne cache pas d'ailleurs sa position ; si même elle a un intérêt puissant à avoir un enfant, elle donne à son accouchement supposé toute la publicité possible ; aussi, ces cas, qui sont en apparence des écueils, ne constituent pas réellement des difficultés sérieuses.

Enfin l'évacuation du fluide menstruel, longtemps retenu

dans la matrice, peut fournir un groupe de symptômes qui a quelque rapport avec l'accouchement. Faisons remarquer d'abord, ainsi que nous avons eu l'occasion de le constater déjà, que cette rétention du sang des règles ne survient que chez les jeunes filles, lorsqu'il existe à l'entrée du vagin un hymen imperforé; que le plus souvent on est obligé de pratiquer une opération pour donner lieu à l'évacuation du sang, et qu'alors même que des soupçons de grossesse se sont élevés, le témoignage de l'opérateur lève tous les doutes; cependant, ne pourrait-il pas arriver que l'hymen vînt à se rompre sous l'influence de la pression du sang, déterminée par des contractions utérines; et une accusation de suppression de part ne pourrait-elle pas être élevée à cette occasion? Mais pour prouver la suppression de part, il faut d'abord montrer l'enfant nouveau-né; et ensuite l'inspection seule des parties génitales envisagées sous le rapport de leur dimension; l'existence de l'hymen ou de ses principaux débris suffira pour lever tous les doutes.

L'hydropisie de l'utérus offre de l'analogie avec la grossesse; mais elle ne peut pas simuler l'accouchement.

On a quelquefois simulé l'accouchement. Le fait suivant, rapporté par Capuron, est un des exemples les plus remarquables de ce genre. « Une jeune fille avait accordé ses faveurs à un jeune homme, sous la promesse d'un mariage. Voyant reculer de plus en plus l'époque de sa célébration, elle simula une grossesse, et gradua l'accroissement de son ventre de manière à tromper toutes les personnes qu'elle connaissait; et loin de cacher son état, elle le montrait avec ostentation. L'époque de son accouchement étant arrivée, elle répandit deux livres de sang de bœuf dans son lit; resta plusieurs semaines en convalescence, et supposa son enfant en nourrice. S'étant séparée pendant deux ans de son amant, celui-ci vint à réclamer l'enfant dont il avait été le père; elle fut forcée de le refuser obstinément, et fut bientôt accusée de suppression de part. L'affaire ayant été instruite, la jeune fille avoua sa ruse, et raconta avec détails tous les moyens qu'elle avait employés. Elle fut renvoyée, d'après un rapport de MM. Capuron, Maygrier et Louyer Villermay, qui déclarèrent qu'elle n'avait jamais été grosse. »

Une femme accouchée peut-elle être placée dans des conditions

*telles, qu'elle soit dans l'impossibilité de porter à son enfant
des secours propres à lui conserver la vie, ou à le rappeler à la
vie?*

En matière d'infanticide, que l'on appelle communément *par
omission*, la femme articule souvent pour excuse l'impossibilité
où elle se trouvait de secourir son enfant. Au nombre des causes
qui pourraient la placer réellement dans cette situation, nous
citerons la syncope, soit par suite de douleurs, soit par suite
d'hémorrhagie, et toutes les causes qui permettent que l'accouchement ait eu lieu sans le savoir. L'idiotisme est encore dans le
même cas, et, à ce sujet, M. Chambeyron cite l'accouchement
d'une idiote entrée depuis peu de jours à la Salpêtrière; elle ne
savait prononcer que les syllabes *ta, ta;* elle déchira elle-même
la poche des eaux; l'accouchement fut long et difficile, la mère
n'ayant pas même l'instinct, naturel à toutes les femelles des
animaux, d'aider les contractions de la matrice par celles des
muscles du bas-ventre. En vain plusieurs femmes imitaient à
ses yeux le mouvement qu'on exigeait d'elle, elles n'ont pu se
faire comprendre : au lieu d'utiliser ses douleurs, elle crie,
mord les assistants, s'agite en tout sens, et porte sans cesse ses
mains aux parties génitales. Un quart d'heure après sa délivrance
on lui présente son enfant; elle ne le regarde pas; on ne peut
appeler son attention sur lui. Pareille épreuve a été répétée plusieurs fois avec le même résultat.

De l'imbécillité à l'idiotisme plus ou moins grand, il n'y a
que des degrés : ces deux états doivent donc être pris en considération par le médecin. Il en sera de même d'une femme primipare, dépourvue de soins et de tout secours, dont l'enfant
sorti dans la première ou dans la seconde position de la tête,
aurait la face plongée dans le sang écoulé, et ne pourrait jeter
aucun cri propre à tirer la mère de l'état de faiblesse où l'ont
placée les douleurs de l'accouchement; il est alors facile de
concevoir qu'il y ait pu avoir abandon non volontaire des soins
propres à rappeler l'enfant à la vie. Williams Hunter cite une
lady dont l'enfant se trouva placé dans la condition que je viens
de supposer.

*La mère et l'enfant périssant pendant l'accouchement, quel est
celui des deux qui a survécu?*

On comprend de suite quelle est la portée d'une pareille question, puisque la survie peut ouvrir deux portes différentes à la succession. Cette question, qui s'est présentée deux fois à l'observation, est bien difficile à résoudre, et même souvent sa solution est impossible; les circonstances spéciales de l'accouchement peuvent seules éclairer le médecin à ce sujet. Une mère et son enfant perdent la vie dans un accouchement long et laborieux, sans qu'on ait eu le soin de remarquer lequel des deux avait survécu : des médecins célèbres, après avoir considéré d'un côté la faiblesse de l'enfant qui avait eu tant de peine à naître; de l'autre, l'épuisement de la femme par la longueur et la difficulté du travail, décidèrent que la mère était morte la première à cause de cet épuisement. (*Pandectes de médecine légale*, par Michel-Bernard Valentini.) La chambre impériale de Wetzlar décida, sur une semblable question, que la mort de la mère avait dû précéder celle de l'enfant : 1° parce que la mère avait été affaiblie par le travail de l'accouchement; 2° parce que l'enfant n'avait pu périr qu'après avoir été privé, par la mort de la mère, de l'aliment qu'elle lui fournissait. (*Recueil périodique de la Société de médecine de Paris.*) Voici quelques données sur lesquelles le médecin pourra appuyer la solution de la question. Il faut s'enquérir, 1° si la mère a senti les mouvements de son enfant jusqu'à une époque très voisine de l'accouchement; 2° si le fœtus porte des traces qui indiquent qu'il soit mort dans le sein de sa mère (*voy.* INFANTICIDE); 3° s'il offre des indices d'un état anémique, exsangue, coïncidant avec des traces d'une hémorrhagie utérine; 4° si au contraire il présente des phénomènes d'asphyxie des nouveaux-nés; 5° s'il a respiré; 6° si le cordon était entortillé ou non autour du cou; 7° si la délivrance a été effectuée; 8° si la sortie de l'enfant a été immédiatement complète ou incomplète; 9° à quel genre de mort la mère a succombé, ainsi que l'enfant.

Faisons quelques suppositions, afin de voir le parti que l'on pourrait tirer de ces renseignements. On trouve un enfant incomplétement expulsé, le cordon entortillé autour du cou et le serrant avec force; il y a tout lieu de croire que la mort de l'enfant a précédé celle de la mère. — L'enfant est exsangue; le placenta est à moitié décollé dans une partie de son étendue, le reste étant très adhérent; des caillots de sang existent dans le lit, dans le vagin et entre la portion du placenta décollée et la surface interne de l'utérus; la grossesse n'est pas à son terme : il y

a lieu de croire que la mort de l'enfant a précédé celle de la mère ;
car l'enfant a dû périr d'hémorrhagie, et la quantité de sang
perdu lui aura certainement été plus funeste, dans un espace de
temps donné, qu'elle n'a pu l'être pour la mère. — L'enfant est
trouvé engagé dans les parties génitales ; la tête seule est sortie ;
le cou est serré par la vulve ; il a encore péri le premier, et il est
mort d'asphyxie ou de congestion cérébrale. — L'enfant est expulsé en totalité ; la bouche baigne dans le sang : il y a quelques
raisons de croire que la mort de la mère a précédé celle de l'enfant ; mais il peut y avoir doute dans ce cas, puisque l'enfant a
pu périr d'asphyxie pendant que la mère était dans un état de
syncope. — L'enfant a été totalement expulsé ; il présente des
indices d'une respiration imparfaite, en même temps qu'il offre
un état d'asphyxie : il a alors très probablement survécu à la
mère. — L'enfant est engagé, et avec lui le cordon ombilical :
sa mort a précédé celle de sa mère. — La mère était atteinte
d'une maladie aiguë : la mort de l'enfant a, dans ce cas, précédé le plus souvent celle de la mère, parce que l'enfant est toujours influencé par la maladie de la mère, et qu'il la supporte
moins. — L'enfant présente une hépatisation rouge ou grise
très étendue des poumons, ou un vice de conformation tel,
qu'il n'est pas viable : la mère aura survécu à l'enfant. Nous
sommes loin d'établir ces faits d'une manière absolue.

En résumé, les circonstances d'un accouchement sont si variées, qu'il est impossible de prévoir tous les cas qui pourraient
se présenter à l'observation ; nous avons choisi les plus saillants,
ceux qui offrent le moins de difficultés, et cependant nous n'a-
vons pas toujours pu résoudre la question d'une manière certaine. On ne saurait donc trop s'entourer de documents, et apporter trop de soins à peser chacune des circonstances du fait. Quant
à la question de savoir si les motifs sur lesquels la chambre impériale de Wetzlar s'est appuyée sont fondés, nous dirons que si le
premier motif articulé est assez juste, le second est tout à fait faux,
puisqu'il est bien reconnu que l'enfant peut vivre encore assez
longtemps dans l'utérus, même après la mort de la mère. Enfin,
dans les cas douteux, la loi tranche la difficulté ; la loi est basée
sur un principe assez vrai : à savoir, que la force de l'âge et le
sexe déterminent la survie. Par conséquent, si la mère et l'enfant viennent à périr pendant l'accouchement, la présomption
de survie sera en faveur de la mère, si elle est au-dessous de

soixante ans. Passé cet âge, l'enfant serait au contraire présumé avoir survécu, d'après la disposition suivante de l'article 721 du Code civil : « Si les uns ont moins de quinze ans et les autres plus de soixante, les premiers seront présumés avoir survécu. »

Une femme est-elle jamais accouchée ou a-t-elle été enceinte?
L'accouchement à terme laisse sur les femmes des traces plus ou moins indélébiles de son existence. Dans la recherche de la maternité, dans la suppression de part opérée par une main étrangère, des médecins peuvent être consultés sur le fait de savoir si un accouchement a eu lieu à une époque plus ou moins reculée. Ces signes sont de deux espèces; les uns dépendent du développement qu'a subi l'abdomen, et par conséquent de la grossesse ; les autres, du fait de l'accouchement. Les premiers sont : — 1° *une ligne brune s'étendant de l'ombilic au pubis;* mais nous avons fait remarquer que la présence de cette ligne était loin de se montrer constamment chez les femmes ; — 2° *la flaccidité de la peau de l'abdomen :* ce phénomène manque chez les jeunes femmes d'une bonne constitution, assez grasses, à chairs fermes, lorsqu'elles n'ont eu qu'un seul enfant; — 3° *les rides de l'abdomen :* mais elles peuvent être le résultat de l'amaigrissement après un embonpoint considérable; — 4° *les cicatrices, coutures ou vergetures de la peau des aines et des cuisses :* ce sont les phénomènes les plus constants; mais comme ce n'est là qu'un effet purement mécanique, toute distension de la peau par une tumeur abdominale, une hydropisie, peut le produire, néanmoins il sera concluant alors qu'il aura été démontré que jamais la personne examinée ne s'est trouvée dans les conditions que je viens de signaler en dernier lieu; — 5° *l'écartement de la ligne blanche :* il rentre dans les conditions du caractère précédent.

Les signes qui se déduisent du fait de l'accouchement sont moins nombreux. Le premier est la diminution ou l'absence de la fourchette : mais l'abus du coït, surtout si la femme a les parties génitales peu développées et de petite dimension, peut amener une distension telle de ces parties, que la fourchette ait disparu sans avoir été déchirée. Le second signe, fort rare d'ailleurs, se déduit de la présence d'une cicatrice au périnée : caractère qui ne se trouvera pas une fois sur mille. Le troisième consiste dans la difformité du col utérin, qui est divisé par une fente transversale en deux lèvres souvent entrecoupées ou échancrées, dont l'antérieure est plus longue et plus épaisse que la postérieure. Ce caractère peut être aussi bien le résultat d'un engorgement accidentel de l'organe que d'un accouchement. Une augmentation de volume de l'utérus constitue le quatrième. Le cinquième se déduit de l'existence du *corpus lutheum :* mais ce signe, qui est un phénomène de fécondation, n'entraîne pas nécessairement avec lui l'idée d'une grossesse avancée et surtout d'un accouchement; d'ailleurs il ne peut être vérifié que par l'ouverture du corps. Enfin, on a cité la sécrétion du lait comme une preuve d'accouchement. Les faits suivants donneront la mesure de ce caractère dans certains cas. On cite une fille d'Alençon qui donnait son sein à un enfant qu'on lui avait confié, pour l'empêcher de crier pendant la nuit et de troubler son repos. M. Capuron rapporte l'exemple d'une femme sexagénaire qui eut encore assez de lait pour nourrir deux jumeaux dont la mère était morte en couches (voyez les caractères distinctifs du lait après l'accouchement).

On voit dans ce résumé : 1° que la question que nous avons posée ne pourra être résolue par l'affirmative qu'avec cette restriction : pourvu qu'il soit prouvé que la personne n'a jamais été affectée de telle ou telle maladie; 2° qu'il sera presque toujours possible d'affirmer qu'une femme n'est jamais accouchée, mais que l'on ne pourra pas toujours assurer qu'une femme n'a jamais été enceinte.

Une femme est-elle accouchée plusieurs fois?
J'ai été chargé, en décembre 1837, avec Ollivier d'Angers, de déterminer si une femme était accouchée deux ans auparavant. Voici dans quelles circonstances. Une domestique qui servait dans les environs de Paris avait eu des rapports intimes avec un homme de son pays. Elle avait pu dissimuler sa grossesse; non sans laisser naître cependant quelques soupçons sur son état. Elle accouche chez une de ses amies, revient aussitôt chez ses maîtres, prétexte une longue indisposition pour se livrer avec moins d'assiduité à son travail, et peu à peu retourne à une santé parfaite, en même temps que son ventre reprend son volume ordinaire. Elle quitte bientôt la maison où elle sert, s'en va dans son pays, redevient enceinte et accouche d'un enfant qu'elle allaite.

A deux ans de date du temps où l'on avait conçu quelques soupçons sur sa première grossesse, on vient à réparer la maison des maîtres où elle avait servi ; on trouve entre les tuyaux pa-rallèles de deux cheminées qui traversaient un grenier, le corps d'un enfant en partie réduit à l'état de squelette, en partie sapo-nifié. On reconnaît que sa mort peut remonter à deux ans. Il nous fut impossible, comme on le pense bien, de résoudre la question qui nous était soumise. Nous reconnûmes que la femme était accouchée, mais quant à la date de l'accouchement, nous ne pouvions rien préciser à cet égard.

Conduite que le médecin doit tenir lorsqu'il est appelé à résoudre chacune des questions que nous nous sommes posées, par rapport à l'accouchement.

Ici, comme pour la grossesse, il y a deux suppositions à faire : ou la femme a intérêt à cacher qu'elle est accouchée, ou elle veut simuler l'accouchement. Dans le premier cas, elle aura soustrait tous les indices d'un accouchement récent, tels que linges tachés, placenta, enfant, etc.; dans le second, au con-traire, elle aura accumulé toutes les preuves qu'elle aura pu se procurer pour donner le change. Dans la première supposition, l'expert pourra, à son entrée dans la chambre, être frappé par une odeur soit des eaux de l'amnios, soit des lochies, qui est souvent très caractéristique. La femme sera debout, ou elle feindra une in-disposition passagère qui la tient au lit ; mais, quoi qu'il arrive, si l'accouchement est récent, il trouvera la femme plus ou moins pâle, décolorée, et dans cet état d'abattement et de langueur qui suit ordinairement une perte abondante de sang. Toutefois je me garderais bien de présenter cet état comme général ; on sait en effet que beaucoup de femmes se lèvent le lendemain même de leurs couches, c'est ce qui a lieu surtout à la campagne ; mais comme les expertises de ce genre concernent le plus souvent des femmes primipares, mon observation n'en est pas moins fondée, en thèse générale. — Le médecin fera coucher la malade ; il por-tera d'abord son attention sur l'état des seins, afin de s'assurer s'ils sont engorgés ; s'ils sécrètent du lait, ce dont il jugera en les comprimant de leur base à leur sommet, en titillant le mamelon, et même il sera autorisé à exercer sur lui des succions, propres, comme le disent les nourrices, à faire monter le lait. — Il examinera alors la chemise que porte la malade, pour y rechercher des taches de sang ou de matières jaunâtres. Il palpera l'abdomen, et explorera la peau de cette partie pour y constater l'existence des plis, des gerçures, des apparences de cicatrices ou fendillements du derme. Il notera la flaccidité de la peau ; il promènera ses doigts le long des muscles droits, afin de juger de leur écartement ; il examinera le nombril, qui fait quelquefois saillie, et qui prend souvent la forme extérieure d'un entonnoir lorsque l'accouchement a eu lieu ; tandis que chez les femmes qui n'ont pas eu d'enfant il est ordinairement enfoncé et retiré en arrière. La mobilité de la peau du ventre sur les muscles sera prise en considération. Enfin, il palpera l'abdomen de manière à reconnaître la présence d'une tumeur formée par la matrice qui n'est pas encore revenue sur elle-même assez complétement pour qu'on ne puisse la sentir en déprimant fortement la région hypogastrique. En même temps que ces pressions seront exercées, un doigt devra être introduit dans le vagin pour mieux juger du volume de l'utérus. — Il passera ensuite à l'examen des parties génitales, il notera leur développement en volume et en largeur, la dilatation du vagin et sa longueur ; la turgescence des grandes lèvres et des petites lèvres ; celle de la membrane muqueuse vaginale ; l'état du col de l'utérus, le volume de ses lèvres, leur forme, son degré d'ouverture ; la longueur du col de la matrice ; la facilité que l'on peut éprouver à y introduire le doigt ; la nature de la matière qui s'écoule des parties génitales, son odeur ; enfin, l'état fébrile général, s'il existe. C'est en ayant égard à toutes ces circonstances qu'il pourra dresser un tableau duquel il tirera des conséquences sur l'existence ou l'absence d'un accouchement récent, ou sur l'absence de tout accouchement.

Dans ce dernier cas, il faut de plus porter toute son attention sur la nature des taches qui sont soumises à l'observation. Si, par exemple, une femme avait répandu dans son lit ou sur des linges une grande quantité de sang de bœuf ou de cochon, l'expert devra faire saisir immédiatement ces linges pour les soumettre à l'expertise chimique. Il serait en effet quelquefois *possible* d'arriver à démontrer quelle est la nature du sang répandu, ainsi que l'ont prouvé les recherches de Barruel. (Voy. *Taches de sang.*)

CHAPITRE VII.

**Paternité et maternité. — Constatation de naissance. —
Naissances précoces et tardives. — Superfétation.**

PATERNITÉ ET MATERNITÉ.

Code civil, art. 340. — La recherche de la paternité est interdite. Dans le cas d'enlèvement, lorsque l'époque de cet enlèvement se rapportera à celle de la conception, le ravisseur pourra être, sur la demande des parties intéressées, déclaré père de l'enfant.

Le médecin peut être consulté dans le cas de l'article 340, à l'effet de déterminer si la conception de l'enfant se rapporte à l'époque de l'enlèvement. Cette question peut se rattacher à un enfant nouveau-né, ou à celui qui est déjà d'un âge plus ou moins avancé dans la vie; mais dans les deux cas il ne s'agit que d'une détermination d'âge; nous renvoyons donc à ce que nous dirons à ce sujet lorsque nous traiterons de l'infanticide (détermination de l'âge chez l'enfant nouveau-né), et aux faits que nous exposerons quand nous traiterons des questions relatives à l'identité.

Cependant les auteurs de médecine légale ayant soulevé la question suivante à l'occasion de la paternité, elle doit fixer notre attention. Une femme, veuve depuis un ou deux mois, se marie, quoique l'article 228 du Code civil dise expressément que « la femme ne peut contracter un nouveau mariage qu'après dix mois révolus depuis la dissolution du mariage précédent. » Elle accouche avant la fin du dixième mois écoulé depuis l'époque de la dissolution de son premier mariage : il s'agit de déterminer lequel, du premier ou du second mari, est le père de l'enfant? M. Orfila fait observer que, d'après la législation actuelle, l'enfant appartient aussi bien à l'un qu'à l'autre des maris. «En effet, dit-il, il est légitime s'il naît entre le sixième et le dixième mois (art. 312, 313, 314 et 315 du Code civil); on peut donc le regarder comme fils du premier mari, parce qu'il est né avant la fin du dixième mois, à dater du jour de la mort de ce dernier; ou le considérer comme appartenant au second mari, s'il est né après le sixième mois du second mariage. »

Mais il nous semble qu'une pareille question ne peut pas être soulevée. En effet, le second mari pourrait seul contester la légitimité de l'enfant (art. 312), en prouvant qu'il était, par une des trois causes énoncées dans cet article, dans l'impossibilité physique de cohabiter avec sa femme; car du moment que la femme a contracté un nouveau mariage, ce n'est plus la législation du veuvage qui la régit, mais bien celle du mariage. Si donc le second mari désavouait l'enfant, celui-ci serait de fait reconnu appartenir au premier. M. Capuron, après avoir discuté longuement tous les faits et raisonnements pour et contre, arrive au même résultat. « Nous avons cru pouvoir hasarder notre opinion sur cette question épineuse, dit-il; nous n'avons point trouvé qu'elle ait été encore résolue par les tribunaux; et la police sévère qu'on observe relativement aux mariages fait présumer qu'elle ne se présentera pas de longtemps. » (*Méd. légale relative à l'art des accouchements*, page 291.)

Ce n'est donc pas, suivant nous, une difficulté. On ne peut pas être régi par deux législations à la fois. Si une femme est veuve, elle est soumise aux lois qui s'appliquent au veuvage; si elle est mariée, elle est régie par les lois relatives au mariage.

Code civil, art. 341. — La recherche de la maternité est admise. — L'enfant qui réclamera sa mère sera tenu de prouver qu'il est évidemment le même que l'enfant dont elle est accouchée. Il ne sera reçu à faire cette preuve par témoins que lorsqu'il aura déjà un commencement de preuve par écrit.

L'article 341, qui se rapporte à la maternité, soulève seulement des questions d'identité (*voyez* ce chapitre ainsi que l'article *âge*, INFANTICIDE). Ces questions peuvent être agitées à la suite d'une exposition, d'une suppression, d'une supposition ou d'une substitution d'enfant, ou lorsqu'une personne se dit le fils d'une femme qui n'est jamais accouchée; ou enfin lorsqu'un aventurier se prétend l'enfant d'une personne dont le véritable fils a disparu ou est réputé mort. Nous n'avons donc pas, quant à présent, besoin d'en traiter à part. (*Voy.* les divers chapitres relatifs à *l'identité*, *l'exposition*, *la suppression*, *la supposition et la suppression d'enfant.*)

CONSTATATION DES NAISSANCES.

Code civil, art. 57. L'acte de naissance énoncera le jour, l'heure et le lieu de la naissance, le *sexe de l'enfant*, et les prénoms qui lui seront donnés, les prénoms, noms, professions et domicile des père et mère, et ceux des témoins.

Quand on rapproche cet article relatif à la naissance des enfants de l'article 77 du même Code qui concerne la constatation des décès, ainsi conçu :

Aucune inhumation ne sera faite sans une autorisation, sur un papier libre et sans frais, de l'officier de l'État civil, qui ne pourra le délivrer qu'après s'être transporté auprès de la personne décédée, pour s'assurer du décès, et que vingt-quatre heures après le décès, hors les cas prévus par les règlements de police ;

on est frappé de la différence qui existe entre les exigences de la loi à l'égard du décès. Ces exigences sont naturelles sans doute. Dans le cas de décès il s'agit de faire disparaître à toujours un membre de la société et de se placer dans l'impossibilité de reconnaître et de réparer une erreur ; tandis que l'enfant qui entre dans la vie a devant lui tout un avenir, et plus il avance en âge plus il a de moyens de faire réparer une erreur commise à son égard.

Cependant, on a lieu de se demander quelle garantie a donné la loi dans le classement des sexes ; à quel ordre de magistrats elle a confié cette classification, et en présence des erreurs qui peuvent être commises, la loi a, ce nous semble, à se compléter sous ce rapport.

On sait que dans des cas encore assez communs des individus du sexe féminin ont pu être pris pour des individus du sexe masculin, et *vice versâ;* non seulement des erreurs de ce genre ont été commises à l'époque de la naissance, mais jusqu'à une époque avancée de la vie. La loi a si bien entrevu ce fait qu'à l'occasion du mariage elle a prévu *l'erreur sur la personne*, et qu'elle en a fait l'objet du *divorce*, à une certaine époque, et aujourd'hui de la *séparation de corps*.

S'il est vrai que les magistrats de l'État civil ne s'assurent pas par eux-mêmes du décès parce qu'ils ne sont pas aptes à le faire, ils doivent le faire constater par un médecin, et ils ne délivrent pas de permis d'inhumer avant qu'il ne leur soit présenté un certificat fait par celui auquel ils ont confié cette mission.

Pourquoi n'en serait-il pas de même à l'égard de la constatation du sexe de l'enfant? Est-ce que des intérêts majeurs ne se rattachent pas à cette constatation? L'erreur sur la personne, la substitution d'un enfant du sexe masculin à un enfant du sexe féminin, et d'autres circonstances, doivent faire désirer des mesures propres à atteindre ce but.

Il est vrai que la loi trouve une garantie dans l'attestation de témoins qui figurent dans les actes de l'État civil. Mais deux témoins ne peuvent-ils pas être achetés dans l'intérêt d'une succession ou pour tout autre motif.

Ce sont ces considérations qui nous ont engagé à traiter de la constatation de la naissance, comme nous traiterons de la constatation des décès.

D'ailleurs une autre lacune a été signalée dans l'exécution de la loi par M. Loir, qui, dans un Mémoire parfaitement raisonné, a fait sentir les inconvénients attachés au mode actuel dans la constatation de la naissance. On exige que l'enfant soit présenté à l'officier de l'État civil dans la maison commune, et l'on compromet ainsi la santé et quelquefois la vie d'un enfant en hiver, par des transports à des distances d'autant plus grandes que le domicile est plus éloigné.

Si, dans les villes, ce transport peut être entouré de soins qui abritent les enfants, au moins pour la classe aisée de la société, il n'en saurait être de même pour les personnes qui sont dans le besoin. Cet abri ne saurait se trouver dans la très grande majorité des villes de province, et à plus forte raison dans les campagnes.

Déjà les maires de certaines localités ont obvié à ces inconvénients en organisant un service au moyen duquel on se transporte au domicile des parents de l'enfant; espérons qu'il se complétera au moyen de la visite de l'enfant par un médecin, afin de fermer la porte à toute erreur ou à toute fraude possible.

Mais ces mesures sont loin d'être générales; il est donc à désirer que la loi intervienne formellement sous ce rapport. Ne pourait-elle pas faire régulariser en même temps l'état civil de l'enfance, en exigeant, ainsi qu'elle l'a fait à l'égard du décès, la constatation du sexe par le magistrat? Dès lors cette mission serait confiée à des médecins, et l'acte de l'état civil ne serait dressé qu'après la régularisation de cette visite.

Peut-être les législateurs seraient-ils portés à croire qu'il n'est pas nécessaire de confier cet examen à un médecin; que l'officier de l'état civil est apte à une pareille constatation. Il suffira de parcourir les faits que nous avons rapportés dans le chapitre qui traite des cas de nullité de mariage, art. *Hermaphrodisme*, pour être convaincu qu'une semblable mission doit être toute médicale.

Il y a plus, il est beaucoup plus facile de décider d'un sexe à l'époque de la majorité, par exemple, qu'à la naissance de l'enfant, et nous ne serions pas surpris de voir, dans quelques cas, des médecins fort embarrassés à se prononcer, tant il est des dispositions de parties sexuelles qui se rapprochent par leur conformation des deux sexes. A la naissance, d'ailleurs, l'étroitesse des parties ne permet pas certaines explorations que l'on peut faire plus tard. Les testicules sont souvent dans l'abdomen, en sorte qu'il faut un examen minutieux pour résoudre la question.

A plus forte raison des erreurs pourraient-elles être commises par une personne étrangère à l'art de guérir. Il suffira d'une prédominance du clitoris dans le sexe féminin, ou d'un hypospadias dans le sexe masculin pour inscrire un enfant sous un sexe autre que celui auquel il appartient.

Dans l'état actuel, la loi ne garantit pas plus l'enfant nouveau né, par cela même qu'elle exige la déclaration de deux témoins; car les témoins s'en rapportent eux-mêmes aux parents, et les parents comme les témoins peuvent se tromper.

Dans les cas douteux et difficiles, nous engageons les médecins à s'entourer des lumières de confrères, en se livrant ainsi à l'examen le plus attentif et le plus minutieux.

DES NAISSANCES PRÉCOCES ET TARDIVES.

Code civil, art. 312. — L'enfant conçu pendant le mariage a pour père le mari.

Néanmoins, celui-ci pourra désavouer l'enfant, s'il prouve que pendant le temps qui a couru depuis le *trois centième* jusqu'au *cent quatre-vingtième* jour avant la naissance de cet enfant, il était, soit *par cause d'éloignement*, soit par l'effet de *quelque accident*, dans l'impossibilité physique de *cohabiter* avec sa femme.

Code civil, art. 314. — L'enfant né le *cent quatre-vingtième* jour du mariage ne pourra être désavoué par le mari dans les cas suivants : 1° s'il a eu *connaissance de la grossesse* avant le mariage ; 2° s'il a *assisté* à l'acte de naissance, et si cet acte est *signé* de lui, ou contient sa déclaration qu'il *ne sait signer;* si l'enfant n'est pas déclaré viable.

Code civil, art. 315. — La légitimité de l'enfant né *trois cents jours après* la dissolution du mariage pourra être contestée.

D'après ces divers articles de loi, la paternité est fixée par le fait du mariage (1er § de l'article 312). La loi n'a pas cependant prétendu couvrir de ce manteau le scandale et le libertinage. L'enfant viable, né pendant le mariage, n'est réputé légitime qu'autant que sa naissance arrive au cent quatre-vingtième jour depuis le mariage, ou à six mois révolus; ou bien qu'autant que sa naissance ne survient pas après le trois centième jour, ou dix mois révolus depuis le mariage.

Le mari peut désavouer l'enfant s'il survient viable au cent soixante-dix-neuvième jour après celui du mariage, ou s'il naît le trois cent et unième jour; il est entendu que, d'après l'art. 312 du Code civil, il aura fourni la preuve qu'il était dans l'impossibilité physique de cohabiter avec sa femme pendant les six derniers mois de la grossesse.

Le cas de l'art. 314 se réfère *à la date* du mariage seulement; le mari n'a donc, dans ce cas, aucune preuve à faire d'impossibilité de cohabitation avec sa femme, il n'y a ici qu'une supputation de temps.

Il résulte de cette disposition que les naissances précoces sont invariablement fixées à six mois, et que *durant le mariage*, les naissances tardives sont invariablement fixées à dix mois. Encore faut-il qu'il soit prouvé : 1° que le mari n'a pas eu *connaissance de la grossesse* avant le mariage; 2° qu'il n'a pas assisté à l'acte de naissance ni signé cet acte; 3° que l'enfant soit déclaré *viable*.

D'où il suit, pour les naissances précoces, qu'une femme qui, pendant les trois mois précédant son mariage, aurait pu cacher sa grossesse, et qui accoucherait environ au cent quatre-vingtième jour dudit mariage, donnerait naissance à un enfant qui ne serait pas légitime par le fait seul de ce mariage, puisque le mari aurait le droit de désavouer l'enfant dans les trois cas prévus par l'article 314 du Code civil.

L'enfant qui naît à une époque qui n'est encore que le cent quatre-vingtième jour du mariage ne peut être désavoué par le mari si cet enfant n'est pas déclaré viable. Le législateur n'a pas voulu donner le scandale inutile d'un désaveu de paternité pour un enfant qui, par cela seul qu'il n'est pas déclaré viable, rend incertaine l'époque de sa conception, et qui, d'ailleurs, ne peut jamais avoir de droits sur la succession de son père, puisqu'il n'a pas vécu.

Pour les naissances tardives, la législation offre cependant des avantages réels sur celle qui l'a précédée, puisqu'elle accorde à la présomption toujours favorable de la légitimité de l'enfant toute la latitude compatible avec les règles ordinaires de la nature et les données de la science médicale, et qu'elle ne laisse rien à l'arbitraire.

Nous pouvons donc considérer comme fixées les naissances pré-

...oces et les naissances tardives qui ont lieu durant le mariage. Il en est de même à l'égard de celles qui se rencontrent après la dissolution du mariage, par la mort du mari ou par toute autre cause.

L'article 315 du Code civil porte : « La légitimité de l'enfant né trois cents jours après la dissolution du mariage pourra être contestée. » Cela signifie que cet enfant sera regardé comme légitime si personne ne réclame ; mais aussi qu'il devra être déclaré illégitime s'il s'élève des contestations, et s'il est prouvé qu'il est né trois cents jours après la dissolution du mariage ; il ne peut donc pas y avoir incertitude dans les deux cas.

Cependant, les naissances tardives ayant été le sujet d'un grand nombre de recherches, et ayant fixé l'attention des hommes du plus grand mérite, vers le milieu du siècle dernier, à l'occasion d'une cause plaidée par le célèbre avocat Gerbier, nous croyons devoir présenter, d'une manière succincte, les faits qui peuvent jeter quelque lumière sur cette matière.

Haller, Bertin, Lieutaud, A. Petit et Lebas, Vicq d'Azyr, Roussel, partisans des grossesses tardives, furent vivement combattus par Bouvart, Hebenstreit et Louis. Ce dernier, ainsi que Bouvart, sont partis d'un point de départ qu'il est difficile de ne pas prendre pour terme de comparaison, en observant ce qui a lieu à l'égard des animaux, et en concluant des animaux à l'homme. Mais malheureusement les observations de Buffon qui leur avaient servi de terme de comparaison, n'étaient pas exactes ; et ainsi s'est écroulé tout l'échafaudage qu'ils avaient élevé à ce sujet. Suivant Buffon, les juments et les ânesses portent constamment onze mois ; les vaches, neuf ; les biches, huit ; les brebis et les chèvres, cinq ; les chiennes, deux ; les hases et les lapines, un. D'une autre part, d'après les expériences de Réaumur, les œufs de poule éclosent en vingt et un jours ; ceux de serin, de onze à douze jours ; ceux de dinde, au bout de vingt-huit jours. Ils avaient donc dû déclarer en principe, que les lois de la nature sont constantes et immuables, et partant, que la femme doit accoucher dans les premiers jours du dixième mois, c'est-à-dire qu'elle ne doit pas dépasser le deux cent quatre-vingtième jour fixé par Hippocrate.

Willer (*Journ. de Méd.*, janvier 1776, p. 35) fit voir que dans un four à poulet, l'éclosion des œufs peut varier entre dix-huit à vingt-cinq jours.

Des observations plus récentes faites par Tessier, membre de l'Académie des sciences de l'Institut, prouvent que les naturalistes, et Buffon en particulier, ont commis des erreurs à ce sujet. Sur cent soixante vaches observées par Tessier, quatorze ont donné leur veau du 241ᵉ jour au 266ᵉ; trois, le 270ᵉ jour; cinquante, du 270ᵉ au 280ᵉ; soixante-huit, du 280ᵉ au 290ᵉ; vingt, le 300ᵉ; cinq, le 308ᵉ; ce qui donne une différence de soixante-sept jours dans les naissances, en comparant le terme le moins long avec celui qui l'est le plus.

Sur cent deux juments observées, trois ont pouliné le 311ᵉ jour; une, le 314ᵉ; une, le 325ᵉ; une, le 326ᵉ; deux, le 330ᵉ; quarante-sept, du 340ᵉ au 350ᵉ; vingt-cinq, du 350ᵉ au 360ᵉ; vingt et une, du 350ᵉ au 377ᵉ; et une, au 394ᵉ jour. Il existe donc une différence de quatre-vingt-trois jours entre les deux extrêmes. Le terme le plus communément observé est, pour les vaches, de 9 mois 10 jours, et pour les juments, de 11 mois 10 jours. Que si maintenant on compare le temps de la gestation de ces animaux à celui de la femme; on a, dans les vaches, un terme absolument semblable, et on sera conduit à admettre de grandes variations dans la durée, puisque, sur cent soixante vaches observées, il y a eu entre elles une différence de soixante-sept jours. On remarquera aussi que sur cent soixante vaches, cinq seulement ont dépassé de huit jours le 300ᵉ, et l'on devra regarder alors comme très sage la disposition de la loi qui assigne trois cents jours pour la légitimité des enfants pendant le mariage. Mais on pourra peut-être dire qu'il n'est pas rationnel de conclure de ce qui se passe chez les vaches à ce qui peut s'opérer chez les femmes. Je ferai sentir que, dans cette comparaison, tous les avantages sont du côté de ces dernières. La gestation n'est pas troublée, chez les animaux, par les causes qui peuvent opérer des changements chez les femmes; ils sont moins sujets aux maladies, parce qu'ils sont moins exposés aux causes qui les produisent : les influences morales sont nulles; il en est de même des influences sociales; l'acte du coït ne vient pas chez elles troubler la gestation. Or, chez la femme, tous ces agents de trouble constituent des prédispositions à l'accouchement; ils ne peuvent qu'en hâter l'approche, et souvent même ils le déterminent.

Au surplus, le tableau suivant, que nous extrayons de la Thèse de M. le professeur Paul Dubois, pour le concours de 1834, fournit de nouveaux documents spécialement applicables à la femme; et ces documents viennent confirmer les inductions que nous venons de tirer des observations faites sur les animaux.

N° D'ORDRE.	DERNIÈRE ÉPOQUE DES RÈGLES.	ÉPOQUE PRÉSUMÉE de LA CONCEPTION.	ÉPOQUE PRÉSUMÉE de L'ACCOUCH.	ÉPOQUE RÉELLE de L'ACCOUCH.	DIFFÉRENCE en moins.	DIFFÉRENCE en plus.
1	2 juillet.	16 juillet.	16 avril.	26 avril.		10 jours.
2	4 —	19 —	19 —	2 mai.		12 —
3	8 —	22 —	22 —	20 avril.		6 —
4	10 —	25 —	25 —	18 —	13 jours.	
5	15 —	31 —	30 —	29 —	1 —	
6	15 —	1er août.	1er avril.	23 —		23 —
7	17 —	1 —	1er mai.	13 —	13 jours.	
8	18 —	3 —	3 —	1er mai.	2 —	
9	18 —	3 —	3 —	20 avril.	13 —	
10	20 —	5 —	5 —	30 —	5 —	
11	24 —	9 —	9 —	2 mai.	7 —	
12	24 —	9 —	9 —	5 —	4 —	
13	23 —	8 —	8 —	5 —	3 —	
14	16 —	1 —	1 —	5 —		4 —
15	25 —	10 —	10 —	3 —	7 —	
16	26 —	11 —	11 —	1 —	10 —	
17	27 —	10 —	12 —	28 avril.	17 —	
18	28 —	11 —	12 —	28 —	14 —	
19	28 —	12 —	12 —	30 —	12 —	
20	28 —	12 —	12 —	4 mai.	8 —	
21	28 —	12 —	12 —	1 —	11 —	
22	25 —	10 —	10 —	4 —	6 —	
23	30 —	14 —	14 —	1 —	13 —	
24	1er août.	15 —	15 —	3 —	12 —	
25	1 —	15 —	15 —	2 —	13 —	
26	4 —	18 —	18 —	4 —	14 —	
27	1 —	15 —	15 —	5 —	10 —	
28	6 —	21 —	21 —	2 —	19 —	
29	7 —	21 —	21 —	25 avril.	28 —	
30	8 —	23 —	13 —	28 —	25 —	
31	10 —	25 —	25 —	30 —	25 —	
32	15 —	30 —	30 —	2 mai.	28 —	
33	16 —	31 —	31 —	1 —	30 —	
34	16 —	31 —	31 —	3 —	27 —	
35	18 —	2 septembre.	2 juin.	28 avril.	34 —	
36	18 —	2 —	2 —	5 mai.	28 —	
37	29 —	14 —	4 —	4 —	26 —	
38	3 —	18 août.	18 mai.	5 —	13 —	
39	24 juin.	9 juillet.	9 avril.	5 —		26 —
40	30 juillet.	15 août.	15 mai.	1 —	14 —	
41	28 —	12 —	12 —	5 —	7 —	
42	1er août.	15 —	15 —	5 —	10 —	
43	26 juillet.	10 —	10 —	5 —	5 —	
44	15 août.	31 —	31 —	5 —	26 —	
45	20 —	5 septembre.	5 juin.	5 —	30 —	
46	8 —	23 août.	13 —	5 —	18 —	
47	20 juillet.	5 —	5 —	5 —		
48	19 —	4 —	4 —	5 —		1 —
49	20 —	5 —	5 —	6 —		1 —
50	29 —	13 —	13 —	6 —	7 —	

Et d'abord, sur 50 observations, il n'en est pas une seule où il se soit écoulé 300 jours entre l'époque présumée de la conception et celle de l'accouchement.

Sur ces 50 observations, on n'en trouve que 8 où le terme de 270 jours ait été dépassé. Encore sur ces huit cas il en est deux qui dépassent ce terme d'un seul·jour, et un de quatre jours.

Que si l'on établit la moyenne de la gestation dans les 42 cas où il y a eu une différence en moins, on trouve qu'elle a été de 256 jours; ce qui est le chiffre le plus vrai.

Si, au contraire, on établit ce chiffre moyen en faisant peser sur les 42 observations où la durée de la gestation a été inférieure à 270 jours, les huit cas où elle a excédé ce temps ordinaire, on arrive à une moyenne de 258 jours.

Ce tableau prouve encore que les calculs de probabilité que l'on dresse sur l'époque présumée de l'accouchement sont tout à fait illusoires. Il y a, en effet, une échelle de 56 jours entre l'époque la plus rapprochée et l'époque la plus éloignée de l'accouchement dans les 50 observations recueillies. Ainsi l'époque de la disparition des règles, celle présumée de la conception, ne conduisent à aucune date, je ne dirai pas précise, mais généralement probable de l'accouchement. On chercherait en vain à établir quelques rapprochements un peu généraux entre ces données.

Le docteur Devilliers fils a publié, dans la *Revue médicale* (octobre 1847), un mémoire sur la durée de la grossesse et le volume de l'enfant, dans lequel sont relatés des faits qui viennent à l'appui des données précédentes.

Il rappelle d'abord que l'on considère généralement la durée de la grossesse chez la femme comme devant être égale à 9 mois solaires ou 39 semaines, ou bien 273 à 276 jours, chiffre plus exact que celui de 270, les mois solaires comprenant chacun, tantôt 28, tantôt 30, tantôt 31 jours. Les Anglais comptent même 275 à 280 jours, ou 30 à 40 semaines depuis la conception jusqu'à l'accouchement.

Les recherches ont porté sur 125 observations, mais il n'a pu se procurer la date précise de la conception que dans 9 cas.

Sur 103 cas, le plus grand nombre des accouchements s'est effectué entre le 270ᵉ et le 280ᵉ jour *après la dernière apparition des règles*.

Désormeaux a rapporté le cas suivant : une dame tombée en

démence et mère de trois enfants avait épuisé vainement toutes les ressources de l'hygiène et de la thérapeutique. Un médecin pensa qu'une nouvelle grossesse rétablirait peut-être les facultés intellectuelles. Le mari consentit à noter sur un registre le jour de chaque union sexuelle, qui n'eut lieu que tous les trois mois, afin de ne pas troubler une conception encore imparfaite. Or, cette dame, gardée par des domestiques, douée en outre de principes de religion et de morale extrêmement sévères, n'accoucha qu'à neuf mois et demi.

La question des naissances tardives, agitée de nouveau à Londres, en 1825 et 1826, devant la chambre des lords, a été résolue par l'affirmative. Vingt-cinq médecins furent appelés; dix-sept donnèrent pour terme de la grossesse la 39e ou la 40e semaine, 270e ou 280e jour. Quelques uns pensèrent qu'Élisabeth Adderley, femme du lord Hyde Gardner, avait pu accoucher le 311e jour. M. Blundell cita l'exemple d'une grossesse de 287 jours. M. Merriman dit en avoir vu plusieurs de 285 et de 288 jours, deux ou trois de 296, une de 303 et une de 309. M. Dewees en cita une de 383 jours. M. Velpeau rapporte le cas d'une femme grosse de quatre mois, chez laquelle il distingua les mouvements actifs et passifs du fœtus, et où le travail se déclara au neuvième mois; mais il fut suspendu pour reparaître trente jours après : l'accouchement n'eut lieu que le 310e jour. — Ne serait-il pas possible d'admettre que ce qui a lieu pour les grossesses extra-utérines puisse aussi se rencontrer pour les grossesses intra-utérines? Dans certaines grossesses extra-utérines, lorsque la neuvième époque de la menstruation est arrivée, il se manifeste ordinairement un travail d'accouchement ; la femme éprouve, pendant un laps de temps plus ou moins long, plusieurs heures, un, deux ou trois jours, tous les phénomènes qui le constituent. Peu à peu ces phénomènes disparaissent, et la personne rentre dans les conditions où elle se trouvait auparavant. C'est probablement à cette époque, dans ces cas, qui sont les plus heureux, que meurt le fœtus; au moins il cesse de s'accroître, car dans toutes les observations de très anciennes grossesses, le fœtus n'a jamais présenté un volume plus considérable que celui qui lui est propre à l'époque de neuf mois, et il a même offert plus souvent un volume moindre. Du reste, le travail de l'accouchement, à cette époque, est constaté dans les observations qui ont été recueillies. Telles sont celles : 1° de

la femme de Sens, qui sentit au terme ordinaire toutes les in-
dispositions qui précèdent et accompagnent l'accouchement,
la rupture des membranes, l'écoulement des eaux, etc. (fœtus
resté vingt-huit ans); 2° celle de Dôle, en Franche-Comté, chez
laquelle, au neuvième mois, se déclarèrent tous les signes d'un
accouchement prochain, et qui conserva jusqu'à sa mort, survenue après quinze ans, le fœtus qu'elle portait. L'enfant,
ajoute-t-on, bien conformé, n'avait que la grosseur d'un enfant
de neuf mois; 3° le fœtus de Toulouse, dont François Bayle,
médecin de cette ville, a donné l'observation détaillée, et qui a
été porté vingt-cinq ans. Sa mère avait eu dix autres enfants;
au terme de cette onzième grossesse, elle se sentit pressée par
les douleurs ordinaires de l'enfantement et rendit une partie des
eaux; 4° Bautrin rapporte, d'après Félix Platérus, l'histoire d'un
enfant qui est resté quinze mois dans le ventre de sa mère; au
neuvième mois, il y eut une disposition à l'accouchement. Deux
mois après, on commença à s'apercevoir d'un écoulement de
matières putrides; la femme tomba en consomption, et mourut
enfin par la gangrène qui s'empara du bas-ventre : elle avait
trente ans, et elle était à sa cinquième grossesse; 5° enfin, nous
citerons encore le cas qui a fourni à Bartholin l'occasion de traiter des voies extraordinaires de l'accouchement : la femme, qui
était à sa quatrième grossesse, étant parvenue au terme de neuf
mois, eut des douleurs et fut deux jours entiers en travail; les
douleurs se dissipèrent complétement, et après six semaines
elles se renouvelèrent. Cinq ans plus tard, il se forma un abcès
à l'ombilic, qui donna issue à quelques portions osseuses; des
abcès se succédèrent en plusieurs points de la circonférence du
bas-ventre et en différents temps, le dernier au bout de dix-neuf
ans. La femme échappa à tous les dangers qu'elle avait courus,
et finit par jouir d'une bonne santé.

En résumé, nous pensons que l'époque de l'accouchement est
susceptible d'offrir des variations, mais que la gestation a un
temps donné, au-delà de certaines limites très restreintes qu'elle
ne peut pas dépasser sans un état contre nature; que ce terme
ne doit pas aller au-delà de la dixième époque de la menstruation. C'est ainsi que nous comprenons la loi constante et immuable admise par tous les partisans des naissances non tardives. Nous ne nions pas la possibilité de naissances tardives
au-delà du terme de dix menstruations ou dix mois; mais nous

les regardons comme tout à fait exceptionnelles. Toutefois, ce n'est qu'une opinion, qu'une idée que nous adoptons, parce qu'elle nous paraît rationnelle ; car notre conviction n'est pas basée sur les observations personnelles que nous avons faites, mais sur la lecture des faits qui ont été recueillis à cet égard, et qui ont été l'objet de discussions.

Il est des femmes qui sont réglées toutes les trois semaines, d'autres tous les quinze ou dix-huit jours. Comment se comportent les grossesses dans ce cas? quel est leur terme? C'est chez ces femmes qu'il serait curieux d'observer la durée de la grossesse. Serait-ce chez celles-là que les accouchements auraient lieu avant terme? Ce sont des recherches à faire. La question des naissances tardives existe encore tout entière. Ce peut être le sujet d'un très beau travail.

Nous avons émis des présomptions, des probabilités, à l'occasion des naissances tardives; nous avons fait connaître notre opinion; reproduisons actuellement les arguments pour et contre qui ont été mis en avant sur cette question.

Autrefois il n'existait pas de lois qui la jugeassent ; aussi les motifs des jugements étaient-ils basés plutôt sur les données morales que sur les données médicales. Fodéré a rassemblé ces divers jugements dont nous allons donner un résumé. Sur treize jugements portés dans les années 1578, 1626, 1632, 1649, 1653, 1656, 1664, 1695, 1705, 1756, 1768, 1779 et 1808, six ont déclaré l'enfant illégitime; six, légitime ; le treizième jugement n'est qu'un interlocutoire. Sur les six jugements de légitimité, un a été appuyé sur ce que le mari absent a pu revenir. Dans les autres, la moralité de la femme a fait foi.

Les antagonistes des naissances tardives sont : Hippocrate, Vaternes, Dionis, Mercatus, Amman, Diemerbroeck, Hebenstreit, Zacchias, Boerrhaave, Bartholin, Bouvart, Louis, Morand, Foubert, Pigray, Courtavoz, Delafaye, Bordenave, Goursaud, etc.

Les partisans des naissances tardives sont : Aristote, Schenckius, Spigelius, Haller, Bertin, Lieutaud, A. Petit, Mauriceau, Lebas, Orfila, Moreau (1), etc.

Hippocrate a fondé son opinion principalement sur la confiance qu'il accordait au nombre de sept, à l'égard de tous

____

(1) M. Moreau, dans son excellent *Traité d'accouchement*, 1841, t. I, p. 548, cite l'exemple d'une grossesse de 328 jours ou onze mois deux jours.

les phénomènes naturels. Il admettait sept quaternaires dans la gestation, ou deux cent quatre-vingts jours, ou neuf mois dix jours. Le premier était destiné, suivant lui, à l'incubation du fœtus; le deuxième, le troisième et le quatrième, à sa perfection; le cinquième, qui correspond à six mois vingt jours, était le temps le plus propice à la sortie de l'enfant; le sixième, qui est généralement défavorable dans les maladies, était considéré par lui comme défavorable à la mère et à l'enfant; il équivaut au huitième mois; enfin, le septième, égalant neuf mois dix jours, était celui où le fœtus avait acquis son plus haut degré de perfection. Toutefois, comme Hippocrate a compté dans certains cas d'après les mois lunaires, et dans d'autres d'après les mois solaires, il s'ensuit qu'il a été compris dans le nombre des partisans et des antagonistes des naissances tardives.

Les antagonistes des naissances tardives établissent, en principe, que la nature est immuable dans ses actes; que la portée, chez tous les animaux, ne subit jamais de variations; que le fœtus, parvenu à un certain degré de développement qu'il peut toujours acquérir dans un intervalle de neuf mois, devient un corps étranger qui agit mécaniquement sur les parois de l'utérus, et provoque son expulsion; semblable en cela au poulet qui, en se formant dans le jaune de l'œuf, arrive à un degré de perfection telle qu'il ne trouve plus assez de nourriture dans l'albumine; et qu'alors il perce sa coque pour s'en échapper.

Les partisans des naissances tardives font remarquer que de tout temps les naturalistes ont varié dans la fixation de la durée de la portée des animaux ; et non seulement de chaque espèce, mais encore de chaque race : qu'ainsi, quelques uns fixent à dix mois la portée des juments; d'autres à onze ou à douze. Même variation pour les vaches et les ânesses. Qu'Aristote avait avancé que les chiennes mettaient bas à deux mois; Varron soutenait que c'était à trois; Albert le Grand, de soixante et un à soixante et onze jours, ou même trois mois, suivant les races. Que Pline avait dit, à l'égard des brebis, que pour les unes le terme de la gestation était à cinq mois, et pour les autres plus tard.

Que le fœtus, comme les petits des animaux, ne sortait de la matrice qu'autant qu'il avait acquis un degré de perfection assez grand pour lui permettre de vivre au dehors. Que chez les animaux, et surtout chez la femme, les maladies et bien d'autres causes pouvaient arrêter son développement, et qu'il n'était pas surprenant que l'époque de l'accouchement fût retardée.

Nous avons cru devoir rappeler les principales raisons pour et contre. Espérons que de nouvelles observations viendront jeter quelque lumière sur ce sujet encore obscur de la médecine légale.

DE LA VIABILITÉ.

Code civil, art. 314. — L'enfant né avant le cent quatre-vingtième jour du mariage ne pourra être désavoué par le mari, dans les cas suivants : 1° s'il a eu connaissance de la grossesse avant le mariage ; 2° s'il a assisté à l'acte de naissance, et si cet acte est signé de lui, ou contient sa déclaration qu'il ne sait signer ; 3° *si l'enfant n'est pas déclaré viable.*

Code civil, art. 725. — Pour succéder, il faut nécessairement exister à l'instant de l'ouverture de la succession. Ainsi sont incapables de succéder : 1° celui qui n'est pas encore conçu ; 2° *l'enfant qui n'est pas né viable;* 3° celui qui est mort civilement.

Code civil, art. 906. — Pour être capable de recevoir entre-vifs, il suffit d'être conçu au moment de la donation. Pour être capable de recevoir par testament, il suffit d'être conçu à l'époque du décès du testateur. Néanmoins la donation ou le testament n'auront leur effet qu'*autant que l'enfant sera né viable.*

L'application de ces articles du Code civil peut soulever la question de viabilité non seulement à l'égard d'un enfant vivant, mais encore à l'occasion d'un enfant mort ; car un enfant viable peut mourir par une cause tout à fait accidentelle et indépendante des conditions de viabilité qu'il avait acquises à sa naissance ; mais avant d'énoncer les caractères de la viabilité dans les deux cas, il est important de bien entendre le sens que l'on doit attacher à cette qualité *être viable*, de bien préciser ce que c'est que la viabilité.

Le rapport fait au tribunat par Chabot (de l'Allier), à l'occasion de l'art. 725, nous paraît donner une idée très exacte de la viabilité.

« Il n'est pas nécessaire que l'individu soit né, pour succéder ; il suffit qu'il soit conçu, parce que l'enfant existe réellement dès l'instant de la conception, et qu'il est réputé né dès qu'il y va de son intérêt. Cette présomption de naissance qui équipolle à la naissance elle-même pour déférer le droit d'hérédité, cesse d'avoir lieu si l'enfant ne naît pas, ou s'il ne naît pas *viable.*

» Lorsqu'un enfant n'est pas vivant en sortant du sein de sa mère, il est censé n'avoir pas vécu pour succéder ; car c'était dans l'espoir de la naissance qu'on le regardait comme vivant dès l'instant de la conception, et si cet espoir est trompé, la présomption qui le faisait regarder comme vivant ne peut plus être fondée sur la réalité.

» Lorsqu'un enfant n'est pas *né viable*, il est aussi réputé n'avoir jamais vécu, au moins pour la successibilité ; en ce cas, c'est la même chose que l'enfant soit mort *ou qu'il naisse pour mourir.* La loi 3ᵉ, au

Code *de Posthumis*, exige que l'enfant naisse parfait, c'est-à-dire qu'il ait atteint le terme auquel il est possible qu'il vive. » — « *Non nasci idem est ac non posse vivere. Non nasci et natum mori, paria sunt.* » (*Paul Zacchias.*)

Les anciens médecins légistes n'étaient pourtant pas d'accord sur ce que l'on doit entendre par le mot viabilité ; la plupart, il est vrai, le faisaient dériver de *via*, voie, chemin, et non de *vita*, vie. Telle est, en effet, sa véritable étymologie, le mot *vita* donnant naissance au contraire à l'expression vitalité.

Foderé définit la viabilité : « *Un état du nouveau-né qui le fait déclarer assez fort, assez parfait pour espérer qu'il vivra.* »

Capuron : « *La possibilité de vivre complétement et aussi long-temps que le commun des hommes, c'est-à-dire de devenir un adulte, un homme fait, un véritable membre de la société.* »

M. Marc : « *Cet état du fœtus qui le rend apte à vivre et à continuer d'exister hors du sein maternel, de manière à pouvoir parcourir la carrière ordinaire de la vie humaine.* »

M. Orfila : « *La possibilité de pouvoir parcourir aussi long-temps que le commun des hommes la carrière de la vie extra-utérine.* »

M. Sédillot dit : « *On nomme viable l'enfant qui offre, au moment de sa naissance, le développement nécessaire à la continuation de son existence.* »

Ollivier (d'Angers) : « *L'aptitude à la vie extra-utérine.* »

M. Velpeau : « *La possibilité qu'a le fœtus de parcourir les différentes phases de la vie humaine.* »

On voit que les uns se bornent à envisager la viabilité comme une maturité d'organisation qui permet d'espérer la continuation de la vie ; que les autres, au contraire, imposent à la viabilité la condition que l'enfant pourra parcourir toutes les phases de la vie humaine. Les premiers nous paraissent beaucoup plus sages que les seconds, car si on adoptait le principe de ces derniers, il ne serait pas possible de déclarer un enfant viable. Sur quelles données pourrait-on, en effet, baser un pareil jugement ?

Pour nous, partant de ce principe que, pour qu'un enfant soit viable, il faut : 1° que ses organes soient suffisamment développés pour continuer à exercer leurs fonctions indépendamment de la vie intra-utérine ; 2° qu'il ne présente pas de vice de conformation ; 3° qu'il ne soit pas à la naissance le siége d'une maladie capable de compromettre sa vie, nous définirons la viabilité, *l'aptitude à la vie extra-utérine*, caractérisée par la ma-

turité de l'enfant, la bonne conformation et l'état sain des principaux organes de l'économie à l'époque de la naissance. En effet, à défaut de l'une de ces trois conditions, pas de viabilité probable. Peut-être pourra-t-on trouver du vague dans cette définition en ce que nous ne limitons pas de temps, de durée à la vie; mais c'est que dans la plupart des cas il est impossible de le faire; c'est que le législateur n'a pas lui-même posé de limites ; il a dit : Pourvu que l'enfant soit déclaré viable, c'est-à-dire pourvu que le médecin ayant seulement égard à l'état actuel de l'enfant, le juge, non pas comparativement aux autres hommes, mais comparativement aux enfants du même âge qui sont placés dans les mêmes conditions. Chaussier, dans un mémoire médico-légal sur la viabilité, présenté au garde des sceaux en 1826, avait proposé d'introduire dans la législation les articles suivants, qui sont basés sur les trois ordres de considérations que nous venons de signaler.

Art. 1er. — Est réputé non viable l'enfant qui naît avant les trois derniers mois de grossesse, et qui meurt aussitôt ou peu d'heures après sa naissance.

Art. 2. — Est également réputé non viable l'enfant qui, parvenu au terme de la grossesse, naît anencéphale, c'est-à-dire avec privation totale ou partielle du cerveau et du crâne, quand même il serait constaté qu'il a crié; et celui qui a quelque autre vice de conformation, tel qu'il ne puisse conserver la vie, en exécuter les fonctions, et que l'on ne puisse y remédier.

Art. 3. — Est également réputé non viable tout enfant qui, attaqué d'une maladie dans le sein de sa mère, meurt dans les vingt-quatre heures qui suivent sa naissance, quelle qu'en soit la cause.

Art. 4. — Est aussi réputé non viable l'enfant qui, par la longueur ou la nature de l'accouchement, éprouve dans la circulation une gêne telle qu'il naisse mourant et attaqué d'un épanchement de sang dans le cerveau, et d'un véritable état d'apoplexie et de paralysie dans tous les membres, que les secours de l'art ne peuvent rétablir, et qu'il meurt quelques heures après sa naissance.

Art. 5. — Est reconnu et déclaré viable, apte à jouir des priviléges de la société, l'enfant dont la tête est bien conformée, qui, au plus tôt trente-six heures après sa naissance, est présenté vivant et vigoureux à l'officier de l'état civil, qui l'inscrit aussitôt sur ses registres avec les prénoms qu'on lui donne, et les qualités des parents et des personnes qui le lui présentent.

De pareils articles ne pouvaient pas faire partie d'une loi, tout au plus pourraient-ils servir de guides au médecin chargé de résoudre une question de viabilité. Si de pareilles dispositions étaient introduites dans la législation, il n'y aurait pas de motifs pour qu'on n'en agît pas de même à l'égard de la plupart des questions médico-légales soumises à l'expertise des hommes de l'art; du reste, ces articles ne sont pas à l'abri d'objections; et, sous ce rapport, j'irais même plus loin que M. Orfila, qui regarde les articles 1, 2 et 4 comme admissibles, les articles 3 et 5 comme devant être rejetés. Mais toute discussion sur ce sujet nous semble parfaitement inutile, puisque nous allons exposer plus loin les causes de la non-viabilité.

M. Collard de Martigny a émis (*Nouvelle bibliothèque médicale*, tom. XI, page 20, année 1828) sur la viabilité, des idées qui ont été adoptées et reproduites dans la thèse de M. Künholtz, pour le concours de la chaire de médecine légale de la Faculté de Montpellier, et qui ne nous paraissent pas en rapport avec la législation. Il admet deux espèces de viabilités : la *viabilité naturelle*, c'est-à-dire celle en vertu de laquelle l'enfant peut parcourir la carrière ordinaire de la vie ; et la *viabilité civile ou légale*, c'est-à-dire celle qui est consacrée par l'art. 312 du Code civil, ainsi conçu :

« L'enfant conçu pendant le mariage a pour père le mari. — Néanmoins celui-ci pourra désavouer l'enfant, s'il prouve que, pendant le temps qui a couru depuis le trois centième jusqu'au cent quatre-vingtième jour avant la naissance de cet enfant, il était, soit pour cause d'éloignement, soit par l'effet de quelque accident, dans l'impossibilité physique de cohabiter avec sa femme. »

Toullier (*Cours de droit civil*) s'exprime ainsi à ce sujet : « En décidant, article 312, que l'enfant né le cent quatre-vingtième jour du mariage ne peut être désavoué par le mari, fait entendre clairement que l'on doit regarder comme viable l'enfant qui naît au cent quatre-vingtième jour de la conception; ce n'est donc qu'à six mois que la loi reconnaît l'enfant viable, quoique les gens de l'art prétendent qu'il est viable à cinq mois aux yeux de la médecine; mais la loi a sagement pris un terme moyen auquel il faut s'arrêter. »

Les conséquences déduites du texte de l'art. 312 par Toullier sont forcées. La loi n'a pas dit : Ne seront déclarés viables que les enfants qui, à leur naissance, auront atteint le terme de six mois de grossesse; seulement elle a voulu, par l'article 312, autoriser le désaveu d'une paternité qui ne pourrait être que le fruit de l'adultère de l'épouse; mais elle n'a imposé de conditions à la viabilité dans aucun des articles de la loi où elle exige ce caractère; elle a laissé aux médecins la tâche de caractériser la viabilité des enfants d'après les données de la science médicale.

Ces distinctions nous paraissent donc tout à fait inutiles; elles ont l'inconvénient grave de donner aux médecins des idées fausses de la législation, et elles doivent être bannies de la médecine légale. La viabilité est une : c'est l'aptitude à vivre en dehors du sein de la mère et indépendamment d'elle. Cette aptitude, on la juge d'après les trois conditions qui constituent, suivant nous, le cachet de la viabilité, et ce seront elles qui feront le sujet de ce chapitre.

Ainsi se trouve résolue la question de savoir si l'enfant qui naît *avec une maladie* nécessairement mortelle ou capable de le devenir, doit ou ne doit pas être déclaré viable, alors qu'il meurt un ou deux jours après la naissance. Le fait seul qu'il a vécu n'établit pas sa viabilité, car l'hérédité ne devient un droit qu'autant qu'il repose sur la tête d'un individu qui est apte à vivre. Si cet individu, quoique bien conformé, dans un état parfait de maturité, apporte en naissant une maladie dépendant de quelque cause que ce soit, ou accidentellement survenue pendant un accouchement, apporte, dis-je, une cause de mort inévitable, il n'est plus dans les conditions de viabilité, ni par conséquent d'hérédité voulue par la loi.

La question de viabilité est de la plus haute importance à l'égard des successions, des donations et des testaments. Ainsi, une femme vient à perdre son mari pendant sa première grossesse; elle accouche à un terme donné; si l'enfant est déclaré viable, il succède à son père; et s'il vient à mourir, la mère hérite naturellement de son enfant. Dans le cas d'une déclaration opposée, toute succession est éteinte et pour l'enfant et pour la mère. Une donation est faite à un enfant qui est conçu, mais qui n'est pas encore né; si à sa naissance il est déclaré viable, et qu'il vienne à mourir douze ou quinze jours après, le père et la mère héritent de leur enfant; dans le cas contraire, la donation est éteinte par le fait seul d'une déclaration de non-viabilité. Il en est de même pour un testament.

Cette question est rarement soulevée, ainsi que l'a fait observer M. Capuron, à l'occasion d'un enfant vivant (Ouv. cité, p. 154). « Tant que l'enfant vit, dit cet auteur, il est saisi et conserve la possession des biens, sans que personne ait le droit de les lui disputer; ce n'est que lorsqu'il a cessé de vivre qu'il y a lieu de rechercher s'il était viable ou non, pour décider s'il doit transmettre sa succession, ou bien s'il doit être considéré comme n'étant pas né, comme n'ayant recueilli ni succession, ni donation, ni legs. » Notre marche se trouve naturellement tracée pour l'exposition des faits qui se rattachent à la viabilité; il nous faut établir : 1° quelles sont les conditions de maturité qui permettent ou excluent la viabilité; 2° quelles sont les maladies et les vices de conformation qui se trouvent dans le même cas. Une fois cette exposition terminée, le médecin y trouvera toutes les notions propres à résoudre cette question.

DES CONDITIONS DE MATURITÉ QUI AUTORISENT A REGARDER L'ENFANT COMME VIABLE.

Le mot de *maturité*, en fait de viabilité, doit s'entendre d'un degré d'organisation assez avancé pour permettre la continuation de la vie de l'enfant indépendamment de sa mère, c'est-à-dire par le seul secours de ses organes. La maturité peut être complète, elle peut être incomplète. Ainsi, l'enfant qui naît à la fin du neuvième mois de la vie intra-utérine est dans un état parfait de maturité; mais de ce qu'un enfant n'aura pas atteint ce terme, il ne s'ensuit pas que ses organes ne puissent pas être dans un état assez avancé d'accroissement pour l'élaboration des aliments propres à entretenir la vie de l'enfant: aussi a-t-on dû rechercher à quelle époque ces organes devraient être considérés comme capables d'atteindre ce but. Les faits seuls pouvaient résoudre cette question. Or voici ceux qui ont été recueillis : Avicenne, Diemerbroeck, Valisneri, Andr. Spigel, Paul Amman, Scheuck, Vallésius, le médecin de Philippe II, Ferdinand Menu entre autres, ont rapporté des exemples d'enfants qui ont vécu pendant longtemps, quoiqu'ils fussent nés à cinq mois seulement de vie intra-utérine. — Cardon parle d'une fille qui, née à cinq mois dix-huit jours, resta chétive, mais vécut pendant dix-huit ans. — Fortunio Liceti, né, suivant Mahon, avant le commencement du septième mois, suivant Capuron à quatre mois et demi, d'après Kuhnholtz, à cinq mois révolus, a vécu soixante-dix-neuf ans. Son père, dit Mahon, ne désespéra pas de le conserver, quoiqu'il n'eût pas plus de longueur que la main; il le plaça dans un four, dans lequel il entretint constamment une chaleur modérée, égale à celle qui favorise le développement du poulet dans son œuf, selon la méthode des Égyptiens. Brouzet

(Mahon, *Méd. lég.*, t. I, p. 432) raconte l'histoire curieuse d'un avorton né au cinquième mois de la gestation, qui, jusqu'à l'époque du terme ordinaire de la grossesse dont il était le produit, ne donna pas plus de signes de vitalité que s'il eût été encore contenu dans l'utérus, et qui, à dater de ce moment, se développa si bien, qu'à seize mois il était plus fort que ne le sont les enfants de cet âge. — Cardon rapporte qu'un enfant né au sixième mois était dans un tel état de faiblesse, que, ne pouvant téter, il fut nourri avec du lait qu'on lui versait dans la bouche au moyen d'un entonnoir, et qu'il parvint néanmoins à un âge avancé. Le cardinal de Richelieu fut reconnu viable par le parlement de Paris, quoiqu'il fût né seulement à cinq mois. Belloc (*Cours de méd. lég.*, p. 78) a vu une fille qui n'avait qu'un pied de long quand elle naquit; elle ressemblait à un lapin écorché; elle fut nourrie pendant huit jours à la cuiller, et il la revit dix-sept ans après, non seulement bien portante, mais encore très aimable, fort spirituelle et d'un caractère très enjoué.

S'ensuit-il, des cas rares que je viens de citer, que le terme de la maturité de l'enfant à laquelle il peut continuer de vivre soit celui de cinq ou six mois? Non, sans doute. Remarquons d'abord qu'à l'époque où ces faits ont été observés, on connaissait fort imparfaitement les caractères qui sont propres à chaque période de développement du fœtus dans le sein de la mère; que la détermination de l'âge n'a acquis quelque certitude que vers la fin du siècle dernier, et surtout depuis les travaux tout récents de Meckel, Béclard et d'autres anatomistes; que par conséquent on n'a pu s'en rapporter qu'aux déclarations des mères sur l'époque présumée de leur gestation. Or, ces déclarations reposent trop souvent sur des bases incertaines; ensuite plusieurs de ces faits sont très contestables. En effet, si nous nous reportons au témoignage d'auteurs plus modernes, nous verrons que Mauriceau regarde même les enfants de sept mois comme si petits et si faibles, qu'il n'en a jamais vu vivre un seul plus de quinze jours, si ce n'est, ajoute-t-il, de ceux qui, quoiqu'ils fussent nés seulement à sept mois de mariage, avaient au moins huit ou neuf mois de façon, et étaient en tout semblables en grosseur à des enfants parfaitement à terme. Levret et Delamotte ont combattu cette opinion exagérée.

Les enfants de sept mois sont dans des conditions peu favorables à la viabilité, néanmoins c'est un terme de grossesse auquel ils peuvent vivre. Les exemples d'enfants qui se sont parfaitement développés, quoiqu'ils fussent nés à cette époque, sont assez nombreux. M. Künholtz a cité, à ce sujet, l'exemple du professeur Chaussier; celui de son épouse, mère de dix-neuf enfants; celui de M. le professeur Berot, de Strasbourg. A partir de sept mois, les chances de viabilité sont d'autant plus grandes, que l'enfant est plus âgé; et nous ne sommes plus à ce temps où il aurait été nécessaire, dans un ouvrage de ce genre, de discuter la question de savoir si, comme on le pensait autrefois, un enfant de huit mois était moins viable qu'un enfant de sept mois et demi, parce que, disait-on, sept mois et demi est un terme et que huit mois n'en est pas un.

On voit donc, en résumé, qu'un médecin légiste ne doit pas partir de l'âge de l'enfant pour déterminer, d'après ce seul indice, la viabilité de l'enfant; que l'âge doit être pour lui une donnée, mais non pas une preuve, et qu'il faut qu'il s'adresse à d'autres caractères réunis à celui-là pour résoudre la question. Le médecin s'attachera donc à déterminer, d'après la longueur de l'enfant, le point du corps où correspond le milieu de sa longueur, le volume de la tête, la longueur des cheveux, la largeur des fontanelles, l'organisation et le développement des ongles, la texture, la densité et la coloration de la peau, la production de graisse dans le tissu cellulaire, l'état de l'enduit sébacé, quel peut être l'âge de l'enfant (voyez *Détermination de l'âge*, article *Infanticide*); et comme un enfant peut, à une époque donnée de la grossesse, avoir acquis plus de force qu'un autre, il le jugera en raison de son développement absolu. C'est sous le point de vue des besoins nouveaux de la vie extra-utérine qu'il appréciera le mode d'exécution des fonctions : 1° de la respiration; 2° de la digestion; 3° de la circulation. Ainsi, tout en tenant compte de l'âge, il fixera son attention sur le fait de savoir si la respiration est libre, si elle se fait par la poitrine ou par le diaphragme; si la totalité du parenchyme pulmonaire est pénétrée par de l'air : ce dont il s'assurera en appliquant l'oreille sur les divers points de la poitrine; si l'enfant jette des cris. Et, à ce sujet, il est bien important de distinguer le cri de la reprise, d'avec le cri proprement dit (voyez *Infanticide*, *objections à la docimasie hydrostatique*). Passant alors aux organes de la digestion, il examine si l'enfant opère la succion active du mamelon. Il est des enfants qui saisissent le mamelon et n'exécutent plus aucun mouvement pour soutirer le lait; ils s'endorment auprès du sein. La mère aura toujours intérêt à faire croire à une succion parfaite; et comme la succion ne peut pas être opérée sans que la respiration par le nez s'exécute en même temps, il faudra distinguer l'enfant qui suce le mamelon, et l'abandonne ensuite pour respirer par la bouche, de celui qui opère des succions d'une manière continue, tout en respirant par les fosses nasales, ce qui indique une certaine puissance de respiration et par conséquent de vitalité. — L'enfant a-t-il rendu le méconium, et continue-t-il à expulser les premières matières fécales? — Enfin, sous le rapport de la circulation, on devra avoir égard au travail de la chute du cordon, à la coloration de la peau, qui doit être rouge, injectée dans les premiers jours et qui se décolore ensuite; à l'état du pouls, qui, chez un enfant nouveau-né, donne de cent quarante à cent cinquante pulsations par minute; à sa force, à sa consistance. Enfin il faudra tenir compte de l'étendue et de la facilité des mouvements des membres de l'enfant, ainsi que du développement du système musculaire. C'est dans ces divers ordres de considérations que le médecin pourra puiser les moyens de se prononcer sur la viabilité de l'enfant vivant.

DES VICES DE CONFORMATION QUI EXCLUENT LA VIABILITÉ DE L'ENFANT NOUVEAU-NÉ.

Le tableau suivant comprend l'ensemble des vices de conformation; il permet de juger immédiatement dans quelle catégorie de viabilité la monstruosité observée doit être placée. Il atteint donc le but que nous nous proposons; toutefois nous croyons devoir donner à l'appui quelques développements, qui rappellent au lecteur l'influence de la monstruosité sur les autres organes de l'économie et sur les fonctions; ce qui servira en même temps de guide à l'expert dans la marche à suivre lors de l'examen des diverses parties de l'économie. Nous l'avons dressé d'après les idées qui ont été émises par M. Breschet sur la classification des monstres: nous l'avons inséré dans le *Dictionnaire de médecine et de chirurgie pratiques* (article *Monstruosités envisagées sous le rapport médico-légal*); et comme il a été reproduit par l'auteur de la Médecine légale de l'*Encyclopédie des sciences médicales*, nous avons cru devoir rappeler notre première publication, afin de ne pas être accusé de plagiat. Ce n'est, du reste, qu'une manière commode d'envisager d'un seul coup d'œil la viabilité des montruosités.

On comprendra que nous ne pouvons nous occuper des détails de chacune de ces monstruosités ; ce serait comprendre dans un traité de médecine légale une étude qui appartient exclusivement à l'anatomie.

Ordre	Genre	Monstruosité	Viabilité
1er ORDRE. **AGÉNÈSES.**	**1er genre.** Agénésies.	Acéphalie.	Non viables.
		Anencéphalie.	Quelques uns ont vécu 20 jours.
		Hydropisie congéniale. 1º Celle des ventricules du cerveau, avec absence de quelques unes de ses parties.	Mort avant ou à la naissance.
		2o Celle des ventricules du cerveau, avec développement complet de cet organe.	Vie pendant un temps plus ou moins long.
		3o Celle de l'extérieur du cerveau complétement développé.	Viables.
		Aprosopie.	Non viables.
		Atéloprosopie.	Non viables.
		Absence : 1o des yeux, paupières, iris.	Viables.
		Bouche.	Non viables.
		Lèvres, langue, oreille externe.	Viables.
		2° De l'épiglotte, pénis, scrotum, testicules, vésicules séminales, utérus, vagin, quelques côtes. Quelques vertèbres, une partie d'un membre. Main, vessie.	Viables.
		3° OEsophage, estomac, foie, cœur, poumons.	Non viables.
		Cloison ventriculaire ou auriculaire du cœur, diaphragme.	Viables.
	2e genre. Diesténasies.	*Défaut d'union des parties similaires; fissures sur la ligne médiane.*	
		Du crâne, avec encéphalocèle volumineux.	Non viables.
		— avec encéphalocèle peu volumineux.	Viables.
		Spina bifida, avec hydrorachis, situé en haut de la colonne vertébrale.	Peu de jours de vie.
		— — situé plus bas.	Quelques mois et même 1 ou 2 ans.
		Des lèvres, os maxillaire, langue, voile du palais, vessie, verge, urètre, matrice, vagin.	Viables.
		De la ligne médiane de l'abdomen, avec hernie considérable des organes abdominaux.	Non viables.
		Exomphalie, avec hernie des organes abdominaux, et quelquefois des viscères thoraciques.	Non viables.
		Ces deux dernières monstruosités, avec déplacement peu considérable des viscères ou sans déplacement.	Viables.
		Extrophie.	Viables.
	3e genre. Atrésies.	*Imperforations.* De la membrane pupillaire, des paupières, de la bouche, de l'anus. Urètre, Vagin, Matrice.	Viables.
		de l'œsophage et des intestins.	Non viables.
	4e genre. Symphysies.	*Réunion, confusion d'organes.* Monopsie. Fusion plus ou moins complète des yeux.	Non viables.
		Des autres parties du corps.	Viables.

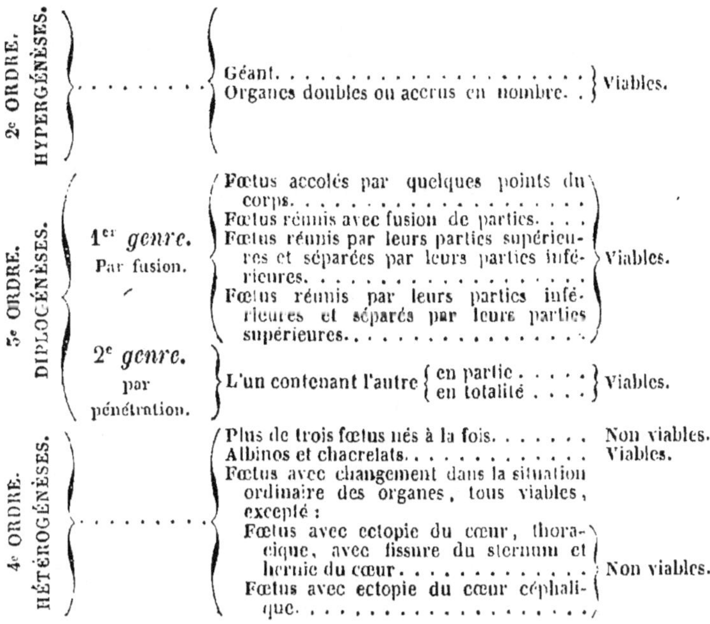

AGÉNÈSES ; AGÉNÉSIE ; *acéphalie*. Très commune chez les jumeaux ; la moitié des observations recueillies appartenaient à cette classe. — La tête ne peut jamais manquer seule ; il y a presque toujours absence d'autres organes ; mais en s'en tenant aux apparences extérieures, on peut établir quatre espèces d'acéphalies : A, absence de tête seulement ; B, absence de la tête et du cou ; C, de la tête, du cou et des bras ; D, de la tête, du cou, des bras et du thorax ; le corps étant du reste diminué en longueur en raison des parties qui manquent. — A la place des organes qui ne se sont pas développés existent quelques vestiges qui rappellent leur présence : telles sont des cicatrices simulant la bouche, les ouvertures des yeux, des oreilles ; des poils ou apparences de cheveux, des os irréguliers fixés dans les chairs, aux environs des inégalités de la peau. — Les organes externes ou internes qui reçoivent leurs nerfs des centres nerveux qui manquent font aussi défaut. Ainsi la tête manque-t-elle seule? il n'y a pas de crâne, pas d'organe des sens, de larynx, de pharynx, de face. Il en est de même du cœur et des poumons, qui reçoivent leurs nerfs du bulbe supérieur du prolongement rachidien, qui n'existe presque jamais dans ce cas. — Y a-t-il avec la tête absence du cou et conséquemment défaut d'une portion de la moelle cervicale?

Les bras et le diaphragme n'existent pas, ou on n'en trouve que des vestiges. L'acéphalie est-elle encore plus complète, et la portion de la moelle dorsale manque-t-elle? On ne trouve pas alors de parois thoraciques. Enfin, s'il n'y a que quelques rudiments de moelle, et que l'on ne rencontre que quelques ganglions splanchniques, les muscles abdominaux et les membres inférieurs manquent, ainsi que les orteils. L'acéphalie est donc la monstruosité qui exclut le plus toute idée de viabilité, puisque, dans cette espèce, on voit manquer non seulement le cerveau, le cœur et les poumons, mais encore le foie, la rate et une partie du canal intestinal. Enfin l'absence d'une portion considérable du système nerveux porte aussi son influence sur le système musculaire et osseux, le premier ayant quelquefois une apparence lardacée, le second se faisant remarquer par l'état rudimentaire de la plus grande partie des os qui le constituent.

Anencéphalie. — Le crâne seul manque, ou avec lui une partie de la face. La peau peut être affaissée sur la base du crâne ; ou, à la place du crâne, on trouve une masse fongueuse de couleur rouge, d'une consistance mollasse intimement adhérente dans son pourtour avec le reste de la peau, et qui forme à la partie postérieure de la tête une tumeur plus ou moins large, saillante, inégale, bosselée, souvent divisée à sa surface en deux lobes qui sont disposés l'un à droite, l'autre à gauche. Cette tumeur est formée par les rudiments des vaisseaux qui se rendent ordinairement à la base du cerveau. Si la face participe à la monstruosité, il y a absence de l'un ou des deux yeux, déplacement de ces organes, altération du nez, etc. Ces monstres ne vivent guère au-delà de deux jours ; souvent même ils meurent au bout de trois ou quatre heures ; on a vu pourtant des anencéphales vivre vingt jours ; cela dépend du degré d'imperfection des bulbes rachidiens.

Hydropisie congéniale. — Les détails dans lesquels nous entrerons à l'occasion de cette espèce de monstruosité, qui n'est probablement qu'une maladie (*Voy.* INFANTICIDE), justifient suffisamment le degré de viabilité que nous lui avons assigné dans ce tableau pour que nous soyons obligé de nous y appesantir.

Aprosopie et atéloprosopie (absence ou imperfection de la face). —Deux espèces de monstruosités qui sont toujours accompagnées d'un degré très prononcé d'imperfection du cerveau, ce qui explique la non-viabilité.

Parmi les déviations organiques de cette classe qui excluent l'idée de vie, il reste à nous expliquer sur l'absence de la bouche, de l'œsophage, de l'estomac, du foie, du cœur et des poumons. Et d'abord, on concevra que si un arrêt de développement peut survenir dans le système nerveux, il puisse aussi bien avoir lieu dans un organe isolé, soit qu'on le considère comme un véritable arrêt de développement, soit qu'il résulte d'une maladie survenue dans cet organe lui-même, maladie qui a modifié la structure de l'organe et arrêté son accroissement. Si l'une de ces deux causes se manifeste dans des parties aussi essentielles à la circulation, à la respiration ou à la nutrition, la mort doit en être la conséquence naturelle, alors que l'enfant ne puise plus dans le sein de sa mère les matériaux nécessaires à son accroissement et à l'entretien de sa vie. Il en sera tout autrement lorsque ces causes s'exerceront sur des parties d'une importance secondaire ; la fonction du second ordre sera lésée ou annulée, mais la vie continuera à s'entretenir. Cependant dans ces cas-là même, tout en déclarant l'enfant viable, l'expert devra faire connaître l'imperfection dont il est l'objet.

Imperforations.—L'énumération seule de ces monstruosités suffit pour faire concevoir leur non-viabilité, puisque l'oblitération de l'œsophage ou des intestins, par exemple, entraîne nécessairement avec elle l'impossibilité de l'introduction de la nourriture nécessaire à l'entretien de la vie de l'enfant ; ajoutons que d'ailleurs ces vices de conformation sont fréquemment liés à d'autres circonstances qui viennent encore augmenter les chances de non-viabilité.— Quant à l'absence des yeux, des paupières, de l'iris, de l'épiglotte, du pénis, du scrotum, des testicules, des vésicules séminales, de l'utérus, du vagin, de quelques côtes, de quelques vertèbres, des mains, de la vessie, de la cloison ventriculaire ou auriculaire du cœur, du diaphragme, ce sont toutes monstruosités qui entraînent des lésions de fonctions dont l'importance n'est pas assez grande pour empêcher la vie de parcourir ses diverses phases.

Dans le genre des diesténasies, on trouve sous le rapport de la non-viabilité : 1° la division du crâne avec encéphalocèle volumineuse ; 2° le spina-bifida ou hydropisie du rachis, monstruosité dans laquelle on observe ordinairement une tumeur

oblongue, lisse, fluctuante, remplie d'une sérosité tantôt diaphane et incolore, tantôt blanchâtre et puriforme, et qui fait
saillie, à travers un écartement plus ou moins considérable, des
lames des vertèbres non réunies par des apophyses épineuses.
Tantôt la maladie occupe toute la longueur du rachis ; dans
d'autres cas, elle est limitée à une région. Maintenant, selon
l'étendue de l'affection et surtout le lieu où elle existe, elle présente des chances plus ou moins favorables à la viabilité, parce
qu'elle entraîne toujours avec elle une altération plus ou moins
marquée des centres nerveux qu'elle avoisine. C'est ce qui explique pourquoi le spina-bifida de la région lombaire n'exclut
pas la viabilité ; 3° la division de la ligne médiane de l'abdomen
avec hernie considérable des viscères abdominaux, ainsi que
l'exomphalie avec hernie volumineuse des mêmes organes, ou
bien encore des viscères ordinairement contenus dans le thorax.
Béclard a cité un exemple de ce genre, dans lequel la tumeur
renfermait, en outre, le front et la face de l'enfant.

Dans le troisième genre, il n'y a que l'oblitération de l'œsophage, ou d'une partie du canal intestinal, qui puisse entraîner
la non-viabilité.

Enfin, dans le cinquième, on ne trouve que la monopsie qui
soit dans ce cas. Toutefois, cette espèce de monstruosité offre
des degrés ; ainsi les deux yeux peuvent exister, mais les deux
cavités orbitaires être réunies par le défaut de cloison ethmoï-
dale ; ou bien les deux cavités orbitaires n'en forment qu'une
seule, mais les yeux s'y trouvent accolés ; ou les deux yeux sont
réunis, mais on trouve dans leur organisation toutes les parties
qui sont propres à chaque œil, et qui ne manquent que par
l'absence d'une portion de leur circonférence ; ou enfin il n'existe
qu'un seul œil. La non-viabilité ne provient pas de la conformation des yeux, mais bien de ce que cette vicieuse conformation est presque toujours accompagnée d'une imperfection du
cerveau. C'est ce degré d'imperfection qui doit diriger le jugement de l'expert, plutôt encore que le vice apparent de conformation.

Enfin, il ne nous reste plus à appeler l'attention que sur
quatre espèces de monstruosités, qui excluent la viabilité et qui
appartiennent à la classe des hétérogénèses. Ce sont : 1° les fœtus
extra-utérins ; mais on n'aura jamais à explorer un enfant de ce
genre ; 2° le cas où trois enfants constituent le produit de la

conception : circonstance de non-viabilité qui n'est pas constante, puisqu'on a vu quelques uns de ces enfants parcourir les phases ordinaires de la vie, mais qui le devient lorsqu'il existe quatre enfants; 3° les enfants affectés d'ectopie du cœur thoracique avec fissure du sternum et hernie du cœur; 4° ceux affectés d'ectopie du cœur céphalique dans laquelle le cœur avoisine quelques parties de la tête. Dans ces deux cas, il y a hernie de cet organe, une pellicule mince le recouvre seule, et la vie est impossible. Il n'en serait pas de même s'il n'y avait que déplacement du cœur, changement de position dans la hernie, sans altération du sternum; cet organe fût-il placé dans l'abdomen, l'enfant devrait être déclaré viable.

Après avoir fait sentir d'une manière sommaire comment et en quoi les vices de conformation peuvent s'opposer à la viabilité de l'enfant, nous croyons devoir appeler l'attention sur les difficultés que l'on peut rencontrer à reconnaître certains d'entre eux. Il faut toujours avoir présent à la pensée que la question de viabilité ne peut guère être posée qu'à l'égard d'un enfant mort. Dans ce dernier cas, l'exploration des organes peut être complète, mais il n'en serait pas de même si l'enfant était vivant. Voici les difficultés qui pourraient s'offrir à l'expert : 1° il est presque impossible de déterminer du vivant du sujet si l'enfant a une hydropisie des ventricules du cerveau ou une hydropisie extérieure à cet organe; le fait d'hydropisie entraînant la non-viabilité ne doit donc être déclaré que lorsque l'enfant est mort. Il en serait de même de l'absence de l'œsophage, de l'estomac, du foie, si l'expert était appelé très peu de temps après la naissance, et encore de l'imperforation de l'œsophage, de l'estomac ou du reste du canal intestinal dans le même cas. Aussi, tandis que pour résoudre toute autre question de médecine légale, et examiner un corps de délit, il faut que le médecin soit appelé le plus tôt possible; là, au contraire, il est placé dans des conditions d'autant plus favorables qu'il est appelé plus tard, alors que la vie s'est déjà entretenue pendant plusieurs jours. — Une autre difficulté peut se présenter : un enfant est affecté d'un spina-bifida. Il est bien reconnu aujourd'hui qu'il est rare qu'une pareille monstruosité puisse permettre à l'enfant de parcourir les phases ordinaires de la vie. Doit-il, ou ne doit-il pas être déclaré viable? Ici, c'est une question de temps non résolue par la loi, et que le médecin doit, je crois, laisser à l'appréciation des magistrats. Le médecin ne peut faire connaître et prévoir que les résultats de l'expérience acquise. Celle-ci n'apprend qu'un seul fait, c'est que les chances de la viabilité sont en raison de la situation du spina-bifida. Elles augmentent s'il est placé plus bas, elles diminuent s'il est situé plus haut. Dans de pareilles conjonctures, l'expert doit dire qu'en raison de la situation très rapprochée de la partie inférieure du tronc, l'enfant a des chances probables de vie ; que cependant on a des exemples nombreux d'enfants qui sont morts après deux, trois ou quatre mois de vie extra-utérine. C'est dans ces sortes de cas que les déclarations doivent toujours être faites en faveur de la viabilité, puisqu'il y a doute.

DES MALADIES QUI EXCLUENT LA VIABILITÉ DE L'ENFANT NOUVEAU-NÉ.

Les maladies qui excluent la viabilité de l'enfant nouveau-né en causent la mort à une époque plus ou moins rapprochée de la naissance. Elles devaient donc être exposées dans deux chapitres de cet ouvrage ; car, par cela même qu'elles sont mortelles, elles excluent aussi l'idée du crime d'infanticide, alors qu'on acquiert la certitude que c'est bien à elles qu'il faut attribuer la mort de l'enfant. Nous devrons en traiter à ce point de vue, et par conséquent les décrire, ou au moins en exposer les principaux caractères anatomiques (voyez *Infanticide, mort naturelle de l'enfant*) ; nous allons donc nous borner à fixer l'attention sur les difficultés que l'on peut rencontrer lorsqu'il s'agit de les constater sur le vivant. Ces maladies, ainsi que nous le ferons sentir, doivent avoir leur siége sur l'un des trois appareils d'organes essentiels à la vie : ceux de la respiration, de la circulation ou de la digestion. Si, à la naissance, l'enfant paraît bien portant, il peut, quelques heures après, succomber à l'une de ces affections. Ainsi, la maladie a-t-elle son siége sur les poumons ? la respiration en est d'abord plus ou moins influencée, elle est moins entière que de coutume, et, à la naissance, on est porté à attribuer cet état à la faiblesse de l'enfant ; peu à peu, la maladie du poumon faisant des progrès, la respiration s'embarrasse de plus en plus, et l'enfant y succombe : de là une erreur commise, si le médecin est appelé à examiner l'enfant trop peu de temps après qu'il vient de naître. — Il en serait de même pour une affection du canal digestif. L'enfant prend le sein, il continue de téter pendant les premières vingt-quatre heures, et il ne succombe même que dans les trois, quatre ou cinq jours de la naissance, sous l'influence des progrès qu'ont faits des ulcérations nombreuses de la membrane muqueuse du canal intestinal qu'il avait apportées en naissant. En sorte que, en fait de maladies innées, et tant que l'enfant est vivant, il est difficile de juger de sa viabilité. C'est dans ces sortes de cas que le médecin doit bien se garder de se prononcer trop vite. Il faut qu'il réitère son examen, et qu'il ne porte un jugement qu'après avoir acquis une conviction basée sur des faits bien observés.

Il est beaucoup moins difficile de résoudre la question de viabilité à l'égard d'un enfant mort que d'un enfant vivant. On a à sa disposition le corps de l'enfant; on peut l'explorer dans toutes ses parties, et cette exploration plus complète fournit une foule de documents importants. Il faut, comme pour un enfant vivant, s'attacher à l'envisager : 1º sous le rapport de l'âge, à l'égard duquel on peut acquérir les données les plus positives; 2º sous le rapport de la conformation des organes, et alors les vices de conformation peuvent être anatomiquement étudiés, de manière à ne laisser aucun doute; 3º sous celui des maladies. Ce troisième chef est celui qui peut soulever de l'incertitude. La maladie fût-elle bien constatée par les altérations d'organes qu'elle aurait laissées, l'on doit néanmoins se demander si d'abord elle a réellement déterminé la mort; si elle préexistait à la naissance; ou si, au contraire, elle est survenue pendant la vie extra-utérine de l'enfant. La première question se résout en ayant égard au siége et à l'intensité de l'affection; la seconde, en ayant égard à l'exposition que nous ferons des maladies que les enfants peuvent apporter en naissant (voy. INFANTICIDE, *la mort a-t-elle été naturelle?*), et au temps probable qu'il a fallu à l'affection pour produire les altérations pathologiques que l'on observe. On doit, en outre, prendre en considération les renseignements que l'on peut recueillir sur les phénomènes que l'enfant a pu présenter pendant sa vie. Est-il venu bien vivant, jetant des cris? respirait-il parfaitement? exécutait-il des mouvements multipliés? a-t-il rendu le méconium? a-t-il pris le sein? a-t-il excrété des matières fécales? en un mot, tous les signes que nous avons donnés comme propres à établir la maturité de l'enfant, en même

temps qu'ils tendent à démontrer l'absence d'affections propres
à compromettre son existence.

A la détermination de la viabilité se rattachent aussi les expériences docimasiques que nous ferons connaître à l'occasion
de l'infanticide; car ces expériences peuvent non seulement servir à reconnaître si l'enfant a respiré, mais encore à démontrer
si la respiration a été parfaite ou imparfaite. Elles établiront de
plus jusqu'à quel degré et jusqu'à quelle étendue est parvenue
l'hépatisation des poumons; si elle est au premier ou au second
degré, et, partant, quel a pu être le moment de son invasion. —
Enfin, pour que l'exploration du corps de délit soit complète, il
faut que le médecin examine avec beaucoup de soins s'il n'existait pas à la surface du corps ou à l'intérieur des organes, des
traces de violences, de blessures propres à avoir causé la mort;
car, dans le but d'élever une question de viabilité, des héritiers
avides pourraient avoir commis le crime d'infanticide. C'est donc,
dans l'exploration des corps de délit, la même marche à suivre
que dans les cas d'infanticide. (Voyez *Ouverture du corps en matière d'infanticide.*)

DE LA SUPERFÉTATION.

Si une femme venait à accoucher d'un enfant, et que six mois
plus tard elle donnât le jour à un second, le mari ne pourrait-il
pas contester l'un des deux, en s'étayant de la possibilité de la
superfétation; et la femme ne pourrait-elle pas soutenir, au contraire, que c'est une naissance tardive? Une pareille supposition étant très admissible, il nous faut rechercher si l'on doit
considérer la superfétation comme admissible, ce qui servira
d'ailleurs à éclairer la question des naissances tardives, puisque
celles-ci ont été regardées par certains auteurs comme n'étant
autre chose que des cas de superfétation.

La question de la superfétation ne peut être résolue que par les
faits, et non pas par le raisonnement. Exposons donc ceux que
l'on présente à l'appui de l'affirmative.

« Marie-Anne Bigaud, âgée de trente-sept ans, femme d'Edmon Vivier,
infirmier à l'hôpital militaire de Strasbourg, accoucha à terme d'un garçon vivant, le 30 avril 1748, à dix heures du matin. Cette couche fut si
prompte et si heureuse, qu'une heure après Marie se leva, sortit de la
maison de la sage-femme où elle était accouchée, la prit sous le bras, son

enfant avec elle, et s'en revint à l'hôpital, où elle demeurait. Elle ne perdit du sang qu'au moment de l'accouchement ; ce qui l'étonna d'autant plus, que dans ses deux premières couches les lochies avaient été abondantes. Un quart d'heure après cet accouchement, elle sentit un mouvement réel dans la matrice, et elle en avertit la sage-femme, se persuadant qu'elle allait encore mettre un enfant au monde. La sage-femme se contenta de la tranquilliser ; mais Marie continua à sentir remuer de la même manière que cela arrive quand on est enceinte. Ses seins, quoique naturellement gros, ne lui faisaient aucun mal et ne se remplissaient pas, en sorte qu'elle fut obligée, au bout de quinze jours, de donner une nourrice à son enfant. Ces circonstances, jointes aux mêmes symptômes de grossesse qu'elle avait eus auparavant, l'inquiétèrent beaucoup et l'obligèrent de recourir à M. Leriche, chirurgien-major de l'hôpital, lequel s'assura par le toucher que les maux dont se plaignait cette femme dépendaient d'une véritable grossesse de plusieurs mois. Marie accoucha, en effet, le 16 du mois de septembre de la même année, à cinq heures du matin, d'une fille vivante, reconnue être bien à terme par la grandeur du corps et la proportion des membres. Cette fois, Marie perdit beaucoup de sang à la suite de sa couche, et ses seins se remplirent assez pour nourrir son enfant. M. Eisenmann ajoute « que ce second enfant a vécu un an et deux jours, à la différence du premier, qui n'a vécu que deux mois et demi ; qu'il a vu ces deux enfants à leur naissance, et que le premier n'était pas si grand ni si fort que le second ; que par-dessus cela, il fut mal nourri, le père n'ayant pas été en état de fournir à cette dépense ; mais la fille que la mère avait nourrie était en chair et même grasse ; elle mourut en faisant ses dents. Ainsi (continue ce professeur), du dernier avril au 16 septembre, il y a quatre mois et demi révolus ; en sorte qu'on peut assurer que cette femme était à demi-terme du second enfant, quand elle accoucha le dernier avril. » Cette femme a eu depuis cette couche un enfant, et est actuellement (20 mars 1752) prête à accoucher.

» Marie Bigaud accoucha dans l'ordre ordinaire de ce sixième enfant, puis mourut d'une maladie aiguë en 1755. L'exemple de superfétation qu'elle avait fourni avait fait beaucoup de bruit, et on en raisonnait différemment. Le professeur Eisenmann ayant eu l'occasion, dans ses dissections, de trouver deux matrices doubles, croyait que tel devait être le cas de cette femme ; aussi son corps fut-il ouvert publiquement à l'amphithéâtre, et l'on fut bien déçu quand on trouva cet organe absolument simple, comme chez les autres femmes. » (*Dict. des sciences méd.*, t. LIII, pag. 416.)

Cette observation est-elle une preuve bien positive de superfétation ? On n'y trouve pas tous les documents nécessaires pour établir une conviction complète à ce sujet. Le premier enfant n'était pas *si fort ni si grand* que le second, dit le professeur Eisenmann. Ces expressions sont vagues ; elles ne donnent pas assez le cachet du degré d'organisation de l'enfant ; on n'y énonce pas les caractères qui prouvent qu'un enfant est à terme. Ne serait-ce pas seulement un cas de grossesse double ? Ne pourrait-on pas dire que l'un des jumeaux est venu au monde à cinq mois et demi, et l'autre à dix mois, par exemple ? J'avoue que cette sup-

position est peu admissible ; car il est probable qu'un homme
instruit comme Eisenmann aurait tenu compte de la délicatesse
de l'enfant, de son organisation imparfaite ; en sorte que si cette
observation n'est pas, pour nous, présentée avec tous les détails
que comporte un pareil sujet, elle établit pourtant de fortes présomptions en faveur d'une superfétation.

Deuxième cas. — Benoîte Franquet, femme de Raymond Villard, her-
boriste à Lyon, met au monde une fille, le 20 janvier 1780, et éprouve
après l'accouchement les mêmes phénomènes que Marie Bigaud, c'est-à-
dire qu'elle n'a ni suites de couches ni fièvre de lait, et que Benoîte put
continuer presque immédiatement à vaquer à ses occupations ordinaires.
Cependant, trois semaines après ses couches, elle sentit les mêmes mouvements que dans la grosses sordinaire ; deux chirurgiens consultés
croient que c'est une maladie, et proposent des remèdes. Benoîte, qui
n'en veut pas, appelle M. Desgranges, qui décide qu'il y a un second
enfant. En effet, le ventre augmente sensiblement, et le 6 juillet de la
même année, cinq mois et seize jours après la première, elle accoucha
d'une seconde fille parfaitement à terme et bien portante. Pour cette fois,
la couche eut tous les effets qui en sont inséparables, et cette mère eut la
satisfaction, non seulement de nourrir ce second enfant, mais encore,
deux ans après, de les présenter tous les deux bien portants, et munis
de leur extrait baptistaire, à deux notaires de Lyon, MM. Caillat et Du-
surgey, pour faire dresser de ce fait un acte authentique, « autant, dit
Benoîte dans le préambule de cet acte, pour témoigner sa reconnaissance à M. Desgranges, que pour fournir aux femmes qui peuvent se
trouver en pareil cas et dont les maris seraient morts avant la naissance
des deux enfants, un titre en faveur de leur vertu et de l'état du second
enfant. »

Ici la superfétation n'est pas douteuse ; il n'est pas possible, en
effet, d'admettre que le premier enfant appartînt à la même conception ; car si le second était venu au monde au terme de neuf
mois, le premier n'aurait eu que trois mois et demi, et il aurait
vécu ! supposition inadmissible ; et dans le cas même où l'accouchement du dernier enfant aurait eu lieu à dix mois et demi, le
premier aurait été viable à quatre mois et demi ! — Mais une nouvelle difficulté s'élève à l'occasion de ce fait. La mère et les enfants ont vécu ; or, la femme Benoîte avait peut-être un utérus
double, disposition qui est considérée par tous les auteurs comme
susceptible de permettre la superfétation, ou plutôt une seconde
conception.

Si une nouvelle fécondation, dans le cas d'utérus simple, peut
encore être l'objet de quelque doute, lorsqu'elle survient après
deux ou trois mois écoulés depuis la première, en est-il de même
si elle suit la première de quelques heures ou de quelques jours,

et lorsque le fœtus n'est pas encore arrivé à la matrice? La réponse à cette question est dans les faits suivants :

Une femme de Charlestown, dans la Caroline méridionale, accoucha de deux jumeaux, l'un nègre et l'autre blanc; interpellée sur la cause de cette bizarrerie, elle avoue avoir accordé ses faveurs à un nègre, un jour que son mari venait de la quitter et de la laisser dans son lit. (*Parsons Transactions philosophics*, 1745.)

Une négresse de la Guadeloupe mit au monde deux enfants mâles, à terme, l'un nègre et l'autre mulâtre; elle avoua avoir eu dans la même soirée commerce avec un noir et un blanc. (Ch. de Bouillon, *Bull. de la Société de médecine*, 1821.)

Une jument poulinière, âgée de cinq ans, est accouchée à un quart d'heure de distance, d'abord d'un cheval, puis d'un mulet; elle avait été saillie par un cheval, et cinq jours après par un âne. (*Académie de méd.*, août 1826.)

La superfétation est encore possible lorsqu'il existe déjà un produit de conception qui n'occupe pas la cavité de la matrice.

Une grossesse extra-utérine dure trois ans. Pendant ce laps de temps, la femme conçoit et met au monde un enfant bien constitué. Des accidents surviennent; on reconnaît l'existence d'un fœtus dans la cavité abdominale; la gastrotomie est pratiquée et donne issue à un enfant qui avait été viable, mais dont le séjour prolongé dans le sein de la mère aurait amené la putréfaction partielle; la malade guérit. (*Magasin des sciences méd.*, de Rut, part. hist., 1756, p. 52.)

,e docteur Cliet, de Lyon, faisant l'ouverture d'une femme de trente ans qui avait eu précédemment plusieurs enfants, et qui était morte subitement peu de temps après avoir vomi ce qu'elle venait de manger, trouva accroupi, derrière la matrice et un peu à droite, dans l'excavation du bassin et dans la fosse iliaque droite, un fœtus extra-utérin, du sexe masculin, du poids de 5 onces 5 gros, long de 8 pouces et demi, et dont l'âge fut évalué à cinq mois. L'utérus contenait un deuxième fœtus, du sexe mâle, d'environ trois mois. (*Nouveau journal de médecine*, décembre 1818.)

Nous disions tout à l'heure que la superfétation n'était pas douteuse pour la plupart des auteurs alors que l'utérus était double. En voici un exemple :

Une femme, âgée de quarante ans, déjà mère d'un premier enfant, accoucha, le 15 mars 1810, d'une petite fille estimée du poids de quatre livres. L'abdomen conservant un volume assez grand après la délivrance, madame Boivin, qui l'assistait de ses soins éclairés, soupçonnant quelque corps étranger resté dans la matrice, en parcourut la cavité déjà très resserrée, *sans y rien reconnaître*. En agitant doucement cette tumeur qui se prononçait à droite et qui était plus élevée que celle formée par l'utérus, le col de la matrice suivait les mouvements qui lui étaient imprimés. Pendant deux mois, cette dame éprouva dans cette tumeur des mouvements qu'il était aisé de sentir. Madame Boivin se livrait aux conjectures d'une grossesse extra-utérine, ou d'une superfétation dans un utérus bilobé,

quand, le 12 mai, cette femme mit au monde une fille du poids présumé
de trois livres, faible, décolorée et respirant à peine. Cette personne,
qui depuis fort longtemps ne cohabitait plus avec son mari, assura madame Boivin qu'elle n'avait eu de rapports que trois fois en deux mois
avec son mari, les 15 et 20 juillet 1809, et le 16 septembre suivant. Il
est évident, dit-on, qu'ici le produit de la dernière conception était
renfermé dans une cavité séparée de la première, puisque, après l'entière délivrance du premier produit, la cavité était complétement libre.
(Cassan, *Recherches sur les cas d'utérus double et de superfétation.*
Thèse, Paris, 1826.)

M. Velpeau ne saurait comprendre la possibilité de la superfétation autrement que dans les cas suivants : 1° dans les cas de
grossesse extra-utérine; 2° lorsque la femme a eu commerce le
même jour avec deux hommes différents, ou encore à des époques
très rapprochées avec le même homme; 3° dans le cas de matrice
double. Il ajoute que tant qu'aucune membrane ne tapisse pas
la cavité utérine et ne ferme pas l'orifice des trompes, une seconde fécondation n'a rien qui répugne à la raison; mais que
du moment que la lymphe concrescible ou la membrane anhiste
s'est formée dans la cavité utérine, elle est tout aussi capable que
l'œuf lui-même d'oblitérer les trompes, et par cela même d'in-
tercepter toute communication entre le principe séminal de
l'homme et celui de la femme. (*Traité d'accouch.*, 1, 348.)

Presque tous les exemples de superfétation que l'on possède
lui semblent pouvoir être rapportés, 1° à des grossesses doubles
dans lesquelles l'un des fœtus, mort longtemps avant terme,
s'est conservé dans les membranes pour n'être expulsé qu'avec
celui qui avait continué de vivre; 2° à des grossesses de jumeaux
inégalement développés ou nés à des termes différents; 3° à des
cas de grossesses extra-utérines qui n'ont pas empêché la gestation naturelle; 4° enfin à des cas d'utérus bicorne.

Il fait sentir que rien n'est plus commun, dans les grossesses
composées, que de voir un des enfants cesser de vivre, et n'offrir
à la naissance de son congénère que les caractères d'un fœtus de
deux, trois, quatre ou cinq mois, le second naissant à terme. La
plupart des monstres se présentent à côté d'un fœtus bien conformé. Et à ce sujet il rapporte trois faits observés par lui, et
d'autres rapportés par Zacchias, Ruysch, Bauhin, Percy, et par
M. de Fermont.

Il fait remarquer que de deux fœtus placés dans la cavité utérine, l'un peut se développer plus rapidement que l'autre, sortir
avant terme, et le second n'être expulsé que plus tard. Cette sup-

position ne nous paraît guère admissible, surtout lorsqu'un certain laps de temps s'écoule entre les deux accouchements. Ce n'est pas d'ailleurs la force de l'enfant qui constitue sa maturité, mais bien le degré plus ou moins avancé d'organisation des tissus et des viscères. C'est à l'aide de cette hypothèse qu'il explique le fait rapporté par Desgranges; que Fodéré a regardé, et que nous sommes porté à regarder comme décisif, celui de la femme Franquet qui accoucha d'un enfant bien portant, cinq mois seize jours après avoir avorté d'une grossesse de sept mois ; le fait de madame Bégaud, qui mit au monde, le 30 avril 1748, un enfant mâle vivant, et qui n'en accoucha pas moins d'un second enfant, également viable et vivant, le 17 septembre suivant; un fait de M. Rixain, dans lequel un des enfants vint au monde trois mois après le premier. Toutefois M. Velpeau est obligé de supposer, pour expliquer les faits de la femme Bégaud et de la femme Franquet, d'admettre qu'il y aura eu des erreurs commises à l'égard de l'âge des enfants, ainsi que pour l'exemple de Lyon ; on aura accordé sept mois au fœtus qui n'en avait que cinq, et celui qui est né le dernier avait dépassé le neuvième mois.

Un exemple de superfétation, rapporté par M. Stearns (*Archiv. génér.* 1825, IX, 118), ne saurait recevoir une pareille explication ; ici, une négresse accouche d'un enfant noir, âgé de huit mois environ, puis, au bout de quelques heures, d'un fœtus blanc d'environ quatre mois. Il en est de même du cas rapporté par M. Norton (*Journ. génér.*, XXXII, 248), dans lequel un enfant mort-né, âgé de huit mois, est d'abord expulsé, et le lendemain la femme accouche d'un enfant de quatre mois, qui naît vivant.

Si nous tirons des conclusions des faits que nous venons de citer, nous serons conduit aux conséquences suivantes. — La superfétation est généralement regardée comme possible, 1° quand l'utérus est double ; 2° quand une fécondation a eu lieu, mais que le produit de la conception a son siége hors de l'utérus; 3° quand le produit de la conception n'est pas encore arrivé dans l'utérus.—La possibilité de la superfétation fait aujourd'hui l'objet de doutes, lorsque le produit de la conception est contenu dans la matrice, et que l'utérus n'est pas double ; d'où il résulte que la superfétation doit, en médecine légale, être regardée comme possible, par cela même que la question n'est pas encore résolue, puisque cette manière de voir est favorable à la mère et à l'enfant. Je dis favorable à la mère et à l'enfant, car ici c'est un mari qui

élève des doutes sur la vertu de sa femme, parce que peu de
temps après un premier accouchement elle met au monde un
second enfant dont il ne croit pas être le père. Là, c'est une
veuve qui vient d'accoucher, et qui peu de temps après met au
monde un second enfant à terme et viable, que l'on veut faire
passer pour illégitime. « Enfin, dit M. Orfila, il n'est pas impossible qu'une veuve qui vient d'accoucher se marie bientôt après
ses relevailles, malgré l'art. 228 du Code civil : « La femme ne
peut contracter un nouveau mariage qu'après dix mois révolus
depuis la dissolution du mariage précédent, » (en effet, l'art. 228
est comminatoire ; il prescrit, sans attacher de sanction pénale à
sa disposition, et sans prononcer la nullité du mariage), et qu'elle
accouche quelque temps après ce second mariage d'un enfant à
terme et bien portant : auquel des deux maris appartient celui-
ci ? » Établissons un exemple pour mieux faire comprendre la
question. Une femme enceinte perd son mari dans le courant du
neuvième mois de la grossesse ; elle accouche au bout de quelques
jours et se remarie vingt jours après l'accouchement. Huit mois
écoulés depuis ce second mariage, elle met au monde un enfant
bien portant ; on demande si cet enfant n'appartient pas au
premier mari (dans lequel cas il y aurait eu superfétation), ou
bien s'il est fils du dernier époux ? Cette question a été résolue à
l'article de la Paternité et de la Maternité (Voy. p. 208). On voit
donc, en résumé, que la question de superfétation ne peut présenter de doute que dans un cas ; que du reste son étude semble
plutôt se rattacher aux naissances tardives qu'à la grossesse proprement dite, puisque, lorsqu'on n'admet pas la superfétation,
il faut remplacer son existence par celle des naissances tardives.

CHAPITRE VIII.

De l'exposition, de la suppression, de la supposition et de la substitution d'enfant (de part.)

Code pénal, art. 349. — Ceux qui auront *exposé et délaissé* en un lieu solitaire un enfant au-dessous de l'âge de sept ans accomplis ; ceux qui auront *donné l'ordre* de l'exposer ainsi, si cet ordre *a été exécuté*, seront, pour ce seul fait, condamnés à un emprisonnement de six mois à deux ans, et à une amende de 16 fr. à 200 fr.

Idem, art. 350. — La peine portée au précédent article sera de deux ans à cinq ans, et l'amende de 50 francs à 400 francs contre les tuteurs ou tutrices, instituteurs ou institutrices de l'enfant exposé et délaissé par eux ou par leur ordre.

Idem, art. 351. — Si par suite de l'exposition et du délaissement prévu par les art. 349 et 350, l'enfant est demeuré *mutilé ou estropié*, l'action sera considérée comme blessures volontaires à lui faites par la personne qui l'a exposé et délaissé ; et *si la mort s'en est suivie*, l'action sera considérée comme meurtre ; au premier cas, les coupables subiront la peine applicable aux blessures volontaires, et au second cas celle du meurtre.

Idem, art. 352. — Ceux qui auront *exposé ou délaissé*, en un lieu non solitaire, un enfant au-dessous de l'âge de sept ans accomplis, seront punis d'un emprisonnement de trois mois à un an, et d'une amende de 16 fr. à 100 francs.

Idem, art. 353. — Le délit prévu par le précédent article sera puni d'un emprisonnement de six mois à deux ans, et d'une amende de 25 fr. à 200 francs, s'il a été commis par les tuteurs ou tutrices, instituteurs ou institutrices de l'enfant.

Idem, art. 345. — Les coupables d'enlèvement, de recélé ou de suppression d'un enfant, de substitution d'un enfant à un autre, ou de *supposition d'un enfant à une femme qui ne sera pas accouchée*, seront punis de la réclusion.

La même peine aura lieu contre ceux qui, étant chargés d'un enfant, ne le représenteront point aux personnes qui ont droit de le réclamer.

La loi a d'abord isolé l'exposition de part, et elle a infligé à ce crime des peines graduées en raison, 1° de l'état solitaire ou non solitaire du lieu dans lequel l'exposition a été effectuée ; 2° de la qualité de la personne qui a exposé l'enfant ; 3° du préjudice qui est résulté de l'exposition pour l'enfant. Cette graduation de peine est fondée, suivant les divers cas, sur la gravité du préjudice causé.

Le mot *part* vient de *partus*, enfantement ; il exprime l'accouchement et son produit; mais en médecine légale il ne doit être appliqué qu'au produit de la conception. Les médecins légistes lui ont donné des acceptions diverses; les uns lui ont fait signifier l'accouchement, d'autres l'enfant nouveau-né à terme, d'autres le fœtus; d'où il suit que dans cette dernière acception il se rattacherait aussi bien à l'avortement qu'à l'accouchement. Toutes ces discussions nous paraissent non seulement inutiles, mais encore déplacées. Remarquons, en effet, que la loi ne parle pas d'exposition de part ou de suppression de part; elle n'emploie pas cette expression *part*, elle est beaucoup plus claire. S'agit-il de l'exposition, elle ajoute : d'*un enfant* au-dessous *de l'âge de sept ans*, ce qui comprend l'enfant *nouveau-né viable*, et ce qui exclut par conséquent tout produit d'avortement.

S'occupant ensuite des suppressions, des substitutions, elle dit : suppressions d'enfant, substitutions d'enfant; et quant aux suppositions d'enfant, elle ajoute : d'*enfant à une femme qui ne sera pas accouchée*, par conséquent elle entend encore parler d'un enfant viable, et qui a vécu; on doit donc dire : exposition, suppression d'*enfant*, et non pas exposition de part, suppression de part; et c'est alors que toute l'incertitude qui règne en médecine à l'occasion du mot *part* disparaît naturellement.

Ces quatre crimes différents ne peuvent soulever que quelques questions médicales :

1° Une femme est-elle accouchée?

2° Dans le cas de l'affirmative, l'époque de la naissance de l'enfant exposé ou supprimé se rapporte-t-elle à la date de l'accouchement?

3° L'enfant présente-t-il des traces de violences, de blessures, de maladies, d'infirmités ou de cause de mort qui puissent être considérées comme le résultat de l'exposition?

Il n'y a en effet pour le cas d'exposition d'enfant que deux choses à constater; l'identité et le résultat de l'exposition; et quant à la supposition, substitution et suppression d'enfant, c'est une question d'identité pure et simple; puisque la peine à infliger est la même, quel que soit le résultat de l'action.

Si l'enfant est nouveau-né, le médecin sera presque toujours consulté pour résoudre la question d'identité. Dans le cas contraire, c'est-à-dire si dans ces crimes il s'agit d'un enfant de six mois, un ou deux ans, etc., le plus souvent la question d'identité sera résolue par des preuves testimoniales, et l'expert n'aura à connaître que du résultat matériel de l'action : les violences ou les maladies.

Or, presque tous les auteurs ont traité en particulier de la partie de la médecine légale qui se rattache à ce sujet. C'est à tort, suivant nous ; et en effet, la première question se trouve toute résolue par les données que nous avons présentées dans la partie de la médecine légale relative à l'accouchement. La seconde est une détermination d'âge ; nous renvoyons le lecteur au chapitre de l'*Infanticide*, *détermination de l'âge de l'enfant*, et aux *questions d'identité*. Enfin, la troisième se rattache à l'étude des blessures et aux causes de la mort de l'enfant nouveau-né en matière d'*infanticide*. Nous nous bornerons donc à rappeler ici que les maladies qui ont pu survenir par suite de l'exposition de l'enfant suivant les saisons et les localités, rentrent dans le domaine des connaissances purement médicales, et que tout homme de l'art qui fait de la médecine pratique est à même de les appliquer journellement pour des faits étrangers à la médecine légale ; nous n'avons donc pas besoin de nous en occuper. Cependant, pour ne pas laisser un vide complet à l'égard de ces questions, nous rapporterons les exemples suivants, qui serviront de guide et de modèle dans le genre de recherches auxquelles il faut se livrer dans les expertises en pareille matière.

A..., âgée de trente ans, domestique, habituellement bien portante, se plaignit, aux mois de juin et juillet 1827, d'une dysménorrhée qui parfois lui causait des étourdissements, des douleurs d'estomac. Cependant son ventre augmentait de volume chaque jour ; on pouvait croire à une grossesse. Lorsqu'on la questionnait à ce sujet, elle répondait que ses règles avaient été supprimées pour avoir marché pieds nus dans une mare, que depuis ce moment elles n'avaient pas reparu, que sa santé n'était plus aussi bonne, et qu'enfin elle se croyait hydropique. Son état ne lui permettant plus de rester auprès de ses maîtres, elle retourna chez ses parents. Le 14 mars, deux mois après sa sortie, A..... dit avoir eu une forte hémorrhagie au milieu de la nuit, qui l'affaiblit à un tel point qu'elle fut obligée de garder le lit pendant deux ou trois jours. Le ventre n'était plus volumineux. Le maire de la commune, officier de santé, chargea un de ses confrères de visiter la fille A... Le rapport de ce chirurgien constata qu'il n'avait trouvé aucune trace d'un accouchement récent. Cependant le ministère public crut devoir ordonner une nouvelle expertise. A cet effet, il requit deux docteurs en médecine de lui faire connaître l'état d'A... Voici le texte littéral du rapport :

« Nous soussignés, sur la réquisition de M. le procureur du roi, et après prestation de serment, avons procédé, dans le cabinet de M. le docteur Millet, l'un de nous, à la visite de la nommée A..., âgée d'environ trente ans, habitante de la commune de....., présumée être accouchée depuis douze jours. Nous avons reconnu : 1° que la face était légèrement colorée, les traits altérés; la peau chaude, halitueuse; le pouls fréquent, ample et souple; la langue naturelle; 2° les seins tuméfiés, les veines qui rampent à la surface de ces organes gorgées de sang et dilatées. Les mamelons couverts d'une légère couche brunâtre, n'ont d'abord point, à la suite d'une légère pression, laissé échapper de lait; mais le corps étranger enlevé et la pression ayant été continuée des deux côtés, nous avons obtenu un fluide laiteux, épais, et en abondance; 3° l'abdomen était un peu tuméfié, l'ombilic saillant; la ligne blanche présentait un léger écartement plus considérable à sa partie moyenne; la peau était souple et sillonnée en divers sens; l'espace compris entre la région inguinale et l'ombilic était couvert de vergetures livides; de rides et d'éraillures offrant le même aspect. Nous ferons remarquer que ces diverses altérations des parois du bas-ventre étaient d'autant plus abondantes qu'elles se rapprochaient davantage du pubis. La partie interne des cuisses laissait également apercevoir quelques marbrures ou vergetures; 4° la main gauche étant placée sur l'épigastre, tandis que le doigt indicateur de l'autre main était introduit au fond du vagin, on sentait, en repoussant en haut l'utérus, que cet organe était au-dessus du pubis; qu'il était plus lourd, plus volumineux qu'à l'état normal. Son orifice, à peine tuméfié, était souple, irrégulier, et laissait facilement passer un ou deux doigts; 5° les parties génitales donnaient issue à une matière épaisse, jaunâtre, dont le linge était taché, répandant une odeur acide analogue à celle produite par l'huile de poisson, les grandes lèvres très dilatées, flasques, paraissaient avoir été tuméfiées récemment; le frein de la vulve était déchiré; 6° A..... nous a déclaré n'avoir eu d'autre maladie qu'une suppression de règles, suivie d'une hémorrhagie utérine très abondante, le 14 de ce mois.

» D'après cet ensemble de faits, qui présentent une corrélation évidente, nous croyons pouvoir conclure : 1° qu'A..... est accouchée depuis dix à onze jours, sinon au terme de la grossesse, du moins à une époque très rapprochée du neuvième mois; 2° que d'après la conformation du bassin, l'accouchement a pu être facile. Fait à... ce 25 mars 1828.

» *Signé* V. MILLET, D. M. Alex. GIRAUDET, D. M. »

La chambre des mises en accusation a rendu l'arrêt suivant :
« Considérant qu'une opinion de médecins n'étant que le résultat *d'une science conjecturale*, ne peut suffire pour asseoir un jugement certain;
» Qu'A... est d'ailleurs irréprochable dans ses mœurs, et que son état de grossesse apparente provenait d'une tout autre cause que celle indiquée par le rapport des médecins qui l'ont visitée;
» La chambre déclare qu'il n'y a lieu à poursuivre.
» Ainsi jugé, à... ce 16 novembre 1828. »

Il résulterait de cet arrêt : 1° que la médecine est un art conjectural; 2° que la prévenue n'est pas accouchée.

Antoinette n'est pas accouchée! Mais elle présentait tous les signes de la sortie d'un corps volumineux et consistant qui aurait séjourné dans l'utérus; signes physiques, sensibles, s'il en fut jamais; lait dans les seins, éraillements, vergetures du ventre, développement de la matrice, écoulement des lochies, dilatation, flaccidité des grandes lèvres, déchirure du frein de la vulve, rien n'y manquait. Une hémorrhagie eût produit tout cet état!... Un corps volumineux et consistant était sorti par la vulve, où l'avait-on mis? Si ce n'était pas un enfant, pourquoi l'avait-on soustrait à tous les regards?

La médecine, un art conjectural! Jusqu'à présent, la chirurgie, dont la pratique des accouchements est une des branches principales, avait échappé à cet anathème; elle en est frappée à son tour. Pauvres médecins! que nous restera-t-il? D'un côté, on déclare notre incompétence dans les questions relatives aux altérations de l'intelligence; de l'autre, la vanité de nos connaissances dans ce qui concerne les phénomènes physiques du corps humain. Je le répète, que nous restera-t-il? La chimie, si exacte et si sûre, surtout quand elle nous indique les caractères des substances métalliques, dont les procédés nous font reconnaître la millième partie d'un grain d'un poison minéral, la chimie elle-même, entre les mains du médecin, devient aussi une *conjecture.* Un homme meurt avec les symptômes de l'empoisonnement; on retrouve le poison (c'était un sel de cuivre) dans les aliments qu'il avait laissés, on le retrouve dans son estomac, et on déclare qu'il n'y a pas lieu d'accuser.

Les considérants de l'ordonnance ci-dessus ne tendent à rien moins qu'à anéantir la médecine légale, et à priver la justice des importants services qu'elle peut en retirer; ils sont, en outre, en opposition formelle avec les art. 45 et 43 du Code d'instruction criminelle. (Leuret *Annales d'hygiène et de médecine légale*, 1830, t. III, p. 220.)

F. T... âgé de soixante-douze ans, cultivateur, habitant la paroisse de la Ménitrée, département de Maine-et-Loire, était marié depuis quatre ans à une femme de quarante-deux ans. Il n'était issu aucun enfant de ce mariage, lorsque, dans le courant de l'année 1829, la femme T... déclara qu'elle était enceinte. En effet, on voit l'abdomen de cette femme augmenter graduellement de volume, et le 27 juillet 1829, elle fit annoncer, dès le point du jour, aux parents de son mari, qui était absent, que, se trouvant seule et privée de secours, elle avait mis au monde un enfant du sexe féminin; que, ne pouvant avoir l'assistance d'une personne de l'art, elle s'était elle-même délivrée, avait fait la section et la ligature du cordon, et avait abandonné, à la porte de sa maison, la délivrance, qui avait disparu, sans qu'elle pût savoir ce qu'elle était devenue.

On trouva, à l'appui de ce qu'elle avançait, sa chemise ensanglantée et quelques traînées de sang dans la chambre; quelques linges mouillés se voyaient aussi au pied du lit; et enfin, près d'elle, était couché un enfant naissant, qu'elle approchait de son sein qu'il refusait de prendre ou qu'il suçait infructueusement.

Toutes ces circonstances semblaient se combiner si naturellement, que le vieillard même se flatta du bonheur inespéré d'être père; mais bientôt, ébranlé dans cette idée par les remarques et les insinuations de sa famille, il commença du moins à douter que cet enfant lui dût la vie, et, dans son doute, il s'abstint provisoirement de le faire porter sous son nom sur les registres de l'état civil.

Ce fut sur ces entrefaites que M. le procureur du roi me pria de constater : 1° si l'enfant était récemment né; 2° s'il était né de la femme T...

Je me transportai donc sur les lieux, et là, je trouvai la femme T....
couchée dans un lit, à droite de la porte; je lui déclarai que je me présentais, sur la simple invitation du procureur du roi, et avec l'agrément
de son mari, pour visiter l'enfant qu'elle venait de mettre au monde, et
sur la légitimité duquel la clameur publique avait fait planer quelques
soupçons.

Cette femme me dit qu'elle était accouchée l'avant-veille une demi-
heure avant le lever du soleil, c'est-à-dire le 27 juillet, sur les trois
heures et demie ou quatre heures. C'était alors le 29, à neuf heures du
matin; l'enfant devait donc avoir deux jours, ou cinquante-trois heures.
Cette femme répugna d'abord à se soumettre à l'examen dont elle devait
être l'objet, et je me vis obligé de commencer par l'enfant.

Je trouvai cet enfant sur les genoux d'une femme, auprès du feu. Il
était du sexe féminin; il pouvait avoir dix-sept à dix-huit pouces. Il était
d'une force médiocre; ses téguments étaient rouges, et l'exfoliation épidermique était *en pleine activité*. Le cordon ombilical était tombé dès le
matin. L'ombilic, assez saillant, suintait au centre. Le cordon ombilical
avait été enfoui sous terre, au pied d'un arbre, suivant le préjugé du
pays. Je le fis déterrer; il était enveloppé d'un linge grand comme la
main, lequel était imbibé de quelques taches d'un sang noirâtre et sec.
Le cordon, long d'un pouce environ, était aplati, un peu vrillé, desséché,
ché, légèrement sanguinolent à l'une de ses extrémités, brunâtre et
coupé net à l'autre. Il se trouva lié au centre par quatre tours d'un fil
gris et double, serré par un double nœud, et les deux extrémités du fil,
qui avait vrillé, pendaient longues de deux pouces et demi environ. Le
cordon flottait librement dans l'anse de la ligature, qui était devenue trop
large pour ce cordon rétréci par la dessiccation.

L'enfant avait les cheveux noirs, longs et épais; son cri était fort et
plein; il s'agitait avec force et buvait à la tasse avec avidité; il ne rendait plus de méconium; ses couches étaient teintes en jaune; le pli des
aines et des aisselles ne présentait pas la matière sébacée que les enfants
apportent sur leur corps en naissant, et même la peau de ces régions commençait à suinter. La membrane pupillaire n'existait pas, et les ongles
étaient formés.

Considérant: 1° la coloration des téguments; 2° l'exfoliation de l'épiderme qui se trouvait en pleine activité; 3° l'état de dessiccation et la
chute du cordon ombilical qui n'avait point été arraché par force, mais
était tombé spontanément, ainsi que le démontraient les phénomènes que
j'ai signalés; attendu que l'épiderme n'est en pleine exfoliation que quelques jours après la naissance, et que, pour que le cordon ombilical se
détache, il subit d'avance diverses altérations de forme et de consistance
qui exigent le plus ordinairement un laps de temps de trois, cinq, et même
sept jours, ainsi que je l'ai démontré par les recherches auxquelles je
me suis livré sur ce sujet, j'ai déclaré : 1° que cet enfant avait plus de
deux jours, et qu'il pouvait avoir de cinq à sept jours; 2° qu'il était né à
terme, et que, probablement, il avait reçu en naissant les secours d'une
personne de l'art, parce que le cordon ombilical était lié trop méthodi-
quement pour qu'il l'eût été par une femme surprise tout à coup par les
douleurs de l'enfantement.

Cependant la femme T... persistait à se dire la mère de cet enfant, et,
croyant m'en convaincre par son assurance, elle céda au désir que je ma-
nifestai de l'examiner.

Elle était douée de beaucoup d'embonpoint; son teint était rouge, ses
membres robustes, ses cheveux noirs comme ceux de l'enfant. Son pouls

était agité, sa peau chaude : elle se plaignait de souffrir dans le ventre, qui était mou au toucher, mais dont les parois étaient épaissies par beaucoup de tissu adipeux.

J'ai trouvé les seins peu volumineux et nullement douloureux. Le mamelon était peu saillant, la glande avait un très petit volume à chaque sein ; la peau de ces régions n'était ni crevassée ni parsemée de veines bleuâtres, comme lorsqu'elle a été violemment distendue, ni flasque et flétrie, comme lorsque le lait abandonne tout à coup les seins, dans le cas de péritonite puerpérale.

Les parois de l'abdomen ne présentaient pas de lignes éraillées ; le lit de la malade n'était pas garni, les draps n'étaient nullement tachés, et il ne s'écoulait absolument rien de la vulve. Les grandes et les petites lèvres n'étaient ni tuméfiées, ni rouges, ni excoriées ; l'entrée du vagin était étroite, la fourchette intacte, et la malade urinait sans douleur.

En touchant cette femme, je trouvai le vagin étroit ; il n'était pas plus lubrifié que dans l'état naturel ; le museau de tanche présentait sa forme accoutumée ; il n'était ni tuméfié, ni large, ni irrégulier ; la matrice, légère et libre, se laissait soulever facilement, et lorsque j'appliquai l'autre main sur la région hypogastrique, je n'y trouvai point la tumeur que forme le globe utérin, surtout lorsque les lochies sont supprimées ; enfin, la prétendue malade ne répandait pas autour d'elle l'odeur propre aux nouvelles accouchées.

De tous ces faits, je m'empressai de conclure : 1° que cette femme n'était point récemment accouchée, et qu'il ne restait même pas de signes palpables d'aucun accouchement antécédent ; que l'enfant qu'on me présentait n'était pas l'enfant de cette femme ; que par conséquent il ne pouvait être enregistré avec le nom du mari, ni jouir à l'avenir des avantages résultant de la communauté.

Vaincue par l'évidence des faits, la femme T... finit par avouer sa supercherie, et convint qu'elle n'était pas la mère de l'enfant ; mais ajoutant un nouveau mensonge à celui qu'elle était forcée d'abandonner, elle nous dit qu'elle avait trouvé par hasard cet enfant à sa porte, où sans doute on l'avait exposé pendant la nuit. Je lui fis remarquer que l'apparition de cet enfant coïncidait avec le terme de sa grossesse simulée, que par conséquent on avait dû le lui promettre d'avance, et que peut-être elle se l'était procuré au prix de l'or ; mais elle persista dans ses réponses, que mon ministère ne permettait plus de combattre ni de chercher à dévoiler. (*Jour. hebd. de méd.*, N° 48, 1829, t. IV.)

Cas remarquable de congestion cérébrale ayant amené la rupture des vaisseaux capillaires, et, par suite, l'infiltration graduée du sang dans certains points du tissu cellulaire sous-tégumentaire de la tête, et même du tissu cellulaire arachnoïdien ; présomption d'exposition de part.

Les soussignés se sont rendus à la Morgue le 17 février 1838, à l'effet de procéder à l'examen et à l'ouverture du corps d'un enfant nouveau-né trouvé rue de l'Échiquier, auprès d'une borne, et de déterminer si l'enfant est né vivant et viable, s'il a respiré, et quelle peut être la cause de sa mort ? Le tout ainsi qu'il résulte d'une ordonnance de M. Hély-d'Oissel, substitut de M. le procureur du roi. Ils consignent ci-après le résultat de leurs observations.

Enfant du sexe féminin, pesant 2 livres 15 onces, long de 15 pouces 4 lignes. — Le milieu du corps correspondant à 3 lignes au-dessus du nombril.

Diamètre de la tête. — Bi-pariétal, 2 pouces 9 lignes; occipito-frontal, 3 pouces 9 lignes; occipito-mentonnier, 3 pouces 9 lignes.

La peau bien organisée, colorée en rose sur la presque totalité de sa surface, les ongles atteignent seulement l'extrémité de chaque doigt; les cheveux, bruns, ont huit à dix lignes de longueur; il n'existe point d'ossification au centre des cartilages des extrémités inférieures des fémurs.

Au nombril, est insérée une portion de cordon vrillé d'un pouce et une ligne de longueur; il ne porte pas de ligature, et n'offre pas de traces d'une ligature qui aurait été enlevée par quelque circonstance que ce soit, son extrémité est coupée nette, comme cela a lieu avec des ciseaux, *et le point de section correspond au lieu d'élection des accoucheurs pour pratiquer cette opération.*

Aucune trace extérieure de violence.

Tête. — Sous le cuir chevelu et au sommet de la tête, plusieurs ecchymoses (1) de cinq à six lignes de longueur sur deux de largeur; elles sont formées par du sang coagulé et nettement rassemblé. Toutefois, la peau ne participe pas à ces ecchymoses, comme cela a lieu dans les cas où elles dépendent de coups portés; et d'ailleurs le sang occupe un espace tellement limité, qu'il paraît bien évidemment le résultat de la déchirure d'un vaisseau.

Les os sont intacts; l'arachnoïde et la pie-mère sont gorgées de sang, et constituent un réseau vasculaire très prononcé dans toute l'étendue de leur trajet. La congestion a été telle, qu'au côté droit de la tête, du sang s'est infiltré dans le tissu cellulaire sous-arachnoïdien pour y former un épanchement circonscrit d'un pouce de diamètre en tous sens.

Le cerveau est sain; il s'écoule du canal rachidien une quantité notable de sang.

Rien dans la bouche.

Pas de traces de lien ou d'empreintes de doigts au cou.

Les poumons développés; le cœur gorgé de sang, il en contient plus à droite qu'à gauche.

On voit à la surface du tissu pulmonaire, qui est lui-même très gorgé de sang et très rouge, se dessiner un grand nombre de vésicules provenant de la respiration. Elles sont très prononcées, tant à la base qu'au sommet de ces organes, mais plus nombreuses cependant au sommet et le long de leur bord antérieur.

La trachée-artère est vide.

Docimasie hydrostatique. — Les poumons, plongés dans l'eau avec le cœur et le thymus, surnagent; il en est de même de chaque lobe des poumons, et de toutes les petites portions en lesquelles nous les avons réduits par des sections multipliées; il faut en excepter quatre d'entre elles qui appartiennent au poumon droit.

Toutes les petites portions comprimées entre les doigts surnagent encore après la compression.

Du reste, les poumons étaient dans un état parfait de conservation.

(1) Le mot ecchymose exprime mal l'idée, on dirait plutôt épanchement : ici le sang est coagulé et il ne semble pas contenu dans des lames ou cellules, il semble qu'il se soit épanché peu à peu comme dans le cas d'anévrisme consécutif à la piqûre d'un vaisseau, pour former poche.

Ventre. — Méconium remplissant la fin du gros intestin ; une portion s'échappe à travers l'anus. — L'estomac contient une matière muqueuse rougeâtre.

Conclusion :

1° L'enfant soumis à notre examen est né au terme de sept mois et demi ;

2° Il est né vivant et viable ;

3° Il a vécu et respiré ; la respiration s'est même presque complétement opérée ;

4° Il n'a pas péri d'hémorrhagie par le cordon ombilical, ainsi qu'on l'a énoncé dans un rapport antérieur ; la coloration de la peau, l'engorgement des poumons, des cavités du cœur et des vaisseaux des membranes du cerveau, démontrent évidemment qu'il y a une erreur à cet égard ;

5° Il ne porte pas de traces de violences auxquelles on puisse rattacher la mort.

6° L'état des membranes du cerveau, c'est-à-dire l'engorgement de leurs vaisseaux, phénomène que l'on observe fréquemment dans l'asphyxie par le froid, celui des poumons et du cœur, tendent à prouver que la mort a eu lieu par asphyxie, et notamment qu'elle est due à l'asphyxie par le froid, en sorte que l'exposition de part est très probable.

Ce 17 février 1838.

WEST, A. DEVERGIE.

Avortement provoqué. — Conformément à l'ordonnance de M. Lascour, substitut de M. le procureur du roi, nous avons procédé aujourd'hui, 11 avril 1843, à l'examen et à l'ouverture du corps de la femme L......, décédée le 9 courant à six heures du soir au domicile de la dame R...., sage-femme, à l'effet de rechercher quelle a pu être la cause de la mort, et s'il n'existerait pas quelques traces de violences qui pussent élever des soupçons à l'égard du crime d'avortement. Cette opération a été faite en présence de M. Cabuchet, commissaire de police du quartier de la Monnaie.

Examen extérieur. — Sur le sein gauche des traces de frictions ou d'applications d'agents stimulants, propres à rappeler à la vie un individu voisin de la mort. — Au bras gauche plusieurs cicatrices de saignées de date ancienne. — Au bras droit une cicatrice d'une saignée qui peut remonter à trois semaines environ.

Pâleur générale du corps, peau d'un blanc mat, ainsi qu'on l'observe chez des personnes qui sont habituellement exsangues ou qui ont perdu une quantité notable de sang peu de temps avant la mort. — Lividités cadavériques dans toute l'étendue du dos et des fesses.

Aucune trace de violence à l'extérieur du corps.

Tête. — Membranes du cerveau très pâles ; aucune injection vasculaire. Substance cérébrale pâle ; pas de traces d'épanchement sanguin ; le cerveau est même moins coloré qu'il ne l'est à l'état normal.

Poitrine. — Poumons pâles, décolorés en avant, contenant plus de sang en arrière, sans qu'il y ait aucune trace de congestion pulmonaire. Les cavités droites du cœur sont presque vides ; il existe un peu de sang dans le ventricule et dans l'oreillette gauche.

Abdomen. — Cinq cents grammes environ de sérosité rosée dans la cavité du péritoine. Le péritoine est arborisé et rose à la surface du foie, sur plusieurs anses intestinales et notamment à la surface de la matrice.

Le foie contient une quantité normale de sang.

Dans l'estomac se trouvent un liquide aqueux et un assez grand nombre de morceaux de pommes de terre. Rien de remarquable dans l'état de la membrane muqueuse des intestins. — Le gros intestin rempli de matières fécales solides. — Le péritoine des parois abdominales ne présente pas de traces d'arborisations vasculaires.

Les parties externes de la génération sont très larges, très développées, le vagin fort dilaté, circonstance en rapport avec des gerçures et plicatures nombreuses de la peau du ventre qui indiquent que cette femme a eu un ou plusieurs enfants.

Aucune trace de lésion dans le vagin ; l'orifice utérin assez épais, dilaté.

L'utérus très développé et dépassant le pubis. Il remplit la cavité du bassin. On y sent une fluctuation, mais ses parois ne sont pas fortement distendues. Elles sont charnues, épaisses, notamment en haut et en avant, plus minces en bas et en avant. Les ovaires et les trompes de Fallope sont le siége d'une injection notable, leurs vaisseaux veineux sont dilatés. Incisées en avant avec beaucoup de précaution et à l'aide de sections successives, après avoir pris le soin de scier les branches du pubis et de sortir la matrice du bassin avec les parties génitales externes, on arrive à un produit de conception. La poche des eaux est ouverte. Il s'en écoule une eau transparente sans aucune apparence de sang. En prolongeant la section en haut et en avant, on tombe sur le centre du placenta ramassé en gâteau et adhérent au fond et en avant de la matrice.

On met à nu un fœtus couché sur le côté droit, la tête en bas, la face regardant le côté gauche du corps de la femme.

La matrice est alors largement ouverte le long de sa paroi antérieure. Alors on retire le fœtus ; les membranes Amnios et Chorion se déchirent et mettent à nu la paroi postérieure de la matrice, sur laquelle on aperçoit, à 4 centimètres au-dessus de l'orifice interne de cet organe, *une section de 6 millimètres de longueur* à bords pâles, très nets, à angles très prononcés, l'angle droit paraissant un peu obtus et l'angle gauche très aigu. Cette section est transversale à l'axe de la matrice, elle est située un peu à gauche d'une ligne médiane qui diviserait en deux parties sa paroi postérieure. En détachant la membrane caduque utérine qui est encore très épaisse, on voit qu'elle était primitivement décollée dans une étendue de 5 centimètres de haut en bas sur 25 millimètres de large, en sorte que ce décollement qui part de la section s'étend jusqu'à l'orifice interne de la matrice. Dans tout ce trajet, la surface de la paroi utérine est teinte de sang avec arborisation de son tissu. Au-delà de ce décollement le tissu de l'organe est blafard, décoloré, en sorte que cette altération se trouve nettement dessinée. Elle rend compte d'un écoulement de 8 à 10 grammes de sang très liquide qui a eu lieu par le col de la matrice pendant que nous procédions à l'examen de cet organe. Aucune trace de perforations des parois de la matrice. Une partie de la paroi antérieure de la matrice, notamment à droite, est le siége d'une arborisation vasculaire très prononcée. Le tissu de cet organe ne paraît pas enflammé profondément. Enfin, à l'orifice interne de la matrice existe une matière glaireuse en petite quantité ; on voit la caduque utérine qui a été détachée et soulevée pour donner passage à du sang et peut-être aussi à l'instrument qui a opéré la section dont nous venons de parler.

Au-dessus de l'orifice utérin se trouvait une infiltration séro-sanguinolente qui ne communiquait pas avec la cavité de l'œuf.

Quant au fœtus, il ne présente aucune trace de putréfaction ; il est dans l'état de mort tout à fait récente.

Il pèse 150 grammes.

Sa longueur est de 21 centimètres ; celle du cordon est de 19 centimètres : la tête n'est pas en disproportion considérable avec le corps ; les fontanelles sont très larges ; les diamètres de la tête donnent les dimensions suivantes :

Diamètre occipito-frontal.   48 millimètres.
    —   occipito-mentonnier.   50   —
    —   bipariétal.   43   —

Le cordon est inséré à 8 millimètres environ au-dessus du pubis ; les angles sont appréciables ; le sexe est très distinct, il est masculin ; on voit déjà des rudiments de cheveux.

Nous avons cru devoir recueillir l'estomac et les intestins de la femme L... dans deux bocaux différents, afin *qu'au besoin* des recherches chimiques pussent être faites sur ces organes.

Des faits qui précèdent il résulte :

1° Que la femme L... était enceinte ;

2° Que sa grossesse pouvait être de quatre mois et demi environ ;

3° Qu'un instrument vulnérant a été introduit dans la matrice par son col ; qu'il a probablement pénétré entre la paroi postérieure de la matrice et la caduque utérine, pour perforer ensuite cette membrane sans ouvrir la poche des eaux ;

4° Que cette perforation est toute récente, qu'elle ne présente aucune trace d'inflammation ;

5° Qu'il a dû résulter de cette introduction, 1° de la douleur, et une douleur d'autant plus vive que la matrice et le péritoine qui la tapisse devaient déjà être le siége d'un commencement d'inflammation ; 2° un écoulement de sang. Ce dernier a-t-il été abondant ? C'est ce que nous ne saurions déterminer. On nous représente la chemise de la femme   et elle ne porte que quelques traces de sang sur sa partie postérieure et inférieure ; encore nous déclare-t-on que l'on est porté à croire que ce sang s'est écoulé sur la chemise après la mort.

6° L'introduction d'un instrument perforant et tranchant n'a eu pour but que de procurer l'avortement.

7° Quant à la cause de la mort, elle ne saurait être attribuée, suivant nous, qu'à deux causes : ou à la douleur vive déterminée par la blessure, ou à une hémorrhagie.

La pâleur du corps, celle du cerveau, la vacuité des cavités du cœur, viendraient à l'appui de la seconde hypothèse, les vaisseaux artériels et veineux ne nous ayant fourni aucune donnée propre à résoudre la question.

CHAPITRE IX.

Infanticide.

Législation relative à l'infanticide.

Cod. pén., *art.* 300. — Est qualifié infanticide le meurtre d'un enfant nouveau-né.

Cod. pén., *art.* 302. — Tout coupable d'assassinat, de parricide, d'infanticide et d'empoisonnement, sera puni de mort (1)...

Le texte de l'article 300 n'est pas tellement précis, qu'il ne puisse être interprété d'une manière différente par les magistrats et les médecins légistes. Qu'est-ce que le législateur a entendu par l'expression *nouveau-né?* Est-ce l'enfant né depuis une heure, un jour, un ou plusieurs mois? Il y a du vague dans cette dénomination; et cependant la peine n'est pas la même suivant que l'on considère la mort comme le résultat d'un infanticide ou d'un homicide volontaire d'un enfant qui n'est que *nouveau-né.* Un arrêt de la Cour de cassation, en date du 20 juin 1822, a résolu en partie la difficulté.

L'enfant né dans un établissement public, inscrit sur les registres de l'état civil, et âgé de *quatorze jours*, n'est plus un *enfant nouveau-né*, dans le sens de l'article 300; en conséquence, sa mère, en lui donnant volontairement la mort, ne commet pas le crime d'infanticide proprement dit, mais se rend coupable d'un simple *meurtre.* (Dalloz, t. XII, pag. 964.)

Le 4 avril 1822, la fille Strumann accouche, dans un hospice, d'un enfant qui est inscrit sur les registres de l'état civil. Le 18 du même mois elle donne la mort à cet enfant.

Devant la Cour d'assises de Liége, le président pose la question de culpabilité en ces termes :

(1) La loi du 25 juin 1824 autorisait les magistrats à commuer, à l'égard de la mère, la peine de mort en celle des travaux forcés à perpétuité, dans le cas d'infanticide. Cette loi a été formellement rapportée par l'art. 103 de la loi du 28 avril 1832; et dans l'état actuel de la législation, il n'y a lieu à la commutation de la peine de mort que dans le cas où le jury a déclaré l'existence de circonstances atténuantes en faveur de l'accusé d'infanticide, conformément à l'art. 463 du Code pénal.

« Jeanne Strumann est-elle coupable d'avoir, le 18 avril 1822, commis volontairement un homicide sur un enfant nouveau-né ? »

L'avocat de l'accusée demande que le mot *nouveau-né* soit retranché de la question. La Cour ne statue pas sur cette réclamation.

Pourvoi : 1° pour violation de l'art. 408, Code d'instruction criminelle, en ce que la Cour avait refusé de prononcer sur la demande tendant à ce que le mot *nouveau-né* soit retranché de la question.

2° Pour fausse application de l'art. 300 et violation des art. 302 et 304 C. pén., en ce qu'on aurait appliqué la peine de l'infanticide au meurtre de l'enfant nouveau-né.

Arrêt. — La Cour, vu les articles 300 du Code pénal, 408 du Code d'instruction criminelle, et l'article 2 de l'arrêté du 6 novembre 1814 ; Attendu, sur le premier moyen, etc. ;

Attendu, sur le deuxième moyen, que l'enfant dont il s'agit était né dans un établissement public et avait été inscrit dans les registres de l'état civil sous le nom de sa mère ; que dans ces circonstances, *et après quatorze jours de vie*, on ne pouvait plus, dans le sens de l'article 300 du Code pénal, le considérer *comme un enfant nouveau-né*, de l'existence duquel on aurait voulu anéantir les traces, etc.; la Cour casse et annule.

Un second arrêt, rendu le 24 décembre 1835, confirme cette doctrine ; en voici le texte :

Ouï le rapport fait par M. Vincens Saint-Laurent, conseiller, et les conclusions de M. Parant, avocat-général ;

Vu le Mémoire déposé au greffe, au nom de la demanderesse et à l'appui de son pourvoi ;

Vu l'art. 300 du Code pénal, ainsi conçu : « Est qualifié infanticide le meurtre d'un enfant nouveau-né ;

Vu aussi les articles 302, 304 et 463 du même Code ;

Attendu que la loi, en qualifiant d'infanticide et en punissant d'une peine plus forte le meurtre d'un enfant nouveau-né, n'a eu en vue que l'homicide volontaire commis sur un enfant *au moment où il vient de naître ou dans un temps très rapproché de celui de la naissance ;*

Que ces dispositions ne peuvent être étendues au meurtre d'un enfant qui a déjà atteint l'âge de *trente et un jours*, et dont par conséquent la naissance, si elle n'a été légalement constatée, n'a pu, du moins le plus souvent, rester entièrement inconnue ;

Que cette extension répugne et à la lettre de l'art. 300 du Code pénal et à l'esprit de la législation sur l'infanticide, qui n'a voulu protéger par un châtiment plus sévère la vie de l'enfant que lorsqu'elle n'est pas encore entourée des garanties communes, et que le crime peut effacer jusqu'aux traces de sa naissance ;

Attendu, en fait, que la demanderesse a été reconnue coupable, avec des circonstances atténuantes, d'avoir, le 22 juillet dernier, homicidé volontairement un enfant dont elle était accouchée le 21 juin précédent ; qu'au lieu de lui appliquer, sous la modification de l'article 463 du Code pénal, la peine du meurtre, la Cour d'assises a prononcé contre elle, sous la même modification, la peine de l'infanticide ;

En quoi elle a faussement appliqué les articles 300 et 302 du Code pénal, et violé, en ne l'appliquant pas, l'article 304 du même Code ;

Par ces motifs, la Cour casse et annule l'arrêt rendu par la Cour d'assises de la Meurthe, le 17 novembre 1835, contre Marie Demange :

Renvoie ladite Demange en état d'ordonnance de prise de corps, et les pièces du procès, devant la Cour d'assises de la Moselle, à ce déterminée par délibération spéciale prise en la chambre du conseil, pour, sur la déclaration du jury, laquelle est maintenue, être procédé contre elle conformément à la loi ;

Ordonne qu'à la diligence du procureur - général, le présent arrêt sera imprimé et transcrit sur les registres de la Cour d'assises de la Meurthe.

Ainsi jugé et prononcé par la Cour de cassation, chambre criminelle, à son audience publique du 24 décembre 1835.

Dans un troisième arrêt, rendu par une cour d'assises du département de l'Ouest, il s'agissait d'une fille G..., domestique, qui, après avoir avoué son crime, déclara ne l'avoir commis que quinze jours après la naissance de l'enfant. Une vive discussion s'engagea entre le ministère public et l'avocat sur le fait de savoir si l'enfant devait être déclaré nouveau-né. Le jury répondit par la négative, et la fille G... fut seulement condamnée aux travaux forcés à perpétuité. (*Annales d'hygiène et de médecine légale*, 1836, t. XVI, p. 328.)

Ollivier (d'Angers) et le professeur Rob. Froriep, de Berlin, ont cherché à résoudre cette question. (*Annales d'hygiène et de médecine légale*, t. XVI, p. 328.) Ollivier fait d'abord sentir que la solution de la question ne saurait s'appuyer sur quelques points de doctrine. Il faut que la réponse soit écrite en caractères qu'on ne puisse pas méconnaître, qui parlent aux yeux du vulgaire lui-même, et qui se rattachent, s'il est possible, à quelque circonstance matérielle dont l'existence *constante* soit indépendante de toute opinion scientifique ; qu'il existe une grande divergence d'opinion parmi les criminalistes sur l'interprétation légale du mot *nouveau-né ;* que les médecins légistes ont aussi laissé la question complétement indécise. Il établit ensuite que le cordon ombilical se détachant toujours du quatrième au huitième jour après la naissance, on peut considérer comme enfant *nouveau-né* celui chez lequel le cordon est encore adhérent, et ne plus appliquer cette qualification à l'enfant chez lequel le cordon est tombé. Dès ce moment, toute incertitude cesse, et aucune erreur ne peut plus être commise à cet égard.

M. Froriep, tout en prenant le même point de départ que Ollivier, la chute du cordon ombilical, arrive encore à une limite plus restreinte, et déclare que l'enfant est nouveau-né pour le médecin aussi longtemps qu'il existe encore des traces de sa séparation de sa mère, le cordon ombilical pouvant seul servir de signe; mais pour le jurisconsulte, l'enfant ne serait nouveau-né que durant le temps où il n'a pas encore reçu les premiers soins de sa mère, celui où il est encore *sanguinolentus*. — Marc a adopté la première de ces doctrines (*Diction. de méd.* en 30 vol., article *Infanticide*). Certes la proposition du docteur Olliver aurait l'avantage de fixer une délimitation tranchée entre l'enfant nouveau-né et l'enfant non nouveau-né. Mais d'abord cette limite est variable entre quatre et huit jours; c'est là une circonstance fâcheuse, qui offre l'inconvénient de faire jouir du bénéfice de la loi certaines femmes, et qui en privent d'autres. Ensuite, il suffirait de cacher un enfant pendant quatre jours pour échapper à la peine de mort; et cependant la culpabilité serait plus grande, car plus de temps s'étant écoulé depuis la naissance, et tous les sentiments de la maternité ayant pu être éveillés par des rapports prolongés entre la mère et son enfant, le crime en acquerrait certainement plus de gravité. Ainsi se trouverait éludée l'aggravation de peine que le législateur a introduite dans la loi; précisément à cause de la circonstance d'enfant nouveau-né. S'il n'a pas défini ce que l'on devait entendre par cette expression, c'est que probablement il a compris qu'une limite était impossible à établir; que, posée d'une manière générale, elle était toujours injuste, et qu'il valait mieux laisser au jury la solution de la question, d'après les circonstances particulières qui pourraient se présenter. Nous n'admettons donc pas la proposition faite par MM. Ollivier et Froriep.

La loi s'est-elle expliquée sur le degré de vitalité que l'enfant aura dû acquérir, pour que sa mort volontaire puisse constituer le crime d'infanticide? A-t-elle précisé le terme de la gestation qu'il doit avoir atteint? A-t-elle dit que l'enfant, par son développement, la bonne conformation de ses parties, l'état sain de ses organes, devrait être viable? Non. Tout est renfermé dans l'expression nouveau-né, c'est-à-dire que le législateur n'a pas posé de borne à cette expression. Seulement le crime qui amène la mort ne pouvant s'entendre que d'un être doué de vie, il faut que l'enfant soit *né vivant*, et il n'est pas par conséquent nécessaire qu'il soit né viable.

Il y a plus, il n'est même pas nécessaire qu'il ait vécu de la vie extra-utérine, c'est-à-dire que la respiration se soit effectuée; il suffit qu'il ait vécu. Ainsi, la mort donnée volontairement à un enfant né au terme de cinq mois et demi ou de six mois, époque à laquelle il n'est presque jamais viable, est un crime d'infanticide. — Mais, dira-t-on, cet enfant était voué à une mort certaine! Cela est vrai; mais pourquoi ne punirait-on pas celui qui a disposé de sa vie, comme on punit le meurtrier qui porterait le fer dans le sein d'une personne à l'agonie? — Du moment que l'enfant est né, il appartient à la société; nul n'a le droit de disposer de ses jours; la loi lui devait une protection d'autant plus grande, qu'il était hors d'état d'opposer la moindre résistance; elle la lui a donnée. Si la loi avait imposé la condition de viabilité de l'enfant au crime d'infanticide, elle l'aurait dit, ainsi qu'elle l'a clairement énoncé dans le Code civil au titre des *Successions*, article 725, n° 2. C'est donc à tort que des jurisconsultes et des médecins légistes ont voulu introduire dans le droit criminel une question de *viabilité*, lorsqu'il ne peut jamais s'y agiter que celle de savoir si l'enfant *nouveau-né était vivant*; la question de *viabilité* ne peut s'élever que dans le *droit civil*.

Suivant Rogron, *Commentaire du Code pénal*, article 300, p. 206, « une condition indispensable pour que le crime d'in» fanticide existe, c'est que l'enfant soit né viable (*habilis vitæ*); » c'est aux hommes de l'art à décider si l'enfant était, en effet, » conformé de manière à vivre; et cette circonstance, qu'il au» rait jeté quelques cris au moment de la naissance ou après, ne » formerait pas une preuve, si sa complexion et son organisa» tion attestaient que la vie qui paraît l'avoir animé n'était » qu'un souffle passager. Le motif qui fait exiger cette condition » est d'ailleurs sensible; l'enfant qui n'est pas né viable n'est pas » censé exister aux yeux de la loi (725, Code civil); et consé» quemment il ne saurait y avoir meurtre d'une individu mort » au moment où le fait a eu lieu. »

Les deux arrêts suivants, rendus par la Cour de cassation, démontrent évidemment l'erreur dans laquelle est tombé Rogron.

22 *janvier* 1808. — Marguerite Bontemps, veuve Perthuis, s'est pourvue en temps utile contre un arrêt de la Cour de justice criminelle du département de la Charente-Inférieure, du 16 septembre 1807, qui l'a condamnée à la peine de mort, comme convaincue d'infanticide. Il résultait de la procédure que cette veuve avait dit, peu après son accouchement, que son enfant était mort lorsqu'il était venu au monde.

Le président de la Cour de justice criminelle avait proposé au jury de jugement, relativement à la constatation du délit, la question suivante :

Est-il constant qu'un enfant nouveau-né ait été homicidé, le 21 septembre, dans la commune de Saint-Vivien?

Et il n'avait pas été posé de question relativement au point de savoir *si l'enfant était né vivant ?*

Arrêt qui annule.

30 *juin* 1808. — Il s'agissait du crime d'infanticide : l'accusée avait toujours soutenu que l'enfant était né mort. Il n'avait été posé aucune question sur ce fait.

Contravention aux articles 373 et 374 du Code des délits et des peines.

La Cour de cassation l'a réprimée par l'arrêt suivant :

Ouï M. Delacoste, et M. Pons pour M. le procureur-général impérial ;

Vu les articles, etc. ;

Attendu qu'il résulte de l'acte d'accusation, ainsi que des autres pièces de la procédure, que la réclamante a constamment dénié que l'enfant dont elle est accouchée et qu'elle était accusée d'avoir homicidé, *fût né vivant;* — Qu'il fallait donc, d'après la disposition de l'article 374 ci-dessus cité, poser une question séparée, *tendant à savoir si l'enfant était né vivant;* que cette question n'ayant pas été posée, il en résulte une contravention audit art. 534 ;

Considérant qu'en supposant que ladite question eût été comprise virtuellement dans celle-ci :

Est-il constant qu'un enfant nouveau-né dont était accouchée la veuve Dupuis a été homicidé ? cette question présenterait une complexité qui serait, sous ce rapport, une contravention à l'art. 377 ;

Par ces motifs, la Cour casse et annule, etc.

Voilà donc deux arrêts qui cassent des jugements, parce que la question relative au fait de savoir si l'enfant est *né vivant* n'a pas été posée. Que si cette question eût été soumise au jury, les jugements n'auraient pas été annulés; par conséquent le fait de savoir si l'enfant était viable était inutile; il suffisait que l'enfant fût né vivant. Si la viabilité eût été nécessaire, la Cour aurait basé son arrêt sur deux causes de nullité; d'abord sur le premier chef, ensuite sur le second.

Ainsi, l'opinion de Rogron, et celle des médecins légistes qui ont adopté le même système, ne sauraient être admises. (Voyez *Viabilité*, pour la signification que l'on doit attacher à ce mot.)

Les détails dans lesquels nous venons d'entrer prouvent suffisamment qu'il n'est pas nécessaire que l'enfant soit né à terme, c'est-à-dire après neuf mois de vie intra-utérine, pour que le crime d'infanticide existe. La loi n'a, en effet, précisé aucun terme de développement; elle s'est servie de l'expression *nouveau-né*, qui n'indique qu'une chose, le produit vivant d'un accouchement; et tandis qu'en matière d'infanticide la question de l'âge est fixée par la condition que l'enfant soit *nouveau-né*, elle devient au contraire de première nécessité dans une question de viabilité, puisque c'est l'un des éléments de cette viabilié.

L'infanticide ne peut être commis que sur un enfant nouveau-né, et le crime est qualifié du moment qu'il est reconnu que l'enfant était vivant; en vain objecterait-on que ce serait confondre l'infanticide avec l'avortement.

Dans l'avortement, la loi punit l'accouchement *volontaire*, *prématuré*, *provoqué* ou *accompli* dans une intention criminelle; elle punit l'avortement, parce qu'elle sait qu'il a été provoqué dans le but de détruire la vie de l'enfant; qu'il doit avoir ce résultat. Toutefois, comme on ne peut pas être certain que l'enfant était vivant au moment où l'avortement était provoqué, elle inflige une peine moins forte que lorsque la certitude de la vie de l'enfant est acquise, ainsi que cela a lieu pour le crime d'infanticide.

Si, contre son intention, une femme qui se serait fait avorter expulsait un enfant vivant, et qu'elle le tuât, elle commettrait deux crimes, celui d'avortement et celui d'infanticide.

Des principes que nous venons d'établir, il résulte qu'en médecine légale, il y a nécessité d'établir une distinction entre ces deux questions.

L'enfant a-t-il vécu?

L'enfant a-t-il respiré?

Le crime d'infanticide peut être commis sur un enfant qui a vécu, mais qui n'a pas respiré. Déjà, dans la première édition de cet ouvrage, nous nous étions attaché à établir des distinctions entre ces deux cas. Depuis cette époque, nous avons eu l'occasion de voir nos doctrines sanctionnées par plusieurs faits que nous allons reproduire ici comme une preuve de leur justesse.

Nous avons été chargés, en 1828, le docteur West et moi, par M. Descloseaux, substitut de M. le procureur du roi, de procéder à l'examen d'un enfant qui avait été trouvé dans un champ situé près de l'hôpital Saint-Louis.

La rigidité cadavérique était très prononcée, la date de la mort était donc récente; la longueur de l'enfant était de 14 pouces 6 lignes; le milieu du corps répondait à 6 lignes au-dessus du nombril; les diamètres de la tête, les suivants : bipariétal, 2 pouces 6 lignes ; occipito-frontal, 3 pouces ; occipito-mentonnier, 4 pouces. La peau bien organisée ; cheveux d'un demi-pouce de longueur; absence de points d'ossification dans les condyles du fémur.

En arrière et en haut de la tête, sur la ligne médiane de l'occipital, et sur le trajet d'une portion de la suture pariétale, *une plaie d'un pouce huit lignes de longueur*, ayant à son centre sur une des lèvres une légère saillie, sur l'autre un léger enfoncement parallèle, comme si la plaie avait été faite à deux reprises différentes , ou que l'instrument eût changé de direction pendant le trajet qu'il avait parcouru , ou enfin que la peau se fût ouverte dans deux directions différentes sous l'influence d'une percussion. *Dans toute la circonférence* de cette blessure et dans *tout le tissu cellulaire* sous-péricrânien *existe une ecchymose qui s'étend au tiers de la surface supérieure de la tête* sous la forme d'une calotte sanguine ; *le sang infiltré est coagulé.* Vers le milieu du bord supérieur du pariétal gauche, au voisinage de l'angle supérieur de la plaie qui vient d'être décrite , existe *une section du bord de l'os pariétal* avec *écartement et soulèvement* d'un des fragments de la section, qui elle-même a sept lignes de longueur. Le sinus longitudinal supérieur de la dure-mère *est ouvert ;* du sang *est épanché* entre les deux lobes du cerveau, ainsi qu'à la surface du cervelet ; deux *contusions* du cervelet avec *sang coagulé et infiltré* existent à la base de cet organe ; elles ont 4 lignes de longueur sur 2 lignes de largeur. — Les deux muscles temporaux sont ecchymosés ; le sang infiltré dans l'épaisseur de leurs fibres fait saillir les aponévroses temporales.

Une portion de cordon de 8 pouces de longueur adhère à l'ombilic ; l'extrémité libre en est coupée net ; une autre portion de cordon tout à fait isolée, a , quant à la conformation, au volume, à la consistance et à la quantité de gélatine de Warthon qu'elle renferme, la plus grande analogie avec celle qui est adhérente. Les deux extrémités libres sont coupées net.

Le placenta très frais est proportionné au développement de l'enfant. La peau est généralement pâle , ainsi que le thymus, les poumons et les intestins. Les cavités du cœur contiennent peu de sang.

Les poumons sont parfaitement sains ; ils ne paraissent pas remplir la cavité de la poitrine ; leur tissu est formé par une série de lobules charnus, séparés les uns des autres par du tissu cellulaire ; aussi on n'y aperçoit pas de vésicules aériennes. Plongés dans l'eau avec le cœur, ils immergent ; plongés isolément, ils immergent ; coupé par petits fragments , chacun d'eux va au fond de l'eau, soit avant , soit après la compression, et il ne se dégage aucune bulle gazeuse pendant que celle-ci est exercée.

Le méconium est contenu dans l'S iliaque du colon.

Conclusions.

1° L'enfant soumis à notre examen n'a pas atteint la fin du huitième mois de la grossesse.

2° Il provient d'un accouchement récent, qui a pu être opéré dans la nuit du   au

3° *L'enfant est né vivant.*

4° Il n'a pas respiré.

5° La mort a été le résultat des blessures que nous avons décrites; l'une d'elles a été opérée avec un instrument tranchant et perforant ; les autres sont le fait de coups portés.

6° Il est possible qu'après la section du cordon, il se soit fait une perte de sang , ce que tendrait à faire pressentir l'état presque exsangue du corps de l'enfant et ce qui aurait contribué à accélérer le moment de sa mort.

Le docteur Bellot, du Havre, a publié (*Annales d'hygiène et de médecine légale*, 1832, t. VIII, 199) plusieurs faits dont nous allons extraire la substance, et dont l'un d'eux vient à l'appui de cette doctrine, qui reçoit encore de l'opinion émise par M. Marc sur ces faits une sanction complète, dans les réflexions qu'il y a annexées.

Le 30 janvier 1828, M. Bellot est chargé d'examiner deux jumeaux que l'on supposait avoir été tués par leur mère, qui, lors de l'instruction, fit à cet égard les aveux les plus complets. Chez l'un d'eux le tour du cou était noirâtre et ecchymosé ; en avant, on signale une infiltration sanguine demi-circulaire, qui est plus particulièrement prononcée sur chaque côté de cette partie. Les lèvres étaient livides, épaisses, ainsi que la langue. — Le coronal, le pariétal gauche, l'occipital, étaient fracturés : du sang était infiltré sous le cuir chevelu ; le périoste décollé. — Le cerveau désorganisé et réduit en bouillie, avec sang épanché à la base du crâne.

Les poumons, plongés dans l'eau, surnageaient, soit en totalité, soit par fragments ; il s'en échappait une écume très divisée, et ils surnageaient après une forte compression.

Chez le second enfant, la putréfaction s'était déjà emparée du corps ; mais on reconnut que le cuir chevelu était ecchymosé dans la presque totalité de sa surface ; le coronal, les deux pariétaux et l'occipital étaient fracturés ; les os propres du nez étaient également cassés ; un épanchement considérable de sang existait antérieurement à la base du crâne ; enfin les tissus de la partie antérieure, latérale et supérieure du cou étaient fortement ecchymosés.

Les poumons immergeaient dans l'eau. Il en était de même de leurs fragments, après comme avant la compression. — L'enfant n'avait donc pas respiré.

Dans un troisième fait, l'enfant très fort, très bien constitué, mort depuis peu de temps, avait le cou serré fortement d'abord avec un lacet de bourre de soie rouge d'une longueur de deux pieds huit pouces neuf lignes, mis en double et fixé sur le côté gauche du cou par une rosette à deux anneaux, ensuite avec un morceau de soie noire provenant d'une couverture de parapluie ; le lacet, plus fortement serré, logé dans une empreinte profonde, noire, ecchymosée, se trouvait sur bien des points recouvert par la peau du cou, qui s'était gonflée et élevée en forme de bourrelet.

Plusieurs des os de la tête fracturés ; sang épanché dans le crâne et infiltré dans le tissu cellulaire sous-cutané.

Remarques sur ces rapports, par Marc.

Les deux premiers rapports que l'on vient de lire présentent le cas extrêmement rare d'un infanticide commis sur des jumeaux. Les aveux de la coupable, qui a péri sur l'échafaud, ont confirmé les conclusions du docteur Bellot, ainsi qu'il résulte des détails suivants, qui m'ont été transmis par ce médecin, dans une lettre qui a précédé ces rapports.

Une mère accouche de deux enfants ; sur la tête du premier né, entièrement sorti et *respirant*, elle frappe avec son sabot, qu'elle tient d'une main, tandis que de l'autre, placée sur la partie antérieure du cou, elle fixe le corps sur le sol. Le crime est découvert, et l'examen du cadavre donne à connaître que l'enfant a respiré et que les violences exercées sur la tête l'ont été pendant la vie...

Cette même femme, un instant après ce premier crime, s'aperçoit qu'elle va donner naissance à un second enfant. Elle s'apprête, et au moment où la tête a franchi les parties extérieures, elle la frappe avec le même sabot qui lui a déjà servi pour tuer le premier enfant.

Qu'enseigne encore ici l'examen du cadavre? Que cette fois l'enfant a été doué seulement de la vie de circulation ; *mais que c'est pendant qu'il vivait de cette vie primitive qu'on l'a frappé d'une manière si barbare.* Les fractures avec ecchymoses et épanchement sont la preuve incontestable de cette vérité...

Ollivier d'Angers a publié en 1843 (*Annal. d'hyg. et de méd. lég.*, 1838, t. XXIX, p. 149) un mémoire sur cette question : *L'absence complète de la respiration chez un enfant nouveau-né n'exclut pas la possibilité de l'infanticide.* Nous en extrayons les faits et les réflexions qui suivent; on verra qu'elles sont une conséquence de notre manière de voir à cet égard. Nous ajouterons d'ailleurs que nos doctrines sont entrées aujourd'hui dans le droit criminel. (Voyez Chauveau et Faustin Hélie, *Théorie du Code pénal.*)

Il est un fait connu de tous les accoucheurs et les sages-femmes, fait qu'on observe assez fréquemment, c'est qu'à la suite d'un accouchement laborieux, et même dans des cas où la parturition a eu lieu sans aucune espèce d'accidents, et promptement, l'enfant naît dans un état de mort apparente ; tantôt cet état résulte d'une asphyxie passagère, tantôt il provient de l'affaiblissement progressif et prolongé de la circulation utéro-fœtale, comme on le voit surtout lorsque l'écoulement des eaux a précédé de plusieurs heures l'expulsion de l'enfant. Dans quelques circonstances, il peut arriver aussi qu'une congestion cérébrale déterminée par la position de l'enfant pendant le travail, cause une torpeur qui paralyse momentanément tout mouvement respiratoire au moment de la naissance, etc.

Je n'ai point à rechercher et à indiquer ici toutes les causes qui peuvent ainsi suspendre plus ou moins longtemps la manifestation de la vie chez l'enfant, après la naissance. J'ai voulu seulement présenter, dès le début, quelques unes des explications d'un état qu'on a souvent l'occasion d'observer dans la pratique des accouchements. Or, l'expérience a prouvé, dans un grand nombre de cas, qu'il ne faut pas désespérer de rendre alors à la vie un enfant en apparence né mort. Journellement on voit une véritable résurrection suivre l'emploi sagement combiné, et continué avec persévérance, des moyens propres à exciter les mouvements respiratoires et la circulation de l'enfant. Or, pour que celui-ci puisse ainsi être rappelé à la vie, et on en a vu quelquefois les premiers signes ne se manifester qu'après une demi-heure, une heure et plus, de soins incessants, il est bien évident que cet enfant, qui ne semblait être qu'un cadavre, était cependant *vivant.*

Que conclure de faits aussi vulgaires qu'incontestables? C'est qu'il est des cas dans lesquels les circonstances de l'accouchement prolongent, si l'on peut ainsi dire, chez l'enfant, la durée de la vie fœtale, après la naissance ; c'est qu'un enfant nouveau-né peut continuer de vivre pendant quelque temps après sa séparation de sa mère, comme il vivait avant cette séparation ; c'est que le commencement de la vie *indépendante* pour l'enfant ne résulte pas nécessairement de l'établissement de la respiration ; en un mot, c'est que l'enfant peut, dans certains cas, VIVRE *plus ou moins longtemps après sa naissance* SANS RESPIRER.

Sans doute tout ce que je viens de dire ne présente rien de nouveau, et c'est justement ce que je veux m'attacher à faire ressortir ici ; car il m'importe que chacun puisse répéter que le fait dont je parle est au nombre de ces vérités que leur évidence rend quelquefois triviales, parce qu'alors il n'y aura pas de dissidence sur l'opinion à l'appui de laquelle j'ai cru devoir rapporter les deux faits qu'on va lire.

Comme je l'ai déjà souvent répété, c'est par des exemples qu'il faut, quand on le peut, arriver à la solution d'un bon nombre de questions de médecine légale, car un fait probant devient alors la démonstration la plus concluante.

Puisqu'il est bien établi qu'un enfant peut vivre pendant un certain temps après sa naissance sans que la respiration s'effectue chez lui, on comprend qu'il puisse être *tué* dans cette courte et première période de sa vie extra-utérine, et qu'alors ses poumons aient tous les caractères qu'ils offrent chez les enfants morts-nés ; mais, indépendamment de l'intention criminelle que peut attester, dans ce cas, la nature des blessures qu'on trouve sur le cadavre (intention que l'expert n'a point d'ailleurs à examiner), celles-ci sont accompagnées d'un phénomène particulier, d'ailleurs bien connu, *qui ne se manifeste que sur le corps vivant :* je veux parler de la *coagulation du sang.* On peut bien produire sur le cadavre, peu de temps après la mort, certaines lésions semblables à celles qui sont faites pendant la vie ; par exemple, causer, par des coups violents, des ecchymoses ou infiltrations de sang dans les tissus sous-jacents à la peau ; mais toujours alors le sang ainsi extravasé est *liquide ;* sa coagulation n'a lieu dans la profondeur des organes ou sous la peau qu'autant que la blessure qui détermine l'épanchement sanguin a été faite pendant la vie.

Dès lors, quand on constate sur le cadavre d'un enfant nouveau-né des blessures plus ou moins graves *avec coagulation du sang* des parties intéressées, on peut en conclure que ces blessures ont été faites pendant la vie de l'enfant, quand bien même l'autopsie démontrerait qu'il n'a pas respiré ; et, si ces blessures sont de nature à entraîner la mort, on est autorisé à penser qu'elles ont empêché l'établissement de la respiration, c'est-à-dire de la vie indépendante, et qu'ainsi il y a eu *infanticide.* Je crois presque inutile d'ajouter ici qu'il est bien entendu que, dans les cas dont je parle, une semblable conclusion ne peut être prise qu'autant qu'il n'existe sur l'enfant aucun vice de conformation incompatible avec l'accomplissement immédiat de l'acte respiratoire.

PREMIER FAIT. — *Enfant à terme, n'ayant pas respiré. — Fractures multiples du crâne, avec épanchement de sang coagulé. — Lacération du pharynx faite évidemment avec un couteau ou des ciseaux introduits par la bouche, et dans l'intention d'ouvrir les vaisseaux du cou à la manière dont on tue certains animaux.*

Il y a trois ans, on trouva dans une des rues qui avoisinent l'un des marchés de Paris, le cadavre d'un enfant nouveau-né, enveloppé de quelques linges ensanglantés. Je fus chargé de procéder à l'ouverture du corps, dans le but de rechercher et constater les causes de la mort.

L'accouchement datait de 36 heures au plus ; l'enfant était dans un état de conservation parfaite, à terme, et régulièrement conformé dans toutes ses parties. Tous les os du crâne étaient très mobiles, et, après avoir enlevé les téguments, je trouvai les deux pariétaux et les deux moitiés de l'os frontal brisés en plusieurs fragments mobiles, et dans chacun des points correspondants au centre des os fracturés il y avait un épanchement de sang noir, *coagulé*, et très circonscrit ; aucune ecchymose n'existait dans l'épaisseur de la peau qui recouvrait ces épanchements sanguins, lesquels provenaient évidemment d'autant de coups portés sur ces diverses parties de la tête, coups qui avaient ainsi causé et les fractures et l'infiltration sanguine sous-cutanée.

Mais les blessures les plus remarquables existaient dans l'arrière-gorge, et dénotaient tout à la fois l'insistance qu'on avait mise pour donner la mort à cet enfant, et les habitudes de la personne qui les avait faites.

Comme du sang s'écoulait du nez et de la bouche, j'avais ouvert avec précaution la cavité buccale en divisant l'os maxillaire inférieur à sa symphyse, et détachant ensuite d'un côté la base de la langue, de manière à mettre la cavité du pharynx à découvert ; je reconnus de la sorte que toute la paroi postérieure de cette cavité était lacérée en tous sens, et qu'un trou à bords déchirés pénétrait profondément derrière la branche droite de la mâchoire inférieure : autour de ce trou, on voyait plusieurs petites plaies faites par un instrument piquant ; la dissection de la partie correspondante du cou me fit constater que l'instrument vulnérant avait passé derrière la carotide et la veine jugulaire interne qui étaient intactes, mais cette lacération était remplie d'un *caillot de sang très dense*, provenant de la lésion des petits vaisseaux atteints par l'instrument. Un peu de sang *coagulé* se trouvait dans l'œsophage et dans la trachée-artère.

Chez cet enfant, les deux poumons étaient d'un brun violet, leurs vaisseaux remplis de sang noir et liquide, et toutes les expériences que je fis sur chacun d'eux me démontrèrent que l'enfant n'avait pas respiré.

Je n'en conclus pas moins, d'après l'état du sang trouvé sous la peau du crâne et dans la profondeur de la plaie du pharynx, que ces blessures avaient été faites pendant la vie, et qu'elles avaient été la cause de la mort.

En outre, je fis remarquer que la nature particulière des plaies du pharynx pouvait indiquer, jusqu'à un certain point, la profession ou les habitudes de la personne qui avait fait ces blessures, lesquelles avaient l'analogie la plus complète avec celles qu'on pratique sur certains animaux avec un couteau ou des ciseaux pour ouvrir les vaisseaux du cou sans diviser extérieurement la peau (1).

Voici la copie du rapport que j'ai rédigé à l'occasion du second exemple que j'ai observé.

DEUXIÈME FAIT. — *Enfant de sept mois, n'ayant pas respiré. — Écrasement de la tête avec épanchement de sang coagulé sous la peau du cou, du crâne et dans cette cavité.*

Nous soussigné, docteur en médecine de la Faculté de Paris, etc.; en vertu de l'ordonnance ci-jointe de M. Lascoux, substitut de M. le procureur du roi, et en présence de M. Retourné, commissaire de police, dé-

(1) J'ai eu tout récemment l'occasion de constater de nouveau le même genre de blessures sur le cadavre d'un enfant nouveau-né à terme, et qui avait respiré.

légué à cet effet, avons procédé aujourd'hui, à la Morgue, à l'ouverture du corps d'un enfant nouveau-né, retiré d'une fosse d'aisances de la maison n° 7, rue Rameau, à l'effet de déterminer s'il est ou non viable, s'il a respiré, et de rechercher les causes de sa mort.

Voici le résumé de nos observations :

État extérieur. — Enfant de sexe masculin. — Poids du corps, 1 kilogramme 340 grammes. — Longueur totale du corps, 42 centimètres. — Ombilic à 2 centimètres au-dessous du milieu de la longueur du corps. — Portion de cordon longue de 5 centimètres adhérente à l'ombilic : l'extrémité libre en a été coupée nettement. Un fil de coton noir est appliqué sur le milieu de la longueur de cette portion de cordon qu'il serre fortement : il est assujetti en place par deux nœuds.

Diamètres de la tête :

L'occipito-mentonnier, 11 centimètres 1/2.
L'occipito-frontal, 9 — 1/2.
Le bi-pariétal, 7 — 1/2.

État parfait de conservation du cadavre, qui, par sa fraîcheur, si l'on peut dire ainsi, est identique à celui d'un enfant qui serait mort depuis quelques heures seulement : il n'exhale pas la moindre odeur des liquides de fosses d'aisances. Coloration rosée de toute la peau du tronc et des membres, qui est recouverte d'un duvet blond assez long, surtout aux bras et aux jambes. Cheveux d'un centimètre et plus de longueur, également de couleur blonde. Aplatissement de la face, le nez est comme écrasé. Les ongles ne dépassent pas l'extrémité des doigts et des orteils.

Il n'existe aucune trace apparente de violences quelconques à la surface du corps.

Le cartilage épiphysaire inférieur des deux fémurs ne contient point encore de commencement d'ossification.

Crâne. — Du sang noir, *coagulé*, existe en plusieurs points, au-dessous de la peau, et notamment à la région occipito-cervicale, où la peau est soulevée par un épanchement de sang noir dont la *coagulation est très dense.*

La tête a été, littéralement parlant, BROYÉE : ainsi, l'os occipital est divisé dans son milieu, jusqu'au trou occipital, par une fracture avec fragment anguleux dont la base est supérieure, et qui est déprimé profondément entre les deux lobes du cervelet. Les deux pariétaux sont brisés, l'un en quatre et l'autre en cinq fragments mobiles, et dont plusieurs sont enfoncés dans le crâne, avec décollements étendus de la dure-mère. Les deux moitiés de l'os frontal sont également brisées, et leurs fragments, qui sont au nombre de *trois* pour l'une, et de *cinq* pour l'autre, sont de même mobiles et déprimés du côté de la cavité crânienne.

La substance cérébrale est infiltrée de sang noir, qui forme un épanchement abondant à la base du crâne et sous le cervelet : le sang, ainsi accumulé, *est en grande partie coagulé.*

Poitrine. — Les deux poumons ont une couleur d'un brun violet uniforme ; leur tissu est compacte ; retirés de la poitrine avec le cœur, la masse entière s'est précipitée au fond de l'eau dans laquelle on l'a plongée. Jetés isolément dans le même liquide, puis, après avoir été coupés en nombreux fragments, les deux poumons, entiers, ainsi que chacune de leurs parties, n'ont aucunement surnagé le liquide : leur précipitation au fond du vase a été rapide. Le tissu pulmonaire contenait une assez grande quantité de sang noir et liquide ; les cavités droites et gauches du cœur en étaient remplies.

Abdomen. — Tous les organes de cette cavité étaient dans l'état sain et normal. Les vaisseaux du foie laissaient écouler une quantité notable de sang noir et liquide. La couleur générale des parois du tube digestif était rosée. Un méconium verdâtre remplissait le gros intestin seulement.

CONCLUSIONS.

1° L'enfant que nous venons d'examiner était arrivé à la fin du septième mois de la conception. Il n'a pas séjourné plus de 24 à 36 heures dans la fosse d'aisances d'où il a été retiré.

2° L'accouchement est récent, et ne date pas de plus de deux jours : telle est du moins l'opinion qu'on peut déduire de l'état de conservation et de fraîcheur du cadavre.

3° L'enfant était viable.

4° Il n'a pas respiré.

5° *Il vivait* au moment où la tête a été écrasée, ainsi que l'atteste *la coagulation du sang* trouvé sous la peau du cou, du crâne et dans cette cavité.

6° Les lésions du crâne et du cerveau ont très vraisemblablement empêché l'établissement de la respiration, fonction à l'accomplissement de laquelle rien ne s'opposait, attendu l'état normal et le degré de développement des organes respiratoires.

Paris, ce 10 décembre 1842.

Plusieurs auteurs qui ont écrit sur la médecine légale se sont élevés contre la dénomination d'infanticide, comme ayant une signification trop générale, et nous citerons en particulier Marc (voy. *Dict. de méd.* en 30 vol., article INFANTICIDE). Ce médecin-légiste énonce, en fait, qu'en médecine légale on doit distinguer l'embryoctonie ou le fœticide, de l'infanticide, c'est-à-dire que par les deux premières expressions on doit entendre la destruction du fœtus avant son expulsion, ou par l'effet de son expulsion violente et prématurée, tandis que la troisième désigne le meurtre d'un enfant plus ou moins de temps après sa naissance. Il ajoute qu'un langage rigoureux exigerait peut-être que l'on adoptât, comme expression générique, le mot *fœticide*, pour désigner la destruction volontaire du fœtus depuis l'époque de sa formation jusqu'après celle de son expulsion ; que le mot *embryoctonie* ne servît qu'à exprimer l'action de faire périr, dans le sein maternel, le fœtus non encore complétement développé ; et enfin que le mot *infanticide* ne fût appliqué qu'au meurtre d'un enfant viable.

Ces distinctions, quoique exactes, sont, suivant nous, inadmissibles en médecine légale ; car cette science est tellement liée aux lois, que toute division qui ne se coordonne pas avec elles en doit être exclue, sous peine de faire prendre aux médecins des conclusions obscures pour le jury et les magistrats. En effet, la loi ne reconnaissant que deux crimes par rapport à l'enfant encore contenu dans le sein de la mère ou qui en est sorti, l'avortement et l'infanticide ; spécifiant d'ailleurs très bien ces deux crimes, le premier par *accouchement prématuré et volontaire*, le second par meurtre d'un *enfant nouveau-né*, il est tout à fait inutile d'indiquer s'il y a embryoctonie ou fœticide, puisque la loi ne reconnaît, dans ces deux circonstances, qu'un seul et même crime, l'avortement, et qu'elle les punit de la même peine. L'intention est la même dans les deux cas ; la volonté recherche le même résultat: pourquoi donc multiplier sans nécessité les divisions scientifiques.

M. Orfila signale cette omission : que la loi ne fait pas mention du meurtre d'un enfant *naissant*, *quoique évidemment on doive encourir la même peine que lorsqu'on assassine un enfant qui vient de naître*. (Voyez *Méd. lég.*, tome II, 126, 3° édit.)

L'homicide volontaire d'un enfant naissant est, selon nous, punissable comme celui d'un enfant nouveau-né, c'est un infanticide.

Nous ne disons pas, il est vrai qu'une femme qui accouche au terme de la grossesse, et qui fait périr son enfant pendant l'accouchement, soit aussi criminelle que celle qui le tue alors qu'il a vécu, qu'il a respiré ! !

Mais il y a aujourd'hui une grande latitude laissée par la loi pour la punition de ce crime, au moyen des dispositions de l'article 463 du Code pénal, lorsque le jury déclare l'existence de circonstances atténuantes ; et les magistrats sauront toujours, dans le cas dont il s'agit, faire la part de la circonstance atténuante que nous venons de signaler.

En effet, quoi de plus propre à suspendre la volonté criminelle d'une mère, que la vue, que les cris de son enfant? Celle-là est doublement coupable qui a longtemps médité le crime, qui persiste encore dans sa résolution, et qui même en prend pour ainsi dire une nouvelle, alors que la vue de son enfant doit avoir détruit la première.

Celle qui tue son enfant pendant l'accouchement est cependant plus coupable que la femme qui commet le crime d'avortement. Dans ce dernier cas, en effet, le meurtre s'exerce sur un enfant qui n'a pas encore atteint tout le développement qui le rend apte à parcourir les diverses phases de la vie ; dans le premier, au contraire, quoique la femme n'ait pas la certitude que son enfant soit apte à vivre, elle doit le supposer, puisque l'accouchement naturel a ordinairement lieu au terme de la grossesse.

Les médecins légistes ont admis de tout temps deux espèces d'infanticide : l'infanticide par commission et l'infanticide par omission. Cette division n'est pas conforme à la loi, qui ne reconnaît qu'une seule espèce de crime d'infanticide, celui qui est le *résultat de la volonté*. La mort de l'enfant nouveau-né, quand elle n'est que le résultat de l'incurie, de la négligence, du défaut de soins, de l'imprudence de la mère ou de tout autre individu, n'est point un infanticide, parce qu'alors la mort est réputée n'avoir pas été le résultat de la volonté; mais la mère qui laisse agir sur l'enfant les causes certaines de mort auxquelles il est accidentellement exposé, commet encore un délit grave. La loi ne le laisse pas entièrement impuni, et dans ces cas les magistrats appliquent l'article 319 du Code pénal, ainsi conçu : « Quiconque par maladresse, imprudence, inattention, négli- » gence ou inobservation des règlements, aura commis involon- » tairement un homicide, ou en aura involontairement été la » cause, sera puni d'un emprisonnement de trois mois à deux » ans, et d'une amende de 50 fr. à 600 fr. »

L'application de cet article fait sentir l'imperfection de la loi relative au crime d'infanticide, En effet, pour atteindre l'infanticide par omission, les magistrats ont recours à un article qui concerne l'homicide. Aussi persistons-nous à nous servir des dénominations par commission et par omission pour classer les faits et les exposer dans leurs rapports avec l'application de la loi, quelque imparfaite quelle nous paraisse.

Enfin une dernière circonstance qu'il ne faut pas perdre de vue, c'est que le crime d'infanticide peut être commis soit par la mère de l'enfant, soit par une personne étrangère. Dans le premier cas, c'est une femme qui veut se soustraire au déshonneur ; dans le second, c'est un meurtrier qui veut faire disparaître les traces de sa débauche, ou qui satisfait des vues criminelles d'intérêt et de cupidité. Ici la femme est quelquefois complice; là, elle est seule coupable; mais, dans les deux cas, le médecin a presque toujours à examiner un corps de délit composé, puisque les preuves de l'infanticide découlent de l'examen de l'enfant et de celui de la mère.

Le docteur Bayard a publié, dans les *Annales d'hygiène*

(t. XXIV, p. 331), un relevé statistique des infanticides durant une période de dix années. Nous reproduisons ici ces tableaux qui donnent une idée parfaite de la fréquence de ce crime et des suites qu'ont à cet égard les affaires criminelles.

TABLEAU N° I.

Inculpés d'infanticide laissés sans poursuites par le ministère public.

Années 1825 1830 1831 1852 1853 1854 1855 1856 1857 1858
» 50 99 75 112 119 146 155 150 143 — 1,027

TABLEAU N° II.

Prévenus d'infanticide déchargés par ordonnance des chambres du conseil.

Années 1825 1830 1831 1852 1855 1854 1855 1856 1857 1858
» 128 178 170 194 178 151 170 188 166 — 1,525

TABLEAU N° III.

INFANTICIDES.													
	NOMBRE des				NOMBRE des condamnés.					DEGRÉ d'instruction.			
ANNÉES.	Accusations.	Accusés.	Hommes.	Femmes.	Acquittés.	à mort.	aux trav. forcés à perpét.	aux trav. forcés à temps.	à la réclusion.	peine correct.	Ne sach. ni lire ni écrire.	Sachant lire et écrire un peu.	Instruction supérieure.	Instruction complète.
1825	126	140	»	»	62	9	15	»	3	51	»	»	»	»
1830	98	109	5	104	62	1	14	»	1	31	96	7	3	3
1831	79	86	4	82	39	1	8	»	»	38	77	7	2	»
1832	80	88	8	80	45	1	6	14	1	21	75	13	»	»
1833	87	92	2	90	43	»	4	23	1	21	76	14	1	1
1834	100	111	4	107	59	1	7	19	»	25	100	11	»	»
1835	119	134	11	123	52	2	3	21	7	49	109	21	3	1
1836	133	151	12	139	58	2	2	33	4	52	124	25	3	1
1837	127	143	12	131	56	2	2	27	2	54	111	29	4	»
1838	130	156	14	142	49	5	5	42	7	48	135	20	1	»
TOTAUX.	1210	82	998	525	24	66	179	26	390	903	447	17	6	

I.

TABLEAU N° IV.

Distinction des accusés d'après leur âge.														
ANNÉES.	Nombre total des accusés.	Moins de 16 ans.	De 16 à 21.	De 21 à 25.	De 25 à 30.	De 30 à 35.	De 35 à 40.	De 40 à 45.	De 45 à 50.	De 50 à 55.	De 55 à 60.	De 60 à 65.	De 65 à 70.	De 70 à 80.	De 80 et au-dessus.
1825	»	»	»	»	»	»	»	»	»	»	»	»	»	»	»
1830	109	»	15	28	24	15	8	11	2	3	»	3	»	»	»
1831	86	»	13	21	19	16	6	7	2	»	»	1	»	1	»
1832	88	1	7	18	26	17	8	5	2	1	»	»	2	1	»
1833	92	»	8	20	23	18	10	10	»	»	»	1	2	»	»
1834	111	»	10	28	27	18	10	9	4	1	1	2	»	1	»
1835	134	1	7	44	30	20	10	9	7	1	2	1	1	»	1
1836	151	»	13	44	33	25	19	6	6	2	2	2	1	»	»
1837	143	»	17	30	36	21	17	10	2	3	4	2	1	»	1
1838	159	1	12	41	37	20	17	8	5	3	6	1	2	2	1
TOT.	1073	3	102	274	255	170	105	75	30	14	15	13	9	5	3

TABLEAU N° VI.

Nombre des infanticides commis dans chaque mois.													
ANNÉES.	Janvier.	Février.	Mars.	Avril.	Mai.	Juin.	Juillet.	Août.	Septembre.	Octobre.	Novembre.	Décembre.	TOTAUX.
1825	»	»	»	»	»	»	»	»	»	»	»	»	»
1830	13	12	14	4	8	6	4	6	7	7	9	7	98
1831	7	5	9	5	5	6	6	11	4	10	5	6	79
1832	7	10	9	6	7	2	6	8	6	10	5	4	80
1833	6	6	10	7	10	7	11	4	8	5	6	6	87
1834	6	8	13	7	9	14	12	6	8	4	3	8	100
1835	12	13	20	9	13	11	4	8	6	5	6	12	119
1836	12	16	12	16	13	12	12	8	15	4	8	8	133
1837	12	13	16	8	13	13	8	5	8	8	12	12	143
1838	11	13	14	18	7	10	9	5	11	14	9	9	130
TOTAUX.	86	96	117	80	85	81	72	61	73	67	63	72	

TABLEAU N° VII.

Homicide par imprudence d'enfants nouveau-nés par leur mère.

Années	1825	1830	1831	1832	1833	1834	1835	1836	1837	1838		
	»	50	49	52	54	72	53	84	72	78	—	564

Si l'on groupe les divers totaux qui représentent le nombre d'individus *inculpés*, *prévenus* et *accusés* du crime d'infanticide pendant le court espace de dix années, on arrive au chiffre effrayant de 3,759.

La recherche de toutes les preuves du crime peut soulever un grand nombre de questions. La plupart d'entre elles rentrent dans le domaine de la médecine. L'ordre à suivre dans leur exposition se trouve naturellement tracé; les unes sont propres à l'enfant, les autres se rattachent à la mère; nous traiterons successivement des moyens de les résoudre.

QUESTIONS RELATIVES A L'ENFANT.

Les questions qui sont soumises aux médecins devant toujours être la conséquence du texte de la loi et l'expression des besoins que réclame son application, les magistrats posent ordinairement les suivantes :

1° Le corps soumis à l'examen est-il celui d'un enfant nouveau-né ?

2° Cet enfant est-il né vivant?

3° En supposant qu'il soit né vivant, combien de temps a-t-il vécu ?

4° Si l'enfant a vécu, depuis combien de temps la mort est-elle survenue?

5° La mort a-t-elle été naturelle?

6° La mort a-t-elle été le résultat de l'emploi de moyens de nature à porter atteinte à la vie ?

7° La mort a-t-elle été la suite d'un défaut de soins ?

La première et la seconde question, résolues négativement, excluent toute idée d'infanticide. La solution de ces questions est donc de la plus haute importance. Ce sont elles qui doivent fixer en premier lieu l'attention de l'expert.

Nous ne traiterons pas isolément le point de savoir *si l'enfant était mort avant de sortir de l'utérus;* c'est une des circonstances propres à la seconde question, car il est évident que la réponse affirmative prouve que l'enfant n'était pas *né vivant;* jamais les magistrats n'adresseront une pareille question à l'expert. C'est au médecin à examiner si l'enfant ne serait pas mort avant la naissance pour répondre à la question qui lui est soumise : *l'enfant est-il né vivant?*

Nous en dirons autant de cette autre question: *Dans le cas où un enfant serait sorti vivant de l'utérus, a-t-il vécu après l'accouchement, ou est-il mort en naissant?* « On sentira, dit M. Orfila, l'importance de cette question, en apprenant que la mort pendant la naissance peut être l'effet d'une foule de causes innocentes, que l'on apprécie en examinant la nature et la durée du travail de l'accouchement. Si l'on s'assurait que l'enfant a succombé à l'une ou à l'autre de ces causes, on devrait nécessairement écarter tout soupçon de crime. » Nul doute à cet égard; mais un magistrat ne s'enquiert pas si la mort a eu lieu par l'effet de causes qui ont exercé leur influence pendant l'accouchement ou après l'accouchement. Il demande *si la mort a eu lieu naturellement, ou si, au contraire, elle a été le fait de violences exercées sur l'enfant dans le but d'attenter à ses jours?*

Cette question ne pourrait guère être soulevée que pendant les débats, alors que la mère viendrait déclarer que son enfant, qui pendant le travail a jeté des cris, est cependant arrivé mort; qu'il a présenté telle ou telle disposition du cordon; ou bien qu'étant tombée en syncope par suite d'une perte considérable de sang, elle a trouvé son enfant mort, lorsqu'elle a recouvré la connaissance, etc., etc. C'est donc pour ainsi dire une question incidente qui est comprise implicitement dans celle de savoir *si la mort a été naturelle*, et dont nous croyons pouvoir alors traiter avec avantage (1).

Nous pensons encore que jamais un magistrat ne posera à l'expert la question suivante : *En admettant qu'un enfant dont on a trouvé le corps ait été tué, est-il possible de prouver qu'il appartient à la femme que l'on a accusée, et qu'elle est l'auteur du crime?* (Orfila, *Méd. lég.*, II, 128.) Si une pareille question était soumise au médecin, il n'y aurait plus matière à procès, le médecin remplirait le rôle des juges et des jurés. Ajoutons que d'ailleurs la réponse est presque toujours impossible par les seuls documents que fournit l'examen du corps de délit et celui de la femme. En effet, il ne suffit pas de trouver un enfant mort sous l'influence de violences, et dont l'époque de la mort se rattache à celle de l'accouchement d'une femme; il faut encore prouver : 1° que cette femme est sa mère; 2° qu'elle est l'auteur de sa mort;

---

(1) M. Orfila, tout en reproduisant cette question sous la même forme dans sa 4ᵉ édition, dit que nous la regardons comme oiseuse. Il a tort, nous la regardons comme mal posée. Suivant nous un traité de médecine légale doit représenter le tableau des questions qu'un magistrat peut poser au médecin. Ces questions doivent être une conséquence directe des termes de la loi. A ce point de vue, la question posée par M. Orfila n'est ni logique ni directe; elle doit être traitée à l'occasion d'une question plus large, celle que posera le magistrat : la mort a-t-elle été naturelle; c'est sous ce rapport que nous maintenons le reproche que nous avons adressé à cet égard dans notre précédente édition.

deux genres de preuves qui ne s'acquièrent pas par l'inspection du corps de délit ou par l'existence d'un accouchement coïncidant avec la mort d'un enfant, mais bien par la connaissance des circonstances du fait, ce dont les médecins n'ont jamais à s'enquérir, et ce qu'il appartient aux magistrats et aux jurés d'apprécier.

Cette question, contre laquelle nous nous élevons en tant qu'elle serait adressée à un expert, justifie la distinction que nous avons posée entre les questions qui concernent l'enfant et celles qui sont relatives à la mère. Ainsi les magistrats demanderont au médecin : Telle femme supposée être l'auteur du crime *est-elle accouchée? Y a-t-il coïncidence entre l'époque de l'accouchement de cette femme et celle présumée de la naissance de l'enfant?* On conçoit, en effet, que c'est la seule solution que l'on puisse demander à un médecin, et que s'il parvient à établir une pareille coïncidence, c'est une des charges les plus fortes qui puissent peser sur une accusée.

Nous avons cru devoir entrer dans tous ces détails pour justifier le mode d'exposition des faits que nous adoptons dans ce chapitre.

I. LE CORPS SOUMIS A L'EXAMEN DU MÉDECIN EST-IL CELUI D'UN ENFANT NOUVEAU-NÉ?

Cette question se résout en une détermination d'âge; aussi nous suffira-t-il de faire l'exposition des caractères qui sont propres au fœtus encore contenu dans le sein de sa mère, et à l'enfant pendant les premières six semaines après la naissance, pour fournir tous les moyens d'y répondre.

DE LA DÉTERMINATION DE L'AGE DE L'ENFANT.

La détermination de l'âge, envisagée d'une manière générale, est un fait d'application à plusieurs questions de médecine légale. L'infanticide, l'avortement, la suppression, la supposition, la substitution et l'exposition d'enfant, l'identité, sont autant de sujets auxquels elle se rattache : aussi quelques médecins légistes en ont-ils fait un chapitre à part. Nous n'avons pas cru devoir en agir ainsi. Remarquons que toutes les questions que nous venons de citer, à part l'identité, se rapportent à la détermination de l'âge d'un fœtus ou d'un enfant nouveau-né; tandis que le fait d'identité suppose toujours la détermination de l'âge à une époque plus ou moins avancée de la vie. C'est ce qui nous a engagé à placer dans l'histoire de l'infanticide tout ce qui a trait à une période comprise entre le moment de la conception et le quarante-cinquième jour après la naissance; remettant l'exposition des faits relatifs à la détermination de l'âge pendant les autres phases de la vie, à la partie de la médecine légale où nous traiterons des questions d'identité.

La vie de l'enfant parcourt ses périodes dans l'utérus et hors de l'utérus; les diverses phases de la vie intra-utérine ne peuvent être constatées que par le développement relatif des organes de l'enfant; tandis que celles de la vie extra-utérine se déduisent non seulement de cet ordre de preuves, mais encore de l'exercice des fonctions de relation qui a donné lieu à un grand nombre d'actes dont beaucoup d'individus ont pu être témoins; de là les deux ordres de preuves dont nous avons fait mention. C'est surtout aux travaux de Béclard, Chaussier, Lobstein, Meckel et Oken, et surtout de Meckel, que l'on doit les principaux caractères à l'aide desquels on peut déterminer l'âge d'un fœtus à telle ou telle époque de la vie intra-utérine. Depuis ces travaux, M. Velpeau a rassemblé un grand nombre de fœtus âgés de moins de trois mois, et examiné avec le plus grand soin le mode de développement de chaque organe. Nous lui emprunterons une foule de données importantes. (Voyez son *Traité sur l'embryologie.*)

On sait qu'il existe des opinions très variées sur l'époque de la fécondation à laquelle on peut trouver l'embryon dans la matrice. En médecine légale, où les conclusions doivent reposer sur des faits positifs, on ne peut constater l'existence de la grossesse que dans les cas où l'on trouve un fœtus assez bien conformé pour que son existence ne puisse être l'objet d'aucune contestation ; aussi pensons-nous qu'il n'est guère possible de se prononcer d'une manière certaine avant l'époque d'un mois; cependant, afin de compléter ce sujet, nous indiquerons les caractères propres à une époque antérieure.

Nous joindrons au résumé des caractères de chaque âge l'exposé de quelques unes des ouvertures que nous avons faites à la Maternité, afin de faire voir les différences que les cas particuliers peuvent offrir. Les époques de grossesse et les circonstances remarquables des accouchements, ainsi que la durée de la vie, nous ont été fournies avec soin, et nous le devons à la bienveillance toute particulière du professeur Désormeaux, alors médecin en chef de l'hospice. C'est un tribut de reconnaissance que nous payons à sa mémoire et que nous nous empressons de joindre à celui de tous les élèves qui l'ont abordé, et dont il s'empressait d'encourager les travaux.

DÉTERMINATION DE L'AGE PENDANT LA VIE INTRA-UTÉRINE.

Imprégnation. —Développement de la membrane caduque-utérine.

Embryon de douze jours. —Embryon ou ovule formant une ampoule au milieu d'une autre quatre fois plus grande. — Embryon peu perceptible ou se dessinant par un petit cercle. — Pas de placenta. — Traces de cordon ombilical. —Membrane caduque-utérine et membrane caduque-ovulaire, distinctes et séparées. — Chorion tomenteux très légèrement recouvert d'une espèce de duvet. — Amnios formant le quart de l'œuf. —Vésicule ombilicale de la grosseur d'un pois, placée entre le chorion et l'amnios et contenant une matière analogue à du jaune d'œuf; son pédicule se rend au cordon; cette vésicule est placée entre le chorion et l'amnios. — Corps réticulé ou vésicule allantoïde, placé entre le chorion et l'amnios, composé de deux feuillets disposés à la manière d'une membrane séreuse, autour de l'amnios et de la vésicule ombilicale; il ne donne pas naissance à l'ouraque, comme cela a lieu chez les oiseaux.

Embryon de trois semaines à un mois. — Il a la forme d'un serpent recourbé. — 7 à 11 millim. (3 à 5 lignes de longueur). — Sa tête se dessine par un renflement. —Son extrémité caudale est effilée et se termine par le cordon ombilical; on voit dans cette extrémité un petit filet blanc qui constitue la moelle. — Il est disposé en cercle. — La bouche est indiquée par une fente. —Les yeux, par deux points noirs. — Les membres commencent à se dessiner par de petits mamelons. Le foie occupe tout l'abdomen. — La vessie est très grande. — Le chorion est plus villeux; mais ses villosités sont toujours disséminées à sa surface. La surface interne de cette membrane est en contact avec le corps réticulé et non pas avec l'amnios.

Embryon de six semaines. — Sa longueur est de 17 à 22 mill. (7 à 10 lignes). — Son poids 2,12 gram. à 3,90 (40 grains à 1 gros). —La face est distincte du crâne. On aperçoit les ouvertures du nez, de la bouche, des yeux et des oreilles. — La tête est distincte du thorax. Les mains et les avant-bras sont placés au milieu de la longueur du fœtus; les doigts sont distincts. — Les jambes et les pieds sont auprès de l'anus. — On aperçoit le nombril, auquel vient s'insérer le cordon ombilical, qui est composé des vaisseaux omphalo-mésentériques, d'une portion de l'ouraque, d'une partie des intestins et de filaments qui représentent les vaisseaux ombilicaux. La clavicule et l'os maxillaire inférieur présentent un point d'ossification. — Le placenta commence à se rassembler — Le chorion est séparé de l'amnios 1° par une matière vitriforme; 2° par le corps réticulé dans une certaine étendue.—La vésicule ombilicale est très grosse.

Embryon de deux mois. — Longueur de 36 à 41 millim. (16 à 18 lignes). — Poids de 7,81 à 16 gram. (2 à 4 gros). — Coudes et bras détachés du tronc. — Talons et genoux isolés. —Rudiments du nez et des lèvres. — Cercle palpébral commençant à se montrer. — Clitoris ou verge apparents. — Anus dessiné par un point noir. —Rudiments des poumons, de la rate et des capsules surrénales. Cœcum placé derrière l'ombilic. — Canal digestif rentré dans l'abdomen. — Ouraque visible. — Points osseux à l'os frontal et aux côtes. — Chorion commençant à toucher l'amnios dans le point opposé à l'insertion du placenta. — Le placenta se rassemble en gâteau. — Les vaisseaux ombilicaux commencent à se contourner.

Embryon de trois mois. — Longueur, 55 à 68 mill. (2 pouces à 2 pouces 1/2). —Poids, 32 à 48 gram. (1 once à 1 once 1/2). — Tête volumineuse. — Les paupières se touchent par leur bord libre. La membrane pupillaire existe. — La bouche est fermée. — Nez très saillant. — Les doigts bien isolés. — Les membres inférieurs dépassent la queue rudimentaire. — Les téguments sont distincts. — Le clitoris et le pénis sont fort longs. — Le thymus existe. — Il en est de même des capsules surrénales. — Le cœcum est placé au-dessous de l'ombilic. —Le cerveau a 5 lig., le cervelet 4 lig., la moelle allongée 1 lig 1/2, et la moelle 3/4 de lig. — Les deux ventricules du cœur sont distincts. — La caduque réfléchie et la caduque utérine se touchent. — Le cordon contient les vaisseaux ombilicaux et un peu de gélatine de Warthon. — Le placenta est complétement isolé. — Les vésicules ombilicale et allantoïde, ainsi que les vaisseaux omphalo-mésentériques, ont disparu.

Fœtus de quatre mois. — Longueur, 13 centim. 1/2 à 16

centim. (5 à 6 pouces). — Poids 80 à 96 gram. (2 onces 1/2 à 3 onces). — Peau rosée, assez dense, déjà doublée de granulations adipeuses dans certains points. — Bouche très grande et ouverte. — Membrane pupillaire très visible. — Ongles commençant à paraître. — Parties génitales et sexe distincts. — Cœcum placé près du rein droit. — Vésicule biliaire. — Méconium dans le duodénum. — Valvule cœcale visible. — Ombilic dessiné et placé près du pubis. — Osselets ossifiés. — Points d'ossification des parties supérieures du sacrum. — Membrane se formant au point d'insertion du placenta avec l'utérus. — Contact complet du chorion avec l'amnios.

Fœtus de cinq mois. — Longueur, 19 à 22 centim. (7 à 8 pouces). — Poids, 157 à 218 gram. (5 à 7 onces). Volume de la tête toujours considérable comparé au reste du corps. — Cheveux commençant à paraître. — Ongles très distincts. — Peau sans enduit sébacé. — Substance blanche dans le cervelet. — Cœur très volumineux. — Reins très volumineux. — Cœcum situé à la partie inférieure du rein droit. — Vésicule biliaire assez distincte. — Germes des dents de la deuxième dentition. — Points d'ossification de la première partie du pubis ainsi que du calcanéum. Le méconium prend une teinte jaune verdâtre et occupe le commencement de l'intestin grêle.

Maternité. — *Enfant de cinq mois, du sexe masculin. (Je n'ai pas pu examiner ce fœtus d'une manière complète.)*

Il est né vivant ; mais il a cessé de vivre *immédiatement* à sa naissance. — Poids, 6 ℥ 2 3. — Longueur totale, 8 po. 9 lignes. — Membres supérieurs, des aisselles aux poignets, 2 po. 6 lig. ; des aisselles à l'extrémité des doigts, 3 pouces 5 lig — Membres inférieurs, des aines aux talons, 3 po.; des aines à l'extrémité des orteils, 3 po. 10 lig. — Diamètre bipariétal, 1 po. 6 lig. — Diamètre occipito-frontal, 2 po. — Diamètre occipito-mentonnier, 2 po. 5 lig.

La masse intestinale offrait des circonvolutions nombreuses, et était divisée en deux parties placées de chaque côté de l'abdomen et d'égale étendue. Celle du côté gauche était entièrement formée par une portion de l'intestin grêle ; celle du côté droit comprenait en outre le cœcum et l'origine du gros intestin ; le cœcum flottait à droite au-dessous du foie.

Le méconium était contenu dans la presque totalité des circonvolutions d'intestin grêle de droite, et s'arrêtait juste au cœcum.

Quand on dépliait les deux masses intestinales, on les voyait réunies en arrière par le mésentère et par une anse transversale de l'intestin grêle.

Fœtus de six mois. — Longueur, 246 à 270 millim. (9 à 10 pouces). — Poids, 500 gram. (1 livre). — Peau présentant quelques apparences de fibres dermoïdes. — Paupières encore agglutinées. — Membrane pupillaire. — Bosselures du colon. — Cordon inséré un peu au-dessus du pubis. — Pieds d'un rouge pourpre. — Cheveux blancs ou argentins. — Commencement d'enduit sébacé. — Méconium dans l'intestin grêle. — Foie d'un rouge sombre. — Vésicule contenant un fluide séreux sans amertume. — Bosselures du colon. — Testicules près des reins. — Point d'ossification aux quatre parties du sternum.

MATERNITÉ. — *Enfant de six mois, du sexe féminin, mort-né.*

— Poids, 1 ℔ 11 ℥ 6 ?. — Longueur totale, 12 po. 11 lig. — Membres supérieurs mesurés des aisselles aux poignets, 4 po. 2 lig. : des aisselles à l'extrémité des doigts, 4 po. 10 lignes. — Membres inférieurs, des aines aux talons, 4 po. 9 lig, ; des aines à l'extrémité des orteils, 5 po. 9 lig. — Diamètre bipariétal, 2 po. 7 lig. — Diamètre occipito-frontal, 3 po. — Diamètre occipito-mentonnier, 3 po. 1/2.—Diamètre costal, 3 po. 1 lig.—Diamètre sterno-vertébral, 1 po. 10 lig. — Conformation : Tous les membres ainsi que les saillies des os se dessinent, en sorte que les membres ont des formes anguleuses au lieu d'être arrondies. Les côtes sont très visibles, et cette saillie des os tient à l'absence du tissu cellulaire sous-cutané, qui, à cet âge, ne contient pas de graisse ni de sérosité. La peau est déjà assez bien organisée ; mais elle offre une teinte rosée dans toute l'étendue de la tête, à la poitrine et aux membres, principalement aux bras, aux avant-bras et aux jambes. Elle n'est pas diaphane. Les cheveux sont très courts et très peu nombreux. Les paupières fermées et entièrement adhérentes l'une avec l'autre. Le nez, la bouche sont peu contournés. Les ongles sont petits, mais ils atteignent l'extrémité des doigts. S'il est vrai que chez un fœtus à terme et bien conformé les ongles sont longs, et que quelquefois ils dépassent même l'extrémité des doigts, ce signe me paraît peu significatif, attendu que je vois, en général, les ongles proportionnés dans leur dimension à la dimension des parties. On pourrait peut-être les envisager sous un autre point de vue, et dire qu'ils forment le quart ou la moitié de la circonférence de l'extrémité des doigts, ce qui me paraîtrait plus exact. Ainsi, dans le fœtus dont il s'agit, ils forment tout au plus le quart de la circonférence de l'extrémité des doigts.) Le cordon ombilical est mince, charnu, contourné sur lui-même, et semble se continuer, par son enveloppe extérieure, avec la peau de l'anneau, et par conséquent avec celle de l'abdomen. (Les auteurs n'ont pas fait assez d'attention à cette disposition : plus le fœtus avoisine le terme de la grossesse, plus il existe une ligne de démarcation tranchée à l'endroit de l'insertion du cordon.) Le cœcum est placé sous le foie ; et à droite le méconium remplit *tout le gros intestin et le rectum.* Ainsi ce qu'ont dit les auteurs à ce sujet, relativement à sa situation dans divers points du canal intestinal, suivant l'âge, ne serait pas toujours exact.

MATERNITÉ. — *Enfant de six mois et demi, sexe féminin, mort-né.*

— Poids total, 2 ℔ 7 ℥ 5 ; 1/2. — Longueur, 1 p. 3 po. — Membres supérieurs, des aisselles aux poignets, 4 po. ; des aisselles à l'extrémité des doigts, 5 pouces 6 lig — Membres inférieurs, des aines aux talons, 5 po.; des aines à l'extrémité des orteils, 6 po. 6 lig. — Moitié du corps

correspondant à 6 lignes au-dessus de l'ombilic. — Conformation externe
bonne; peau assez bien organisée, mais partout d'un rouge vif; fœtus très
chétif et imparfaitement conformé dans toutes ses parties; tissu cellulaire
infiltré de sérosité. — Cheveux assez abondants, mais courts, 6 lignes.
— Ongles très minces, atteignant à moitié l'extrémité des doigts. — Pas
de traces d'enduit sébacé.—Diamètre bipariétal, 2 po. 8 lig. —Diamètre
occipito-frontal, 3 po. 4 lig. — Diamètre occipito-mentonnier, 5 po. 1/2.
— Thorax : diamètre costal, 2 po. 9 lig. — Diamètre sterno-vertébral,
2 po. 5 lig. — Cordon assez épais, à parois diaphanes, très gélatineux ;
les veines ombilicales se dessinent à travers et on les voit contournées en
spirales très rapprochées. Anneau à peine marqué; peau mal organisée.
— Thymus, poids 1/2 ʒ 42 gr. — Poids, poumons et cœur, 2 ʒ 18 gr.
Immersion complète. — Poids, poumons, 5 ʒ 1/2 et 18 gr. Immersion
complète. — Les lobules pulmonaires, extrêmement petits, sont unis très
lâchement par le tissu cellulaire. — Foie, poids, 1 ʒ 6 ʒ 54 gr. La vésicule du fiel, à parois très transparentes, contient un liquide muqueux
filant et un peu coloré en jaune. — Canal intestinal très petit, à circonvolutions nombreuses. — Aucune apparence de méconium.

On voit que les deux exemples que le hasard a mis entre nos
mains se sont trouvés dans des proportions plus grandes que
celles indiquées par les auteurs.

Fœtus de sept mois. — Longueur de 30 à 32 centimètres (11 à
12 pouces.) — Poids de 1500 à 2000 grammes (3 à 4 livres.) —
Peau rosée, fibreuse, épaisse.—Commencement d'enduit sébacé.
— Ongles n'arrivant pas encore à l'extrémité des doigts. — Les
paupières ne sont plus adhérentes. — La membrane pupillaire
est moins sensible. — Il existe un point d'ossification dans l'as-
tragale. — Le méconium occupe la presque totalité du gros
intestin. —On commence à apercevoir des valvules conniventes.
— Le cœcum est placé dans la fosse iliaque droite. — Le lobe
gauche du foie est presque aussi gros que le lobe droit. —La vésicule contient de la bile. — Le cerveau est plus consistant ; il ne
renferme pas encore de substance blanche. Les testicules sont
plus éloignés des reins.

Maternité. — *Enfant de sept mois, du sexe masculin, mort avant
la naissance. Depuis huit jours la mère ne sentait plus les mouvements de l'enfant.*

 . — Poids, 3 ℔ 11 ʒ 1/2. — Longueur, 13 po. 1/2. — Membres supérieurs, des aisselles aux poignets, 4 po.; des aisselles à l'extrémité des
doigts, 5 po. 9 lig. — Membres inférieurs, des aines aux talons, 5 pouces
6 lig.; des aines à l'extrémité des orteils, 6 po. 9 lig. — Moitié du corps
correspondant à 2 lignes au-dessus de l'ombilic. Conformation grêle. —
A demi putréfié dans le sein de la mère, le scrotum et le ventre principalement, la tête, les membres et la poitrine sont sains. — Cheveux
abondants, ayant 7 lignes de longueur. —Ongles atteignant presque l'ex-

trémité des doigts. — Quelques traces d'enduit sébacé. — Diamètre bipariétal, 3 po. — Diamètre occipito-frontal, 4 po.—Diamètre occipito-mentonnier. 4 po. 5 lig.—Cordon et anneau putréfiés, rouge brunâtre, épais, sans plis ni rides, et ne formant qu'un cylindre brunâtre, sans torsion. — Thymus, poids, 42 gr. — Poids, poumons et cœur, 2 ℥. Immersion complète. — Poids, poumons, 1 ℥ 1/2. Immersion complète. — Foie, 2 ℥ 7 ℨ 1/2.

L'abdomen et la partie postérieure des cuisses portaient les traces d'une putréfaction qui avait dû se développer trois ou quatre jours avant la naissance; tout le tronc était mollasse; les côtes sans aucune élasticité; il semblait que le tronc ne formait qu'une masse charnue, qui, posée sur un côté ou sur un autre, prenait toujours la forme d'un cylindre aplati. La peau de cette partie, et principalement celle de l'abdomen, était d'un rouge brunâtre dépourvu d'épiderme. Le cordon qui en naissait n'était plus aussi vrillé qu'il aurait dû l'être. C'était un cylindre rougeâtre à parois lisses, unies, plus volumineux que d'ordinaire, ayant perdu toute sa transparence, et à la surface duquel il était impossible d'apercevoir aucun vaisseau.

Les diverses parties de la face étaient déformées. Sur plusieurs points de la tête l'épiderme se détachait. Quoique la peau du col et des épaules, ainsi que celle des jambes, des bras et des avant-bras, eût encore sa teinte ordinaire, on en détachait cependant bien facilement l'épiderme.

Les cavités de la poitrine et du ventre contenaient une grande quantité d'un fluide séro-sanguinolent, brunâtre; les vaisseaux et le cœur étaient flasques et vides de sang en grande partie.

On voit que la putréfaction suit chez le fœtus, dans l'eau de l'amnios, une marche autre que chez les noyés; qu'elle commence par le cordon et le ventre, puis la tête, puis les membres, et que les mains et les pieds se conservent plus longtemps.

M ATERNITÉ. — *Enfant du sexe masculin. Terme de sept mois et demi.*
Mort avant la naissance.

Poids, 2 ℔ 11 ℥ 1 ℨ. — Longueur totale, 41 centimètres (15 po.). — Membres supérieurs, des aisselles aux poignets, 3 po. 4 lig. ; des aisselles à l'extrémité des doigts, 4 po. 9 lig. — Membres inférieurs, des aines aux talons ; 4 pouces 9 lignes ; des aines à l'extrémité des orteils, 6 po. 3 lignes. — Conformation bonne. — Cheveux très nombreux, mais ils n'ont pas 6 lignes de longueur.—Ongles presque à l'extrémité des doigts, mais très petits, 1 ligne de largeur. — Peau très rouge, non complétement organisée, extrêmement ridée, plissée et molle ; l'épiderme s'en détache par le fait de la putréfaction. La peau est tellement transparente, que l'on aperçoit la graisse par petites plaques séparées à travers le derme. Cet état n'est toutefois bien prononcé qu'au-devant du col et en distendant la peau. — Enduit sébacé à la face, à la partie supérieure de la poitrine et des bras ; il n'en existe pas à la partie inférieure de la poitrine et de l'abdomen, non plus qu'aux membres inférieurs, un peu en avant des fesses. — Diamètre bipariétal. 2 po. 9 lig. — Diamètre occipito-frontal, 3 po. 1/2. — Diamètre occipito-mentonnier, 4 po. 1 lig. — Moitié du corps correspondant à 1 po. 1/2 au-dessus du cordon. Thorax, diamètre costal, 3 po. 11 lig. — Fibro-cartilages du sternum mous, flasques, se déprimant par leur propre poids. — Diamètre sterno-vertébral, 2 pouces

4 lignes. — Les os du crâne ne se touchent pas par leurs bords ; les fontanelles sont très larges ; celle temporo-frontale existe. — Cordon épais, volumineux, rouge-brunâtre, évidemment en putréfaction commençante. — Anneau ombilical très peu saillant, ne formant pas de bourrelet. — Thymus extrêmement petit, pesant 28 gr., très peu consistant. — Poids, poumons et cœur, 7 ℨ 1/2 17 gr. Immersion complète. — Poids, poumons, 5 ℨ. Immersion.

Fœtus âgé de huit mois. — 36 à 40 centim. (13 à 15 pouces) de longueur, pesant 2000 à 2500 grammes (4 à 5 livres.) — Peau recouverte d'un enduit sébacé plus marqué. — Ongles arrivant à l'extrémité des doigts. — La membrane pupillaire commence à s'effacer vers la fin de ce mois. — Il existe un point d'ossification à la dernière vertèbre du sacrum. — Le cartilage qui forme l'extrémité inférieure du fémur ne présente point encore de point osseux. —Le cerveau offre l'apparence de circonvolutions, mais il n'existe pas encore de substance blanche.—Les testicules s'engagent dans les anneaux sus-pubiens.

MATERNITÉ. — *Enfant de huit mois, sexe masculin, mort-né.*

Doids, 4 ℔ 1 ℥. — Longueur totale, 17 po. 4 lig. — Membres supérieurs, des aisselles aux poignets, 4 po. 3 lig. ; des aisselles à l'extrémité des doigts, 6 pouces 3 lig. — Membres inférieurs, des aines aux talons, 6 pouces ; des aines à l'extrémité des orteils, 7 po. 3 lignes. — Moitié du corps correspondant à 10 lig. au-dessus de l'ombilic. — Diamètre bipariétal, 3 po. 3 lig. — Diamètre occipito-frontal, 3 pouces 9 lig. — Diamètre occipito-mentonnier, 4 po. 7 lig. — Diamètre costal, 3 po. 11 lignes. — Diamètre sterno-vertébral, 2 po. 7 lig.

Conformation généralement bonne sous le rapport des formes, mais la peau n'est pas parfaitement organisée ; elle a une injection, une teinte généralement rouge ; elle est plissée, chagrinée, dépourvue aux membres d'une certaine proportion de tissu cellulaire sous-cutanée. Cheveux nombreux, mais courts ; ongles n'atteignant pas tout à fait l'extrémité des doigts ; enduit sébacé fort abondant à toute la surface du corps. Cordon très gélatineux, distinct de l'anneau cutané, mais il fait suite encore avec la peau ; il n'a pas de ligne de démarcation bien distincte. Les os du crâne sont très mobiles les uns sur les autres ; les fontanelles plus larges qu'à terme. Le nez, les oreilles encore peu détachés ; les lèvres d'un rouge vif et brunâtre ; les paupières encore collées par leurs bords libres ; elles ne se détachent qu'à l'aide d'une traction. — Thymus, 3 ℨ. — Poids, poumons et cœur, 2 ℥ 1 ℨ 42 grains. Immersion complète. — Poids, poumons, 1 ℥ 3 ℨ. — Foie, 3 ℥ 1/2. — Point osseux ne consistant que dans quelques apparences de vaisseaux sanguins.

MATERNITÉ. — *Enfant du sexe féminin à terme, mort pendant le travail de l'accouchement ; l'enfant présentait l'épaule.*

Longueur totale, 19 po. — Membres supérieurs, des aisselles aux poignets, 4 po. 1/2 ; des aisselles à l'extrémité des doigts, 6 po. — Membres inférieurs, des aines aux talons, 6 po. 9 lig. ; des aines à l'extrémité des pieds, 7 po. 1/2. — Poids, 5 ℔ 8 ℥ 8 ℨ 39 gr. — Conformation très bonne. — Diamètre bipariétal, 3 po. 5 lig. — Diamètre occipito-frontal, 4 po. 2 lig. — Diamètre occipito-mentonnier, 5 pouces. — Cordon frais. — Foie. poids, 4 ℥ 7 ʒ . — Poumons : ils remplissent incomplétement la cavité de la poitrine ; mais au lieu que l'espace vide soit situé en dehors des poumons, il se trouve entre le cœur et la face interne de ces organes, en sorte qu'ils sont couchés sur leur face externe ; du reste, ils n'ont pas respiré, car ils sont compactes, homogènes, d'une couleur violacée : ils immergent dans l'eau. L'enfant a été asphyxié pendant le travail.) Leur poids est de 1 ℥ 5 ʒ 6 grains. — Thymus volumineux très étendu sur l'origine des vaisseaux et sur la partie supérieure du cœur. — Poids, 3 ʒ 35 gr.

MATERNITÉ. — *Enfant jumeau de huit mois, du sexe féminin. Beaucoup plus petit que le second enfant ; ayant vécu pendant dix-huit heures.*

Poids, 1 ℔ 14 ℥ 1/2. Longueur du corps, 13 po. 11 lig. — Membres supérieurs des aisselles aux poignets, 3 po. 4 lig. ; des aisselles à l'extrémité des doigts, 5 po. 2 lig. — Membres inférieurs, des aines aux talons, 4 po. 11 lig. ; des aines à l'extrémité des orteils, 6 po. — Moitié du corps correspondant à 11 lignes au-dessus de l'ombilic. — Conformation très bonne ; peau bien organisée et très blanche, très dense ; pas de traces d'enduit sébacé. — Cheveux assez nombreux, 7 lig. de long environ. — Ongles très petits, atteignant presque l'extrémité des doigts, assez fermes. — Diamètre bipariétal, 2 po. 9 lig. — Diamètre occipito-frontal, 3 po. 1/2. — Diamètre occipito-mentonnier, 3 po. 10 lig. — Thorax, diamètre costal, 2 po. 9 lig. — Diamètre sterno-vertébral, 2 po 3 lig. — Cordon aplati, desséché, non vrillé, contourné ; les vaisseaux se dessinant à travers par des stries de sang. Peau de l'anneau ferme et consistante. — Thymus, poids, 30 gr. — Poids, poumons et cœur, 1 ℥ 1/2 ʒ. Immersion : surnagent. — Poids, poumons, 5 ʒ 12 gr. Immersion : surnagent. — Ils sont bien développés par l'air ; teinte rosée ; vaisseaux capillaires bien injectés. — Foie, poids, 1 ℥ 2 ʒ 16 gr. — Il est d'un rouge assez clair et non pas noir comme chez les enfants qui n'ont pas respiré. — Le méconium remplit le gros intestin.

Fœtus âgé de neuf mois ou à terme — 43 à 48 centim. (16 à 18 pouces) de longueur, à partir du sommet de la tête jusqu'aux talons (1). — 3125 gram. (6 livres 1/4) terme moyen (2). — La moitié du corps correspond à 19 millimètres environ (7 lignes 1/2

______

(1) C'est par erreur que M. Orfila (4ᵉ édition, t. I, 71) indique 50 à 60 cent. — On a rarement vu des enfants n'avoir à terme que 13 pouces. Quelquefois on en a observé de 21, de 24 et même de 25 pouces (ce dernier cas est cité par Millot)..

(2) Des recherches ordonnées par Camus, administrateur des hôpitaux, ont donné pour résultat, sur 1601 enfants à terme, les poids suivants : 3 enfants de 2 livres, 31 de 3 lb., 97 de 4 lb., 308 de 5 lb., 666 de 6 lb., 380 de 7 lb., 100 de 8 lb., et 16 de 9 lb.; le poids moyen est, suivant Chaussier, de 6 1/4 ; de 6 à 7 livres selon Rœderer ; Mauriceau (*Aphor.* 79.) dit qu'un enfant qui naît à neuf mois pèse de 11 à 12 livres ; celui de huit mois 7 à 8 livres ; celui de sept mois 4 livres. Baudelocque a vu des enfants à terme de 10 et de 13 livres ; on en a cité de 15 livres et de 25, mais Baudelocque en nie la possibilité. Selon Augier, le poids du fœtus parfait est de 7 ou 8 livres et au plus 10. Sur 4000 enfants nés à la Maternité de Paris

au-dessus de l'ombilic (1). La tête présente les diamètres suivants : occipito-frontal 11 centim. (4 pouces); occipito-mentonnier, 15 centim. (5 pouces); bipariétal et sphéno-bregmatique, 85 mill. (3 pouces 6 lignes); grande circonférence 37 centim. (14 pouces); circonférence transversale, 28 centim. (10 pouces 6 lignes). On sentira facilement combien la tête est susceptible de varier, tant dans sa forme que dans son volume, et que, suivant les cas, un diamètre peut offrir une prédominance d'accroissement sur un autre. La tête est recouverte de cheveux en plus ou moins grande quantité; leur longueur est de 20 à 28 millim. (9 à 12 lignes). — La peau est recouverte d'un enduit blanchâtre en général assez abondant. Cet enduit dit *sébacé* se remarque principalement au pli des aines ou du cou et au creux des aisselles: il est en raison du développement du système lymphatique de l'enfant et principalement de l'organisation de la peau. — Les membres thoraciques, mesurés du creux de l'aisselle à l'extrémité des doigts, sont plus longs que les membres inférieurs mesurés du pli de l'aine au talon. (Cette manière d'établir une comparaison entre les membres supérieurs et les membres inférieurs, par rapport à leur développement relatif, a conduit à une conséquence fausse, puisqu'on en a inféré que les membres inférieurs se développaient beaucoup plus tard que les membres supérieurs; opinion qui est loin d'être d'ac-

dans un espace de temps déterminé, madame Lachapelle n'en a pas rencontré un seul qui pesât 12 livres.

Un accouchement difficile a eu lieu, le 11 juin 1835, à Boulogne-sur-Mer; il en est résulté un enfant mort en naissant, mais d'une grosseur et d'une forme extraordinaires; il pèse 13 livres; il est long de 22 pouces du sommet de la tête à l'extrémité du pied droit, et de 17 pouces à celle du pied gauche. Large de 7 pouces 3 lignes au sommet des épaules; il a 14 pouces de circonférence sous les aisselles, et 17 pouces 1/2 à la hauteur de la septième côte : les bras, les avant-bras, les poignets, les cuisses, les jambes sont aplatis et recourbés de dehors en dedans. Toutes ces articulations sont très obliques, et chaque extrémité porte six doigts bien conformés. Un prolongement tégumentaire existe au-dessous de la symphyse du pubis; il est divisé en deux parties d'inégale longueur par le raphé; il ne se trouve ni en dehors ni en dedans de la région pubienne aucune trace d'organe de la génération. La dissection la plus minutieuse ne fait rien découvrir. Ainsi, ce qui est extrêmement remarquable, cet enfant n'a pas de sexe. Les reins présentent chacun une masse de 5 pouces de long sur 3 pouces de large, de forme ovalaire; ils sont composés de gros tubercules et de granulations de couleur bleuâtre, entremêlés de filaments et de vésicules de grosseur très variable, ayant l'apparence d'hydatides.

(1) Chaussier a avancé à tort que la moitié du corps de l'enfant à terme répondait un peu au-dessus du nombril. La mesure de 7 lignes 1/2 est la moyenne des chiffres auxquels nous a conduit l'observation d'un assez grand nombre d'enfants. Depuis nos recherches, M. Moreau a trouvé que 24 millim. (10 lignes) était la moyenne qu'il fallait adopter.

cord avec la vérité. Les membres inférieurs sont toujours plus longs que les membres supérieurs. On peut voir à ce sujet les mesures que nous avons rapportées dans les observations qui précèdent et dans celles qui suivent (1)). — Les pieds forment le sixième de la longueur totale du corps. — La membrane pupillaire n'existe plus. — Le conduit auditif externe est entièrement cartilagineux. — Les quatre portions de l'os occipital sont encore distinctes. — L'os hyoïde n'est pas ossifié. — Il existe un point d'ossification au centre du cartilage de l'extrémité inférieure du fémur. C'est le seul os long qui ait un commencement d'ossification épiphysaire. — Le cerveau présente quelque apparence de substance blanche. Le foie descend jusqu'à l'ombilic. — Les testicules ont dépassé l'anneau inguinal, et peuvent même se rencontrer dans le scrotum. — Le méconium occupe la fin du gros intestin. — Le cordon ombilical est inséré à 17 millim. (sept lignes au-dessous du milieu du corps; 10 lig. M. Moreau (2)). Tels sont les principaux caractères de l'enfant né à terme. Nous les avons ainsi limités afin qu'ils puissent rester gravés dans la mémoire du médecin comme les plus évidents et comme les plus probants. Joignons-y ceux de l'annexe de l'enfant, le placenta :

Disque ovoïde de 18 à 24 centim. de diamètre (6 pouces 1/2 à 9 pouces); 27 à 30 millim. (11 à 13 lig.) d'épaisseur, formé de plusieurs lobes ou lobules. Sur un des points de la surface, le plus souvent près du centre, est inséré le cordon ombilical dont la longueur varie dans les proportions suivantes : sur 166 enfants 28 cordons d'une longueur au-dessous de 43 centim. (16 p.); 112 de 43 à 67 centim. (24 pouces); 26 au-dessus de 67 centim. d'après les recherches de M. Negrier. (*Annales d'hyg. et de méd. lég.* t. XXV, p. 137). On a généralement donné comme moyenne 16 à 18 pouces de longueur.

---

(1) M. Orfila, dans sa 4ᵉ édition, nous reproche d'avoir avancé que les membres inférieurs chez l'enfant à terme étaient toujours plus longs que les membres supérieurs. Or, il dit lui-même : « à partir du quatrième mois de la grossesse, les membres abdominaux et les membres thoraciques sont de même longueur. Quand ou les mesure, comme on doit le faire, c'est-à-dire en y comprenant le pied. »—Nous prouvons par des faits qu'à la naissance, les membres inférieurs sont plus longs. M. Orfila dit, pag. 72, qu'à l'âge de cinq ans ils sont aussi longs que les membres thoraciques *en n'y comprenant pas le pied*, et en les mesurant seulement jusqu'au talon. Je laisse à penser ce qui reste du reproche que nous adresse M. Orfila.

(2) M. Moreau sur 94 enfants, venus à neuf mois, en signale 4 comme présentant l'insertion ombilicale au milieu du corps et 90 sur lesquels elle était au-dessous

MATERNITÉ. — *Enfant du sexe masculin à terme, mort pendant le travail de l'accouchement, à la suite d'hémorrhagie par le placenta implanté au col de l'utérus.*

Longueur totale, 20 po. 7 lig. — Membres supérieurs, des aisselles aux poignets, 4 po. 7 lig.; des aisselles à l'extrémité des doigts, 6 po. 1/2. — Membres inférieurs, des aines aux talons, 6 po. 7 lig.; des aines à l'extrémité des orteils, 7 po. 9 lig. — Poids, 5 ℔ 2 ℥ 3 3 1/2. — Conformation générale bonne, enfant très fort. — Cheveux très nombreux, très longs. — Ongles à l'extrémité des doigts. — Peau très bien organisée, d'un rouge violacé, comme dans la mort par asphyxie. — Enduit sébacé très abondant. — Diamètre bipariétal, 3 pouces. — Diamètre occipito-frontal, 4 po. 3 lignes. — Diamètre occipito-mentonnier, 5 po. — Moitié du corps correspondant à 1 po. au-dessus de l'ombilic. — Cordon très frais, volumineux, gras, saignant à son extrémité, sans ligature. — Anneau très blanc, flétri, mais sans aucune trace inflammatoire. — Poumons immergeant complétement. — Poids, 2 ℥ 1 3 6 gr.

MATERNITÉ. — *Enfant à terme. Mort-né.*

Sexe masculin. — Poids, 4 ℔ 4 ℥ 4 3. — Longueur totale du corps, 17 po. 2 lignes. — Longueur des membres supérieurs, mesurés des aisselles aux poignets, 4 po. 5 lignes; des aisselles à l'extrémité des doigts, 6 po. 4 lig. — Longueur des membres inférieurs. mesurés des aines aux talons, 6 po. 3 lig. ; des aines aux orteils, 6 po. 10 lignes. — Tête : diamètre bipariétal, 3 po. 1/2. — Diamètre occipito-frontal, 4 pouces. — Diamètre occipito-mentonnier, 4 po. 9 lig. — Diamètre costal, 3 pouces 10 lignes. — Diamètre sterno-vertébral, 3 pouces. — Conformation très bonne ; le type d'un enfant né à terme ; sur les membres, des pustules blanches, dont quelques unes sont excoriées. — Peau très bien organisée. Cheveux très nombreux et très longs. — Ongles dépassant l'extrémité des doigts. — Enduit sébacé très abondant. — Cordon très gélatineux et très gros. — Anneau offrant une peau bien ferme qui contraste avec l'état gélatineux du cordon. Un petit cercle rouge existe au pourtour du prolongement cutané qui unit le cordon à l'anneau. — Les os de la tête très solides, peu mobiles. — *Tissu cellulaire sous-cutané* très consistant, blanc jaunâtre.

Les deux poumons ont éprouvé une altération qui paraît assez commune, qui ne les rend plus perméables à l'air ; ce n'est pas l'hépatisation rouge des poumons ; leurs tissus, quoique ayant la même densité que dans ce genre d'altération, sont gris blanc ou plutôt blafards, compactes, dur, charnus. Si on les insuffle, quelques cellules çà et là s'injectent ; incisés, on voit que tous les lobules sont imprégnés d'une sérosité blanchâtre. — Poids du foie, 5 ℔ moins un demi-gros.

Poids des poumons, 3 ℥ 2 3. — *Immersion complète dans l'eau.* — Le thymus offre le même état compacte ; il est encore plus blanc que les poumons. Le volume de ces organes a augmenté, car par l'immersion ils déplacent autant d'eau que ceux des poumons des fœtus qui ont respiré, ce dont nous nous sommes assuré ; ils sont aussi beaucoup plus lourds que les poumons dans lesquels la respiration s'est effectuée, puisque leur poids est de 3 ℥ 2 3. — La veille pareil fœtus à terme a été ouvert ; les poumons et le thymus étaient dans le même état et le poids égal. — Le foie est très pesant.

MATERNITÉ. — *Enfant à terme. Mort-né.*

Sexe masculin. — Accouchement laborieux, l'écoulement des eaux l'ayant précédé depuis longtemps. — Poids, 6 ℔ 11 ℥ 5 ʒ. Longueur, 20 po. 1/2. — Longueur des Membres supérieurs, mesurés des aisselles aux poignets, 5 po. 1 lig. ; de l'aisselle à l'extrémité des doigts, 7 pouces 5 lig. — Longueur des membres inférieurs mesurés des aines aux talons, 7 po. 6 lig. ; de l'aine aux orteils, 8 po. 9 lig. — Moitié du corps correspondant à 1 po. au-dessus de l'ombilic. — Enfant très fort, bien constitué dans toutes ses parties. — Cheveux fins, nombreux, n'ayant pas plus de 8 à 10 lignes de longueur. — Ongles très larges et dépassant l'extrémité des doigts. — Enduit sébacé très abondant aux mains, aux pieds et aux plis des aisselles. — Diamètre bipariétal, 4 po. moins 1 lig. — Diamètre occipito-frontal, 4 pouces 7 lignes. — Diamètre occipito-mentonnier, 5 pouces 1/2. — *Thorax, diamètre sterno-vertébral*, 3 pouces 1/2. — Diamètre costal, 4 pouces 1/2. — Cordon vrillé, épais, charnu ; peu de gélatine de Warthon ; à peine des traces de rougeur à l'anneau, aucune apparence de la chute du cordon ; thymus, poids, 4 ʒ. — Poids des poumons et du cœur, 3 ℥ 1 ʒ. — Immersion complète dans l'eau. — Poids des poumons, 2 ℥. — Immersion complète. — Foie, 5 ℥ 6 ʒ 1/2 ; teinte brune très foncée.

MATERNITÉ. — *Enfant à terme, sexe masculin. Mort-né.*

Poids, 6 ℔ 13 ℥ 4 ʒ. — Longueur, 20 po. 1/2. — Membres supérieurs, des aisselles aux poignets, 5 pouces ; des aisselles à l'extrémité des doigts, 7 po. 4 lig. — Membres inférieurs, des aines aux talons, 7 po. ; des aines à l'extrémité des orteils, 8 po. 5 lig. — Milieu du corps correspondant à 2 lig. au-dessus de l'ombilic. — Diamètre bipariétal, 3 po. 7 lig. — Diamètre occipito-frontal, 4 po. 4 lig. — Diamètre occipito mentonnier, 3 po. 3 lig. — Diamètre costal, 4 po. 1/2. — Diamètre sterno-vertébral, 5 po. 2 lig. — Conformation : Enfant extrêmement fort, bien conformé. — Peau parfaitement organisée. — Cheveux nombreux, mais courts, 3 lig. environ. — Ongles bien cornés, dépassant l'extrémité des doigts. — Enduit sébacé, abondant à la tête, aux plis des aisselles et des bras. — Cordon mou, flasque, verdâtre ; il n'a pas même été coupé. — Le cordon et la peau du prolongement cutané offrent une différence bien tranchée d'organisation. Le pourtour de l'anneau est injecté et rouge comme si une inflammation s'était déjà un peu développée. *Elle peut donc exister sans que pour cela il y ait eu vie, et ce signe perd par cela même de sa valeur, pour démontrer, par exemple, que l'enfant aurait vécu quelques heures.* — Thymus, 3 ʒ 1/2. — Poids, poumons et cœur, 3 ℥ ʒ 1/2 ʒ. Immersion complète. — Poids, poumons, 1 ℥ 3 ʒ 1/2. — Immersion complète. — Foie, 5 ℥ 3 ʒ, énorme. — *Le méconium n'est encore qu'à la fin de l'intestin grêle.*

MATERNITÉ. — *Sexe masculin. Enfant à terme. Insufflation pratiquée pendant la vie.*

Poids, 6 ℔ 14 ℥. — Longueur, 18 po. 10 lig. — Membres supérieurs, mesurés des aisselles aux poignets, 4 po. 9 lig. ; des aisselles à l'extrémité des doigts, 7 po. 3 lig. — Membres inférieurs mesurés des aines aux talons, 7 po. ; des aines à l'extrémité des orteils, 8 po. 8 lig. — Moitié du corps correspondant à 2 lig. au-dessus de l'ombilic. — Diamètre biparié-

tal, 3 po. 9 lig. — Diamètre occipito-frontal, 4 po. 1/2. — Diamètre occipito-mentonnier, 5 po. 1 lig. — Diamètre costal, 4 p. 1/2. — Diamètre
sterno-vertébral, 3 po. 3 lig. — Conformation générale très bonne ; enfant
très fort. — Peau complétement organisée, violacée sur une grande partie de la surface du corps, et principalement aux membres, comme chez
les asphyxiés. — Cheveux très nombreux, très longs ; beaucoup ont plus
d'un pouce de longueur. — Ongles dépassant très sensiblement l'extrémité des doigts. — Il n'existe pas de traces d'enduit sébacé. — Le cordon,
encore saignant, est sans ligature ; son extrémité libre est mâchée, coupée inégalement, comme si cette section n'avait pas été faite avec des
ciseaux, ou au moins comme si elle avait été faite par de mauvais ciseaux.
— Tissu cellulaire sous-cutané très dense, très graisseux. — Muscles très
formés et très prononcés. — Thymus, 6 ʒ. — Poids des poumons et du
cœur, 2 ʒ 5 ʒ. — Immersion : surnatation. — Poids des poumons, 5 ʒ.
— Immersion : le poumon droit va au fond ; le gauche se soutient, mais
sa surface ne dépasse pas l'eau. Le lobe antérieur du poumon gauche fait
surnager tout le poumon. — Foie, 5 ʒ moins un demi-gros. — Point
osseux dessiné par des vaisseaux. — Le lobe inférieur des poumons va au
fond de l'eau. — Quelques portions du poumon droit détachées surnagent ;
on y distingue à l'œil les vésicules pulmonaires distendues par de l'air.
Cet air existe tout le long du bord antérieur du poumon, à part quelques
cellules isolées, dilatées séparément au centre de la masse pulmonaire.
La plupart de ces cellules sont blanches ; *leur aspect m'a fait reconnaître que l'insufflation* avait été pratiquée pour chercher à rappeler
l'enfant à la vie, et en effet elle avait été opérée avec une canule. Le
sommet du poumon n'est pas dilaté, cependant c'est ordinairement par
cette partie que commence la respiration. La portion dilatée par de l'air
est tout-à-fait isolée des lobules pulmonaires non dilatés. Est-ce un effet
naturel ou le produit des efforts de l'insufflation ? c'est ce que j'ignore.

Cette observation viendrait à l'appui de l'opinion émise par Mahon,
Fodéré et d'autres auteurs de médecine légale, à savoir que le poumon
droit se dilate plus facilement que le poumon gauche. Chaussier a combattu cette opinion et déclaré avoir observé des faits où une disposition
toute contraire existait.

MATERNITÉ. — *Enfant du sexe féminin à terme, ayant vécu dix-huit
heures.*

Longueur totale du corps, 53 centimètres 1/2. — Membres supérieurs,
des aisselles aux poignets, 4 po. 9 lig. ; des aisselles à l'extrémité des
doigts, 7 po. — Membres inférieurs, des aines aux talons, 6 po. 1/2 ; des
aines à l'extrémité des orteils, 7 po. 10 lig. — Poids, 6 ℔ 2 ʒ. — Conformation générale très bonne, enfant très fort. — Cheveux longs, 1 po. 1/2
et nombreux. — Ongles très bien conformés, dépassant un peu l'extrémité des doigts. Peau bien organisée, blanche, ferme. — Enduit sébacé
nul. — Diamètre bipariétal, 3 po. 1 lig. — Diamètre occipito-frontal,
4 po. 2 lig. — Diamètre occipito-mentonnier, 4 po. 8 lig. — Thorax :
diamètre sterno-costal, 3 po. 10 lig. — Diamètre sterno-vertébral, 3 po.
3 lig. — Moitié du corps correspondant à 1 po. au-dessus de l'ombilic. —
Cordon, 1 p. 1/2 de longueur, légèrement vrillé à son origine, ne consistant plus qu'en une lame analogue à du parchemin ; les trois vaisseaux
y sont très bien dessinés par le sang noir et desséché qu'ils contiennent.

— Anneau plissé, ridé, ayant une tendance à former un cul-de-sac à l'endroit de l'insertion du cordon, pas d'apparence de cercle inflammatoire, ni de mucus ou de pus ; le cordon à son insertion paraît former une sorte de champignon, ce qui n'a pas lieu quand la dessiccation s'en opère après la mort. — *Thymus*, poids, 5 gros et 12 grains. — Poids : poumons et cœur, 4 ℥ moins 24 grains. Immersion, surnagent même après compression. — Poids : poumons, 2 ℥ 4 ʒ 1/2. Immersion, surnagent même après section et compression. — Les poumons sont développés par de l'air dans toute leur partie antérieure à leur sommet, mais la partie postérieure est encore charnue. — Foie : poids, 5 ℥ 2 gr. 1/2. — Point osseux du condyle, rien. — Vaisseaux irradiant plutôt à gauche qu'à droite.

Les caractères de l'époque du neuvième mois étant le cachet de la maturité parfaite, nous allons y insister. Le plus concluant de tous est l'existence d'un point d'ossification au centre du cartilage de l'extrémité inférieure du fémur *entre les deux condyles*. Mais ce point d'ossification ne présente pas toujours le même aspect, le même degré d'organisation ; et comme l'époque de son développement est à peu près constante, il en résulte qu'il devient un indice puissant pour résoudre la question de l'âge. Dans son origine, on aperçoit au centre du cartilage d'un blanc mat, un ensemble de petits vaisseaux sanguins très distincts qui rayonnent du centre à la circonférence. Peu à peu le nombre de ces vaisseaux augmente tellement, qu'ils constituent une petite surface rouge, arrondie, d'une ligne à une ligne et demie de diamètre, au pourtour de laquelle se dessinent encore quelques stries vasculaires ; puis, au milieu de cette surface, se montre le point osseux avec sa couleur d'os, sa consistance et sa forme sphérique, susceptible pourtant d'être coupé avec un instrument tranchant, mais criant sous le scalpel qui le divise ; de manière que, si l'on opère des sections successives de bas en haut sur le cartilage de l'extrémité inférieure du fémur, on sent une résistance croissante de sa surface libre au point osseux, et décroissante du point osseux à la jonction de l'épiphyse. Le point osseux a en effet une forme sphérique ; c'est un globule, et par conséquent il est d'autant plus dur que l'on se rapproche de son centre. — La conséquence des détails dans lesquels je viens d'entrer, c'est qu'avec l'habitude on peut juger du terme plus ou moins parfait de la grossesse par l'état plus ou moins avancé de l'ossification du fibro-cartilage. — Le point auquel correspond le milieu du corps peut aussi offrir des variations ; mais comme plus l'enfant avance en âge et plus ce point se rapproche du pubis, on tirera de la position de ce point des conséquences en faveur ou contre la maturité de l'enfant. — Les auteurs n'ont pas suffisamment porté leur attention sur l'organisation de la peau de l'enfant nouveau-né; c'est cependant un indice de beaucoup de valeur. Quel contraste à établir entre une peau ferme, dense, blanche, à tissu homogène, avec celle des enfants qui sont loin du terme et que l'on peut dépeindre par les caractères suivants : coloration en rouge plus ou moins vif; tissu paraissant formé par une série de petites plaques rouges, séparées par des intervalles de tissu cellulaire translucide, diaphane, sans texture homogène, au milieu de laquelle on aperçoit quelquefois des vaisseaux qui le parcourent! Cet état, il est vrai, est déjà assez éloigné de l'époque de neuf mois de grossesse; mais entre ces deux extrêmes, il existe des nuances que l'observation apprend à apprécier et dont il faut tenir compte.

Les notions que nous venons de fournir pour déterminer l'âge d'un fœtus ou d'un enfant sont loin d'être d'une exactitude rigoureuse. Nul doute qu'il ne reste encore beaucoup à faire sur cette matière importante. Nous ferons remarquer, par exemple, que l'appréciation du poids du fœtus est peut-être un peu forcée dans les premiers temps de son développement; que sa longueur aux diverses époques n'est pas tout à fait rigoureuse; mais nous pensons nous être rapproché de la vérité en diminuant les proportions qui étaient indiquées pour les trois premiers mois de la vie intra-utérine.

Le médecin-juré doit suivre, dans la recherche des notions propres à faire connaître l'âge de l'enfant, une marche régulière d'autant plus importante, que de l'observation rigoureuse de cette marche dépend le succès de ses recherches. (Voy. *Des ouvertures du corps en matière d'infanticide*, à la fin de ce chapitre.)

DÉTERMINATION DE L'AGE PENDANT LA VIE EXTRA-UTÉRINE.

De la naissance au quarante-cinquième jour. — La détermination de l'âge pendant cette période repose sur une succession de phénomènes qu'il est très important de connaître, puisque, dans la supposition même où, par des circonstances particulières, il serait impossible de se livrer à des expériences de docimasie, on pourrait prouver que la respiration s'est exécutée, en s'étayant seulement de caractères tout à fait étrangers aux poumons; aussi allons-nous tracer avec soin les conséquences auxquelles ont conduit les travaux de Billard et ceux de M. Denis sur cette matière.

Ces phénomènes consistent : 1° dans l'expulsion du méconium ; 2° dans la chute du cordon ombilical ; 3° dans l'oblitération des vaisseaux ombilicaux, du canal veineux, du trou de Botal et du canal artériel ; 4° dans la chute de l'épiderme ou la desquamation de la peau.

L'expulsion du méconium. — Elle peut avoir lieu quelques instants après la naissance, ou seulement plusieurs heures et même quelquefois plusieurs jours après. Peut-être pourrait-elle s'effectuer après la mort, par la seule force contractile des intestins, mais il est probable qu'elle ne serait pas complète ; toutefois, elle tend à dénoter l'entretien de la vie pendant un temps plus ou moins long lorsqu'elle a été opérée en totalité.

Il est important de ne pas prendre pour du méconium la matière jaune-verdâtre qui se forme peu après la naissance ; c'est à la substance poisseuse et verte renfermée dans le gros intestin qu'il faut seulement donner ce nom. Mais, outre le méconium, il existe encore une couche de mucosité *verdâtre*, adhérente aux parois du canal digestif ; cette mucosité, à raison de son épaisseur et de sa consistance, forme une espèce d'enduit à la surface de la membrane muqueuse. C'est cette matière, et non la membrane muqueuse, qui, dans le gros intestin, est teinte en vert par le méconium. Après la naissance, cette mucosité se détache par plaques plus ou moins larges, en sorte que la surface interne du gros intestin présente à un certain moment une marbrure jaunâtre sur un fond vert. Or, comme cet enduit se détache complétement dans le plus grand nombre des cas, du *premier au quatrième jour de la naissance*, il suit de là que, passé cette époque, on ne trouvera plus l'intérieur du gros intestin coloré en vert. Ces considérations ont porté Billard à conclure « que lorsqu'on rencontrera le colon teint fortement et uniformément en vert, on sera porté à croire que le méconium vient d'être récemment expulsé, et que l'enfant avait au moins un jour ou au plus trois jours ; lorsqu'au contraire on verra cette coloration verte, parsemée de plaques déjà décolorées, on devra croire que l'expulsion du méconium est moins récente, et que l'enfant pouvait avoir de trois à quatre jours. »

Chute du cordon ombilical. — Chez l'enfant qui vient de naître, le cordon est frais, ferme, bleuâtre, arrondi ; il est gras ou maigre, c'est-à-dire qu'il contient de la gélatine de Warthon en plus ou moins grande quantité. Ses vaisseaux renferment encore du sang. On appelle sommet du cordon l'extrémité qui est insérée à l'ombilic : on nomme base son extrémité placentaire. — *Le premier phénomène* sensible qui suit la section du cordon est *sa flétrissure ;* elle a lieu du sommet à la base du cordon ; elle peut commencer immédiatement à la naissance ou quelques heures après ; elle est presque toujours effectuée au bout de *trente heures* ou *deux jours* au plus. Le cordon est alors mollasse, et fréquemment il se développe une injection assez prononcée au pourtour de l'anneau ombilical. Sur seize enfants dont le cordon était un peu flétri, il y en avait un âgé de cinq heures, six d'un jour, quatre de deux jours et quatre de trois jours (Billard). — *Le second phénomène* est la *dessiccation du cordon.* Le cordon brunit de son sommet à sa base, devient demi-transparent ; il perd la gélatine de Warthon qu'il renfermait. Les membranes qui le constituent s'appliquent et s'accolent sur elles-mêmes, en sorte que le cordon est aplati ; en même temps elles acquièrent de la diaphanéité, prennent la couleur du parchemin, et l'on aperçoit très distinctement des vaisseaux ombilicaux rétrécis et contenant du sang concret, parfois même ils sont oblitérés. La dessiccation commence le *premier* ou le *second jour ;* elle est complète au bout de *trois jours.* Sur quatre-vingt-six enfants, il y en avait vingt-quatre chez lesquels la dessiccation commençait au sommet, arrivait à la moitié, ou s'étendait déjà près de la base du cordon ombilical ; sept n'avaient qu'un jour, onze étaient âgés de deux jours, trois de trois jours, et trois de quatre jours. Sur le même nombre d'enfants, vingt-cinq offraient leur cordon entièrement sec : cinq étaient âgés de deux jours, neuf de trois jours, cinq de cinq jours, quatre de quatre jours, un d'un jour et un d'un jour et demi. — La dessiccation peut s'opérer pendant la vie et après la mort ; mais lorsqu'elle s'opère après la mort, le cordon devient grisâtre, son enveloppe forme une pellicule desséchée distendue et comme insufflée ; le cordon *n'est pas vrillé*, ainsi que l'a fait observer Billard, et le calibre de ses vaisseaux n'a pas diminué d'une manière bien sensible. Suivant M. Denis, dans la dessiccation opérée pendant la vie, la base du cordon est baignée par un fluide muqueux sécrété par l'anneau cutané temporaire, à la suite de la phlegmasie qu'entraîne nécessairement la chute du cordon, tandis que Billard établit une distinction entre les cordons maigres ou pourvus de peu de gélatine de Warthon et les cordons gras. La chute des premiers ne donne presque jamais lieu à une phlegmasie; tandis que celle des seconds est presque toujours accompagnée d'inflammation. Ce caractère, qui établit une des principales distinctions entre la dessiccation opérée pendant la vie et celle qui se produit après la mort, n'est pourtant pas tellement positif, qu'il ne puisse offrir dans quelques cas de l'incertitude. Nous avons rapporté, page 289, une observation dans laquelle l'inflammation existait, et cependant l'enfant n'avait pas vécu et la dessiccation s'était opérée après la mort. Ajoutons que, loin d'être un phénomène constant, les cas dans lesquels on rencontre une phlegmasie sont moins communs que ceux dans lesquels on ne la trouve pas, au moins au rapport de Billard, car M. Denis ne partage pas cette opinion. (Sur 86 enfants de différents âges, 25 seulement ont présenté des traces évidentes de ce travail sur le contour du bourrelet ombilical. Chez 17 de ces enfants, la rougeur de l'ombilic était accompagnée de tuméfaction, mais sans suppuration; chez les 8 autres, il y avait, outre la rougeur et la tuméfaction, une suppuration bien établie. Ces enfants étaient âgés, savoir: 4 d'un jour, 9 de deux jours, 7 de trois jours, 2 de quatre jours, 2 de cinq jours, enfin 1 de quinze jours, dont le cordon était tombé depuis longtemps et l'ombilic cicatrisé (Billard). Nous en dirons autant des membranes du cordon qui sont desséchées et comme insufflées lorsque la dessiccation a eu lieu après la mort; il suffirait en effet que le cordon eût été comprimé pendant sa dessiccation pour que cette apparence manquât complétement, et pour que les membranes fussent accollées l'une à l'autre, comme dans les cas de dessiccation opérée pendant la vie. L'état vrillé nous paraît offrir plus de valeur; cependant il peut manquer, et on en trouve la preuve rapportée page 287.

MM. Vittadini et A. Trezzi, de Milan, ont fait des expériences tendant à démontrer le peu de valeur du phénomène de dessiccation comme indication de la durée de la vie de l'enfant, et par conséquent comme phénomène vital. Leurs recherches les ont conduits à regarder la dessiccation comme un phénomène purement physique; à l'appui de leur manière de voir ils ont cité deux faits : 1° celui d'un enfant qui, laissé à l'air pendant 6 jours durant le mois d'août et à une température de 20 et 23 degrés Réaumur, a offert une dessiccation complète du cordon légère-

ment contourné avec aplatissement des membranes, vaisseaux
oblitérés, filiformes et noirâtres; l'enfant n'avait vécu que quelques instants. Un second cas où l'enfant venu mort-né offrait, au
bout de trente heures, une dessiccation complète. — 2° Des expériences sur dix-sept enfants mort-nés et exposés à l'air sur lesquels ils en comptent trois morts aussitôt l'accouchement, et
qui avaient déjà le cordon desséché, *ce qui nous paraît impossible*.

Ils ont observé que la dessiccation s'opérait soit que le cordon
fût enveloppé ou qu'il ne le fût pas; qu'elle avait lieu quoique le
corps se putréfiât, et que le cordon restait sec malgré la putréfaction la plus avancée.

Mais ces observateurs n'ont pas tenu compte de l'inflammation du cordon ombilical coïncidant avec la dessiccation pendant
la vie, et qui ne s'observe que par exception pendant la dessiccation opérée après la mort ainsi que de la sécrétion muqueuse
de l'ombilic sur laquelle M. Denis a surtout appelé l'attention.

Néanmoins, nous partageons leur opinion sur le peu de valeur
que l'on doit attribuer à ce phénomène. Il ne devient probant
qu'autant qu'il est accompagné des autres données fournies par
l'anneau ombilical et sur laquelle nous avons appelé l'attention.

Ce n'est donc pas sans quelque étonnement que nous avons
vu M. Orfila ne tenir aucun compte de ce que nous avions écrit
à cet égard dans notre dernière édition, et que les recherches
ultérieures de MM. Vittadini et A. Trezzi sont venues confirmer;
il s'est attaché exclusivement aux observations faites par Billard,
pour en tirer les conséquences les plus fausses et les plus propres à
induire les experts en erreur. Telles sont celles que nous allons
citer textuellement : « la dessiccation du cordon est un *phénomène vital*. Les preuves de ce fait important se tirent : 1° de ce
que la portion du cordon adhérente au placenta se flétrit et se
pourrit comme un corps inorganique, tandis que la portion abdominale offre les phénomènes de la dessiccation; 2° de ce que
le cordon cesse de se dessécher *aussitôt que la vie s'éteint*, qu'il
ne *se dessèche pas du tout, si l'enfant meurt en naissant*; 3° de ce
que le cordon ombilical subit sur le cadavre une véritable putréfaction, etc... Ces faits seront *d'une grande utilité* lorsqu'il s'a-
gira de déterminer si l'enfant a vécu, et le temps pendant lequel
il a joui de la vie... »

Ces assertions sont tellement fausses, qu'il nous suffit de les signaler. Tous ceux qui comme nous feront quelques observations suivies à cet égard, soit sur des enfants nouveau-nés confiés aux soins de la mère, soit sur des cadavres d'enfants recueillis dans les hospices de la Maternité, soit dans les nombreux faits d'infanticide ou de soupçons d'infanticide, seront, nous n'en doutons pas, conduits aux mêmes résultats que nous.

La chute du cordon ombilical s'opère du *quatrième* au *cinquième jour*. Les membranes du cordon s'érodent peu à peu, les artères ombilicales se rompent, la veine persiste plus longtemps. Lorsque ces phénomènes sont accompagnés de phlegmasie de l'ombilic avec suintement séro-purulent, les traces d'inflammation persistent, après la chute, jusqu'au *dixième* ou *douzième jour* de la naissance, époque à laquelle la cicatrisation s'opère. Cette phlegmasie, qui accompagne la chute des cordons gras, devient, lorsqu'on la rencontre, un des meilleurs moyens de reconnaître si l'absence de cordon sur l'enfant qui constitue le corps de délit d'un infanticide, dépend de la chute naturelle de cette partie ou de l'arrachement du cordon. Dans la chute naturelle du cordon, les membranes sont détachées circulairement sans offrir aucun lambeau ; tandis qu'il est rare de ne pas en rencontrer quand l'arrachement a eu lieu. Ajoutons que la séparation des membranes précède la séparation des vaisseaux ; en sorte que le cordon tient encore au nombril par l'intermédiaire de ceux-ci, alors que les membranes sont tout à fait détachées. (*Voyez* page 309.)

Oblitération des vaisseaux. — L'oblitération des vaisseaux s'effectue progressivement de l'anneau ombilical, à leur jonction avec les vaisseaux de l'abdomen. Les parois des artères s'épaississent, et leur canal diminue de plus en plus. Billard compare avec raison cet épaississement à une sorte d'hypertrophie concentrique, qui, sans diminuer en apparence la grosseur des vaisseaux, en diminue cependant le calibre. On pourrait, lors de leur oblitération presque complète, les assimiler à un tuyau de pipe, dont la paroi fort épaisse ne présenterait à son centre qu'un pertuis très étroit. Le sang qu'ils contiennent reflue peu à peu de l'extérieur à l'intérieur ; il arrive souvent qu'un filet de sang coagulé persiste dans divers points du trajet des artères, en laissant des intervalles qui en sont entièrement vides. — Par suite du travail qui s'opère avant et pendant la chute du cordon, ces vaisseaux, auparavant unis à l'anneau par un tissu cellulaire très lâche qui leur permettait de glisser facilement à travers cette ouverture, contractent avec elle des adhérences, en sorte que l'on ne peut exercer de traction sur eux sans tirer en même temps l'anneau ombilical; peu à peu les adhérences deviennent tout à fait intimes. La veine ombilicale se rétrécit beaucoup plus lentement que les artères; aussi, après les premières vingt-quatre heures de la naissance, celles-ci présentent déjà une diminution notable de leur canal et un épaississement marqué de leurs parois au voisinage de l'anneau, quand le calibre de la veine ombilicale conserve encore les premières dimensions. A *deux jours* le rétrécissement est étendu à une grande partie de leur longueur, tandis que la veine ombilicale et le canal veineux sont encore très libres. A *trois jours*, dit Billard, les vaisseaux ombilicaux et le canal veineux étaient vides et même oblitérés sur vingt-deux sujets. Probablement il y a erreur pour la veine ombilicale; car il s'exprime ainsi à l'égard des vingt-sept enfants de *quatre jours* : « Les artères ombilicales étaient, chez presque tous, oblitérées près l'ombilic, mais susceptibles de se dilater encore près de leur insertion aux artères iliaques. La veine ombilicale et le canal veineux, complétement vides, *se trouvaient considérablement rétrécis.* » A cinq jours, tous les vaisseaux sont le plus communément oblitérés, suivant le même auteur.

J'ai toujours observé une différence énorme entre la rapidité avec laquelle s'opère l'oblitération des artères ombilicales et la lenteur qui accompagne celle de la veine. Ainsi, j'ai vu des enfants de onze et douze jours, dans la veine ombilicale desquels on pouvait encore introduire très facilement un stylet. Il n'en reste pas moins prouvé que dès les premiers jours de la vie il s'opère dans les artères ombilicales un travail qui devient l'indice certain que la vie de l'enfant s'est effectuée pendant un certain laps de temps, et que la respiration a par conséquent eu lieu. Nous tirerons parti de ce caractère quand nous traiterons de la question de savoir *si l'enfant a vécu.*

Cicatrisation de l'ombilic. — Pour les cordons maigres, elle a lieu *avant dix jours* et ne laisse aucun suintement; pour les cordons gras, elle ne s'effectue jamais avant *douze jours* et souvent plus tard. Suivant M. Denis, l'anneau cutané temporaire se renverse, en laissant entre lui et l'extrémité des artères et de la veine ombilicale un petit espace au fond duquel se trouvent ces vaisseaux, la veine en haut, les deux artères en bas. Cet espace prend une organisation analogue à celle des membranes muqueuses, et constitue un véritable sac muqueux ou *cicatrice ombilicale temporaire*. Les vaisseaux communiquent avec le sac par une ouverture très libre, ce dont on peut s'assurer à l'aide de l'insufflation.

Resserrement du sac muqueux. — Ce phénomène a lieu du *douzième au trentième jour* après la naissance.

Disparition complète du sac muqueux, cicatrice ombilicale permanente. — Ce n'est qu'au *quarantième jour* que ces phénomènes ont lieu. Alors le stylet cherche en vain le point où s'abouchaient les vaisseaux, et les lèvres du cercle cutané sont tellement rapprochées, qu'il est impossible d'apercevoir des traces de l'espace qui existait entre elles.

Canal artériel. — Le docteur Bernt s'exprime ainsi à l'égard des changements que subit le canal artériel pendant les premiers jours de la vie : sa longueur est d'un demi-pouce ; son diamètre est égal à celui du tronc de l'artère pulmonaire, et surpasse du double la capacité de chacune des branches de ce vaisseau. Si le nouveau-né a respiré pendant quelques instants, ce canal perd sa figure cylindrique et prend celle d'un cône tronqué dont la base est au cœur et le sommet à l'aorte descendante, *quoique cependant on puisse* observer le contraire. Si la vie a duré plusieurs heures ou un jour, il devient de nouveau cylindrique et diminue de longueur et de largeur ; il n'a plus le diamètre du tuyau d'une plume d'oie ; il est par conséquent plus petit que l'artère pulmonaire et tout au plus égal à chacune des branches de ce vaisseau. Si la vie a duré plusieurs jours ou une semaine, le canal artériel, déjà plissé, n'a plus que quelques lignes de largeur ; son diamètre est celui d'une plume de corbeau, tandis que celui des branches de l'artère pulmonaire est au moins égal à celui d'une plume d'oie. (*Bernt*, Préface de la dissertation inaugurale d'*Eisenstein*, Vienne, 1824.) La description donnée par le docteur Bernt sur les changements de forme que subit le canal artériel avant son oblitération ne me paraît pas conforme avec ce que j'ai observé. J'ai remarqué que le canal artériel se rétrécissait quelquefois à son centre et qu'il prenait la forme de deux cônes réunis par leur sommet, en même temps qu'il semblait se contourner sur lui-même dans certains cas, de manière à figurer un S couché horizontalement.

M. Orfila cite, dans ses *Leçons de Médecine légale*, t. II, 4ᵉ édit., page 212, huit exemples d'enfants à terme chez lesquels la vie s'étant entretenue pendant une durée différente chez chacun d'eux, depuis quelques heures jusqu'à dix-neuf jours, le canal artériel a offert dans quatre cas des variations de volume et de longueur qui ne rentrent pas dans les conditions signalées par le docteur Bernt ; ce qui lui fait regarder les caractères donnés par ce médecin à ce sujet comme fort secondaires, en tant qu'ils serviraient à préciser l'âge de l'enfant. Mais le docteur Bernt ayant conclu de ses observations que le trou inter-auriculaire et le canal artériel offrent des différences chez les fœtus morts-nés et chez les enfants qui ont respiré, on pourra tirer parti des divers états dans lesquels on les trouve, pour savoir si l'enfant a vécu ou non après la naissance ; et l'induction qu'il a tirée de ce changement n'en reste pas moins tout à fait exacte.

Trou de Botal. — Sur dix-huit enfants d'un jour, Billard a trouvé une fois seulement le trou de Botal complétement oblitéré ; quatre fois sur vingt-deux enfants de deux jours ; trois fois sur vingt-deux enfants de trois jours, et deux fois sur vingt-sept enfants de quatre jours. Les caractères tirés du trou de Botal sont donc loin d'être constants ; j'ai toujours observé une grande irrégularité sous ce rapport. Le docteur Bernt prétend que la disposition du trou de Botal offre des différences de situation chez l'enfant qui n'a pas respiré et chez celui qui a respiré. Il serait placé au centre de la fosse ovale chez le premier, et se trouverait du côté droit aussitôt que la respiration s'établit, de sorte que dès l'instant où la respiration se serait effectuée, l'orifice inter-auriculaire marcherait progressivement de bas en haut et de gauche à droite. Son degré d'élévation deviendrait un indice de l'existence et de la durée de l'acte respiratoire. M. Orfila fait observer avec raison que pour l'examen du trou de Botal, en supposant que les changements indiqués fussent exacts, il faudrait une habitude de la dissection des nouveaux-nés que n'ont pas en général la plupart des médecins. Toutefois ce motif serait bien peu puissant si l'utilité de cet examen était bien reconnue.

Chute de l'épiderme. — Il résulte des observations faites par Billard que l'exfoliation de l'épiderme se dessine d'abord par des lignes ou sillons ; puis se manifeste par la formation d'écailles plus ou moins larges, de lames irrégulières d'une grandeur variable ; enfin qu'elle se termine par la production d'une sorte de poussière. Elle débute à l'abdomen ; s'étend successivement à la poitrine, aux aines, aux aisselles, aux membres, aux pieds et aux mains. Les lignes qui la dessinent affectent une forme demi-circulaire ; elles ressemblent aux éraillures de la peau de l'abdomen des femmes enceintes. Ces diverses dispositions ne sont pas constantes. L'exfoliation peut avoir lieu par écailles ou par lames ; celles-ci ne se rencontrent guère que sur le tronc. Chez quelques enfants, elle s'effectue d'une manière insensible et sous la forme d'une poussière.

Sur 86 enfants observés par Billard, l'exfoliation de l'épiderme n'était pas encore commencée chez 43, tandis qu'elle avait lieu chez les 43 autres. Parmi les 43 premiers, 14 étaient âgés d'un jour, 11 de deux, 9 de trois, 5 de quatre, 2 de cinq, 1 de neuf et 1 de dix. Aucun enfant mort-né ne présentait de traces d'exfoliation épidermique. Chez les 43 autres, elle commençait à peine chez 11 d'entre eux, tandis qu'elle était en pleine activité chez les 32 autres. Sur les 11 premiers enfants, on observait sur 3 l'épiderme commençant à perdre çà et là, et surtout à l'abdomen, son adhérence avec la peau ; mais il n'était pas fendillé ; il était excessivement sec, et contrastait par son aspect avec les autres parties du corps où la peau était lisse et l'épiderme parfaitement tendu sur elle ; il offrait quelque ressemblance avec la pellicule qui se forme à la surface du lait, quand il est sur le point d'entrer en ébullition. Ces enfants étaient âgés, l'un d'un jour et demi, l'autre de deux jours, et le troisième de trois jours. Les 8 autres enfants chez lesquels l'exfoliation était à peine commencée ne présentaient que quelques lignes à l'abdomen et à la base de la poitrine ; 3 étaient âgés d'un jour, 1 de trois jours, 1 de quatre jours et 3 de deux jours ; chez ces trois derniers on voyait de légères écailles aux aisselles, et des lignes dans le sens des plis du cou et des aines.

L'exfoliation était en pleine activité chez les 32 autres enfants ; un seul était âgé d'un jour, 7 de deux jours, 9 de trois jours, 5 de quatre jours, 6 de cinq jours, 1 de sept jours, 2 de neuf jours et 1 de quinze jours.

La durée du temps pendant lequel s'effectue cette exfoliation est très variable ; elle peut se terminer au trentième, au quarantième jour et même au deuxième mois. Elle est beaucoup plus longue à s'opérer chez les enfants qui tombent dans le marasme par suite d'affection chronique.

Résumé des caractères des âges depuis la naissance jusqu'au quarante-cinquième jour.

Un jour. — *Flétrissure commençante.* — Cordon intimement uni à l'anneau par les membranes.

Trou de Botal ouvert.

Canal artériel. — Libre.

Artères ombilicales. — Libres.

Veine ombilicale.   *Id.*

Canal veineux.   *Id.*

Existence ou absence du méconium dans le gros intestin ; mais dans la seconde supposition, présence de la matière verdâtre et visqueuse, qui persiste après son expulsion.

Deux jours. — *Flétrissure complète.*

Trou de Botal. — Libre, excepté 4 fois sur 22.
                                   3, en partie fermé.

Canal artériel. — Commençant à s'oblitérer.

Artères ombilicales. — Rétrécies dans une étendue plus ou moins grande.

Veine ombilicale. — Libre.

Canal veineux.   *Id.*

Absence de méconium ; le plus souvent présence d'enduit verdâtre.

Trois jours. — *Dessiccation du cordon.*

Trou de Botal. — Quelquefois fermé.

Canal artériel. — Quelquefois oblitéré. C'est très rare : 2 sur 22.

Artères ombilicales très souvent oblitérées.

Veine
Canal veineux } encore ouverts.

Absence de méconium ; enduit verdâtre, en partie détaché par plaques, de manière à figurer des marbrures blanches dessinées sur un fond vert.

Quatre jours. — *Chute commençante du cordon.*

Trou de Botal. — Encore ouvert, 17 sur 24.

Canal artériel. — Encore ouvert. En partie fermé chez 7.
                                   Complétement chez 3.

Artères ombilicales oblitérées, quelquefois encore ouvertes près les artères iliaques.

Veine ombilicale
Canal veineux } considérablement rétrécis.

Absence de méconium et d'enduit verdâtre.

Cinq jours. — *Chute du cordon presque toujours opérée.*

Trou de Botal. — Encore ouvert, 13 sur 29.

Canal artériel. — Ouvert dans la moitié des cas.

Artères
Veine } complétement oblitérés. (La veine quelquefois ouverte.)
Canal

Travail préparatoire au soulèvement de l'épiderme.

Huit jours. — *Chute constante* du cordon. — Cicatrisation de l'ombilic commençant à s'opérer.

Trou de Botal. — Encore libre 5 fois sur 20.

Canal artériel. — Oblitération complète sur la moitié des enfants.

Vaisseaux ombilicaux. — Fermés.

Du neuvième au onzième jour. — *Cicatrisation* souvent complète de l'ombilic, mais souvent aussi il reste un suintement muqueux jusqu'à l'oblitération complète des vaisseaux, et ce suintement peut persister jusqu'au vingt-cinquième jour, en sorte que la cicatrice cutanée n'a lieu que plus tard.

Fendillement de l'épiderme au tronc, aux mamelles et à l'abdomen, au pli des articulations.

Du vingtième au vingt-sixième jour. — Soulèvement de la totalité de l'épiderme.

Du trentième au trente-cinquième jour. — Chute complète de l'épiderme, excepté de celui des mains et des pieds, qui n'arrive qu'au quarantième jour.

MATERNITÉ. — *Enfant jumelle à huit mois, ayant vécu pendant trente et une heures.*

Longueur totale, 14 po. 9 lignes. — Membres supérieurs, des aisselles aux poignets, 3 po. 9 lig.; des aisselles à l'extrémité des doigts, 5 po. 3 lig. — Membres inférieurs, des aines aux talons, 5 pouces; des aines à l'extrémité des orteils, 6 po. — Poids, 2 ℔ 13 ℥ 1/2 3. — Conformation généralement bonne. — Cheveux très nombreux, 5 à 6 lig. — Ongles bien conformés, atteignant l'extrémité des doigts. — Peau très bien organisée. — Enduit sébacé : pas de trace. — Tête : diamètre bipariétal, 3 pouces. — Diamètre occipito-frontal, 3 po. 1/2. — Diamètre occipito-mentonnier, 3 pouces 9 lignes. — Cordon *desséché*, aplati, *non vrillé*, transparent, au milieu duquel on aperçoit la veine ombilicale remplie de sang desséché. — Anneau commençant à s'enfoncer; *un cercle inflammatoire* dans les deux tiers de sa circonférence; en élargissant un peu l'anneau et en le déplissant, on aperçoit un *cul-de-sac muqueux.* — Moitié du corps correspondant à 9 lignes au-dessus de l'insertion du cordon. — La veine ombilicale dans la partie du cordon qui est desséchée, consiste dans un petit cylindre filiforme qui va en augmentant de l'extrémité libre du cordon à son insertion; là, il s'engage dans l'anneau fibreux de l'ombilic et s'élargit beaucoup plus; elle contient, dans l'endroit même où elle traverse l'anneau, du sang encore fluide, à plus forte raison au-delà; en sorte que l'on n'aperçoit pas de changement dans le canal veineux.—Les artères ombilicales présentent, au contraire, un état remarquable; on *ne les aperçoit pas* dans l'épaisseur du cordon : elles sont *coniques* de l'ombilic aux artères iliaques; très dures au voisinage du cordon, et de plus en plus molles à mesure qu'on les observe en s'en éloignant; elles présentent des petites colonnes de sang *séparées* par des espaces vides; ce sang est en plus grande quantité près des artères iliaques; ces artères sont évidemment rétrécies près du cordon. — Thymus très petit ne recouvrant que l'origine des vaisseaux. — Poumons ne remplissant pas la cavité de la poitrine; quelques portions en sont très consistantes, charnues, hépatisées; c'est surtout la moitié supérieure du poumon gauche; ces portions ne surnagent pas. — Les poumons, dans leur totalité, surnagent; ils présentent d'une manière très marquée *les vésicules de la respiration.* — Trou de Botal *non oblitéré.*

MATERNITÉ. — *Enfant jumeau à huit mois, ayant vécu deux jours treize heures. Hépatisation partielle des poumons.*

Longueur totale, 14 pouces 4 lignes. — Membres supérieurs, des aisselles aux poignets, 4 po. 4 lignes; des aisselles à l'extrémité des doigts,

5 po. 2 lig. — Membres inférieurs, des cuisses aux talons, 5 pouces; des aines à l'extrémité des orteils, 6 pouces. — Poids, 2 ℔ 7 ℥ 2 3 1/2. — Conformation généralement bonne. — Cheveux nombreux, très longs.— Ongles s'étendant presque jusqu'à l'extrémité des doigts. — Peau bien organisée, offrant une coloration semblable à celle des asphyxiés par le charbon. — Plus de traces d'enduit sébacé. — *Tête :* diamètre bipariétal, 3 pou. moins 2 lig. — Diamètre occipito-frontal, 3 po. 1/2. — Diamètre occipito-mentonnier, 4 po. — Moitié du corps : elle correspond à 7 lignes au-dessus de l'ombilic. — Cordon desséché, aplati, non vrillé, réduit à une lame comme du parchemin, à travers laquelle on aperçoit plusieurs vaisseaux entre-croisés du cordon contenant du sang desséché. — Anneau froncé, plissé, revenu sur lui-même, offrant quelques traces d'un cercle inflammatoire, mais sans suppuration. *Il est à remarquer que ce cercle est presque toujours prononcé sur le pourtour de l'anneau qui n'est pas comprimé, tandis que la portion de circonférence sur laquelle on renverse le cordon n'offre presque jamais de cercle inflammatoire.* — Poumons : le gauche est presque totalement hépatisé ; le droit ne l'est que dans sa partie postérieure. Malgré l'hépatisation du poumon gauche, il est facile de voir que ce poumon a respiré par le développement des tubercules quadrijumeaux (vésicules distendues par l'air). Les deux poumons surnagent ; mais le gauche, après s'être enfoncé dans le liquide, ne revient que très lentement à sa surface ; sa moitié supérieure surnage d'ailleurs complétement. Toutes les parties du poumon droit surnagent ; les tubercules quadrijumeaux sont invisibles. — *Trou de Botal :* il n'est pas oblitéré ; mais la valvule le ferme très bien, car, après avoir lié l'origine des veines pulmonaires et ouvert l'oreillette droite, on peut presser sur l'oreillette gauche, qui contient du sang, sans en faire sortir par le trou de Botal ; seulement la valvule est soulevée et bombée. — *Canal artériel :* il paraît évidemment diminué de calibre, mais il établit encore une large communication entre l'artère pulmonaire et l'artère aorte. — *Thymus :* il est déjà réduit au volume d'une grosse aveline ; son tissu est plus dense ; il est décoloré. Point osseux du condyle ne consistant que dans un réseau vasculaire.

MATERNITÉ. — *Enfant du sexe masculin presque à terme, ayant vécu deux jours quatorze heures. Respiration incomplète. Tubercules pulmonaires suppurés.*

Longueur totale, 16 po 3 lig. — Membres supérieurs, des aisselles aux poignets, 4 po. ; des aisselles à l'extrémité des doigts, 6 po. 10 lignes. — Membres inférieurs, des aines aux talons, 3 po. 8 lig.; des aines à l'extrémité des orteils, 6 po. 9 lig. — Poids, 3 ℔ 9 ℥. — Conformation générale bonne. — Cheveux très nombreux, 8 à 10 lig. — Ongles assez développés. — Peau bien organisée. — Enduit sébacé existant aux plis des bras et des aines. — Diamètre bipariétal, 3 pouces. — Diamètre occipito-frontal, 3 po. 1/2. — Diamètre occipito-mentonnier, 4 po. 2 lig. — Milieu du corps répondant à 13 lig. au-dessus de l'ombilic. — Cordon *vrillé*, jaune, flasque, humide, plus de transparence ; néanmoins on aperçoit encore le trajet des vaisseaux qui se contournent sur eux-mêmes. La gélatine de Warthon semble s'être épaissie et transformée en une substance plus jaune. — Anneau offrant un *demi-cercle inflammatoire* en haut et à droite ; à gauche, partie sur laquelle est couché le cordon, il n'y a rien d'apparent. Une matière muqueuse commence à suinter, mais on n'observe pas encore la formation d'un cul de-sac. — Thymus très petit, 136 gr., décoloré. — Poumons, 2 ℥ 22 gr.; ils surnagent.

La respiration n'a pas été complète, car on aperçoit des portions de poumon d'un rouge fauve et sans développement de cellules, tandis que dans la plus grande partie des poumons il y a une foule de petites plaques blanches, composées d'une infinité de petites cellules que l'air a remplies. Les poumons étant mouillés, ces cellules ont un reflet argentin. — Foie, 8 ℥ 2 ℨ.

Il existe, disséminés dans les deux poumons, des tubercules, les uns indurés, les autres ramollis et suppurés ; mais au lieu d'occuper le sommet des poumons comme chez les phthisiques, ils en occupent le milieu et la base. Un de ces tubercules, qui fait une saillie arrondie à la surface de l'organe, a la grosseur d'une aveline. Aucun d'eux n'a de ressemblance quant au volume avec les tubercules des phthisiques.

MATERNITÉ. — *Enfant du sexe féminin à terme, ayant vécu quatre jours. Respiration complète.*

Longueur totale, 19 po. 9 lig. — Membres supérieurs, des aisselles aux poignets, 3 po. 4 lig. ; des aisselles à l'extrémité des doigts, 7 pouces. — Membres inférieurs, des aines aux talons, 7 po. ; des aines à l'extrémité des orteils, 8 po. 4 lignes. — Poids, 6 ℔ 10 ℥. — Conformation générale bonne ; enfant très fort. — Cheveux peu nombreux, 8 à 10 lig. de longueur. Ongles tout à fait à l'extrémité des doigts. — Peau parfaitement organisée. — Enduit sébacé nul. — Diamètre bipariétal, 3 po. 7 lig. — Diamètre occipito-frontal, 4 po. 6 lig. — Diamètre occipito-mentonnier, 5 po. 3 lig. — Moitié du corps correspondant à 1 po. au-dessus de l'ombilic. — Thorax, diamètre costal , 4 po. 9 lig. — Diamètre sterno-vertébral , 3 po. 7 lig. — Circonférence, 12 po. 1/2. — Cordon ne consistant plus qu'en une matière analogue à du parchemin , au milieu de laquelle se voient des traces de vaisseaux. — Anneau ombilical formant un bourrelet saillant, qui, déplissé, présente un *cul-de-sac* très marqué dans tout le pourtour de l'insertion du cordon. Une matière *mucoso-purulente* en tapisse la surface. Il n'existe que peu de traces d'inflammation à l'anneau ; le cordon a conservé de la mollesse dans toute la partie qui correspond au cul-de-sac. — Thymus, poids, 3 ℨ 1/2. — Veine ombilicale réduite à un petit volume paraissant former un cordon ligamenteux incomplétement oblitéré , son calibre pouvant encore recevoir un stylet. — *Artères ombilicales.* Elles n'offrent plus qu'un canal filiforme qui renferme cependant encore un peu de sang même au voisinage de l'anneau. — *Canal artériel*, diminué de volume. — *Poids des poumons et du cœur*, 2 ℥ 6 ℨ 1/2. — Ils surnagent. — *Poids des poumons*, 2 ℥ 1 ℨ 14 gr. — Ils surnagent. — Poumons très volumineux, crépitants, surnageant dans leurs plus petites portions, même après avoir été réduits par compression. — Poids du foie , 4 ℥ 7 ℨ.

MATERNITÉ. — *Enfant du sexe masculin né à huit mois , ayant vécu cinq jours et trois heures.*

Poids, 5 ℔ 14 ℥. — Longueur totale, 54 cent. — Membres supérieurs, des aisselles aux poignets, 5 pouces ; des aisselles à l'extrémité des doigts, 7 po. 3 lig. — Membres inférieurs, des aines aux talons, 6 pouces 9 lig. ; des aines à l'extrémité des orteils, 8 po. 7 lig. — Conformation générale bonne, enfant maigre. — Cheveux peu nombreux, 10 lig. de

longueur environ. — Ongles dépassant l'extrémité des doigts. — Peau
très bien organisée, très dense. — Enduit sébacé nul. — Diamètre bipariétal, 3 pouces 1/2. — Les fontanelles très petites, les bords des os se
touchent. — Diamètre occipito-frontal, 4 pouces 1/2. — Diamètre occipito-mentonnier, 5 pouces moins 1 ligne. · Cordon tombé. — Anneau
formant un cul-de-sac, dont le fond est *mucoso-purulent*, et qui présente
deux autres culs-de-sac petits, l'un qui correspond aux artères ombilicales, il est inférieur; l'autre à la veine ombilicale. — *Vaisseaux* : la veine
ombilicale est *très large* au voisinage de l'anneau, puis elle se rétrécit
sur le point de donner naissance au canal veineux. — Canal veineux
petit, mais encore très évident, nullement oblitéré. — Artères ombilicales
ne contenant plus de sang; leur cavité est encore assez grande pour permettre l'introduction d'un stylet ordinaire. — Thymus, poids, 1 3 42 gr.
— Poumon et cœur, 2 3 7 3 1/2; surnatation. — Poids, poumons,
2 3 54 gr. — Foie, 4 3 1 3. — Canal artériel, paraissant plus court, évidemment rétréci; artère aorte cependant encore plus petite que le canal,
mais commençant à prendre du volume. — Trou de Botal, pas encore
oblitéré; les valvules ont peu de développement; un stylet traverse facilement et obliquement entre elles. — Point osseux du condyle du fémur
consistant en quelques vaisseaux qui irradient du centre du fibro-cartilage,
plutôt vers le condyle externe que vers le condyle interne.

MATERNITÉ. *Enfant du sexe féminin, à terme, ayant vécu onze
jours.*

Poids, 3 ℔ 10 3. — Longueur, 17 po. — Membres supérieurs, des
aisselles aux poignets, 4 po. 2 lig.; des aisselles à l'extrémité des doigts,
6 po. lig. — Membres inférieurs, des aines aux talons, 5 po. 4 lig.; des
aines aux orteils, 6 po. 4 lig. — Moitié du corps correspondant à 3 lignes
au-dessus de l'ombilic. — Conformation très bonne; la peau bien organisée, bien blanche, les os de la tête solides, peu mobiles; les diverses
parties de la face bien dessinées et bien conformées. — Cheveux très
nombreux, 1 po. de longueur environ. — Ongles bien conformés, *mais
atteignant à peine l'extrémité des doigts.* — Plus de traces d'enduit
sébacé. — Diamètre bipariétal, 3 po. — Diamètre occipito-frontal, 4 po.
1 ligne. — Diamètre occipito-mentonnier, 4 pouces 8 lignes. — Thorax,
diamètre costal, 3 po. 4 lig. — Diamètre sterno-vertébral, 2 po. 6 lig.
— Un reste de cordon d'un pouce de long, aplati, *non vrillé*, tient
encore à l'anneau par deux petits cordonnets isolés l'un de l'autre, et qui
ne sont que deux vaisseaux desséchés dont le sang dessine le trajet.
L'anneau est froncé, plissé circulairement sur lui-même, et forme un
cul-de-sac, au centre duquel on voit une espèce de prolongement ou
bouchon qui fait saillie, et où adhèrent les deux filaments vasculaires
par lesquels le cordon s'attache à l'anneau. — La veine ombilicale permet encore l'entrée d'un stylet dans son intérieur. — Le canal veineux
est oblitéré. — Les deux artères ombilicales sont tellement rétrécies,
qu'il est impossible d'y faire pénétrer un stylet. — Canal artériel, 7 lig.
de longueur, disposé sous la forme d'un S couché à plat sur la colonne
vertébrale entre l'aorte et l'artère pulmonaire. L'artère pulmonaire, très
grosse, semble se diviser en trois branches : deux se rendent aux poumons; la troisième c'est le canal artériel, moins volumineux que les
deux artères pulmonaires, et formant un cordon cylindrique encore
canaliculé, mais sa cavité ne reçoit qu'un stylet même assez fin; les
parois sont épaissies. — Le *trou de Botal* a encore une ligne et demie
de diamètre d'ouverture.

II. L'enfant est-il né vivant ?

La solution de cette question repose sur plusieurs ordres de faits ; les uns démontrent :

1° Que l'enfant était mort avant de naître ;

2° Qu'il a péri pendant l'accouchement ou immédiatement après ;

3° Que la respiration a ou n'a pas eu lieu ;

4° Que, quoiqu'il n'ait pas respiré, il était cependant vivant.

DES MOYENS DE RECONNAÎTRE SI L'ENFANT ÉTAIT MORT AVANT DE NAÎTRE.

Lorsque l'enfant meurt dans le sein de sa mère, la putréfaction peut s'établir comme s'il était à l'air libre ; non pas que ce soient les mêmes phénomènes, mais c'est la putréfaction sous un autre aspect. C'est avec rapidité qu'elle s'effectue. Alors de deux choses l'une, ou l'expulsion de l'enfant a lieu quelques heures ou plusieurs jours après la mort ; ou au contraire, ce qui est beaucoup plus rare, le cadavre se saponifie, s'incruste de phosphate de chaux, acquiert une grande solidité, et séjourne dans l'utérus pendant des années. Ce dernier cas ne pouvant jamais coïncider avec le crime d'infanticide, nous n'avons donc à nous occuper que du premier.

Un enfant putréfié dans l'utérus présente un aspect tellement différent d'un enfant putréfié à l'air libre, qu'il suffit d'avoir bien observé son état une ou deux fois, pour ne jamais s'y méprendre. Mais s'il est facile de le reconnaître, il n'est pas aussi facile de le décrire. — Qu'on se figure le petit cadavre étendu sur une table : on sera frappé de la flaccidité de toutes les parties molles ; elle est telle que la tête s'aplatira sur elle-même sous l'influence de la pesanteur, quelle que soit du reste la position qu'on lui donnera ; les parties molles du thorax dessineront les côtes ; le devant de la poitrine sera fortement aplati ; l'abdomen affaissé, presque creux au voisinage du nombril, et formant sur les flancs deux saillies largement arrondies ; les membres eux-mêmes présenteront le même affaissement. Ce qui est surtout remarquable, c'est la coloration de la peau. Souvent elle est limitée à l'abdomen, à moins que le séjour de l'enfant putréfié n'ait été plus long. La peau de cette partie présente une teinte rouge brunâtre sans apparence de teinte verte. Ce n'est plus la couleur brunâtre qui succède à la putréfaction en vert ; c'est un rouge brun beaucoup plus vif. Le cordon a perdu ses apparences de torsion ; il forme un véritable cylindre, charnu, mollasse, rougeâtre, imprégné d'un fluide brunâtre. L'épiderme est détaché dans une partie plus ou moins étendue de la surface du corps ; là où il existe encore, il se détache avec une grande facilité, et laisse à nu le derme, humide, gluant et comme lubrifié d'un fluide muqueux; alors la couleur de la peau prend un aspect d'un rose vif. L'épiderme des pieds et des mains est blanc, épaissi et plissé comme par des cataplasmes. Le tissu cellulaire sous-cutané est infiltré de sérosité rougeâtre ; il en est de même de celui qui sépare les muscles, et quelquefois le tissu musculaire lui-même participe de cette infiltration. Les os de la tête sont lâchement unis entre eux ; leur périoste s'en détache facilement ; ils sont mobiles les uns sur les autres. Le tissu cellulaire qui tapisse le cuir chevelu est infiltré d'une sérosité que M. Orfila a comparée avec beaucoup de justesse à de la gelée de groseilles.

Dans les trois cavités splanchniques, ou trouve un fluide séro-sanguinolent en quantité toujours très notable. Tous les organes ont pris, ou ont une tendance à prendre la teinte brunâtre, sans en excepter les vaisseaux et la trachée-artère. Enfin, si l'on veut déplacer ou soulever le fœtus, il coule et glisse des mains, comme le font les poissons qui vivent encore quelque temps hors de l'eau, à cause du fluide muqueux qui tapisse leur surface ; telles la carpe et l'anguille.

Les inductions tirées de l'état du cadavre deviendront encore bien plus concluantes, lorsque la femme déclarera que plusieurs jours avant son accouchement elle ne sentait plus les mouvements de son enfant ; que son ventre était plus lourd, sa marche plus difficile ; qu'elle avait perdu l'appétit ; qu'elle éprouvait un malaise dont elle cherchait en vain la cause ; que le soir elle ressentait des frissons, de l'agitation, de la fièvre, et tous les phénomènes précurseurs de l'accouchement d'un enfant mort avant la naissance.

Le tableau que nous venons de tracer est présenté sous la couleur la plus favorable à la solution de la question ; il se rapporte au cas où la mort de l'enfant daterait de sept à huit jours avant sa sortie de l'utérus. C'est à dessein que nous l'avons donné tel, afin de mieux frapper l'esprit du lecteur. Mais un enfant peut être expulsé de l'utérus vingt-quatre ou quarante-huit

heures après la mort, et alors on ne rencontre pas les phénomènes putrides que nous avons décrits. Dans ce cas, il est souvent
impossible de dire si l'enfant était mort avant de naître; remarquons toutefois que l'enfant n'aura pas respiré; que l'on pourra
prouver qu'il n'a pas vécu de la vie extra-utérine; et qu'il ne
présentera jamais de traces de violences auxquelles on puisse
attribuer la mort, car le fait de ces violences devient tout à fait
impossible, puisque la mort date d'une époque antérieure à la
naissance.

Quelques auteurs de médecine légale ont puisé dans un autre
ordre de documents les moyens de résoudre la question dont il
s'agit. Ils ont énuméré tous les phénomènes éprouvés par la mère,
lorsque survient la mort du fœtus; toutes les causes qui peuvent
l'entraîner, et discuté leur valeur comme preuve à l'appui d'une
mort antérieure à la naissance. Mais à quoi cette énumération
pourrait-elle être utile? serait-ce pour le cas où la mère, soupçonnée d'avoir commis le crime d'infanticide, viendrait déclarer
que son enfant était mort avant de naître? nul doute alors
qu'elle ne vînt énoncer, à l'appui de son assertion, qu'elle a
éprouvé une maladie grave ou qu'elle a eu des convulsions, une
hémorrhagie, une commotion suite de chute, qu'elle a reçu un
coup sur l'abdomen, qu'elle a commis des imprudences, soit
en soulevant un fardeau, soit en se livrant à un exercice immo-
déré; ou qu'elle a fait abus des liqueurs spiritueuses, des plaisirs
de l'amour, etc. Quelles inductions le médecin pourrait-il tirer
d'un pareil dire? Tout au plus reconnaîtrait-il que chacune de
ces causes est capable de causer la mort du fœtus; mais une
déclaration de ce genre faite par la mère ne saurait jamais constituer pour lui une preuve, et par conséquent une discussion sur
la valeur de ces faits serait tout à fait oiseuse.

A ces causes, l'inculpée pourrait joindre l'énoncé de quelques
phénomènes qu'elle a pu éprouver, tels que la cessation des
mouvements actifs du fœtus, le ballottement du ventre lorsqu'elle
se couchait de côté, un sentiment de pesanteur sur le rectum,
un malaise général, des nausées, de l'anorexie, etc. Tous ces
phénomènes ne sont pas palpables pour le médecin, qui ne saurait
acquérir la preuve qu'ils ont existé; et si la mère pouvait la fournir, il est probable qu'alors tout soupçon d'infanticide disparaî-
trait, car elle aurait appelé ou consulté un médecin sur son état,

elle n'aurait pas dissimulé sa position, elle ne serait pas accouchée seule, comme cela arrive le plus souvent.

Comment a-t-on pu rappeler le défaut de pulsation du cordon ombilical, le refroidissement de ce cordon et du corps, à propos d'infanticide? S'il est vrai que ces caractères soient, dans un grand nombre de cas, des indices de la mort d'un enfant, pour un accoucheur qui est appelé auprès d'une femme en travail, et qui trouve le cordon engagé avec l'enfant, à quoi serviraient-ils, quand il s'agit de constater un corps de délit, à l'égard d'un enfant toujours sorti de l'utérus depuis un certain temps?

Laissons donc de côté tous ces indices, recevons les déclarations de l'inculpé à titre de renseignements, mais attachons-nous surtout à juger la question d'après l'état de l'enfant.

Il n'est qu'un seul indice appréciable à l'expertise, c'est l'existence chez la femme d'un écoulement fétide par le vagin, écoulement qui peut persister pendant plusieurs jours après l'accouchement. Mais faisons observer qu'il peut dépendre de plusieurs causes; que s'il peut être la conséquence de l'expulsion d'un enfant putréfié, il peut aussi provenir de la putréfaction du placenta ou des débris de membranes restées dans l'utérus; d'une affection du vagin, du col de l'utérus, d'ulcérations, etc. C'est à l'expert à rechercher, autant que cela est possible, la nature de la cause à laquelle il est dû.

En résumé, la présence des caractères de *la putréfaction utérine* sur un enfant nouveau-né résout complétement la question; l'absence de ces caractères peut laisser le médecin dans le doute, dans le cas où la respiration n'a pas eu lieu; mais elle ne saurait jamais le conduire à des présomptions d'infanticide. Le défaut des preuves ne peut donc pas être préjudiciable à un inculpé.

DES MOYENS DE RECONNAÎTRE SI L'ENFANT A PÉRI PENDANT OU IMMÉDIATEMENT APRÈS L'ACCOUCHEMENT.

MORT DE L'ENFANT PENDANT LE TRAVAIL DE L'ACCOUCHEMENT.

Les causes capables de faire périr un enfant pendant l'accouchement sont nombreuses; nous allons les examiner successivement, et rechercher les moyens que l'expert peut avoir à sa disposition pour reconnaître qu’elles ont existé, lorsqu’il procède à l’examen du corps de délit.

1° *Travail long et pénible.* — Il s’observe principalement dans les cas où les eaux de l’amnios se sont écoulées avant la dilatation complète du col de l’utérus; la tête de l’enfant reste alors long-temps, soit au détroit inférieur du bassin, soit à la vulve. Dans cette position, elle reçoit, de la part des contractions de la matrice, une compression plus ou moins forte, plus ou moins prolongée, qui tend à l’expulser. La mort de l’enfant peut provenir, ou de l’interruption de la circulation par le fait de la compression du cordon ombilical qui est engagé avec la tête, ou de la compression du placenta, et peut-être même de celle du cerveau. Toujours est-il qu’à l’ouverture du corps on trouve souvent des traces évidentes de congestion cérébrale.

Est-il des moyens de reconnaître ce genre de mort? La plupart des auteurs donnent comme caractères *l’insensibilité et l’immobilité* de l’enfant au moment de sa naissance; mais l’expert ne peut pas les constater puisque l’enfant est séparé de la mère quand il l’examine. — *Une tumeur séreuse ou séro-sanguinolente* plus ou moins étendue, plus ou moins considérable, qui a le plus souvent son siége au sommet de la tête ou vers un des points de sa partie supérieure : mais cette tumeur est commune à presque tous les enfants qui viennent de femmes primipares, et par conséquent son étendue peut seule faire apprécier la difficulté du travail. — *La difformité et l’allongement* de la tête : ce caractère est plus concluant, attendu qu’en général il ne se rencontre pas seul; il coïncide avec la tumeur précédente, qui est d’autant plus considérable que le travail a été plus long; cette tumeur a souvent 10 à 15 millim. d’épaisseur; elle se laisse facilement déprimer pendant la vie, mais elle est plus rénitente après la mort; sa couleur est quelquefois violacée; son étendue en largeur peut avoir jusqu’à 6 centim. de diamètre et même plus; elle est parfaitement limitée, circonscrite, et la peau qui l’environne conserve sa couleur naturelle. Le tissu cellulaire souscutané est rempli de sérosité rosée ou rouge, ou même il contient parfois une certaine quantité de sang pur, rassemblé de manière à présenter le volume d’une amande et même celui d’une noix. Cet état du tissu lamineux ne dépasse pas les bords de la tumeur; le périoste a une couleur lie de vin limitée comme elle; tout ce qui est en dehors du cercle qu’elle occupe est blanc, comme dans l'état normal. Le périoste est souvent séparé de l'os par du sang noir; il est décollé dans une certaine étendue, tandis que la circonférence du décollement est fort adhérente. Le tissu osseux est rouge; ses pores laissent suinter du sang. La dure-mère peut être détachée par quelques gouttes de sang noirâtre; l'arachnoïde peut être plus ou moins injectée, et du sang exister dans les fosses de la base du crâne. En un mot l'accouchement peut faire naître des tumeurs variables depuis l'état presque séreux jusqu'à l'état sanguinolent pur; ces tumeurs peuvent occuper le tissu cellulaire placé sous le cuir chevelu, ou bien être situées entre l'aponévrose et le péricrâne, entre le péricrâne et les os, entre les os et la dure-mère; elles peuvent être simples ou multiples, comme dans le cas de pression latérale.

Si l'on prend ces divers tissus : cuir chevelu, périoste, dure-mère, os, et si on les place entre l'œil et la lumière, on voit qu'ils sont fortement colorés en rouge et opaques dans toute l'étendue de la tumeur, et qu'ils sont, au contraire, très blancs et transparents dans les parties environnantes; la coloration en rouge a des limites très nettes et très tranchées, même dans le tissu des os. Cette observation, faite par M. Meigne oncle (Voy. *Thèse inaugurale,* Paris, 1837), établirait, suivant lui, une différence tranchée entre ce produit d'accouchement et les lésions qui sont le résultat de violences exercées sur le crâne dans un but homicide. Car, suivant ce médecin, les contusions avec ecchymoses, épanchement de sang, fracture opérée immédiatement après l'accouchement, n'amènent jamais de coloration de tissus *visibles par réfraction de la lumière.* — Cette coloration dans le cas de lésions dépendant du fait d'un accouchement entraînerait donc avec elle une injection capillaire des tissus qui persisterait après la mort, et qui se manifesterait par une coloration très sensible, tandis que dans le cas de violences il y aurait des phénomènes d'infiltration sanguine, d'épanchement de sang, mais sans injection capillaire, dans la substance propre des tissus et des organes. M. Meigne appuie ce caractère d'expériences sur les animaux, sur lesquels il a opéré des contusions (sur la tête de chats et de chiens qui venaient de naître), et où les caractères indiqués ont été très tranchés.

On comprend toute la portée de ce genre d'observations en médecine légale; il ne tend à rien moins qu'à lever toute incertitude sur la nature des violences que l'on peut rencontrer à la tête. Or, c'est là le lieu où l'on observe le plus communément des lésions dans les cas d'infanticide ; malheureusement l'expérience n'a pas encore suffisamment sanctionné ce fait d'observations.

L'enfoncement des os, leur mobilité, le décollement du périoste, la déchirure des membranes qui unissent les os, et même la fracture de ces os, sont encore des lésions que l'on peut observer dans les accouchements laborieux. — Voici comment Chaussier s'exprime à ce sujet (*Considérations médico-légales sur l'infanticide*, p. 26) : « Cette altération est plus considérable encore, lorsque le détroit abdominal ou supérieur est rétréci par la saillie de l'angle sacro-vertébral ; souvent la tête est déformée, allongée dans son grand diamètre, aplatie dans son diamètre transversal ; quelquefois même on trouve, soit à l'un des pariétaux, soit à tous les deux, une dépression plus ou moins grande, *ou une fracture* longitudinale, tantôt anguleuse, ou disposée en étoile. Mais ces désordres, qui sont un *effet immédiat* du travail même de l'accouchement, doivent être examinés avec beaucoup de soin, afin de ne pas les présenter dans un rapport comme preuves de violence intentée contre la vie de l'enfant, ainsi qu'il paraît que cela a eu lieu dans plusieurs rapports juridiques. Mais *on les distinguera facilement de celles qui auraient été produites par quelques violences extérieures, par la nature de la tumeur qui existe sur la partie qui se présentait;* d'ailleurs elles correspondent à la région du crâne qui appuyait contre la proéminence du sacrum, contre le rebord du pubis. Enfin les autres parties du crâne ne présentent aucune altération, ni dans leur continuité, ni dans leur connexion. « Ces faits, qui ont été reproduits par la plupart des accoucheurs, me paraissent avoir été présentés d'une manière bien générale. Et d'abord, connaît-on beaucoup d'exemples de femmes qui aient accouché par les seuls efforts de la nature, et sur les enfants desquelles on ait observé de pareils désordres ? Ne les a-t-on pas plutôt remarqués sur des femmes dont les enfants avaient la tête ainsi engagée, enclavée, et où des secours ont été administrés pour opérer la délivrance ? Ne serait-ce pas pendant les manœuvres mêmes de l'accoucheur ou pendant l'application des instruments propres à déplacer la tête, que les fractures se seraient produites, que les disjonctions d'os auraient eu lieu, etc., etc. ? Cela nous paraît beaucoup plus probable, et M. Velpeau partage notre opinion à cet égard lorsqu'il dit (*Traité sur les accouchements,* t. II, p. 588), que la presque totalité des cas de fractures rapportés par Chaussier, Dugès, madame Lachapelle, André, Siebold, se rapportaient à des accouchements dans lesquels on avait employé le forceps; toutefois nous ne nierons pas la possibilité de pareils résultats, mais nous avons cru devoir faire sentir combien ils devaient être rares par les seuls efforts de la nature. Il faut, pour qu'ils aient lieu, d'abord une très grande force de la part de la mère, ensuite un rétrécissement de l'un des diamètres du bassin dans lequel la tête est engagée. Ajoutons qu'il est difficile qu'une femme cache un accouchement dont le travail est aussi douloureux et aussi opiniâtre, si même elle peut se délivrer seule. Ces remarques, que nous faites dans nos précédentes éditions, ont reçu une confirmation pleine et entière de faits rapportés dans un mémoire d'Ollivier d'Angers, inséré dans les *Annales d'hygiène* en 1844 (t. XXXII, p. 121); faits que nous reproduirons et commenterons avec détail, quand nous traiterons des causes de la mort violente de l'enfant (*Contusions et fractures*). De quelle utilité serait le caractère indiqué par Chaussier, la nature de la tumeur, pour reconnaître la cause de pareils désordres, quand M. Capuron indique comme coïncidant avec ces lésions, l'engorgement des vaisseaux céphaliques, *l'épanchement de sang* sous le péricrâne, sur la dure-mère, entre les lames de la pie-mère, dans les ventricules du cerveau, à la base du crâne! (Capuron, *Méd. lég.*, page 441.) Évidemment, ou les lésions ont été exagérées, ou il serait tout à fait impossible de distinguer les désordres résultant d'un accouchement d'avec ceux qui reconnaîtraient le crime pour cause, à moins que les caractères donnés par M. le docteur Meigne ne fussent à l'abri de toute objection, ce que nous n'avons pas encore suffisamment vérifié.

Enfin il est rare, dit Rœderer, qu'un fœtus naisse sans porter quelque tumeur à la tête, à moins qu'il ne soit mort avant l'accouchement. Mais il est bien plus vraisemblable que cette tumeur est l'effet d'une violence exercée sur le nouveau-né lorsqu'elle n'occupe qu'un seul endroit très circonscrit.

Quoi qu'il en soit, les vices de conformation du bassin pouvant donner lieu à de pareils désordres, il est important, en médecine légale, de visiter la femme accouchée et soupçonnée du crime d'infanticide, toutes les fois que les circonstances le permettent, afin de rechercher jusqu'à quel point la conformation du bassin devrait être une source d'erreur.

2° *Une hémorrhagie*, soit interne, soit externe, résultant du décollement du placenta peut aussi faire périr l'enfant pendant le travail de l'accouchement : interne, si le placenta est implanté dans la cavité de la matrice ; externe, s'il est situé sur le col utérin. *Caractères :* dans ce dernier cas, le sang provient de deux sources différentes : d'abord de la mère, ensuite de l'enfant ; par conséquent tous les deux devront présenter des indices de cet accident. Toutefois, comme, à quantité égale, la perte du sang exerce une influence beaucoup plus grande sur l'enfant, le corps de celui-ci offrira le cachet anémique d'une manière beaucoup plus prononcée. Le cadavre de l'enfant sera pâle, décoloré, à peau diaphane, couleur de cire ; les poumons, le foie, pâles et décolorés ; les cavités du cœur et les principaux vaisseaux vides ou presque vides de sang.

Un mémoire fort intéressant fait en Allemagne par le docteur Albert de Wiesentheid et traduit en français par le docteur Marc, a été publié dans les *Annales d'hyg. et de méd. lég.*, t. VI, p. 128, sur le fait de savoir dans quelles circonstances l'hémorrhagie de la mère peut entraîner la mort du fœtus.

Suivant ce médecin, l'hémorrhagie qui survient rapidement chez la mère, ne saurait entraîner la mort de l'enfant, ce dernier conservant encore assez de sang pour vivre, indépendamment de la mère, ce que démontre l'ouverture d'enfants dans des circonstances semblables.

Il n'en saurait être de même lorsque l'hémorrhagie de la mère a lieu lentement, et qu'elle persiste pendant plusieurs jours ; dans ces sortes de cas on trouve le fœtus exsangue.

A l'appui de la première assertion il rapporte les faits suivants :

Une femme éprouva au septième mois de sa grossesse, par suite d'un décollement partiel du placenta, une hémorrhagie tellement violente qu'elle en mourut presque subitement ; le placenta et le cordon ombilical *contenaient une quantité suffisante de sang* (Reuss). — Une autre femme, au terme de la grossesse fut atteinte par une balle, qui donna lieu à une hémorrhagie promptement mortelle. Les vaisseaux du fœtus *contenaient la quantité ordinaire de sang* (Balthazar). — Sœmmering tua très promptement par des incisions dans les carotides et dans le cœur des animaux en état de gestation, et il ne trouva pas que les *vaisseaux de leurs fœtus fussent vides de sang*. — Une femme reçoit dans le cœur un coup de corne d'un bœuf : elle meurt dix minutes après l'accident ; son fœtus de huit mois, venu vivant au monde, *vécut encore jusqu'au lendemain*. Les signes d'une mort par absence de sang manquaient tout à fait chez lui (Albert). — J'ai trouvé vivants et pourvus, au moins en apparence, d'une quantité suffisante de sang les cinq fœtus d'une truie qu'on venait de tuer en lui ouvrant l'aorte. Même résultat chez des femelles de lapins, une souris, un écureuil (Albert).

Voici maintenant des faits qui viennent appuyer la seconde assertion.

Une femme enceinte mourut après une hémorrhagie qui avait duré quatre jours ; *le fœtus ne contenait pas de sang* (Denys). — Une femme éprouva au septième mois de la grossesse une hémorrhagie qui dura, avec des intervalles, pendant sept semaines, et la fit succomber pendant l'accouchement. *La mère, l'enfant, le placenta et le cordon ombilical furent trouvés vides de sang* (Cropius). — Une femme sujette depuis son enfance à de fréquentes hémorrhagies nasales, dont une particulièrement fut si copieuse qu'elle détermina une syncope et menaça de devenir mortelle, avorta au sixième mois. *Le fœtus ne contenait pas une goutte de sang* (Trew). — Une chienne privée de la plus grande partie de son sang par des expériences sur la transfusion mit au monde un fœtus mort, *qui contenait à peine deux à trois gouttes de sang* (Denys).

Les pertes de sang produites pendant la grossesse par les saignées exercent de semblables effets sur les fœtus. Une paysanne de vingt-sept ans, mal nourrie, est atteinte au septième mois de sa grossesse d'une gastrite qui nécessite pendant les quatre premiers jours, plusieurs saignées de 12 à 14 onces ; elle avorte le septième jour, et met au monde un fœtus privé de vie et anémique. Le ventricule droit du cœur contenait à peine un petit caillot de sang ; les autres cavités et les gros vaisseaux étaient complétement vides.

Contrairement à ces faits, le docteur Albert cite l'observation suivante : Une femme de 42 ans, cachectique, tombe, vers la fin de sa grossesse, sur le bord d'un baquet ; le lendemain une hémorrhagie utérine lui ôta la vie en peu d'heures. *L'enfant était privé de sang* (Jaeger).

Ce médecin a tenté dans son mémoire de donner une explication de ces faits, et M. Orfila, 4ᵉ édit., p. 166 et suivantes, a cherché à démontrer le peu de fondement de ces explications en leur en substituant de nouvelles. Toute discussion à ce sujet nous paraît devoir conduire à des inductions incertaines. Tant qu'on n'aura pas pu démontrer anatomiquement la texture du placenta, le mode de communication des vaisseaux de la mère à ceux de l'enfant par l'intermédiaire de cet organe, et enfin les fonctions de cet organe. En dehors de ce résultat qui n'est pas encore acquis à la science, tout n'est plus qu'hypothèse ; aussi croyons-nous devoir nous abstenir à cet égard.

Le médecin légiste tiendra compte des faits que nous venons de reproduire pour en tirer, au point de vue de l'expertise, la conclusion qu'il jugera convenable ; ajoutons que s'il paraît reconnu qu'une hémorrhagie rapide est moins nuisible à l'enfant qu'une hémorrhagie lente, la science a enregistré des faits opposés, et Maurienne entre autres en a cité des exemples.

Au surplus nous n'avons voulu faire connaître ici qu'un fait : c'est que la mort de l'enfant peut avoir été la conséquence d'une hémorrhagie survenue pendant l'accouchement.

Les faits signalés par M. Albert ont un tout autre intérêt pour la question de survie, et lorsque nous traiterons de cette question nous aurons le soin de les rappeler.

Rœderer (*Element. artis obstetric.*, § 389) signale le cas où « pendant le travail de l'accouchement le placenta se détache, le cordon ombilical se rompt, d'où résulte une violente hémorrhagie pour la mère et pour l'enfant. » Il y a erreur, car si le cordon ombilical se rompt, il n'y a pas d'hémorrhagie pour l'enfant, ainsi qu'on le verra plus loin.

3° *La compression du cordon ombilical qui a été engagé avec la tête pendant l'accouchement :* l'enfant meurt, dit-on, d'apoplexie. Telle ne doit pas être la cause de la mort ; ou si l'état du cerveau tend à le démontrer, c'est que la compression n'était qu'un accident, et non pas la cause principale. Il ne peut résulter de cette circonstance que la mort par syncope, suite du défaut de sang ou d'un sang non renouvelé. — Cet état ne laisse pas de traces de son existence sur le corps de l'enfant ; et par conséquent l'absence de lésions propres à expliquer la mort pourrait seule être constatée par le médecin.

4° *Un accouchement où, l'enfant sortant par les pieds, les genoux ou les fesses, la tête resterait longtemps dans la cavité du bassin, arrêtée qu'elle serait par le col de la matrice qui se resserre sur le cou.* Ici, la compression du cordon ombilical, nécessairement engagé, serait encore la cause de la mort. Il n'existerait sur le corps du délit qu'un seul indice de cette disposition, ce seraient les taches rouges, livides, plus ou moins ecchymosées, que l'on pourrait observer sur les parties engagées les premières, taches qui coïncideraient avec des indices de stase sanguine à la face et au cerveau ; car le col utérin ne saurait amener de traces de violences manifestes dépendant de la compression qu'il aurait exercée.

5° *L'entortillement du cordon ombilical autour du cou de l'enfant*, susceptible d'amener la mort, soit par strangulation, si le cordon trop court est tiré par le poids du corps, en même temps que le placenta présente une résistance à cette traction, soit parce que le cordon se trouve comprimé par le col utérin. Dans ce dernier cas, on rencontrera les phénomènes que nous avons présentés dans le paragraphe précédent ; dans le premier, avant de signaler les résultats qui peuvent être la conséquence de cette proposition, il faut examiner quels peuvent être les effets locaux de cette compression. Or, le docteur Negrier a publié sur ce sujet des recherches très importantes (*Annal. d'hyg. et de méd. lég.*, t. XXV, p. 126) à l'occasion d'un fait qu'il rapporte et qu'il commente : nous allons les reproduire textuellement. (Voyez aussi ce que nous dirons des *Contusions considérées comme cause de mort en fait d'infanticide par commission. VIe question.*)

La fille Gaborian fut amenée sur les bancs de la Cour d'assises du département de Maine-et-Loire, le 8 juillet 1838, et condamnée, pour le crime d'infanticide, à huit années de travaux forcés.

La vie de la fille Gaborian a été marquée par de nombreux désordres ; il est résulté des recherches judiciaires faites sur ses antécédents, qu'avant le fait actuel, elle était accouchée plusieurs fois. La rumeur publique accusait la fille Gaborian d'avoir fait disparaître un des fruits de ses débauches, et des recherches faites dans le jardin de sa maison firent découvrir le squelette d'un enfant naissant, inhumé depuis une année environ.

Le rapport qui suit est la copie textuelle de celui de MM. les médecins de Chollet, appelés dans la dernière enquête médico-légale par M. le procureur du roi de Beaupréau, le 8 juillet 1838.

Nous soussignés, médecins, etc., etc., habitant de la ville de Chollet, etc., etc. . . . . avons trouvé un enfant du sexe féminin dont l'aspect extérieur nous a présenté un développement parfait. La longueur des pieds à la tête est de 19 pouces ou 53 centim., son poids est de 3 kilogr. 188 grammes (6 liv. 6 onces). La poitrine est bombée, la coloration des membres et du tronc est celle d'un enfant à terme. Les cheveux bien fournis, châtain foncé, sont longs de 25 à 30 millimètres (un pouce environ). Les ongles, bien formés, sont d'un aspect noirâtre, ils dépassent la pulpe des doigts, l'enduit sébacé n'existe que dans une petite étendue de la région lombo-sacrée, l'épiderme est surtout infiniment adhérent à la peau ; quelques lividités cadavériques existent à la partie postérieure du tronc et des extrémités inférieures. Les membres supérieurs et inférieurs présentent une rigidité qui contraste avec la mobilité du cou. L'examen le plus minutieux des membres et du tronc ne nous permet pas de constater la plus légère lésion extérieure ; seulement à la partie antérieure et droite du thorax, dans la direction de l'ombilic à l'épaule droite, nous remarquons une dépression superficielle (1) avec une teinte légèrement violacée variant en largeur de deux lignes à quatre, placée sous le trajet que parcourait le cordon ombilical auquel était adhérent le placenta, pour se porter en passant par-dessus l'épaule droite, au col, autour duquel il fait un tour et demi.

Autour du cou existent des traces de compression circulaire prononcée, surtout à la partie antérieure et latérale gauche ; là existe une dépression profonde placée entre deux bourrelets dont le supérieur est plus prononcé ; les tractions que nous exerçons ne peuvent faire disparaître la dépression, ni ramener à sa position naturelle la peau, qui en cet endroit présente un aspect luisant et nacré, sans ecchymose d'ailleurs, dans la largeur de 5 à 8 millimètres (2 à 3 lignes). Elle va en s'élargissant et en se portant vers la partie latérale gauche du cou ; elle passe à 15 ou 18 millimètres au-dessous de l'angle de la mâchoire. Alors elle continue, en se rapprochant de la base de l'occiput et de l'apophyse mastoïde droite ; dans ce trajet, elle est limitée en haut par une ecchymose superficielle, qui varie en largeur de 1 à 2 lignes, prononcée surtout à la région mastoïdienne ; elle se continue sur l'angle de la mâchoire à la partie latérale droite, avec une ecchymose plus superficielle et plus large (2).

Au-dessus de l'ecchymose dont nous avons parlé d'abord existe une large bande d'un blanc luisant, marquée à son milieu par un sillon superficiel ; plus haut et immédiatement au-dessous de l'ecchymose qui, de ce côté, se termine d'une manière nette et tranchée, se trouve un autre sillon d'un aspect un peu blanchâtre et un peu plus profond que le précédent (3). Sur la partie de ce sillon qui correspond à l'apophyse mastoïde, dans une étendue de 5 à 6 lignes, la teinte de la peau est plus foncée, l'épiderme est luisant et paraît en partie enlevé par le froissement d'un corps rude et résistant (4).

A partir des lignes que nous venons d'indiquer, la peau du cou et de la face présente une teinte violacée prononcée, surtout aux lèvres et aux oreilles, qui sont d'une teinte noirâtre. La face est légèrement bouffie, les lèvres engorgées et entr'ouvertes laissent apercevoir la langue qui, légèrement gonflée et d'une coloration un peu plus foncée que dans l'état normal, fait saillie de 2 à 3 lignes entre les arcades dentaires 5).

Autopsie. — La dissection nous a montré la peau du col correspondant à la dépression un peu plus dense et moins épaisse que dans les autres points ; elle paraît comme élargie par le tiraillement ; le tissu cellulo-graisseux sous-jacent est également plus dense et plus aminci ; sans offrir d'ecchymose dans son épaisseur, celle notée plus haut n'existe que dans le tissu dermoïde, où elle forme, en plusieurs endroits, une succession de très petits foyers sanguins placés sur la même ligne.

(1) Trace d'une haute importance et qui n'a pu être produite que par une pression faite par le cordon tendu (N.).

(2) Tout ce passage est fort obscur ; on aurait dû suivre le cordon et noter ses rapports avec les sillons de la peau, dire s'il existait des sillons sur des points où le cordon ne portait pas, etc. (N.).

(3) Ce passage du rapport manque de clarté ; on ne sait pas si le cordon passait deux fois au côté droit du cou, et si les deux tours existaient sur la nuque ou sur la gorge (N.).

(4) Froissement que j'attribue aux doigts de la fille G... (N.).

(5) On a oublié de dire si le cordon passait, en avant, au-dessus ou au-dessous du larynx (N.).

Après avoir, par deux incisions latérales, détaché et soulevé le sternum, nous constatons que les poumons remplissent la poitrine ; que cependant ils laissent à découvert les quatre cinquièmes du péricarde (1) ; que ces deux organes sont d'un rouge violacé, crépitant dans toute leur étendue. Quant au thymus, il présente le volume et la coloration normale. A l'ouverture des vaisseaux de la poitrine, il s'écoule une quantité notable d'un sang très noir. Les poumons réunis au cœur pèsent 76 gr. 14 centigr. (2 onces 6 gros et demi) ; les poumons isolés pèsent 64 gr. (2 onces 1 gros), le tout préalablement lavé et essuyé.

Le cœur et les poumons réunis surnagent ; les poumons sont coupés en nombreux fragments qui tous surnagent, sans aucune exception, malgré la compression la plus énergique, exercée à plusieurs reprises. Cette compression faite sous l'eau laisse dégager un grand nombre de bulles d'air.

La dissection des couches profondes du col n'a rien présenté d'extraordinaire ; seulement la glande thyroïde est un peu plus volumineuse et d'un aspect plus foncé que dans l'état normal ; le larynx est intact, nous n'y constatons, non plus que dans l'arrière-bouche, le pharynx et les bronches, aucune lésion ; nous n'y avons constaté la présence d'aucun liquide.

Une incision longitudinale ayant mis à découvert les os du crâne, nous constatons un engorgement prononcé des vaisseaux du péricrâne qui, dans toute son étendue, présente une couleur rouge prononcée. Nous constatons à la partie postérieure du crâne une ecchymose correspondant à la partie latérale de l'occiput, au voisinage de la fontanelle postérieure. Il existe dans cet endroit un épanchement dans l'étendue d'un pouce environ, le frottement exercé avec la lame d'un scalpel fait disparaître le sang épanché. Il n'en est pas de même à la partie antérieure du crâne, où il existe, sur le frontal et sur les pariétaux, des ecchymoses moins étendues, mais plus nombreuses : 6 à droite et 5 à gauche. Elles varient en étendue depuis 1 jusqu'à 4 et 5 lignes : le sang épanché ne disparaît pas malgré les frottements exercés avec la lame du scalpel et malgré des lotions répétées. A chacune de ces contusions du péricrâne en répond une à la peau ; mais là elle n'est apparente qu'en dedans. Il n'existe d'ailleurs aux os du crâne ni enfoncement ni fracture ; les fontanelles ont les dimensions ordinaires ; les os se touchent par leurs bords dans les autres points ; une ecchymose existe également dans le tissu cellulaire et dans la conjonctive de l'œil gauche et de l'œil droit, plus prononcée dans ce dernier. D'ailleurs les paupières et les deux globes nous paraissent sains.

Le cerveau est moins consistant que dans l'état normal, sa masse est médiocrement engorgée ; mais les vaisseaux de la base et les méninges du cervelet nous ont présenté un état d'engorgement prononcé : il n'existe d'ailleurs d'épanchement ni dans la masse cérébrale ni dans les ventricules.

L'ouverture du canal médullaire nous a permis de voir la moelle épinière dans son état normal : l'examen des vertèbres cervicales nous les a montrées intactes ; les ligaments sont sains, et nous n'avons pu constater par l'autopsie les lésions que nous avait fait soupçonner la mobilité du cou.

Le foie présente un état d'engorgement assez prononcé ; d'ailleurs il est dans un état normal ; son poids est de 159 grammes 39 centigrammes

<hr>

(1) Cette circonstance annoncerait que la distension du poumon gauche par l'air n'a pas été complète (N.).

(5 onces 1 gros); l'estomac et les intestins grêles sont vides, le gros intestin seul est rempli de méconium. Du reste, ces organes sont sains, ainsi que la vessie, la rate et les reins.

Les incisions profondes pratiquées sur les membres ne nous permettent de constater aucune lésion.

Le placenta qui adhère à l'enfant par un cordon long de 67 centimètres (24 pouces) (1) ne présente de notable qu'une éraillure à sa face adhérente : cette éraillure a une étendue de 4 à 5 centimètres.

De tout ce qui précède nous croyons pouvoir conclure :

1° Que l'enfant est à terme et viable ;

2° Qu'il a respiré complétement, et qu'en conséquence, il a vécu, un temps que nous ne pouvons déterminer, après la naissance ;

3° Qu'il a succombé à l'asphyxie déterminée par la strangulation ;

4° Que la strangulation n'a pu être produite par l'anse du cordon passée autour du cou ; d'abord, parce qu'il nous paraît impossible qu'une compression aussi énergique que celle dont nous avons constaté les traces ait été produite par un corps aussi souple et aussi peu résistant ; ensuite, parce que l'anse du cordon n'ayant pu se placer autour du cou dans l'intérieur de la matrice, ou peut-être à la sortie de l'enfant, l'asphyxie aurait dû suivre immédiatement la naissance ; mais alors comment la respiration se serait-elle effectuée aussi complétement ?

5° Que les contusions qui existent à la tête nous paraissent y avoir été faites du vivant de l'enfant ;

6° Qu'elles ne peuvent être le résultat de la chute de l'enfant, mais plus probablement de l'action d'un corps contondant ou du choc répété de la tête sur une surface dure et présentant des aspérités ;

7° Enfin que ces contusions n'ont pas par elles-mêmes causé la mort, mais qu'elles ont pu y contribuer en se joignant à d'autres causes.

Après la lecture du rapport qui précède, MM. les médecins de Chollet furent appelés successivement pour en expliquer les principaux faits, et pour faire connaître leur pensée sur le mode de strangulation qu'ils avaient admis comme possible. Ils ont répondu tous les deux qu'ils croyaient que c'était au moyen d'un ruban de fil, *tel qu'une jarretière*, ou d'une corde de la grosseur d'une plume à écrire. Ces deux médecins ont persisté dans leur croyance, après l'exposé de mon opinion et des raisons apportées à l'appui.

Interpellé à mon tour sur les faits du rapport, j'en admis les trois premières conclusions, à savoir : que l'enfant était né à terme, qu'il était viable, qu'il avait respiré, et qu'il avait succombé à l'asphyxie par strangulation.

Je rejetai entièrement la quatrième conclusion. Quant à sa première partie, j'affirme que le cordon ombilical, dans la *très grande majorité des cas*, est assez résistant pour étrangler un enfant qui naît, puisqu'il peut quelquefois supporter sans se rompre 9 kilogrammes ; j'avais dès cette époque commencé mes expériences sur la force de résistance du cordon.

Mon opposition sur le second paragraphe de la même conclusion ne fut pas moins tranchée. Loin de nier la possibilité de la respiration qui, dans l'espèce, eût été empêchée, disent les auteurs du rapport, par l'enroulement du cordon autour du cou, je soutins positivement que la respiration avait pu s'effectuer, puisque le cordon avait 67 centimètres (ou 24 pouces), c'est-à-dire 18 ou 20 centimètres de plus que les cordons de

____

(1) Longueur plus qu'ordinaire, d'un quart environ (N.).

longueur ordinaire, qui cependant ne s'opposent pas invinciblement à la sortie de la tête hors de la vulve, sans que le décollement du placenta vienne en diminuer la tension. Et, en effet, si on veut suivre le parcours du cordon dans ce cas, on se convaincra que la longueur de 67 centimètres est suffisante pour permettre la strangulation : on peut estimer à 29 centimètres (ou 6 pouces) la portion s'étendant de la vulve au placenta encore adhérent. Je tiens compte de l'abaissement de l'utérus après la sortie de la tête ; la circonférence du cou non comprimée est de 18 centimètres. Il y a de l'ombilic au cou 18 centimètres, il resterait 8 centimètres ou à peu près 3 pouces, pour tenir compte du demi-tour de cordon au cou, et cette longueur est plus que suffisante.

En m'expliquant sur le mode de strangulation, je pensai que la fille G..., qui déjà possédait une coupable expérience, avait résolu de se délivrer seule. J'admis, comme un acte naturel de sa part, l'action de saisir la tête de son enfant aussitôt qu'elle la sentit au dehors et retenue par un obstacle. Son instinct dut la pousser à se débarrasser promptement, tant à cause du ténesme douloureux qu'elle ressentait, que parce qu'elle craignait d'être surprise, et que son enfant respirait et criait peut-être (1).

Cette opinion est confirmée par l'examen des faits énoncés dans le rapport, quand on les envisage dans leurs détails : ainsi, il résulte d'abord évidemment de cet examen que l'enfant est venu au monde ayant le cordon ombilical enroulé une fois et demie autour du cou ; et que le cordon, sans aucune rupture, était adhérent au placenta, qui lui-même était entier. Les auteurs du rapport disent qu'ils ont trouvé le cordon recouvrant les empreintes que portait cette partie ; ils disent partout que le cordon s'appliquait exactement sur le sillon tracé sur la poitrine et l'abdomen jusqu'à l'ombilic.

Ce dernier fait est d'une haute importance ; et, en effet, aucun lien autre que le cordon n'a pu déterminer ce sillon. En admettant l'explication des auteurs du rapport, il faudrait supposer que la fille G..., après avoir débarrassé du cordon le cou de son enfant, avait placé le lien supposé dans la même empreinte, et qu'après cette monstrueuse manœuvre, pour tromper la justice, elle avait déroulé du cou sa jarretière, pour y placer ensuite le cordon ombilical. Eh bien, en admettant toutes ces circonstances que la raison repousse, lors même que la fille G... , paysanne simple, eût été pourvue, à l'instant de son accouchement, d'assez de force et de résolution pour étrangler son enfant par une manœuvre aussi compliquée, rien ne pourrait encore expliquer le sillon tracé sur la poitrine, qui n'a pu être produit que par un lien fixé solidement à l'ombilic, d'où ne pouvait partir le lien qu'on suppose avoir été placé autour du cou.

Il est plus que vraisemblable que c'est à la forte tension du cordon ombilical enroulé sur le cou qu'on doit attribuer la trace profonde sur la poitrine ; dès lors on doit naturellement penser que la pression exercée sur le cou devait au moins égaler celle des téguments du tronc, puisqu'elle était le premier résultat de l'effort, et qu'elle avait lieu circulairement.

(1) « Dans les accouchements longs et pénibles, on voit souvent la respiration s'établir dès que la tête a franchi la vulve, le thorax étant encore renfermé dans le vagin. » Paul Dubois, *Dictionnaire de médecine,* en 30 vol.

Mon ami, le docteur Bigot, a entendu chez une femme accouchant à la salle de la Maternité d'Angers, le 12 septembre 1817, l'enfant crier *avec beaucoup de force,* lorsque la tête était à peine sortie de la vulve ; pendant qu'il criait, les épaules se tournèrent, l'une vers le pubis, l'autre vers le sacrum, et l'accouchement se termina promptement (N.).

Il est dit, dans le rapport, que l'épiderme dans les sillons sur le cou n'était roulée que sur une petite étendue ; que, dans plusieurs points, la couleur de cette peau était nacrée. J'ai voulu savoir quelles seraient les traces que laisserait la pression faite par un cordon de fil sur le cou d'un enfant mort depuis quelques heures. J'ai roulé le lien une fois et demie autour du cou, et j'ai suspendu à son extrémité un poids de six kilogrammes, pour représenter la traction que pouvaient exécuter les mains de la fille G... Par cette expérience, j'ai constaté que les désordres sur la peau sont plus grands. Le sillon est profond. Les bourrelets qui se forment au-dessus et au-dessous se teignent en violet. L'épiderme est froissé presque partout ; la peau est plissée et comme mâchée dans quelques points : dans l'état de vie, une pression semblable devrait être suivie d'une énorme ecchymose circulaire. Il a donc fallu un lien lisse et glissant, tel que le cordon, pour produire l'état indiqué dans le rapport.

J'ai dit que je pensais que la fille G... avait elle-même étranglé son enfant en se débarrassant. Les violentes tractions qu'elle exerçait sur la tête ont effectué, par l'intermédiaire du cordon ombilical, ce que les médecins de Chollet ont attribué à la pression d'un lien étranger. Qu'on lise attentivement le rapport, il constate qu'il existait, surtout des deux côtés de la tête, des ecchymoses arrondies, non loin les unes des autres, accompagnées dans certains points d'égratignures. Cinq ecchymoses existaient à gauche ; le côté droit en portait six. Sur les côtés du cou, de la mâchoire, au-dessus du sillon circulaire du cou le plus élevé, sont des traces qui, toutes, ont les caractères que doivent laisser des pressions violentes faites par l'extrémité des doigts, et jusqu'à leur situation, en supposant la tête placée dans une des positions occipito-antérieures qui sont si ordinaires, leur disposition, les unes par rapport aux autres, tout concourt à leur assigner pour cause la pression des doigts.

Ces contusions sont bien en rapport avec les efforts violents qu'a dû faire la fille G... pour arracher son enfant ; car elle ne pouvait tirer que de bas en haut et non dans la direction du détroit inférieur. On peut croire que ces efforts auraient plus que suffi pour briser le cordon très résistant, s'il n'avait été protégé par son enroulement et son appui sous l'arcade pubienne.

Je vais faire connaître les résultats de recherches que j'ai faites sur le cordon ombilical, tant relativement à sa situation libre ou enroulée, que sur sa force de résistance.

Avant le procès dont il vient d'être parlé, je ne m'étais occupé qu'accidentellement de ce sujet, sur lequel il n'existe aucun travail, que je sache (1).

Dans cent soixante-six cas d'accouchements naturels, le cordon ombilical fut trouvé libre et flottant cent quarante-quatre fois ; il était enroulé vingt-deux fois : vingt fois autour du cou, une fois autour d'une épaule, et une fois entre les cuisses : dans ce cas, l'enfant était venu par le siége.

Ces cordons ont été mesurés et rompus en les chargeant d'un poids.

Je les ai divisés en deux classes, suivant qu'ils étaient :

Non variqueux.	98
Variqueux	68
Total.	166

(1) Ces observations ont été recueillies à la salle de la Maternité de l'hôpital d'Angers, et le plus grand nombre, par les soins des élèves sages-femmes (N.).

La longueur des cordons a présenté les différences suivantes :

Au-dessous de 43 centimètres (15 pouces). . 28
De 44 à 67 centimètres (24 pouces). . . . 112
Au-dessus de 67 centimètres. 26

parmi lesquels il y en avait deux ayant plus d'un mètre de longueur.

Résistance des cordons ; mode d'expérimentation.

Deux modes de procéder ont été suivis : dans le premier, les cordons, auxquels un poids était d'abord fixé, ont été suspendus par le milieu de leur longueur sur un barreau rond, de 2 centimètres de grosseur; la moitié environ des cordons a été rompue de cette façon; dans l'autre série d'expériences, les cordons ont été enroulés une fois et demie sur le même barreau recouvert de linge pour lui donner à peu près le volume du cou d'un enfant à terme. Les cordons, disposés de la sorte, ont résisté davantage que ceux qui n'étaient que passé sur le barreau.

Le poids a toujours été ajouté à la racine placentaire du cordon.

Les cordons non variqueux ont supporté un poids plus considérable que les cordons variqueux.

La résistance moyenne des cordons non variqueux a été de 5 kilogrammes 250 grammes. Un de ces cordons ne s'est rompu qu'à 9 kilogrammes 500 grammes.

Les cordons variqueux se sont rompus à 3 kilogrammes (résistance moyenne). Le plus résistant s'est brisé à 5 kilogrammes 500 grammes.

La rupture des cordons s'est plus souvent effectuée entre le placenta et le barreau que vers la racine du cordon ou dans tout autre point de sa longueur.

Pour les cordons variqueux, la rupture commençait par une des saillies bleuâtres de la veine.

Compression sur le cou d'un adulte vivant.

Un poids de 3 kilogrammes suspendu à un cordon de 67 centimètres de longueur, enroulé une fois et demie autour du cou, si la nuque regarde en haut, gêne la respiration et congestionne fortement le cerveau en deux minutes. Les vertiges commencent bientôt après. La respiration se continue, mais elle est difficile.

Si la tête est placée la face en haut, les effets de la congestion sont plus rapides ; la respiration est fort gênée, mais encore possible. Je pense qu'un quart d'heure suffirait pour causer la mort.

Si on fait l'expérience avec un poids de 5 kilogrammes, d'abord la nuque en haut, il y a congestion rapide de tous les vaisseaux de la tête, les yeux s'injectent et deviennent larmoyants; la respiration est très gênée, mais encore possible : il serait dangereux de continuer cette demi-strangulation pendant deux minutes.

Si on répète la même expérience, avec le même poids, la face étant tournée en haut, la strangulation est presque complète. La respiration est tellement gênée que je pense que la mort, qui arriverait en moins de cinq minutes, serait autant le résultat de l'asphyxie que de la congestion cérébrale.

Je termine ces observations par les conclusions suivantes :

1° Un cordon de 67 centimètres de longueur, enroulé sur le cou du fœtus (et c'est toujours à un tour et demi dans les positions occipito-antérieures, lesquelles sont incomparablement les plus fréquentes), permet la sortie de la tête hors de la vulve, sans être assez tendu pour empêcher la respiration de s'établir, le thorax étant encore dans le bassin.

2° Dans la majorité des cas, le cordon ombilical a une résistance beaucoup plus considérable que celle qui est nécessaire pour que le degré de constriction du cou produise une strangulation mortelle, chez un enfant nouveau né.

3° Une femme en se délivrant seule peut, involontairement, étrangler son enfant, qui a respiré, si le cordon est enroulé sur le cou.

4° Sur cent soixante-six cordons, plus du quart de ce nombre a une longueur suffisante pour que cet enroulement puisse se présenter.

5° Un poids de 5 kilogrammes, ou un effort équivalent à ce poids, agissant à l'extrémité d'un cordon enroulé sur le cou d'un adulte, peut produire l'asphyxie en moins de cinq minutes.

6° *La rupture du cordon ombilical*, *pendant le travail de l'accouchement*, comme Rœderer, Delamotte, Levret et Baudeloque en citent des exemples. Le résultat, dit M. Capuron (Ouvrage cité, page 345), est une hémorrhagie qui peut devenir mortelle pour l'enfant s'il ne vient promptement au monde pour respirer et pour recevoir les soins qu'il exige. Loin de partager cette manière de voir, nous la combattrons lorsque nous traiterons de l'omission de la ligature du cordon considérée comme cause de mort.

MORT DE L'ENFANT IMMÉDIATEMENT APRÈS L'ACCOUCHEMENT.

Les causes naturelles de la mort de l'enfant *après l'accouchement* sont variées; nous allons les passer successivement en revue.

1° *Faiblesse de naissance.* — Soit que l'enfant naisse avant terme ou mal constitué, soit qu'il vienne après un accouchement laborieux, accompagné d'hémorrhagie ou d'une perte de sang plus ou moins considérable, il ne jette aucun cri, il ne respire pas; la peau est pâle et l'on perçoit à peine les battements de son cœur. Un peu de chaleur à la peau, quelques mouvements obscurs des membres ou des lèvres, tels sont les seuls indices de la vie. — La mort qui survient dans cet état ne saurait laisser après elle que des résultats négatifs en fait de caractères anatomiques; tels sont : la faiblesse propre de l'enfant qui se dessine par son peu de volume, sa petitesse, la maigreur des membres, les faibles dimensions du thorax, l'état amaigri de la peau et de tous les organes; si une perte de sang a coïncidé avec l'accouchement; l'absence de toute trace de violence, de toute altération de parties ou d'organes capables d'expliquer la mort, enfin de tout vice de conformation entraînant avec lui l'extinction de la vie. Les médecins ne sont pas d'accord sur le genre de mort auquel succombe l'enfant. Les uns qualifient cet état d'asphyxie des nouveaux-nés ; d'autres admettent que l'enfant succombe à la syncope ; il en est qui le rattachent à l'anémie proprement dite.

Heroldt et Scheele y voient dans quelques cas une conséquence directe de la présence d'une certaine quantité de mucosités dans la trachée-artère, mucosités dont l'expulsion n'a pu être opérée par les seuls efforts de l'enfant. Désormeaux et Freteau considèrent la compression du cordon ombilical pendant le travail de l'accouchement comme capable de déterminer aussi l'asphyxie des nouveaux-nés, en oblitérant la veine ombilicale et laissant libre le canal des artères, en s'opposant, en un mot, à l'arrivée du sang de la mère au fœtus, tout en permettant le départ du sang du fœtus. Il est certain que ces diverses causes peuvent amener la mort de la même manière que la faiblesse de naissance, mais celle-ci a son cachet particulier dans l'organisation même de l'enfant, dans la faiblesse de sa constitution, et c'est ce à quoi le médecin doit s'attacher pour la constater et la qualifier.

2° *Mucosités ou eaux de l'amnios dans la trachée-artère.* — Il résulte d'observations bien faites, que la trachée-artère peut contenir à la naissance une quantité plus ou moins considérable de mucosité épaisse capable d'amener la mort naturelle et immédiate de l'enfant, si par des soins bien entendus on ne détermine son expulsion. L'enfant périt asphyxié par défaut d'air, ou plutôt l'asphyxie n'a pas lieu, car ce genre de mort suppose toujours l'introduction préalable de l'air dans les poumons. Ainsi un enfant ne saurait périr asphyxié s'il n'a préablement respiré. Cependant l'enfant meurt dans ce cas par défaut d'air, en ce sens que la respiration ne peut pas s'établir, que l'air ne peut pénétrer dans les poumons ; mais il ne succombe pas à la manière des asphyxiés, et il ne saurait offrir les caractères anatomiques de ce genre de mort, puisque la grande circulation pulmonaire n'a jamais été établie.

Caractères anatomiques. — La présence de mucosités épaisses remplissant la trachée-artère est le seul caractère qui puisse faire pressentir au médecin la cause de la mort.

3° *Séjour de l'enfant dans le sang et les eaux de l'amnios provenant de l'accouchement.* — Rien ne serait plus commun que ce genre de mort, si les personnes chargées de porter des secours à l'accouchée, ou l'accouchée elle-même, ne retirait l'enfant de la position dans laquelle il est placé, la face plongeant dans les liquides accumulés au-dessous des parties génitales et entre les cuisses. Ici c'est encore un genre de mort analogue au précédent, et l'expert a une ressource de moins pour juger de la cause de la mort; aussi ne peut-il que déclarer qu'il n'existe aucune trace de violence, de maladie ou de vices de conformation auxquels on puisse rattacher la mort. Il serait possible, dans ce cas, que les efforts inspiratoires de l'enfant vinssent à s'exercer avec assez de puissance pour faire arriver du sang dans la trachée-artère. Il faudrait alors bien prendre garde d'attribuer ce phénomène à une violence exercée sur l'enfant pendant la vie et lorsque la respiration n'était pas encore établie.

4° *État apoplectique.* — Mauvaise dénomination, il est vrai, mais qui indique au moins la congestion sanguine qui s'est opérée au cerveau. Toutefois cette congestion n'est pas limitée à cet organe, elle est générale. Cerveau, poumons, foie, cœur, peau, toutes les parties sont gorgées de sang; de là l'état violacé de la surface du corps, notamment de la face. Le sang est liquide, mais assez épais; il suinte de la section de tous les viscères; il est parfois infiltré dans les méninges et épanché à la surface ou dans les cavités du cerveau; çà et là peuvent se rencontrer de petites ecchymoses limitées du tissu cellulaire sous-cutané de la tête, et qu'il ne faudrait pas prendre pour la trace de violences opérées sur l'enfant; la bosse sanguine de l'accouchement est aussi très forte, et elle est d'autant plus prononcée, que l'état apoplectique est la conséquence ordinaire d'un travail long et pénible.

5° *La compression de la tête avec enfoncement ou même fracture des os.* — C'est le cas où la tête appuyée contre l'angle sacro-vertébral reste longtemps soumise à de violents efforts; que, volumineuse d'ailleurs, elle est obligée de se mouler comme dans une filière à travers le bassin qu'elle parcourt. Radfort (*Lond. med. and surg. journ.*, mars 1834, p. 145) a fait remarquer que l'enfant courait de graves dangers de mort lorsqu'il sortait vivant après un pareil accouchement, surtout lorsque la tête avait été comprimée dans son diamètre occipito-frontal; que la circulation du sinus de la dure-mère éprouvait alors une gêne manifeste. Cette compression peut aller jusqu'à l'enfoncement et la fracture des os. (Voy. *Fractures et luxations* envisagées comme cause d'infanticide.)

Caractères anatomiques.—Ici l'expert aura quelques difficultés à surmonter pour porter un diagnostic certain. C'est dans ce cas surtout que les observations faites par le docteur Meigne pourraient être d'une grande utilité ; faisons observer cependant qu'il est une circonstance qui pourra guider l'expert dans l'appréciation des faits. De pareils désordres ne peuvent se produire sans que la tête ne subisse une déformation considérable, et comme elle a été longtemps enclavée, elle conserve après la mort la forme qu'elle avait à sa sortie des parties génitales, et le vice de conformation est tellement marqué dans beaucoup de cas, qu'il devra éveiller l'attention du médecin sur les causes des altérations graves qu'il observera. Cette déformation coïncidera toujours avec une tumeur sanguine considérable, et qui par cela même éclairera sur la mort de l'enfant qui aura pu être la conséquence de la compression de la tête.

6° *Le milieu dans lequel l'enfant se trouve placé.* — Tel serait le cas où une femme accoucherait dans un bain ; il est bien difficile qu'un pareil cas se rencontre, l'enfant se trouverait alors dans les conditions que nous avons signalées sous le n° **3**.

7° Les vices de conformation ou montruosités capables de faire périr immédiatement l'enfant. (*Voyez* VIABILITÉ.)

8° Les maladies des organes de la respiration entraînant immédiatement ou prochainement la mort. (*Voyez* cette question : *La mort a-t-elle été naturelle ?*)

On voit en résumé que les causes capables de faire périr l'enfant pendant et après l'accouchement sont nombreuses ; qu'il est souvent dificile de les constater après la mort ; mais si nous résumons les faits tracés d'une manière isolée, et que nous arrivions à la pratique médico-légale de chacun d'eux, nous verrons :

1° Que si la respiration n'a pas eu lieu, et qu'il n'existe sur le corps de l'enfant aucune trace de violence qui puisse expliquer la mort et démontrer que l'enfant a vécu après l'accouchement ou était vivant pendant que les violences ont été exercées, il n'y a aucune cause de mort appréciable, et par cela même, médicalement parlant, tout soupçon d'infanticide disparaît. L'enfant est considéré alors comme enfant mort-né. Donc pas de cause d'erreur possible.

2° Si la respiration s'est établie imparfaitement et qu'il existe une tumeur sanguine à la tête avec décollement du périoste, fracture aux os ; c'est là où est la difficulté pour l'expert, c'est là où le doute ou bien une restriction doit être établie ; il doit dire : La mort a pu être le résultat des violences observées ; mais ces violences pourraient aussi provenir d'un accouchement laborieux ; tel serait le cas d'une femme primipare dont le bassin aurait des diamètres très petits, et qui aurait donné naissance à un enfant très volumineux. Mais alors l'examen de la femme et la mesure des diamètres de son bassin peuvent éclairer la question.

Remarquons, toutefois, qu'il en serait tout autrement, si à côté des traces de violences que nous venons de signaler, ou dans un point plus ou moins éloigné, on observait la tumeur sanguine propre à l'accouchement : alors on ne pourrait plus attribuer les désordres à un travail long et pénible, et l'indice d'un infanticide deviendrait bien plus certain. Eh bien ! c'est ce que nous avons très fréquemment observé.

3° La respiration n'a pas eu lieu et les traces de violences existent sans apparence isolée de tumeur séro-sanguinolente provenant du fait de l'accouchement ; alors, tout en reconnaissant que les violences ont été la cause de la mort, il faut ajouter qu'un accouchement laborieux aurait pu les produire. C'est en se tenant dans ces sages limites que l'on ne compromet pas une accusée, et plus tard, lorsque les circonstances de l'accouchement sont connues, lorsqu'on apprend, par exemple, que l'accouchement a été facile et court, alors la solution de la question ne saurait plus être douteuse.

DES MOYENS DE DÉTERMINER SI LA RESPIRATION A OU N'A PAS EU LIEU.

L'ensemble de ces moyens peut être compris sous le titre de *docimasie de la respiration*. Le mot *docimasie* vient de δοκιμάζω, j'essaie. La docimasie est donc l'art de faire des essais. Cette expression fut d'abord employée pour désigner l'opération qui, en faisant connaître le poids spécifique des métaux, servait à déterminer leur degré de pureté. Plus tard on lui donna dans les arts une acception plus étendue, et l'on comprit dans la docimasie métallurgique toutes les opérations physiques ou chimiques propres à spécifier la nature et le degré d'altération des minerais ou des métaux. — L'opération qui, dans les arts, avait servi à déterminer le poids spécifique des corps métalliques fut employée à évaluer le poids spécifique des poumons, et dès lors elle reçut le nom de *docimasie pulmonaire*; expression à laquelle quelques auteurs joignirent celle d'hydrostatique, pour indiquer que c'est l'immersion dans l'eau qui en constitue le caractère.

Mais aujourd'hui que plusieurs opérations ou essais différents sont faits, tant sur les poumons que sur d'autres organes ou même sur les parois thoraciques, dans le but de déterminer si l'enfant a ou n'a point respiré, convient-il d'imiter les métallurgistes, et de comprendre sous une dénomination commune toutes ces opérations? Faut-il dire avec M. Marc : *docimasie de la respiration*, pour exprimer leur ensemble? On peut le faire sans inconvénient, mais aussi sans avantage, puisque l'on embrasse un grand nombre d'opérations et de recherches différentes sous un même titre. J'avais adopté cette dénomination et je lui avais donné cette extension dans la première édition de cet ouvrage; j'ai réfléchi que cette innovation ne présentait aucun avantage réel, et c'est ce qui m'a déterminé à ne lui accorder aucune préférence.

Pour exposer avec méthode les faits qui sont relatifs aux moyens de reconnaître si la respiration a ou n'a pas eu lieu, nous les classerons dans trois divisions principales. La première comprendra les notions fournies par l'examen des parois thoraciques; dans la seconde, nous placerons celles déduites de l'état des organes contenus dans la poitrine ; et dans la troisième, les notions qui découlent de l'examen des organes renfermés dans l'abdomen ; en sorte que l'étude de ces sujets divers soit autant que possible en rapport avec la marche que l'on suit pour l'exploration des organes lors d'une ouverture judiciaire. A chacune de ces divisions viendront se rattacher des subdivisions, qui grouperont ainsi des faits analogues ou au moins conduisant au but que l'on se propose d'atteindre.

Nous envisagerons tous les faits qui se rattachent à la solution de cette importante question, d'abord sous le rapport de leus valeur absolue, ensuite sous celui de leur valeur d'ensemble, de manière à les coordonner et à en tirer des inductions plus précises ; c'est d'ailleurs la marche qui doit toujours être suivie en médecine légale, puisque la plupart des faits dont cette science se compose sont du domaine de la vie.

NOTIONS FOURNIES PAR L'EXAMEN DES PAROIS THORACHIQUES.

VOUSSURE DU THORAX.

La respiration ne pouvant pas s'exécuter sans la dilatation de la poitrine, quelques auteurs ont pensé avec raison que la voussure du thorax devait être plus grande chez l'enfant qui a vécu que chez celui qui est mort en naissant. Cette évaluation ne peut être faite que de deux manières : ou à l'aide de la vue seule, ou au moyen de mesures prises sur la poitrine. Le premier mode est toujours inexact; car, outre qu'il exige une grande habitude de voir le thorax des enfants nouveau nés, il n'a jamais de point de départ fixe qui puisse servir à préciser un accroissement.

Mensuration du thorax. — Daniel a proposé de mesurer la circonférence inférieure du thorax, ainsi que la distance qui sépare l'extrémité inférieure du sternum de la colonne vertébrale. Ces recherches n'ayant pas été faites, on n'avait aucune donnée à ce sujet ; je n'ai pas attaché une grande importance aux résultats qu'elles pourraient fournir, j'ai cependant cru devoir prendre quelques mensurations dont je vais faire connaître les chiffres. Elles ont été obtenues à l'aide d'un compas d'épaisseur; elles ne sont donc pas exactement prises comme le voulait Daniel, mais elles peuvent déjà faire pressentir l'instabilité des résultats que l'on pourrait obtenir à l'aide du procédé proposé par ce médecin. La nature s'astreint si peu à des règles, que tout ce qu'on cherche à généraliser par des limites fixes, offre constamment de grandes variations. On ne peut établir que des moyennes, qui, appliquées à des faits particuliers, viennent parfois prêter un appui, mais qui jettent le plus souvent l'expert dans l'incertitude.

Ces recherches sont trop peu nombreuses pour en déduire des résultats de quelque précision. Les causes de variation dans ces résultats sont faciles à établir. Sans même tenir compte des difformités nombreuses du thorax que les individus peuvent apporter en naissant, on sait que rien n'est moins fixe chez l'adulte, et par conséquent aussi chez l'enfant, que les dimensions de la poitrine ; que, par rapport au développement de cette cavité, ces dimensions doivent subir de grands changements entre le terme de six mois et celui de neuf mois ; que, suivant l'époque à laquelle le cadavre est examiné, la voussure du thorax, qui pendant la vie était très marquée, s'efface en partie après la mort, parce que les parois de la poitrine sont cartilagineuses en avant, et qu'elles peuvent éprouver un certain affaissement lorsque la mort et la flaccidité cadavérique qui en est la conséquence viennent frapper toutes les parties du corps. Or, c'est le plus souvent à cette époque qu'a lieu l'examen du corps de délit.

ENFANTS MORTS-NÉS.			ENFANTS AYANT VÉCU.			
Terme de	Diamètre sterno-vertébral.	Diamètre costal.	Terme de	Durée de la vie.	Diamètre sterno-vertébral.	Diamètre costal.
9 mois.	3 p. 2 l.	4 p. 7 l.	9 m.	18 heures	3 p. 3 l.	3 p. 10 l.
9 —	3 6	4 6	9	2 jours.	3 8	3 6
9 —	3 »	3 10	9	4 —	3 7	4 9
9 —	3 2	4 6	9	11 —	2 6	3 4
9 —	3 3	4 6	9	6 —	3 5	3 9
9 —	3 »	4 3	9	1 —	3 6	4 »
9 —	2 7	3 11	8	18 heures	2 3	2 9
7 1/2	2 4	3 11				
6 1/2	2 3	2 9				
6 —	1 10	3 1				

HAUTEUR DU DIAPHRAGME.

Ploucquet (*Commentarius medicus in processus criminales super homicidio, infanticidio,* etc. Strasbourg, 1787, in-8°) a proposé de constater l'ampliation de la poitrine par le fait de la respiration, en ouvrant l'abdomen de l'enfant et en mesurant à quelle côte correspond le sommet du centre aponévrotique du diaphragme, après avoir préalablement placé un fil à plomb, qui, partant de l'extrémité inférieure du sternum, s'étendrait à la colonne vertébrale. Il pensait que si l'on arrivait à établir des tables comparatives, chez les fœtus qui ont respiré et chez ceux qui n'ont pas respiré, on arriverait à des résultats positifs, attendu que la convexité du diaphragme doit être moindre chez l'enfant qui a vécu que chez celui qui est mort-né. Il a même proposé de refouler le centre du diaphragme vers la cavité de la poitrine, afin de s'assurer s'il n'est pas susceptible de s'élever ; car dans le cas où cette élévation s'effectuerait, on devrait être porté à penser qu'un refoulement semblable aurait eu lieu pendant la vie de l'enfant, et par conséquent que la respiration aurait été effectuée. Toutes ces recherches n'ont pas été faites. Il est possible qu'elles conduisent à des conséquences avantageuses sous ce rapport, qu'elles viendraient corroborer le médecin dans la conviction qu'il pourrait acquérir de l'existence de la respiration ; mais je pense qu'elles ne seraient concluantes que pour les cas où la respiration aurait été complète. Or, ces cas offrent, en général, peu d'incertitude, ainsi que je le prouverai plus tard. Ces recherches seraient tout à fait inutiles pour ceux où la respiration n'a pas eu lieu, car on trouve sur les poumons des enfants qui n'ont pas vécu des traces évidentes de l'absence de la respiration.

Pour les cas intermédiaires on obtiendrait de ces recherches le résultat auquel ont conduit les expériences de Bernt ; savoir, que la respiration pouvant offrir en étendue des nuances infinies entre ses premières et ses dernières limites, on aurait une échelle d'élévation ou d'abaissement du diaphragme tellement graduée et divisée, que la limite précise entre l'absence de la respiration et la respiration commençante ne pourrait pas être indiquée ; il y a plus, certains poumons d'enfants, qui n'auraient pas été pénétrés par de l'air, pourraient abaisser le diaphragme dans une proportion plus grande que les poumons de fœtus chez lesquels la respiration aurait été imparfaite.

NOTIONS FOURNIES PAR L'EXAMEN DES ORGANES CONTENUS DANS LA POITRINE.

POUMONS.

Avant d'aborder ce sujet, qui nous fournira des documents importants, il est nécessaire de rappeler les changements que la respiration apporte dans les poumons de l'enfant. Deux fluides pénètrent à la fois dans ces organes : 1° l'air s'y introduit graduellement et à l'aide de quelques efforts inspiratoires ; 2° le sang y afflue dans une proportion plus considérable. Quelques minutes suffisent pour l'entrée de l'air dans toutes les parties des poumons, lorsque ces organes sont sains, que l'enfant est bien constitué, et qu'il n'a reçu pendant l'accouchement aucune atteinte funeste à sa viabilité. Il n'est pas aussi facile de préciser le temps nécessaire à l'introduction de la quantité de sang qui doit vivifier toutes les parties du fœtus après son contact avec l'air; elle doit être prompte, si les artères pulmonaires ont acquis à l'époque de la naissance un développement tel, qu'il suffise de l'extension de leurs parois par le fait de l'ampliation des poumons pour que le sang y pénètre et les remplisse. Elle doit être lente, au contraire, si l'extension des parois artérielles est le résultat de la force expultrice du cœur imprimée au sang, ou si elle est le fait d'un développement gradué soumis aux lois vitales ordinaires. Foderé, dit M. Orfila, pense *que les artères et les veines des poumons de fœtus qui n'ont pas respiré sont vides et dans un état de collapsus.* (*Méd. lég.*, t. II, p. 481, 4ᵉ édition.) M. Orfila établit, au contraire, qu'il est aisé de s'assurer non seulement que les artères et les veines pulmonaires contiennent du sang, mais encore qu'on les trouve quelquefois pleines de ce fluide à une distance assez grande dans le tissu des poumons. Il ajoute : Les conséquences de cette erreur anatomique sont d'autant plus graves, que l'auteur qui l'a commise a voulu la faire servir, à tort, comme nous le dirons plus loin, à déterminer si, lorsqu'un poumon surnage, sa légèreté dépend de ce que l'air a été insufflé ou inspiré. (*Leçons de Médecine légale*, II, 155.) M. Orfila a fait une citation inexacte. Foderé dit que les artères et les veines des poumons sont vides et dans un état de collapsus, *lorsque l'on a pratiqué l'insufflation des poumons ;* mais non pas avant cette insufflation : son application est donc fondée (1). Que les artères pulmonaires renferment du sang avant l'établissement de la

(1) C'est ainsi que nous nous exprimions dans notre dernière édition, et notre critique a été l'objet d'une réplique de M. Orfila, qu'à notre tour nous pourrions qualifier d'*inconcevable opposition*. Nous nous bornerons à citer le texte de Foderé : « § 1054. *Insufflation pulmonaire, artificielle....* Cette opération, qui peut rendre les poumons d'enfants, ou d'animaux qui n'ont pas vécu, d'un rouge beaucoup plus clair et d'une légèreté spécifique plus grande que celle de l'eau, ne peut pas produire les phénomènes circulatoires qu'on observe dans les enfants en qui la respiration s'est effectuée, *et les artères ainsi que les veines de ces poumons gonflées artificiellement, restent vides et dans un état de collapsus.* Évidemment, Foderé a raison, non pas que je prétende que les artères pulmonaires ne contiennent pas un atome de sang avant l'établissement de la respiration, ce serait absurde; mais elles sont vides *après l'insufflation* relativement au sang qu'elles renferment quand la respiration s'est établie. Foderé a donc eu raison d'appeler l'attention sur cette circonstance pour fournir un moyen de plus de distinguer l'insufflation de l'expansion respiratoire naturelle.

respiration, ou qu'elles n'en renferment pas, toujours est-il que le poids des poumons peut être doublé par le fait de la respiration. Il est difficile de concevoir comment quelques minutes suffiraient pour dilater les divisions artérielles au point de recevoir une quantité de sang capable d'opérer un pareil changement. Il est d'ailleurs rationnel de croire que la nature a dû disposer les artères à recevoir, dans un espace de temps fort court, une masse de sang considérable.

L'abord de l'air dans les cellules pulmonaires distend ces cellules, dont les parois étaient accolées les unes aux autres, ce qui change entièrement l'aspect des poumons. Il augmente le volume de ces organes. L'afflux du sang injecte une foule de vaisseaux capillaires qui se dessinent surtout à la surface du parenchyme pulmonaire.

Ainsi donc : abord de l'air dans les poumons ; abord du sang en plus grande quantité, d'où : 1° augmentation de volume ; 2° augmentation de poids ; 3° changement dans leur aspect ; tels sont les principaux phénomènes qui résultent de l'établissement de la respiration chez l'enfant nouveau-né.

Les auteurs de médecine légale ne me paraissent pas avoir attaché assez d'importance à l'inspection extérieure des poumons. Cependant un examen attentif de beaucoup d'enfants que j'ai observés à la Maternité pendant près de neuf mois, m'a conduit à pouvoir déterminer, *à priori*, et sans autre recherche, si, des poumons étant donnés, ils appartiennent à un enfant mort-né, ou à un enfant chez lequel de l'air a dilaté toutes les parties de poumons, ou bien seulement certaines portions de ces organes; ou enfin, dans beaucoup de cas, si la distension des poumons par de l'air a été le fait de la respiration ou de l'insufflation que l'on pratique assez fréquemment dans cet hospice, afin de rappeler à la vie extra-utérine l'enfant qui vient de naître et qui n'a de chances de salut que dans cette opération. Il est possible aussi de distinguer la dilatation des poumons par de l'air introduit par la trachée-artère, d'avec un emphysème pulmonaire, suite de décomposition putride. Il est, en général, très facile de reconnaître si un poumon a ou n'a pas été pénétré par de l'air ; mais il faut beaucoup plus d'habitude pour arriver à distinguer l'expansion pulmonaire naturelle, de l'expansion pulmonaire artificielle.

Situation.

Les poumons, avant l'établissement de la respiration, occupent la partie la plus profonde de la poitrine ; ils sont couchés le long de la colonne vertébrale ; le plus souvent leur bord antérieur est renversé en dehors, en sorte que leur face interne est antérieure ; la surface du péricarde se trouve ainsi à découvert. Toutefois, le renversement des poumons en dehors tient le plus souvent au défaut d'élasticité des côtes qui élargissent considérablement la cavité de la poitrine lorsque le sternum est enlevé ; il y a en effet tout lieu de croire que la situation de ces organes par rapport au cœur est la même avant qu'après l'établissement de la respiration. — Après l'établissement de la respiration, le bord antérieur des poumons est placé en avant et en dedans ; il recouvre le péricarde après la section des feuillets du médiastin antérieur ; en un mot, la situation de ces organes est celle que l'on observe chez l'adulte. — Il a été démontré par beaucoup de médecins, et j'ai plusieurs fois eu occasion de l'observer, que des poumons très petits, enfoncés dans la poitrine, peuvent appartenir à des enfants qui ont respiré. Cependant c'est déjà une présomption en faveur de la respiration, quand les poumons sont très volumineux et qu'ils viennent recouvrir une partie du péricarde ; mais ce n'est qu'une présomption.

Volume.

Les poumons non dilatés par de l'air ne paraissent pas remplir les cavités de la poitrine à l'ouverture du thorax ; ce qui dépend de ce que, une fois la poitrine ouverte, les organes de l'abdomen, abandonnés à leur propre poids, tendent à agrandir la cavité du thorax inférieurement et latéralement, les côtes elles-mêmes en vertu de leur élasticité s'écartent latéralement, et augmentent ainsi le diamètre transversal de la poitrine. Billard pense que non seulement les poumons remplissent cette cavité, mais encore qu'ils y sont pressés à tel point, qu'ils reçoivent quelquefois à leur bord postérieur l'empreinte des côtes, toujours plus saillantes dans l'intérieur du thorax, chez l'enfant que chez l'adulte. Je n'ai jamais observé ce fait, et je suis porté à croire qu'il aura été le résultat d'une circonstance accidentelle de l'accouchement ou d'une hypertrophie de la substance pulmonaire altérée ; toutefois il y a lieu de croire que la poitrine est toujours complétement remplie par les poumons.

Quelques enfants arrivent au monde parfaitement bien constitués, et au terme ordinaire de neuf mois ; néanmoins ils périssent immédiatement après l'accouchement le plus facile. Si l'on examine leurs poumons, on les trouve *très volumineux*, car ils déplacent autant d'eau que les poumons d'un enfant qui a respiré parfaitement. Plus denses que dans l'état habituel, compactes, charnus, ils sont décolorés, blafards, très lourds (ils pèsent 3 onces 2 gros, c'est-à-dire beaucoup plus que les poumons ordinaires), et immergent dans l'eau, soit en totalité, soit par fragments. Si on les incise, on trouve leur tissu infiltré d'un liquide séreux incolore, que l'on ne fait sortir qu'avec peine du tissu lamelleux qui le contient. Si on les insuffle, l'air n'y pénètre pas. Dans ces cas, le thymus a subi la même altération de tissu et la même augmentation en volume. J'ai observé deux exemples de ce genre d'altérations. Les poumons sont donc, sous le rapport de leur volume et sous celui de leur poids, capables d'en imposer. Je n'ai pas trouvé cette altération décrite dans les recherches d'anatomie pathologique des enfants nouveau-nés de M. Denis, non plus que dans la thèse de Billard sur la *viabilité*. Ce n'est pas l'état squirrheux, ni l'induration blanche qui précède la suppuration des tubercules pulmonaires. Je serais porté à désigner l'altération sous le nom d'*œdème pulmonaire*, ou endurcissement lardaciforme, parce qu'elle tient le milieu entre l'état squirrheux lardacé et la mollesse ordinaire du tissu des poumons des enfants nouveau-nés. M. Denis indique bien (ouvrage cité, page 344) l'œdème comme résultat d'un premier degré d'irritation des poumons, mais ce n'est pas l'œdème des nouveaux-nés que je viens de décrire. Voici comment il s'exprime à ce sujet : « Le tissu du poumon qui reçoit les premières atteintes d'une cause irritative devient moins souple, *quoique resté crépitant*. Son volume augmente par une légère infiltration séreuse ; sa couleur tourne *au rouge très clair par une légère injection sanguine*. En le coupant, on voit que ses cellules ne sont qu'affaissées, et que cet état est dû aux fluides qui engorgent les vaisseaux et le tissu cellulaire. »

Tissu et couleur.

Avant la respiration. — Quand on examine avec attention des poumons non pénétrés par de l'air, on observe qu'ils sont formés par un tissu compacte; qu'ils sont composés de plusieurs centaines de lobules à tissu rouge de *foie d'adulte*, denses, charnus, distincts entre eux par des lames celluleuses; la forme de ces lobules, à la surface des poumons, est presque quadrilatère; en général, ils sont unis entre eux d'autant plus intimement, *que l'enfant approche plus du terme de neuf mois;* leur réunion constitue les lobes des poumons. Incisé, le tissu pulmonaire est sans aréoles visibles, imprégné seulement d'une petite quantité de sang. Avant le terme de neuf mois, les lobules sont lâchement unis entre eux par des lames celluleuses que l'on peut facilement écarter; ces lames sont encore distinctes au terme ordinaire de la grossesse.

Les auteurs ont comparé la couleur des poumons non pénétrés d'air, à celle du foie ou du corps thyroïde de l'enfant. La comparaison serait exacte si elle était rapportée au foie et au corps thyroïde de l'adulte; mais il n'y a aucune analogie à établir entre l'aspect des poumons d'un enfant et le foie ou le corps thyroïde chez le même sujet. Il n'est pas plus exact de dire que les poumons ressemblent au thymus; ils n'en ont tout au plus que la couleur. MM. Billard et Orfila (*Leç. de méd. lég.*, II, p. 102) disent : « Quand on ouvre le thorax d'un enfant qui n'a pas respiré, on est frappé de l'analogie d'aspect du thymus et des deux poumons; il semblerait que le thymus fût un troisième poumon, dans lequel aucun rameau bronchique ne viendrait s'ouvrir. Il n'en est plus de même quand la respiration est établie; mais il est bon de noter la ressemblance, parce qu'après la naissance, le thymus, conservant encore le même aspect, peut servir de point de comparaison, *et guider l'observateur dans l'examen qu'il se propose de faire du tissu des poumons, modifié ou non par la respiration.* » L'aspect d'un organe ne comprend pas seulement sa couleur, il en embrasse encore l'apparence extérieure produite par sa texture organique. Or, il n'y a aucune analogie entre la texture des poumons et celle du thymus; et quant à la couleur, j'ai presque toujours observé que celle du thymus était plus pâle. L'aspect des poumons d'un enfant nouveau-né est une circonstance d'une grande importance.

M. Orfila a maintenu son dire dans sa quatrième édition. « Et ajoute qu'ayant fait un nouvel examen d'enfants *mort-nés*, la coloration du poumon et celle du thymus ne présentaient pas de différence sensible; mais qu'au bout de quelques minutes l'action de l'air avait fait subir des modifications à la couleur du thymus qui devenait manifestement plus pâle et rosé. Est-ce là, dit-il, la source de l'erreur de M. Devergie? »

Ce n'est pas *légèrement* que j'ai contredit les auteurs sur ce point, et je n'hésite pas à maintenir mon observation comme l'expression du vrai. Inutile d'ajouter que M. Orfila infirme encore les comparaisons de coloration avec le foie et le thymus de l'enfant.

Après l'établissement de la respiration. —Aussitôt que l'air vient distendre les lobules pulmonaires, l'aspect des poumons change entièrement. La couleur du foie disparaît; chaque lobule paraît alors être formé par quatre lobules plus petits, ou lobulules, intimement unis entre eux. La surface de chacun de ces petits lobules est constituée par des vésicules pulmonaires très blanches disposées carrément, à la manière de tubercules quadrijumeaux, et l'on voit se dessiner dans l'épaisseur des parois de ces cellules une infinité de vaisseaux capillaires injectés de sang; de là l'aspect blanc-rosé des poumons qui ont respiré. Toutefois ce n'est pas une couleur uniforme, comme dans les poumons vides d'air, mais une marbrure capillaire rose, à fond blanc. Cet état peut surtout être bien étudié sur les poumons où la respiration n'a pas été complète, car, à côté d'un lobule charnu, on distingue très bien un lobule dilaté par de l'air.

Après l'insufflation. — Quand on insuffle les poumons d'un enfant qui n'a pas respiré, les cellules pulmonaires se distendent comme cela a lieu par le fait de la respiration, mais l'*injection capillaire sanguine* ne saurait s'effectuer; il en résulte alors une coloration *blanche* du tissu des poumons; on n'aperçoit plus que très difficilement les quatre lobulules qui constituent les lobules, et qui chez l'enfant qui a respiré deviennent principalement distincts par l'injection des vaisseaux.

L'introduction de l'air, soit naturelle, soit artificielle, a fait disparaître la consistance charnue du tissu des poumons et une mollesse tout autre, une consistance spongieuse, viennent la remplacer. On voit donc qu'il n'est pas indifférent de tenir compte des documents qui peuvent être fournis par l'inspection seule des poumons, et qu'avec un peu d'habitude on peut arriver à dire : Telle portion de poumon doit surnager, telle autre doit aller au fond de l'eau ; c'est ce que j'ai toujours fait dans mes cours avant de pratiquer la docimasie pulmonaire sur des enfants nouveau-nés qui servaient à mes démonstrations. Toutefois, un médecin ne pourrait guère être admis à déclarer, d'après l'inspection seule des poumons, qu'un enfant a ou n'a pas respiré. Mais comme le devoir du médecin qui rapporte en justice est, d'après l'art. 44 du Code d'instruction criminelle, un *devoir de conscience et d'honneur*, il ne doit négliger aucune des circonstances qui peuvent l'éclairer à l'égard de l'opinion qu'il va émettre.

On objectera peut-être que tous ces états différents sont susceptibles d'offrir de grandes variations, et que l'état normal est loin de l'uniformité que nous avons décrite. On s'appuiera sur une description donnée par Billard, et insérée dans l'ouvrage de *Médecine légale* de M. Orfila, II, p. 100, et reproduite par lui à la page 340 : *Caractères anatomiques des poumons avant la respiration. —* « A cette époque les poumons ont la forme qu'ils auront pendant le reste de la vie. Leur couleur est *extrêmement* variable ; ils sont plus ou moins pâles, plus ou moins colorés, suivant l'état pléthorique ou exsangue du sujet. Quelques poumons offrent à leur surface des *taches rouges plus ou moins grandes, d'une forme lichénoïde*, et qui sont les rudiments probables des taches ardoisées qu'on trouve chez l'adulte, éparses à l'extérieur de ces organes ; d'autres sont au contraire *blanchâtres ou d'un rose tendre ; leur couleur ressemble beaucoup à celle des poumons de bœuf ou de veau*. Et dans sa deuxième édition, M. Orfila ajoutait : « On voit se dessiner les sillons irréguliers et peu profonds qui circonscrivent les lobules *et les vésicules pulmonaires*. »

Je disais dans la première édition de cet ouvrage : Malgré les observations générales qui m'ont été faites récemment à ce sujet par M. Orfila, il m'est impossible de ne pas exprimer des doutes sur l'exactitude de cette description, et de ne pas persister dans ma manière de voir. La couleur des poumons m'a toujours paru à peu près la même. Je n'ai jamais vu de sillons qui dessinassent *les vésicules pulmonaires ;* et comment pourrait-il en exister, quand ces vésicules sont tellement ténues, qu'on en trouve un nombre considérable dans quelques lignes carrées ! Je crains que

Billard n'ait tiré sa description, à la fois de poumons qui n'avaient pas respiré et de poumons qui avaient respiré en partie, ce qui m'exprimerait très bien les variations dans l'aspect qu'il a décrit; ou bien qu'il ait pris pour point de départ des enfants qui avaient vécu depuis plusieurs jours et dont les poumons étaient malades. Pour moi, je dois faire connaître à quelle source j'ai puisé. Mes recherches ont été faites à la Maternité, sous les auspices de MM. Désormeaux et Cruveilhier, qui ont eu la bonté de prier les maîtresses sages-femmes d'attacher à chaque bras d'enfant envoyé à l'amphithéâtre une note contenant l'époque de la grossesse de la mère; la date de l'accouchement; si l'enfant est mort-né; s'il a été insufflé ou s'il a respiré; et combien de temps il a vécu; en sorte que je suis parti de données très positives (1). Chaussier n'avait probablement pas établi cette différences dans l'état extérieur du poumon, car il ne tient aucun compte des enfants chez lesquels la respiration a été incomplète. Bernt, Eissenstein et Zebisch y ont eu égard; dans les observations qu'ils ont rapportées, ils disent : les vésicules pulmonaires sont distendues par de l'air, la respiration a été imparfaite, ou elle a été parfaite, etc. (Depuis cette époque M. Orfila a adopté dans sa troisième édition la description que nous avions donnée, et supprimé la presque totalité de celle donnée par Billard. Que n'en a-t-il fait autant du premier § que nous avons

---

(1) A cette occasion, M. Orfila, qui a reproduit les mêmes erreurs dans sa dernière édition, ajoute : « M. Devergie peut être rassuré, j'ai souvent examiné à la Maternité des enfants mort-nés qui n'avaient pas respiré au passage, dont les poumons n'avaient pas été insufflés, et dont le cœur n'avait pas présenté de battements. Les poumons présentaient les variétés de coloration et les taches que j'ai signalées; je suis donc autorisé à maintenir ma proposition comme étant l'expression de la vérité. » Il est fâcheux de voir établir ainsi une telle controverse sur des faits que chacun est à même de vérifier. Conçoit-on par exemple qu'un poumon dont l'aspect et la texture dense et compacte sont analogues à l'aspect et à la texture du foie puisse offrir des taches rouges *plus ou moins grandes, d'une forme lichénoïde?* Qu'est-ce d'abord que des taches d'une forme lichénoïde? puis des taches blanches ou d'un rose tendre? Billard avait fait toutes ses recherches à l'Hospice des enfants trouvés, c'est-à-dire à un hôpital où l'on conduit de la Maternité l'enfant nouveau-né abandonné par la mère, et ce immédiatement après l'accouchement. Il aura observé des enfants morts pendant le trajet, et qui au départ vivaient encore pour ainsi dire de la vie intra-utérine. La respiration se sera partiellement établie dans les poumons pour produire les taches rosées et les nuances dont il est ici question. Mes suppositions sont si probables qu'elles se trouvent en partie justifiées par ce que dit M. Orfila à la page 138, après avoir reproduit, sans aucune citation, la description que j'ai donnée des poumons à l'état d'engouement. « En général l'engouement est plus fréquent au bord postérieur que dans toute autre partie du poumon, et il existe le plus souvent, du moins *à l'Hospice des enfants trouvés,* dans le poumon, etc. »

cité, qui ne saurait se rapporter à des poumons sains et exempts d'air !)

Changements d'aspect opérés par les maladies.

La disposition physique du tissu pulmonaire dans le détail de laquelle nous venons d'entrer n'est applicable qu'aux poumons sains. Elle reçoit plus ou moins d'influence de la part des maladies que les enfants peuvent présenter à la naissance, et qui affectent le parenchyme pulmonaire; nous allons les exposer d'une manière succincte, afin de mettre les experts en garde contre des altérations de ce genre. Elles sont au nombre de cinq : 1° *l'engouement pulmonaire ;* 2° *l'hépatisation rouge;* 3° *l'hépatisation grise ;* 4° une affection dont j'ai déjà parlé, et que j'ai désignée sous le nom *d'œdème pulmonaire* ou *d'endurcissement lardacé* des poumons (*voyez* p. 338) ; 5° *les tubercules suppurés ou non suppurés.*

Poumons engoués. — L'engouement peut être local ou général. Dans le premier cas, ce seront toujours le bord postérieur et la partie inférieure du poumon qui seront engoués; alors la partie antérieure de l'organe offrira la couleur et la texture du tissu sain. Dans le second cas, tout le poumon imbibé de sang présente une texture granuleuse; il est flasque, pesant, et doué d'une solidité assez grande pour qu'on ne puisse rompre son tissu sans un certain effort; le sang s'écoule en nappe des incisions faites aux poumons, qui, mis à dégorger dans de l'eau pendant quelques heures, colorent fortement le liquide en perdant de leur coloration propre. — On observe aussi quelquefois que l'engouement n'a lieu que dans quelques points disséminés au milieu du poumon, et là se remarque alors une exhalation sanguinolente assez abondante pour constituer une véritable apoplexie pulmonaire (1).

Hépatisation rouge. — Dans l'hépatisation rouge ou sanguinolente, les poumons présentent une teinte plus ou moins violacée;

---

(1) M. Orfila a commis une erreur grave en présentant la description de l'endurcissement lardacé des poumons que nous avons décrit comme un état particulier qui a quelques rapports avec l'engouement des poumons. Il n'y a aucune analogie entre ces deux états. L'engouement pulmonaire est un phénomène qui a quelques heures de date. L'état lardacé est une maladie de plusieurs jours et plus probablement encore de plusieurs semaines.

ils sont, pris en masse, plus consistants; leur tissu se laisse déchirer plus facilement, et soit qu'on coupe ces organes ou qu'on les déchire, il en suinte un sang épais et très abondant, noirâtre, *écumeux*, si déjà la respiration a eu lieu. Ce sang s'écoule en nappe, si on comprime le tissu du poumon. Quand on veut insuffler cet organe, l'air n'y pénètre qu'avec beaucoup de difficulté. Dans les cas où la respiration s'est effectuée pendant un certain temps, et que l'hépatisation existe, les poumons vont au fond de l'eau, et on ne leur rend qu'avec peine leur légèreté spécifique par la compression de leur tissu.

L'état que je viens de décrire est le premier degré de l'hépatisation rouge. M. Denis le qualifie avec raison de *splénisation*. Il est souvent la suite d'un accouchement laborieux dans lequel l'enfant a souffert; c'est un état de congestion et d'engorgement sanguin du tissu pulmonaire. Il peut donc précéder la naissance, comme aussi la suivre. L'hépatisation complète survient, au contraire, plus fréquemment après la naissance; elle est le fait d'une phlegmasie à une période plus avancée; le tissu pulmonaire est compacte, dur au toucher. Si on coupe en plusieurs morceaux un poumon ainsi affecté, la section est nette, elle fait entendre sous le scalpel un bruit analogue à celui d'une pomme crue que l'on incise, il ne suinte presque rien de la surface de ces incisions; seulement, en raclant avec le scalpel, on en exprime une médiocre quantité d'une sérosité sanguinolente plus trouble et plus épaisse que dans le cas précédent, et dans laquelle on commence à distinguer les éléments d'une substance puriforme. La surface des incisions est grenue. Il semble que le tissu des poumons ne soit plus qu'une combinaison de sang et d'albumine coagulé dans les mailles celluleuses qui le composent; aussi a-t-il une consistance charnue. Le poumon est remarquable par sa pesanteur; il tombe avec vitesse au fond de l'eau, qu'il ne colore pas aussi fortement que le poumon engoué, quand on laisse celui-ci séjourner pendant quelque temps dans le liquide; son tissu est fort analogue à celui du foie, et l'altération est quelquefois portée assez loin pour qu'on puisse à peine distinguer les rameaux bronchiques et artériels.

Quant à l'hépatisation grise, elle est trop reconnaissable et trop bien connue des médecins pour que j'aie besoin d'en tracer les caractères. Je ne reviendrai pas non plus sur l'endurcissement lardaciforme des poumons; j'en ai parlé dans les paragraphes précédents. Les tubercules suppurés ou non suppurés sont toujours disséminés dans la totalité des poumons. Le plus souvent on les rencontre à la base de ces organes, ce qui les distingue des tubercules des phthisiques. D'ailleurs ce n'est pas la même apparence. Chez les enfants, les tubercules sont isolés, rares, volumineux, eu égard surtout à la masse des poumons à cet âge : quelques uns ont le volume d'une petite noisette. Ils sont arrondis, à surface lisse, remplis de pus ou d'une matière pultacée homogène, ou enfin d'une substance blanche, épaisse et plus consistante.

L'hépatisation rouge ou grise envahit fréquemment la totalité du poumon qui en est le siége ; elle fait perdre au tissu pulmonaire les caractères de structure que j'ai décrits. Mais les tubercules laissent entre eux des portions plus ou moins étendues de parenchyme sain et où cette organisation est bien dessinée.

Changement d'aspect opéré par la putréfaction.

Le premier phénomène que développe la putréfaction dans les poumons est l'état emphysémateux ; il se montre d'abord entre les lobules pulmonaires et se dessine par des vésicules ou bulles de formes diverses, en général ovoïdes ou allongées, qui suivent le trajet du tissu cellulaire interlobulaire ; et qui sont très manifestes à la surface des poumons. Ces bulles à parois très minces, très transparentes, varient en grosseur depuis une tête d'épingle jusqu'à une forte lentille ; on peut les ouvrir, les crever et les déplacer par la pression. Elles font un contraste frappant avec le tissu charnu et rouge-brun des poumons qui n'ont pas respiré. Alors on n'entend pas encore de crépitation lorsqu'on coupe les poumons ; il semble que l'emphysème n'existe qu'à la surface.

Dans un degré plus avancé, tout le tissu cellulaire interlobulaire est pénétré par de l'air ; mais on aperçoit encore très distinctement les lobules charnus entourés partout de bulles gazeuses. Les poumons ont perdu leur consistance ; ils sont mollasses, élastiques ; ils ont pris du volume ; et quand on les fend dans une grande étendue, ils s'affaissent assez rapidement et reprennent, par une pression modérée, à peu près le volume qu'ils avaient auparavant.

Dans un degré beaucoup plus avancé, des bulles gazeuses

ont envahi tout le parenchyme pulmonaire, et il n'est plus possible de rien apercevoir de la texture des poumons; l'emphysème est porté à un tel point, qu'il semble que toute organisation est détruite. On ne saurait alors pratiquer la docimasie hydrostatique. La substance de ces organes se déchire, se réduit presque en bouillie ou est facilement ramenée par la pression à un tissu cellulaire mollasse. Nous avons eu plusieurs fois l'occasion de constater des cas de ce genre dans des expertises judiciaires.

L'emphysème putride se développe plus fréquemment et plus facilement dans les poumons qui ont été pénétrés par l'air. Il s'y présente avec le même aspect, mais il est moins facilement appréciable; parce que les vésicules pulmonaires étant déjà pénétrées d'air, on ne saurait trouver un contraste aussi frappant que dans le cas où l'état charnu qui précède l'établissement de la respiration existe encore.

Changement d'aspect opéré par la macération dans l'alcool.

Il arrive très fréquemment qu'on est chargé par la justice de l'examen de fœtus ou d'enfants nés à terme ou près du terme, qui ont été mis en macération dans l'alcool, et que des circonstances diverses font ensuite déposer sur la voie publique. On sait que l'alcool a la propriété de diminuer singulièrement le volume du corps et de donner plus de densité aux tissus. Ce qu'il produit à l'extérieur, il l'opère à l'intérieur; mais en même temps il décolore les organes, en sorte que les poumons, le cœur et le foie prennent une teinte jaune-clair uniforme. Les poumons se réduisent au quart environ de leur volume. Ils deviennent très denses; il semble qu'ils soient réduits à leur tissu cellulaire. Il est impossible d'y apercevoir le moindre indice de leur organisation primitive.

Changement d'aspect opéré par la macération dans une dissolution de sublimé corrosif.

Nous avons eu l'occasion d'examiner judiciairement trois enfants qui avaient été placés dans ces conditions, ce dont nous nous sommes assuré par des expériences chimiques. Le volume du corps avait diminué, mais celui des organes intérieurs avait subi un retrait moins considérable. Les poumons étaient rouges violacés, denses, charnus, consistants, sans apparence de leur organisation normale, leur tissu formant un tout homogène à peu près analogue à celui des poumons macérés dans l'alcool.

Poids absolu des poumons.

Méthode de Ploucquet. — Rapport du poids des poumons à celui du corps. — Déjà nous avons fait voir que l'introduction de l'air dans les poumons n'augmentait pas leur poids absolu. Il en est de ces organes comme de la vessie que l'on pèse vide ou pleine d'air ; le poids en est le même, ce qui provient de ce que le tissu pulmonaire, comme le tissu des parois de la vessie, est mou, susceptible d'obéir à la pression extérieure de l'atmosphère, et de permettre qu'il y ait équilibre entre l'air contenu dans les cellules et l'air extérieur. « Il est assez remarquable, dit M. Orfila (*ouvrage cité*), que les poumons d'un fœtus mort-né pèsent constamment davantage avant d'avoir été insufflés qu'après. » C'est une expérience que je n'ai pas faite, et je ne puis expliquer ce résultat qu'en admettant que pendant sa durée on aura laissé perdre une partie du sang que ces organes avant renfermaient ; car il me semble qu'il est *physiquement* impossible que l'introduction de l'air produise un pareil phénomène. Je suis surpris que M. Orfila ait reproduit cette assertion dans sa quatrième édition, page 187, malgré l'observation que j'avais faite à cet égard.

Ce résultat se concevrait dans le cas où l'insufflation aurait été pratiquée avec force, de manière à distendre les cellules outre mesure et à exercer une pression sur les vaisseaux qui renferment du sang ; ce liquide refluerait dans les principaux troncs vasculaires et s'échapperait au-dehors, de manière à diminuer d'autant le poids absolu des poumons. Rien n'est plus variable que le poids des poumons, non seulement eu égard à l'âge de l'enfant, mais encore dans le même âge ; il est environ de 30 à 45 grammes chez l'enfant à terme qui n'a pas respiré, et de 60 à 75 grammes ou même quelquefois 90 grammes chez l'enfant à terme qui a complétement respiré. Toujours est-il que par le fait de la respiration il arrive aux poumons une plus grande quantité de sang et que leur poids absolu s'en trouve accru.

Ploucquet (*Commentar. med. in processus criminal.*) reconnut sur un enfant du sexe masculin, mort en naissant, et sans avoir respiré, que le poids total du corps, y compris les poumons, était de 53040 grains ; celui des poumons, de 792 grains ; le poids total du corps était donc à celui des poumons presque comme 67 est à 1.

Un autre enfant à terme, qui n'avait pas non plus respiré, donna le rapport de 70 à 1. Un troisième, qui, quoique non encore parfaitement à terme, avait cependant respiré, offrit le rapport de 70 à 2. Cet habile médecin conclut de ces faits que l'afflux sanguin, inhérent à la respiration, double le poids des poumons, et que le poids de ceux de ces organes qui n'ont point respiré est au poids total du corps comme 1 est à 70 ; qu'il est comme 2 est à 70, ou comme 1 est à 35 pour les poumons chez lesquels la respiration a eu lieu.

Mahon, *Médec. légale*, II, 452 ; Fodéré, *Médec. lég.*, IV, 461 ; Marc, *Manuel d'autop. cadav.*, 111 et 151, ont attaché une grande importance à cette méthode, et Fodéré voulait même que l'autorité vînt à la sanctionner et à en prescrire l'usage. Il est, dit cet auteur, trois circonstances où ce procédé si simple peut conduire à de grands éclaircissements. La première est celle où il s'agirait d'une insufflation artificielle, qui, à la vérité, peut augmenter le volume, mais jamais la pesanteur des poumons ; la seconde est celle où l'on établirait la légèreté de poumons putréfiés ; et ici il fait remarquer que de tous les organes, les poumons sont les derniers à entrer en putréfaction ; la troisième est celle où des poumons malades se précipiteraient au fond de l'eau quoiqu'ils eussent respiré. Norreen, Haller, Dehaën, Stoll, Wrisberg, citent des exemples de ce genre ; mais les poumons ayant admis le sang de la respiration, ils devront toujours avoir une pesanteur spécifique plus grande. Nous ferons voir plus loin que ces raisonnements ne sont pas tous fondés.

Suivant Hartmann (*De la docimasie pulmonaire, addit. au Manuel d'autop. cadav. de Rose*, par M. Marc, p. 149), le rapport moyen entre la pesanteur totale du corps d'un enfant qui a respiré, et celle de ses poumons, est comme 48,971 est à 1 ; et pour un enfant qui n'a pas respiré, comme 59,389 est à 1.

Des différences aussi tranchées ont dû appeler l'attention des médecins sur ce point de fait. Chaussier à Paris, et Schmidt à Vienne, ont entrepris un grand nombre de recherches. Le premier a fait dresser un tableau de quatre cents expériences faites à la Maternité, tableau qu'il a inséré dans une thèse soutenue à la Faculté de médecine de Paris par Lecieux (*Considérations médico-légales sur l'infanticide*); le second a recueilli cent une observations dont M. Marc a extrait un tableau qu'il a consigné dans le grand *Dictionnaire des sciences médicales*, article DOCIMASIE, en le mettant en regard des expériences faites par Chaussier. Ces deux tableaux sont reproduits dans l'ouvrage de M. Orfila.

Pour que les données de Ploucquet fussent concluantes, il fallait que le rapport entre le poids des poumons et le poids du corps fût toujours à peu près constant; or, si l'on s'en rapporte aux chiffres de ces divers tableaux, on observe les variations les plus grandes, et l'on remarque même que le rapport de 1 à 70, qui est celui des enfants qui n'ont pas respiré, peut se rencontrer chez un enfant qui a respiré, comme celui de 1 à 35 chez un enfant qui n'a pas respiré. Que si, comme l'a fait M. Marc, on prend un certain nombre d'enfants qui ont vécu et d'enfants qui n'ont pas vécu; si on additionne tous les rapports particuliers qu'ils fournissent, et que l'on divise la somme totale par le nombre des sujets pris pour exemple, on arrive à un chiffre moyen qui dans les expériences de Chaussier et Schmidt diffère peu; il est de 39 à 42 pour les enfants qui ont respiré, et de 49 à 52 pour ceux qui n'ont pas respiré; ou, en d'autres termes, on observe que, chez les enfants qui ont vécu, le poids des poumons est un trente-neuvième ou un quarante-deuxième de celui du corps, tandis que chez les enfants qui ont vécu, il n'est que de un quarante-neuvième ou de un cinquante-deuxième.

En examinant avec soin les tableaux de Chaussier, qui comprennent quatre cents exemples, ils m'ont paru susceptibles de quelques observations qui en modifient les termes moyens. 1° Ils offrent, sous le rapport des calculs, des irrégularités assez nombreuses; je ne les ai pas refaits tous, mais j'en ai corrigé plusieurs dont il était facile de reconnaître par comparaison l'inexactitude. 2° Ces tableaux comprennent des rapports établis entre des fœtus et entre des enfants de divers âges, depuis six mois de vie intra-utérine jusqu'à deux ans de vie extra-utérine, ce qui ne me paraît pas rationnel. 3° Chez un grand nombre de sujets, les poumons étaient putréfiés en totalité ou en partie; or, un des principaux résultats de la putréfaction, c'est la sortie du sang et des autres fluides de leurs vaisseaux par le fait du développement de gaz putrides. Sans affirmer que ce résultat soit constant, il doit s'observer fréquemment, et par conséquent un poumon putréfié doit être plus léger qu'un poumon sain. 4° Chez beaucoup de sujets les poumons étaient malades; ainsi ils immergeaient dans l'eau, quoiqu'ils appartinssent à des enfants de dix, quinze ou vingt jours de vie. 5° Plusieurs enfin provenaient de fœtus monstrueux ou affectés de maladies qui retardent le développement des organes tout en augmentant le poids total du corps.

J'ai pensé que, pour obtenir des données plus exactes, il fallait d'abord éliminer tous les sujets qui, par une cause quelconque, s'éloignaient de l'état normal; ensuite grouper et comparer entre eux les sujets du même âge; et, comme l'on cherche si les rapports que l'on obtiendra pourront servir à démontrer que la respiration a été effectuée ou non, qu'il fallait prendre l'enfant dans les conditions où il se trouve le plus communément. Ainsi, 1° c'est le plus souvent au terme ou au voisinage du terme de neuf mois que l'infanticide est constaté; 2° après quatre jours de vie extra-utérine, l'examen des poumons n'a presque plus de valeur, ou au moins ne devient que complémentaire de l'examen des autres organes de l'économie, attendu que l'on trouve dans l'état du cordon ombilical des artères et de la veine ombilicale, des caractères qui démontrent jusqu'à l'évidence la vie du fœtus. C'était donc principalement chez l'enfant à terme, et dans cette période des quatre premiers jours de la vie qu'il fallait comparer le poids des poumons à celui du corps, et c'était surtout dans les premières vingt-quatre heures de la vie, que l'on pouvait apprécier les changements survenus dans l'accroissement du poids des poumons par le fait de la respiration. Je crois avoir rempli ces conditions en dressant le tableau ci-après. Il ne comporte que les chiffres qui expriment les rapports entre le poids des poumons et celui du corps. Ils sont tous extraits des tables de Chaussier, et classés par accroissement de nombre, afin qu'au premier coup d'œil on puisse juger des différences qu'ils présentent.

Chaussier avait, au contraire, classé ses exemples en suivant une marche progressive dans le poids des fœtus; il en résultait que le rapport que l'on cherchait ne devenait que secondaire. Je crois, du reste, avoir reproduit les chiffres avec exactitude, et si, au lieu de quatre cents exemples, je n'en ai rapporté que deux cent trois, c'est que j'ai éliminé tous les sujets dont la durée de la vie s'est étendue au-delà d'un mois, ainsi que tous ceux qui se trouvaient compris dans les cinq circonstances exposées dans le paragraphe précédent.

Chaque colonne de l'époque de neuf mois me paraît suffisamment nombreuse pour exprimer un rapport moyen assez exact. J'en excepterai pourtant celle qui est relative aux enfants de deux jours de vie, et il est fort remarquable que sur quatre cents individus, je n'aie pu en trouver que sept qui aient succombé à cette époque. Est-ce le fait du hasard? ou bien la mortalité serait-elle moins fréquente à cet âge de la vie, parce que les maladies dont elle est la suite n'auraient pas eu le temps de parcourir leur période? C'est ce que je ne préciserai pas; mais toujours est-il que sur près de quarante sujets que j'ai ouverts à la Maternité, dans le but de déterminer le poids des poumons et celui du corps, je n'ai eu à ma disposition que deux enfants de deux jours, dont j'ai joint les chiffres à ceux extraits des tables de Chaussier.

Examinons actuellement ce tableau sous le rapport des conséquences que l'on en peut tirer. Si, à l'instar de MM. Marc et Orfila, on réunit tous les rapports sans distinction d'âge, on arrive à ce résultat que le poids des poumons est un trente-huitième du poids du corps chez l'enfant qui a respiré, et un cinquante-unième chez celui qui n'a pas respiré ; tandis que dans les tableaux de Chaussier et de Schmidt, dont je viens de parler, les chiffres 39 à 42 expriment le rapport entre le poids des poumons et le poids du corps chez l'enfant qui a respiré; et les chiffres 49 à 52 chez l'enfant qui n'a pas respiré.

Mais si on procède par âge, on remarque, pour l'époque de neuf mois et pour l'enfant qui n'a pas respiré, que le poids des poumons est un soixantième de celui du corps; pour l'enfant qui a respiré et pour la période de quelques minutes à vingt-quatre heures de respiration, que le rapport moyen est un quarante-cinquième du poids du corps, et par conséquent bien inférieur à celui indiqué par Ploucquet, qui le portait à un trente-cinquième. Que si nous ajoutons aux dix-sept chiffres qui constituent ce rapport moyen, *les deux chiffres exceptionnels* placés au bas de la colonne, le rapport sera alors d'un cinquante-huitième; qu'il est d'un cinquante et unième pour la période de deux jours; d'un trente-septième et d'un trente-huitième pour la période de trois et de quatre jours. En général, nous observons que la dif-

ENFANTS.					
A SIX MOIS,		A SEPT MOIS,		A HUIT MOIS,	
Ayant respiré.	N'ayant pas respiré.	Ayant respiré.	N'ayant pas respiré.	Ayant respiré.	N'ayant pas respiré.
1 sur 18	1 sur 19	1 sur 28	1 sur 26	1 sur 20	1 sur 30
33	28	29	28	25	35
34	36	34	29	25	42
36	37	36	38	26	43
41	43	37	39	33	45
42	48	39	41	35	56
44	52	40	41	35	59
44	58	40	43	37	64
65		53	48	38	74
		59	50	50	81
			58	51	98
			60	55	131
				56	

RAPPORTS MOYENS.

$\frac{1}{39}$	$\frac{1}{40}$	$\frac{1}{39}$	$\frac{1}{41}$	$\frac{1}{37}$	$\frac{1}{63}$

ENFANTS.

A NEUF MOIS,					De 10	De 20
AYANT VÉCU			N'ayant	à	à
Depuis quelques min. jusqu'à 24 h.	Deux jours.	Trois jours.	Quatrejours	pas vécu.	20 jours.	30 jours.
sur 30	1 sur 31	1 sur 23	1 sur 20	1 sur 24	1 sur 19	1 sur 19
31	44	26	28	27	20	21
q. m. 33	46	29	30	41	22	22
35	48	29	31	41	22	22
34	54	34	31	42	22	25
43	51	34	32	43	23	25
44	85	36	32	44	23	30
44	33	36	33	44	23	30
46	62	40	35	46	24	33
46		41	35	48	24	35
q. m. 52		41	35	50	24	37
q. m. 58		44	36	50	24	44
62		51	37	53	24	85
q. m. 63		60	38	54	24	
71			39	55	25	
heure 78			39	56	26	
80			40	58	27	
—			43	61	29	
q. m. 119			43	62	30	
132			43	64	32	
			47	68	34	
			48	69	34	
			48	70	36	
			48	70	36	
			60	71	41	
				75	42	
				77	43	
				80	50	
				81	52	
				81		
				86		
				90		
				94		

RAPPORTS MOYENS.

$\frac{1}{45}$	$\frac{1}{51}$	$\frac{1}{37}$	$\frac{1}{38}$	$\frac{1}{60}$	$\frac{1}{30}$	$\frac{1}{28}$

férence est d'autant moins grande que la respiration a eu moins de durée; que les variations de rapport sont telles, qu'elles peuvent parcourir une échelle très étendue, puisque cette échelle part de un trentième et s'arrête seulement à un cent trente-deuxième du poids du corps; et, enfin, que, pour la période de vingt-quatre heures de respiration, le moyen de Ploucquet, pris isolément, peut dans beaucoup de cas ne pas conduire à des résultats probants; que néanmoins, dans la moitié des cas, il peut fournir une donnée utile. — Ces conclusions sont naturellement déduites des chiffres énoncés dans mon tableau; mais elles me semblent susceptibles de recevoir des modifications, en raisonnant de la manière suivante : L'enfant qui, livré aux soins de sa mère, meurt dans l'espace de vingt-quatre heures, était-il dans toutes les conditions favorables à la viabilité des enfants bien constitués? La réponse est évidemment négative; par conséquent les recherches faites sur des enfants où le crime d'infanticide a été commis, c'est-à-dire sur des enfants en général mieux constitués, conduiraient peut-être à d'autres résultats. Je dis mieux constitués, parce que la femme qui se décide à commettre le crime d'infanticide a en général déjà employé tous les moyens qu'elle a eus à sa disposition pour se procurer l'avortement, et que l'enfant a résisté à toutes ces causes de destruction. Il serait donc à désirer que chaque médecin appelé à constater des corps de délit d'infanticide fît l'expérience de Ploucquet, et insérât pour chaque fait, dans un journal quelconque, et le poids des poumons et celui du corps, de manière qu'au bout d'un certain temps on pût dresser un tableau sur des bases plus solides. Ensuite il n'a été tenu aucun compte des cas où la respiration a été incomplète, et certainement Chaussier a dû en comprendre un grand nombre dans ses tableaux, et surtout pendant les premières quarante-huit heures de la vie.

Période de deux jours de vie. — Les faits sont ici trop peu nombreux pour pouvoir en tirer une conclusion quelconque.

Période de trois et de quatre jours. — L'augmentation de poids par le fait de la respiration est remarquable; elle est de près de moitié dans la grande majorité des cas. Cette donnée acquiert donc de la valeur quand il s'agit d'un enfant qui a vécu trois ou quatre jours, mais malheureusement le crime d'infanticide est alors beaucoup moins fréquent que dans les époques précédentes.

Si des enfants de neuf mois qui ont vécu, nous nous reportons aux enfants du même âge qui n'ont pas respiré, nous ne voyons que deux cas sur trente-trois où le rapport du poids des poumons au poids du corps est supérieur au chiffre moyen fourni par les enfants qui ont vécu. Circonstance remarquable et qui prouve en faveur de la méthode de Ploucquet. Il est bon d'observer encore que les poumons de près du tiers des enfants placés dans cette catégorie pèsent moins que la soixante-dixième partie du poids du corps.

Époque de huit mois. — Ici, la différence en poids est plus tranchée, puisque, chez les enfants qui ont respiré, le poids des poumons est un trente-septième, tandis qu'il ne forme que la soixante-troisième partie du poids du corps chez ceux qui n'ont pas respiré.

Époque de sept et de six mois. — Il existe si peu de différence entre les enfants qui ont vécu et ceux qui n'ont pas vécu, que la méthode de Ploucquet ne paraît pas devoir être employée à cette époque de la vie.

Les deux dernières colonnes du tableau servent à prouver quel accroissement prennent les organes de la respiration pendant le premier mois de la vie. Ces organes reçoivent évidemment une quantité de sang beaucoup plus considérable, puisque le rapport entre le poids des poumons et le poids du corps augmente considérablement, et que le chiffre moyen est un vingt-huitième du poids du corps. Il est probable que cet accroissement en poids s'arrête à une époque voisine de ce terme, car, en rassemblant les données fournies par Chaussier, pour une époque plus reculée, on observe toujours à peu près le même rapport.

Mahon (*Médecine légale*, t. II, p. 455) s'exprime ainsi à l'égard de la méthode de Ploucquet : « On a dit que dans certains cas la congestion pulmonaire qui pourrait s'effectuer, serait capable de doubler le poids des poumons comme si la respiration avait eu lieu. Ploucquet soutient qu'une pareille congestion est impossible ; à l'appui de sa manière de voir, il cite deux observations de Rœderer. La première est celle d'un fœtus qui resta pendant huit heures dans le vagin, pressé violemment par l'orifice de la matrice, et qui, après l'accouchement terminé, ayant encore fait quelques mouvements, ne tarda pas à périr. Tout le sang s'était porté vers la poitrine ; les vaisseaux du cœur étaient horriblement distendus, et lorsqu'on ouvrit les cavités de cet organe, le fluide inonda la cavité du thorax ; les membranes qui tapissent cette cavité étaient enflammées et si rouges, qu'on avait été tenté de les croire injectées. Dans ces deux observations, Rœderer ne dit rien des poumons, preuve (négative) que ce grand homme, si versé dans les matières de la médecine légale, si soigneux de recueillir toutes les lumières qui peuvent guider dans l'étude et dans la pratique de cet art, n'a pas vu cet organe gorgé de sang comme l'étaient les autres organes contenus dans la cavité du thorax. »

On peut voir, par les chiffres que j'ai rapportés dans les tableaux relatifs à la méthode de Ploucquet, combien Mahon se faisait illusion à cet égard.

M. Orfila (*Méd. lég.*, II, p. 183 et suivantes, 3ᵉ édition), après avoir reproduit les tableaux que nous avons dressés des expériences de Chaussier, ajoute que ce travail n'a fourni aucun des résultats utiles que nous nous en étions promis. C'est une erreur; d'abord nous ne nous étions promis d'autre résultat que celui de pouvoir tirer une conséquence exacte des faits, ce qui n'avait pas eu lieu jusqu'à présent, puisqu'on avait aggloméré des sujets tout à fait dissemblables ; ensuite la manière dont nous avons disposé les faits recueillis par Chaussier nous semble plus claire, plus logique qu'il ne l'avait fait lui-même. Nous sommes ensuite arrivé à cette conséquence, qu'en effet, dans un temps donné, le poids des poumons est doublé par le fait de la respiration, et nous avons prouvé que toutes les observations de Chaussier ayant été recueillies sur des enfants morts spontanément, et le plus souvent par suite de maladies qui avaient exercé une influence directe sur la respiration, ce savant médecin n'avait pu être conduit aux résultats que donnerait la majeure partie des cas d'infanticide, et nous pensons encore aujourd'hui, contrairement à l'opinion de M. Orfila, que l'observation de Ploucquet est fondée, et qu'elle peut venir à l'appui des faits qui démontrent que la respiration a, ou n'a pas eu lieu.

Nous ne saurions admettre cette proposition qui nous paraît tout à fait insignifiante, et qui est insérée à la page 180 de l'ouvrage de M. Orfila, *qu'en général le cadavre entier d'un fœtus qui a respiré ne pèse pas soixante-dix fois autant que ses poumons, et que celui d'un fœtus qui a respiré pèse plus de trente-cinq fois autant que ces organes.* Quelle induction un expert pourrait-il tirer d'une pareille assertion ? évidemment c'est réduire à la nullité la plus complète un fait d'observation qui peut être utile. Mais nous dirons : Lorsque le poids des poumons d'un enfant est un trente-cinquième ou approchant de celui du corps, et que ces organes sont sains, c'est un indice de l'existence de la respiration ; lorsque ce poids n'est qu'un soixante-dixième ou approchant de celui du corps, c'est un indice de l'absence de la respiration.

Les expériences sur la méthode proposée par Ploucquet ayant offert de grandes variations dans leurs résultats, M. Orfila a comparé le poids des poumons *à celui du cœur*, espérant qu'il y aurait beaucoup moins de variation dans le poids de ce dernier organe que dans celui du corps entier, et que par là les rapports que l'on établirait seraient plus constants et par conséquent plus propres à faire connaître si la respiration avait eu lieu. Voici le sommaire du travail qui a été entrepris à cet égard.

On a pris exactement le poids de plusieurs fœtus mort-nés, et d'autres qui avaient vécu plusieurs heures ou plusieurs jours ; ces fœtus étaient à terme, à sept ou huit mois. Le thorax ayant été ouvert, on a pesé séparément le cœur et les poumons après les avoir bien essuyés. Le premier de ces organes avait été préalablement incisé pour en retirer le sang qu'il pouvait contenir ; les veines caves et pulmonaires, ainsi que les artères pulmonaire et aorte, ont été coupées aussi près que possible de ces viscères, afin que le poids de ceux-ci ne se trouvât pas plus grand qu'il n'est réellement, et on a dressé de ces expériences le tableau suivant :

AGE.	DURÉE de LA RESPIRATION.	POIDS du CORPS.	POIDS du COEUR.	POIDS des POUMONS.	RAPPORT entre le poids du cœur et celui des poumons.
		grammes.	grammes.	grammes.	
6 mois ½.	2 heures.	800	5	24,2	5 environ.
à terme.	8 —	2650	19	50	2 ½.
à terme.	36 —	2280	13,5	40,5	3
à terme.	2 jours.	2800	16,5	87	5 ¼ environ.
7 mois.	4 —	1450	9,5	54,5	5 7/8.
à terme.	4 jours 2 5.	2000	10,5	50	4 4/5.
8 mois.	9 —	1700	9,5	66	7 environ.
à terme.	13 —	2700	15	59	3 14/16.
7 mois.	Mort-né.	1270	5	25,3	5 environ.
7 mois ½.	—	1650	8	26	1 ¼.
8 —	—	1840	21,5	61	3 environ.
à terme.	Mort pendant le travail.	1750	17	35	2 1/12.
à terme.	—	2900	15,5	29	1 11/21.
à terme.	—	2305	14	33	2 1/7.
à terme.	Mort-né.	3100	17,5	38	2 1/7.
à terme.	—	2200	9	36	4

M. Orfila a tiré de ce tableau cette conséquence : que le rapport entre le poids des poumons et celui du cœur étant souvent le même chez les enfants qui n'ont pas respiré, que chez ceux qui ont respiré, ces expériences ne peuvent être d'aucune utilité pour éclairer l'expert sur l'existence ou l'absence de la respiration. En méditant sur les chiffres de ces expériences plus que nous ne l'avions fait lors de notre première édition, nous sommes arrivé à une induction tout à fait opposée à celle de M. Orfila. Sur les huit enfants qui ont vécu, le rapport entre le poids des poumons et celui du cœur est comme 4,4 est à 1. Il est comme 2,6 est à 1 chez les enfants mort-nés. Cette différence établit donc quelques probabilités de succès en faveur de ces recherches, en même temps qu'elle vient à l'appui de la méthode proposée par Ploucquet.

Expériences hydrostatiques. — Docimasie pulmonaire.

Méthode de Galien. — C'est le plus ancien de tous les procédés. On trouve dans les écrits de l'illustre médecin de Pergame (*Galen. opera omn. de usu partium*, lib. 15) les premières notions sur l'art de connaître si un enfant a respiré, en se servant de l'immersion des poumons dans l'eau. Shreger est le premier qui ait employé la docimasie hydrostatique dans les recherches médico-légales en 1682. Cette opération avait déjà été décrite en 1664, par Thomas Bartholin et par Jean Swammerdam. Elle consiste dans l'immersion pure et simple des poumons dans l'eau.

Mode opératoire. — On se procure un vase de verre d'un pied de hauteur sur cinq à six pouces de largeur. A défaut de vase à parois transparentes, on peut prendre un seau, un baquet, etc.; mais il est important que le vase *soit profond.* On le remplit d'eau en presque totalité, et l'on choisit de préférence de l'eau de rivière, les eaux de puits et de sources étant en général chargées d'une trop grande quantité de sels. Toute eau potable, à défaut d'eau de rivière, peut être employée avec presque autant d'avantage. Il n'est pas indifférent que l'eau soit à telle ou telle température. Trop chaude, elle favoriserait l'immersion des poumons; non pas tant, comme quelques auteurs l'ont dit, en ce qu'elle augmenterait la dilatation de ces organes, mais parce qu'elle est spécifiquement plus légère, et par conséquent moins dense; trop froide, elle faciliterait leur surnatation, sans admettre avec Brinkmann qu'en contractant les poumons elle pourrait expulser une portion de l'air qu'ils contiendraient. Sa température doit donc être en général de 20 à 26 degrés centigrades. Dans certains cas, l'emploi de l'eau chaude et celui de l'eau froide peuvent offrir des résultats avantageux. Si, par exemple, des poumons se précipitent au fond d'une eau très froide, c'est une circonstance plus probante de toute absence de respiration; si des poumons surnagent de l'eau très chaude, on acquiert plus de certitude de l'introduction de l'air dans leur intérieur; mais l'expérience doit toujours être commencée avec de l'eau à une température moyenne. — L'opération est simple : le vase et l'eau préparés, on détache la trachée-artère, après l'avoir séparée du larynx; on pratique la ligature des gros vaisseaux qui se rendent au cœur et de ceux qui en partent; on les coupe, et l'on retire de la cavité de la poitrine les poumons, le cœur et le thymus réunis; on les place tous ensemble dans l'eau et l'on observe ce qui se passe.

Deux phénomènes peuvent alors avoir lieu : ou la masse surnage, ou elle va au fond de l'eau. Dans le premier cas la surnatation peut varier en ce sens, qu'une portion des poumons dé-

passe la surface de l'eau; ou qu'ils nagent, ainsi qu'on le dit,
entre deux eaux; dans le second cas, la masse peut aller lentement ou très vite au fond de l'eau. Il faut observer et tenir
compte de ces diverses circonstances. — On détache alors les
poumons du cœur, et on les place isolément dans l'eau; on
remarque comment ils s'y comportent. On coupe chacun des
poumons en fragments du volume d'une petite noisette, et on
les met encore dans le liquide; si des fragments surnagent,
on les comprime *graduellement* entre les doigts et *sous l'eau*,
de manière à en chasser l'air ou les gaz qu'ils peuvent contenir. On les abandonne ensuite à eux-mêmes, afin de savoir
si, malgré la pression à laquelle on les a soumis, ils surnagent
encore. Lorsqu'on comprime le parenchyme des poumons, il
faut observer si l'air qui s'en échappe sort sous la forme d'une
mousse à bulles très divisées, *ce qui est un indice de l'introduction de l'air dans le parenchyme pulmonaire;* ou sous celles de
bulles d'air très larges, *ce qui dénote un état emphysémateux
des poumons.* Les mêmes pressions doivent être exercées sur les
fragments *qui ne surnagent pas*, lorsqu'ils vont tous au fond de
l'eau, parce que des portions qui auraient été le siége de la respiration pourraient immerger à la faveur d'une altération morbide; la pression les rendrait à leur poids spécifique, en faisant
sortir le sang qu'elles contiendraient. (*Voyez*, pour les détails de
cette opération, *les ouvertures de corps en matière d'infanticide*,
à la fin de ce chapitre.)

Ainsi donc il y a quatre opérations à faire quand on pratique
la docimasie : 1° plonger réunis, les poumons, le cœur et le
thymus; 2° plonger dans l'eau chaque poumon isolé; 3° plonger
dans l'eau chaque poumon par morceaux, en les coupant au fur
et à mesure, et en notant les parties d'où ils proviennent, afin
de pouvoir dire si la respiration a été partielle, et si elle s'est
effectuée dans tel ou tel point des poumons; 4° comprimer *sous
l'eau* chaque petite portion de poumon, soit qu'elle surnage,
soit qu'elle immerge, et noter s'il s'en échappe de l'air à bulles
larges ou à bulles divisées, ou du sang dont on mesure la quantité par la coloration de l'eau.

Les détails dans lesquels nous venons d'entrer démontrent
évidemment que la docimasie hydrostatique de Galien est basée
sur les changements que l'introduction de l'air dans les poumons
apporte à leur poids spécifique. Plus dense que l'eau dans l'état

normal, et avant la respiration, leur tissu devient plus rare et plus léger par l'entrée de l'air. Si donc un poumon surnage, c'est qu'il est pénétré par de l'air ou des gaz; s'il va au fond de l'eau, c'est qu'il n'en renferme pas. Telles sont au moins les données les plus générales que l'on peut tirer de cette expérience; mais elles ne sont pas rigoureusement exactes. Un poumon peut aller au fond de l'eau et appartenir à un enfant *qui a respiré*; un poumon peut surnager et être celui d'un enfant *qui n'a pas vécu*. Il est donc nécessaire, pour bien apprécier toutes les circonstances que peut offrir la docimasie pulmonaire, de bien étudier les phénomènes de surnatation et d'immersion.

Surnatation. — Elle peut être générale. Lorsque les deux poumons, le cœur et le thymus, réunis et plongés ensemble dans l'eau, surnagent, c'est qu'une grande quantité d'air a pénétré les cellules pulmonaires, ou qu'une grande quantité de gaz s'est développée entre les lobules des poumons par le fait de la putréfaction ou de l'emphysème; car le cœur et le thymus sont deux organes à tissu compacte; ils tendent par conséquent à entraîner la masse des poumons au fond de l'eau, à moins qu'ils ne soient euxmêmes putréfiés, ce dont on s'assure facilement en les plongeant isolément dans ce liquide. *La surnatation peut être partielle.* La situation des portions surnageantes indique que la respiration a été plus complète dans leur tissu, ou que l'emphysème est plus prononcé dans ce point; quelquefois même la surnatation provient du cœur ou du thymus emphysémateux, qui maintiennent les poumons à la surface de l'eau; ceux-ci appartenant à un enfant qui n'a pas vécu. Dans ce cas, ce sont les poumons qui plongent dans l'eau, tandis que le cœur et le thymus surnagent.

La surnatation peut donc dépendre de plusieurs causes : 1° du développement de gaz par le fait de la *putréfaction*, ou d'un *emphysème morbide;* 2° de *l'introduction de l'air;* et, dans ce cas, l'air a pu être introduit par l'acte *de la respiration*, ce qui prouve que l'enfant a vécu, ou par une *insufflation* opérée après la mort. Passons en revue chacune de ces sources, et voyons s'il est possible de distinguer chacune d'elles lors de l'expertise.

Surnatation par état emphysémateux putride. — Plusieurs auteurs de médecine légale ont mis en doute que les poumons d'un fœtus qui n'a pas respiré pussent, sous l'influence de la putréfaction, être le siége d'un développement de gaz assez considérable pour opérer leur surnatation complète. Voici les diverses opinions qui ont été émises à cet égard :

Ludowic et Bohn ont nié la possibilité de ce fait. Haller a vu la surnatation s'opérer lentement et graduellement sur les poumons d'un enfant mort-né qu'il avait placés dans l'eau. Fabricius a observé les mêmes phénomènes, et il ajoute que les poumons se précipitèrent lorsque la décomposition fut extrême. Eschenbach et Torrezius prétendent que lorsqu'on place dans l'eau les poumons d'un enfant ou d'un animal mort-né, ils en gagnent immédiatement le fond ; mais que si l'on continue à les y laisser jusqu'à ce qu'ils se putréfient, ils ne tardent pas à se rendre à la surface du liquide. Jœger et Metzger ont de plus remarqué qu'il suffisait de la plus légère compression pour faire enfoncer des poumons que la putréfaction avait fait surnager.

Teichmeyer ne regarde pas les phénomènes de surnatation comme toujours constants. Lieberkühn, Camper ont observé que les poumons restaient toujours au fond de l'eau. Buttner, sur six essais, a vu deux fois surnager les poumons. Hebenstreit s'est élevé contre l'exactitude de cette observation, parce que, dit-il, on avait eu tort de soumettre les poumons à cette expérience hydrostatique, dans la même eau où ils s'étaient corrompus, prétendant qu'ils n'auraient pas surnagé, si on eût agi sur de l'eau pure, et non pas sur un liquide devenu plus dense par la dissolution des produits de la décomposition putride. Mayer, ayant répété les mêmes expériences, observa aussi la surnatation de ces organes ; mais il remarqua qu'ils gagnaient bientôt le fond de l'eau pour ne plus surnager. Pyl assure avoir répété ces essais, et n'avoir jamais réussi à faire surnager des poumons qu'il avait fait putréfier. Morgagni fait observer que les poumons putréfiés surnagent fort rarement. Marc ne met pas en doute que la putréfaction ne puisse produire ce phénomène. Buttner parle d'un enfant né le 29 janvier, et dont, au 11 mars, les poumons, très putréfiés, se précipitaient encore. Afin de constater, dit Camper, à quel point la putréfaction peut faire des progrès chez un enfant, sans que ses poumons surnagent, j'ai tenté diverses expériences à Amsterdam, et j'ai reconnu que chez ceux qui étaient morts avant la naissance, la tête pouvait être consommée par la décomposition putride, au point que le moindre contact devenait suffisant pour en détacher les os, ainsi que ceux des bras et des jambes, sans que pour cela les poumons, qui déjà commençaient à se putréfier, surnageassent.

On peut donc encore, dit Mahon, dans sa *Médecine légale*, lors même que le reste du jeune sujet est affecté par la pourriture, faire sur les poumons diverses expériences.dont on est en droit de conclure, ou que le fœtus a eu vie, soit pendant, soit apres l'accouchement, ou qu'il était mort avant cette époque, à moins que la désorganisation animale ne soit parvenue à son comble, et n'ait déjà frappé les poumons aussi bien que les autres organes. Capuron a tiré de ces expériences les mêmes inductions.

M. Orfila a répété les expériences de Fabricius, Eschenbach et Mayer; il a obtenu les mêmes résultats que ce dernier. Billard, au contraire, n'a pas remarqué, à l'instar de Pyl, la surnatation dés poumons.

M. Orfila a recommencé les expériences de Camper; sur quatre fœtus exposés à la putréfaction et à l'air libre, un seul poumon a surnagé; cependant la putréfaction était arrivée au point de ne plus pouvoir atteindre une décomposition plus avancée.

Pendant le mois de mars 1830, j'ai fait deux expériences analogues. J'ai placé dans l'eau les poumons entiers de deux enfants mort-nés. Dans l'une, je n'ai pas obtenu de surnatation après quatorze jours de macération; et, dans l'autre, dès le troisième jour, l'un des poumons était à la surface du liquide. Il est important de noter que,depuis deux jours la température de l'atmosphère s'était élevée. Je suis porté à penser que, si les expérimentateurs ont obtenu des résultats différents, cela tient principalement aux températures différentes pendant lesquelles les expériences ont été faites.

Ainsi donc il est démontré que les poumons isolés du corps de l'enfant et exposés à l'air peuvent devenir emphysémateux par le fait de la putréfaction ; que néanmoins la putréfaction gazeuse des poumons ne s'opère que longtemps après celle des autres organes de l'économie.

Mais il peut se présenter en médecine légale plusieurs circonstances qui influent sur la putréfaction des poumons. On a quelquefois à pratiquer la docimasie chez des enfants qui ont séjourné pendant un certain temps, soit dans l'eau, soit dans le liquide des fosses d'aisances. Il est donc nécessaire de rechercher si les mêmes phénomènes s'observent dans ces sortes de cas. Camper, ayant fait macérer dans l'eau des cadavres d'enfants pendant trois et quatre mois consécutifs, a observé que, même à cette époque, les poumons ne surnageaient pas. M. Orfila a pris trois fœtus *entiers* à terme, morts dans l'utérus, et les a plongés dans l'eau. L'un d'eux en ayant été retiré dix-neuf jours après l'immersion et ouvert *sur-le-champ*, les poumons se précipitaient au fond du liquide. Un second cadavre retiré de l'eau au vingt-quatrième jour, les poumons coupés, même par morceaux, immergeaient complétement. Enfin le dernier sujet, retiré de l'eau au trente-troisième jour, et lorsque la putréfaction était tellement avancée qu'il ne restait plus ni thorax ni abdomen, et que les viscères étaient à nu, a encore offert des poumons qui se sont précipités au fond de l'eau.

Ces diverses expériences devaient donc porter les médecins à penser que, dans les cas où un fœtus est retiré de l'eau et qu'il y a séjourné *même plusieurs mois, les poumons ne sont jamais le siége d'une décomposition putride capable de produire leur état emphysémateux*, état propre à apporter des difficultés dans les expériences hydrostatiques; aussi M. Orfila en a-t-il déduit les propositions suivantes :

« 1° Que les poumons d'un fœtus mort-né à terme, séparés du corps, *peuvent, dans certaines circonstances, quitter le fond de l'eau*, où ils sont restés pendant plusieurs jours, pour venir à la surface et retomber ensuite. » (On voit que la putréfaction développe, dans ce cas, un état emphysémateux qui fait surnager les poumons; que plus avancée et lorsque le tissu pulmonaire est désorganisé, les gaz accidentellement développés s'en échappent, et les poumons retombent au fond du liquide sous l'influence de leur propre poids.) « 2° Que les poumons d'un fœtus à terme, qui a respiré, mis sur l'eau, ne restent pas longtemps à la surface du liquide, mais qu'ils se précipitent. » (Cette conclusion ne nous paraît pas rigoureuse, car elle est la conséquence d'une autre expérience faite par Billard, dans laquelle *deux* des fragments des poumons, appartenant à des enfants qui avaient vécu seulement pendant quelques heures, ne sont allés au fond de l'eau qu'au bout de dix jours, tous les autres restant encore à la surface.) « 3° Qu'il peut arriver que, lorsqu'un cadavre *entier* d'un fœtus mort-né se pourrit à l'air, l'ouverture juridique du corps ne soit ordonnée qu'au moment où la putréfaction se sera déjà emparée des poumons ou d'une partie de ces organes, *et les aura rendus* assez légers pour nager sur l'eau. 4° Que si le cadavre du fœtus mort-né s'est pourri dans l'eau, les poumons ne surnagent pas tant que les parois de la poitrine n'ont pas été détruites par la macération. » (Proposition évidemment inexacte quant à son application à l'exploration des corps de délit d'infanticide, ainsi que nous allons le démontrer. Il en est de même de la suivante, qui est pour ainsi dire une conséquence de la précédente.) « Que lorsque la décomposition a fait assez de progrès pour que la peau du thorax soit réduite en lambeaux, et que les poumons soient en contact immédiat avec l'eau, *ce qui n'arrive qu'au bout d'un temps fort long*, ces organes *peuvent surnager*, puisqu'ils sont alors placés dans les mêmes circonstances que les poumons des fœtus mort-nés, séparés du corps, dont nous avons parlé plus haut. »

Quoique les résultats des expériences de M. Orfila ne puissent pas être révoqués en doute, une circonstance accidentelle vient totalement en changer les conséquences; tant il est vrai que les inductions pratiques déduites des expériences sont souvent sujettes à erreur. J'ai publié, dans le numéro d'octobre 1830 des *Annales d'hygiène et de médecine légale*, deux cas d'expertise d'infanticide qui ont été soumis à mon examen, et dans lesquels la putréfaction des poumons avec développement de gaz était évidente; il s'agissait d'enfants jetés dans la Seine, restés dans l'eau pendant sept ou huit jours, et exposés pendant *vingt-quatre ou trente-six heures à l'air avant d'avoir été ouverts*. Depuis cette époque, j'ai observé ce phénomène dans un très grand nombre de cas d'infanticide, et j'en rapporte des exemples à la fin de ce chapitre.

Il est d'observation que, toutes les fois qu'un noyé est retiré de l'eau après quelques jours d'immersion, et lorsque la température de l'atmosphère varie entre 18 et 28 degrés, il devient le siége d'un développement considérable de gaz aussitôt qu'il est exposé à l'air. Par le fait de ce développement de gaz, qui n'est pas seulement sous-cutané, mais qui a encore lieu dans les organes les plus profonds, les liquides de l'économie sont portés à l'extérieur du corps, et l'on voit des ampoules se former à la peau, une sanie sanguinolente suinter par tous les pores de cette enveloppe et s'échapper par les ouvertures naturelles. Chez un grand nombre de noyés, le dégagement dès gaz putrides est assez considérable pour opérer une nouvelle disposition des membres, et même un changement dans la situation générale du cadavre, sous l'influence de la force élastique des gaz.

Ce qui se passe dans le cadavre d'un individu adulte noyé s'opère avec la même promptitude chez le fœtus retiré de l'eau, et peut-être plus rapidement encore. Or, il est très rare qu'une ouverture judiciaire de ce genre soit faite avant que le procureur du roi en ait été instruit. Il s'écoule donc au moins vingt-quatre heures; temps pendant lequel le corps de l'enfant peut subir les changements dont il vient d'être question, et *les poumons devenir aussi emphysémateux que possible*. Il suffit même pendant l'été d'une, de deux ou trois heures pour amener ce résultat. Ces observations que nous avions faites, ont conduit M. Orfila à modifier, dans sa dernière édition, l'une des deux conclusions que nous avons combattues.

État emphysémateux morbide. — Suivant Chaussier, l'enfant recevant quelque pression ou violence du côté du thorax par le fait même de l'accouchement, il en résulte des ecchymoses pulmonaires à la suite desquelles l'emphysème survient presque instantanément, ainsi que cela a lieu pendant la vie, chez l'adulte, dans les contusions sous-cutanées. Il occupe une étendue variable et produit sur le tissu pulmonaire les mêmes effets.

En résumé, l'emphysème pulmonaire peut se développer dans trois circonstances principales : exposition du fœtus à l'air et putréfaction ; exposition du fœtus à l'air après son séjour dans le liquide d'une fosse d'aisances ou dans l'eau d'un puits, d'une rivière, etc.; ecchymoses des poumons par suite du travail de l'accouchement.

Moyen de reconnaître par la docimasie hydrostatique l'emphysème pulmonaire. — La docimasie hydrostatique fournit un moyen généralement facile de distinguer l'état emphysémateux d'avec l'introduction de l'air dans les aréoles des poumons ; il consiste à comprimer sous l'eau le tissu pulmonaire coupé par morceaux. Dans le cas d'emphysème, il s'en échappe des bulles larges, et le fragment qui les a fournies, abandonné à lui-même, va immédiatement au fond du liquide si l'enfant n'a pas respiré. La surnatation n'était donc qu'apparente. Les gaz résultant de la putréfaction ou de l'emphysème morbide ne se développent jamais que dans le tissu cellulaire qui unit les lobules des poumons, en sorte que l'on distingue très bien ces lobules, d'un tissu analogue à celui du foie, séparés entre eux par des vésicules gazeuses en général de formes oblongues et assez volumineuses. Ajoutons que le tissu des poumons n'est jamais crépitant dans ces sortes de cas.

Les gaz dans l'emphysème pulmonaire occupent donc toujours le tissu cellulaire interlobulaire, dont les cellules communiquent toutes entre elles ; il est possible de faire sortir ces gaz par compression ; tandis que l'air de la respiration ou de l'insufflation étant situé dans les vésicules pulmonaires, disposées par groupes et ne communiquant entre elles que par les tuyaux bronchiques, il est impossible de l'en expulser complétement lorsque la respiration a été parfaitement établie dans le tissu. Il faut cependant en excepter les cas où la putréfaction est extrêmement avancée, car alors l'état emphysémateux est porté à un tel point que tout le tissu charnu des poumons y participe, et que la docimasie ne saurait plus rien apprendre, ni pour ni contre.

Surnatation par insufflation et par respiration. — Il n'en est pas de même à l'égard de la surnatation opérée par l'introduction naturelle ou artificielle de l'air dans les vésicules pulmonaires. La docimasie hydrostatique, que je viens de décrire, ne peut pas servir à déterminer si cette introduction est le fait de la respiration de l'enfant ou de l'insufflation des poumons après la mort. Dans les deux cas, l'air est renfermé dans une multitude de vacuoles extrêmement fines, dont les communications n'ont probablement lieu que par des ouvertures capillaires. Si l'on comprime sous l'eau les fragments de poumons ainsi pénétrés par l'air, il s'en échappe des bulles très divisées et très petites ; mais les fragments, abandonnés à eux-mêmes, reviennent bientôt à la surface de l'eau, parce qu'on ne peut jamais leur faire perdre par la pression la totalité de l'air qu'ils renferment.

Immersion. — L'immersion des poumons dans l'eau peut dépendre de plusieurs causes différentes : 1° de l'absence de tous gaz dans le parenchyme pulmonaire : elle tend à prouver alors que la respiration n'a pas eu lieu et que l'insufflation n'a pas été pratiquée ; 2° d'une maladie des poumons qui a amené dans ces organes une telle quantité de sang ou d'humeur, que l'immersion a lieu quoique la respiration se soit effectuée, et que des gaz ou de l'air existent dans le tissu des poumons ; mais il suffit le plus souvent d'une compression lente pour chasser le sang et rendre aux poumons leur légèreté spécifique. L'immersion peut être rapide ou lente. — L'immersion rapide des deux poumons seuls est plus concluante que celle des deux poumons avec le cœur et le thymus. L'immersion rapide de *tous les fragments* des poumons *prouve d'une manière certaine* que la respiration n'a pas eu lieu, pourvu que, *comprimés sous l'eau*, ils immergent encore après la compression et que leur tissu soit sain. L'immersion lente d'un poumon dans l'eau doit porter à penser que quelques portions de cet organe contiennent de l'air ou des gaz. En effet, un poumon non putréfié peut aller au fond de l'eau, quoiqu'il soit sain et que l'enfant ait respiré pendant quelques instants. Il suffit que la quantité d'air introduite n'ait pas été assez considérable pour rendre le poumon spécifiquement plus léger que l'eau. Les maladies qui peuvent faire immerger les poumons, quoiqu'ils appartiennent à des enfants qui ont respiré, sont d'abord l'engouement pulmonaire et l'hépatisation rouge, ensuite l'hépatisation grise et les tubercules pulmonaires. Voici des exemples d'hépatisation qui ont amené ce résultat.

Hépatisation des poumons survenue après l'établissement de la respiration. — Mancille, âgé de quatorze jours, d'une forte constitution, vomit depuis deux jours le lait de sa nourrice, et se trouve pris en même temps d'une diarrhée abondante; le ventre est légèrement tendu; la percussion rend un son clair dans tous les points de la poitrine; le stéthoscope indique que l'air pénètre librement dans les deux poumons. Le 1er février, les symptômes changent, la diarrhée cesse, les vomissements continuent; la respiration est courte, le cri étouffé et pénible; un cercle violacé environne la bouche; la figure se grippe par moments; le côté droit de la poitrine rend un son mat à la percussion, et l'on entend à peine à l'aide du stéthoscope l'air pénétrer dans le tissu du poumon droit. L'enfant succombe le 9 février. Parmi les lésions observées à l'ouverture du cadavre, nous noterons seulement celles qui se rapportent à l'objet dont nous nous occupons. Le poumon gauche est sain et très crépitant; le droit est hépatisé dans toute son étendue, et cependant sans accumulation de sang dans son tissu; il tombe rapidement au fond de l'eau, et ses fragments les plus petits ne flottent pas à la surface du liquide; le trou inter-oriculaire est oblitéré; le cœur est assez plein de sang; le canal artériel est encore ouvert; les artères pulmonaires sont gorgées de sang.

Ce que nous avons vu chez un enfant de quatorze jours, dit Billard, à qui nous avons emprunté ce fait, peut se rencontrer chez un enfant qui meurt quelques heures ou quelques jours après la naissance; le sang prend la place de l'air dans les cellules pulmonaires, et fait perdre à l'organe sa texture cellulaire. Observons toutefois que, *dans la plupart des cas*, les poumons ne sont pas assez complétement hépatisés pour qu'aucune partie de leur tissu ne recèle plus d'air; la mort arrive ordinairement avant que l'air soit totalement expulsé des organes.

(Cette observation pèche par la docimasie hydrostatique qui a été incomplète, puisqu'il n'a pas été exercé de pression sur les poumons coupés en morceaux.)

Pneumonie développée chez l'enfant pendant son séjour dans l'utérus. — Lorcher, garçon, âgé d'un jour, d'une faible constitution, est déposé à la crèche le 27 janvier 1826; il y reste languissant jusqu'à sa mort, qui a lieu le 30 janvier. Pendant ces quatre jours, ses téguments sont pâles, ses traits tirés, ses membres grêles, sa respiration lente et difficile; on entend un cri pénible. — *Ouverture du cadavre.* Le poumon gauche est crépitant et peu gorgé de sang; le droit est hépatisé dans la plus grande partie de son étendue; il existe à la base un point plus gros qu'une forte noix, où le tissu du poumon est réduit en une *bouillie rougeâtre et pultacée.* Aucun des fragments hépatisés ne surnage quand on le met dans l'eau; les bronches qui s'y rendent sont épaisses, rouges, et renferment des mucosités puriformes, très collantes et mêlées de stries de sang. Le cœur est gorgé de sang; le canal artériel est libre; le trou inter-oriculaire commence à s'oblitérer. — Une désorganisation aussi avancée du poumon est évidemment la suite d'une pneumonie déjà développée avant la naissance. L'état de marasme et la faiblesse de l'enfant, la difficulté de la respiration dès les premiers jours de la vie, sont les preuves et les résultats de cette pneumonie congénitale (*Billard*).

(Ce sont des expériences hydrostatiques qui ne peuvent pas conduire à des résultats tout à fait positifs, mais qui appuient cependant la proposition que nous avons émise.)

M. Orfila conclut de ces observations, « qu'il est possible de rendre à *certains* poumons d'enfants qui ont respiré et qui sont plus lourds que l'eau, la faculté de surnager : il suffit de les exprimer dans ce liquide pour en chasser le sang. » Cette conclusion ne nous paraît pas être la conséquence réelle des observations que nous venons de rapporter, et nous préférons adopter l'opinion de Billard, qui *généralise* le fait au lieu de le restreindre à certains cas, sans nier toutefois qu'il ne puisse y avoir des exceptions.

Il résulte de là que la première chose à faire après l'expérience hydrostatique où il y a eu immersion, c'est d'examiner le tissu des poumons, afin d'observer s'il est sain ou s'il est malade. (*Voyez* les caractères distinctifs de ces divers états, p. 339 et suiv.) Supposons le tissu sain; l'immersion de tous les fragments a-t-elle lieu? l'enfant n'a pas respiré. Un ou deux fragments surnagent-ils? la respiration, ou l'insufflation, ou l'état emphysémateux, sont partiels, et alors tout ce que nous avons dit de la surnatation doit être appliqué au cas dont il s'agit. Ce sont ces sortes de cas qui deviennent l'écueil du médecin. C'est là qu'il doit montrer beaucoup de circonspection dans ses conclusions, qu'il doit rechercher si l'enfant ne présente pas les traces d'un travail laborieux et difficile pendant la durée duquel il aurait respiré au passage, ou si la faiblesse de toutes les parties, leur peu de développement, n'autoriseraient pas à penser que la mort a été naturelle; circonstances sur lesquelles nous reviendrons lorsque nous traiterons des causes de la mort. Voici un rapport de M. Orfila, qui, dans un cas de ce genre, peut servir de guide. (*Voir* encore les rapports n° 5 et 12 à la fin de ce chapitre.)

Nous avons examiné, le 17 avril 1827, un fœtus mâle à terme, non pourri, du poids de six livres, long de 18 pouces, et parfaitement constitué. Les poumons, peu développés, recouvraient à peine le péricarde; ils offraient l'aspect de ceux qui n'ont pas été dilatés par de l'air ; ils pesaient une once et demie ; ils n'étaient crépitants que dans une très petite partie ; ils gagnaient très rapidement le fond de l'eau ; coupés en trente fragments à peu près égaux, *un seul de ces fragments,* celui qui correspondait à la partie crépitante de l'organe, restait à la surface du liquide ; pressé fortement dans l'eau, ce fragment continuait à surnager ; les vaisseaux pulmonaires contenaient une quantité de sang *au moins égale à celle qu'on remarque dans les poumons des enfants qui ont respiré pendant longtemps.* Ces caractères pouvaient nous porter à conclure que l'enfant dont il s'agit était né vivant, et qu'il avait vécu pendant un certain temps, surtout s'il était établi que les poumons n'avaient pas été insufflés ; toutefois, comme nous remarquions des signes de congestion sanguine à la face, à la tête et dans la cavité du crâne, que la peau du sommet de la tête formait une tumeur œdémateuse considérable, et que le cordon ombilical n'offrait aucune trace de flétrissure ni de dessiccation, nous avons mis plus de réserve dans notre conclusion : *l'enfant,* avons-nous dit, *a respiré, à moins qu'on ne prouve que ses poumons ont été insufflés; mais comme la respiration a été faible, et que d'une autre part la tête a été le siége de désordres tels qu'on les observe chez les enfants qui périssent pendant le travail, et par suite de la longueur de ce travail, il serait possible que cet enfant fût mort au passage et après avoir respiré...* Il a été reconnu depuis de la manière la plus positive que l'enfant était mort-né, que les poumons n'avaient pas été insufflés, que la mère était primipare, et que le travail avait duré cinquante et une heures, et avait été pénible ; donc notre conclusion était fondée.

Quelques médecins se sont appuyés sur les observations suivantes pour démontrer les erreurs auxquelles peut conduire l'immersion des poumons dans l'eau, d'après la méthode de Galien. Norréen et Dehaen (*Ratio med.,* II, 123, V, 50, IX, 29) ont observé la submersion des poumons chez des personnes mortes d'un froid subit. De Haller (*Opusc. patholog.,* obs. XVI, hist., t. II, III) a trouvé que des poumons de phthisiques se précipitaient au fond de l'eau ; Stoll (*Ratio med.,* I, 54, 70), qu'il en était de même pour les personnes affectées d'une inflammation violente. Wrisberg dit que cela n'est pas rare à la suite de la petite vérole. Loder, médecin à Iena, rapporte qu'en 1780, un fœtus de sept mois vécut trois heures après sa naissance, qu'il produisit à plusieurs reprises des sons, et que néanmoins ses poumons se comportèrent comme ceux d'un enfant qui n'a pas respiré. (*Manuel de Rose. Addit.* de Marc. p. 144.) Ces divers faits ne nous paraissent pas propres à justifier ces craintes.

La docimasie hydrostatique de Galien étant aujourd'hui généralement employée et même peut-être la seule usitée, nous avons dû insister sur toutes les circonstances qu'elle pouvait présenter, et nous avons cherché à procéder dans leur exposition, comme si elles venaient s'offrir d'elles-mêmes aux méditations du médecin pendant qu'il la pratique.

De l'exposé des faits concernant la surnatation et l'immersion des poumons d'après la méthode de Galien, il résulte que les expériences hydrostatiques peuvent servir à reconnaître que *l'enfant n'a pas respiré :* 1° toutes les fois que les poumons sont sains et qu'ils immergent ; 2° qu'ils sont emphysémateux, soit que l'emphysème provienne de la putréfaction ou d'un état morbide ; 3° qu'ils sont malades, au moins pour la grande généralité des cas.

Elle démontre encore que *l'enfant a respiré* ou que l'on a *insufflé de l'air* dans les poumons : 1° lorsque les poumons sont sains ; 2° lorsqu'ils sont malades.

Elle fait encore connaître que la respiration ou l'insufflation ont été complètes ou incomplètes.

D'où il résulte que par cette méthode on parvient, dans *la généralité des cas*, à vaincre toutes les difficultés du diagnostic de la respiration, l'insufflation pulmonaire exceptée ; car je ne saurais comprendre dans ce résumé les cas dans lesquels la putréfaction est tellement avancée que toute investigation devient inutile.

Puisque la docimasie hydrostatique ne peut pas résoudre cette difficulté, recherchons si d'autres circonstances particulières ne pourraient pas nous éclairer sur ce sujet ; et, à cet effet, étudions jusqu'à quel point l'insufflation artificielle peut imiter la respiration. — Si l'on isole les poumons du corps et qu'on les insuffle par la trachée ou par les bronches, on distend assez facilement toutes les vésicules pulmonaires, en sorte que les poumons sont beaucoup plus volumineux et surnagent avec une grande facilité : cette expérience ne prouve rien pour le cas dont il s'agit. Si l'insufflation se pratique à l'aide d'un tube introduit par la bouche dans la trachée, on peut alors distendre les poumons au point d'abaisser le diaphragme, de déterminer la voussure du thorax, et, suivant Schmitt, de remplir toutes les cellules aériennes, pourvu toutefois qu'il n'existe pas dans la trachée des mucosités qui s'opposent à l'entrée de l'air. M. Orfila et plusieurs médecins croient que si l'insufflation est pratiquée bouche à bouche *ou par tout autre moyen moins énergique* que le tube laryngien, les effets sont moins sensibles, et qu'il faut beaucoup plus de temps pour parvenir à dilater les poumons au même degré; mais que, cependant, l'insufflation peut dilater le tissu pulmonaire, non seulement au point de faire surnager les poumons, mais encore au point de distendre la totalité de leur tissu et d'amener la voussure du thorax.

Loin de partager cette opinion, Billard a rapporté des expériences qui nous paraissent devoir l'infirmer complétement. Ayant soufflé pendant longtemps et avec assez de force, à l'aide d'un tube de verre d'abord, puis à l'aide d'un soufflet, dans la trachée-artère de trois fœtus mort-nés, l'un de cinq mois, l'autre de six, et le dernier de sept, il a vu, en détachant les poumons, qu'ils n''étaient crépitants qu'au bord antérieur et au sommet, et qu'il n'y avait que les fragments correspondant à ces portions qui fussent plus légers que l'eau. Dans une autre expérience, il a extrait du thorax les poumons d'un avorton de quatre mois et demi, mort-né, qui gagnaient rapidement le fond de l'eau, les a insufflés séparément, et il les a d'abord vus se gonfler, puis s'affaisser; toutefois, ils surnageaint lorsqu'on les mettait dans l'eau; mais, en les coupant par fragments, les parties appartenant au bord postérieur et à la base gagnaient le fond du vase. L'insufflation des poumons de deux enfants à terme, mort-nés, a fourni des résultats analogues; cependant il y avait dans ce cas une plus grande partie du poumon qui surnageait. D'où il a conclu que plus l'enfant était voisin du terme, plus il était facile d'insuffler la totalité des poumons.

A la Maternité, on pratique fréquemment l'insufflation à l'aide d'un tube laryngien, dans le but de rappeler les enfants à la vie. J'ai toujours observé qu'elle n'était jamais complète; mais, ainsi que l'avait remarqué Billard, les portions antérieures des poumons en étaient le siége, tandis que la moitié postérieure offrait un tissu non dilaté par de l'air; néanmoins la quantité d'air introduite était souvent suffisante pour opérer la surnatation des poumons. Je suis loin de vouloir en conclure qu'il n'est pas possible de dilater la masse pulmonaire tout entière; car ici l'insufflation est pratiquée avec beaucoup de ménagements, tandis que, si elle était faite dans une intention criminelle, on pourrait la pousser beaucoup plus loin.

L'insufflation serait donc l'écueil de la docimasie hydrostatique, puisqu'elle pourrait développer, peut-être dans certains cas, tous les phénomènes apparents de la respiration : voussure du thorax, abaissement du diaphragme, augmentation du volume des poumons, développement des cellules aériennes, et surnatation des organes même après la compression de leurs fragments, et la lacune est d'autant plus grande que Morgagni (*De sed. et causâ morbor.*, epist. XIX. § 47) fait observer que quelqu'un, par méchanceté et pour perdre une femme malheureuse, mais innocente, aurait pu se procurer l'enfant mort-né dont elle serait accouchée, pousser de l'air dans ses poumons, afin de les faire surnager et d'imputer un crime à la mère.

La mère peut insuffler de l'air dans les poumons de l'enfant pour le rappeler à la vie. Eschenbach et quelques médecins ont regardé cette proposition comme inadmissible, attendu qu'il est par trop invraisemblable qu'une femme qui accouche clandestinement et qui est portée à se défaire de son enfant cherche à le ranimer.

Chaussier (*Consid. sur l'infant.*, 40) s'exprime en ces termes : « N'a-t-on pas vu des femmes malheureuses, mais honnêtes, n'abandonner l'enfant dont elles venaient d'accoucher qu'après lui avoir soufflé dans la bouche? On en trouve un exemple dans *Buttner*, et je pourrais en ajouter d'autres analogues qui me sont bien connus. »

Comment donc distinguer l'insufflation d'avec la respiration? Nous ne pouvons avoir recours qu'à deux ordres de faits, les changements physiques du tissu pulmonaire par l'insufflation (*voy.* p. 340), et les résultats de la méthode de Ploucquet. Par rapport au premier ordre de considérations, nous avons dit qu'il fallait beaucoup d'habitude pour parvenir à établir cette distinction, et que, par cela même, un médecin ne pourrait pas toujours être assez convaincu pour conclure d'après ce seul caractère. La difficulté reste donc tout entière, au moins dans beaucoup de cas. Mais ne nous exagérons pas cette difficulté; rappelons-nous que pour qu'un doute réel existe, il faut supposer qu'une personne a voulu simuler un corps de délit d'infanticide, afin de faire peser une accusation sur la mère; supposition qui n'est pas inadmissible, mais dont il n'y a pas encore d'exemple, et que l'on ne rencontrera peut-être jamais; parce qu'il faut que la simulation soit opérée par une personne qui possède des connaissances étendues en médecine; parce qu'il faut que le hasard vienne encore servir le coupable, puisque le résultat de la naissance doit être un enfant mort-né. Ajoutons que dans le cas où une mère n'a pas conçu de projet homicide elle n'a pas caché sa grossesse, qu'elle n'a pas dissimulé son accouchement; que les preuves testimoniales ne manqueront probablement pas pour déposer en sa faveur des circonstances qui éloignent toute idée de crime; enfin, que le corps de délit lui-même ne pourra pas présenter des apparences de violences, auxquelles on puisse rattacher la mort, puisque le coupable n'aura eu l'enfant à sa disposition qu'après la mort survenue. — Quant au cas où une mère pratiquerait l'insufflation pour rappeler son enfant à la vie, et où sa tendresse maternelle deviendrait la source de la preuve la plus accablante de culpabilité, c'est faire une supposition inadmissible; c'est ne tenir aucun compte des preuves testimoniales dans les affaires criminelles: c'est oublier que le meurtrier frappe sa victime dans l'ombre, et que la mère qui prodigue de tels secours ne peut agir qu'au grand jour; c'est ne pas se rappeler enfin qu'il ne suffit pas en matière d'infanticide de démontrer que la respiration a eu lieu, qu'il faut encore prouver que la mort a été la conséquence de violences exercées sur l'enfant. Or, il serait probablement toujours trop tard pour simuler aussi ces violences.

Nous avons présenté la difficulté tout entière, mais nous avons dû faire entrevoir combien les faits particuliers venaient l'atténuer. Dans une foule de cas, les circonstances dans lesquelles le corps de délit a été trouvé excluent les deux objections. Ainsi, par exemple, c'est un enfant que l'on jette vivant sur les glaces de la Seine; vivant, car il présente tous les désordres qui peuvent résulter d'une pareille chute. Un autre est trouvé dans l'eau, enfermé dans un sac cousu hermétiquement. Un troisième est jeté dans la rue, auprès d'une borne, un tampon de linge a été introduit dans le pharynx pour l'étouffer. Un quatrième flotte sur la rivière dans un carton, et enveloppé de plusieurs linges très serrés qui lui ont ôté tout accès à l'air. Un cinquième a été jeté dans les fosses d'aisances. Un sixième, coupé par morceaux, est trouvé enterré dans un lieu inhabité, etc. Certes, ce n'est pas là le cas de la mère qui pratique l'insufflation dans le but de rappeler son enfant à la vie ; ce n'est pas non plus l'étranger qui simule un corps de délit et qui par cela même a intérêt à divulguer son existence.

Méthode de Daniel. — En 1780, Daniel (*De Infantum nuper natorum umbilico et pulmonibus*, Halle, 1780) a proposé de pratiquer la docimasie hydrostatique de la manière suivante : on se procure : 1° une balance très sensible, dont un des plateaux porte inférieurement un crochet; 2° un panier en fil d'argent susceptible de contenir les deux poumons, et par son poids de les faire immerger dans l'eau, quoiqu'ils aient été totalement pénétrés par de l'air ; 3° un vase gradué assez profond pour renfermer un pied d'eau en hauteur, et assez large pour permettre l'introduction facile des organes de la poitrine; 4° des poids très fractionnés. — On détache les poumons, le cœur et le thymus de la cavité de la poitrine, après avoir pratiqué la ligature des gros vaisseaux avec beaucoup de soin, afin de ne pas leur laisser perdre de sang, et on les pèse. On en sépare le cœur et le thymus, et on les pèse de nouveau ; on en déduit le poids du cœur et du thymus, et par conséquent celui des poumons. On suspend alors les poumons au plateau de la balance et on les fait plonger dans l'eau. S'ils immergent, on note sur l'échelle du vase l'élévation du liquide, et aussi la somme du poids qu'il faut enlever dans l'autre plateau pour rétablir l'équilibre ; par là on apprécie la déperdition de poids qu'ils ont subie, ainsi que le volume qu'ils ont réellement.

Si les poumons surnagent, on les met dans le petit panier en fil d'argent, et on les fait immerger afin de tenir compte de la masse d'eau qu'ils peuvent déplacer, et apprécier leur augmentation en volume par le fait de la respiration; on note aussi les poids qu'il faut enlever pour rétablir l'équilibre.

Ces expériences sont basées sur deux principes d'hydrostatique que voici : 1° tout corps plongé dans l'eau déplace un volume d'eau égal au sien ; 2° tout corps plongé dans l'eau perd en poids un poids égal au volume d'eau qu'il déplace; par conséquent, elles ont pour but de faire apprécier l'augmentation de volume et l'augmentation de poids des poumons sous l'influence de la respiration. Si on représente par des chiffres les résultats obtenus de ces expériences, on comprendra mieux comment cette sorte de docimasie peut faire apprécier ces deux ordres de faits.

Que l'on représente par 100 le poids des poumons d'un fœtus mort-né, ils ne devront perdre, par leur immersion dans l'eau, qu'un poids peu considérable, puisqu'ils ne déplacent qu'un faible volume d'eau ; il sera, je suppose, de 30 ; reste 70. — Les poumons d'un fœtus qui a respiré pèseront le double, c'est-à-dire 200 ; car cette augmentation en poids a été la conséquence de l'afflux du sang dans leur intérieur ; et comme par le fait de la respiration ils seront beaucoup plus volumineux, ils pourront peut-être perdre le double en poids, c'est-à-dire 60, parce qu'ils déplaceront un volume double d'eau. — Dans le cas où l'insufflation aura été pratiquée, le poids des poumons ne sera que 100, comme celui des poumons qui n'auront pas respiré, ou peut-être moins, s'il est démontré que l'insufflation diminue le poids des poumons. Mais leur volume ayant été doublé, la perte en poids sera 60, comme chez le fœtus qui a respiré, puisqu'ils déplaceront un volume plus considérable de liquide ; on aura donc : .

Poumons d'enfants n'ayant pas vécu pesant 100 et perdant 30 par l'immersion, reste 70.

Poumons d'enfants ayant vécu pesant 200 et perdant 60 par l'immersion, reste 140.

Poumons d'enfants n'ayant pas vécu et ayant été insufflés, pesant 100 et perdant 60 par l'immersion, reste 40.

On voit donc que cette méthode a pour objet de distinguer l'insufflation de la respiration.

On pourra dresser des tables comparatives, et avoir des données moyennes qui serviront à résoudre les questions relatives à la respiration. Mais outre que ces tables n'ont pas été faites, il est probable, pour ne pas dire certain, que la méthode de Daniel conduirait à des résultats douteux pour les cas où la respiration est incomplète, ainsi que pour une insufflation peu prolongée, et par conséquent, qu'elle ne lèverait pas la difficulté.

Méthode de Bernt. — Bernt a publié en allemand et en latin à Vienne, en 1821, un opuscule intitulé : *Programma quo nova pulmonum docimasia hydrostatica præponitur a Josepho*, etc. M. Orfila ayant rendu avec beaucoup d'exactitude les idées de Bernt, nous lui empruntons la description qu'il a donnée de sa méthode dans la deuxième édition de sa *Médecine légale*. « Bernt établit d'abord l'insuffisance de l'épreuve hydrostatique en tant qu'elle a seulement pour objet de décider si le poumon est plus léger ou plus pesant que l'eau. Ne sait-on pas que les poumons d'enfants qui ont respiré vont au fond de l'eau lorsque la respiration a été imparfaite; lorsque le poids spécifique de l'organe a été augmenté par une collection de mucus, de pus, par des tubercules squirrheux et par l'inflammation? D'une autre part, les poumons d'enfants qui n'ont pas vécu après l'accouchement ne peuvent-ils pas nager sur l'eau, si l'enfant a fait quelques inspirations au passage, si on a insufflé de l'air, ou s'il s'est développé quelques gaz à la surface ou dans le parenchyme du poumon par suite d'une maladie ou de la putréfaction? »

Il rapporte ensuite trois observations de fœtus, l'un de six mois, qui vécut deux heures; l'autre de huit ou neuf mois, qui ne périt qu'au bout de neuf heures; et le troisième de six mois, qui mourut peu de temps après la naissance. Les poumons de ces fœtus, mis dans l'eau, gagnaient le fond du vase lors même qu'ils étaient coupés par fragments; ils n'étaient point crépitants, mais en revanche ils avaient quitté la partie postérieure du thorax au point que leurs bords antérieurs recouvraient le péricarde dans une grande étendue, et avaient refoulé le diaphragme jusqu'à la quatrième ou la cinquième côte. Ils pesaient chez le premier enfant une once et un quart. (Le docteur Bernt pense que le poids moyen des poumons qui n'ont pas respiré est d'une once.)

De ces faits, l'auteur conclut non seulement que l'on serait trompé en affirmant, d'après la submersion des poumons dans l'eau, que les fœtus n'avaient pas respiré, mais encore que l'établissement de la circulation pulmonaire peut déterminer, lors même que la respiration est imparfaite, une augmentation dans le volume et dans le poids des poumons. Ces données le conduisent à la recherche des moyens propres à faire connaître s'il y a eu ou non augmentation dans le volume et dans le poids absolu des poumons. — Voici la description de l'instrument qu'il conseille d'employer :

On prend un vase de verre épais, cylindrique, de trois pouces de diamètre, ayant onze pouces un quart de hauteur; on le place sur un support à trois pieds. L'un des pieds est garni d'une vis, à l'aide de laquelle on peut élever ou abaisser un des côtés du vase et le mettre ainsi de niveau. On introduit dans ce vase 1000 grammes d'eau distillée ; la hauteur de ce liquide est tracée tout autour, à l'aide d'une ligne solidement empreinte, car c'est sur les changements que subit en plus ou en moins cette hauteur, lorsqu'on place les poumons dans le vase, que repose l'expérience. Or, ces changements varieront selon que l'on opérera : 1° avec les poumons d'un fœtus de sept, huit ou neuf mois ; 2° avec les poumons d'un fœtus mâle ou femelle ; 3° avec les poumons de fœtus qui n'ont pas respiré, qui ont respiré imparfaitement, ou enfin qui ont respiré parfaitement.

A cet effet, on tracera au-dessus et à partir de la ligne circulaire, quatre lignes verticales pour former trois colonnes, que l'on désignera de gauche à droite, par les chiffres VII, VIII et IX, et dont chacune correspondra aux trois âges ci-dessus indiqués. Au-dessous de chacun de ces chiffres, chaque colonne sera divisée en deux parties, et distinguée par les lettres *f* et *m*, pour désigner les sexes féminin et masculin. Cette distinction à établir entre les sexes est nécessaire, dans ce sens qu'elle pourra peut-être par la suite conduire à des données utiles sur les différences hydrostatiques que présenteraient les poumons sous ce rapport.

Comme ces colonnes doivent être munies d'une échelle indicative, on l'établira de la manière suivante : on plongera dans l'eau successivement les poumons et le cœur de six fœtus, trois de chaque sexe, âgés de sept, de huit et de neuf mois, que l'on saura positivement ne pas avoir respiré. On marquera chaque fois la hauteur de l'eau dans les trois colonnes verticales au moyen de traits tirés en travers et à gauche de l'échelle. On tracera la lettre N au-dessus de la surface de l'eau, pour indiquer que cette hauteur dans chaque colonne est destinée aux poumons d'enfants qui n'ont pas respiré. Il est inutile de dire qu'on devra lier chaque fois les vaisseaux des poumons et du cœur.

On plongera ensuite dans le vase les poumons de six fœtus, dont trois mâles et trois femelles, âgés de sept, huit et neuf mois, qui auront vécu pendant quelque temps, et chez lesquels la respiration aura été imparfaite. On marquera par des lignes transversales, dans trois colonnes, la hauteur du liquide qu'ils ont déplacé, et à côté de ces lignes on mettra la lettre I, pour indiquer que la respiration a été *imparfaite*. Enfin, on agira de même pour les poumons de six fœtus, dont trois mâles et trois femelles, âgés de sept, huit et neuf mois révolus, ayant respiré complétement. Ici les lignes transversales qui indiqueront la hauteur de l'eau seront accompagnées d'un P, pour exprimer que la respiration a été *parfaite*.

Il n'est pas indifférent pour le succès de l'expérience de plonger dans l'eau les poumons seuls ou avec le cœur ; en effet, si on séparait ce dernier organe, les poumons déplaceraient un volume de liquide beaucoup moindre, et l'ascension de l'eau serait moins sensible qu'avec le cœur ; d'ailleurs, et ce point est de la plus grande importance, la séparation du cœur entraînerait une diminution dans le poids absolu des poumons, toutes les fois qu'une portion de sang aurait dû parvenir des veines pulmonaires dans le ventricule gauche du cœur. Or, il est aisé de sentir que, s'il en était ainsi, on n'apprécierait pas exactement l'augmentation du poids des poumons produite par l'établissement de la circulation pulmonaire.

On remarque encore sur le vase que nous venons de décrire une échelle de deux pouces, subdivisée en lignes, qui part de bas en haut, du niveau de la nappe d'eau, et qui sert probablement à indiquer géométriquement le changement qu'éprouve la hauteur du liquide.

Un vase de cette nature, s'il est parfaitement calibré, pourra servir d'étalon. Il faudra seulement prendre la précaution indispensable, soit en le construisant, soit en l'employant aux expériences auxquelles il est destiné, de remplacer l'eau qui a été évaporée ou perdue entre deux expériences. On conçoit, en effet, que ce liquide doit atteindre, au commencement de chaque expérience, la ligne circulaire primitive dont nous avons parlé.

Conclusions à tirer des résultats obtenus à l'aide de cet instrument. — Lorsqu'on plonge dans l'eau de ce vase les poumons de fœtus de tout âge et de tout sexe qui n'ont pas respiré, et dont par conséquent les poumons n'ont pas encore subi d'augmentation de poids ni de volume ; soit que ces organes se précipitent lentement ou rapidement au fond du vase, soit qu'ils restent à la surface, parce que les poumons ont été insufflés, pourris, etc., ils déplaceront la plus petite quantité d'eau possible, et feront remonter le liquide suivant l'âge et le sexe, dans un des trois intervalles marqués par les premières lignes transversales, c'est-à-dire dans un des intervalles les plus inférieurs.

Si les poumons et le cœur appartiennent à des enfants de tout âge et de tout sexe, ayant respiré imparfaitement, et dont le poids et le volume sont augmentés d'une manière sensible, soit que ces organes se précipitent au fond de l'eau par suite d'une collection d'humeur, de pus, de tubercules dans les poumons, soit qu'ils surnagent, tant en raison de l'air inspiré, que de celui qui a pu être insufflé, ou qui s'est développé par la putréfaction, ils déplaceront une plus grande quantité d'eau que dans le cas précédent, et feront monter le liquide dans un des intervalles formés par les deuxièmes lignes transversales. Enfin, dans le cas où la respiration aura été parfaite, comme le volume et le poids des poumons ont subi la plus grande augmentation possible, il y aura beaucoup plus d'eau déplacée, et le liquide montera dans les colonnes verticales jusque dans un des trois intervalles les plus élevés.

« On objectera peut-être, dit le docteur Bernt, qu'*indépendamment des différences de volume et de poids des poumons tirés de l'âge et du sexe des fœtus, il en est encore d'autres dont nous ne tenons aucun compte, et qu'ainsi il peut se faire que les poumons les plus volumineux et les plus pesants d'un fœtus mort-né offrent un volume et un poids plus considérables que ceux des poumons les moins volumineux et les moins pesants de fœtus du même âge qui ont vécu après la naissance.* Cette objection est plutôt relative au poids et au volume des poumons, *comparé* au poids du corps, qu'au poids et au volume absolu des poumons. En effet, on observe très rarement des différences de cette nature entre les poumons des enfants, tandis qu'on en remarque très fréquemment entre les mêmes organes et le poids du corps, qui peut être considérablement augmenté par la graisse, par la pléthore, ou diminué par le marasme, une hémorrhagie, etc. ; que si, d'ailleurs, il était reconnu plus tard que, par suite d'une hémorrhagie ou de toute autre cause, le volume et le poids absolu des poumons présentassent des différences notables, on en tiendrait compte comme pour l'âge et le sexe, en accordant à ces causes une place dans l'échelle de l'instrument déjà décrit. »

Les objections qui ont été faites à la docimasie d'après la méthode du docteur Bernt, sont nombreuses; il en est une qui exclurait de fait toutes les autres, car elle repose sur la difficulté de se procurer et de faire construire un instrument pareil à celui qu'il a proposé, instrument qui doit se trouver entre les mains de tous les médecins. « Les mécaniciens les plus habiles de Paris n'ont jamais voulu, dit M. Orfila, s'engager à le construire. » Cette objection ne me paraît fondée qu'autant que l'on voudrait avoir un vase dont les dimensions fussent parfaitement en rapport avec celles de l'instrument de Bernt; mais cela est inutile. Il suffit de se procurer un vase dont les diamètres s'en éloignent peu. En effet, du moment qu'on le gradue par les expériences docimasiques faites avec les poumons appartenant à des enfants dont l'âge et le sexe sont bien déterminés, on peut faire avec ce vase cent, deux cents ou trois cents vases, sans avoir besoin de répéter ces expériences de nouveau; car il suffira de graduer avec du mercure ces instruments pour qu'ils puissent servir dans la pratique. Il est bien vrai qu'alors l'échelle qui exprime sur chaque vase la mesure géométrique, ne sera plus la même, qu'elle ne sera plus comparable. Mais de quelle utilité est cette mesure? Il importe peu de savoir la quantité de pouces cubes qui ont été déplacés par les poumons; ce qui est nécessaire, c'est de s'assurer que les poumons plongés dans l'eau ont fait monter ce liquide dans la colonne des enfants qui ont respiré complétement, qui ont respiré imparfaitement ou qui n'ont pas respiré. Aussi ai-je fait construire un vase à l'instar de celui de Bernt, et qui m'a servi à répéter ses expériences. Cette objection, tirée de la difficulté que l'on aurait à se procurer un pareil instrument, n'est donc pas fondée. — Une seconde difficulté plus réelle pour un très grand nombre de médecins, est celle qui consiste à se procurer les cinquante-quatre fœtus de divers âges et de diverses respirations propres à graduer l'instrument de Bernt. Il est évident que ce résultat ne pourra être obtenu que dans les villes capitales des royaumes, ou au moins dans quelques unes des principales villes. Toutefois, comme il suffirait qu'un seul instrument étalon fût construit pour en faire d'autres sans avoir besoin de fœtus, cette seconde difficulté peut encore être levée.

Nous arrivons à des objections plus sérieuses; et, pour en concevoir toute la portée, il faut bien nous rendre compte du principe sur lequel repose l'expérience de Bernt. Elle sert *exclusivement* à faire apprécier l'augmentation du poids absolu des poumons par le fait de la respiration, car elle est fondée sur la quantité d'eau déplacée par ces organes lors de leur immersion. C'est donc le but que voulait atteindre Ploucquet; seulement c'est une autre méthode pour y arriver. En effet, on juge de la respiration ou de son absence par le volume d'eau qui est déplacé dans le vase de Bernt, et ce volume est en raison du poids des poumons; car, comme, une fois placés sur l'eau, on abandonne ces organes à eux-mêmes, ils ne peuvent agir sur ce liquide qu'en vertu de la pression qu'ils y exercent, et cette pression ne peut être exercée qu'aux dépens de leur poids.

Bernt a voulu se placer dans les conditions les plus favorables, en comparant entre eux d'abord les poumons appartenant à des enfants de même âge, convaincu qu'il était que les différences apportées dans le poids des poumons par la respiration devaient être en rapport avec l'âge de l'enfant; qu'ainsi l'augmentation en poids pouvait ne pas être la même pour un enfant de sept mois, chez lequel la respiration a été complète, que pour un enfant de neuf mois qui se trouvait placé dans la même condition; de là ses trois divisions principales. Il a été plus loin; il a cru devoir tenir compte du sexe de l'enfant.

Ce principe une fois posé, la méthode de Bernt doit être considérée comme bonne, si dans chaque âge le poids et le volume des poumons des enfants *mort-nés* ne sont pas tels, que par leur immersion dans l'eau il en résulte un déplacement de liquide aussi ou plus considérable que celui qui se serait opéré par les poumons d'enfants du même âge chez lesquels la respiration aurait été *imparfaitement opérée* ou *parfaitement opérée*. Les poumons des enfants du même âge où la respiration aurait été *imparfaite* devraient se trouver dans les mêmes conditions à l'égard des poumons des enfants du même âge chez lesquels la respiration aurait été *parfaite*. Si l'on trouve des exemples où le contraire peut avoir lieu, l'instrument de Bernt n'a plus qu'une valeur secondaire, et toute objection devient inutile. Or, si le lecteur veut examiner avec soin le tableau suivant, que j'ai dressé non pas d'après les expériences qui me sont propres, mais d'après celles d'Eiseinstein et Zebisch, qui ont été faites sous les yeux du docteur Bernt, il verra que pour l'époque de neuf mois, par exemple, sur cinq chiffres représentant le volume d'eau déplacé par les poumons d'enfants mort-nés, il en est quatre qui surpassent deux des chiffres qui expriment le volume d'eau déplacé par les poumons appartenant à des enfants chez lesquels la respiration a été parfaite. Un de ces chiffres surpasse même tous les chiffres de la respiration parfaite, à l'exception d'un seul. Cette observation est applicable aux enfants de huit mois et de neuf mois.

ENFANTS A TERME,			ENFANTS DE HUIT MOIS,			ENFANTS DE SEPT MOIS,		
Mort-nés.	Respiration imparfaite.	Respiration parfaite.	Mort-nés.	Respiration imparfaite.	Respiration parfaite.	Mort-nés.	Respiration imparfaite.	Respiration parfaite.
pouces.	pouces.	pouces.	pouces.	pouces.	pouces.	pouces.	pouces.	pouces.
2 4/10	3 »	2 9/10	2 1/10	1 9/10	3 2/10	2 6/10	1 9/10	2 5/10
3 2	3 5/10	3 1	3 9	3 5	2 8	3 »	2 »	4 »
3 5	3 6	4 »	» »	3 9	» »	5 4	2 2	4 9
3 8	3 7	4 1						
6 5	3	5 5						
	4 »	6 »						
	4 »	6 9						
	4 8							
	4 9							

En effet, que faut-il pour conduire à de pareils résultats? Il suffit qu'une maladie, un développement anormal même du tissu pulmonaire, amène un afflux de liquide plus considérable dans ce tissu, développe les poumons graduellement, au point de leur faire acquérir le volume que leur donne la respiration tout en augmentant leur poids, pour que le déplacement d'eau qui simule la respiration parfaite ait lieu. Aussi les poumons des enfants chez lesquels nous avons constaté l'endurcissement lardaciforme, avaient-ils un poids et un volume qui dépassaient celui des enfants chez lesquels la respiration a été parfaite, et déplaçaient-ils une quantité d'eau tout aussi grande dans notre vase hydrostatique. Or, l'hépatisation des poumons, l'œdème pulmonaire simple, les tubercules pulmonaires, et peut-être même une sorte d'hypersarcose pulmonaire, ne devraient - ils pas conduire à de semblables résultats ? C'est ce qui est très probable, et c'est ce que tendent à démontrer les chiffres que comporte ce tableau.

En résumé, la méthode de Bernt ne présente pas d'avantages sur celle de Galien; et comme elle exige un vase particulier, elle est par cela même d'une exécution moins à la portée de tous les médecins.

*Objections aux diverses docimasies hydrostatiques, et notamment
à celle de Galien.*

Première. — *Il n'est pas impossible qu'un fœtus périsse en naissant, et que les poumons, ou au moins quelques uns de leurs fragments, soient plus légers que l'eau, parce que l'enfant aura respiré
au passage ou lorsqu'il était encore contenu dans la matrice; en
sorte qu'il aurait respiré, mais il n'aurait pas vécu de la vie extra-
utérine.*

Morgagni pense qu'après la rupture des membranes et l'écoulement des eaux de l'amnios, l'enfant se trouvant au passage,
et la bouche regardant la vulve, l'air peut s'introduire dans les
organes de la respiration; il commence de respirer avant de
naître. *De sedib. et causis morborum, epist.* 19, n° 47, *ad finem.*
— Haller, *Primæ lin. Physiolog.*, § 925, est très positif à cet
égard dans le passage suivant : *Suspicor posse, certo in citu,
vegetum fœtum, non nimis compressum, aliquandò aerem duxisse,
dùm parte suî inter matris partes hæsit.* Williams Hunter, *Lettres
sur l'infanticide*, suppose également que l'enfant respire du
moment où sa bouche éprouve le contact de l'air extérieur, et
conclut de là que sa mort peut fort bien précéder sa naissance,
lorsque la tête étant sortie, le reste du corps continue encore à
rester renfermé pendant un certain espace de temps dans les
parties sexuelles de la mère. Antoine Petit supposait le cas où
« la tête est sortie; mais une dernière difficulté empêche que
l'accouchement ne s'achève : la vulve se resserre brusquement
autour du cou, et les épaules s'arrêtent; si elle ne sont pas trop
grosses une nouvelle douleur les poussera hors du vagin; mais
si elles tardent, il faut les faire sortir promptement, l'enfant pouvant être étranglé. » La respiration ne peut-elle pas s'opérer
durant cette période?

Siebold (*Lucine*, journal sur l'art des accouchements) rapporte
le cas d'un enfant qui resta environ deux minutes au passage, la
tête dehors, et qu'on entendit crier, mais on ne dit point à quelle
époque.

Voici un fait détaillé qui prouve d'une manière évidente que
la respiration peut avoir lieu lorsque l'enfant est au passage et
que la tête n'est pas encore engagée dans la vulve :

Je soussigné, Lados, etc., me suis rendu en la prison de la commune de Scheldewindeke le 26 janvier 1837, où j'ai trouvé couchée sur la paille la nommée Dorothée d'Hilt, qui m'a déclaré que se trouvant au huitième mois de sa grossesse, elle avait éprouvé, samedi dernier, 21 janvier 1837, vers onze heures du matin, un violent saisissement causé par un incendie qui s'était manifesté dans sa chambre; qu'elle avait ressent tout à coup une forte douleur au bas-ventre, suivi de la rupture des membranes et de l'écoulement subit d'une grande quantité d'eau; que de nouvelles douleurs étaient survenues par intervalles dans les journées des 21 et 22 janvier, et enfin que le 23 au matin, en s'éveillant, elle s'était aperçue qu'une main d'enfant était sortie des parties sexuelles; elle ajouta que les deux femmes Desutter et Montassé avaient remarqué la sortie de cette main, et que l'une d'elles était allée consulter une autre femme réputée pour ses connaissances en accouchement, qui, en refusant son ministère, avait soutenu qu'il fallait abandonner le cas à la nature; que ce conseil avait été suivi, et que c'était seulement vers le milieu de la nuit du 23 au 24 que l'expulsion d'un enfant mort avait eu lieu.

Les deux femmes qui avaient assisté à l'accouchement, après avoir reconnu l'identité de l'enfant que je leur présentais, m'ont déclaré qu'à la naissance il ne donnait aucun signe de vie; qu'elles avaient remarqué que l'épiderme était détaché au dos de la main droite et du pied droit, ainsi qu'à l'abdomen: qu'elles en avaient conclu que l'enfant était en putréfaction, et que pour ce motif elles avaient négligé d'insuffler de l'air dans la bouche ou dans les narines et de lier le cordon. Comme je leur faisais observer que le cordon n'avait pas été coupé, mais déchiré, l'une d'elles me déclara que n'ayant pas à sa disposition de couteau ou de ciseaux, elle l'avait déchiré au moyen de ses ongles; elle a répété cette opération, en ma présence, sur le bout du cordon encore attaché à l'ombilic. Suit la description de l'état de l'accouchée.

Examen du corps de l'enfant. — Sexe masculin, 17 pouces de longueur; poids de 4 livres 14 onces; portion de cordon de 2 p. 1/2. insérée à l'ombilic, sans ligature et déchirée à son extrémité; cheveux peu nombreux, peau imparfaitement organisée; le membre supérieur droit, depuis l'aisselle jusqu'au bout des doigts, est très gonflé et d'une couleur noirâtre, excepté à la face palmaire de la main, qui est également gonflée, mais d'un blanc rosé contrastant avec le reste du membre et avec la paume de la main du côté opposé; le dos de cette main est en partie dépourvu de son épiderme, qui est replié sur lui-même et qui laisse à nu le derme tuméfié et de couleur rouge noirâtre; le membre supérieur gauche est au contraire très mince et aplati, de telle façon que les os de l'avant-bras se dessinent à l'extérieur; toute la peau du corps semble macérée, et l'épiderme est détaché au côté droit de l'abdomen ainsi qu'à la face dorsale du pied du même côté; partout il est possible de l'enlever par le plus léger frottement.

Aucune trace de violence sur le corps; le tissu cellulaire sous-cutané du bras et de l'avant-bras du côté droit, infiltré de sang noirâtre; pareil état ne s'observe pas à la section des autres parties.

Pas de point osseux dans le cartilage de l'extrémité inférieure de chaque fémur. — Tumeur sanguine de l'accouchement située au sommet de la tête.

Poitrine. — Les poumons offrent une couleur rosée; le poumon gauche est enfoncé dans la cavité thoracique; le droit est très développé; il couvre en partie le péricarde et son bord antérieur est relevé; la moindre pression qu'on lui fait subir produit une sensation de crépitation. Le

I.   25

poumon et le cœur, plongés ensemble dans l'eau, surnagent de telle manière que le poumon droit et le lobe supérieur du poumon gauche dépassent la surface de l'eau, tandis que le cœur et le lobe inférieur du poumon gauche sont restés au-dessous de ce niveau; les poumons pesaient 1 once 1/2; placés isolément dans l'eau, ils surnagent, le poumon droit toujours plus élevé que le gauche.

Les deux poumons ont été divisés en deux parties; tout ce qui appartenait au poumon droit et au lobe supérieur du poumon gauche est resté à la surface du liquide, tandis que le lobe inférieur de ce dernier.organe a gagné de suite le fond de l'eau. Cette opération, répétée sur ces organes coupés par tranches, a donné respectivement les mêmes résultats; ces diverses tranches, tenues et exprimées au fond de l'eau, ont fourni des résultats entièrement opposés; les parties seules qui ont surnagé ont donné lieu à l'apparition d'une grande quantité de très petites bulles d'air à la surface du liquide, et ont surnagé ensuite; les autres n'ont rien offert de semblable.

La section des poumons a été remarquable, sur le droit et sur la partie supérieure du gauche, par la crépitation à laquelle elle a donné lieu; une très petite quantité de sang rouge s'est écoulée par la suite de ces incisions, et aucune altération pathologique ou autre n'a été trouvée dans le parenchyme pulmonaire.

Conclusion.

1° L'enfant dont il s'agit était âgé de huit mois.

2° Il était vivant lorsque les eaux se sont écoulées et que le bras droit a été expulsé de l'utérus.

3° Il a respiré.

4° Il est mort avant d'avoir été expulsé.

Du reste, personne ne conteste la possibilité de la respiration dans de telles circonstances; mais les expériences hydrostatiques ne sauraient donner la solution d'une pareille difficulté; elles ne peuvent démontrer qu'un fait, c'est que l'enfant a respiré, et non pas faire connaître le moment où la respiration a eu lieu.

Quant à la respiration qui s'effectue dans la matrice, on en a donné la preuve en s'appuyant sur les cris que l'enfant pouvait jeter alors, cris auxquels on donne le nom de *vagissement utérin*.

Haller (*Elementa physiolog.*, VIII, lib. 29, page 400) s'exprime ainsi sur les cris de l'enfant contenu encore dans l'utérus, sur sa respiration dans certains accouchements laborieux, et sur la dilatation éventuelle de ses poumons : *Vocem ante partum animalia non edunt, et tamen non videtur adeò multum tempus requiri, ut sanus et robustus fœtus, pulmonem suum ad respirandum, adque vocem edendam, aptum reddat.*

Est etiam locus dandus testimoniis. Dicitur fœtus in partu pectus dilatasse, cum caput hæret. Non ergò penitùs repugnare posse ejus modi fœtum, aliquo obstaculo, ut à latis humeris, retentum, ore suo deorsùm in ostium verso, et respirare, et vagire; favente, cum robore, situ fœtûs.

Vagitus uterinos, si verè aliquandò sunt exauditi, videntur peculiarem poscere casum, in quo membranæ quidem ruptæ sint, quod non infrequenter ante partum, et perpetum est in partu longo et laborioso in cujus principio aquæ effluxerunt et in quo nihilò seriùs aliquot post dies fœtus adhuc vitalis sequitur.

Si aeri modò accessus datus fuerit, et prætereà caput eo modo conversum, ut acrem de vaginá habere potuerit, possit demùm dari fœtum et respirare posse et vagire.

Rarissima verò ea omnia esse facilè apparet, et à naturá fœtûs aliena, in quo membranæ integræ aquas retinent. Non ergò mirum est et viros acuti ingenii his præcocibus clamoribus fidem negavisse.

Un savant homme, un physicien, dit Mahon, à l'occasion du vagissement utérin (*Méd. lég.*, II, 396), n'est pas à l'abri de la surprise, et s'il n'est pas en lui de prendre toutes les précautions possibles pour l'éviter, du moins est-il inexcusable d'ajouter foi, sur de simples témoignages, aux choses qui ne peuvent exister sans miracle.

Zeller (*De Pulmonum in aquis subsidentiá*), et Hippocrate, Galien, Vanderwiel, Nymman, Camarius, Boyle, Needham, Lanzoni, soutiennent son opinion, prétend que le fœtus peut respirer dans l'eau de l'amnios, parce qu'on y trouve de l'air.

Bolin lui-même se porte témoin de ce fait, et cite à l'appui l'autorité de Boyle et de Sennert.

Il n'y a qu'un seul cas assez clair dans lequel le fœtus puisse respirer librement avant ce temps (la sortie des parties génitales) : c'est lorsque la bouche se présente, après l'ouverture des membranes, à l'ouverture de l'utérus ; or on sait que cette manière de se présenter est une de celles qui rendent l'accouchement laborieux et qui exigent des personnes instruites pour le terminer. (Mahon, *Médecine légale*, II, 401.) Cet auteur ajoute : Si l'enfant a déjà passé la tête hors du vagin, il paraît très difficile que le reste ne vienne pas..... ; d'ailleurs, fût-il retenu dans cette situation, il faut une dilatation de la poitrine. Si l'on suppose la poitrine comprimée par l'orifice de l'utérus ou du vagin, cette dilatation nécessaire à la respiration me paraît impossible.

Quelques médecins admettent la possibilité du vagissement utérin ; d'autres, au contraire, attendent une démonstration plus évidente et plus complète de ce phénomène pour y ajouter tout-à-fait foi. Les deux faits suivants donnent quelque poids à la première manière de voir ; l'un a été consigné dans la *Bibliothèque médicale* (cah. de juin 1823), l'autre se trouve exposé dans l'art. INFANTICIDE du *Dictionnaire de médecine*, en 30 vol.

Une femme enceinte éprouva, après les premiers mouvements de l'enfant, une perte d'eau, perte qui se renouvela de temps à autre et fit craindre un avortement. Vers le huitième mois de la grossesse, elle fit une chute, qui fut suivie d'un écoulement brusque et considérable d'eau. On mit la malade au lit, le fœtus remua beaucoup ; mais au bout de quelques heures elle se sentit si bien que sa famille se réunit dans sa chambre pour y souper. Au milieu du repas, les cris d'un enfant se font entendre sous la couverture ; mais la sage-femme ne reconnaît rien qui indique un accouchement. Le docteur Zitterland, habitant de la maison, arrive assez à temps pour entendre distinctement les cris de l'enfant contenu dans le sein maternel. Toutes les précautions sont prises pour éviter les illusions ! et l'on constate que dans la maison il n'existe aucun animal dont les cris auraient pu induire en erreur. Cependant les cris entendus par M. Zitterland ne se reproduisent plus : l'exploration apprit que l'accouchement n'était pas encore prêt à se faire ; seulement la partie vaginale de l'utérus était effacée. Deux jours après la malade mit au monde un fœtus chétif, qui paraissait être venu au monde au terme de huit mois solaires. Il poussa quelques faibles cris immédiatement après sa naissance, tomba aussitôt dans un état d'asphyxie, dont on ne parvint à le tirer qu'avec beaucoup de peine, et mourut une demi-heure après être venu au monde. (*Nouv. Bib. méd.* juin 1823.)

Le 10 octobre 1834, dit le docteur Henri, je fus prié par M. Jobert, docteur en médecine, de vouloir bien l'assister pour terminer un accouchement chez une femme dont le bassin vicié offrait un obstacle à l'expulsion naturelle du fœtus. En conséquence nous nous rendîmes chez madame G..., rue de... Cette dame, âgée d'environ vingt-sept ans, d'une assez forte complexion, avait déjà eu deux grossesses, qui ne furent point amenées à terme, le premier avortement ayant eu lieu à cinq mois de gestation, et le second à sept mois ; ce dernier se termina après beaucoup de difficultés. Lors de notre arrivée, madame G... éprouvait des douleurs assez vives, et les membranes étaient rompues environ depuis quarante-huit heures. Madame Paulin, sage-femme, était auprès d'elle, et nous assura que depuis trois jours qu'elle avait été appelée la tête du fœtus n'avait pas varié de position. M. Jobert, ayant déjà reconnu à l'avance le vice de conformation du bassin, m'engagea à vouloir bien m'en assurer moi-même. Je trouvai la tête de l'enfant au-dessus du détroit abdominal, l'occiput tourné vers la fosse iliaque droite, et la face vers la fosse iliaque gauche, l'oreille droite appliquée sur l'angle sacro-vertébral et l'oreille gauche sur le pubis. Les pariétaux seuls s'étaient engagés à travers le détroit abdominal, et faisaient une légère saillie dans l'excavation du bassin ; l'ouverture de l'utérus pouvait avoir 2 pouces de diamètre. La femme présentait un double vice de conformation, qui consistait dans une saillie très forte de l'angle sacro-vertébral et un défaut de courbure du pubis tels, que le diamètre sacro-pubien du détroit abdominal était vicié d'un pouce, et le diamètre iliaque du même côté agrandi d'autant. Nous pensâmes, M. Jobert et moi, qu'il fallait faire la version ; mais comme la tête ne paraissait pas très volumineuse, nous espérâmes pouvoir la dégager à l'aide du forceps ; cet instrument fut appliqué. Au moment où M. le docteur Jobert faisait des tractions, *le fœtus poussa des cris distincts à plusieurs reprises* pendant une douzaine de secondes, de manière à être entendu de tous les assistants ; mais la tête restant enclavée, malgré les efforts exercés sur elle au moyen du forceps, on fut obligé de cesser cette manœuvre. Nous nous entretenions sur la nécessité de faire la version de l'enfant, lorsque de nouveaux cris *aussi distincts que les précédents* se firent entendre, cris qui ne purent avoir lieu qu'à l'aide de plusieurs inspirations. Enfin, lorsque j'introduisis la main pour aller chercher les pieds, au moment où elle glissait sur l'épaule gauche, le fœtus pour la troisième fois *poussa des cris moins longs que les premiers*, mais cependant assez forts pour être entendus de toutes les personnes présentes. L'accouchement se termina avec beaucoup de difficulté, et l'enfant ne respirait point à sa sortie de l'utérus ; mais comme les battements du cœur étaient assez forts, nous essayâmes divers moyens pour le rappeler à la vie, et je lui insufflai de l'air dans les poumons. Nos tentatives furent infructueuses : au bout de quelques minutes la circulation avait cessé. (MARC, *Dict. de méd.* en 30 vol., art. INFANTICIDE.)

Analysons le phénomène pour juger le degré de confiance que l'on peut accorder à ces observations. Pour jeter un cri, il faut le concours des parois musculeuses de la poitrine et d'une plus ou moins grande quantité d'air contenue *dans la trachée*. Sans ces deux conditions, pas de son possible. La question se résout donc dans les deux propositions suivantes : L'enfant *encore contenu dans le sein de la mère* peut-il exercer des mouvements de dilatation et de resserrement de la poitrine? L'enfant placé dans les mêmes circonstances peut-il inspirer de l'air? La première proposition se trouve résolue par ce fait que Béclard ayant ouvert le ventre de femelles pleines, et incisé l'utérus sans toucher aux membranes, a remarqué simultanément la dilatation des narines et l'élévation du thorax. Le fœtus exécute donc dans le sein de la mère une inspiration; et, en effet, pourquoi pendant toute la durée de la grossesse les muscles de la poitrine, dont l'action est indispensable à la vie de l'enfant lors de sa naissance, resteraient-ils complétement inactifs, quand ceux de tout le reste du corps, dont l'exercice est beaucoup moins nécessaire, seraient constamment mis en action? L'enfant contenu dans les membranes inspire-t-il de l'eau? Cela est possible, car souvent cette eau de l'amnios, restée dans la trachée, devient la cause de l'asphyxie de l'enfant à sa naissance. Mais alors pourquoi cette eau ne pénètre-t-elle pas dans le tissu pulmonaire? La réponse à cette objection est fort simple : c'est que l'action musculaire, étant fort restreinte, ne permet pas une dilatation de la poitrine capable d'opérer dans sa cavité un vide suffisant; d'ailleurs cette eau pourrait-elle distendre le parenchyme pulmonaire? est-elle assez ténue pour s'introduire à travers les ouvertures des cellules pulmonaires? Cela n'est pas probable, l'ouverture des vésicules ne devant être que perméable à l'air. A la naissance, au contraire, la *stimulation* opérée par un changement de milieu détermine une action plus vive des muscles, et par suite une ampliation plus considérable. Certes, je ne donne ce commentaire que comme l'expression d'un raisonnement, mais ce raisonnement ne me paraît pas dépasser les limites du vraisemblable.

Discutons maintenant dans le sens de la seconde proposition : l'enfant encore contenu dans le sein de la mère peut-il être placé dans des conditions telles qu'il puisse inspirer de l'air? Ici il faut supposer trois cas possibles : 1° l'enfant est encore enfermé dans ses membranes. Si des auteurs ont admis la possibilité du fait dans cette circonstance, en se fondant sur ce que le poulet crie quand il est encore contenu dans sa coque, nous ne les imiterons pas; la comparaison est inexacte, puisque une enveloppe aussi éminemment poreuse que celle de l'œuf peut très bien permettre l'introduction de l'air, et l'art de conserver les œufs frais est entièrement basé sur ce principe. On sait qu'il suffit d'enduire leur surface d'une légère couche d'huile pour les préserver de toute altération dépendante de l'introduction de l'air. 2° L'enfant est placé au détroit supérieur du bassin, les enveloppes sont rompues. Ici nous pensons que le vagissement utérin est possible, alors que le toucher s'exerce ou qu'il a été exercé, ce qui a permis l'introduction d'une certaine quantité d'air dans les parties génitales. Certes, tous les touchers ne produiraient pas le même effet; mais il est certaines dispositions de la main et des doigts qui peuvent amener ce résultat, à plus forte raison si nous parlons de manœuvres d'accouchement. 3° L'enfant présente à la vulve les narines et la bouche. Ici l'introduction de l'air est beaucoup plus facile, et nous ferons observer que si le vagissement est si rare, c'est que l'enfant est ordinairement tellement comprimé, qu'il ne peut probablement pas exécuter d'efforts inspiratoires.

Billard a fourni sur le cri de l'enfant des données qu'il est important de reproduire et qui sont d'une application directe aux cas dont il s'agit. Il est facile d'y reconnaître deux parties distinctes : 1° le cri proprement dit, très sonore et très prolongé, se fait entendre pendant l'expiration, cesse et commence avec elle, et résulte de l'expulsion de l'air à travers la glotte ; il suppose que l'air a pénétré dans les poumons, et par conséquent que la respiration a été complète ; 2° un bruit plus court, plus aigu, quelquefois moins perceptible que le cri, variant depuis le bruit d'un vent de soufflet jusqu'au chant aigu d'un jeune coq, et qui est le résultat de l'inspiration. C'est une sorte de *reprise* entre le cri qui vient de finir et celui qui va commencer. L'enfant dans les poumons duquel *l'air ne pénétrera pas*, mais dont il se bornera à traverser la glotte pendant l'inspiration, ne jettera aucun cri ; *il ne fera entendre que la reprise*, qui, pour l'ordinaire, sera aiguë et par moments étouffée ; et si après sa mort on examine les poumons, on verra qu'ils n'ont pas respiré une quantité d'air appréciable. Le médecin chargé de faire un rapport sur la viabilité ne saurait trop s'attacher à distinguer ces deux sortes de cris.

La distinction établie par Billard entre le cri et la reprise nous paraît fondée. La théorie du bruit de la reprise dans le cas où l'enfant a respiré nous semble très rationnelle, et voici comment nous nous l'expliquons. L'enfant qui a jeté un cri fort et prolongé y a consommé tout l'air qui était contenu dans sa poitrine : le besoin de la respiration se fait sentir avec énergie, et l'aspiration ayant lieu avec une grande vitesse, on conçoit la formation d'un son à travers la glotte. Mais en est-il de même à l'égard des enfants chez lesquels la respiration ne s'effectue que par les bronches ? Il nous semble, dans ce cas, beaucoup plus facile d'expliquer le cri qu'ils peuvent produire, par l'expulsion de l'air que par son inspiration. En effet, on ne peut nier que la production des sons ne s'effectue beaucoup plus facilement de bas en haut que de haut en bas ; qu'il faille, pour les faire naître, un volume d'air beaucoup moins considérable quand il est employé de bas en haut ; aussi je suis porté à croire que dans ces sortes de cas c'est un cri faible et analogue à celui de la reprise qui s'effectue ; mais je crois qu'il se produit pendant l'expulsion de l'air, et non pas pendant l'inspiration.

La conséquence que l'on serait en droit de tirer de notre manière de voir sur la réalité du vagissement utérin, c'est que les expériences de docimasie hydrostatique qui permettent de conclure à l'existence de la respiration, ne prouvent pas, dans certains cas, que l'enfant ait vécu après être sorti du sein de la mère. Quelques médecins pourraient aller plus loin et dire : ne prouvent *jamais*, etc. Il est facile de faire sentir que le vagissement utérin ne conduit pas à cette conséquence. D'abord les poumons des enfants qui ont fait entendre ces cris n'ont jamais été examinés, et par conséquent on ignore dans quel état pouvaient être leurs poumons. On ne sait pas si l'air a pénétré jusque dans le tissu pulmonaire, ou si seulement, comme cela est plus probable, il était contenu dans la trachée et dans les principales divisions des bronches, ainsi que tendent à le démontrer les observations suivantes de Billard.

Trois enfants jumeaux, nés à trois heures dans la nuit du 21 octobre 1826, sont apportés aussitôt à l'hospice des Enfants-Trouvés de Paris : l'un a quatorze pouces, l'autre treize, le troisième douze. Malgré la petitesse de leur taille et la forme grêle de leurs membres et de leur corps, on peut juger, d'après la consistance cornée de leurs ongles, la longueur de leurs cheveux, etc., que ces enfants sont venus *à peu près à terme*. Le plus petit d'entre eux, du sexe féminin, est remarquable par la lenteur des mouvements, l'état d'affaissement dans lequel il se trouve, et la nature particulière de son cri, qui ne consiste qu'en un hoquet pénible et étouffé ; il est aisé de s'assurer que *la reprise* seule se fait entendre, et qu'elle est entrecoupée, aiguë et pénible. La poitrine s'élève et s'abaisse assez régulièrement, mais elle rend dans toute son étendue un son mat à la percussion, et l'application du stéthoscope ne fait nullement entendre la respiration. Le pouls est d'une petitesse extrême, on ne peut le sentir au bras, mais à l'aide du stéthoscope on compte cinquante battements du cœur par minute. On fait boire à l'enfant quelques cuillerées d'eau sucrée, on le tient chaudement ; on fait sur les parois de la poitrine quelques frictions sèches. Malgré ces soins, l'enfant meurt à onze heures du matin, *huit heures* après la naissance. L'ouverture du cadavre est faite le lendemain à huit heures du matin. Le cordon ombilical est très mou. On lie la trachée-artère au-dessous du larynx ; les poumons et le cœur sont plongés ensemble dans l'eau, ils se précipitent rapidement au fond ; les deux poumons détachés séparément s'y précipitent également ; cependant leur tissu n'est pas engorgé, le droit seulement offre à son bord postérieur une légère congestion sanguine ; chaque lobe des deux poumons est séparé et plongé dans l'eau, ils se précipitent tous avec une égale vitesse. On les coupe en plusieurs fragments, et ces fragments sont mis en un véritable *hachis* et plongés ensuite dans le liquide. *Toutes ces parcelles pulmonaires tombent au fond du vase* aussi précipitamment que si c'eussent été des fragments de rate ou de foie. Le cœur et les gros vaisseaux sont gorgés de sang : les ouvertures fœtales sont encore parfaitement libres.

(Il est difficile de voir dans cette observation un état normal des poumons, et de considérer la faiblesse de naissance comme la cause de l'absence de la respiration dans le parenchyme pulmonaire. Le tissu des poumons, quelque faible qu'il soit, ne se réduit pas en hachis par la pression; nous croyons plutôt à une hépatisation rouge. Les expériences docimasiques, ou sont mal rendues, ou ont été mal faites, car on ne doit pas réduire en *hachis* la substance des poumons. Toutefois, dans ce cas, la respiration n'a-t-elle pas été limitée aux tuyaux bronchiques, sans que l'air soit arrivé jusqu'aux vésicules pulmonaires? Cela est presque certain, et cependant l'enfant *a jeté des cris.*)

Ensuite, lorsque la respiration s'établit à l'air libre chez un enfant faible, il ne suffit pas de quelques inspirations pour distendre toute la masse des poumons, mais il faut une série d'inspirations successives et pendant un certain laps de temps. Ce qui le prouve, c'est que rien n'est plus fréquent que de voir des enfants vivre, respirer pendant plus de vingt-quatre heures, puis mourir, et chez lesquels le sommet et le bord antérieur des poumons sont seuls pénétrés d'air. Or, dans quels cas affirme-t-on qu'un enfant a vécu, en basant son affirmation sur l'état des poumons? Dans celui où la respiration a été complète, où la totalité du parenchyme pulmonaire a été remplie d'air. Si au contraire une portion des poumons offre seule les caractères de la respiration, on se borne à dire que l'enfant a respiré imparfaitement, mais qu'il n'a pas vécu assez de temps pour que la respiration ait pu s'opérer complétement. On voit que cette objection : l'enfant peut avoir respiré et n'être pas né vivant, repose encore sur des données trop peu certaines pour que l'on puisse avoir à cet égard une opinion parfaitement arrêtée; qu'elle est principalement fondée sur le vagissement utérin, qui ne peut être nié, mais dont nous ne connaissons pas les résultats, et dont on se rend facilement compte par une respiration qui aurait seulement lieu dans les ramifications des bronches et non pas dans le parenchyme pulmonaire.

En résumé, que l'enfant respire dans la matrice, pendant qu'il est au passage, ou quand il est sorti des parties génitales, le résultat est le même pour les phénomènes qui s'opèrent dans le parenchyme pulmonaire; seulement, dans les deux premiers cas, on ne connaît pas d'exemples où la respiration ait pu être complète. La docimasie hydrostatique ne peut pas servir à reconnaître dans quel moment la respiration a eu lieu. C'est au médecin à apprécier, d'après les circonstances coïncidentes et l'étendue de la respiration dans les organes pulmonaires, jusqu'à quel point cet acte a pu être accompli avec plus ou moins de perfection; à faire sentir ces nuances dans son rapport, et par cela même à pressentir la possibilité qu'un pareil état n'indique pas d'une manière certaine qu'un enfant a vécu après sa sortie du sein de la mère.

Deuxième. — *Le nouveau-né peut avoir respiré et ses poumons ne pas nager*. Cette objection est basée sur ce fait, que des poumons peuvent être malades, et que l'afflux de sang ou d'humeur dont ils sont le siége les rend plus denses que l'eau; mais déjà, en parlant de *l'immersion* dans l'eau à l'occasion de la docimasie de Galien, nous avons fait connaître ces diverses maladies. Lors même que l'on ne reconnaîtrait pas que la respiration a eu lieu, ce qui est possible, on serait conduit à admettre que l'enfant n'a pas vécu, et cette conclusion ne pourrait être préjudiciable à l'accusée.

Troisième. — *En supposant même que le fœtus n'a pas respiré, il ne s'ensuit pas qu'il n'ait pas vécu.* Cette proposition est vraie, mais elle ne saurait pas être une objection à la docimasie hydrostatique; celle-ci n'a pour objet que de déterminer si l'enfant a ou n'a pas respiré; si l'enfant peut vivre sans respirer, c'est dans un autre ordre de recherches qu'il faut aller chercher la preuve de la vie.

EXAMEN DES ORGANES DE LA CIRCULATION.

Sous ce titre se trouvent compris les changements que le cœur, le canal artériel, les artères, les veines ombilicales et le cordon ombilical peuvent éprouver par le fait de la respiration. Nous les avons fait connaître à l'article DÉTERMINATION DE L'AGE (*voyez* p. 277); nous n'y reviendrons pas, car il est évident que si l'on trouve sur l'enfant des indices de vie pendant deux, trois ou quatre jours, il n'est même plus besoin de s'enquérir de recherches propres à constater l'existence de la respiration par les épreuves hydrostatiques.

Le docteur Bernt a indiqué, comme caractère infaillible de la respiration, le dégorgement sanguin, considérable et rapide, que le foie éprouve par le fait de la respiration; ce dégorgement diminuerait tellement le poids de ce viscère, et ses rapports de pesanteur avec le corps entier donneraient, chez le fœtus qui a

respiré, des proportions si différentes de celles que l'on obtient
en agissant sur des fœtus mort-nés, qu'elles ne pourraient
jamais induire en erreur. Mais M. Orfila a dressé le tableau
suivant avec vingt-deux observations d'enfants à terme, prises
dans les dissertations des docteurs Eisenstein et Zébisch, publiées sous la présidence du docteur Bernt, tableau qui démontre
que ce caractère est presque de nulle valeur ; car la moyenne des
calculs que nous avons ajoutée, afin de faire mieux ressortir les
résultats, donne un chiffre plus fort pour les enfants qui ont
respiré imparfaitement, ce qui devrait être l'inverse. Le chiffre
est plus faible, il est vrai, pour les enfants qui ont respiré parfaitement ; mais si d'une moyenne on descend aux cas particuliers, on trouvera des variations tellement grandes, que ce
caractère ne peut pas établir un point de départ certain pour
résoudre la question.

MORT AVANT ou APRÈS LA NAISSANCE.	POIDS DU CORPS.			POIDS DU FOIE.			RAPPORT entre LE POIDS DU CORPS et CELUI DU FOIE.	
	liv.	onc.	gros.	onc.	gros.	grains.		
Mort-né.	6	2	»	4	»	70	24	
Id.	5	»	»	4	2	46	18	
Id.	5	6	»	5	1	15	19	Moyenne,
Id.	5	13	4	4	5	48	21	19
Id.	6	»	»	6	»	60	$15\frac{1}{2}$	
Id.	6	2	$2\frac{1}{9}$	5	5	70	17	
Ayant à peine respiré.	4	12	»	4	»	»	19	
Id.	5	14	4	4	6	24	20	
Id.	5	15	4	5	6	18	$16\frac{1}{2}$	Moyenne,
Id.	5	13	4	3	1	52	29	$19\frac{5}{7}$
Id.	4	6	»	3	6	18	19	
Id.	5	7	»	5	»	2	16	
Ayant respiré parfaitement.	4	12	4	3	3	60	22	
Id.	5	»	4	8	1	$10\frac{1}{4}$	10	
Id.	4	25	»	4	»	11	$19\frac{1}{2}$	
Id.	5	13	4	4	3	13	21	Moyenne,
Id.	5	4	»	3	4	33	$23\frac{1}{9}$	$17\frac{1}{6}$
Id.	6	8	6	6	2	71	$16\frac{1}{2}$	
Id.	7	11	»	9	4	61	13	
Id.	5	10	4	5	6	35	$15\frac{1}{2}$	

L'enfant expulse le méconium dans les premières heures de la vie, et, en général, au plus tard, dans les premières vingt-quatre heures. Cette éjection ne peut être que partielle si la respiration ne s'effectue pas. (Il n'est pas rare de voir une partie du méconium s'échapper de l'anus des enfants qui n'ont pas vécu.) L'absence du méconium dans le gros intestin devient donc un des indices de la respiration. Son existence dans la partie inférieure du canal intestinal ne prouve pas que la respiration n'ait pas eu lieu ; mais plus le méconium occupe une portion d'intestin éloignée de l'anus, plus cette situation tend à appuyer les présomptions d'absence de respiration. Relativement à l'expulsion du méconium et à la coloration qu'il laisse, nous renvoyons à la page 294 pour les inductions que l'on peut en tirer sous le rapport de la vie. Ce que nous venons de dire du méconium peut aussi s'entendre de la présence du liquide que renferme la vessie ou de son expulsion.

Résumé des moyens proposés pour résoudre la question de savoir si l'enfant a ou n'a pas respiré.

On a pu voir par les détails dans lesquels nous sommes entrés à cet égard : 1° que la *voussure* du thorax et la mesure de la *hauteur* du diaphragme ne pouvaient conduire à des résultats certains ; qu'elles ne servaient tout au plus qu'à établir des présomptions sur l'existence ou sur l'absence de la respiration ;

2° Que par rapport au cœur, l'oblitération du trou de Botal prouvait, à n'en pas douter, que la respiration avait eu lieu, mais que cette oblitération ne survenait dans la très petite proportion des cas que le deuxième jour, et le crime d'infanticide étant commis le plus souvent immédiatement ou peu de temps après la naissance, cette donnée devenait d'une application fort rare à la question qui nous occupe ;

3° Qu'il en était de même à l'égard du canal artériel de la veine ombilicale et des artères ombilicales ; que cependant l'oblitération des artères commençant constamment dès le second jour, ce caractère était d'une application plus fréquente ;

4° Que la flétrissure du cordon ayant lieu dans les premières vingt-quatre heures, ce phénomène prenait par ce fait une certaine importance comme preuve de la respiration, lorsqu'il était bien reconnu qu'il ne s'était pas opéré après la mort ;

5° Que la chute commençante du cordon était une preuve décisive à cet égard, mais qu'elle n'avait lieu que du troisième au quatrième jour ;

6° Que le volume, la situation, la couleur des poumons et la texture du tissu pulmonaire pouvaient fournir à un expert habitué à l'exploration de ces organes des indices, le plus souvent certains, de l'existence ou de l'absence de la respiration ; mais qu'il ne pouvait en être de même pour le médecin qui n'aurait pas fait une étude spéciale de l'état physique de ces organes ;

7° Que la méthode de Ploucquet, qui est basée sur l'augmentation du poids des poumons par le fait de la respiration, augmentation qui est appréciée en comparant le poids des poumons à celui du corps, ne pouvait jamais être une preuve que l'enfant ait ou n'ait pas respiré ; mais qu'elle pouvait devenir un indice ;

8° Que des trois méthodes hydrostatiques proposées par Galien, Daniel et Bernt, la première conduisait aux résultats les plus certains ;

9° Que la méthode de Galien ne pouvait servir qu'à démontrer si la respiration avait ou n'avait pas eu lieu ; mais que dans aucun cas elle ne saurait indiquer, ni le moment, ni le lieu où la respiration se serait opérée ;

10° Que dans certaines conditions de putréfaction ou d'altérations morbides où se trouvent parfois les poumons, elle pouvait laisser l'expert dans le doute, mais que ces cas étaient rares ;

11° Que si, lors de l'existence de la putréfaction ou d'altérations morbides, l'expert était conduit à prendre une conclusion positive, il pouvait commettre une erreur ; mais que jamais cette erreur n'était préjudiciable à l'accusée, puisqu'elle portait sur une déclaration d'absence de respiration, alors que la respiration se serait légèrement effectuée ;

12° Que si, par cette méthode seule, il était difficile de distinguer la respiration de l'insufflation, à moins de tenir compte de la quantité de sang écoulé par compression du parenchyme pulmonaire, évaluation toujours fort délicate ; les autres méthodes ne pouvaient conduire à un meilleur résultat ;

13° Que si c'est là l'écueil de la méthode de Galien, d'une part l'examen physique du tissu pulmonaire, d'une autre part l'existence des apparences d'une respiration fort incomplète et la circonstance d'une simulation d'un corps de délit d'infanticide, simulation qui n'a pas encore été observée jusqu'à présent, diminuent singulièrement la portée de cette lacune dans la méthode de Galien ;

14° Enfin, qu'en matière d'infanticide, il ne suffit pas, pour caractériser un corps de délit, que la respiration ait été opérée, il faut encore qu'une cause criminelle de mort existe, et qu'elle ne saurait exister là où la simulation d'infanticide aurait été opérée après la mort, à moins que cette simulation n'ait été opérée au moment même de la naissance. Or, on peut faire beaucoup de suppositions à cet égard, mais il est douteux qu'elles se réalisent jamais de manière à tromper un observateur attentif.

D'où il résulte que si les faits ainsi envisagés isolément n'ont pas une valeur telle qu'ils puissent résoudre la question de l'existence ou de l'absence de la respiration, on peut arriver d'une manière sûre à la solution de cette question dans un grand nombre de cas, en groupant les données utiles que l'exploration des divers organes peut fournir. On en trouve la preuve dans les rapports nombreux que nous avons insérés à la fin de ce chapitre. Nous allons résumer ici l'ensemble des principales circonstances qui peuvent conduire à ce résultat positif.

1° Il est facile de reconnaître *qu'un enfant n'a pas respiré :*

Lorsque les poumons offrent un volume peu considérable, *que leur couleur est analogue à celle du foie d'un adulte ; qu'ils ont une texture dense, compacte et lobuleuse ;*

Qu'ils ne constituent, terme moyen, que la soixante et unième partie du corps ;

Que, plongés dans l'eau, *ils immergent en masse et en fragments*, à moins qu'ils ne soient putréfiés ou emphysémateux ; et dans ce cas, la docimasie hydrostatique simple fournit un moyen d'apprécier cette surnatation artificielle ;

Que le cordon ombilical est encore frais, ou tout au plus desséché ; mais qu'il n'existe aucun travail à l'anneau ou dans les artères ombilicales, qui puisse donner à penser que la vie se soit entretenue pendant plusieurs heures après la naissance ;

Que le méconium est encore contenu dans le gros intestin ou qu'il en est expulsé en partie.

Le seul cas qui pourrait offrir des doutes est celui où un enfant serait venu au monde avec une hépatisation commençante des poumons, aurait vécu pendant un certain temps, et aurait succombé avec une hépatisation complète de leur tissu.

Mais, dans ces circonstances, il est rare que quelques portions des poumons ne reviennent pas à la surface de l'eau après avoir été exprimées, parce que, dans la supposition que nous établissons ici, la vie n'a pas pu s'entretenir sans qu'une partie du parenchyme pulmonaire ait été pénétrée par de l'air ; et d'ailleurs, quand l'erreur serait commise, elle ne pourrait être que favorable à l'accusé. Ajoutons que la maladie des poumons peut être constatée par l'expert.

2° **La dessiccation du cordon**, *certainement opérée pendant la vie*. Son détachement membraneux de l'anneau ombilical, par suite d'un travail inflammatoire : l'augmentation des parois avec rétrécissement capillaire du canal des artères ombilicales, soit dans une partie, soit dans la totalité du trajet de ces artères, sont *autant* de circonstances qui démontrent chacune que l'enfant a respiré.

3° Il est toujours possible de conclure que *l'enfant a respiré* lorsque :

La voussure du thorax est très marquée, et que le diaphragme paraît avoir été abaissé ;

Que les poumons sont volumineux, recouvrent la presque totalité du péricarde, et semblent bien remplir la cavité de la poitrine ;

Que toutes les cellules pulmonaires sont distendues par de l'air, et qu'on découvre à leur surface une foule de vaisseaux capillaires qui donnent à ces organes l'aspect d'une marbrure rosée à fond blanc ;

Que les poumons, plongés dans l'eau avec le cœur et le thymus, surnagent même dans de l'eau chaude ; qu'il en est de même de tous les fragments, quoiqu'ils aient été fortement comprimés sous l'eau, entre les doigts ;

Qu'il n'existe plus de méconium dans le gros intestin ;

Et à plus forte raison, si l'on observe dans l'état du cordon, de l'anneau et des artères ombilicales, des traces d'un changement qui ne peut s'opérer que pendant la vie.

4° Il est souvent possible de conclure que la respiration a été *incomplète* avec cette restriction : *à moins qu'il ne soit reconnu que l'insufflation a été pratiquée.*

Si la voussure du thorax est peu marquée :

Si les poumons ne paraissent pas remplir la totalité de la poitrine; qu'une portion de leur tissu offre l'aspect et la texture du foie de l'adulte, tandis que, dans une autre, les vésicules pulmonaires sont injectées par de l'air, ainsi que les vaisseaux capillaires;

Que, plongés dans l'eau avec le cœur et le thymus, *ils immergent ou surnagent*, mais que partie de leurs fragments va au fond du liquide, tandis que d'autres vont à la surface, quoiqu'ils aient été fortement exprimés sous l'eau;

Que leur poids, comparé à celui du corps, ne donne aucun indice;

Que l'on ne trouve dans le cordon, l'anneau, les artères ombilicales et le gros intestin, aucune des preuves de l'existence de la vie pendant plusieurs heures.

Il est des cas où le médecin ne doit conclure qu'avec la plus grande circonspection, et déclarer même l'impossibilité où il se trouve de prendre quelquefois des conclusions. Ce sont ceux où la putréfaction des poumons est tellement avancée, que l'inspection extérieure de ces organes et les expériences docimasiques laissent dans le plus grand doute, et ceux où il existe dans les poumons des altérations d'organes telles, que l'état pathologique vient modifier les résultats que l'on pourrait obtenir si l'on avait affaire à l'état normal. (*Voyez* le rapport n° 10, à la fin du chapitre.)

Nous n'avons à dessein pris aucune conclusion qui entraînât avec elle l'idée d'infanticide. La preuve de la respiration est une des conditions qui coïncident le plus souvent avec ce crime, mais elle ne démontre pas qu'il ait été commis.

Qu'il y a loin de ces notions précises à cette époque où les condamnations les plus graves reposaient sur des documents si incomplets et si peu concluants!

Jeanne Ribès est condamnée à mort par ses premiers juges, pour avoir enseveli clandestinement son enfant. Le parlement de Toulouse la met hors de cause, parce qu'il résultait du procès-verbal des médecins et chirurgiens : 1° que l'enfant n'était pas venu à terme; 2° que d'après les expériences des poumons il était né sans vie ; 3° parce qu'il paraissait que l'accouchement avait été pénible et laborieux. (*Causes célèbres*, XXV, *cause* 232.) En 1775, la veuve Dorreau est condamnée à mort, pour avoir célé sa grossesse, être accouchée secrètement et avoir caché son enfant dans son grenier. Le parlement de Grenoble, considérant qu'il n'était point spécifié dans le rapport du chirurgien que l'enfant *fût né vivant*, annula la sentence de mort, et condamna seulement la veuve, pour avoir célé sa grossesse et son accouchement, à 10 livres d'amende et au bannissement pendant dix ans hors de son ressort. (*Causes célèbres*, VIII, *cause* 88.)

Le 21 ventôse an VII, Marguerite Granger accoucha dans son lit, sans aucun secours, d'un enfant, qu'elle annonce n'avoir poussé aucun cri au moment de sa naissance et n'avoir donné aucun signe de vie ; elle laissa son enfant dans le lit, où il fut trouvé mort. Le rapport d'un médecin et d'un chirurgien constate que pour s'assurer davantage si l'enfant était vivant en venant au monde, ils ont ouvert la poitrine, à l'inspection de laquelle ils s'étaient convaincus que le poumon avait été dilaté et gonflé par l'air extérieur, ce qui prouvait que l'enfant était né vivant. En conséquence de ce rapport, Marguerite Granger est condamnée à mort par le tribunal du département de l'Yonne. Renvoi par la Cour de cassation au tribunal du département de l'Aube. Consultation de MM. Fodéré, Bourdois et Baudelocque, ainsi que de six médecins et trois chirurgiens de Troyes, qui déclarent qu'il n'existe pas de preuves que l'enfant fût né vivant. La fille Granger est acquittée par le jury. (Fodéré, *Médecine lég.*, IV, 465.)

DES MOYENS DE RECONNAÎTRE SI L'ENFANT EST NÉ VIVANT QUOIQU'IL N'AIT PAS RESPIRÉ.

Bonh (*Tractus de officio medic. forense* 667) a été témoin oculaire des faits suivants : deux mères qui avaient eu deux filles d'un commerce illicite les enterrent profondément, et leur crime ayant été découvert par un hasard singulier, les deux enfants furent exhumés vivants au bout de quelques heures, d'où ils passèrent entre les mains de Bonh. En 1719 une fille fut enterrée au moment de sa naissance par sa mère, et exhumée vivante quelques heures après. Gavard (*Splanch.*, n° 609, p. 280) rapporte l'exemple de parents qui, après avoir enveloppé dans plusieurs linges leur fille qui venait de naître, l'enfoncèrent dans un tas de paille. Elle en fut retirée vivante sept heures après.

Bonh a vu des petits chiens nés vivants, vivre longtemps sans respirer, puisqu'on leur avait serré la trachée-artère. Buffon a fait mettre des chiennes dans de l'eau tiède, à l'instant où elles mettaient bas; les petits, après être restés plusieurs jours dans l'eau, ont vécu.

L'enfant de la femme sauvé par Rigaudeaux (Voy. *Signes de la mort*), resta trois heures sans donner signe de vie, et au bout de ce temps, il vivait et criait aussi fortement que l'enfant le mieux constitué.

Tous les jours les accoucheurs sont témoins de faits analogues; des enfants naissent et paraissent privés de vie; ils restent un temps assez long dans cet état, puis ils respirent, stimulés qu'ils sont par les soins assidus dont ils sont l'objet. Telle est la position de ces nouveaux-nés nombreux, dont les organes sont gorgés de sang, et chez lesquels la respiration ne s'établit qu'après plusieurs minutes, et souvent après un temps plus long. Tel est encore le cas d'un enfant qui naît après un accouchement pendant lequel la mère est tombée en syncope, et où la circulation a été suspendue pendant un laps de temps plus ou moins considérable. Nous citerons aussi l'accouchement entraînant une anémie de l'enfant par l'hémorrhagie qui a eu lieu; il en sera de même de la faiblesse congénitale du nouveau-né (nous en avons rapporté plusieurs exemples à l'occasion du vagissement utérin et de la mort naturelle de l'enfant), et de l'engouement des voies aériennes par des mucosités ou par la liqueur de l'amnios. — On a encore supposé la circonstance où une femme accoucherait dans un bain, et maintiendrait son enfant sous l'eau jusqu'à sa mort; supposition peu admissible à cause de la difficulté de se procurer les moyens de mettre un pareil mode de crime à exécution.

Il n'est donc pas douteux qu'un enfant puisse vivre pendant un certain laps de temps sans respirer, et qu'une mère ne puisse porter sur lui sa main homicide durant cette période du temps. Est-il donc possible de rechercher ailleurs que dans les poumons la preuve de la vie? Nul doute à cet égard.

Une question à peu près analogue nous fut adressée à la Cour d'assises par un avocat général. « En médecine légale, nous dit-il, vivre c'est respirer, et par conséquent, comme médecin légiste, vous ne pouvez conclure à la vie de l'enfant après l'accouchement qu'autant que vous avez constaté les preuves de l'existence de la respiration ; *mais les jurés ne peuvent-ils pas aller puiser ailleurs que dans la respiration les preuves de la vie?* » Nous crûmes devoir faire observer que cette question n'était pas de notre compétence ; en effet, la loi se bornant à demander au juré s'il est convaincu, sans s'enquérir des preuves de sa conviction, la question se trouve résolue positivement par le texte même de la loi.

Dans tous les faits que nous venons de citer, il faudrait aller chercher les preuves de la vie dans les désordres matériels résultant des blessures et violences faites à l'enfant. Il est quelques cas où ces désordres sont tellement prononcés, qu'il est difficile de ne pas croire qu'ils aient eu lieu pendant la vie ; ces cas sont rares, mais enfin il n'est pas impossible de les rencontrer. Supposons, en effet, qu'il soit constaté qu'un enfant est né à terme et que la respiration n'a pas été établie, mais qu'il présente une ecchymose considérable au cuir chevelu avec *coagulation du sang ;* une fracture à l'un des os du crâne ; une déchirure à la dure-mère correspondant à la fracture ; un épanchement de sang à la surface du cerveau, plusieurs déchirures au foie, avec épanchement de sang dans la cavité du péritoine, sang en partie liquide, *en partie coagulé ;* j'avoue qu'alors il me serait difficile de ne pas élever de grandes présomptions, si ce n'est même une certitude, en faveur de l'opinion de la vie de l'enfant, au moment où le crime a été commis. Ces désordres constituent le crime d'infanticide quoique l'enfant n'ait pas respiré, ainsi que nous l'avons établi dans l'interprétation de la législation en tête de ce chapitre, où nous avons rapporté des faits avec des désordres moins étendus et moins graves quoiqu'ils conduisent à la même conclusion : mais nous ne saurions trop recommander aux médecins d'apporter la plus grande attention dans leurs observations et la plus grande réserve dans leurs conclusions, lorsqu'ils sont appelés à se prononcer sur le fait de savoir si les lésions ont été faites pendant la vie ou après la mort.

III. En supposant que l'enfant soit né vivant, combien de temps a-t-il vécu?

La solution de cette question est entièrement basée sur les changements que la vie extra-utérine apporte dans les organes de la respiration, dans ceux de la circulation et dans ceux de la digestion. L'expert devra donc consulter toutes les données que nous avons exposées page 277 et suivantes, à l'occasion de la détermination de l'âge, depuis la naissance jusqu'au quarante-cinquième jour, et aussi les changements que la respiration peut apporter dans le tissu même des poumons, afin de juger, par la respiration complète ou incomplète, de la durée approximative de la vie de l'enfant. Toutefois, ce point de départ pourra souvent placer l'expert dans le doute; il aura toujours à se demander combien il faut de temps pour que l'air vienne pénétrer la totalité du tissu des poumons. La solution de cette question est soumise à trop de circonstances différentes pour pouvoir être résolue en thèse générale. Nul doute que, chez un enfant très fort, bien constitué, qui n'a pas souffert pendant le travail de l'accouchement, et qui, une fois sorti du sein de la mère, est exposé à l'air dans toutes les conditions favorables à la respiration, il suffira de quelques minutes pour que la respiration soit complète. Mais, entre ces conditions favorables et celles dans lesquelles se trouve placé un enfant délicat, qui a souffert pendant le travail de l'accouchement, qui une fois exposé à l'air a besoin de soins propres à stimuler la contraction des muscles inspirateurs, il y a des nuances infinies que l'on ne peut pas prévoir : ici c'est un enfant exsangue, par suite d'une perte survenue; là, un enfant dans un état d'asphyxie par le fait d'un engorgement du système circulatoire; ailleurs un enfant venu au monde dans un état de syncope; dans un autre cas, il a été laissé, pendant un certain temps, la face baignant dans le sang et les eaux de l'amnios; ou bien il est né avec le cordon ombilical placé autour du cou, etc., etc. C'est donc principalement en ayant égard à toutes ces circonstances que le médecin pourrait arriver à la solution de la question, solution qui aura rarement pour base des documents d'une grande valeur.

IV. Si l'enfant a vécu, depuis combien de temps la mort est-elle survenue ?

L'étude des phénomènes cadavériques que nous avons tracés au commencement de ce volume, en ayant principalement égard à l'adulte, sont en grande partie applicables à l'enfant nouveau-né. Les phénomènes qui suivent immédiatement la mort, tels que l'extinction de la chaleur, la rigidité cadavérique, l'absence de contractions sous l'influence du fluide électrique et le ramollissement des tissus sont les mêmes. Leur succession a-t-elle une marche plus rapide, c'est ce que l'on ignore ; toujours est-il que j'ai vu la rigidité très intense en général chez les enfants nouveau-nés, et qu'elle m'a paru se prolonger au moins aussi longtemps que chez l'adulte. — Eu égard aux phénomènes qui constituent la putréfaction proprement dite, on peut établir en thèse générale que, toutes circonstances égales d'ailleurs, la décomposition putride suit une marche plus prompte ; mais il reste beaucoup à faire sur cette matière. Néanmoins, afin d'éclairer ce sujet autant que le permet l'état actuel de la science, nous rapporterons quelques expériences qui ont été faites par MM. Orfila, Gerdy et Hennelle. Ces expériences portent le plus souvent sur des portions de fœtus ; aussi nous paraissent elles pouvoir conduire à des résultats incertains lorsqu'il s'agira de fœtus entiers ; car il y a une grande différence dans la marche de la putréfaction qui a lieu sur un sujet entier, et celle qui s'opère sur une partie du cadavre. Néanmoins, comme un enfant nouveau-né pourrait avoir été coupé par morceaux, et que l'on pourrait demander à l'expert à quelle époque on peut faire remonter la mort du sujet auquel ils appartenaient, nous allons les rapporter toutes.

Putréfaction à l'air atmosphérique. — Exp. 1re. (Fœtus entier, 6 mai 1823.) Premier jour : à partir de l'ombilic jusqu'au pubis, la couleur de la peau est verte, l'abdomen est ballonné, le thorax paraît dans l'état naturel. Deuxième jour : abdomen plus ballonné et vert dans une plus grande étendue ; on voit sur chaque côté du thorax une plaque verte ; la région du sternum est incolore ; odeur cadavéreuse légèrement fétide. Troisième jour : la teinte est plus foncée, et s'étend un peu sur le sternum et sur les mamelons ; l'abdomen est plus ballonné ; l'épiderme ne se détache pas encore. Quatrième jour : odeur un peu plus fétide ; couleur d'un vert brunâtre ; la région du sternum n'est guère plus colorée ; l'épiderme ne se détache que difficilement et par petits lambeaux. Sixième jour : on fait l'ouverture du cadavre ; les intestins, l'estomac et tous les autres viscères offrent la couleur et l'odeur qu'ils auraient présentées si l'ouverture eût été faite avant cette expérience.

Exp. 2ᵉ. (Portions de fœtus ; avant-bras et mains d'un fœtus mort la veille, 9 mai 1833.) Premier jour : les ongles et le pouce sont livides ; il n'y a pas d'odeur. Deuxième jour : teinte violacée générale ; odeur à peine sensible. Troisième jour : couleur verte, livide, notamment aux articulations ; l'épiderme commence à se détacher et à être soulevé par une petite quantité de sérosité ; l'odeur n'est bien manifeste que dans la plaie faite à la partie supérieure de l'avant-bras pour détacher celui-ci du bras. Quatrième jour : la teinte verte est plus prononcée ; l'épiderme s'enlève en totalité ; le membre exhale une odeur fétide ; la plaie est sèche. Cinquième jour : les ongles sont presque noirs ; la peau est tachetée de plaques brunes, violettes, vertes, roses ; on remarque déjà des larves assez grosses ; odeur toujours forte. Sixième jour : le ramollissement est tellement sensible, que la surface palmaire contiguë à la table est aplatie ; elle est assez humide ; sa couleur est vert jaunâtre ; la surface dorsale qui est en contact avec l'air est sèche, d'un rouge foncé ; odeur fétide surtout dans les parties ramollies, larves plus grosses. Septième jour : les teintes verte et rouge sont peu prononcées ; cette dernière annonce que la dessiccation de la portion dorsale ne tardera pas à être complète. Huitième jour : la teinte verte domine. Neuvième jour : la portion palmaire commence à se détacher ; les muscles conservent leur couleur rouge ; l'odeur est forte et différente de celle qui s'était manifestée dans les premiers jours. Douzième jour : la dessiccation a fait de tels progrès, que l'on ne remarque plus aucun phénomène de putréfaction.

Si au lieu d'agir ainsi on place la même partie du fœtus au-dessus d'un baquet contenant de l'eau, à quelques pouces de ce liquide, la décomposition putride marche avec beaucoup plus de rapidité, parce que la matière animale est plongée dans une atmosphère beaucoup plus humide.

Exp. 3ᵉ. L'avant-bras et la main du même fœtus ont été exposés à l'air, *après avoir été profondément incisés* dans trois endroits. La putréfaction a marché beaucoup plus rapidement, comme le prouvent les documents suivants. Premier jour : odeur légère. Deuxième jour : plaies de la face dorsale légèrement desséchées, répandant une odeur déjà fétide ; ses bords sont verdâtres. Troisième jour : l'odeur de cette dernière partie est très désagréable ; bords livides ; les plaies de la face dorsale commencent à se dessécher, et ne répandent presque plus d'odeur. Quatrième jour : l'épiderme qui avoisine la plaie de la face palmaire se détache en totalité ; on voit des larves nombreuses et déjà très grosses ; les autres plaies sont desséchées. Cinquième jour : le fond de la plaie de la face palmaire est brun : l'odeur très fétide. Sixième jour : la plaie de la face palmaire est d'un gris verdâtre ; les muscles sont en partie rouges ; les os dénudés ; les larves très volumineuses ; la peau rouge et sèche ; l'odeur très fétide. Septième jour : les larves sont arrivées jusqu'aux plaies de la face dorsale. Huitième jour : les muscles sont détruits ; la peau enveloppe le radius et le cubitus à la manière d'une écorce sèche. Neuvième jour : on ne voit plus qu'un étui de peau desséchée rempli de larves.

Exp. 4ᵉ. *Fœtus ouvert.* — Premier jour : depuis l'ombilic jusqu'au pubis le lambeau de peau est tacheté de vert ; les viscères offrent l'odeur qui leur est propre. Deuxième jour : le lambeau est uniformément vert ; cette couleur s'étend jusqu'aux clavicules ; la portion de viscères non recouverte se dessèche ; les portions couvertes sont humides et commencent à exhaler une odeur putride. Troisième jour : le lambeau est d'un vert plus foncé ; son épiderme se détache ; dessiccation complète de la portion des viscères qui est en contact avec l'air ; odeur plus forte de ceux qui sont recouverts ; on voit un nombre prodigieux de larves. Quatrième jour : le lambeau se dessèche ; les larves sont encore plus nombreuses ; l'odeur est très prononcée. Cinquième jour : lambeau rongé jusqu'à la peau ; celle-ci est sèche et racornie ; les poumons, le cœur et le canal digestif sont presque entièrement dévorés par des larves ; odeur ammoniacale très pénétrante ; toutes les parties exposées à l'air sont noires. Sixième jour : la peau du ventre était détachée ; les muscles abdominaux détruits et les viscères réduits à quelques lambeaux noirâtres d'une odeur excessivement fétide.

Putréfaction dans l'atmosphère d'une fosse d'aisance. — Le membre inférieur d'un enfant à terme mort la veille est placé dans l'atmosphère d'une fosse, et suspendu à l'aide d'une corde de manière à pouvoir l'examiner. La cuisse et la jambe du côté opposé ont été laissées à l'air atmosphérique et placées deux pouces environ au-dessus d'un baquet rempli d'eau, afin de prévenir leur dessiccation et de rendre l'atmosphère qui les entourait aussi humide que celle du gaz de la fosse. L'expérience a été commencée le 24 juillet. — *Air atmosphérique.* Premier jour : peau d'une couleur verte, sale par parties ; odeur fétide ; la plaie est brune, sèche et couverte d'œufs de mouches. Troisième jour : tendance à la dessiccation ; couleur plus verte ; plaie couverte de larves ; épiderme du pied soulevé par ces animaux ; partout ailleurs il se détache facilement ; ongles d'une couleur livide ; légère odeur de putréfaction. Quatrième jour : les parties dépouillées d'épiderme sont brunes et sèches ; les larves ont gagné l'intérieur du membre ; l'odeur putride est beaucoup plus sensible. Cinquième jour : la peau est brune et sèche ; l'épiderme, entièrement boursouflé, ressemble à des mucosités desséchées, et se réduit presque en poussière ; les larves sont encore dans la peau, qui leur sert pour ainsi dire d'étui. Septième jour : dessiccation complète ; il ne reste plus que les os dans la peau ; les larves sont mortes ou tombées dans l'eau (temps 16°). Neuvième jour : *idem.*

Exp. 2e. Premier jour : peau d'un blanc sale, excepté dans quelques points où elle offre une teinte verdâtre ; plaie couverte d'œufs ; point d'odeur. Deuxième jour : couleur verte très prononcée ; larves peu volumineuses et nombreuses ; l'épiderme qui recouvre les parties vertes se détache facilement ; les ongles du pied sont légèrement livides ; le membre est à peine odorant. Troisième jour : les portions dépourvues d'épiderme sont brunes ; partout où il existe, il est altéré par les larves. Quatrième jour : ramollissement considérable ; odeur putride très manifeste ; chair en partie détruite par les larves. Cinquième jour : larves grosses ; chair presque entièrement détruite ; odeur plus forte. Sixième jour : il n'y a plus d'épiderme ; le genou et le pied ne tiennent plus que par les ligaments et les tendons ; l'odeur est insupportable. Septième jour : il ne reste plus que les os, les tendons et une petite quantité de peau ; presque toutes les larves sont mortes. Neuvième jour : on ne retire de la fosse qu'un fragment de peau.

Il résulte de ce qui précède, 1° que la putréfaction des fœtus marche avec beaucoup de rapidité dans le gaz des fosses d'aisances ; 2° que néanmoins, dans les premiers temps, ses progrès paraissent plus lents que lorsque les fœtus sont dans l'air atmosphérique *humide ;* 3° que la rapidité de sa marche dans les derniers temps, comparée à celle du membre qui était exposé à l'air, tient probablement à la dessiccation que celui-ci avait éprouvée, malgré les précautions qui avaient été prises, tandis que l'autre était constamment resté humide.

Putréfaction dans l'eau stagnante. — La jambe et le pied du fœtus mort le 5 mai ont été mis dans l'eau de puits le 6 mai, à dix heures du matin. Le premier jour, le membre, qui jusqu'alors avait été incolore, présentait une teinte rougeâtre. Deuxième jour : la couleur est légèrement violacée. Troisième et quatrième jours : odeur à peine sensible ; l'épiderme se détache par petits lambeaux sous la pointe des pinces ; couleur toujours violacée. Cinquième jour : on éprouve plus de facilité à détacher l'épiderme ; l'odeur est déjà manifeste, mais différente de celle qu'exhalent les matières qui se pourrissent à l'air. Sixième jour : ces deux caractères sont peu sensibles. Septième jour : couleur rouge marbrée. Huitième jour : l'eau est trouble, rougeâtre, et répand une odeur forte, désagréable ; l'épiderme se détache plus facilement. Neuvième jour : la peau résiste à la pointe des pinces ; les propriétés physiques des muscles ne paraissent point altérées. Dixième jour : couleur du membre blanchâtre, excepté à la malléole interne, qui est verdâtre ; on enlève la totalité de l'épiderme de la jambe, tandis que celui du pied résiste ; l'odeur est moins sensible. Onzième jour : la malléole n'est plus verte, l'épiderme du pied se détache en totalité. Douzième jour : couleur grise brune sans aucune trace de lividité ; point de changement dans l'odeur ni dans la consistance ; on voit sept ou huit mouches dans l'eau, qui est trouble, légèrement fétide et colorée en rouge brun. Treizième jour : supernatation du pied ; dégagement assez considérable de gaz aux environs des vaisseaux tibiaux postérieurs ; odeur un peu plus prononcée ; l'eau présente à sa surface une pellicule qui n'offre point l'aspect huileux. Quatorzième jour : point de changement appréciable. Quinzième et seizième jours : couleur café au lait tirant sur le vert ; le derme est *corrodé ;* on y voit des ulcérations assez larges, semblables aux chancres vénériens, et dont les bords sont fort mous : le ramollissement du membre est très marqué, l'odeur est forte et *sui generis :* la graisse et les muscles présentent leur couleur naturelle. Dix-septième jour : les *corrosions* sont plus larges , la couleur est verte. Dix-huitième jour : la peau se déchire facilement, et on voit alors qu'elle est rose, et que la couleur verte n'est que superficielle ; les *corrosions* sont un peu plus larges. Dix-neuvième jour : ramollissement croissant ; la graisse paraît complétement saponifiée. Vingtième jour : peau d'un vert olive très ramollie au pied et à la partie interne de la jambe. Vingt-unième jour : les muscles sont tellement ramollis qu'ils sortent sous forme de putrilage par les trous de la peau lorsqu'on presse celle-ci. Vingt-troisième jour : le membre conserve encore sa forme. Vingt-sixième jour : le membre, encore entier, semble réduit à une écorce de graisse sous-cutanée solide et saponifiée ; couverte en quelques points de derme aminci ; les os sont presque dénudés, et le putrilage musculaire s'écoule par les fistules cutanées. Vingt-neuvième jour : les épiphyses se détachent ; le membre tend à se séparer au niveau de l'articulation du pied. Trente-sixième jour : le membre a pour ainsi dire conservé sa forme ; toutefois le pied ne tient plus que par quelques tendons et par quelques ligaments ; les parties charnues, réduites en une sorte de putrilage, ont abandonné les os, qui sont encore renfermés dans une sorte d'étui formé par une couche de graisse saponifiée

Dans l'eau renouvelée deux fois par jour. — La jambe et le pied de l'autre côté du même fœtus ont été mis, le 6 mai, dans l'eau de puits, que l'on a renouvelée deux fois par jour. Premier jour : point de changement. Deuxième et troisième jours : couleur légèrement violacée ; point d'odeur. Quatrième jour : pied légèrement verdâtre ; l'épiderme qui le recouvre se détache plus facilement que celui de la jambe. Cinquième et sixième jours : on voit à la surface de l'eau et du membre une multitude de bulles de gaz ; odeur à peine sensible ; même couleur. Septième jour : l'épiderme se détache facilement à la partie interne du membre ; odeur marquée, nullement désagréable ; bulles de gaz et couleur comme hier. Huitième jour : ces caractères sont un peu plus prononcés. Neuvième jour : la peau résiste à la pointe des pinces ; point de changement sensible dans les muscles. Dixième jour : couleur blanche ; taches verdâtres à la malléole interne ; même odeur. Onzième jour : l'épiderme du pied se détache en totalité ; la malléole est toujours verte. Douzième jour : bulles gazeuses sur les points qui sont encore recouverts d'épiderme ; celui-ci s'enlève facilement sur la région antérieure et supérieure du tibia ; supernatation de la partie supérieure de la jambe ; couleur d'un blanc mat, mélangée de gris brun. Treizième jour : l'épiderme est complétement enlevé ; on dégage des gaz par l'expression du membre ; l'eau est fétide, recouverte d'une pellicule d'un blanc sale, légèrement colorée en jaune, d'apparence huileuse ; l'odeur du membre est moins sensible que celle du liquide. Quatorzième jour : supernatation complète. Quinzième jour : le membre est d'un blanc laiteux ; la peau ne se déchire pas encore. Seizième jour : couleur *idem;* derme bien ramolli, offrant à sa surface une multitude de points *ulcérés*, très rapprochés, moins larges et plus nombreux que dans l'expérience précédente. Dix-septième jour : *corrosion* et ramollissement beaucoup plus évidents et plus étendus que dans le sujet de l'observation précédente ; la peau est tellement ramollie dans toutes les parties *corrodées*, qu'on peut l'enlever en grattant légèrement avec le scalpel. Dix-huitième jour : ces caractères sont plus prononcés ; membres d'un blanc sale ; odeur un peu plus forte ; muscles rouges et légèrement ramollis. Dix-neuvième jour : les muscles sont déjà réduits en un putrilage rosé. Vingt-deuxième jour : *corrosions* portées au point que les ulcères sont de la largeur d'une pièce de deux francs ; il suffit de presser un peu le membre pour faire sortir les muscles sous forme de putrilage ; couleur d'un blanc rosé ; le ramollissement est évidemment plus marqué que dans l'expérience précédente. Vingt-quatrième jour : les os sont en grande partie dénudés ; les chairs sont presque complétement détachées ; séparation du cinquième os du métatarse. Vingt-cinquième jour : les chairs sont ramollies au point que le membre ne conserve plus sa forme ; on n'en trouve que des lambeaux ; la graisse semble se saponifier ; l'odeur est semblable à celle du savon de graisse. Vingt-huitième jour : la dénudation des os est complète ; les muscles sont remplacés par un putrilage rougeâtre. Vingt-neuvième jour : les épiphyses se détachent ; il ne reste plus que des ligaments, des tendons et quelques morceaux de graisse qui paraît saponifiée. Trente-sixième jour : on ne voit plus que les os, qui sont en partie désunis, et deux lambeaux de graisse entièrement saponifiée.

Après avoir examiné comparativement les effets de l'eau stagnante et de l'eau renouvelée deux fois par jour sur les parties du même fœtus, M. Orfila a voulu connaître l'action de l'eau sur des cadavres entiers. L'un de ces cadavres a été laissé pendant vingt-deux jours dans l'eau de puits que l'on n'a pas renouvelée ; l'autre, au contraire, a été mis dans de l'eau qui a été renouvelée jour et nuit, pendant le même espace de temps. Il résulte de ces expériences : 1° que les cadavres éprouvent dans l'eau un genre de décomposition qui ne ressemble en aucune manière à l'altération qu'ils subissent à l'air ; 2° que la graisse se saponifie en se transformant en acides margarique et oléique, qui se combinent avec l'ammoniaque provenant de la décomposition de la chair musculaire; 3° que cette altération a lieu beaucoup plus rapidement dans l'eau renouvelée que dans l'eau stagnante.

Putréfaction dans l'eau de fosses d'aisances. (Voir p. 275 pour l'étude de cette putréfaction lorsque les corps sont entiers.) — La cuisse du fœtus mort le 5 mai a été mise dans un seau rempli d'eau de fosses d'aisances, le 6 mai, à dix heures du matin. Premier jour : rien de remarquable. Deuxième jour : couleur légèrement violacée, surtout à la partie interne et postérieure. Troisième jour : l'épiderme commence à s'enlever par une forte pression des pinces; couleur *idem.* Quatrième jour : tout est dans le même état. Cinquième jour : *idem.* Sixième jour : l'épiderme se détache un peu plus facilement. Septième jour : *idem.* Huitième jour : la peau résiste bien ; la structure des muscles n'est pas changée ; le membre nettoyé exhale l'odeur de l'eau de la fosse. Neuvième jour : on voit quelques parties violacées encore recouvertes d'épiderme; la majeure partie est jaune et dépouillée d'épiderme ; léger ramollissement des muscles. Dixième jour : la teinte violacée a moins d'étendue ; la couleur de la peau ressemble à celle du café au lait. Onzième jour : l'épiderme se détache de plus en plus ; il se détache des gaz par les extrémités incisées du membre. Douzième jour : lavée et mise dans l'eau de puits, la cuisse surnage; dégagement de gaz par une légère pression ; la peau commence à se ramollir ; la graisse qui est à découvert sur les plaies offre l'aspect du savon ramolli. Quinzième jour : la peau se sépare plus facilement de la graisse ; le reste est dans le même état. Seizième jour : on n'aperçoit aucune trace de corrosion, comme cela a déjà lieu pour les membres qui sont en contact avec l'eau de puits ; les muscles sont plus ramollis que la peau ; celle-ci est d'un jaune légèrement orangé, et se détache lorsqu'on le racle avec le scalpel. Dix-huitième jour : ramollissement de la tête du fémur; la peau est évidemment amincie. Vingt et unième jour : les muscles sont bien ramollis; la peau n'offre aucune trace de *corrosion*, mais elle s'enlève très facilement ; la graisse sous-cutanée, d'une couleur rosée dans certains endroits, paraît saponifiée. Vingt-deuxième jour, *idem.* Vingt-quatrième jour : la peau est entièrement détachée; le ramollissement des muscles, quoique considérable, est moins prononcé que sur la portion du cadavre qui est en contact avec l'eau non renouvelée. Vingt-septième jour, les cartilages sont sensiblement ramollis ; la graisse paraît bien saponifiée. Trentième jour : les muscles, encore d'une couleur jaune rosée, sont plus ramollis ; la graisse est complétement saponifiée et moins cohérente. Trente-unième jour : on ne trouve que quelques lambeaux de tissu savonneux qui se détachent des muscles, encore roses et très ramollis.

Dans du fumier. — L'autre cuisse du fœtus, mort le 5 mai a été enterrée dans du fumier, le 6 mai, à dix heures du matin. Premier jour : rien de remarquable. Deuxième jour : odeur forte, surtout aux extrémités incisées. Troisième jour : couleur mélangée de rose et de vert; l'épiderme se détache; l'odeur de putréfaction est très prononcée. Quatrième jour : l'épiderme est complétement enlevé; couleur verdâtre dans la partie du membre qui regarde en haut, et aurore dans la partie opposée; la peau n'est pas sensiblement ramollie. Cinquième jour : couleur aurore plus généralement répandue ; les muscles commencent à se ramollir dans les environs des plaies. Sixième jour : léger ramollissement de la peau; odeur forte, ammoniacale ; muscles d'un gris rougeâtre. Septième jour : ces caractères sont un peu plus prononcés. Huitième jour : couleur orangée; odeur très fétide; on déchire assez facilement la peau. Neuvième jour : les muscles sont réduits à une sorte de putrilage dans les parties découvertes, quoiqu'ils conservent encore leur couleur rouge. Dixième jour : odeur très fétide, ramollissement beaucoup plus considérable des muscles. Onzième jour : peau d'un rouge orangé, en partie desséchée à sa surface externe, et dure comme du cuir; muscles réduits en lambeaux et en putrilage grisâtre; fémur dénudé. Quatorzième jour : il ne reste que la peau, dont la couleur orangée est moins foncée; elle est plus humide et plus ramollie en dedans qu'à sa surface externe. Quinzième jour : les portions de peau humide se détachent facilement en raclant avec le scalpel. Vingtième jour : on ne trouve que des lambeaux de peau.

Dans la terre. — Le bras du fœtus mort le 5 mai a été enveloppé de terre, le 6 mai, à dix heures du matin; on a arrosé de temps à autre; cependant le terrain n'a jamais été sensiblement humide. Premier jour : rien de remarquable. Deuxième jour : l'odeur ne se fait sentir que dans les plaies. Troisième jour : l'épiderme commence à se détacher, et alors on voit que la peau est rose; point de ramollissement; légère odeur de putréfaction. Quatrième jour : épiderme entièrement détaché; odeur nauséeuse; couleur mélangée de vert et de rose. Cinquième jour : la plaie est d'un rouge gris; la peau n'est pas encore ramollie. Sixième jour : couleur orangée de la peau, qui commence à se ramollir; odeur fétide. Septième jour : on déchire la peau, mais moins facilement que celle de la portion qui est enterrée dans du fumier. Huitième jour : la graisse ne présente plus l'aspect granuleux et vésiculeux qu'elle offre chez le fœtus ; elle ressemble déjà au gras des cadavres; le ramollissement de la peau est plus marqué; la structure des muscles n'est point changée. Neuvième jour : *idem.* Dixième jour : la peau, d'une couleur rose jaunâtre, se déchire très facilement; odeur très fétide; graisse rosée, s'étendant comme de la cire molle sous une légère pression ; muscles légèrement ramollis, sans changement apparent dans leur structure. Douzième jour : la peau se déchire plus facilement ; la graisse découverte a l'aspect homogène du savon légèrement ramolli ; celle que l'on met à nu par le déchirement de la peau est encore jaune, vésiculeuse, et offre des filaments cellulaires manifestes à l'œil nu ; les muscles sont ramollis et putrilagineux ; l'odeur est très fétide. Quatorzième jour : les tendons sont à nu; le reste est dans le même état. Seizième jour : peau détruite dans une grande partie du membre; la portion qui reste est d'un rouge orangé; graisse saponifiée et blanche, excepté dans quelques points qui offrent une couleur jaune; muscles rouge; odeur moins fétide. Vingt-quatrième jour : peau entièrement détruite; graisse rosée à sa surface et blanche dans l'intérieur; os dénudé; muscles en grande partie détruits ou sous forme d'un putrilage rosé; odeur semblable à celle de l'oignon de lis. Trente-unième jour : on ne découvre que du gras de cadavre formé aux dépens de la graisse, qui s'est changée en acides margarique et oléique, et de l'ammoniaque provenant des muscles qui sont entièrement détruits.

V. LA MORT A-T-ELLE ÉTÉ NATURELLE?

La solution de cette question repose sur trois ordres de données : 1° sur les signes qui dénotent que la mort de l'enfant a précédé l'accouchement; 2° sur ceux qui indiquent qu'elle a eu lieu pendant l'accouchement; 3° sur les faits qui tendent à prouver que l'enfant, quoique né vivant, a cependant péri par le fait de causes indépendantes de la volonté de la mère.

Il est, avant tout, une circonstance qui doit fixer l'attention du médecin dans la solution de cette question; c'est le cas où, explorant un corps de délit, l'expert ne trouve pas de cause à laquelle il puisse attribuer la mort. L'absence d'indices de ces causes n'est pas une preuve que la mort a eu lieu naturellement, car il serait possible de faire périr un enfant sans qu'il en restât de traces; aussi le médecin ne doit-il jamais conclure à la mort naturelle par ce seul fait; mais il faut qu'il se borne à dire qu'il n'existe pas de violences auxquelles on puisse attribuer la mort.

Nous avons exposé (pages 308 et suiv.) les caractères à l'aide desquels on peut reconnaître si un enfant a péri avant, pendant ou immédiatement après l'accouchement, et par le fait de ce dernier. Il nous suffit donc de rappeler ici que l'enfant peut mourir par suite de la faiblesse de sa constitution, d'un vice de conformation, ou d'une maladie développée dans le sein de la mère. Nous avons donné à la page 326 les caractères de la faiblesse de naissance, nous nous bornerons à citer ici quelques faits comme exemples.

Madame S... accouche, le 25 février 1809, d'un enfant à terme, qui meurt le 1er mars à deux heures du matin, sans avoir tété et ayant eu la respiration peu aisée. En examinant le cadavre, on voit que le thorax, au lieu d'être voûté, est tout plat; le cœur est à découvert; la convexité du diaphragme très saillante en *haut;* les poumons, nullement développés, sont ramassés de chaque côté de la colonne vertébrale; leur couleur est d'un brun foncé, excepté le gauche, qui offre *une traînée d'environ deux pouces de long sur un demi-pouce de large, d'un rouge pâle;* le lobe inférieur droit est très enfoncé dans l'abdomen; placés sur l'eau seuls ou unis au cœur, ils se précipitent; cependant la traînée, d'un rouge pâle, *a une tendance différente;* les vaisseaux qui se rendent à cet organe sont vides et contractés sur eux-mêmes; le trou inter-auriculaire et le canal artériel sont ouverts; l'insufflation développe très bien les poumons, ce qui prouve qu'il n'y a pas de vices organiques. Tous les viscères abdominaux sont dans l'état naturel; il y a un peu de méconium dans le gros intestin; la vessie est vide, parce que l'enfant avait évacué; les vaisseaux sanguins du bas-ventre sont remplis de sang. (Schenkins, *Bibl. méd.*, année 1810.)

Cinq enfants périssent peu de temps après leur naissance; sur deux d'entre eux qui ont vécu un jour entier, *le bord antérieur des poumons était seulement crépitant* dans une très petite étendue: le reste était flasque, non vésiculeux, et plus pesant que l'eau. Chez les trois autres, qui ont vécu quatre, six et dix heures, on ne trouve point d'air dans le tissu des poumons, qui, coupés par fragments, assez gros il est vrai, *se précipitent fond au de l'eau;* le cri était étouffé chez deux d'entre eux, et l'on n'entendait que la reprise. Deux de ces enfants étaient évidem-

ment à terme, et se trouvaient affectés d'endurcissement du tissu cellulaire ; le cœur et les gros vaisseaux étaient gorgés de sang ; les ouvertures
fœtales étaient encore libres ; enfin le tissu cellulaire des membres était
considérablement infiltré d'une sérosité très jaune. Chez tous, la poitrine
rendait un son mat dans tous les points de son étendue, et l'on ne pouvait entendre au stéthoscope le bruit de la respiration. Chez tous la circulation était très lente et les téguments un peu froids ; enfin, ils offraient
tous les caractères de l'état des enfants nouveau-nés qu'on désigne ordinairement sous le nom de faiblesse de naissance.

Les caractères des vices de conformation ont été exposés à
l'article Viabilité, avec laquelle ils ont des rapports aussi très
directs (voy. page 230). Il ne nous reste donc qu'à faire connaître
les divers états morbides qui peuvent avoir leur siége dans les
principaux organes de l'économie, et dont le développement a
eu lieu alors que l'enfant était encore contenu dans l'utérus,
ou immédiatement après la naissance. Aussi allons-nous reproduire les données qui ont été fournies par les travaux de Billard
sur ce sujet important, et nous les envisagerons à la fois comme
cause de mort et de non-viabilité.

2° Des maladies développées chez l'enfant encore contenu dans
l'utérus qui peuvent amener la mort naturelle.

Ces maladies ont principalement leur siége dans les trois organes essentiels à la vie, les poumons, le cœur et la masse encéphalique. Ne perdons point de vue pour juger de ces altérations, que dans le doute d'un résultat donné, c'est toujours en
faveur de l'accusé que le pronostic doit être porté.

Organes de la circulation et de la respiration. — Les altérations
morbides des poumons qui sont propres à amener la mort naturelle de l'enfant après la naissance, sont : 1° l'hépatisation rouge
de leurs tissus ; 2° l'hépatisation grise, suite d'une pneumonie ;
3° les tubercules pulmonaires ; 4° l'œdème ; 5° l'œdème lardaciforme que nous avons fait connaître (voy. p. 338). Ces cinq états
s'opposent à l'introduction de l'air dans les vésicules pulmonaires,
et par cela même au développement de la respiration. Ils doivent
donc être considérés comme des causes de mort et de non-viabilité. Mais ils peuvent affecter une partie ou la totalité d'un ou des
deux poumons ; c'est au médecin à juger de leur degré d'influence comme obstacle plus ou moins puissant à l'accomplissement de la respiration nécessaire à l'entretien de la vie. C'est à
lui à juger de leur degré de curabilité ; car si ces affections ne

doivent promettre qu'une vie temporaire, il ne faut pas hésiter à déclarer l'enfant non viable. Or, il faut que la maladie soit bien peu avancée pour qu'elle devienne curable; remarquons, en effet, que la naissance de l'enfant est souvent une cause d'accroissement dans l'état morbide, puisque par l'effet de la respiration il se produit un sang artériel beaucoup plus actif, beaucoup plus stimulant, qui ne peut que concourir à hâter les progrès des maladies presque toujours inflammatoires.

J'ai décrit avec soin l'état normal des poumons pénétrés ou non pénétrés par de l'air; j'ai donné, page 343, les caractères de chacun des états morbides que je viens d'énumérer; je n'ai donc pas à y revenir.

Il existe fréquemment de la sérosité citrine ou sanguinolente dans la cavité du péricarde : il est très commun de trouver des pétéchies et même de l'emphysème à la surface du cœur. Le système capillaire est très gorgé de sang chez les enfants, et pour peu que la putréfaction gazeuse se manifeste, il se produit bientôt des épanchements dans les membranes séreuses. Il en est de même des congestions dans les vaisseaux veineux du cerveau et de la moelle. La membrane muqueuse de la trachée et des bronches est souvent colorée en rouge. Les plèvres sont parfois injectées; elles peuvent aussi contenir des épanchements sanguins, séreux ou séro-purulents avec fausses membranes.

Organes de l'innervation. — A. C'est à tort, suivant nous, qu'on a rangé l'hydrocéphalie au nombre des vices de conformation naturelle ou des monstruosités. L'hydrocéphalie est évidemment une maladie; elle produit une sécrétion abondante de sérosité qui s'oppose par la suite au développement des diverses parties de l'encéphale, mais c'est en agissant mécaniquement qu'elle y apporte un obstacle. Or, il en existe trois espèces. Dans la première, de la sérosité est épanchée dans la cavité de l'arachnoïde et autour du cerveau; cet organe est bien développé, la vie est possible et commune. Dans la seconde, non seulement la sérosité existe dans la cavité de l'arachnoïde qui tapisse le cerveau, mais encore elle se trouve en plus ou moins grande quantité dans les ventricules; elles les a distendus et agrandis. L'enfant peut être considéré comme viable quand la quantité de liquide épanchée est peu considérable, et les chances de vie diminuent en raison de l'augmentation de la sérosité et de l'amincissement des diverses parties du cerveau. Enfin, dans la troisième espèce, la quantité de liquide épanchée est tellement grande, que le cerveau ne se trouve plus qu'à l'état rudimentaire, et alors la vie est impossible. C'est là le seul cas où cette maladie devient mortelle pour l'enfant nouveau-né. B. dans l'état normal, la substance cérébrale est, en général, très molle ; elle peut acquérir plus de consistance par le fait d'une altération pathologique. La substance blanche est beaucoup plus sablée de vaisseaux que chez l'adulte, ce qui donne à cette substance une couleur souvent plus foncée que celle de la substance grise. Souvent aussi, les vaisseaux du cerveau sont injectés au point de pouvoir suivre parfaitement leur trajet et leurs ramifications. Ce dernier état est très important à connaître pour la médecine légale. En 1831, j'eus occasion d'appeler l'attention des magistrats sur une coloration *lie de vin* que présentait la substance cérébrale ramollie d'un enfant trouvé dans le tuyau d'une fosse d'aissances, et appartenant à la fille D..., accusée d'infanticide. Dans la consultation que je rédigeai à ce sujet, je fis sentir que cette coloration pourrait faire naître le *soupçon* que des violences ayant été exercées sur la tête pendant la vie de l'enfant, il avait pu en résulter un épanchement de sang dans le crâne, qui aurait amené une coloration aussi prononcée que celle dont il est fait mention dans le rapport des premiers experts. En effet, quelque injectés que soient les vaisseaux, il est rare qu'une fois la putréfaction survenue, le sang qu'ils renfermaient puisse colorer la substance cérébrale d'une manière aussi prononcée ; néanmoins ce ne peut être que l'objet d'un soupçon et non pas un indice. C. La moelle peut offrir un état opposé, le ramollissement. Elle est alors plus ou moins molle, jaunâtre, quelquefois sanguinolente ou parsemée de stries de sang ; elle répand une odeur manifeste d'hydrogène sulfuré ; on la déchire quand on y touche, et le moindre lavage la réduit en une bouillie diffluente. Lorsque, dit Billard, on rencontre cette altération, l'enfant n'a ordinairement vécu que quelques heures ou quelques jours ; il a respiré péniblement, son cri a été étouffé ; ses mouvements presque nuls ; ses membres, pendant la vie, étaient dans un état de flaccidité remarquable ; ses téguments violacés ; la figure immobile. Cette altération se remarque chez les enfants les plus robustes comme chez les plus faibles en apparence, et l'on trouve presque toujours en même temps des congestions de sang dans les poumons ou des épanchements du même liquide dans l'abdomen, le crâne et le canal rachidien. Il est rare que ce ramollissement de la moelle ne soit pas accompagné d'une semblable altération du cerveau, de sorte que tout l'axe cérébro-spinal se trouve désorganisé. Cette désorganisation s'observe en été comme en hiver, peu de temps ou longtemps après la mort, de sorte qu'on ne peut guère la regarder comme le résultat de la putréfaction. On serait plutôt porté à la considérer comme le résultat d'une décomposition causée par une congestion, ou même par un épanchement sanguin; en effet, on voit toujours au milieu du tissu ramolli des caillots ou des stries de sang, et ce liquide se trouve en même temps abondamment épanché dans d'autres cavités.

Les deux extrêmes de mollesse et de dureté du tissu médullaire, à l'exposition desquels je viens de consacrer quelques lignes, sont réellement des altérations pathologiques. Mais il est entre ces deux extrêmes des degrés intermédiaires dont on ne peut aisément apprécier la nature, et qu'il serait également difficile de décrire. Le ramollissement et l'endurcissement partiels de la moelle se rencontrent assez souvent ensemble, c'est-à-dire qu'une partie de la longueur de cet organe est très diffluente, tandis que le reste est très dur. Ces détails sont applicables aux altérations du cerveau.

On peut rencontrer toutes les variétés et les nuances du ramollissement dans les diverses parties de la masse encéphalique. Mais ce qui doit fixer l'attention, c'est que le ramollissement coïncide fréquemment avec un épanchement de sang ou même une hémorrhagie cérébrale; il est fort difficile de décider si l'hémorrhagie a précédé le ramollissement, ou si elle a été consécutive. Quoi qu'il en soit, on trouve la substance blanche de la pulpe cérébrale réduite en bouillie floconneuse et considérablement mélangée de caillots de sang; elle s'échappe de tous côtés en répandant une odeur d'hydrogène sulfuré. Le ramollissement est plus ou moins étendu, plus ou moins avancé. Un seul point d'un lobe ou un seul lobe peut être ramolli, comme il est possible aussi que les deux le soient à la fois. Le ramollissement peut exister sans épanchement sanguin; il est donc très important de ne pas confondre cet état avec les ecchymoses de la masse encéphalique, qui s'en distinguent par l'intégrité et la conservation de la substance cérébrale, au milieu de l'épanchement de sang.

Ces divers états morbides, que nous venons de signaler, compromettent nécessairement la vie de l'enfant, à cause de l'importance des parties qu'ils affectent. Mais il en est d'autres qui ont leur siége sur diverses parties du corps, et qui dans certains cas peuvent offrir un caractère très grand de gravité par l'étendue qu'ils occupent; nous croyons devoir les énoncer succinctement, en faisant sentir en même temps les circonstances dans lesquelles elles pourraient compromettre la vie de l'enfant.

Peau. — Tous les enfants ont en naissant la peau plus ou moins colorée en rouge ou en rouge violacé. S'ils ne sont pas malades, la peau commence à blanchir vers le huitième jour, quelquefois vers le cinquième, et dans d'autres cas au douzième. Pour prendre sa couleur naturelle, la peau passe du rouge foncé au rose pâle, et blanchit ensuite; une nuance jaune, que l'on rend plus manifeste par la pression du doigt, est toujours mélangée avec la teinte rouge. Quelques enfants, en naissant, sont d'une pâleur extrême; d'autres, quelques jours après la naissance, deviennent ictériques. Il en est qui présentent les taches connues sous le nom de *nævi materni*, ou bien des ecchymoses, des pétéchies qui peuvent être le résultat d'un accouchement difficile, et qu'il ne faudrait pas prendre pour des traces de violences; elles ont leur siége au niveau des parties qui se sont trouvées comprimées pendant le travail de l'accouchement. Ainsi on les rencontre au cuir chevelu, et principalement au sommet de la tête, aux fesses, etc.; on peut observer aussi quelques exanthèmes, l'ecthyma, le strophulus (BILLARD). Mais ce à quoi le médecin doit surtout s'attacher, c'est à bien distinguer la peau parfaitement organisée de la peau qui n'a pas encore acquis l'entier développement du temps révolu de la grossesse. Cette circonstance éclaire la question de savoir si l'enfant est à l'état de maturité. Quand la peau n'est pas bien organisée, outre qu'elle est plus molle, moins dense, elle a encore une certaine transparence, et l'on y aperçoit les lignes celluleuses diaphanes qui séparent les plaques du derme non encore parfaitement confondues entre elles, ce qui peut éclairer sur la mort naturelle par faiblesse de naissance.

Canal digestif. — Parfois des ecchymoses scorbutiques à la base de la langue. — La face interne de l'œsophage est souvent le siége d'une injection plus ou moins marquée sous les diverses formes de plaques, de stries longitudinales, de ramifications, en sorte que sa coïncidence avec un lien appliqué autour du cou ne prouverait rien comme fait propre à démontrer que le lien aurait été appliqué du vivant de l'enfant. — Dans l'estomac, des ulcérations avec exsudation d'un liquide sanguinolent, brun ou noirâtre, ce qui pourrait établir des soupçons d'empoisonnement. Un embonpoint très prononcé peut coïncider avec des ulcérations très nombreuses dans le canal intestinal, ce qui tient à ce que l'acte de la digestion n'entre pour rien dans la nutrition de l'enfant contenu dans le sein de la mère. Outre ces ulcérations, l'estomac et le reste du tube digestif peuvent être le siége d'injections vasculaires, de rougeur, d'ulcérations et contenir du sang plus ou moins altéré ; tous phénomènes qui résultent de maladies développées alors que l'enfant était encore contenu dans l'utérus. Il en est de même sous le rapport des injections vasculaires. Ces phénomènes morbides peuvent prendre de l'accroissement après la naissance, et amener la mort de l'enfant.

Appareil urinaire. — Il ne présente d'intéressant pour le médecin légiste que cette circonstance, à savoir que les reins sont quelquefois le siége d'épanchements sanguins ou d'ecchymoses qui se sont effectuées pendant que l'enfant était encore contenu dans l'utérus.

Telles sont les considérations principales sur lesquelles nous avons cru devoir appeler l'attention des médecins. Nous n'avons pas prétendu décrire l'état normal et pathologique des organes des nouveaux-nés, ce qui nous aurait entièrement éloigné de notre sujet, mais rappeler seulement les faits relatifs aux organes des nouveaux-nés, qui peuvent servir à éclairer la question de la mort naturelle de l'enfant, que l'on pourrait, dans quelques cas, confondre avec celle qui aurait été causée par une main homicide.

VI. LA MORT A-T-ELLE ÉTÉ LE RÉSULTAT DE VIOLENCES EXERCÉES SUR L'ENFANT.

Les moyens mis à exécution pour accomplir le crime d'infanticide sont nombreux ; nous allons les passer successivement en revue.

Acupuncture. — Manœuvre anciennement connue, qui consistait à introduire une aiguille longue et déliée dans la substance du cerveau, par les tempes, les fontanelles ou la nuque, ou bien à la faire pénétrer dans la région du cœur, de manière à intéresser ce viscère ou les gros troncs vasculaires qui en partent. Guy-Patin raconte qu'on pendit à Paris une sage-femme qui avait tué par ce moyen plusieurs enfants lorsqu'ils étaient encore dans l'utérus et qu'ils ne présentaient que la tête à l'orifice.

Alberti, Brendel citent des exemples semblables. On lit aussi dans les *Causes célèbres* l'histoire horrible d'une femme qui, vers le milieu du siècle dernier, faisait son occupation d'assassiner tous les nouveaux-nés qui lui tombaient entre les mains, au moyen de l'acupuncture pratiquée au commencement de la colonne épinière ou dans le cerveau, dans l'unique intention, disait-elle à ses juges, *de peupler de plus en plus le ciel.* (Foderé, *Méd. lég.*, IV, 492.) — Belloc (*Cours de méd. lég.*, 93) cite le cas d'un enfant qui avait été trouvé sous un tas de pierres, et sur la tête duquel on aperçut vis-à-vis la fontanelle antérieure une petite plaie qui n'avait qu'une demi-ligne de longueur ; les enveloppes du cerveau avaient été perforées, l'instrument avait même pénétré dans le cerveau à une profondeur de deux pouces, et la substance cérébrale était déchirée en divers sens. On trouva une cuillerée de sang épanché tant à la surface de cet organe que dans le ventricule latéral gauche ; l'intérieur de la bouche était rempli de boue ; l'enfant était né à terme et bien conformé. — On voit donc que les piqûres ou perforations du crâne peuvent quelquefois échapper à un observateur peu attentif, à cause des faibles dimensions de la plaie qu'elles laissent. Aussi recommandons-nous d'examiner avec le plus grand soin toutes les parties qui avoisinent les centres nerveux, tant à l'extérieur qu'à l'intérieur. Les effets intérieurs résultant de ces piqûres sont toujours plus apparents. Le meurtrier ne se borne pas à enfoncer une aiguille ; il lui imprime des mouvements plus ou moins étendus qui amènent des désordres graves dans la substance cérébrale, produisent des déchirures, des ecchymoses, et laissent ainsi des traces évidentes de leur existence.

Asphyxie par défaut d'air. — Tout agent qui tend à s'opposer à l'établissement de la respiration, ou à la suspendre alors qu'elle est établie, sans agir directement sur une partie isolée du corps, ne peut pas laisser d'autres traces de son existence que sa présence même autour du corps de l'enfant. Mais dans cette dernière supposition, il reste à décider si les enveloppes de l'enfant ont été appliquées avant ou après la mort. Le médecin peut bien reconnaître que l'enfant a vécu, et d'après l'état dans lequel il aura trouvé la peau, les principaux organes de la circulation et ceux de la respiration, déterminer s'il est mort par asphyxie; mais de ce qu'un enfant aurait été trouvé enfermé dans un sac, ou dans des linges très serrés, il ne faudrait pas en conclure qu'il y aurait été placé pendant la vie. Il faut à cet égard faire deux suppositions : ou l'enfant aura été enveloppé avant que la respiration se soit établie, et alors il n'est pas possible de résoudre la question; ou, au contraire, l'attentat à la vie n'aura eu lieu qu'après l'établissement de la respiration, et alors on devra observer des résultats d'asphyxie, seul genre de mort par lequel l'enfant puisse périr : ainsi, la teinte plus ou moins violacée de la peau; le développement considérable des poumons; leur coloration foncée et violette; l'engorgement des cavités droites du cœur, et la plénitude des vaisseaux veineux qui s'y rendent; encore pourrait-il arriver que l'asphyxie fût survenue avant que les linges n'eussent servi à envelopper l'enfant, ainsi qu'on l'observe chez certains nouveaux-nés qui succombent naturellement à cette affection. D'où il résulte que l'on ne saurait établir que des présomptions plus ou moins graves à cet égard; mais dans ces circonstances, c'est déjà un indice d'une grande valeur pour le magistrat que la connaissance du genre de mort auquel l'enfant a succombé.

Lorsque l'agent propre à s'opposer au développement de la respiration, ou à la suspendre, a exercé une influence directe sur une partie, il peut y laisser des traces. Tel est le cas d'un *tampon ou de tout autre corps étranger introduit dans la bouche.* — Voici ce que j'ai observé à ce sujet dans deux circonstances de ce genre. Les tampons sont ordinairement faits avec du linge plié en plusieurs doubles et fortement serré. La cavité de la bouche et celle du pharynx allant en diminuant jusqu'à l'œsophage, il arrive que la compression effectuée par le tampon est d'autant plus forte qu'elle s'exerce plus profondément. De cette pression inégale, résulte un état particulier de la membrane muqueuse du palais et du pharynx dans les divers points de son étendue, ainsi qu'une coloration différente des deux extrémités du tampon. La membrane muqueuse est blanche, amincie, sans aucune trace d'injection vasculaire dans la partie la plus profonde de la bouche, là où la compression la plus grande à eu lieu ; en avant de ce point cette membrane est *rouge* ou *violacée*, *tuméfiée* et *épaissie ;* phénomène dont il est facile de se rendre compte par l'obstacle que le tampon apporte à la circulation du sang. Pour le tampon lui-même, il est *blanc, humide dans les points où la pression a été très forte ;* quelquefois même il est *sec* dans les replis intérieurs, tandis que la portion qui est restée libre dans la cavité de la bouche est colorée *en rouge vermeil* dans toute son épaisseur par le fait d'une exsudation sanguinolente et humide. Ces phénomènes ont lieu lorsqu'on applique une compression de ce genre chez un enfant vivant ; ils ne pourraient pas, je crois, s'effectuer si on opérait de la même manière sur un enfant mort ; et s'ils ne sont pas une preuve irréfragable que l'on ait asphyxié le nouveau-né, au moins établissent-ils de fortes présomptions sur l'existence du crime. *Voyez* Obs. n° 13, à la fin de ce chapitre. A défaut de tampon dans le pharynx, on en trouve quelquefois dans le nez et dans les fosses nasales ; aussi ces parties doivent-elles être explorées avec soin.

Pressions exercées sur les ouvertures du nez et de la bouche ou sur le cou. — Toute pression exercée sur nos parties produit pour résultat immédiat l'amincissement de la peau, le rapprochement des lames celluleuses du tissu cellulaire, et la dissémination en dehors de la compression, des fluides qui pénétraient les tissus comprimés. Ces effets sont d'autant plus prononcés que la pression est mieux soutenue et pendant plus de temps. La partie est déprimée ; elle présente l'empreinte du corps comprimant ; elle en offre les dimensions et la forme. Si après la compression, la mort est survenue, toutes les parties retombent sous l'empire des lois physiques, et bientôt l'évaporation s'effectuant à toute la surface de la peau, la partie comprimée qui ne contient plus qu'une proportion très faible de fluides se dessèche, *se parchemine, s'injecte en rouge*, et conserve ainsi la trace de la pression à laquelle elle a été soumise, alors que le reste de la peau encore pleine de liquide paraît conserver sa souplesse habituelle. L'exemple suivant donne la preuve de la possibilité de reconnaître ces sortes de pressions, opérées, soit dans le but d'étouffer un enfant, soit dans celui de l'étrangler. Pareil état parcheminé de la peau peut s'effectuer par suite d'une pression exercée après la mort, mais alors la peau *n'est pas injectée.* C'est dans ces cas d'asphyxie par défaut d'air qu'il faut bien apprécier la quantité de mucosités ou de liqueur de l'amnios que l'on rencontre quelquefois dans la trachée-artère, parce que la présence de ces liquides peut transformer une accusation d'homicide par commission, en une accusation d'infanticide par imprudence.

Conformément à l'ordonnance de M. Hély-d'Oissel, qui nous commet à l'effet de procéder à l'examen et à l'ouverture du corps d'un enfant trouvé dans un champ avoisinant les Batignolles ; de déterminer s'il est né à terme, vivant et viable ; s'il a vécu ; s'il porte des traces ou indices de violences qui puissent faire supposer l'existence d'un crime, et enfin à quelle cause de mort il a succombé, nous nous sommes rendu à la Morgue, où le corps était déposé, et nous nous sommes livré aux opérations propres à fournir la solution de ces questions. Nous en consignons ci-après le résultat.

Enfant du sexe masculin, long de 51 centimètres (19 pouces), pesant 2550 grammes (5 livres 3 onces environ) ; diamètre de la tête : occipito-frontal, 11 centimètres 1|2 (3 pouces 9 lignes) ; bi-pariétal, 9 centimètres (3 pouces 5 lignes) ; occipito-mentonnier, 13 centimètres 1|2 (5 pouces).

A l'ombilic est attachée une portion de cordon de 40 centimètres de longueur (14 pouces 9 lignes) ; ce cordon est brun noirâtre, très gorgé de sang, en partie desséché à son extrémité libre, qui a été coupée assez inégalement, comme cela aurait eu lieu avec un instrument peu tranchant.

La peau bien organisée, commençant à offrir quelques indices de putréfaction aux paupières et à la partie supérieure de la poitrine ; les cheveux assez longs ; les ongles peu larges, mais dépassant l'extrémité des doigts ; un point osseux parfaitement développé au centre du cartilage qui termine l'extrémité inférieure de chaque fémur.

Dans le tiers inférieur de la face, au voisinage du nez, de la bouche et du menton, la peau est *injectée, rouge brunâtre, desséchée et comme parcheminée ;* du sang s'écoule de la narine gauche. — La peau de ces parties ayant été incisée, on voit le derme coloré comme à l'extérieur, ce qui n'existe pas dans les points où la peau a conservé sa couleur naturelle.

En haut et à gauche de la tête, dans une étendue de 2 pouces de longueur sur 1 pouce de largeur, même état parcheminé et brunâtre du cuir chevelu ; sous le cuir chevelu un épanchement de sang noir coagulé avec décollement du périoste ; pas de fractures aux os du crâne ; le cerveau assez injecté.

Rien de remarquable dans les fosses nasales, non plus que dans la cavité de la bouche.

La trachée-artère contenant, surtout au voisinage des bronches, une petite quantité d'un mucus d'apparence purulente, comme cela s'observe dans les affections catarrhales ; les deux bronches en renferment aussi.

Les poumons, très volumineux, remplissent les cavités des plèvres et recouvrent le péricarde ; ils sont emphysémateux, rouges, et leur tissu est injecté par le sang.

Plongés dans l'eau, ils surnagent ; coupés par morceaux, chaque fragment surnage et la surnatation a lieu alors même que les fragments ont été fortement comprimés sous l'eau ; du reste, pendant cette compression, il s'en échappe des milliers de bulles très fines, évidemment dues à l'air de la respiration.

Les cavités du cœur, et notamment du côté droit, renferment du sang.

Le foie en est gorgé.

L'estomac contient du mucus.

Le méconium remplit et distend la fin du gros intestin.

Nous n'avons pas observé une dilatation de la narine gauche qui a été signalée dans un rapport précédent, et qui fut telle que l'on dut supposer qu'un corps étranger y aurait été introduit pendant la vie ; plus grande en apparence que la narine droite, elle doit cette amplitude à l'aplatissement latéral du nez.

Conclusion.

1° L'enfant, soumis à notre examen, est né à terme, vivant et viable ;

2° Il a vécu et complétement respiré ;

3° La mort paraît remonter à cinq jours environ ;

4° L'ecchymose dont nous avons signalé l'existence au côté gauche de la tête, l'état parcheminé avec rougeur de la peau de la face, qui tend à démontrer qu'une compression a été opérée sur cette partie pendant la vie, dans le but probable de suspendre la respiration par la bouche et le nez, élèvent de graves présomptions d'infanticide.

Tel est l'effet de la pression lente, graduée, soutenue ; tel pourrait être l'effet de l'application des doigts sur le cou de l'enfant, dans le but de le faire périr par asphyxie. Mais cette pression peut être brusque, intense, et, dans ce cas, elle peut produire des ecchymoses sous-cutanées, comme on vient de le voir dans l'exemple qui précède, et même des fractures du larynx. Les désordres sont alors plus apparents, toutefois il est rare de les rencontrer, le meurtier employant ordinairement plus d'habileté à commettre son crime. Le résultat d'une semblable manœuvre est une contusion dont nous traiterons par la suite.

Asphyxie par submersion. — Ce genre de mort est un des plus difficiles à constater chez l'enfant ; la plupart des signes qui fon reconnaître *la submersion* pendant la vie chez l'adulte, échappent à l'observation du médecin, parce que d'abord ils se manifestent dans des organes excessivement petits, et deviennent par cela même peu évidents, et qu'ensuite la putréfaction gazeus envahit les tissus du fœtus avec une rapidité extrême, pour peu qu'il ait été exposé à l'air pendant l'été. Nous avons eu bien souvent l'occasion de vérifier l'exactitude de ce que nous venons d'avancer, et dans les nombreuses ouvertures que nous avons faites d'enfants retirés de la Seine, nous n'avons eu qu'une fois l'occasion de reconnaître d'une manière certaine que l'enfant avait péri de submersion; mais ce que le médecin peut encore fréquemment constater, c'est la pénétration du tissu pulmonaire par de l'air, ce qui indique que l'enfant a vécu, et ce qui, rapproché de la circonstance de l'immersion dans l'eau, établit, aux yeux du magistrat, des présomptions d'infanticide. Toutefois le médecin doit bien se garder, dans ces cas, d'en tirer de pareilles inductions. Noter que la respiration a été complète; qu'il n'existe aucune trace de mort violente, et qu'il est impossible de dire si la mort est le fait de l'asphyxie par submersion, attendu que si ces caractères existaient, ils ont dû disparaître par la putréfaction; telles sont les seules conclusions qu'il puisse prendre à ce sujet.

Des magistrats pourraient peut-être soulever la question suivante dans des débats : *Pendant combien de temps un enfant peut-il vivre, lorsqu'il a été plongé dans l'eau immédiatement après la naissance?* La solution de cette question pourra être éclairée par les expériences suivantes : Legallois a prouvé que les chiens, les lapins et les chats *nouveau-nés* vivaient vingt-huit minutes dans l'eau. Lorsqu'ils étaient plongés dans ce liquide cinq jours après la naissance, ils ne vivaient que seize minutes; s'ils étaient déjà âgés de dix jours, ils ne vivaient que cinq minutes et demie; enfin à l'âge de quinze jours, ils avaient atteint la limite que les animaux adultes ne peuvent dépasser lorsqu'ils sont soustraits à l'action de l'air.

Le cochon d'Inde qui vient de naître ne peut vivre que trois ou quatre minutes de plus que l'adulte, quand on l'asphyxie dans l'eau.

Le docteur Edwards a cherché à expliquer la cause de la différence qui existait entre ces animaux dans la faculté de vivre. Il a vu que les mammifères qui, à leur naissance, produisent assez peu de chaleur pour ne pas avoir pour ainsi dire de température propre, vivent beaucoup plus longtemps que ceux qui en développent assez pour conserver une température élevée lorsque l'air n'est pas trop froid.

Le caractère extérieur qui sert à rapporter une espèce à l'un ou à l'autre de ces groupes, consiste dans l'état des yeux, qui sont ouverts ou fermés à la naissance; or, l'enfant naît les yeux ouverts, et l'on sait qu'il appartient au groupe des animaux qui produisent le plus de chaleur; il vivra donc moins de temps que les animaux qui sont dans des conditions opposées. « Ce n'est

qu'approximativement que nous pouvons juger de cette durée, dit le docteur Edwards ; dans les expériences que j'ai faites
sur les jeunes mammifères qui naissent les yeux ouverts, elle a
été de *cinq à onze* minutes. » (*De l'influence des agents physiques
sur la vie* , page 265.)

Asphyxie par strangulation. — Il est quelquefois difficile de
donner la preuve de son existence. On peut ne trouver sur le
cou qu'une empreinte qu'il ne faut pas confondre avec le pli de
flexion de la tête. Cette empreinte peut être unique ou multiple ;
si elle n'est pas accompagnée d'injection de la peau, d'éraillures,
d'ecchymoses de la peau et du tissu cellulaire, elle n'indique
qu'une chose, c'est qu'une pression a été exercée sur le col de
l'enfant, mais elle ne démontre pas que cette pression ait été
exercée pendant la vie. La mère peut déclarer qu'elle provient
d'un lien destiné à maintenir les linges qui enveloppaient l'enfant, et c'est là même l'explication ordinaire donnée par toutes
les femmes qui sont accusées du crime d'infanticide. Le médecin
ne saurait nier la possibilité du fait, excepté dans le cas où le lien
aurait été trouvé sous les linges mêmes qui enveloppaient l'enfant. Mais toute incertitude cesse lorsque : 1° l'empreinte est avec
ecchymose ; 2° lorsque la congestion des poumons, des mucosités
écumeuses dans la trachée-artère., et la coloration de la peau , indiquent que la mort a eu lieu par asphyxie , phénomènes qui
coïncident avec ce genre de mort. On trouvera , dans les observations que nous avons rapportées à la fin de ce chapitre, des faits
dans lesquels une conclusion positive a été prise ; un cas dans
lequel nous sommes resté dans le doute ; et un autre où notre
avis motivé a fait rendre à la liberté une jeune fille qui avait été
déjà condamnée par la Cour d'assises d'Evreux. Les détails dans
lesquels nous allons entrer à l'égard des contusions fourniront
des données importantes à la solution de la question.

Asphyxie dans des milieux pulvérulents.

L'infanticide soulève quelquefois de la part des jurés et des
avocats des questions qui , bien que basées sur des hypothèses
invraisemblables pour le médecin , et même contraires aux résultats de l'expérience , exigent assez souvent de la part de l'expert une réponse nette et bien motivée pour démontrer la nullité
de l'argument présenté. C'est dans le but de résoudre expéri-
mentalement une de ces questions, d'ailleurs de toute évidence

pour le médecin, que M. F.-J. Matthyssen, médecin à Anvers, a fait des recherches pour déterminer si un enfant nouveau-né qu'on trouve enterré dans la terre, dans les cendres, etc., y a été enfoui mort ou vivant. Voici les conclusions qu'il a déduites d'expériences faites sur de jeunes chats et des lapins.

« 1° La terre ou les cendres que l'on trouve dans la bouche et le pharynx » des animaux qui ont été enfouis dans ces milieux, forment pâte avec » les mucosités, et adhèrent aux parois de ces cavités, de manière que » leur progression vers l'œsophage et l'estomac s'en trouve empêchée.

» 2° La présence de ces corps étrangers dans la bouche, le pharynx » et le larynx, peut coexister avec l'enfouissement d'un animal mort ou » vivant.

» 3° La longueur et l'aplatissement du canal œsophagien sont un ob- » stacle suffisant pour que ces corps étrangers n'y pénètrent pas pour » passer de là dans la portion sous-diaphragmatique du tube digestif par » la simple action de la pesanteur, alors même que l'animal s'est trouvé » placé dans une position verticale.

» 4° La présence de terre ou de cendres dans l'estomac et les intestins » d'un animal enfoui dans ces milieux, ne peut exister sans que ces corps » étrangers y aient été introduits par un acte de déglutition, et par con- » séquent sans que l'animal ait été enfoui vivant.

» 5° L'animal enfoui aura continué de vivre d'autant plus longtemps » que l'on trouvera le corps étranger à une plus grande profondeur dans » le canal digestif. »

Les expériences de M. F.-J. Matthyssen, qui sont basées sur des expériences directes, nous paraissent tout à fait rationnelles ; nous concevons que le corps d'un individu que l'on plonge mort dans l'eau et que l'on étend sur le dos puisse se trouver dans des conditions telles qu'une eau vaseuse ou trouble puisse s'introduire dans la bouche et dans la trachée-artère pour y déposer de la vase, et qu'un expert né puisse pas tirer d'induction certaine de la présence de cette vase, au point de vue de la question d'im- mersion pendant la vie. Mais il n'en saurait être de même de corps pulvérulents, tels que de la cendre ou de la terre ; ici il faut réellement des efforts d'inspiration pour introduire ce corps pulvérulent dans les voies aériennes, et notamment dans la tra- chée-artère. Le liquide vaseux est formé de molécules qui se dé- placent facilement en obéissant aux lois de la pesanteur ; le corps pulvérulent ne présente pas la même mobilité et par con- séquent le même frottement ; la moindre adhésion l'arrête dans sa marche.

Contusions. — Elles peuvent exister à la peau avec ou sans ecchymose du tissu cellulaire. La situation de la contusion est l'une des circonstances principales dont il faut tenir compte ;

car si les contusions ont été faites dans une intention criminelle, elles doivent correspondre à des organes essentiels à la vie, puisque c'est vers ces organes que la violence a dû être dirigée. Tel serait le cas d'une contusion résultant d'une pression violente exercée sur le col, ou sur la tête de l'enfant. La forme des contusions peut conduire à reconnaître si la blessure a été faite avec les doigts ou avec tout autre agent. Lorsqu'il y a ecchymose du tissu cellulaire, il faut rechercher en premier lieu si elle a été faite pendant la vie ou après la mort.

Or, cette différence repose surtout sur la coagulation du sang qui, dans une ecchymose faite après la mort, ne saurait avoir lieu, excepté dans le cas où la contusion est opérée dans un moment si voisin de la mort que la circulation capillaire n'est pas encore anéantie.

C'est surtout dans la nature du sang infiltré ou épanché que l'on parviendra à ce résultat. On mesurera ensuite l'intensité de l'action exercée, moins par la surface de la contusion que par sa profondeur. Il faut de plus déterminer si ces contusions ne résulteraient pas, ou de l'accouchement, ou de la chute de l'enfant sur un corps dur. Les auteurs nous semblent avoir beaucoup trop étendu et généralisé le fait de la possibilité des ecchymoses pendant l'accouchement. Loin de nier cette possibilité, nous avons au contraire fait connaître le résultat des observations à ce sujet, et nous les multiplierons encore. (Voyez plus loin *Fractures*.) Mais nous voulons seulement ne pas donner dans un extrême qui conduit le médecin à toujours douter, et par cela même à ne pas éclairer la justice ; faisons observer d'ailleurs que si, dans un rapport où l'expert n'a qu'une seule source de lumières, il doit être très circonspect, sa conduite devient tout autre lorsqu'il est appelé au tribunal. Là, l'accusée fait connaître toutes les circonstances de son acccouchement, et le médecin n'a plus à porter une décision sur des faits généraux, mais bien sur un cas particulier. Pour bien faire concevoir nôtre pensée, établissons une supposition. Le corps du délit présente une contusion circulaire et superficielle au col, qui n'est pas entouré d'un lien. Un médecin, d'une réserve exagérée peut-être, établit que, quoiqu'il existe une contusion au col, il lui est impossible de décider si elle est le fait d'une pression exercée par un lien placé volontairement, ou par le cordon ombilical contourné autour du col de l'enfant, ou par la pression exercée pendant l'ac-

couchement sur le fœtus par le col de l'utérus contracté, sup·
positions très larges, comme on le voit. Au tribunal, il apprend :
1o que l'accouchement a été facile et de peu de durée ; 2° que le
cordon n'était pas entortillé autour du col de l'enfant : par conséquent toute espèce de doute cesse à cet égard. Je pourrais
trouver cinquante exemples du même genre qui placent le médecin légiste le plus circonspect dans la possibilité d'émettre une
opinion positive. Le talent du médecin consiste à exposer le fait,
à le reconnaître, à savoir dans quelles circonstances il peut se
présenter, de quelles causes il peut dépendre. Il ne doit pas
indiquer ces causes, mais se borner à dire que la blessure peut
avoir été le résultat d'une intention criminelle ou d'un accident
involontaire. Une marche autre conduirait à l'impunité, parce
que l'accusée ayant droit de prendre connaissance des pièces de
l'instruction pour établir sa défense, tirerait parti des documents
fournis par le médecin pour se soustraire à l'action de la justice.

Il n'est pas douteux que, dans les accouchements laborieux,
le corps du fœtus ne puisse présenter des contusions à telle ou
telle partie, suivant que l'enfant a présenté telle ou telle position ;
à plus forte raison s'il a fallu employer des manœuvres ou des instruments pour opérer l'accouchement. Mais dans ce dernier cas la
supposition d'infanticide n'est admissible qu'autant que la volonté
de la mère s'exerce long-temps après sa délivrance, et alors cette
cause de mort ne peut plus être invoquée. Nous nous sommes
longuement expliqués à cet égard, p. 311 et suiv. On a été plus
loin, et bon nombre d'auteurs signalent la contraction du col
utérin comme étant capable de produire les mêmes effets dans
les parties du corps de l'enfant où elle s'exerce, et par conséquent sur le cou, ce qui peut simuler l'application d'un lien.
On a dit que ce qui pourrait établir une différence entre les
effets produits par ces deux causes consisterait en ce que l'ecchymose déterminée par le col de l'utérus serait uniforme,
tandis que celle produite par un lien ou par le cordon ombilical serait inégalement intense dans les divers points du col.
Mais écoutons d'abord le docteur Klein, qu'une longue expérience dans la pratique des accouchements doit faire considérer
comme une autorité en cette matière (*Journal de Hufeland*,
novembre 1815.) Les ecchymoses et les sugillations produites par
le cordon ombilical ne sont que des suppositions dont la réalité
n'est jusqu'à ce jour établie par aucun fait. « Jamais, dit-il, je

n'ai observé de semblables exemples, quoique j'aie reçu un assez grand nombre d'enfants dont le cou était fortement étranglé par un ou deux tours du cordon ombilical, et qui *succombèrent* par l'effet de cette strangulation, ou du moins vinrent au monde avec la face livide et tous les signes d'une mort imminente. Il s'est également présenté dans ma pratique un bon nombre de strictures de l'orifice utérin qui, pendant la version, paralysèrent presque mon bras, et rendirent ensuite très pénible l'application du forceps, parce que le cou de l'enfant était étranglé par cet orifice; d'autres fois j'ai vu ces strictures autour du col avoir lieu, la tête s'étant, dès le commencement du travail, présentée la première, et je n'ai jamais remarqué sur le fœtus *soit une impression quelconque, soit une simple sugillation.*

» Il serait bien important, sous le rapport médico-légal, de recueillir toutes les observations qui tendraient à prouver la réalité des prétendues traces que laissent sur le fœtus ces étranglements, ces strictures qui appartiennent au travail de l'enfantement. Quant à moi, je me trouve porté à douter de ces effets, par la raison que j'ai pratiqué un grand nombre de versions très pénibles, pendant lesquelles l'enfant avait évidemment manifesté son état de vie par des mouvements; et cependant il m'est arrivé très souvent de ne trouver sur aucune partie de l'enfant mort ou en vie des traces de sugillation, pas même aux endroits où les lacs avaient été appliqués. Combien d'accouchements n'ai-je pas terminés par le forceps sans avoir reconnu la moindre ecchymose sur la tête de l'enfant! Enfin, j'ai observé quinze suicides par suspension, où la corde n'avait produit aucune ecchymose, même superficielle, et l'on voudrait prétendre que le col de l'utérus et même le vagin suffisent pour produire un pareil résultat! »

Quant à l'assimilation de ce phénomène à ce qui se passe dans la suspension, je partage entièrement l'opinion du docteur Klein; comme lui, et plus souvent que lui, j'ai eu l'occasion d'examiner les effets produits par la corde dans le cas de suspension, et je n'ai rencontré d'ecchymose au cou que dans deux cas; encore étaient-ce de simples excoriations de la peau avec ecchymose de cette enveloppe, et de quelques cellules du tissu cellulaire sous-cutané, dans une étendue très circonscrite. Rien de plus étonnant que de voir combien l'opinion contraire a été répandue, et les choses en sont arrivées aujourd'hui à ce point, que les médecins voient une ecchymose dans une légère injection de la peau qui borde le sillon, tandis qu'ils ont de la peine à regarder comme telles de véritables contusions du derme dans toute autre partie du corps et sous l'influence de toute autre cause. Quelques auteurs modernes ont même rassemblé un assez grand nombre de faits qu'ils ont puisés très probablement chez des suppliciés, et où cette altération se trouve notée pour beaucoup de ces cas. (Voyez *Asphyxie par suspension.*) Toutefois, ces faits ne nous ont nullement convaincu, parce que nous en ignorons la source précise, et que les observations assez nombreuses que nous avons été à même de recueillir nous ont conduit à une opinion tout opposée.

Il est une autre considération à faire valoir en faveur de l'opinion du docteur Klein. Si, dans ces faits et dans les miens, qui se rattachent tous à des cas de suicide, la force de constriction opérée sur le cou par le lien, sous l'influence du poids du corps, n'a pas pu produire d'ecchymose chez un adulte, cela ne prouve-t-il pas qu'il est difficile de concevoir comment la constriction du col de l'utérus ou celle du cordon autour du cou de l'enfant pourrait opérer une déchirure du tissu cellulaire et des vaisseaux à cet âge où ces organes jouissent de beaucoup plus d'élasticité? D'ailleurs, quelle différence d'action entre la pression égale, uniforme, du col de l'utérus, et la pression brusque d'une corde, d'une ficelle, d'un ruban, qui viennent à être serrés tout à coup par la traction exercée sur eux sous l'influence du poids du corps! Enfin, les observations de M. Esquirol, celles de Dehaëen, et l'opinion de M. Orfila, corroborent la manière de voir que nous venons d'établir.

M. Velpeau n'admet pas non plus la possibilité de ces altérations par l'orifice du col de la matrice. De deux choses l'une, dit-il, ou la tête de l'enfant est encore dans le vagin, et alors le col de l'utérus ne peut agir sur le cou; ou elle en est dehors et a dépassé la vulve; et dans ce cas encore, le col de l'utérus est trop en arrière et trop distendu par la pression que les épaules exercent en avant, pour opérer une constriction sur le cou.

Les auteurs qui ont admis la possibilité des ecchymoses par le cordon ombilical ont donné, comme moyen de les distinguer de de celles qui sont opérées par des liens, l'uniformité de l'ecchymose sous le rapport de ses dimensions dans toute la circonférence du cou. Rose et M. Marc font sentir avec raison qu'un lacet très uni pourrait produire le même résultat. M. Capuron combat, au contraire, leur manière de voir. Il nous semble que cette distinction est tout à fait illusoire; car, dans le cas où le cordon fait le tour du cou, il y a toujours un double lien dans le point d'entrecroisement, et par conséquent le double de largeur, ou une largeur plus grande dans cette partie du cou. Dans le rapport n° 21, à la fin de ce chapitre, un lien fait avec des rubans de tabliers de cuisine, et dont la surface est rugueuse, parce que la toile en est grosse, avait été passé trois fois autour du cou; il avait été tellement serré, que le diamètre de cette partie était réduit à 13 lignes, et cependant il n'existait même pas de traces d'excoriation à la peau. Voici néanmoins un rapport dans lequel cette circonstance a jeté dans le doute des médecins légistes du plus grand mérite.

Présomptions d'infanticide; traces de lien au cou. — Fractures directes et par contre-coups des os du crâne. — Ordonnance de de non-lieu, ces désordres ayant été considérés comme des effets de causes naturelles. (Annales d'hygiène et de médecine légale, tome XIII.)

Nous, soussignés, docteurs en médecine de la Faculté de Paris, etc., sur la demande de M. le procureur du roi, nous nous sommes réunis, le 8 avril 1834, à trois heures de l'après-midi, rue..., n°....., dans un cabinet, situé au second étage, donnant sur une cour, en présence de M. le commissaire de police du quartier......, pour procéder à l'ouverture du corps d'un enfant du sexe féminin, né à terme, et constater son genre de mort.

Le cadavre qui nous a été présenté a été reconnu être celui que trois d'entre nous avaient déjà examiné la veille.

Sa longueur est de 19 pouces 1 ligne. La distance du sommet de la tête à l'ombilic est de 10 pouces; celle de l'ombilic aux talons est de 9 pouces 1 ligne.

Le cordon ombilical est coupé nettement à 2 lignes de son insertion à l'ombilic; il est flétri et desséché. Les cheveux, les ongles des pieds et des mains, les sourcils et les cils, ainsi que la pesanteur totale de l'enfant, laquelle est de 5 livres 5 onces, attestent sa maturité.

Le cou porte une empreinte circulaire présentant deux raies rouges parallèles et concentriques, s'étendant d'avant en arrière et horizontalement jusqu'à la nuque, où elles paraissent interrompues par des espaces où la couleur naturelle de la peau est intacte. Cette empreinte est plus rouge du côté droit que du côté gauche; elle a la largeur d'une ligne et demie. Son trajet se trouve placé antérieurement entre le larynx et l'os hyoïde, et se termine postérieurement entre l'espace qui sépare l'occipital de la première vertèbre cervicale. La ligne de séparation des deux raies entre lesquelles la peau a conservé sa couleur naturelle est de la largeur d'une demi-ligne. Au côté gauche du cou, vers le milieu de sa surface, sur le trajet de ladite empreinte, on remarque une ecchymose longitudinale un peu oblique, de la longeur de trois lignes un quart, d'un rouge cerise, et d'une ligne de large ; anguleuse à ses deux extrémités.

Au côté droit du cou, sur le trajet de la même empreinte, on rencontre *trois ecchymoses* séparées, dont celle du milieu offre quatre impressions distinctes horizontales, ayant une ligne d'intervalle les unes avec les autres. L'antérieure porte un point d'un rouge plus foncé, se confondant dans l'empreinte circulaire ; la postérieure, longitudinale, irrégulière, composée de points séparés, est d'une coloration rouge plus foncée que les autres.

Postérieurement une autre empreinte longitudinale et oblique, d'un quart de ligne de large sur 4 lignes de long ; d'une couleur moins foncée que la précédente et présentant un peu d'*éraillement* de l'épiderme. C'est le seul point, dans toute l'étendue de l'empreinte, qui offre cette particularité.

La dissection de cette portion de la peau a démontré que le tissu cellulaire sous-cutané était ecchymosé par intervalles, dans la même direction que cette empreinte, et y correspondait dans toute son étendue.

Le larynx et la trachée-artère ne présentaient aucune lésion. La langue ne dépassait pas l'arcade alvéolaire ; elle conservait sa couleur naturelle, ainsi que les lèvres et l'intérieur de la bouche.

La tête, examinée extérieurement, est affaissée et écrasée sur elle-même de haut en bas, présentant sur le front deux taches livides : l'une s'étendant sur toute la moitié du coronal, la portion squameuse du temporal, tout le pariétal et la portion correspondante de l'occipital gauche ; celle du côté droit, moins étendue, mais plus livide que celle du côté opposé, ne comprend que la portion droite du coronal, le temporal et une portion antérieure du pariétal. Une incision ayant été pratiquée sur le trajet de la suture sagittale, de manière à séparer les téguments du crâne en deux parties latérales, a permis de constater un épanchement considérable de sang noir coagulé, occupant les parties latérales, l'occipital, tout le pariétal gauche et la plus grande partie de la région pariétale droite. Le cuir chevelu est profondément ecchymosé dans son épaisseur ; le périoste est décollé sur presque toute l'étendue du pariétal droit, ainsi que la partie moyenne du pariétal gauche. Après l'enlèvement du périoste, une fracture en éclats intéressant le pariétal droit a été mise à découvert. Cet os est réduit en quatre fragments mobiles qui se divisent en angles irréguliers, aboutissant par leur sommet à la bosse pariétale comme des rayons sur un centre commun. Le périoste est pareillement détaché de la surface de l'os pariétal gauche, qui est aussi fracturé.

La principale fracture suit une direction transversale et forme un angle obtus. Au-dessus de cette fracture, il en existe une seconde partant de la suture sagittale et aboutissant à la bosse pariétale, près du sommet de l'angle obtus désigné précédemment.

Après avoir enlevé les os de la voûte du crâne, et avoir incisé les membranes qui enveloppent la masse cérébrale, le cerveau a paru affaissé, présentant des épanchements sanguins dans les interstices de ces circonvolutions. Les vaisseaux de la dure-mère et de l'arachnoïde sont fortement gorgés de sang noir. Les plexus choroïdes et les parois des ventricules latéraux sont fortement injectés. En arrière du corps calleux ; vers le quatrième ventricule, existe un épanchement sanguin très considérable. A la base du crâne, les fosses occipitales postérieures et inférieures sont remplies de sang noir un peu fluide, et la fosse moyenne gauche est également pleine de sang.

Passant ensuite à l'ouverture de la poitrine, nous avons constaté que le diaphragme est refoulé en haut ou voûté; que les poumons ont une teinte rosée; qu'ils remplissent la cavité du thorax, excepté le gauche, qui ne recouvre pas complétement le péricarde.

Détachés avec le cœur et placés conjointement dans un vase rempli d'eau claire, ils ont surnagé complétement; séparés, ils demeurent pareillement à la surface de l'eau; coupés par petits morceaux, ils laissent percevoir distinctement la crépitation, et chacune de ces portions reste à la surface de l'eau. Il faut ajouter que ces organes sont sains, et que leur légèreté spécifique ne peut être attribuée à un développement gazeux interposé dans leur parenchyme ou à leur surface. Le cœur ne contient point de sang.

Dans l'abdomen, l'intestin grêle est rempli de méconium d'un vert foncé; le gros intestin en contient aussi dont la couleur est jaunâtre. La vessie est vide; toutes ses parties d'ailleurs sont dans l'état normal.

D'après cet examen, nous concluons:

1° Que l'enfant est né à terme ou à peu près, et qu'il était viable;

2° Qu'il a respiré;

3° Qu'il est difficile de concevoir comment l'enfant serait mort par strangulation et surtout au moyen du cordon ombilical. D'abord, parce que l'empreinte circulaire ne répond point au volume ordinaire du cordon; ensuite, parce que l'empreinte offre deux raies séparées par un intervalle de même couleur que la peau, ce qui est inexplicable dans le système de strangulation par le cordon. Admettant même que le cordon ait fait deux fois le tour du cou, et que les deux circulaires eussent été juxtaposées, on n'expliquerait pas encore le peu d'intervalle qui sépare les deux raies.

4° En supposant que l'enfant eût été étranglé par le cordon ombilical, nous ne pourrions pas mieux concevoir comment la respiration et la vie extra-utérine auraient pu s'établir, à moins que l'enfant n'eût respiré avant la strangulation; et dans ce cas, les voies de la respiration auraient offert quelques signes de ce genre de mort.

5° Les lésions profondes que nous avons observées à la tête nous paraissent une cause suffisante de la mort; mais il est difficile de concevoir au premier abord que des désastres aussi graves aient été déterminés par la chute de l'enfant, depuis les parties génitales de la mère jusqu'au sol, à la suite de l'accouchement.

6° Ayant désiré interroger la mère sur cet événement, nous nous sommes transportés auprès d'elle, et elle nous a dit que son enfant était d'abord tombé sur le carreau à la suite de l'accouchement, et qu'il lui était échappé une seconde fois pendant qu'elle le tenait sur ses bras, au moment où elle s'était trouvée mal. Nous avons mesuré la hauteur de ses membres inférieurs depuis les parties génitales, et nous avons trouvé qu'ils avaient 2 pieds 7 pouces. Mesurant ensuite la distance de sa poitrine au sol, nous avons obtenu un total de 3 pieds 1 pouce. Cette seconde chute nous a paru plus capable que la première de produire les désordres que nous avons constatés à la tête.

8 avril 1834.

Signé, MARC, CAPURON, HAUREGARD, D'HÉRÉ, GUICHARD.

Autre rapport.

Le 12 avril 1834, à dix heures du matin, les médecins soussignés se sont réunis au bureau de M. le commissaire de police du quartier de..... pour fixer les conclusions du rapport et en faire le dépôt.

Cependant ils ont cru, pour mieux éclairer leur conscience, devoir procéder à l'examen du bassin de la demoiselle...... Ils ont, à cet effet, délégué MM. les docteurs Capuron et Hauregard, lesquels se sont transportés dans le domicile de ladite demoiselle et ont exploré son bassin. Ils ont trouvé qu'il avait une largeur plus qu'ordinaire à l'extérieur; ils ont également constaté qu'à l'intérieur il était d'une forme et d'une largeur normales; que de plus les parties génitales externes ne présentaient aucun changement notable.

Le placenta ayant été apporté dans le cabinet de M. le commissaire de police et examiné par les médecins soussignés, ils ont reconnu qu'il n'offrait rien d'irrégulier dans sa structure ni dans sa forme, et que la portion du cordon ombilical qui y adhérait encore avait une longueur de 32 pouces.

Les médecins soussignés concluent de ce qui précède, que, d'une part, les dimensions du bassin; d'une autre part, la longueur du cordon ombilical, peuvent expliquer l'expulsion brusque de l'enfant et sa chute sur le sol. (12 avril 1834.)

Signé, D'HÉRÉ, MARC, CAPURON, GUICHARD, HAUREGARD.

Extrait du réquisitoire de M. le procureur du roi.

Le 8 avril dernier, la demoiselle..... accoucha seule dans sa chambre. L'enfant tomba par terre, fit entendre des cris : sa mère le ramassa, se transporta jusqu'à la porte qu'elle entr'ouvrit pour demander des ciseaux à sa jeune sœur ; celle-ci les lui ayant donnés, la demoiselle..... referma sa porte, se transporta près de son lit et perdit connaissance ; l'enfant retomba une seconde fois. Lorsque la mère eut repris ses sens, elle coupa le cordon ombilical, plaça son enfant dans son lit, mais il n'existait déjà plus La tête de l'enfant présentait une tuméfaction considérable au front, au côté droit, etc.

L'autopsie du cadavre a été faite par les docteurs Hauregard, Guichard, Marc, Capuron et d'Héré, qui ont également exploré le bassin de la mère.

Il est résulté de leur rapport, etc. Ainsi la mort ne peut être attribuée à un crime.

Ce cas est un des plus obscurs que j'aie rencontrés, parce qu'indépendamment que quelques auteurs, *Klein* entre autres, contestent la possibilité d'ecchymoses produites par le cordon ombilical, le double sillon ecchymosé, situé autour du cou ne répondait pas, ainsi que nous l'avons dit, au volume ordinaire du cordon ombilical. Cependant, la longueur considérable de celui-ci (32 pouces) expliquerait *jusqu'à un certain point* la possibilité qu'ayant fait deux fois le tour du cou, les deux circonvolutions auraient pu s'effectuer en laissant entre elles un intervalle peu considérable, il est vrai, mais à l'abri de toute compression, et dont la peau, par conséquent, aurait pu conserver son état normal.

Mais comment, avec cette supposition, expliquer l'absence de tout autre signe de suffocation? On ne le pourrait autrement qu'en supposant que l'action de la compression produite par le cordon ombilical n'aurait duré que pendant la vie fœtale, et qu'elle aurait cessé aussitôt après, ou même déjà pendant l'expulsion, ce qui aurait permis à l'enfant de respirer et de crier.

Quant aux lésions graves observées sur les os du crâne, il me paraît peu probable qu'elles aient été produites par la première chute de l'enfant, la mère étant d'ailleurs d'une petite stature. Mais il est plus vraisemblable qu'elles ont pu avoir lieu par l'effet de la seconde chute, lorsque la mère, au moment de tomber en syncope et prise peut-être d'un mouvement convulsif, aura jeté avec violence de ses bras l'enfant qu'elle y tenait. Ainsi s'expliquerait aussi comment, par le contre-coup, des fractures auraient pu avoir été produites sur le côté du crâne opposé à celui qui le premier aurait frappé un corps dur. (*Voyez* sur ce sujet en général ce que j'ai dit au mot INFANTICIDE du *Dictionnaire de médecine* en 21 vol., tome XII, page 186 jusqu'à la page 191.) Je sais qu'on pourrait objecter que l'enfant tenait encore au cordon; mais il ne faut pas perdre de vue que celui-ci avait près de trois pieds de long.

Pour ce qui concerne la section du cordon ombilical à deux lignes de son insertion dans l'ombilic, on ne saurait en tirer aucune conséquence pour ou contre la nécessité de la ligature; car ici, d'après le récit de la mère, cette section aurait été faite après la mort de l'enfant. Aussi n'avons-nous trouvé aucun signe indiquant une hémorrhagie ombilicale.

MARC.

Nous nous permettons quelques réflexions sur ce rapport très circonstancié et plein d'intérêt. Le réquisitoire de M. le procureur du roi s'appuie des conclusions des experts pour ne pas attribuer la mort à un crime. Mais il nous semble que les experts ont dit le contraire; car dans leurs troisième et quatrième conclusions, ils ont déclaré qu'ils ne pouvaient pas expliquer la strangulation par le cordon ombilical. Ils ont été plus loin, et ils ont avancé qu'il leur était difficile d'expliquer les blessures par le fait seul de la chute; c'était bien faire pressentir qu'il fallait les attribuer à une autre cause.

Pour moi, le corps de délit dont nous venons de rapporter la description me paraît être un corps de délit d'infanticide. Je me fonde, *entre autres faits :* 1° sur l'impossibilité que le cordon ombilical puisse produire sur la peau du cou d'un enfant un *éraillement de l'épiderme*, des ecchymoses de la *peau* et du tissu cellulaire, ainsi qu'une empreinte d'une ligne et demie de largeur seulement; 2° sur ce que la chute d'un enfant tenu sur les bras, et par conséquent horizontalement, et peut-être même la tête en haut, puisse amener des désordres aussi graves que ceux qui ont été décrits. Marc cherche à se rendre compte de ces lésions, et il admet la possibilité que la mère tombant en syncope, ait été prise de certains mouvements convulsifs qui lui auraient fait jeter son enfant avec violence sur le carreau. Mais d'abord si la syncope est survenue, la flaccidité des membres de la mère s'est nécessairement montrée en premier lieu; et par conséquent la chute de l'enfant s'est effectuée à ce moment, c'est-à-dire avant les convulsions. Dans la supposition même où des convulsions se seraient manifestées de prime abord, quel est l'état convulsif dans lequel les deux membres supérieurs, agissant d'un commun accord, saisiraient un objet du volume d'un enfant, se fléchiraient sur eux-mêmes, pour exécuter ensuite le mouvement de projection, et de manière à ce que la tête vînt frapper perpendiculairement le sol? Cela est peu concevable. D'ailleurs la mère déclare seulement qu'elle *a perdu connaissance;* donc elle est tombée primitivement en syncope.

Fractures et luxations. — Les considérations que nous avons établies sur la manière dont il fallait envisager les contusions du fœtus peuvent s'appliquer aussi aux fractures et aux luxations; car, comme elles, elles peuvent être l'effet d'un accouchement laborieux. C'est avec raison que Marc a appelé l'attention sur la valeur que l'on doit attacher à toutes ces altérations suivant leur siége. « Les fractures et les luxations, dit-il, autres que celles qu'on remarque à la tête et au cou, sont rarement le résultat d'une intention criminelle; et dans le cas où elles le sont, on observe d'autres marques de sévices qui peuvent éclairer sur la véritable cause de la mort. » Quoique cette remarque soit bonne en thèse générale, nous ne pouvons nous dispenser de faire observer que c'est aussi le plus souvent à la tête que surviennent les lésions résultant d'accouchements difficiles. Toutefois, comme les violences exercées sur l'enfant sont toujours dirigées vers les organes les plus importants de l'économie, l'observation de Marc est toujours juste. D'ailleurs, lorsque des fractures et des luxations surviennent pendant un accouchement, il est bien rare que cet accouchement se soit terminé sans le secours de l'art, ce qui exclut toute idée d'infanticide. M. Velpeau et plusieurs autres accoucheurs en ont cependant rapporté des exemples.

Ollivier d'Angers a publié à ce sujet un Mémoire *sur l'appréciation des causes de différentes fractures des os du fœtus et des enfants à la mamelle dans les enquêtes judiciaires* (Voy. *Annales d'hyg. et de méd. lég.*, t. XXXII, p. 121).

Tout en tenant compte de l'esprit de réserve qui a dicté cet article, nous devons le soumettre à un contrôle d'autant plus sévère qu'il ne tend rien moins qu'à jeter la perturbation dans les expertises judiciaires et à imprimer aux experts des craintes telles qu'ils sont nécessairement conduits à l'incertitude la plus entière dans leurs conclusions. Aussi nous rapportons textuellement tous les faits afin de les peser à leur juste valeur.

Ollivier cite d'abord les assertions générales de Chaussier sur la possibilité des fractures spontanées du crâne pendant l'accouchement, et que nous avons déjà fait connaître à l'occasion de la mort naturelle de l'enfant nouveau-né. Il emprunte ensuite à un Mémoire de M. Danyau fils, un certain nombre de faits (Voy. *Journal de chirurgie* de Malgaigne, janvier 1843, *sur les fractures des os du fœtus qui sont quelquefois le résultat d'accou-*

chements spontanés) pour les réunir à quelques uns qui lui sont propres ; nous allons les citer textuellement :

1ᵉʳ Osiander rapporte qu'il possède dans sa collection anatomique le crâne d'un enfant né sans le secours de l'art. Les os sont le siège de fractures ou plutôt de fissures qui ne peuvent être attribuées qu'au long séjour de la tête dans un bassin étroit. La mère, dont le bassin n'avait pas tout à fait trois pouces dans le diamètre sacro-pubien, était accouchée *seule*, le 30 janvier 1812, au milieu des plus violentes contractions utérines. L'enfant, né mort, pesait six livres et demie. Le pariétal et le frontal gauches étaient fracturés. A un second accouchement, le 13 septembre 1819, cette même femme, reçue à l'hôpital, accoucha sans secours, et avec de très fortes contractions, d'une fille vivante, mais petite, et ne pesant que cinq livres ; dont le crâne offrait une dépression à droite. » (*F.-B. Osiander, Handb. der Entbindungs, Kunst*. II, 206.)

Plus loin le même auteur parle d'une autre femme primipare, âgée de vingt-huit ans, reçue à l'hôpital le 10 novembre 1814. Depuis vingt-quatre heures en travail, cette femme, dont le bassin était rétréci par la saillie sacro-vertébrale, éprouva des douleurs de plus en plus fortes jusqu'au 14. Les contractions qui persistèrent avec intensité le 15 et le 16, amenèrent enfin l'expulsion de l'enfant. La tête offrait trois fissures, une de deux pouces, une seconde de sept lignes, et une troisième de quatre lignes de longueur. Au niveau de ces fissures, il y avait beaucoup de sang épanché (Danyau, *loc. cit.*).

2ᵉ Rose Ch..., âgée de vingt ans, très régulièrement conformée, primipare, entra à la Maternité le 6 mai 1848, et y accoucha le 29 juin suivant. Cet accouchement se termina naturellement sans l'intervention d'aucun secours, mais après des douleurs excessives et prolongées pendant vingt-quatre heures environ, résultant de la difficulté que la tête éprouva à franchir le détroit supérieur et l'excavation du petit bassin qui présentait une étroitesse assez considérable. L'enfant était mort lorsqu'il fut expulsé.

La tête de ce fœtus offrait une déformation particulière : elle était aplatie dans son diamètre vertical ; son diamètre bipariétal, au lieu d'être horizontal, était oblique d'avant en arrière et de droite à gauche, de telle sorte que la bosse pariétale gauche était en même temps sur un plan plus élevé que la bosse pariétale droite. Je disséquai ce crâne avec soin, et je reconnus que par suite de la pression violente que la tête avait éprouvée à son passage, le pariétal droit avait été déprimé de telle sorte que son bord inférieur recouvrait en partie la portion écailleuse du temporal correspondant, *dont le bord était écrasé, tandis que le bord postérieur de ce même pariétal, en s'arc-boutant contre le bord correspondant de l'os occipital, avait déterminé une fracture de ce bord, fracture d'un centimètre d'étendue dans laquelle le pariétal était resté solidement engrené.*

Je conserve le crâne de ce fœtus, sur lequel on remarque aussi un soulèvement assez considérable de tout le pariétal gauche, résultant de la dépression que toute la région latérale droite avait subie, avec chevauchement de la moitié droite de l'os frontal sur sa moitié gauche : tous les os sont épais et durs (Ollivier d'Angers.).

3ᵉ Kath. Elis. Sch..., âgée de trente ans, fut reçue à la Maternité de Berlin, le 11 mars 1831. Premier accouchement : forceps ; enfant mort. Deuxième accouchement : la tête, haute d'abord, descend, après la rupture des membranes, en seconde position tranversale, et s'y maintient fixe pendant longtemps; trente grains de seigle ergoté développent d'énergiques contractions, et une demi-heure après l'enfant est expulsé mort, offrant une profonde dépression sur les deux tempes.

Cette femme était enceinte pour la troisième fois, et parvenue au commencement du huitième mois de sa grossesse; la mensuration avec le compas d'épaisseur, à laquelle Siebold accorde beaucoup de confiance, donnait 3 po. 1/2 pour l'étendue du diamètre sacro-pubien. Toutefois le doigt n'atteignait pas l'angle sacro-vertébral, et ne faisait non plus reconnaître aucune saillie anormale à l'intérieur du bassin. La partie fœtale était haute et inaccessible.

Les premières douleurs du travail se manifestèrent le 5 mai. Bientôt on sentit la tête en portant le doigt très haut derrière la symphyse du pubis. A quatre heures, la dilatation était complète, et une heure après les membranes se rompirent; après quoi l'orifice, dont la dilatation n'était pas soutenue par l'engagement d'une partie du fœtus, revint notablement sur lui-même. Alors le doigt put atteindre l'angle sacro-vertébral, et reconnaître que la tête se présentait au détroit supérieur en première position transversale. Après de violents efforts, elle franchit le détroit, et une demi-heure suffit ensuite à l'expulsion de l'enfant. C'était une fille, pesant sept livres, et qui ne donna aucun signe de vie. La mère, après la délivrance, se trouva un peu faible, mais n'éprouva aucun accident; les suites de couches furent naturelles; et huit jours après, elle quitta la Maternité en bon état.

La tête du fœtus avait les diamètres suivants : D. occipito-frontal; 4 pouces 1/2. D. bipariétal, 3 pouces 1/2. D. occipito-mentonnier, 5 po. Ecchymose et excoriation à la tempe gauche, au niveau de la fontanelle dite de *Casserius* (petite fontanelle antérieure et inférieure). Epanchement sanguin abondant à la surface du crâne. Le pariétal gauche avait fortement chevauché, particulièrement en avant, sur le droit; pareil chevauchement existait à la main gauche de la suture lambdoïde. Le temporal droit était luxé en dehors, et la fontanelle antérieure et inférieure se trouvait par là notablement agrandie. Trois fissures existaient au pariétal gauche : la plus longue (1 pouce 1/2) s'étendait de la bosse pariétale à la suture sagittale; la seconde (1 pouce) partait du bord antérieur de l'os et se dirigeait en arrière vers la bosse pariétale; la troisième (4 lignes) se trouvait à quelque distance au-dessus de la seconde. Enfin, il y en avait une quatrième sur le frontal, au-dessous de l'ecchymose signalée plus haut. Elle avait un pouce de longueur, et s'étendait horizontalement en avant vers la bosse coronale. Quand on pressait fortement le crâne, on voyait sourdre du sang en grande quantité à travers les fissures. Siebold donne une bonne figure de cette tête de fœtus. (Fait rapporté par Siebold, *Mémoire* de M. Danyau.)

4ᵉ La nommée V..., ouvrière d'une petite stature, mais dont la taille et les membres ne sont point déformés, dit avoir eu une enfance exempte de maladies, et ne se rappelle point avoir été nouée. Cette femme, habituellement bien portante, est parvenue au terme de sa neuvième grossesse. Son premier enfant, extrait avec le forceps, naquit mort. Les cinq suivants se présentèrent par le siége; un seul naquit vivant; enfin les deux derniers qui présentèrent le sommet furent expulsés spontanément, mais étaient mort nés. Ils étaient tous, assure-t-elle, assez forts, sans excepter celui même qui est venu au monde vivant. Cette dernière circonstance, sur l'exactitude de laquelle la suite de cette observation est bien propre à faire naître des doutes, ne fut pas la seule qui resta obscure pour nous, faute de renseignements précis, et nous regrettons de ne savoir rien de positif sur la durée, les difficultés, les détails de la terminaison des huit premiers accouchements.

Arrivée à trois heures du soir, le 13 février 1842, à la Maternité, cette femme fut examinée à la salle de réception ; et cet examen permit de reconnaître la présence du cordon et d'une main au dessous de la tête. Le travail se déclara le soir même, à sept heures, et presque aussitôt les membranes se rompirent. Lorsque V... fut amenée à la salle d'accouchement, à neuf heures, on ne sentait plus le cordon ni la main. Les contractions, faibles jusqu'à dix heures, devinrent ensuite plus fortes et plus rapprochées. A minuit, la dilatation était complète. A une heure et demie la tête, engagée dans le détroit, était fortement comprimée contre l'angle sacro-vertébral et la symphyse des pubis, et ne s'avançait pas. A deux heures, le méconium s'écoulant, l'auscultation fut pratiquée : on n'entendait plus les battements du cœur. Jusqu'à cinq heures moins dix minutes, les choses restèrent dans cet état, malgré les contractions énergiques de l'utérus et les efforts de la femme. A cinq heures cinq minutes, la tête fut tout à coup poussée jusqu'à la vulve par une seule contraction ; cinq minutes après, elle était expulsée, et le tronc suivit aussitôt. Avant que la tête arrivât jusqu'à la vulve, on avait distinctement senti en arrière que le pariétal gauche était déprimé. Quand la tête acheva de franchir le détroit supérieur, on n'entendit aucun bruit particulier. Pourtant, aussitôt après la naissance de l'enfant, on reconnut qu'il y avait non seulement dépression, mais encore double fracture à la partie antérieure du pariétal gauche. L'enfant, qui était une fille du poids de 3 kilg. 250 grammes, ne donna aucun signe de vie.

Pour ne point allonger cette observation de détails étrangers à notre sujet, je me contenterai de dire que deux heures après l'accouchement des symptômes de péritonite suraiguë se déclarèrent. Bientôt la femme fut dans un état désespéré, qui se termina par la mort, le 16, à sept heures du matin.

A mon arrivée à l'hospice, le 14, j'avais examiné la tête de l'enfant. Elle offrait non seulement un aplatissement d'un côté à l'autre, un chevauchement des sutures bipariétale et lambdoïde, mais encore une forte dépression du pariétal gauche, dépression oblique de la bosse au bord antérieur de l'os, où elle avait sa plus grande largeur, et d'où elle s'étendait jusque sur la partie voisine du frontal. Du sang était épanché sous le péricrâne, au niveau de cette dépression, et il en refluait une certaine quantité de l'intérieur du crâne, par deux fractures partant de la bosse pariétale, et limitant en haut et en bas la partie déprimée. Désirant conserver la tête de ce fœtus, je la laissai entière, et ne constatai point l'état du cerveau au niveau des fractures et de la dépression. Cette tête déchirée offre les dimensions suivantes :

Diamètre occipito-mentonnier. . . 4 pouces 6 lignes.
   —   —   frontal . . . . 4 — 1 1/2
  — bipariétal. . . . . . 3 — 6
  — sous-occipito-bregmatique . 3 — 7

Les os sont épais et durs, les fontanelles petites, les sutures étroites.

Nous avons dit que les deux fractures partaient de la bosse pariétale. En ce point, leurs extrémités ne sont séparées que de deux lignes ; de là elles partent en divergeant, formant les deux côtés d'un triangle dont la base, située au bord antérieur de l'os, a onze lignes d'étendue. La fracture inférieure, qui a dix-huit lignes de long se continue sur le frontal

avec une petite fracture de quatre lignes d'étendue ; à l'extrémité antérieure de la fracture supérieure, qui a quinze lignes de longueur, une
petite partie du bord du frontal est fracturée et enfoncée. Enfin, au milieu
de la base de la surface triangulaire circonscrite entre les deux fractures
principales, existe une petite fissure du pariétal, qui s'élève à la hauteur
de sept lignes.

Quant au bassin, en voici les mesures prises sur le cadavre de la
femme :

	pouces	lignes	
Diamètre antéro-postérieur du détroit supérieur.	2	9	
Diamètre bis-iliaque.	4	4	
— oblique droit.	4	5	
— oblique gauche.	4	3	1/2
De l'angle sacro-vertébral à l'émin. iléo-pectinée gauche. . . . . , . . .	2	8	
De l'angle sacro-vertébral à l'émin. iléo-pectinée droite	2	7	
De l'angle sacro-vertébral au milieu de la branche horizontale du pubis gauche.	2	10	
— — droit.	2	11	
Longueur courbe du sacrum.	4	8	
Hauteur de la symphyse pubienne	»	14	
Diamètre bi-sciatique.	3	8	
— coccy-pubien dans la plus grande rétropulsion du coccyx.	4	6	

(Danyau, *loc. cit.*)

5ᵉ La nommée Bras..., âgée de vingt-quatre ans, petite, mais bien conformée, a toujours été bien portante, dit avoir marché de bonne heure,
et ne présente dans son squelette aucune trace de rachitisme. Elle est accouchée une première fois naturellement d'un enfant qui n'était pas tout
à fait à terme, mais très viable et qui a vécu.

Le travail avait duré quarante-huit heures. Il ne fut rien observé de
particulier sur la tête de cet enfant au moment de sa naissance.

Le 11 juin 1842 à cinq heures du soir, cette femme, en travail depuis
trente et une heures, entra à la Maternité. Les contractions étaient faibles,
l'orifice peu dilaté, les membranes entières, la tête élevée (première position du sommet). Ce ne fut qu'un peu plus tard qu'on reconnut *la projection de l'angle sacro-vertébral*. A huit heures et demie, la dilatation de
l'orifice de l'utérus était complète, les membranes se rompirent, et les
contractions devinrent plus énergiques. Sous l'influence de ces contractions, la tête poussée sur le détroit supérieur y resta appliquée et à peine
engagée pendant plus d'une heure. Tout à coup, deux contractions excessivement fortes firent descendre la tête, qui parvint à la vulve immédiatement après. L'expulsion de l'enfant se fit alors avec rapidité. Il naquit
un peu étonné, mais fut ranimé tout de suite. Il était bien développé,
paraissait à terme (la première époque menstruelle avait lieu le 21 septembre). Il pesait 3 kilogrammes. Le pariétal gauche était profondément
déprimé. Lorsque je vis cet enfant le lendemain matin, dit M. Danyau, il
existait un peu de gonflement pâteux au niveau de la dépression et un
peu de rougeur du cuir chevelu. J'examinai cette dépression avec beaucoup de soin, et je constatai qu'elle occupait une surface irrégulièrement
circulaire, de deux pouces de diamètre antéro-postérieur et vertical ;
qu'en avant elle s'étendait jusqu'à la suture fronto-pariétale, en haut jusqu'à quatre lignes de la suture bi-pariétale, en bas à un pouce de la partie

supérieure du pavillon de l'oreille ; en arrière, à dix-sept lignes de la
fontanelle postérieure. Le point correspondant à la bosse pariétale était
au niveau de la partie postérieure et supérieure de la dépression. La partie
la plus profonde de la dépression était à quatre lignes au-dessous de la
partie non déprimée. La surface déprimée était solide ; sa largeur, ainsi
que l'absence de toute mobilité, de toute crépitation, excluaient l'idée
de fractures concomitantes. Nous verrons cependant que les os n'étaient
pas intacts.

Les mesures prises sur la tête de l'enfant donnaient les résultats suivants :

Diamètre occipito-mentonnier.	4 pouces	6 lignes	1/2
— occipito-frontal	4	2	
— sous-occipito-bregmatique. . . .	3	9	1/2
Du centre de la dépression à gauche à la par- tie inférieure du pariétal droit.	2	9	1/2
De la bosse pariétale droite à la partie infé- rieure du pariétal gauche, immédiatement au-dessous de la dépression.	3	4	

Voici, d'un autre côté, les mesures du bassin prises chez la mère, qui
sortit parfaitement rétablie au bout de quelques jours.

D'une épine iliaque antéro-supérieure à l'autre.	8 pouces	10 lignes.	
De la partie la plus élevée de la crête iliaque d'un côté au point diamétralement opposé. .	9	3	1/2
Diamètre sacro-pubien (par le toucher vaginal).	3	4	
Diamètre sacro-pubien (par le compas d'épais- seur de Baudelocque.	3	3	

L'enfant fut un peu souffrant et abattu le surlendemain de sa naissance,
et refusa de téter ; mais cet état ne fut que passager, et sa santé ne cessa
pas d'être très bonne sous tous les rapports tant qu'il resta à la Maternité.
Lorsqu'au bout de huit jours il fut transporté à l'hospice des Enfants-
Trouvés, la dépression n'avait pas diminué ; elle semblait même avoir
augmenté, apparence trompeuse qui dépendait de la disparition du gonflement pâteux des téguments.

Peu de temps après son entrée à l'hospice des Enfants-Trouvés, l'enfant
fut pris d'un muguet confluent compliqué d'entérite, et succomba le
29 juin, à dix heures du soir, dix-huit jours après sa naissance.

L'autopsie, à laquelle j'assistai, démontra que la dépression ne s'était
pas relevée, que le cerveau était déprimé dans une étendue correspondante à la dépression du pariétal, mais n'avait pas d'ailleurs subi la
moindre altération. Il n'y avait n'y déchirure, ni ramollissement, pas
même d'injection de la substance cérébrale. La dure mère était également
parfaitement intacte et tout à fait saine. Deux fractures qui n'avaient pu
être soupçonnées pendant la vie existaient au pariétal, toutes deux partant de la circonférence de la dépression et aboutissant à la suture sagittale, l'une postérieure et oblique, qui avait quinze lignes de longueur,
l'autre presque verticale, se terminant à la partie moyenne du bord supérieur de l'os, et qui n'avait que sept à huit lignes d'étendue. Les bords
de ces deux fractures étaient écartés d'une ligne environ, et l'intervalle
était rempli par un tissu osseux de nouvelle formation, très mince et très
délié. Enfin, une toute petite fissure de trois lignes partant de la partie
antérieure et inférieure de la dépression allait se terminer au bord antérieur de l'os.

Quoique les os du crâne soient uniformément minces, facilement dépressibles et assez élastiques, on fracturerait plutôt la partie déprimée qu'on ne parviendrait à la relever. La solidité de cette portion a été augmentée par le dépôt, sur les deux faces, d'une nouvelle couche osseuse, assez régulière à l'extérieur, moins à l'intérieur, plus épaisse au niveau des parties les plus déprimées (*Mémoire* de M. Danyau.).

6° D'Outrepont *a vu* naître un enfant, le troisième que la femme mettait au monde, qui mourut dans des convulsions aussitôt après sa naissance. Le pariétal gauche offrait une fracture allongée d'arrière en avant, d'un pouce et demi de longueur. L'accouchement avait été spontané, *court et facile*. Chose remarquable, le bassin était bien conformé, et l'enfant, à terme d'ailleurs, était d'un volume ordinaire (Danyau, *loc. cit.*).

7° Carus rapporte qu'une femme déjà accouchée une première fois péniblement, mais naturellement, d'un enfant à terme et qui vécut six mois, eut un second accouchement *facile*. L'enfant offrait une dépression aux os du crâne et une fissure au frontal droit (Danyau, *loc. cit.*).

Voilà une première série de faits entièrement consacrés à établir que durant des accouchements spontanés, des fractures se sont opérées aux os du crâne de l'enfant. Aussi Ollivier fait-il à cet égard les réflexions suivantes : « M. Devergie, après avoir répété les remarques faites par Chaussier ajoute que, pour que de pareils résultats aient lieu, il faut d'abord une très grande force de la part de la mère, ensuite un rétrécissement de l'un des diamètres du bassin dans lequel la tête est engagée ; en outre, qu'il est difficile qu'une femme cache un accouchement dont le travail est aussi douloureux et aussi opiniâtre, si même elle peut se délivrer seule. »

« Cette opinion n'est pas absolument vraie comme on le voit, car si quelques uns des faits que je viens de citer la confirment en partie, il en est qui lui donnent un démenti formel sous tous les rapports (p. 137, *loc. cit.*).

Je crois au contraire que nos assertions se trouvent pleinement justifiées par les faits que l'on vient de lire, et si nous les analysons, nous en trouverons la preuve : 1° sur neuf exemples cités, il n'y en a que huit où la fracture d'un os du crâne a été constatée ; 2° sur ces huit enfants un seul a vécu et encore il a succombé au huitième jour ; les sept autres sont morts-nés ; et par conséquent, on conçoit qu'ils puissent bien difficilement constater le corps de délit d'un infanticide. 3° Un travail laborieux très douloureux a précédé et accompagné l'accouchement excepté dans deux cas, et dans ces deux cas où le travail a été facile six enfants sont *nés morts*. 4° Dans la totalité des cas où l'état du bassin de la femme a été constaté, on a reconnu non seulement une étroitesse marquée de certains diamètres du bassin, mais encore des déformations du bassin. Ainsi nos assertions nous paraissent plus fondées que jamais actuellement qu'elles sont appuyées de faits allégués contre.

Plus loin, Ollivier aborde les fractures qui résultent d'une anomalie dans l'organisation des os de l'enfant, et cite les deux faits suivants, dont le premier a été observé et par lui et par moi.

La femme P....., cuisinière chez un traiteur de la barrière du Roule, déjà mère une première fois, et accouchée à sept mois, était arrivée au neuvième mois de sa seconde grossesse, quand elle fut surprise par les douleurs de l'accouchement, au milieu de son service, et lorsqu'elle venait de descendre à la cave; là ses douleurs redoublent, et pendant qu'elle est à demi fléchie et appuyée contre la muraille, elle accouche en appelant à son secours. Quand on arriva près d'elle, elle avait perdu beaucoup de sang; l'enfant était mort : au moment de son expulsion, dit-elle, le cordon s'était rompu. Je fus chargé avec M. Devergie, par une ordonnance de M. Croissant, substitut de M. le procureur du roi, de procéder à l'autopsie; voici le résumé des observations que nous fîmes le 5 août 1839, à l'hôpital Beaujon, où la mère et l'enfant avaient été transportés immédiatement.

Il n'existait aucune tumeur sanguine à la tête de l'enfant. La dissection des téguments du crâne nous fit constater d'abord dans la région pariétale droite une ecchymose de quatre centimètres de longueur sur quinze millimètres de largeur, formée par du sang noirâtre, et dans la région pariétale gauche une autre ecchymose de sept centimètres de longueur sur cinq et demi de largeur, avec un peu d'infiltration de sérosité. L'os pariétal droit était intact, régulièrement ossifié, et d'une épaisseur normale. L'os pariétal gauche, au contraire, offrait un vice d'ossification particulier, et était divisé en *quatre* fragments. Les bords de ces portions d'os étaient ondulés dans la presque totalité de leur étendue, excepté en avant et en haut où les fibres de l'os étaient évidemment brisés dans une longueur de deux centimètres et demi. Les autres bords de chaque fragment étaient minces, fragiles, comme frangés, tout à fait semblables à ceux des portions d'os plats dont l'ossification n'est pas achevée. Dans l'intervalle que ces bords amincis et sinueux laissaient entre eux, on remarquait de petites lamelles osseuses, dentelées, sur leurs bords, qui constituaient autant de points d'ossification isolée, correspondant aux parties du pariétal qui présentent, dans l'état normal, le plus d'épaisseur et de solidité. Il y avait une infiltration de sang sur la dure-mère et sous le périoste, dans le trajet de la fracture qui avait interrompu la continuité des fibres osseuses (Ollivier, *Mém. cit.*).

Une domestique, âgée de vingt-deux ans, d'une assez forte constitution et d'une santé habituellement bonne, bien conformée, enceinte de son premier enfant et à terme, ressentit les premières douleurs de l'enfantement, le 22 juillet 1842, à une heure du matin. A neuf heures elle arriva à la Maternité, et fut aussitôt reçue à la salle des accouchements. A cette époque, on trouva l'orifice souple, mince, dilaté de dix lignes environ. Les membranes étaient entières, les contractions faibles. La tête se présentait en première position du sommet. L'angle sacro-vertébral n'était point accessible au doigt. Bien que les douleurs fussent devenues plus fortes dans la journée, la dilatation n'avait pas encore fait de progrès sensibles dans la soirée, et les membranes restant constamment tendues sans s'engager à travers le cercle utérin, on se décida à les rompre, à six heures du soir. Il ne s'écoula pas plus de deux cuillerées de liquide. Les douleurs devinrent plus vives, plus régulières, plus franchement intermittentes, et, à neuf heures, la dilatation était complète. Bientôt la tête franchit l'orifice, s'avança rapidement à la vulve, et à dix heures l'enfant fut expulsé. Il était mort, mais n'avait certainement cessé de vivre que depuis peu de temps; car, un quart d'heure avant la terminaison de l'accouchement, l'auscultation avait constaté des battements du cœur forts et réguliers. L'enfant pesait 3 kilogrammes 875 grammes. La surface du corps était violacée.

On reconnut aussitôt que des fractures nombreuses existaient au sommet de la tête, des deux côtés de la suture bipariétale.

A l'ouverture du cadavre, je constatai que le péricrâne était détaché sur les deux côtés de la suture bipariétale, particulièrement en arrière; que du sang liquide était épanché au-dessous; que les deux pariétaux offraient, parallèlement à la suture, une série de fractures irrégulières au-dessous desquelles le sang épanché sous le péricrâne avait pénétré; il formait une couche mince sur la dure-mère, décollée d'un demi-pouce à droite et à gauche. Le système vasculaire cérébral était congestionné, les sinus veineux surtout gorgés de sang; mais aucun épanchement sanguin n'existait, soit à la surface supérieure, soit dans les scissures, soit à la base du cerveau, non plus qu'à la surface du cervelet. La masse encéphalique, ainsi que les divers organes de la poitrine et de l'abdomen, étaient sains. Le développement était parfait et la conformation partout régulière.

En examinant de nouveau ces fractures sur la pièce desséchée, on voit qu'elles se sont opérées dans le tiers supérieur des deux os, où le tissu présentait les conditions de raréfaction que nous avons indiquées précédemment. Suivant une direction générale d'avant en arrière, à distance à peu près égale de la suture (sept à huit lignes), elles sont onduleuses, irrégulières, déchiquetées, et, dans quelques points, la macération a enlevé quelques petites parties de ce délicat tissu de mousseline que nous avons décrit.

Les fractures n'ont point été produites par une pression direct. On ne peut guère s'en rendre compte, ce me semble, qu'en admettant qu'elles résultent d'un effet de pression latérale qui, après avoir fait chevaucher les deux pariétaux, aura tendu à augmenter leur courbure et les aura fait céder dans les points les plus faibles. Ce sont donc des fractures indirectes.

Quelle conclusion avons-nous tirée du premier de ces faits, c'est que l'on pouvait regarder comme possible l'explication donnée par la mère qui déclarait qu'au moment de son accouchement le cordon s'étant rompu, la tête de l'enfant avait été frapper assez brusquement contre le sol de la cave.

Quant au second exemple, il démontre qu'à tous les âges de la vie, il est certaines conditions d'organisation qui favorisent la formation des fractures, et il n'est pas de médecin un peu instruit qui ne se mette en garde contre cet état particulier, alors qu'il a à diriger sur une inculpée la preuve d'un acte criminel. Dans l'espèce l'enfant est né mort, et de plus l'ossification était incomplète à la périphérie des os du crâne.

Les faits suivants se rattachent à des luxations de membres. Dans ces cas il n'existe pas de circonstance qui puisse imprimer le moindre doute à un expert, car lorsqu'une luxation est le fait de violences extérieures et d'attentat à la vie, il existe des désordres des parties molles que l'on ne rencontre pas ici.

Une jeune dame d'une constitution nerveuse, délicate, et qui avait parcouru les huit premiers mois de sa grossesse sans aucun accident remarquable, ressentit au commencement du neuvième, et sans cause connue, des mouvements de son enfant si brusques et si violents qu'elle fut sur le point de perdre connaissance, et que Chaussier fut appelé aussitôt. A mon arrivée, dit-il, je trouvai la jeune dame encore agitée par l'inquiétude et la surprise de ces mouvements si extraordinaires de son enfant : rien n'avait pu lui faire une impression désagréable, ou exercer son imagination ; elle était d'ailleurs trop instruite pour adopter les préjugés vulgaires ; mais, d'après les mouvements tumultueux qu'elle avait ressentis d'une manière très distincte, à trois fois différentes dans l'intervalle de dix minutes, et qui furent suivis d'un calme parfait, elle ne doutait pas que son enfant n'eût éprouvé des convulsions violentes, ce qui l'affligeait beaucoup, et lui faisait craindre la mort de son enfant, ou quelque altération particulière dans sa constitution. J'employai les moyens les plus propres à la rassurer, et ses inquiétudes furent entièrement dissipées au bout de quelques jours, lorsqu'elle eut ressenti les mouvements ordinaires de son enfant. Le reste de la grossesse se passa bien.

L'accouchement fut facile, naturel, mais l'enfant était pâle, faible, et il y avait une luxation complète de l'avant-bras gauche qui était déjeté en arrière, c'est-à-dire sur la face olécrânienne de l'humérus (Chaussier).

Dans un deuxième fait cité par Chaussier, la multiplicité et la disposition des luxations qu'on observa sur le cadavre sont extrêmement remarquables. L'une des cuisses était luxée en dehors, ou, pour exprimer l'objet suivant ma méthode, dit Chaussier, et d'une manière plus positive, la tête du fémur était placée sur la face convexe de l'ilium ; l'autre cuisse était luxée en dedans, c'est-à-dire sur le trou sous-pubien. Les deux genoux étaient luxés en arrière, c'est-à-dire que l'extrémité du tibia se trouvai à la face poplitée du fémur. Les deux pieds étaient également luxés en arrière ; enfin une luxation des trois derniers doigts de la main gauche se trouvait à la face sus-palmaire de la main (Chaussier).

J'ai été chargé par l'Académie royale de médecine de l'examen d'un fœtus monstrueux de sept mois, chez lequel je trouvai deux luxations en haut et en dehors des deux fémurs. L'absence du sacrum chez ce fœtus, ainsi que le rapprochement et l'union des deux muscles fessiers par leur bord postérieur avaient été suivis d'une traction progressive des deux fémurs en arrière, d'où était résulté le déboîtement des deux têtes de ces os hors des cavités cotyloïdes correspondantes, lesquelles étaient d'ailleurs régulièrement conformées. J'ai rapporté ailleurs, avec plus de détails, ce fait aussi rare que curieux (Ollivier, *loc. cit.*).

Enfin, Ollivier cite dans son Mémoire quatre faits qui ont trait à des fractures de membres survenues pendant que l'enfant était contenu dans le sein de la mère.

Une femme, qui était grosse de six mois, se heurta violemment le ventre contre l'angle d'une table, en tombant d'une chaise élevée; la douleur fut excessivement aiguë, et persista pendant quelque temps sans qu'on fît rien pour la calmer; insensiblement elle se dissipa, et, au terme ordinaire de la grossesse, cette femme accoucha d'un enfant assez fort, et qui présentait une tumeur volumineuse dans la région de la clavicule gauche. Il mourut le huitième jour, et à l'examen du cadavre, on trouva une fracture de la clavicule, dont les fragments, qui avaient un peu chevauché l'un sur l'autre, étaient réunis par un cal solide et volumineux qui formait la tumeur qu'on avait remarquée au moment de la naissance. (Devergie aîné, pièce présentée à l'*Académie de médecine*, séance du 24 février, 1825.)

Une jeune fille, âgée de vingt-cinq ans, fortement constituée, et enceinte de six mois, fit une chute sur le bas-ventre : aussitôt elle sentit l'enfant se remuer avec beaucoup de force, mais ces mouvements ne tardèrent pas à cesser. Le terme de la grossesse arrivé, elle accoucha sans accident d'un enfant maigre, très faible, donnant peu de signes de vie, et offrant à la jambe droite une plaie transversale de 9 lignes de longueur. Cette plaie, dont les lèvres étaient pâles et flasques, s'étendait d'une malléole à l'autre, intéressait la peau et les muscles sous-jacents, et était accompagnée d'un fracture du tibia. Le corps de cet os était tout à fait séparé de son épiphyse inférieure; il sortait par la plaie en se dirigeant en dehors, il avait perdu son périoste, et offrait un mauvais aspect. On tenta, mais vainement, d'en faire la réduction : on fut obligé d'y renoncer, parce que les bords de la plaie furent frappés de gangrène, et que la névrose fit des progrès; le mal s'étendit alors rapidement, et l'enfant mourut au treizième jour. (*Archiv. gén. de méd.*, t. XVI, p. 444.)

Une dame, âgée de trente-deux ans, d'une constitution robuste, avait atteint la trente-sixième semaine de sa troisième grossesse, laquelle paraissait devoir se terminer heureusement comme les précédentes, lorsqu'elle tomba en arrière du haut du second échelon d'une échelle sur laquelle elle était montée. Des douleurs lombaires et abdominales furent la conséquence immédiate de cette chute violente, douleurs que le moindre mouvement exaspérait, et qui persistèrent jusqu'à l'accouchement, qui eut lieu le quinzième jour après l'accident, et quatorze jours avant le terme naturel de la grossesse, suivant la malade.

Le docteur Diéterich, qui rapporte le fait, appelé près de la malade, trouva celle-ci en proie à des douleurs utérines et hypogastriques excessivement aiguës, le travail durait depuis trente-six heures, et les eaux étaient écoulées depuis vingt-quatre heures. L'état de cette dame ne permettait pas qu'on tentât de hâter artificiellement l'accouchement : sous l'influence d'une saignée, de topiques émollients et de l'usage intérieur de narcotiques, les souffrances se calmèrent, et le lendemain matin, vers sept heures, l'accouchement se termina naturellement.

L'enfant du sexe féminin était maigre et chétif, et présentait à la tête trois plaies, chacune de la grandeur d'une pièce de deux sous, dont le fond était rempli de *bourgeons charnus* recouverts de pus : leurs bords offraient déjà *un commencement de cicatrisation*. Deux d'entre elles correspondaient chacune à une des bosses frontales ; l'autre s'étendait obliquement de haut en bas et de droite à gauche ; au niveau de la protubérance occipitale. On ne remarquait aucun signe de fracture des os du crâne ; mais il existait une fracture complète de l'avant-bras droit à peu de distance de l'articulation radio-carpienne : les framents osseux chevauchaient les uns sur les autres ; toutefois on en obtenait facilement la réduction et la coaptation : il n'y avait aucune lésion appréciable des parties molles environnantes. Un pansement et un appareil très simple suffirent pour obtenir une guérison complète et rapide. (*Archiv. de méd.*, t. IV, p. 106.)

Une femme enceinte entendit, dans un mouvement de l'enfant, un bruit semblable à celui qui est produit par la rupture d'un bâton, et depuis lors, elle éprouva dans le ventre des douleurs pareilles à celles que pouvait occasionner la piqûre d'un instrument aigu. Six semaines après, elle accoucha prématurément de deux jumeaux mâles, et chez l'un d'eux le fémur gauche était fracturé ; l'un des fragments de l'os avait traversé les chairs, au-delà desquelles il formait une saillie de plus d'un pouce, et était carié. (*Archiv. de méd.*, t. XVI, p. 288.)

Il est facile de voir que tous ces faits portent avec eux le cachet de leur date. Que d'ailleurs la vie de l'enfant n'avait pas été compromise par ces lésions qui occupaient les membres, et qu'ils n'auraient jamais été des sources d'erreur. Mais Ollivier se demande avec raison si un accident de ce genre survenant quelques jours avant l'accouchement, un état tout récent de lésion ne pourrait pas embarrasser un expert. Mais d'abord remarquons que si ce cas n'est pas impossible, il n'a pas été observé ; qu'à une époque voisine de l'accouchement l'accident a peut-être moins de chances de survenir parce que l'ossification est plus parfaite et que le volume du ventre étant plus considérable, le choc se répand sur une surface plus étendue. Mais ce qui lèvera toute difficulté à cet égard, c'est la déclaration de la mère ainsi que le fait observer Ollivier. Avons-nous besoin d'ajouter qu'une pareille lésion ne saurait rendre compte de la mort, et par conséquent que l'expert sera naturellement conduit d'abord à ne pas conclure à l'infanticide et ensuite à rechercher quelle a pu être la cause de la fracture.

Si nous résumons en définitive l'exposition si importante de tous ces faits au point de vue de l'expertise judiciaire, nous dirons :

1° Qu'il n'est pas douteux qu'il ne puisse se produire des fractures à la tête d'un enfant pendant le travail de l'accouchement, mais ces fractures ne sauraient avoir lieu sans un travail long et pénible ou sans un vice d'organisation dans les os ;

2° Que ce travail long et pénible est presque toujours la conséquence d'un vice d'organisation du bassin ou d'un volume excessif de la tête de l'enfant ;

3° Que dans la très grande généralité des cas l'enfant arrive
mort-né, circonstance dans laquelle il est rare de voir s'élever
des poursuites judiciaires ;

4° Que les fractures survenues pendant le travail de l'accouchement sont accompagnées souvent de conditions extérieures
qui dénotent une pression longtemps soutenue sur un ou plusieurs points de la tête et notamment d'un enfoncement qui peut
persister quoique la vie se prolonge même plusieurs jours après
la naissance ;

5° Que dans les cas douteux la visite du bassin de la mère et
la connaissance des circonstances de l'accouchement peut devenir nécessaire au médecin pour se prononcer sur la cause de la
fracture ; mais que tous les faits cités plus haut bien analysés
et appliqués à une espèce donnée viendront rarement entraver
les recherches médico-légales. — Ils sont cependant un enseignement indispensable de l'expertise judiciaire, en ce sens qu'ils
doivent appeler la plus sérieuse attention du médecin lorsqu'il
émet une opinion sur la cause de ces fractures.

Les fractures et les luxations peuvent-elles aussi être l'effet
d'un accouchement facile, en ce sens que l'enfant venant à
sortir tout à coup des organes génitaux, aurait été projeté sur
un corps dur ? M. Henk a établi en principe que la sortie brusque
de l'enfant peut occasionner des fractures du crâne, des épanchements sanguins dans le cerveau, des commotions cérébrales
mortelles, etc. Chaussier a non seulement émis la même opinion,
mais il l'a encore appuyée d'expériences nombreuses dont voici
les résultats.

On a laissé tomber quinze enfants morts-nés, perpendiculairement, d'une hauteur de dix-huit pouces sur un sol carrelé,
de manière à ce que la tête vînt porter la première ; il en est
résulté une fracture à l'un des pariétaux sur douze d'entre eux.
Même résultat a été observé à l'égard de quinze enfants que l'on
avait laissé tomber d'une hauteur de trois pieds, seulement les
fractures étaient plus étendues ; et quand on a agi à une plus
grande distance, alors sont survenues des relâchements, des déchirures des commissures membraneuses de la voûte du crâne,
des ecchymoses et des épanchements de sang dans la cavité

des méninges ; quelquefois même le cerveau a été altéré dans sa
substance.

On a laissé tomber de la même manière quinze enfants, de la
hauteur d'un mètre (trois pieds quatre pouces) ; et par la dissection, on a reconnu, sur douze d'entre eux , une fracture des
os pariétaux étendue chez quelques sujets jusqu'à l'os frontal.
Lorsqu'on a laissé tomber l'enfant d'une plus grande hauteur,
les commissures membraneuses de la voûte du crâne étaient relâchées et même rompues en quelques points ; souvent la forme
du cerveau était altérée , et dans quelques cas, on a trouvé sous
la méninge ou dans l'épaisseur de la méningine une ecchymose,
un épanchement de sang produit par la rupture de quelques
vaisseaux. Ce ne fut que sur des enfants dont les os du crâne
étaient très mous et très flexibles qu'on ne trouva pas de fractures.

La tête de quinze enfants ayant été comprimée sur une table ,
avec les deux pouces fortement appuyés sur la surface du crâne ,
on obtint chez sept d'entre eux des fractures longitudinales aux
pariétaux ; dans les autres , il existait une dépression ou un enfoncement des os , et chez tous une déformation plus ou moins
grande de la tête. Enfin , des désordres beaucoup plus grands
sont survenus lorsqu'on a frappé la tête avec un bâton.

Parmi toutes ces expériences, il n'y a véritablement que les
premières qui aient quelque rapport avec ce qui pourrait se passer dans un accouchement facile, où la femme, étant debout,
les jambes écartées, expulserait l'enfant, qui viendrait tomber
sur le sol ; et si, d'après Chaussier, douze enfants morts sur
quinze, ont pu présenter des fractures en tombant seulement de
dix-huit pouces de hauteur, on serait porté à conclure de là, que
ce genre de lésion est on ne peut plus commun dans le mode
d'accouchement que nous venons de signaler. Resterait cependant à savoir si l'on peut inférer d'un enfant mort à un enfant
vivant ? Eh bien ! l'observation vient détruire de fond en comble
l'échafaudage hasardé de propositions que l'on a pu et que l'on
pourrait émettre à ce sujet.

M. Klein, profitant de l'influence que lui donnait sa qualité
de membre du conseil supérieur de santé, provoqua une circulaire qui fut adressée par le gouvernement à toutes les personnes
qui, dans le royaume de Wurtemberg, pratiquent des accouchements ou y assistent, afin qu'elles eussent à s'occuper de la

vérification du point de doctrine dont il s'agit, toutes les fois que l'occasion s'en présenterait. Cette vérification devait surtout avoir lieu chez des femmes qui n'auraient aucun intérêt à cacher leur grossesse ou à altérer la vérité. Le résultat de cette mesure fut que cent quatre-vingt-trois observations bien constatées parvinrent au conseil de santé. Elles rendirent compte de cent cinquante expulsions brusques, les mères étant debout; de vingt-deux, les mères étant assises; et de six, les mères étant à genoux, le corps incliné en avant; enfin, sur les cent quatre-vingt-trois accouchées, il y a eu vingt et une primipares. Or, dans ces cent quatre-vingt-trois cas, il n'y a pas eu *un seul enfant de mort; aucun n'a éprouvé de fissure ou de fracture des os du crâne*, ou toute autre lésion quelconque. Tous ont conservé leur santé, quoique les uns fussent tombés sur un sol planchéié, les autres sur le pavé, et même de la hauteur d'un étage dans l'auge sèche des latrines. La conséquence la plus immédiate et là plus sensible de ces chutes a été une asphyxie passagère chez deux enfants qui étaient tombés sur le pavé; un autre, tombé sur le sol de la chambre, avait une légère impression avec sugillation sur le pariétal droit; mais ces accidents ont également lieu dans les accouchements ordinaires. Chez trois qui étaient tombés sur un clou du plancher, ou sur le bord de la marche d'un escalier en pierre, on remarqua une petite plaie superficielle qui n'avait aucune importance. Chez dix-huit expulsés inopinément, les mères étant debout, on observa de légères taches ou raies bleues résultant d'une chute sur le parquet; chez un autre enfin, un léger éraillement de la peau du front par l'effet d'une chute dans les latrines. Il n'y a eu chez aucun de ces enfants d'hémorrhagie ombilicale, quoique, chez plusieurs, le cordon eût été déchiré à quatre, trois, deux, et même à un pouce du bas-ventre. Chez vingt et un enfants, il était même pour ainsi dire comme arraché dans le ventre, et il a fallu panser la plaie, soit avec de l'agaric, soit avec un emplâtre. (Article INFANTICIDE, *Dict. de méd.*, page 188, tom. XII.)

Ces résultats, qui sont le fait de l'observation, parlent trop par eux-mêmes pour qu'on ait besoin d'y rien ajouter ; nous ferons cependant remarquer que J. Gardner et Glokkengieser ont vu des cas de fractures et de lésions graves sur des fœtus morts dans l'utérus par suite de violences exercées sur leur mère. Quant au fait observé par M. Chaussier de cent trente fractures sur le squelette d'une petite fille qui avait vécu vingt-quatre heures, et dont la naissance avait été facile, il ne prouve rien autre chose que, dans ce cas exceptionnel, la constitution de l'enfant était toute spéciale, et analogue à ces faits bien connus de cachexie cancéreuse, où les os se rompent quelquefois par les seuls efforts des malades qui en sont affectés, ou sous l'influence de la pression exercée par le poids de leur corps; c'est ainsi que j'ai observé à l'Hôtel-Dieu, dans le service de M. Dupuytren, en 1818, une femme qui succomba à une affection de ce genre, et sur le corps de laquelle j'ai trouvé, en disséquant le squelette à l'amphithéâtre de la Pitié, cent vingt-trois fractures disséminées sur les divers os. Je sais bien qu'il n'est pas impossible qu'un enfant de la constitution de celui que cite Chaussier ne devienne le corps de délit présumé d'un infanticide; mais en procédant à l'ouverture du corps et aux opérations nécessaires à son exploration, les médecins seront certainement frappés de la friabilité des os, et tiendront compte de cette circonstance pour mesurer la valeur qu'ils doivent attacher aux altérations qu'ils auront observées.

Nous ne nions donc pas la possibilité d'une fracture au crâne sous l'influence d'une chute de l'enfant dans un accouchement facile, mais cette discussion aura servi à faire sentir la rareté de cette lésion dans de semblables circonstances. Voici au surplus un exemple qui met cette *possibilité* hors de doute; il a été tiré du *Système de médecine légale* de Metzger, et traduit par M. Taufflieb, qui m'en a donné communication.

Mort d'un fœtus par l'effet de sa chute sur un sol pavé, dans un accouchement brusque. (Wildberg Magazin für die gerichtliche, arzneiwissenschaff.)

Une femme de la campagne, bien portante, robuste, qui était déjà accouchée deux fois avec facilité et promptitude, était arrivée vers le terme de sa troisième grossesse, lorsqu'elle se hasarda d'aller au marché dans une petite ville voisine, pour y vendre des comestibles. Ayant été surprise par les douleurs de l'accouchement, elle se hâta de ramasser ses marchandises pour les transporter dans une maison appartenant à des personnes de sa connaissance. Pendant qu'elle s'en allait, la poche des eaux se rompit; elle n'eut que le temps de gagner un coin retiré du marché, pour s'appuyer contre un mur, les douleurs étant devenues de plus en plus insupportables. Mais aussitôt une contraction violente produisit l'expulsion brusque de l'enfant avec son placenta, et sa chute sur un *pavé inégal*. La mère allait ramasser son enfant, lorsqu'elle fut surprise par une hémorrhagie très forte qui l'effraya au point qu'elle perdit connaissance. Revenue à elle, cette femme appela à son secours quelques personnes qui passaient près d'elle. On accourut aussitôt pour lui donner des soins ; mais l'enfant fut trouvé mort, baigné dans le sang de sa mère, et en rapport avec le placenta par le cordon ombilical, qui était intact.

L'autopsie fournit les résultats suivants : longueur du cadavre, 19 pouces ; longueur du cordon ombilical, depuis l'ombilic jusqu'au placenta, 13 pouces seulement. Respiration parfaitement accomplie. Près de la grande fontanelle, au-dessus de l'angle supérieur et antérieur du pariétal gauche, on trouva une tumeur bleuâtre très considérable, renfermant une grande quantité de sang coagulé. La portion du pariétal gauche constituant l'angle antérieur et supérieur de cet os était totalement séparée de ce dernier par une fracture qui s'étendait depuis le milieu de la suture sagittale jusqu'à la partie latérale de la suture coronale ; cette solution de continuité portait trois fissures divergentes, se dirigeant sur la partie postérieure du même os pariétal. Sous la partie de la dure-mère correspondant à la fracture, existait un épanchement de sang coagulé de l'étendue d'une pièce de 6 francs.

La différence entre le résultat des observations de Klein et celui des expériences de Chaussier peut être expliquée par cette circonstance, que la force expultrice de l'utérus n'est pas perpendiculaire au sol, lorsqu'une femme est debout, mais bien, plus ou moins oblique, suivant la direction que cet organe a prise pendant son développement, en sorte que le sommet de la tête de l'enfant ne vient jamais frapper directement le plancher, mais que l'enfant glisse, soit sur la face, soit sur le dos, selon la position dans laquelle il a été expulsé.

Marc résume son opinion sur ce sujet de la manière suivante : 1° Il n'est pas impossible que l'expulsion brusque et imprévue de l'enfant, suivie de sa chute sur un corps dur, puisse produire des fractures et autres lésions graves à la tête ; 2° que cet effet est en général *fort rare*, et qu'il est à peu près impossible, lorsque l'enfant ne tombe sur le sol que d'une hauteur égale à la distance ordinaire des parties génitales de la femme ; 3° qu'il est peu probable, à moins que l'enfant ne tombe d'une hauteur considérable, que sa chute entraîne instantanément la mort ; 4° qu'il est impossible, l'enfant étant d'ailleurs régulièrement constitué, que cette mort survienne dès les premières heures de la naissance par le seul effet de sa chute sur le sol, de la hauteur des parties génitales de la mère, celle-ci étant même debout ; 5° qu'il faut un degré de violence beaucoup moindre pour fracturer le crâne d'un enfant mort que pour fracturer celui d'un enfant vivant. »

On comprendra par le fait suivant toute l'importance de la discussion à laquelle nous venons de nous livrer ; il démontre l'influence fâcheuse que les opinions de Chaussier peuvent encore exercer.

Cour d'assises de la Seine, 29 octobre 1836. — Une jeune fille de dix-sept ans accouche, dans la nuit du 31 mai au 1ᵉʳ juin, dans la commune d'Ivry. Elle sort de chez elle pressée par l'envie d'aller à la selle, et va se placer au-dessus d'un trou profond de 18 pouces ; pendant les efforts pour aller à la selle, l'enfant sort. Elle le prend, le ramène à sa mère, et peu de temps après il expire, quoiqu'il fût bien vivant et jetât des cris au moment où elle l'avait donné à la femme Bout..... Le rapport de MM. Ollivier et West constate que l'enfant pouvait avoir huit mois, qu'il a vécu, et que la respiration a été complète ; le crâne était brisé en plusieurs endroits et pour ainsi dire broyé ; il existait dans le cerveau et dans la poitrine une certaine quantité de sang ; il y avait sur les bras et au cou des contusions qui indiquaient qu'une forte pression avait eu lieu en ces endroits ; du sang était sorti par les narines : une partie avait été avalée et on l'a retrouvée dans l'estomac.

(Mᵉ Bonjour, avocat, demande si de l'eau sucrée que lui avait donnée la mère, et qui n'a pas été retrouvée à l'autopsie, n'aurait pas pu avoir été absorbée. Que l'on fasse boire, ajoute-t-il, de l'eau à un jeune chat, et qu'on le tue aussitôt ; qu'on l'ouvre plus tard, on ne retrouve pas d'eau. M. Ollivier déclare le fait impossible.)

Mᵉ Bonjour discute ensuite dans son plaidoyer la question de savoir si la mort de l'enfant doit être le résultat d'un accident ou d'un crime. Cette discussion terminée, il tire de sa toque un petit corps blanc et rond qu'il élève en l'air, et dit : « Ceci, messieurs, c'est le crâne d'un enfant de huit mois ; voyez comme les os en sont minces et flexibles (en ce moment le défenseur fait craquer le crâne entre ses doigts). Figurez-vous donc un enfant avec un crâne pareil chassé précipitamment des flancs d'une mère jeune et vigoureuse, pleine de santé ; figurez-vous-le tombant dans un fossé de 18 pouces : 18 pouces, messieurs, pour un homme, c'est un pas ; pour un enfant, c'est un précipice, c'est un abîme où sa vie va s'engloutir. » — Acquittement. (*Journ. le Droit*, 30 octobre 1836.)

Il est douteux que cette affaire eût eu le même résultat si les faits recueillis par Klein, et que nous avons exposés à la page 689, eussent été connus du jury.

Nous avons été chargés, Ollivier et moi, le 5 août 1839, de procéder à l'examen d'un enfant qui a offert des circonstances remarquables que les auteurs n'ont pas encore signalées. Une femme mariée, cuisinière chez un traiteur de barrière, avait déjà fait une fausse couche à sept mois ; elle était arrivée au terme de sa seconde grossesse, mais elle ne se croyait pas aussi avancée ; tout à coup elle est prise des douleurs de l'accouchement ; la salle du traiteur étant remplie de monde, elle n'ose monter à sa chambre, et se trouvant près de la cave elle y entre ; elle accouche demi-fléchie, le dos appuyé contre le mur. Le cordon, dit-elle, s'est rompu, mais nous avons reconnu *qu'il avait été coupé ;* la femme perd bientôt du sang en abondance; elle appelle; on lui porte des secours, et l'on trouve l'enfant mort.

Après avoir reconnu que le cordon était sans ligature et coupé à deux reprises différentes, à son extrémité libre au moyen probablement de ciseaux mal tranchants, nous voyons à la tête deux ecchymoses, l'une à droite, de 1 pouce de diamètre, l'autre, à gauche, de 2 pouces et demi de largeur. Dans la première, se trouvait du sang pur, infiltré dans le tissu cellulaire ; dans la seconde, le sang était mêlé de sérosité. — Une fracture existait au pariétal gauche ; telle était sa direction que, partant du milieu du bord supérieur de cet os, elle se rendait directement en bas et au-dessous de la bosse pariétale, la contournait en se dirigeant directement en arrière jusque vers la partie moyenne du bord postérieur de l'os en se réunissant à un espace vide de forme triangulaire, ayant environ 5 lignes sur chacun de ses côtés, et au centre duquel était une petite portion d'os très mince et de peu d'étendue; la fracture, légèrement oblique à son origine, avait coupé en travers la direction tout à fait verticale des fibres osseuses jusqu'auprès de la bosse pariétale, en sorte que ses bords étaient nets et suivaient une ligne droite; mais, à partir de ce point, les deux bords de la fracture étaient ondulés, amincis, ne se touchaient pas ; et à 1 ligne ou 2 lignes en dehors, l'os avait au contraire une épaisseur beaucoup plus marquée; il y avait là un défaut d'ossification par suite peut-être d'une maladie; le pariétal droit était fort bien ossifié. Nous dûmes tenir compte de cette circonstance, et faire sentir combien un pareil os était friable, en admettant, comme le disait la mère, que l'enfant fût tombé la tête sur le sol. Toutefois, la circonstance de la contusion du côté droit, réunie à la déclaration de la mère, qui disait que le cordon s'était rompu, tandis que nous avions reconnu qu'il avait été coupé à deux reprises différentes, ont servi à faire appeler l'attention des magistrats sur la possibilité que des manœuvres criminelles eussent été exercées sur l'enfant, en présentant toutefois cette assertion sous une forme tout à fait dubitative. — C'est un second fait à ajouter à celui que nous avons cité pag. 443, et qui établit la distinction à faire entre les conséquences à tirer des fractures sans vice d'organisation préalable d'avec les fractures qui accompagnent des défauts d'ossification.

Il est une lésion qui tue instantanément l'enfant, et qui souvent pourrait échapper aux recherches du médecin, c'est la luxation de la tête sur la colonne vertébrale. Les désordres pourraient être tels, qu'il n'existât aucune ecchymose à l'extérieur, capable d'en déceler la présence. La mobilité de la tête n'éclairerait pas plus dans ce cas, parce qu'elle est commune à tous les nouveaux-nés, principalement en été, où les parties molles sont excessivement relâchées, tandis qu'en hiver elles conservent pendant assez longtemps de la rigidité. La connaissance de ces faits doit engager le médecin à bien explorer profondément la partie supérieure du cou de l'enfant.

Blessures par instruments piquants ou tranchants. — La même incertitude ne règne pas à l'égard de ces lésions. Ici, il ne s'agit que de reconnaître si la blessure a été faite pendant la vie ou après la mort. Nous exposerons les moyens d'arriver à cette distinction lorsque nous traiterons de la question de savoir si les blessures ont été faites pendant la vie ou après la mort (*voyez* le chapitre des BLESSURES); seulement nous ferons remarquer ici combien il est important de préciser quelles ont pu être les conséquences de telle ou telle lésion; de déterminer le temps qui a pu s'écouler entre le moment où la blessure a été faite et celui où la mort est survenue; de rechercher l'espèce d'instrument dont on a pu se servir; résultats auxquels on arrive en tenant compte de la forme de la plaie, de son étendue en largeur et en longueur, de sa profondeur, et surtout en examinant si les lèvres de la blessure sont coupées net, ou déchirées, ou ecchymosées, etc. (*Voyez* un cas de ce genre, p. 263.) Le médecin ne saurait, au reste, entrer dans des détails trop minutieux dans la description de ces faits, quant à la gravité des blessures et aux conséquences qu'elles ont pu entraîner.

Les auteurs ont généralement placé au nombre des causes de mort criminelle de l'enfant, l'empoisonnement et la détroncation; on ne connaît pas jusqu'alors d'exemple de ces genres de mort, qui ne pourraient du reste être constatés, le premier qu'à l'aide des notions que donne la chimie (*voyez* la partie toxique de cet ouvrage), le second en établissant que la détroncation a eu lieu du vivant de l'enfant.

Combustion. — Enfin, on a placé au nombre des causes de mort, en matière d'infanticide, *la combustion*, qui est plutôt un moyen de cacher un crime commis que de l'accomplir. Un fait de ce genre s'est produit depuis la publication de notre deuxième édition ; il a donné lieu à des recherches intéressantes de M. Orfila, sur les moyens d'explorer les cendres qui en résultent et sur les conséquences que l'on peut tirer de cette exploration (voyez *Ann. d'hyg.*, t. XXXIV, p. 129). Nous allons reproduire, en le résumant, le travail de M. Orfila.

En janvier 1845, M. Orfila fut consulté par un professeur d'une des écoles préparatoires de médecine et de pharmacie du royaume sur la question de savoir s'il est possible de *reconnaître, au milieu de la cendre trouvée dans un four, la cendre qui proviendrait de la combustion d'un cadavre de fœtus.*

Tout portait à croire qu'une jeune fille, *après avoir tué* l'enfant dont elle venait d'accoucher, avait brûlé le cadavre en le plaçant dans un four sous quelques morceaux de bois.

Évidemment cette question ne pouvait être résolue que de deux manières. 1° Par l'examen de débris d'os carbonisés incomplétement ou complétement, et conservant une forme et des dimensions telles, que l'on ne pût émettre de doute sur l'origine de ces os. — C'est ce qui eut lieu dans une expertise confiée à MM. Ollivier (d'Angers) et Évrat, et dans laquelle la question fut résolue affirmativement. (Voyez *Annal. d'hyg. et de méd. lég.* t. XXVII, p. 350.) — 2° Par l'analyse des cendres et les données que la chimie fournit à cet égard, lorsqu'on établit les différences de compositions des cendres végétales et animales. Toutefois, le problème est d'une solution assez délicate, lorsqu'on l'envisage d'une manière très générale, en ce sens, que les cendres des matières animales ne peuvent être distinguées des cendres des matières végétales que par les produits azotés ou sulfurés que donnent les premières comparées aux secondes, et, si ce n'est que par exception que des cendres végétales donnent des produits azotés et sulfureux, l'exception n'en existe pas moins. Il n'en est pas de même lorsque le combustible habituellement ou accidentellement employé à fournir la cendre est connu ; alors la solution de la question devient facile, et c'est ce que démontrent les expériences de M. Orfila.

La cendre de sang donne par l'eau bouillante une *solution* qui, mêlée au sulfate ferroso-ferrique, ne produit pas de bleu de

Prusse, alors même qu'on a acidulé la liqueur avec de l'acide hydrochlorique.

4 grammes de cendres calcinées avec 5 décigrammes de potasse pure cèdent à l'eau bouillante du cyanure de potassium, qui donne alors du bleu de Prusse, par l'addition dans le liquide de sulfate ferroso-ferrique après avoir rendu la liqueur acide au moyen de l'acide chlorhydrique.

Quand on incinère soit un fœtus à terme, soit un fœtus de huit mois, et que l'analyse porte sur les os isolément, on obtient : 1° en traitant les os par l'acide sulfurique, d'une part, un dégagement instantané d'acide sulfhydrique, ce que l'on peut constater au moyen d'un papier imprégné d'acétate de plomb que l'on expose à la vapeur qui se dégage, le papier devenant immédiatement brun ; d'une autre part, du biphosphate de chaux est formé après deux à trois jours de contact, ce que l'on reconnaît en faisant bouillir le mélange dans de l'eau distillée, en traitant une partie de la liqueur filtrée par l'ammoniaque qui en précipite du phosphate de chaux, et en mélangeant le reste avec du charbon en poudre pour en former une pâte que l'on calcine afin d'en obtenir des lueurs phosphorescentes.

Quant aux parties molles du fœtus, elles donnent une cendre grise, qui, calcinée avec de la potasse, fournit un liquide d'où l'on obtient du bleu de Prusse en l'acidulant d'acide hydrochlorique et le traitant par le sulfate ferroso-ferrique.

Ce n'est pas immédiatement que l'on aperçoit le bleu de Prusse ; le liquide prend d'abord une teinte légèrement verdâtre, puis il bleuit et il précipite : il faut souvent un contact de trois jours pour arriver à ce résultat. En général, il faut agir sur 4 gram. au moins de cendres.

Cette même cendre grise, provenant de matières animales molles, peut aussi dégager par son traitement, au moyen de l'acide sulfurique, du gaz acide sulfhydrique, et fournir après trois jours de contact avec cet acide une solution dans l'eau bouillante qui rougit le papier de tournesol, et précipite du phosphate de chaux par l'addition d'ammoniaque.

Ainsi trois caractères propres, soit aux cendres provenant de la combustion des os du fœtus, soit aux cendres provenant de la combustion des chairs ou parties molles.

1° La faculté qu'ont ces cendres de donner du bleu de Prusse. en raison de ce qu'elles proviennent de matières azotées.

2° La faculté que possèdent ces cendres de dégager de l'acide sulfhydrique.

3° Le biphosphate de chaux qu'elles fournissent quand on les traite par l'acide sulfurique.

Toutes ces expériences doivent être faites dans des creusets de porcelaine et non pas dans des creusets de Hesse, attendu que ces derniers peuvent fournir du silicate de fer que l'on obtient sous forme d'un précipité capable d'en imposer pour du bleu de Prusse, mais qui s'en distingue en ce qu'il n'a jamais une couleur bleue franche mais bien une couleur verte.

Si ces caractères ne pouvaient se rencontrer que dans les cendres de matières animales, ils seraient tellement tranchés qu'ils suffiraient pour décider la question; mais la nature n'a pas établi de délimitation tranchée entre les trois règnes. Ils se fondent les uns dans les autres, de telle sorte que les intermédiaires participent des éléments de deux règnes à la fois : c'est ce que viennent démontrer les essais suivants quand on les fait dans les mêmes conditions.

A. La cendre de bois de chêne ou de sapin donne des résultats négatifs.

B. Celle de sarment de vigne a fourni des traces d'acide sulfhydrique et de phosphate de chaux.

C. Celle de bois de bourdaine donne des traces de phosphate de chaux.

D. La cendre de tourbe dégage un peu d'acide sulfhydrique.

E. La cendre de mottes à brûler dégage aussi de l'acide sulfhydrique.

F. La cendre de coke donne et de l'acide sulfhydrique et du phosphate de chaux.

G. La cendre de houille fournit du bleu de Prusse, de l'acide sulfhydrique et du phosphate de chaux.

H. Il en est de même de la cendre prise dans un foyer où l'on brûle habituellement du bois devant une bûche de coke.

Même résultat triple en produits, lorsqu'on s'adresse à de la cendre d'un foyer dans lequel on brûle habituellement du bois, mais où l'on jette des chiffons, des os, et des débris de viande.

Certes, la quantité des produits n'est pas la même que lorsqu'on s'adresse à des cendres provenant de matières animales, comparativement à celui où l'analyse porte sur des cendres dans lesquelles l'élément végétal a prédominé; mais on rentre alors dans des analyses quantitatives dont les résultats sont souvent variables, et par cela même beaucoup moins probants.

Le mémoire de M. Orfila, tout intéressant qu'il soit, ne conduira donc, malheureusement, qu'à des résultats incertains, excepté dans les cas rares où l'on aura acquis la certitude que toutes les cendres sur lesquelles portent les analyses proviennent de matières incapables de fournir des produits azotés, sulfureux et phosphatés.

Si nous résumons l'étude des violences qui peuvent élever des soupçons d'infanticide, nous voyons que toute blessure ou violence doit toujours être envisagée sous le point de vue de savoir : 1° si elle n'aurait pas pu avoir été le résultat de l'accouchement; 2° l'effet d'une chute ou d'un accident arrivé à l'enfant; 3° le résultat involontaire de phénomènes nerveux survenus à la mère après l'accouchement; 4° si cette blessure a pu causer la mort?

VII. LA MORT A-T-ELLE ÉTÉ LA SUITE D'UN DÉFAUT DE SOINS?

La mort a eu lieu naturellement; mais on eût pu l'éviter si on avait donné des soins à l'enfant. Ici, ou le défaut de soins est le fait de l'ignorance, et alors il n'y a pas de crime; ou bien l'omission a été volontaire, et dans ce cas elle constitue un homicide involontaire par négligence, qui n'est aux yeux de la loi qu'un simple délit.

Hémorrhagie par le cordon ombilical. — La première omission possible est celle de la ligature du cordon après sa section. Les médecins ne sont pas d'accord sur l'influence positive que peut exercer l'omission de cette ligature. Les uns la regardent comme une circonstance qui n'est pas capable d'opérer la mort; ils se fondent sur ce que l'hémorrhagie ne survient jamais chez les animaux. Mais on objecte avec raison que la femelle, pour opérer la section du cordon, le mâche et le sépare en deux parties par une sorte d'arrachement, action capable de prévenir l'hémorrhagie en déterminant le resserrement des vaisseaux et l'infiltration du sang dans le tissu cellulaire ambiant. Les autres, et Rose en particulier, établissent sur le sujet qui nous occupe des données générales qui nous paraissent se rapprocher beaucoup plus de la vérité.

Avant l'établissement de la respiration. — L'hémorrhagie n'a presque jamais lieu, lorsque le cordon n'est pas coupé, et que le placenta, décollé entièrement, sort en même temps que l'enfant.— Quand le cordon est coupé près du placenta, il est extrêmement rare de la voir survenir. — Elle est d'autant plus fréquente et possible, que le cordon est coupé plus près de son insertion à l'ombilic. — Si la section du cordon a lieu par un instrument tranchant immédiatement après la naissance, l'hémorrhagie est beaucoup plus probable que dans le cas où la section du cordon n'aura été effectuée qu'après quelques instants de vie. — Si le cordon est rompu par traction, l'hémorrhagie est *très rare*, *elle est presque impossible;* en effet, elle ne pourrait avoir lieu que par la veine ombilicale, car les artères se rétractent, en vertu de leur élasticité, à la suite de l'extension forcée qu'elles ont subie. Or, il faut supposer un retour du sang sur lui-même pour concevoir la possibilité de l'hémorrhagie par la veine. — Dans tous ces cas, l'hémorrhagie n'est pas *impossible*, et c'est là surtout ce que le médecin ne doit pas perdre de vue; car cette circonstance est favorable à l'accusée.

Après l'établissement de la respiration. — Il est généralement admis aujourd'hui que du moment que cette fonction s'exécute, elle s'oppose à toute perte de sang; elle arrêterait même une hémorrhagie qui aurait précédé le moment où elle vient à s'établir. Toutefois, on a rapporté des observations dans lesquelles l'hémorrhagie avait pu s'effectuer malgré l'établissement de la respiration. Ainsi Mauriceau (*Maladies des femmes grosses*, etc., p. 393) cite le cas d'un relâchement de ligature à la suite duquel survint une hémorrhagie qui causa la mort en deux jours. Desgland (*Journ. gén.*, p. 345) rapporte un accident semblable qui entraîna la mort en douze heures. Béranger de Carpi a vu des ânons et des poulains périr de la même manière. On trouve dans l'ouvrage de Merriman (*Synopsis on difficult. parturit.*, etc. p. 22) deux observations semblables à celles de Mauriceau. — Ploucquet, dans ses expériences, faisait jaillir à volonté le sang du cordon, et l'arrêtait selon qu'il suspendait ou qu'il ne mettait pas obstacle à la respiration. Le docteur Albert reconnut l'exactitude du fait avancé par Ploucquet dans la grande majorité des cas; mais il constata des exceptions, et il a cité deux exemples d'enfants appartenant à la même femme, l'un au quatrième jour de la naissance, l'autre au dixième, dans lesquels une hémorrhagie entraîna la mort de l'enfant; dans le premier cas l'enfant, venu au terme de huit mois, chétif, respirait et criait, mais ne voulait pas prendre le sein ; il n'exécutait pas de mouvement et ressemblait à un cadavre. (*Ann. d'hyg. et de méd. lég.*, VI, 155.) Voici un exemple analogue aux précédents :

Enfant nouveau-né, mort par hémorrhagie ombilicale, après avoir respiré, par M. Wildberg, traduit et communiqué par M. Taufflieb. (*Wildberg's Magazin für die gerichtliche arzneikunde.* Berlin. Année 1831, page 395.)

L'enfant, du sexe féminin, est bien conformé ; il n'offre aucun indice de putréfaction ; il a 18 pouces de longueur, et pèse 6 livres. Le grand diamètre de la tête a 4 pouces 1/4, le petit 3 pouces 1/2. La grande fontanelle n'offre pas de grandes dimensions, les sutures sont très étroites ; la fontanelle postérieure est à peine sensible. Les cheveux ont près de 1 pouce de longueur. Le nez et les pavillons des oreilles sont d'une consistance cartilagineuse.

Le visage est arrondi, mais d'une couleur de cire blanche, ainsi que les lèvres. La peau, en général, est lisse et blanche ; le thorax est voûté ; les mamelons sont proéminents ; les membres sont arrondis et assez bien pourvus de chairs ; les ongles des mains et des pieds sont luisants et fermes.

Au nombril de l'enfant adhère une portion de cordon ombilical de 4 pouces de longueur. A 1 pouce 1/2 de l'extrémité du cordon, évidemment coupé par un instrument tranchant, se trouve placé une ligature formée par une ficelle blanche, très mince, du calibre de celles que l'on emploie dans les pharmacies pour ficeler les fioles ; la ligature avait été placée de manière que la ficelle avait fait deux tours avec un nœud, puis encore deux tours avec un second nœud.

On remarque avec surprise que la portion du cordon située derrière la ligature n'est pas plus gonflée ni plus distendue par des liquides (*saftreicher, plus succulente*) que la partie placée au-devant de la ligature, et encore, qu'en enlevant la ligature, on trouve aussi peu de sang dans les vaisseaux ombilicaux que dans l'extrémité du cordon placé au devant de cette même ligature.

Les viscères de la cavité abdominale sont bien conformés, mais pâles et anémiques, surtout le foie et la rate. La vessie est vide et contractée sur elle-même ; le rectum est dans le même état, excepté la partie supérieure de cet intestin qui contient un peu de méconium, dont on trouve également une certaine quantité dans le colon descendant et dans le colon transverse. Les vaisseaux ombilicaux sont très rétrécis et presque fermés. Tous les gros vaisseaux sanguins de la cavité abdominale sont vides.

Les organes de la cavité thoracique sont trouvés dans l'état suivant : glande thymus petite et pâle ; poumons distendus, proéminents sur le péricarde et le recouvrant en partie. Les poumons, avec le cœur et le thymus, plongés dans de l'eau de rivière médiocrement froide, dans un vase approprié à l'épreuve hydrostatique, nagent sous l'eau. Les poumons seuls nagent immédiatement sous la surface de l'eau. En incisant ces organes, on entend une crépitation distincte, mais on ne voit point paraître de sang écumeux. Les poumons ayant été coupés en morceaux, chacun de ces morceaux surnagea parfaitement; ils surnagèrent même après avoir été comprimés.

Le péricarde contient peu de sérosité; le cœur et les gros vaisseaux sont trouvés vides. Le canal artériel se trouve très rétréci, presque fermé; le trou oval est en grande partie ouvert. Le diaphragme n'est pas très convexe. L'épiglotte est relevée; on ne trouve aucun corps étranger dans la bouche et le pharynx.

Les sinus de la dure-mère et les gros vaisseaux cérébraux sont trouvés vides; les ramifications de ces mêmes vaisseaux offrent, d'espace en espace, une petite quantité de sang. Les ventricules du cerveau contiennent peu de sérosité; les plexus choroïdes sont pâles et exsangues.

M. Wildberg déduisit de ces faits les conclusions suivantes:

1° L'enfant est né viable et à terme.

2° L'enfant a respiré après la naissance.

3° L'enfant est mort par hémorrhagie. Cette hémorrhagie a eu lieu par le cordon ombilical, l'autopsie ayant démontré qu'elle ne pouvait se faire par une autre voie.

4° La ligature a été placée sur le cordon ombilical après la mort de l'enfant.

Ces conclusions furent parfaitement justifiées par les aveux de la mère, que l'on ne parvint à découvrir que quelque temps après que l'autopsie fut faite. Cette femme, qui était employée comme servante dans la maison où elle accoucha, déclara que l'enfant était né vivant, qu'il avait respiré et crié: que, craignant de se voir trahie par les vagissements de son enfant, elle l'avait caché dans le coin d'un grenier abandonné, dans un bâtiment attenant à la maison de ses maîtres. Elle n'avait pas lié le cordon ombilical, dont la section avait été faite au moyen d'un couteau de poche. Quand elle revint quelque temps après pour voir son enfant, elle le trouva mort et baigné dans son sang. Pour échapper à la punition qu'elle craignait d'encourir pour avoir négligé la ligature du cordon ombilical, elle nettoya l'enfant, et plaça sur le cordon une ligature au moyen d'une ficelle mince, afin que personne ne pût soupçonner la véritable cause de la mort de son enfant.

Lentin rapporte l'exemple d'une hémorrhagie par un cordon de 6 pouces de longueur. (Metzger, *Système de médecine légale*, 1803.)

Voici un cas d'expertise dans lequel l'état de l'enfant a donné lieu à l'interprétation du fait sur lequel nous venons d'appeler l'attention.

Conformément à l'ordonnance de M. Hély d'Hoissel, substitut de M. le procureur du roi, qui nous commet à l'effet de procéder à l'examen et à l'ouverture du corps d'un enfant nouveau-né trouvé sur l'esplanade des Invalides et déposé à la Morgue, de rechercher s'il est né vivant et viable, s'il a vécu; s'il porte des traces de violences auxquelles on puisse rattacher la mort, et s'il existe des indices de crime; nous avons procédé aux opérations nécessaires à la solution de ces questions; nous en consignons ci-après le résultat.

Enfant du sexe masculin, pesant 2,650 grammes (5 livres 4 onces environ), long de 53 centimètres 1/2 (19 pouces 3 lignes), le milieu du corps répondant à 7 lignes au-dessus du nombril.

Diamètre de la tête. — Bipariétal, 9 cent.; occipito-frontal, 11 cent.; occipito-mentonnier, 12 cent. 3 millim. — La peau parfaitement organisée, des traces d'enduit sébacé au pli des aines ; les ongles assez étroits, mais dépassant l'extrémité des doigts ; les cheveux blancs, ayant moins d'un pouce de longueur et peu nombreux.

A l'ombilic, une portion de cordon de 45 millimètres (20 lignes) ; elle a été coupée avec un instrument tranchant ; elle ne porte pas de ligature.

La peau est peu colorée, ainsi que la généralité des organes et des vaisseaux, qui ne contiennent que peu de sang ; toutefois, ce n'est pas encore la pâleur hémorrhagique que l'on observe quelquefois.

Aucune trace de violences tant à l'extérieur qu'à l'intérieur du corps ; les os sans fracture.

Tête. — Pas de contusions sous le cuir chevelu ; une très petite quantité de sang sous le périoste de la moitié postérieure du pariétal et de la moitié supérieure de l'occipital, correspondant à une infiltration séro-sanguinolente du cuir chevelu, altérations qui nous paraissent le résultat du travail d'un accouchement laborieux.

Les os sains ; le cerveau bien organisé et à l'état normal.

Rien de remarquable dans la bouche.

La trachée-artère pâle sans mucosités.

Les poumons volumineux, contenant de l'air dans toute l'étendue de leur parenchyme ; le cœur renfermant peu de sang, qui s'y trouve toutefois en proportion plus considérable à droite qu'à gauche.

Les poumons, plongés dans l'eau, surnagent ; coupés par morceaux, ils surnagent ; chaque fragment comprimé sous l'eau laisse échapper des milliers de bulles d'air colorées par un peu de sang, et surnagent encore.

L'estomac renferme des mucosités.

Le foie est à l'état normal, mais il contient peu de sang.

Rien de particulier dans l'intestin grêle.

Le gros intestin rempli de méconium.

L'anus perforé et libre.

Un point osseux encore imparfaitement développé dans le centre du cartilage qui termine l'extrémité inférieure de chaque fémur.

Pas d'apparence de putréfaction.

Conclusion.

1° L'enfant soumis à notre examen est né dans le cours du neuvième mois de la grossesse.

2° Il est né vivant et viable ; il a vécu.

3° Il a complétement respiré.

4° Il ne porte aucune trace ou indice de violences auxquelles on puisse rattacher la mort.

5° Il est très difficile de préciser la cause de la mort ; une seule circonstance nous porterait à croire qu'elle aurait pu être le résultat d'une perte de sang plus ou moins considérable par le cordon ombilical, qui a été coupé très court et qui ne porte pas de ligature. Toutefois il est d'observation en médecine que dans ces circonstances mêmes, l'hémorrhagie n'a pas lieu lorsque la respiration est parfaitement établie, et c'est justement le cas de cet enfant ; en sorte que si l'hémorrhagie avait été la cause de la mort, ce cas rentrerait dans le nombre des exceptions dont on possède cependant des exemples.

Actuellement que nous avons signalé les circonstances dans lesquelles ce genre de mort peut arriver, nous ferons observer que le corps de l'enfant porte avec lui un cachet particulier qui peut servir à le faire reconnaître. La peau est décolorée, exsangue, couleur de cire ; le tissu musculaire lui-même est plus pâle ; les vaisseaux veineux et artériels sont vides de sang ; il en est de même des cavités du cœur ; les poumons sont blafards, ils se précipitent au fond de l'eau, présentent, en un mot, tous les caractères de ceux qui n'ont pas été pénétrés par de l'air. M. Orfila (*Méd. lég.*, II, 276) a élevé des doutes sur l'exactitude de cette description généralement donnée par les auteurs ; il se fonde sur des expériences qu'il a faites sur des chiens qu'il a laissés périr d'hémorrhagie, et qui n'ont pas présenté une déplétion aussi complète du système veineux et du système artériel. Il ajoute qu'il en a été de même de cadavres d'individus morts par le supplice de la guillotine. Il fait enfin observer que la putréfaction seule peut produire cette vacuité des vaisseaux. Mais remarquons que tous les auteurs se sont accordés à tracer le même tableau de la mort par hémorrhagie ; que M. Orfila lui-même, s'il trouve du sang dans certains points du trajet des gros vaisseaux, constate leur vacuité dans la majeure partie de leur étendue ; qu'en explorant un *chien* mort d'hémorrhagie, on se prive de l'un des cachets les plus frappants du genre de mort : l'aspect couleur de cire que présente la peau. — L'existence d'une ligature au cordon ne prouve pas que l'enfant ne soit pas mort d'hémorrhagie ; car une mère qui laisserait périr l'enfant après avoir coupé le cordon auprès de l'ombilic, pourrait, pour donner le change, appliquer la ligature après la mort.

Privation d'air. — Une seconde cause d'omission est la privation d'air respirable par défaut de soins. Ainsi une femme accouche seule, l'enfant est assez brusquement expulsé ; la mère le laisse demeurer entre les cuisses, la face sur les draps, la bouche et le nez plongés dans le sang et les eaux de l'amnios : il périt asphyxié. — L'enfant naît avec le cordon entortillé autour de son col, et succombe à l'engorgement des vaisseaux du cerveau. Tel est encore le cas où il y a engouement dans la bouche, dans la trachée, par des mucosités ou par les eaux de l'amnios : le doigt introduit dans la bouche de l'enfant ; une position conve-

nable qui lui aurait été donnée, eût suffi, dans ces diverses circonstances, pour le soustraire à la mort.

Exposition au froid. — L'homicide involontaire d'un enfant
nouveau-né peut avoir lieu dans un troisième cas, c'est celui où l'on
n'a pas abrité l'enfant contre une température trop froide, et
même où il y a été exposé par accident. Cette cause est très puissante et promptement mortelle; c'est ainsi que nous avons vu
un enfant qui avait succombé à ce genre de mort, pendant le
temps qu'on le transportait de la demeure de l'accouchée à la
Maternité; et cependant il était enveloppé de linges et entouré
des précautions qu'une femme peut prendre quand elle n'a pas
envie de cacher son accouchement. — Un enfant peut périr par
défaut de nourriture. Enfin il est des enfants qui périssent de
faiblesse, et qui vivraient si on stimulait la respiration et la circulation. — Placerons-nous au nombre des causes d'homicide
involontaire d'un enfant nouveau-né par omission, 1° le cas où
la faiblesse de naissance est telle qu'il est nécessaire de pratiquer
l'insufflation pulmonaire pour rétablir la respiration? 2° celui où
l'enfant naît dans un état d'asphyxie, et où il faut, pour éviter
la mort, laisser écouler du sang par le cordon ombilical? 3° la
gangrène qui se manifeste quelquefois lorsque l'inflammation de
l'anneau ombilical est excessivement vive, et qu'elle n'est pas
combattue par les émollients? C'est à tort, suivant nous, que
plusieurs auteurs de médecine légale, et M. Orfila entre autres,
ont regardé ces circonstances comme pouvant faire l'objet d'une
accusation d'homicide involontaire d'un enfant nouveau-né par
omission; ce sont des soins qu'un médecin seul est en état de
donner.

Une accusation d'infanticide pourrait être intentée dans le cas
suivant : Madame de L... était mère de deux garçons qu'elle avait
nourris. Elle accouche d'une fille qu'elle allaite de nouveau.
Sachant combien elle est portée au sommeil, elle prend chaque
nuit la précaution de se mettre à son séant pour donner à téter
à son enfant. Cependant à la quinzième nuit de l'allaitement,
elle s'endort assise, pendant que son enfant était à son sein;
elle fléchit peu à peu son corps en avant sous l'influence du
sommeil et étouffe son enfant qu'elle tenait dans ses bras. Cependant elle s'éveille, aperçoit son enfant sans mouvement, la
figure violette; elle jette un cri, appelle son mari; mais il n'était
plus temps, l'asphyxie était survenue. Un médecin qui demeu-

rait dans la maison monte immédiatement, mais les soins sont inutiles. (Ce fait est à notre connaissance.)

On voit, en résumé, qu'il est plus difficile peut-être de constater l'homicide involontaire de l'enfant nouveau-né, et qui est le résultat de l'omission, que le crime d'infanticide qui a eu lieu par commission, et que l'on ne doit jamais émettre une opinion à ce sujet qu'avec la plus grande réserve, parce que souvent la mère est elle-même placée dans des circonstances tellement indépendantes de sa volonté, qu'elle devient excusable. Il faut surtout, dans ces sortes de cas, rechercher quel est l'âge de la femme; quelle peut être son expérience; si elle est primipare; si elle n'était pas placée elle-même sous l'influence d'un état syncopal dépendant ou d'une hémorrhagie ou des douleurs vives de l'accouchement; si enfin elle n'a pas été en proie à des convulsions immédiatement après l'accouchement; car le rôle du médecin ne consiste pas à chercher un crime, mais bien à éclairer les magistrats et à découvrir la vérité, soit qu'elle conduise à la culpabilité ou à la non-culpabilité, soit qu'elle punisse.

QUESTIONS RELATIVES A LA MÈRE.

Les questions qui découlent de l'examen de la mère, qui a lieu naturellement après celui de l'enfant, sont les suivantes : 1° La femme est-elle accouchée? 2° En supposant qu'il soit prouvé que la femme est accouchée, y a-t-il coïncidence entre l'époque de son accouchement et celle de la naissance présumée de l'enfant? Il est facile de concevoir qu'on n'arrivera à résoudre ces questions qu'en étudiant avec soin l'ordre de succession des phénomènes qui suivent les couches (*voyez* ACCOUCHEMENT). 3° L'enfant appartient-il à la mère? C'est une question que le médecin n'est presque jamais appelé à résoudre, mais qu'il peut quelquefois éclairer par la solution précise de la précédente.

4° *Une femme peut-elle ignorer sa grossesse?* Cette question est très fréquemment posée aux médecins, parce que c'est souvent le prétexte des accusées pour justifier l'état d'incurie complète dans lequel elles se sont trouvées au moment de leur accouchement. Fodéré (*Méd. lég.* I, 495) s'exprime ainsi : Il me semble que dans des cas pareils il faut d'abord poser la question : *Vous êtes-vous exposée à devenir enceinte?* Quelle est en effet la femme qui ignore que la grossesse dépend d'un commerce avec l'autre sexe? quelle est celle qui, s'y étant livrée, peut douter de la véritable cause de son état?

Desgranges, de Lyon, écrivait à Foderé : Une jeune coiffeuse assez niaise était recherchée par un jeune homme qui lui promettait mariage. Il la joint un jour au bain, sous le pont de pierre ; il parvient à cohabiter avec elle en lui persuadant *que dans l'eau elle ne pouvait devenir enceinte*. Cette jeune fille a continué de coiffer pendant ses neuf mois de grossesse. Elle fut prise tout à coup des douleurs de l'enfantement ; elle niait naïvement être enceinte ; elle n'avait jamais cherché à cacher son état. M. Desgranges n'eut que le temps de l'accoucher derrière les rideaux, en présence de plusieurs personnes qui se trouvaient là. Il tire de ce fait la conclusion qu'une femme peut ignorer sa grossesse ; mais Foderé ajoute qu'elle ne peut ignorer qu'elle s'est mise dans le cas de devenir grosse.

J'ai la certitude, ajoutait M. Desgranges, qu'une femme peut devenir enceinte pendant le sommeil de l'opium. Une jeune personne, au milieu de notre tourmente révolutionnaire (à Lyon), est devenue enceinte de la scélératesse d'un jeune homme et d'une de ses parentes. Il en a joui pendant l'effet d'une forte dose d'opium, et elle se trouva enceinte sans le savoir, et assurée de n'y avoir pas donné lieu... L'exposé des détails de cet événement ferait frémir. (*Voy.* Foderé, IV, p. 463.)

5° *Une femme peut-elle accoucher sans le savoir?* Lafosse a vu, dans un hôpital, une femme qui, sentant les angoisses d'un accouchement, s'imagina qu'elles dépendaient d'une cause différente, et se leva pour aller à la selle ; elle ne fut désabusée que lorsque l'enfant fut à demi sorti, et l'on fut heureusement assez prompt pour le recevoir et en prévenir la chute. (Foderé, *Méd. lég.*, IV, 522.) (*Voy.* encore p. 196 de cet ouvrage.)

Enfin, quelques femmes ayant jeté leurs enfants dans des fosses d'aisances, ont déclaré être accouchées en allant à la garderobe, et non seulement avoir ignoré leur grossesse, mais encore s'être méprises sur les douleurs de l'accouchement au point de les avoir confondues avec le besoin de rendre les matières fécales ; d'autres ont dit être accouchées au moment où elles satisfaisaient ce besoin. Nous avons fait connaître à la page 197 dans quelles circonstances ces déclarations pouvaient être accueillies, et avec quelle réserve il fallait émettre une opinion à ce sujet.

6° *La femme accouchée était-elle en état de donner à son enfant les soins que réclamait sa position ?* (*Voyez* page 200.)

CONDUITE QUE LE MÉDECIN DOIT TENIR QUAND IL EST APPELÉ A RÉSOUDRE LES DIVERSES QUESTIONS RELATIVES A L'EXAMEN DU CORPS DE DÉLIT EN MATIÈRE D'INFANTICIDE.

EXAMEN DE LA MÈRE.

Lorsque les soupçons de la justice se portent sur la mère d'un enfant qui a succombé à une mort violente, il est rare que le médecin ne soit pas appelé à examiner la femme, à l'effet de savoir si elle n'est pas accouchée récemment, et s'il n'existe-rait pas une coïncidence parfaite entre l'époque de l'accouche-ment et celle de la mort de l'enfant. Voici comment il doit se conduire dans cette circonstance : rendu auprès de la femme inculpée, il lui exposera le but de sa démarche. Comme il est possible qu'il trouve une opposition formelle à l'examen qu'il doit faire, il faut alors que, sans exercer aucune violence contre la volonté de la personne, il se rende immédiatement auprès du juge d'instruction pour l'en informer, ou bien qu'il rédige de suite un rapport dans le même sens. Il ne doit jamais perdre de temps, parce que les preuves matérielles de l'accouchement disparaissant quelquefois très vite, et les recherches judiciaires n'ayant souvent lieu que fort tard, l'expert se placerait dans une position plus difficile pour les recherches auxquelles il devra ultérieurement procéder.

Si, au contraire, la femme consent à se laisser visiter, le mé-decin doit porter ses regards sur l'état général de l'inculpée, sur l'odeur des lochies qu'elle peut émaner ; l'altération de ses traits ; l'accélération de son pouls et la chaleur de sa peau ; la tuméfac-tion des seins, leur consistance, et souvent même leur rougeur ; l'état des ganglions axillaires ; la saillie des mamelons ; la nature du liquide que l'on peut en faire sortir par la pression exercée à leur base, et même à toute l'épaisseur des seins. Il fera ensuite étendre la femme sur un lit ; palpera le ventre, appréciera sa densité, l'état fendillé, gercé ou plissé de la peau de l'abdomen, la mobilité de la peau sur les muscles contractés, en se rappelant qu'en général cette partie n'offre aucun relâchement chez la femme qui n'a pas eu d'enfant, et qui en même temps jouit d'une bonne santé, proposition qui souffre nécessairement des excep-

tions que tout médecin connaît. Il appréciera le degré d'écartement des muscles droits abdominaux, l'étendue en largeur de
l'anneau ombilical; il comprimera ensuite la région hypogastrique en exerçant des pressions avec la main largement appliquée sur cette partie; il recherchera si, au centre de cette région
et profondément, on ne pourrait pas constater l'existence d'une
tumeur due au développement de l'utérus, et si, dans les régions
iliaques, ne se trouveraient pas aussi d'autres tumeurs provenant de l'engorgement des ovaires et des ligaments larges. Tout
en opérant ces pressions, il portera ses regards sur la figure de
la femme, la questionnera même pour détourner son attention,
et s'assurera alors d'une manière positive que le toucher exercé
par lui est ou n'est pas douloureux.

Cet examen terminé, il fera placer la femme de manière
que les parties génitales soient mises à découvert; les genoux
étant relevés et les cuisses écartées, il constatera alors quel peut
être le volume des grandes et petites lèvres, l'état plus ou moins
altéré de la fourchette, la couleur de la membrane muqueuse
du vagin, la nature du fluide qu'elle secrète, l'odeur que ce
fluide répand. Il portera ensuite le doigt vers le col de l'utérus,
s'assurera du volume de ses lèvres, du degré de son ouverture,
des déchirures qu'il peut offrir, de la nature du liquide qui peut
s'en écouler, et répétera la même opération, la femme étant
debout, en ayant le soin d'appliquer l'autre main sur la région
hypogastrique, et d'imprimer à la matrice des mouvements
saccadés de bas en haut, pour mieux juger de la sensibilité
de cet organe. — Si par l'examen du fœtus ou d'après le dire de
la mère l'expert avait constaté des altérations qui pussent être
rattachées à un travail difficile, provenant de rétrécissements
dans les détroits du bassin, il faudra nécessairement reconnaître
de la manière la plus exacte l'état de ces détroits.

Ces recherches une fois terminées, il procédera à l'examen de
la chemise et des linges qui peuvent avoisiner les parties génitales; il vérifiera l'état des draps du lit, des matelas, en un mot
de tout ce qui peut porter trace de taches résultant d'un accouchement récent.

Ce qui est surtout important pour la conduite future de l'expert, c'est qu'il n'arrive pas auprès de la femme imbu de l'idée
qu'elle est accouchée, par cela seul qu'il a mission de vérifier
le fait; car alors il se placerait dans une position très propre

à être induit en erreur. C'est ainsi qu'il pourrait prendre un lit ensanglanté par le sang provenant de l'ouverture d'une veine variqueuse, pour le sang des lochies ; le sang des règles pour celui des lochies ; un écoulement en blanc habituel ou un écoulement vénérien, pour une suite de couches ; certaines ulcérations provenant de la malpropreté, pour les déchirures d'un accouchement récent, déchirures en voie de suppuration. Il pourrait commettre encore une foule de méprises du même genre.

Quant aux inductions à tirer de chacun des faits sur lesquels nous avons appelé l'attention, nous renvoyons le lecteur à l'article ACCOUCHEMENT, où ont été exposés avec détail tous les phénomènes qui accompagnent ou qui suivent les couches.

EXAMEN ET OUVERTURE DU CORPS DE L'ENFANT.

L'expert mandé par la justice pour procéder à l'ouverture d'un enfant doit, avant tout examen, s'enquérir auprès des magistrats de toutes les circonstances qui se rattachent à la découverte du corps de délit ; la disposition des localités où on a trouvé le fœtus ; les moyens qu'on a employés pour l'en tirer ; s'il est resté exposé à l'air ou enfermé avec soin, ou placé dans de l'eau, de l'eau chlorurée, de l'alcool, ou toute autre liqueur ; si des moyens violents ont été employés pour extraire le corps de l'enfant, et quels sont les renseignements que l'on a pu obtenir d'une personne à l'égard de laquelle s'élèvent des soupçons, comme pouvant être l'auteur du crime. Ces connaissances premières serviront à expliquer bien des lésions que l'on pourrait attribuer à l'inculpée, et éviteront des méprises trop préjudiciables. C'est ainsi qu'une femme, après avoir jeté son enfant dans le tuyau d'une fosse d'aisances, lorsqu'il était déjà mort, employa une barre de fer pour le pousser à une profondeur plus grande ; le tuyau s'étant trouvé trop étroit, et le fœtus ayant été placé dans une position qui avait arrêté sa chute dans la fosse, il en résulta des lésions auxquelles on aurait pu attribuer la mort de l'enfant.

Il faut ensuite qu'il se fasse représenter l'enfant dans la situation où il était lorsqu'il a été découvert. Le plus souvent ces enfants sont enveloppés dans des linges, pliés et repliés sur eux-mêmes ; dans des sacs, dont quelques uns sont cousus et fermés hermétiquement de manière à cacher complétement l'objet qu'ils renferment ; tantôt c'est un carton, tantôt c'est un panier à bourriche, etc. Le médecin doit décrire exactement toutes ces enveloppes; la marque des linges, s'il en existe; la couleur et l'espèce de fil qui a servi à coudre les sacs; et enfin la situation de l'enfant dans ces divers objets, si le corps du délit lui est présenté sans avoir été dérangé.

Ces circonstances préliminaires une fois établies, l'expert s'occupera de *l'examen extérieur* du corps de l'enfant. Il portera son attention sur le sexe; — la conformation générale, à l'effet de rechercher s'il n'existe pas quelque difformité entraînant avec elle la mort (*voyez* MONSTRUOSITÉS); — l'état des parties molles en général, eu égard à la putréfaction. — Il notera la couleur de la peau, le degré d'adhérence de l'épiderme; celui des ongles; la teinte verte, brune ou opaline du derme; la saponification de la peau et du tissu cellulaire, dont il mesurera la profondeur par des incisions peu étendues et ne pénétrant pas dans les cavités; l'état emphysémateux en général; les érosions de la peau, les destructions de peau en putrilage, dont les bords pourront être ou ne pas être saponifiés; les portions de membres détruits, et principalement celles des mains et des doigts; — les ouvertures naturelles qui peuvent être oblitérées, ou desquelles il peut s'écouler différents liquides, du sang par exemple; ou au moins présenter des traces de leur écoulement. — Les piqûres, plaies, contusions, ecchymoses, qui peuvent se rencontrer sur diverses parties, et dont il fera connaître avec exactitude la nature et les dimensions. Toutes les fois qu'une plaie ou' une autre blessure paraîtra avoir de la profondeur, il en réservera l'examen pour le moment où il pourra en même temps explorer les organes placés plus profondément; — le poids de la totalité du corps; — la longueur du fœtus, prise du sommet de la tête à la plante des pieds. Cette opération se pratique de la manière suivante : on place l'enfant sur le dos, on fait relever la tête dans une situation naturelle, on fait fixer le bassin et appuyer sur les rotules, afin de redresser les jambes, ordinairement fléchies sur les cuisses. On applique une règle sur le sommet de la tête, transversalement à la direction verticale du corps, et de cette règle on fait partir un fil que l'on prolonge sur le côté de la tête, puis au-devant du thorax, et que l'on fait descendre entre les deux jambes pour le conduire jusqu'à la plante des pieds, que l'on a fait placer dans une direction perpendiculaire. On peut encore employer le mécomètre de

Chaussier, genre d'instrument tout à fait analogue à celui dont se servaient autrefois les cordonniers pour prendre leur mesure. — Pliant alors en deux parties égales le fil dont on s'est servi, on en place une extrémité à la plante des pieds ou au sommet de la tête, et l'on voit, en prolongeant l'autre, à quel point du corps elle correspond ; à terme, c'est ordinairement à cinq ou six lignes au-dessus du nombril que cette extrémité vient se rendre ; ce point indique l'insertion du cordon relativement à la moitié de la longueur du corps. — La couleur de la peau, si elle est blanche, rose ou rouge uniformément ou par plaques, ce qui peut éclairer sur les genres de mort par hémorrhagie et par asphyxie. Sa diaphanéité, sa consistance et le degré de son organisation, dont on peut tirer des conséquences par rapport au développement de l'enfant. — Sa texture au nombril, qui, à l'époque du terme de neuf mois, doit présenter les traces d'une organisation parfaite ; ce qui établit une différence tranchée entre l'aspect de cette enveloppe et l'aspect des membranes du cordon ; tandis que, plus on s'éloigne du terme de neuf mois, et mieux elle se confond par son aspect et son organisation avec ces membranes. — Les traces d'enduit sébacé, qui chez les enfants, où il est le moins abondant, se rencontrent presque toujours dans le creux des aisselles, aux plis des aines et aux jarrets ; non pas cependant que l'enduit sébacé ne puisse jamais manquer ; mais ce sont les parties où l'on en laisse souvent une portion, alors même qu'on lave les enfants à leur naissance, à plus forte raison dans des cas d'infanticide où il y a absence de soins. — Les ongles, sous le rapport de leur organisation, de leur densité, et surtout de leur développement, tant en largeur qu'en longueur ; on sait qu'à terme ils dépassent l'extrémité des doigts, et qu'ils acquièrent de plus en plus de consistance avec l'âge. Les auteurs me paraissent avoir en général attaché beaucoup trop d'importance à la longueur des ongles, comme preuve de développement ; je les ai presque toujours vus recouvrant l'extrémité des doigts aux diverses époques de la grossesse ; il est vrai qu'à terme ils la dépassent ; on n'a pas eu assez égard à leur largeur comparée à la circonférence de l'extrémité des doigts. Ainsi, au terme de neuf mois, les ongles forment ordinairement la moitié de la circonférence des doigts, tandis qu'auparavant ils n'en constituent quelquefois que le quart. Il me paraît beaucoup plus sûr de ne pas négliger de les envisager sous ce dernier point de vue. — Les cheveux, sous le rapport de leur couleur, de leur longueur, de leur quantité.

Avant de porter ses regards sur la tête en particulier, l'expert doit fixer l'attention la plus grande sur l'anneau ombilical et sur le cordon. De leur examen on tirera des inductions très importantes; et sans passer en revue les divers cas qui peuvent se présenter, nous supposerons deux circonstances possibles : ou bien il reste adhérent à l'anneau *une partie* du cordon ombilical frais ou sec; ou bien l'anneau en est dépourvu. Dans le premier cas on doit décrire son espèce, s'il est gras ou maigre, c'est-à-dire s'il contient beaucoup de gélatine de Warthon ou s'il en est peu pourvu ; — quelle est sa longueur ; — s'il porte une ligature ; et, dans le cas où il en existe, avec quoi elle est faite, comment elle est faite, et à quelle distance de l'ombilic elle se trouve ; le degré de torsion du cordon ; — sa transparence ; — le volume des vaisseaux qu'il renferme ; — s'ils contiennent du sang que l'on puisse faire écouler de l'extrémité libre par la pression ; — si cette portion de cordon a été coupée ou déchirée ; — si la section est à bords ou lèvres tellement nettes, que l'on puisse supposer qu'elle a été faite avec un instrument tranchant et par une personne qui ait l'habitude de cette opération. — Dans le cas de déchirure ou d'arrachement, décrire l'inégalité relative dans la longueur des lambeaux des membranes du cordon ; l'enfoncement de certain vaisseau dans l'épaisseur du cordon, tandis que tel autre dépasse de plusieurs lignes son extrémité libre. — Le cordon est-il desséché, noter s'il est aplati en ruban ou s'il offre quelque torsion, et rechercher, en comparant cette dessiccation avec l'état de l'anneau ombilical, si elle est le fait de la vie de l'enfant pendant plusieurs jours, ou si elle a été opérée par le contact de l'air seul. La dimension en largeur des vaisseaux que l'on aperçoit à travers le cordon peut même, ainsi que la quantité de sang qu'ils contiennent, faciliter aussi cette distinction.

L'état de l'anneau ombilical, pourvu ou dépourvu de cordon, doit être le sujet d'un grand nombre d'observations. Le cordon existe-t-il avec l'aspect que présente celui d'un enfant mort immédiatement ou peu de temps après la naissance, il faut voir si les membranes sont intactes dans leur point d'insertion à la peau du nombril. — Y a-t-il quelques solutions de continuité, rechercher, dans le cas de l'affirmative, si elles peuvent être le fait d'une tentative d'arrachement, ou, au contraire, le résultat de sa chute naturelle. Dans ce dernier cas il existe souvent un cercle inflammatoire rosé, en dedans duquel se trouve un cercle blanchâtre, sécrétant du pus ou un fluide muqueux. Toutefois ces phénomènes ne sont pas constants. On voit, de plus, les vaisseaux ombilicaux dénudés, rétrécis et encore adhérents, alors que les membranes sont détachées. En cas d'arrachement du cordon, il est très rare qu'il ne reste pas au pourtour du nombril des petites portions de ses membranes, et souvent aussi une partie de l'un des vaisseaux dont la rupture n'a pas eu lieu au niveau de l'ombilic. Si l'absence du cordon est le fait de la chute naturelle, l'ombilic est rétréci, présente une espèce de cul-de-sac plus ou moins complet; et si l'on aperçoit encore quelques débris de vaisseaux, il faut essayer de les attirer au-dehors et de les faire jouer à travers l'anneau fibreux de l'ombilic, comme cela s'effectue dans les cas d'arrachement, puisqu'à la naissance, ils sont environnés d'un tissu cellulaire extrêmement lâche.

Après avoir procédé à l'examen général de l'extérieur du corps, on passe à celui de chaque partie, et *d'abord de la tête*. On notera sa forme, — les dimensions de ses divers diamètres, ce qui ne peut s'obtenir exactement qu'avec un compas d'épaisseur; ordinairement on ne tient compte que de l'étendue des diamètres bipariétal, occipito-frontal et occipito-mentonnier. — On coupera tous les cheveux, et on examinera avec soin le cuir chevelu, à l'effet de rechercher s'il existe des traces de piqûres; on sait que sous l'apparence d'une lésion aussi légère, peuvent se cacher des blessures mortelles, que l'ouverture de la tête fait seule reconnaître. — On pratiquera au cuir chevelu une incision cruciale, ayant pour limite, en arrière, la naissance du col; en avant, la racine du nez; et latéralement, la conque des oreilles. Il faut la faire avec soin, afin de ne pas entamer le sinus longitudinal supérieur. Je lui préfère même une section circulaire autour de la tête, qui, tout en évitant cet inconvénient, offre de plus l'avantage de ne jamais entamer, soit la tumeur du sommet de la tête, dépendant de l'accouchement, soit les ecchymoses qui pourraient être disséminées sur divers points du crâne. De cette manière on ne les met à découvert qu'au fur et à mesure de la dissection du tissu cellulaire, et on apprécie mieux leurs limites. — Quand on procède à cette dissection et que l'on arrive à une ecchymose, il faut, avant d'aller plus loin, s'assurer de l'état de décollement du périoste et de la dénudation des os, circonstances qui, lorsqu'elles existent, établissent les plus fortes présomptions en faveur d'une blessure faite à l'enfant vivant, à l'exception peut-être des cas d'accouchements laborieux. On tiendra compte aussi de la nature du liquide épanché, les tumeurs résultant du fait de l'accouchement étant formées par un mélange de sérosité et de sang, et non pas par du sang pur. Enfin on notera le degré d'écartement des os du crâne et la largeur des fontanelles. On sait que, chez l'enfant à terme, les pariétaux se touchent par leurs bords. — On doit se garder de séparer les deux pariétaux pour mettre le cerveau à nu en plongeant l'instrument dans l'espace membraneux qui les sépare ; on tomberait dans le sinus longitudinal de la dure-mère, qu'il faut ménager pour ne pas répandre de sang à la surface du cerveau. Chaussier a conseillé avec raison de plonger obliquement la pointe de ciseaux au tiers inférieur de la membrane qui unit le pariétal à l'os frontal ; de détacher le pariétal, de le renverser en haut ; de prolonger cette section en avant et en arrière, de manière à mettre à nu la plus grande étendue de chaque lobe du cerveau, sans intéresser les sinus. Cette manière d'opérer doit subir des modifications lorsqu'il existe aux os quelques traces de fracture ; il faut, règle générale, opérer la section autour de la blessure et à une certaine distance de la solution de continuité, de manière à ménager toutes les parties profondément situées.

Ces sections permettent de noter l'état de la surface du cerveau, sa congestion par le sang ; le sang épanché en nappe, ou circonscrit, ou en foyer, ce qui est beaucoup plus rare ; les décollements de la dure-mère, la réduction en bouillie de la matière cérébrale, la sortie de la matière cérébrale à travers une déchirure de la dure-mère correspondant à la lésion extérieure. Tout en exposant ces altérations, il faut noter l'état des parties saines du cerveau en indiquant leur aspect, leur couleur, leur densité, afin de mieux faire ressortir les changements qui résultent de la lésion. Nous n'avons pas besoin de dire que la fracture elle-même doit être décrite d'une manière très circonstanciée ; que l'on doit tenir compte de la forme, du nombre et de la disposition de ses fragments ; de l'étendue des fentes qui les séparent, de leur écartement, etc. Enfin on enlève le cerveau pour observer sa base ainsi que celle du crâne ; mais chez l'enfant ces diverses parties sont moins souvent altérées que chez l'adulte, où les fractures par contre-coup se rencontrent ordinairement.

Examen de la face. — Chez un grand nombre d'enfants sur lesquels le crime d'infanticide est commis, on voit le nez aplati, la bouche déviée, les paupières plus ou moins déformées. Ces divers changements sont le plus souvent le résultat des pressions exercées par les enveloppes dans lesquelles l'enfant se trouvait. Il en est de même des autres déformations des membres ou du tronc. — Il est un point sur lequel nous croyons devoir fixer l'attention : c'est la mobilité des deux portions de la mâchoire inférieure, elle se rencontre presque toujours chez les enfants qui sont restés exposés à l'air ou plongés dans l'eau, ou qui ont séjourné pendant quelque temps dans une fosse d'aisance ; il ne faudrait donc pas la prendre pour une solution de continuité opérée sous l'influence de la volonté.

Examen du col. — Avant de procéder à la dissection des parties molles du col, il faut examiner 1° s'il n'existe pas un lien au-dessus du larynx ou la trace d'un lien. On doit décrire le nombre de tours que forme la ligature, le nœud qui la termine, le degré de constriction qu'elle exerce, et le volume auquel le col a été réduit par cette constriction ; je l'ai vu aminci par cette cause jusqu'au point de n'avoir que treize lignes de diamètre. Il est surtout nécessaire de préciser si l'application actuelle du lien exerce encore une pression sur les parties molles, ou si, au contraire, il est placé lâchement autour du col. Dans une affaire d'infanticide pour l'expertise de laquelle j'avais été appelé, la mère a déclaré qu'elle avait placé ce lien dans le but de fixer une serviette dont elle avait enveloppé son enfant, qu'elle déclarait être mort-né. Il fut au contraire démontré que la pression exercée par le lien, à l'époque de l'examen judiciaire de l'enfant, était tellement grande, qu'il aurait été impossible que la serviette eût pu glisser et s'échapper du lien ! En cas d'absence du lien, on peut seulement rencontrer un sillon ; mais il faut être très circonspect dans l'affirmation de son existence. Chez l'enfant nouveau-né, le pli de flexion de la tête sur le cou est très profond et peut facilement en imposer ; l'erreur est encore plus facilement commise si l'enfant a séjourné pendant quelque temps dans l'eau, et que cette partie du col soit arrivée à la saponification sous l'influence de la putréfaction ; — si le larynx est intact ou fracturé ; — si la colonne vertébrale n'a pas subi quelque déviation ou fracture, et si la tête ne présente pas une mobilité contre nature.

Cette inspection extérieure terminée, il faut agrandir l'ouverture de la bouche par deux incisions qui, de chaque commissure, se rendent aux oreilles ; — fendre en deux parties égales la lèvre inférieure, et prolonger cette section jusqu'au sternum en passant par la ligne médiane du col. — La bouche se trouve alors largement ouverte, et l'on peut explorer le fond de sa cavité et celle du pharynx. Ces cavités recèlent souvent un tampon introduit pour étouffer l'enfant. Il ne suffit pas de constater son existence ; il faut encore, autant que possible, rechercher s'il a été introduit pendant la vie ou après la mort, car une personne pourrait donner le change à ce sujet et faire peser une accusation capitale sur un individu innocent.

Après avoir examiné la bouche et le pharynx, on dissèque les deux lambeaux latéraux, résultant des sections que nous avons indiquées ; et, afin de pouvoir les rejeter facilement à droite et à gauche, on les termine inférieurement par une section transversale qui longe les deux clavicules. Il est nécessaire de disséquer la partie inférieure du col, de bien isoler la trachée et les artères carotides ; et, après avoir exploré le tissu cellulaire et les muscles du col jusqu'à la colonne vertébrale, on ouvre la poitrine par le procédé que nous allons faire connaître, et on a le soin de tenir compte de la voussure du thorax avant de pénétrer dans sa cavité. — De chaque articulation sterno-claviculaire on fait partir une section de la peau qui s'étend inférieurement à la dernière côte, en prenant une direction fort oblique en dehors. On coupe avec beaucoup de précaution les articulations sterno-claviculaires, afin de ne pas ouvrir les veines cave supérieure et sous-clavière qui sont placées derrière ; on incise le plus en dehors possible les cartilages qui unissent les côtes au sternum, et on renverse de haut en bas ce dernier os ; on le maintient abattu sur l'abdomen, en incisant en travers son extrémité inférieure. Au moment où l'instrument pénètre dans la poitrine, il s'échappe souvent un gaz infect ; il faut tenir compte de sa quantité et de son odeur. Alors la presque totalité des organes contenus dans la poitrine se trouve mise à nu. On note le volume de ces organes et leurs rapports respectifs, ainsi que l'état de plénitude ou de vacuité des vaisseaux veineux principaux. On indique si les poumons recouvrent le péricarde, ou si au contraire ils sont enfoncés dans la poitrine; si leur bord antérieur est renversé en dehors ou non ; quelle est leur couleur, la consistance de leur tissu; si l'on aperçoit les vésicules pulmonaires et les ramifications vasculaires qui les tapissent; s'ils sont emphysémateux, frais ou putréfiés. On comparera l'aspect de leur tissu à celui du thymus, et non à celui du foie.

Cette inspection terminée, on enlève le péricarde en le coupant aux endroits où il se réfléchit sur les vaisseaux; on soulève le thymus, on renverse à droite le poumon gauche, et l'on aperçoit le canal artériel que l'on dissèque et que l'on isole, afin de noter si son volume a diminué : on se rappellera que le rétrécissement de ce vaisseau commence par son centre; enfin, s'il est flexueux ou droit. — Alors, à l'aide d'une aiguille mousse et courbe, ou, ce qui est plus commode encore, à l'aide d'une aiguille de Deschamps, on applique les ligatures doubles suivantes : 1° à la veine cave inférieure ; 2° aux artères carotides primitives; 3° à l'aorte, immédiatement au-dessous du canal artériel; 4° à la veine cave supérieure; 5° à la trachée, au point où elle se divise. Mais, avant de serrer ce conduit, on le fend de haut en bas pour rechercher s'il n'y existerait pas une eau écumeuse (tel serait le cas d'un enfant qui aurait été jeté dans une rivière), ou une écume sanguinolente, comme cela se rencontre dans quelques cas d'asphyxie, ou enfin un corps étranger.

Ces diverses opérations terminées, on saisit la ligature qui embrasse la veine cave inférieure, et l'on détache les poumons, le cœur et le thymus de bas en haut, en ménageant l'œsophage auquel on appliquerait une ligature, au cas où l'on viendrait à l'intéresser par accident. — Alors on plonge ces organes réunis dans un vase contenant une certaine quantité d'eau, et l'on observe s'ils vont au fond du liquide ou s'ils surnagent. Ce dernier cas a-t-il lieu, ce sont les poumons ou bien le thymus et le cœur qui plongent le moins, ce qui arrive lorsque la putréfaction a développé des gaz dans leur intérieur. Cette expérience docimasique étant faite, on incise la veine cave supérieure de haut en bas, en intéressant une petite portion des parois de l'oreillette droite du cœur, et le trou de Botal est aussitôt mis à découvert. De deux choses l'une : ou il est largement ouvert, et alors ce cas n'exige pas d'opération ultérieure; ou les deux petites valvules qui le ferment se recouvrent, ce qui a lieu le plus ordinairement, et dans ce cas il faut donner à un stylet une direction oblique de bas en haut, telle qu'elle représente le trajet de la veine cave inférieure, et faire passer l'extrémité de ce stylet sous la valvule supérieure pour la faire pénétrer jusque dans l'oreillette gauche; s'assurer, en un mot, si la communication entre les deux oreillettes est bien libre. Il est entendu qu'en ouvrant les troncs vasculaires, on a tenu compte de la quantité de sang qui s'est écoulée du cœur et de ses principaux vaisseaux veineux.

On sépare alors le thymus, le cœur et les poumons, en opérant la section des vaisseaux, entre les doubles ligatures. On pèse les deux poumons afin de pouvoir comparer, par la suite, leur poids avec celui du corps de l'enfant. On plonge chaque organe dans l'eau; on tient compte de l'immersion ou de la surnatation; mais, dans ce dernier cas, il faut observer quelles sont les parties des poumons qui surnagent ainsi. Le poumon s'enfonce-t-il en presque totalité dans l'eau, son bord antérieur restant seul à la surface? il y a tout lieu de penser qu'il existe de l'air ou des gaz, seulement dans son tiers antérieur, tandis que la partie postérieure de l'organe en est dépourvue; et si l'on acquiert par la suite la preuve que le gaz contenu est de l'air, cette disposition des organes sur l'eau tend à faire pressentir que la respiration a été incomplète ou qu'une insufflation a été tentée. On sait qu'elle commence à s'effectuer par le devant et le sommet des poumons, lorsque ces organes sont sains; que la base et la partie postérieure ne se remplissent d'air qu'en dernier. Ces diverses propositions ne sont que des données générales, et nous renvoyons le lecteur à ce que nous avons dit de la Docimasie, pour prendre des conclusions positives sur ces divers sujets : nous ne voulons que faire sentir l'utilité de pratiquer, avec le plus grand soin, les expériences docimasiques, et l'importance que l'on doit attacher à toutes les précautions que nous recommandons d'observer.

Les poumons se tiennent-ils au contraire à plat sur l'eau, de manière que leur surface convexe surnage le liquide, il y a alors de fortes présomptions sur la dilatation de la totalité de leur tissu par des gaz, air ou autres. Enfin il faut terminer la docimasie pulmonaire par deux expériences, qui sont les plus concluantes. La première consiste à couper en douze ou quinze morceaux l'un des poumons, et à les plonger dans l'eau au fur et à mesure qu'on les coupe, de manière à savoir à quelle partie de l'organe ils appartiennent. La seconde, à presser chacune de ces portions *sous l'eau;* à observer si elles rendent du sang et un gaz, si ce gaz s'en échappe par bulles assez grosses, ou au contraire par bulles extrêmement fines, formant mousse à la surface du liquide; et, lorsque l'on a fortement serré chaque fragment, à l'abandonner à lui-même pour voir s'il *surnage encore*, ou s'il *immerge encore*. La pression doit s'exercer sur les portions qui vont au fond de l'eau, comme sur celles qui restent à sa surface; l'hépatisation, ou d'autres altérations morbides survenues après que l'enfant a vécu, pouvant faire immerger un poumon qui a respiré. Pareille opération doit être répétée avec l'autre poumon. Enfin il est bon de réitérer la docimasie dans l'eau chaude, alors que les poumons ont surnagé dans l'eau froide, ce qui donne aux expériences plus de valeur.

Exploration de l'abdomen. — L'ouverture de l'abdomen doit être faite d'une manière toute particulière. Il faut, en effet, conserver intactes les artères et la veine ombilicale afin de pouvoir les explorer. Pour arriver à ce but, on incise la ligne médiane depuis l'appendice xyphoïde du sternum jusqu'un peu au-dessus de l'ombilic ; l'on contourne celui-ci à gauche, et l'on poursuit la section obliquement en bas et en dehors, de manière qu'elle descende au milieu de l'espace compris entre l'épine antérieure et supérieure de la crête de l'os des iles et la symphyse du pubis. Il en résulte un lambeau triangulaire à sommet un peu tronqué, ayant pour base le côté gauche de l'abdomen. Il est alors facile de voir les trois vaisseaux dans la cavité abdominale, en soulevant l'ombilic pour faire saillir les replis du péritoine qui les contiennent, et d'inciser circulairement la peau sur le pourtour des parois abdominales en ménageant ces vaisseaux.

Les circonstances qui doivent fixer l'attention de l'expert sont les suivantes : sang, sérosité sanguinolente ou autre liquide épanché dans la cavité péritonéale. — Péritoine soulevé par des bulles gazeuses résultant de la putréfaction.—Déchirure du foie. — Taches violacées et saillantes du foie, qui ne sont le plus souvent que l'indice d'un épanchement de sang dans l'intérieur de cet organe. — Déchirure de la rate ou réduction en bouillie d'une portion plus ou moins considérable de sa substance. — Dispositions intérieures de l'anneau ombilical. — Degré d'oblitération des artères et de la veine ombilicale ainsi que du canal veineux, ce dont on s'assure en introduisant dans les vaisseaux un stylet de l'intérieur à l'extérieur. — État de l'estomac et des intestins ; savoir si l'estomac renferme du lait ou seulement des mucosités ; le point des intestins où se trouve le méconium, ou bien l'absence de ce produit. — L'état de la vessie, des reins, de l'utérus et de ses annexes ; enfin les parties génitales extérieures.

Il ne reste plus, pour compléter l'autopsie, qu'à détacher toutes les parties molles qui environnent le tronc, afin de s'assurer s'il y existe des ecchymoses ; à pratiquer des incisions nombreuses sur les membres dans le même but, et à terminer par l'examen de l'extrémité inférieure des fémurs pour y rechercher le point d'ossification qui s'y développe pendant le neuvième mois de la grossesse, ou les autres points osseux qui sont propres aux autres mois de la gestation. Pour les découvrir, on coupe chaque cartilage par tranches très minces et transversalement à la longueur de l'os, de manière à suivre l'épaisseur du point osseux, à le voir successivement paraître, augmenter et décroître.

EXPERTISES EN MATIÈRE D'INFANTICIDE.

Nᵒ. 1. *Soupçons d'infanticide. — Phénomènes putrides qui démontrent que l'enfant était mort dans le sein de la mère.*

Le 25 février 1836, nous, docteurs en médecine, etc., en vertu d'un réquisitoire de M. le procureur du roi, en date du..., nous sommes transportés à la Morgue ; en présence de M. F.... commissaire de police du quartier de.... à l'effet de procéder à l'examen et à l'ouverture du corps d'un enfant nouveau-né, trouvé sous un des guichets du Carrousel, et de déterminer si cet enfant est né vivant, s'il a vécu ; et, dans le cas où il aurait vécu, si sa mort a été naturelle ou le résultat de violences exercées sur lui. Il résulte de notre examen les documents suivants :

Enfant du sexe masculin, pesant 3 livres 10 onces, long de 16 pouces 3 lignes ; le diamètre bipariétal 2 pouces 1/2 ; diamètre occipito-frontal, 4 pouces ; diamètre occipito-mentonnier, 5 pouces ; le milieu du corps répondant à 3 lignes au-dessus du nombril.

Au-dessus de l'ombilic, une portion de cordon attachée à l'anneau : elle a 16 pouces 1/2 ; les ongles assez bien conformés et atteignant l'extrémité des doigts ; le cordon mou, flasque, gélatineux, non vrillé, d'un rouge brunâtre ; ne portant aucune ligature sur sa longueur : toutes les parties molles du corps flasques ; les os de la tête chevauchant les uns sur les autres ; les parois de la poitrine affaissées ; l'abdomen aplati en avant, bombé et saillant sur les côtés ; toute la peau couverte d'un enduit sébacé ; l'épiderme détaché dans plusieurs endroits de la surface du corps, et laissant à nu le derme, d'un rouge brunâtre très humecté ; le tissu cellulaire sous-cutané infiltré de sérosité analogue à de la gelée de groseilles ; tous les muscles ayant pris cette teinte ; les os et les cartilages colorés eux-mêmes en un rouge brunâtre ; de la sérosité brunâtre dans la cavité de l'abdomen, de la poitrine et du crâne ; le cerveau ramolli, diffluent.

Au centre du cartilage des fémurs, un commencement d'arborisation vasculaire, dessinant l'origine d'un point osseux ; les vaisseaux ombili-caux parfaitement libres, de manière à permettre le passage d'un stylet de l'intérieur de l'abdomen à l'intérieur du cordon.

Rien de remarquable dans la bouche, le pharynx et le larynx.

Les poumons petits, déjetés à droite et à gauche dans la poitrine, de manière que leur surface interne soit devenue antérieure ; leur tissu charnu de la couleur de foie d'adulte ; enlevés de la poitrine et placés dans l'eau, ils vont au fond du liquide.

Coupés par morceaux, chacun des fragments immerge ; les fragments, comprimés sous l'eau et abandonnés à eux-mêmes, restent encore au fond du liquide après la compression.

L'estomac et les intestins sont colorés en rouge brunâtre ; la moitié in-férieure du colon et le rectum sont remplis de méconium.

Il n'existe pas dans les cavités du nez ou de la bouche des traces de tampon ou d'autres corps étrangers.

On n'observe pas non plus de piqûres, plaies, contusions ou violences, de quelque nature que ce soit, dans les diverses parties des corps.

Conclusion.

1° Le corps soumis à notre examen est celui d'un enfant de huit mois.

2° La mort de cet enfant a eu lieu dans le sein de la mère, et elle a précédé de six jours environ l'accouchement.

3° Rien n'indique qu'elle ait été le résultat de violences exercées sur l'enfant ; il y a lieu de croire qu'elle a été naturelle.

Cet exemple fait voir combien il est utile de tenir compte des phéno-mènes putrides et de l'espèce de putréfaction qui s'est développée, puisque c'est pour y avoir eu égard que nous sommes arrivés à reconnaître que la mort avait précédé l'accouchement, et par là nous avons fait disparaître tout soupçon de crime d'infanticide ; toutefois cette expertise n'exclut pas la possibilité d'un avortement provoqué ; mais si des tentatives ont été faites à cet égard, elles n'ont certainement pas exercé une influence directe sur le corps de l'enfant. Au surplus, on a vu quelquefois des femmes accoucher naturellement d'enfants morts, et qui, pour éviter toute espèce de frais d'inhumation, ont déposé leur enfant dans des lieux isolés, sans s'enquérir des conséquences que peut avoir une pareille con-duite.

N. 2. *Enfant mort-né. — Déclaration d'infanticide, et de huit jours de vie, par les premiers experts. — Erreur. — Submer-sion. — Chute du cordon par la putréfaction.*

Un enfant est retiré de la Seine, auprès de Vaugirard, et envoyé par le commissaire de police de ce village ; il était enveloppé dans un sac fait avec de la toile pareille à celle d'un sac d'argent, mais d'un tissu un peu plus serré. La capacité de ce sac était telle, qu'il pouvait contenir à peu près de 2,000 à 2,500 fr. ; son ouverture était fermée par une couture faite avec du fil bleu.

Longueur du fœtus, 19 pouces 8 lignes, long. du sommet de la tête à l'ombilic, 10 po. 8 lig. La moitié du corps correspond à 6 l. au-dessus de l'ombilic.

Diamètre pariétal, 3 po. 5 lig. ; — diam. occipito-frontal, 4 po. 3 lig. —diamètre occipito-mentonnier, 5 pouces. Le poids total du fœtus est de 5 livres 1 once.

État extérieur du corps. Très fort, très bien musclé ; en pleine putréfaction, caractérisée par l'état suivant : Teinte rouge brunâtre et verdâtre du cuir chevelu ; os du crâne très mobiles les uns sur les autres, de manière à se recouvrir par leurs bords, suivant qu'on donne à la tête telle ou telle position : teinte jaune de la face, parsemée de plaques lie de vin ; paupières affaissées, rentrant dans les orbites, et appliquées sur les deux globes oculaires, qui ont perdu leur élasticité et qui paraissent vidés ; les trous et les ouvertures nasales commencent à tomber en putrilage ; les joues sont dures, compactes, et leur état contraste avec la mollesse des parties qui terminent les ouvertures naturelles ; le nez et la joue, du côté droit, sont déprimés fortement. Cette dépression paraît être le résultat de la position que l'on a donnée à la tête, dans le sac, en la déjetant fortement sur l'épaule droite. La peau de la presque totalité de la poitrine et celle de l'abdomen offrent une teinte d'un vert foncé ; la poitrine et le ventre sont très volumineux ; l'épiderme est détaché en presque totalité de ces parties ; les avant-bras, une partie des bras, les cuisses, les jambes et les pieds, présentent une coloration verdâtre ; l'épiderme les recouvre encore, excepté aux fesses, les bourses sont d'un vert brunâtre ainsi que la verge ; l'épiderme des mains est blanc et plissé comme par des cataplasmes, mais il n'est pas encore détaché ; les ongles, très adhérents, recouvrent parfaitement l'extrémité des doigts. — Le cuir chevelu est tapissé d'une assez grande quantité de cheveux blonds, dont la longueur surpasse un pouce dans quelques points. — Il n'existe pas de cordon ombilical. L'ombilic ne présente que le bourrelet cutané, saillant, auquel s'insère le cordon. Ce bourrelet offre une ouverture large, au milieu de laquelle on distingue très bien les vaisseaux du cordon, ayant une coloration rougeâtre et paraissant être canaliculés ; on ne remarque pas d'enfoncement ni de cul-de-sac, comme cela s'observe assez généralement après la chute naturelle du cordon ; et en exerçant une traction sur les vaisseaux, on peut facilement les faire sortir de l'abdomen. Le pourtour de l'ouverture du bourrelet ombilical présente des bords nets et sans aucun lambeau ; en écartant ce pourtour, on forme une espèce d'entonnoir dans le fond, qui, loin de présenter le rétrécissement de l'ouverture de l'ombilic et la cicatrisation des vaisseaux qui précède la chute naturelle du cordon, offre, au contraire, une ouverture assez large. — Il n'existe à l'extérieur aucune trace de violence.

Ouverture de la poitrine. — Thymus très développé ; péricarde distendu par des gaz ; poumons enfoncés dans les cavités de la poitrine, n'en occupant qu'une petite partie ; loin de recouvrir le péricarde ; leur face interne est antérieure, le bord libre se trouvant déjeté le long des côtes ; la plèvre qui les tapisse est soulevée par des gaz dans beaucoup de points, de manière à figurer des espèces d'ampoules à la surface des poumons ; tous les gros vaisseaux sont flasques et contiennent peu de sang ; une petite quantité de sérosité sanguinolente se remarque dans chacune des cavités thoraciques, et paraît être le résultat de l'exsudation produite par le fait de la putréfaction. Le canal artériel ne présente aucun rétrécissement; la veine cave inférieure ne contient pas de sang; le trou de Botal est largement ouvert; les parois de la trachée-artère sont molles, flasques, affaissées sur elles-mêmes; leur tissu est un peu rougeâtre; l'intérieur de ce conduit est complétement vide, aussi bien que l'intérieur du larynx; on n'y trouve ni eau ni écume. — Les poumons, jetés dans l'eau avec le cœur et le thymus, surnagent; le thymus, placé dans l'eau isolément, va au fond de ce liquide; il en est de même du cœur; chaque poumon, placé isolément, surnage. — Les poumons coupés par petits morceaux surnagent; *chaque petite portion, exprimée entre les doigts, va au fond de l'eau;* elle donne par expression un dégagement de gaz, qui a lieu par bulles en général très grosses, tandis que chez les poumons qui ont respiré, c'est par bulles extrêmement fines que le dégagement de l'air a lieu. — Du reste, les vaisseaux des poumons ne contiennent pas de sang. — A l'ouverture de l'abdomen, on aperçoit la veine ombilicale et les artères avoisinantes très volumineuses, à parois molles, peu épaisses, se laissant facilement traverser par un stylet qui vient ressortir par l'ombilic. — Le canal veineux est très libre. — La surface de l'estomac et des intestins est d'une couleur rosée. — La fin de l'arc transversal du colon, la portion descendante de cet intestin et le rectum sont remplis de méconium. — La vessie est vide d'urine. — Le foie est d'un brun ardoisé, mais flasque. — Il en est de même de la rate. — Les reins ne présentent rien de remarquable. Il existe un point osseux au centre du cartilage de l'extrémité inférieure du fémur.

Des faits énoncés ci-dessus, nous concluons:

1° Que le cadavre soumis à notre examen est celui d'un enfant à terme, et qui, par son organisation, était dans toutes les conditions les plus favorables à la viabilité;

2° Que l'enfant n'a pas respiré;

3° Qu'il ne porte pas de traces de violence, ni de blessure ou lésion organique quelconque qui puisse expliquer la mort;

4° Qu'il n'est resté que quelques jours dans l'eau;

5° Que les diverses surnatations des poumons indiquées dans notre rapport sont des effets résultant d'un développement de gaz, sous l'influence de la putréfaction;

6° Que l'absence du cordon ombilical n'est pas l'effet de sa chute naturelle, mais bien de la putréfaction; circonstance qui a induit en erreur les premiers experts.

N°. 3. *Soupçons d'infanticide. — Enfant mort-né. — Une première expertise. — Phénomènes putrides pris pour des traces de contusion.*

Nous, soussignés, docteurs en médecine, nous nous sommes rendus aujourd'hui, 16 février 1834, à la Morgue, en vertu d'une ordonnance de M. Barbou, juge d'instruction, à l'effet de procéder à l'autopsie cadavérique d'un enfant nouveau-né, trouvé dans la commune de la Chapelle, et de constater *si ledit enfant est né à terme, s'il a vécu, et de quelle manière la mort est survenue.* Après avoir prêté serment entre les mains de M. le procureur du roi, présent à l'autopsie, de faire notre rapport en notre honneur et conscience, nous avons procédé à cet examen, et nous avons observé les faits qui suivent : — Poids 4 livres 1 once 5 gros. Longueur, 18 pouces. — Moitié du corps correspondant à 9 lignes au-dessus de l'ombilic. — L'enfant nous est présenté, enveloppé dans un linge sans marque et deux morceaux d'étoffes de robe, l'une brune et l'autre amarante. — La putréfaction du cadavre est déjà fort avancée ; tous les tissus sont ramollis, les parties déformées, le cerveau en bouillie, les os disjoints ; le cuir chevelu forme une sphère mollasse qui contient les os mêlés les uns avec les autres ; l'épiderme est détaché sur la presque totalité du corps, excepté sur une partie des membres ; il n'existe pas à l'ombilic de phénomène propre à faire soupçonner la vie de l'enfant.

Le cordon est complétement réduit en une bouillie liquide et homo-gène. — *Le thymus, le cœur, les poumons, sont parfaitement sains et exempts de putréfaction.* — Le trou de Botal est largement ouvert. — Le thymus, le cœur et les poumons plongés dans l'eau, soit ensemble, soit séparément, se rendent au fond du liquide. —Chaque poumon, coupé par petits morceaux, va au fond de l'eau. — Les autres organes sont dans l'état d'un enfant nouveau-né. Un point osseux à l'extrémité inférieure du fémur.

D'où nous concluons :

1° Que l'enfant est né à terme ;
2° Qu'il n'a pas vécu.

Une première expertise avait eu lieu, et l'on avait reconnu : « 1° une contusion étendue à la racine du nez, au front et aux yeux ; 2° une se-conde contusion semblable à celle-ci du côté droit, de 2 pouces de dia-mètre ; 3° une ecchymose de 4 à 5 pouces, sur la partie antérieure du tho-rax ; 4° quatre ecchymoses sur la partie postérieure et supérieure du thorax ; 5° une contusion *à l'extrémité du col et sous le menton ;* 6° une contusion de 2 pouces de diamètre à la partie extérieure et supérieure de la cuisse droite. » Ces diverses apparences de contusions étaient dues à des phénomènes cadavériques.

N° 4. *Soupçons d'infanticide. — Mauvaise docimasie.*

Nous soussignés, etc., requis par M. le juge de paix, le 11 mai, etc., de visiter en sa présence le corps d'un enfant nouveau-né, qui venait d'être retiré d'une mare, etc., et nous étant transportés chez le garde de la commune, où le cadavre avait été déposé, nous avons procédé à son examen.

Extérieur du corps. — Sexe féminin. 17 pouces 1/2 de longueur. — Poids, 5 livres 1/2. Les cuisses fléchies sur le bassin, et les jambes fléchies sur les cuisses, sont dans un état de rigidité évidente. Les bras, étendus le long du tronc, et les avant-bras, fléchis sur les bras, ont la même rigi-dité que les membres inférieurs.

Le milieu du corps répond, à quelques lignes près, à l'ombilic.

Le diamètre bipariétal a 3 pouces 1/2, l'occipito-frontal 4, et l'occipito-mentonnier 5.

Partout la peau est recouverte d'une légère couche de vase, excepté aux plis des aines, sous les aisselles et aux plis des bras, où on remarque une assez forte couche d'enduit sébacé.

La peau est d'un blanc jaune, bien organisée, peu plissée aux pieds et aux mains; les ongles recouvrent convenablement le bout des doigts.

Le cordon ombilical, de 1 pouce 1/2 de long, mince, dépourvu de gélatine, fortement adhérent, présente à son extrémité libre des inégalités indiquant qu'il a été déchiré: car les membranes et les vaisseaux qui le constituent ne sont point tranchés sur un même plan; les vaisseaux dépassant de 2 à 3 lignes les membranes qui flottent au-dessous. — Aucune teinte inflammatoire n'entoure ce reste de cordon à son attache; il n'a pas de ligature.

La poitrine forme une voussure prononcée; le ventre est très peu météorisé.

Le côté gauche de la tête, le bras du même côté, ainsi que la cuisse et la jambe, sont légèrement aplatis de dehors en dedans; mais il n'y a pas de suffusion sanguine dans toutes les parties, excepté une très légère le long du bras, au col, à la partie de la tête dont il vient d'être parlé, où elle est très prononcée.

Un peu de méconium s'échappe de l'anus et une glaire légèrement sanguinolente coule de la vulve.

L'œil gauche fait une saillie de la moitié de son volume hors des paupières, par lesquelles il est pressé, et qui ne peuvent plus le recouvrir. Le droit est caché derrière les voiles. — Les cornées transparentes sont ici *très opaques* et ne permettent pas de distinguer la couleur de l'iris. Une ecchymose bleuâtre entoure le globe de l'œil gauche.

La tête est partout couverte de cheveux noirs d'un demi-pouce de longueur. Au côté gauche de la tête, principalement sur le temporal, l'épiderme s'enlève facilement sur plusieurs points, et là où l'épiderme ne s'enlève pas, le cuir chevelu a une teinte légèrement verdâtre.

Rien dans les fosses nasales; rien ne s'échappe des oreilles. Dans la bouche un peu de vase qui ne va pas au-delà des deux tiers de sa profondeur. Dans cette partie, nous trouvons un brin de paille mince de 1 po. 1/2 de long, et souillé de vase. La langue, les lèvres, l'intérieur de la bouche décolorés.

Ouverture. Le cuir chevelu incisé dans sa circonférence et enlevé avec soin, nous laisse voir une large ecchymose, avec infiltration de sang à demi caillé dans le tissu cellulaire épicrânien, qui lui-même est emphysémateux; cette infiltration sanguine s'étend dans le tissu cellulaire du cou, où nous trouvons deux ou trois petits caillots de sang noir. Le côté droit de la tête et du cou n'offre rien de semblable.

Le péricrâne est adhérent au crâne dans toute son étendue. Sur cette boîte osseuse il n'y a ni fracture, ni enfoncement, ni étoiles; mais le temporal, l'occipital et le pariétal gauches sont d'une teinte rouge brun et souillés de sang de la consistance de gelée de groseilles.

Les ligaments qui unissent les os du crâne incisés, et les derniers enlevés, nous laissent voir la surface du cerveau couverte, à droite comme à gauche, d'une grande quantité de sang à demi fluide, d'un rouge un peu brun. La dure-mère adhère dans toute son étendue à la face interne des os, excepté au pariétal gauche, où elle n'est fixée qu'à son pourtour. Partout elle est recouverte d'une couche de sang à demi coagulé.

L'arachnoïde enlevée laisse voir la pulpe cérébrale d'une couleur naturelle, excepté où le sang l'a colorée. Elle est molle, diffluente sur certains points.

Point d'épanchement sanguin ni séreux dans l'intérieur de cette masse. Cette substance enlevée, nous voyons la tente du cervelet, ainsi que toute la base du crâne, couverte de sang à demi fluide. Le cervelet, comme le cerveau, est presque diffluent. La base du crâne débarrassée du cervelet et bien lavée, nous n'y découvrons aucune fracture.

L'orbite gauche contient du sang caillé à son sommet, et le périoste qui tapisse sa paroi supérieure est détaché.

Le volume de l'œil gauche n'est pas plus grand que l'autre; ils sont l'un et l'autre un peu affaissés.

Le larynx ouvert n'offre rien d'anormal : il ne contient ni eau, ni écume, ni vase.

Le sternum enlevé nous montre les poumons ne remplissant qu'à moitié les cavités pectorales; ils sont roses, sur un fond blanc et vésiculeux. Enlevés avec le cœur et le thymus, après avoir lié les gros vaisseaux, et jetés dans l'eau, ils surnagent en s'élevant au-dessus de sa surface.

Le cœur séparé tombe au fond du vase, et le reste flotte et s'élève encore un peu plus à la surface de l'eau. Ces mêmes organes retenus au fond du liquide et incisés, on voit une grande quantité de bulles d'air monter à la surface de l'eau. Des incisions faites sur tous les points des poumons à une profondeur plus ou moins grande déterminent toujours le même effet. Des fragments de poumons séparés, fortement pressés au fond de l'eau pour en faire sortir l'air, et abandonnés ensuite, remontent brusquement à sa surface. La masse entière, même avec le thymus, soumise à la même épreuve, produit le même effet. Sortis de l'eau, fortement comprimés, *roulés dans les mains*, et rejetés dans l'eau, les fragments de poumons surnagent toujours. Ces organes contiennent très peu de sang, ainsi que le cœur. Le trou de Botal est largement ouvert, et le canal artériel libre. Tous les organes renfermés dans la poitrine n'offrent rien d'anormal

Les viscères renfermés dans le ventre sont dans l'état naturel. Le cordon ombilical est vide; un stylet le pénètre aisément. Le foie a son volume et sa couleur ordinaires. Incisé sur différents points, il fournit une quantité notable de sang d'un rouge brun. Le colon est plein de méconium dans toute son étendue; mais cette excrétion prend une teinte d'autant plus brune qu'elle approche davantage du rectum, où elle a une teinte noire et une consistance poisseuse. L'estomac et les intestins grêles sont vides et contractés. La vessie renferme peu d'urine.

Nous remarquons que toutes les membranes muqueuses, même celles du vagin, de l'utérus, de la vessie, sont décolorées; la peau offre le même aspect : les muscles des membres et ceux du tronc sont d'un rose très pâle. Il n'y a aucun signe de putréfaction sur la peau et sur les organes intérieurs.

Conclusion.

De tout ce qui précède, nous croyons pouvoir conclure : 1° que l'enfant dont il s'agit est nouveau-né et à terme; 2° qu'il est né vivant; 3° qu'il a respiré largement et profondément; 4° qu'il a vécu quelques instants; 5° que sa mort n'est pas naturelle; que, quoique trouvé dans l'eau, il n'est pas mort d'asphyxie par immersion; 6° qu'il avait cessé de vivre et de respirer avant d'être jeté dans l'eau; 7° que cette mort a dû être occasionnée par épanchement de sang trouvé entre la dure-mère et le cerveau. Nous ignorons quelle cause peut avoir produit cet épanchement.

Est-ce un coup reçu sur le côté gauche de la tête? Est-ce une chute sur cette partie, la mère accouchant debout? Aurait-il été frappé contre un corps dur? Nous ne pouvons l'assurer; mais nous pensons que cette cause, quelle qu'elle soit, a pu être secondée par une perte de sang un peu abondante par le cordon, qui n'était entouré d'aucune ligature. Cependant la manière dont ce cordon a été déchiré a dû, jusqu'à un certain point, s'opposer à une hémorrhagie.

Il nous paraît difficile de dire au juste combien il y a de jours que cet enfant est né; mais nous pensons que le terme de trois à cinq ou six jours est ce qu'il y a de probable.

Lafère, le 12 mai 1837.

DEMON...   LAB.....

La conclusion prise à l'occasion de ce rapport ne me paraît pas reposer sur des faits à l'abri d'objection. L'étendue de la lésion de la tête, l'aspect du liquide infiltré dans le tissu cellulaire, la coloration des os, l'absence de fracture en présence de désordres si graves, sont autant de circonstances qui me font craindre que tous les désordres signalés ne proviennent du fait de l'accouchement.

N° 5. *Soupçon d'infanticide. — Enfant jeté dans une fosse d'aisances. — Putréfaction.*

Le 19 juillet 1832, nous soussigné, docteur en médecine, nous sommes rendu rue du Temple, n° 3, sur l'invitation de M. le commissaire de police du quartier Sainte-Avoye, à l'effet de procéder à l'examen et à l'ouverture d'un enfant nouveau-né, trouvé dans la fosse d'aisances de ladite maison, dans la nuit du 18 au 19.

Enfant du sexe masculin, 10 pouces 9 lignes de longueur; la moitié du corps correspondant à 3 lignes au-dessus de l'ombilic; diamètre bipariétal, 3 po. 1/2; occipito-frontal, 4 po. 7 lig.; occipito-mentonnier, 5 po.; putréfaction caractérisée par la chute générale de l'épiderme, dont quelques lambeaux flottent çà et là dans tous les points de la surface du corps; destruction et saponification de la main droite, chute des ongles; destruction de la peau de l'abdomen; pas de cordon ombilical; à la place de l'anneau, un bourrelet de gras de cadavre; tous les points où la peau est détruite sont saponifiés; des corrosions disséminées sur les fesses et la partie supérieure du dos; l'une d'elles a 2 pouces de diamètre. Le cuir chevelu décollé et en partie détruit en arrière. — Autour du col existe circulairement une dépression de 2 lignes de largeur, à surface comme chagrinée, plus opaline et tendant à la saponification; elle semble indiquer la place d'un lien, mais l'on ne retrouve pas ce lien. L'enfant nous a été représenté dépourvu de tous vêtements.— Au centre du cartilage du fémur, existe le point d'ossification qui se développe pendant le neuvième mois de la grossesse. — Du reste, tous les tissus sont infiltrés de gaz, car le cadavre et ses diverses parties surnagent. Les poumons sont flasques, grisâtres, mollasses; les plèvres qui les tapissent sont parcheminées et soulevées par des gaz. — Ils surnagent avec le cœur et le thymus; placés isolément, ils surnagent. — Les fragments exprimés sur l'eau dégagent un grand nombre de bulles gazeuses, les uns vont au fond, les autres à la surface.

L'état de la putréfaction des organes et de l'abdomen ne nous a pas permis de constater l'existence du méconium et l'état des vaisseaux.

Conclusion.

1° L'enfant soumis à notre examen est né à terme.

2° Il est resté trois semaines environ dans la fosse.

3° Malgré la surnatation de plusieurs fragments des poumons, après leur expression sous l'eau, il ne nous est pas possible de dire s'il a vécu, attendu le degré de putréfaction avancé de ces organes.

N° 6. *Soupçon d'infanticide. — Macération dans l'alcool. — Impossibilité de préciser si l'enfant a respiré.*

Le 10 janvier 1838, en vertu d'une ordonnance de M. Vanin de Courville, juge d'instruction, qui nous commet à l'effet de procéder à l'examen et à l'ouverture du corps d'un enfant trouvé dans la maison rue Saint-Honoré, n° 68; de déterminer s'il est né viable, s'il a vécu, quel est son âge, la cause de sa mort; si celle-ci a été le résultat d'une strangulation ou de l'asphyxie produite par l'introduction d'un morceau de bois dans la bouche: nous nous sommes rendu à la Morgue, où nous avons procédé auxdites opérations dont nous consignons ci-après les résultats.

Enfant du sexe féminin, long de 13 pouces; la moitié du corps répond à 3 lignes au-dessus de l'ombilic. Le diamètre bipariétal de la tête a 3 po., l'occipito-frontal 3 pouces 5 lignes, l'occipito-mentonnier 4 pouces 10 lignes. Il n'existe pas de point d'ossification au centre du cartilage de l'extrémité inférieure des fémurs; les ongles atteignent l'extrémité des doigts.

A l'ombilic, se trouve une portion de cordon de 5 pouces de longueur; elle porte une ligature placée à un demi-pouce de l'anneau; cette ligature est formée par un fil brun; le cordon est fort adhérent, et ne présente aucun des caractères qui dénotent sa chute prochaine.

La bouche a 6 lignes d'ouverture; toutefois, cet enfant ayant macéré pendant longtemps dans de l'alcool, ce diamètre a pu être primitivement un peu plus étendu. La lèvre supérieure présente à droite une dépression, et la lèvre inférieure en offre une autre à gauche, comme si un corps eût été engagé dans cette ouverture. Ces dépressions sont, du reste, parfaitement en rapport avec les angles d'un morceau de bois qui nous est représenté et que nous décrirons plus bas; il n'existait d'ailleurs aucune lacération des gencives.

Autour du cou et sur la poitrine, se trouve placée une sorte de lanière ou ruban de laine, noué par une rosette simple, ayant 7 à 8 pouces de longueur et 4 lignes de largeur. Ce ruban n'est pas appliqué sur la totalité de la circonférence du cou; il pend sur la poitrine en forme de collier ou chapelet, et l'anse qu'il forme est assez large pour être traversée par la tête de l'enfant, en sorte que l'on peut retirer ce ruban sans en défaire la rosette.

Il n'existe pas à la peau ou dans les parties profondes du cou de traces d'une pression exercée sur cette région.

Les os du crâne sont sains; on n'aperçoit aucun indice de violence tant à l'extérieur qu'à l'intérieur des organes; seulement on trouve dans le ventre une quantité notable de sang coagulé et altéré par l'alcool dans lequel le fœtus a macéré.

Les poumons sont formés par un tissu celluleux dans leurs deux tiers supérieurs; ils sont charnus, d'une grande consistance dans leur tiers inférieur. Cet état celluleux peut provenir de trois causes différentes : la respiration, l'insufflation de l'air, l'état emphysémateux. Son siége tend à exclure cette dernière cause, car alors l'état celluleux eût été général : mais il nous est impossible d'affirmer que l'enfant a respiré ou que l'on a pratiqué l'insufflation pour le rappeler à la vie, attendu que la macération des organes dans l'alcool pendant plusieurs mois à totalement changé leur texture; il semble qu'il y ait une déperdition de la substance propre des poumons, soit par dissolution, soit par retrait et contraction.

Le cœur est très petit, contracté. Il existe une liqueur alcoolique dans la cavité du péricarde; il en est de même de la cavité du péritoine.—Tous les organes de l'abdomen offrent la densité et la texture des matières animales en macération dans l'alcool ou l'eau-de-vie.

Un morceau de bois que l'on a trouvé placé dans la bouche de l'enfant offrait les dispositions suivantes.

Il figurait un carré long, une sorte de coin à fendre le bois : il avait 4 pouces 10 lignes de longueur sur 1 pouce de largeur; il était mince à une extrémité, plus épais à l'autre. Il immergeait complétement dans la liqueur alcoolique au milieu de laquelle l'enfant avait été placé, ce qui prouve qu'il s'était imprégné d'alcool par la macération, au point de perdre tous ses gaz et d'agir dans ce liquide en vertu de son poids spécifique. (L'enfant avait été entassé dans un bocal à cerises à l'eau-de-vie, au milieu d'alcool, et, pour l'en extraire, on avait été obligé de casser le bocal.)

Ce morceau de bois entre avec beaucoup de peine dans la bouche; il faut en distendre les parois pour l'y faire pénétrer; mais l'alcool opérant la contraction et la diminution de volume des organes et des tissus, le morceau de bois a pu y être introduit lorsque l'enfant était récemment né.

Conclusion.

1° L'enfant, soumis à notre examen, était arrivé au terme de sept mois.

2° Il nous est impossible de dire s'il est né vivant, s'il a vécu, s'il est né viable et s'il a respiré, ou si, au contraire, il est mort-né.

3° Nous ne possédons aucun *indice matériel* qui puisse nous éclairer sur la cause de la mort. Nous n'avons aucune preuve qu'une constriction ait été exercée autour du cou; et quant à l'usage du morceau de bois qui nous a été représenté, nous ne pouvons qu'appeler l'attention sur les dépressions des deux lèvres, qui tendent à démontrer qu'en effet il a été introduit dans la bouche. Nous ajouterons cependant qu'il nous manque la preuve que cette introduction ait été opérée pendant la vie.

4° Tous ces résultats négatifs sont une conséquence de la macération prolongée de l'enfant dans de l'alcool, qui a complétement modifié l'aspect et la texture des organes, et nous estimons que cette macération remonte à plusieurs mois.

Fait à Paris, ce 10 janvier 1838.

N° 7. *Enfant mort en le transférant en nourrice.* — *Ramollissement du tube digestif.*

Nous, soussigné, etc., en vertu d'une ordonnance de M. Hély d'Oissel, substitut du procureur du roi, nous nous sommes rendu à la Morgue pour procéder à l'examen d'un enfant du sexe féminin qui nous a été présenté.

L'enfant est enveloppé et couvert de vêtements : calots, langes, etc.; — il pèse 2.100 gram., ou 4 liv. 3 onces environ ; son corps a 18 pou. 9 lignes de longueur; — le milieu du corps correspond à 9 lignes au-dessus de l'ombilic.

Diamètre de la tête. — Bi-pariétal 3 po. 3 lignes, occipito-frontal 4 po. 2 lig., occipito-mentonnier 4 po. 7 lig.

La cicatrice temporaire du cordon est tombée.

L'enfant présente un état d'amaigrissement très considérable.

Ses téguments sont pâles, du reste bien conformés ; ils sont recouverts de poils vers les épaules.

Les ongles dépassent l'extrémité des doigts.

Les fontanelles du crâne, par leur rétrécissement, indiquent une existence d'environ quinze jours.

La trachée-artère est affaissée sur elle-même; elle est obstruée par une matière blanche pultacée, semblable pour l'aspect à des grains de semoule cuite dans du lait.

A l'ouverture du thorax, les poumons se présentent avec un aspect sain ; mais si l'on vient à soulever ses lobes, on voit que la surface seule est saine, car le reste de l'organe est transformé en une sorte de bouillie légère, spumeuse, emphysémateuse, crépitante sous les doigts, d'une coloration vert très foncé. L'état de cet organe s'oppose à l'application de tout procédé de docimasie pulmonaire hydrostatique.

Le cœur renferme du sang dans ses cavités droites ; le canal artériel n'est pas tout à fait oblitéré.

A l'ouverture de l'abdomen, il s'écoule un liquide d'un jaune ver-dâtre, d'une consistance gélatineuse; dans son intérieur, nage une matière grumeleuse; à travers ce liquide, on n'aperçoit que le foie, dont le volume est peu considérable; aucune circonvolution intesti-nale ne s'y remarque. Par des lotions à grande eau très souvent répé-tées, on parvient à peine à débarrasser l'abdomen de toute cette ma-tière caséiforme qui le remplissait, et dont une partie représente des morceaux, du volume d'une noisette, blancs comme le fromage caillé, et la presque totalité est formée par des petits morceaux jaunâtres teints de bile; aucune trace d'ailleurs du péritoine qui recouvre le ca-nal digestif. Vers la partie gauche, près la ligne médiane, et avant d'avoir rien fait sortir de l'abdomen, on remarquait une espèce de plaque rouge formée par une portion de péritoine non ramollie; elle est fortement injectée.

Le feuillet du péritoine qui tapisse la face concave du foie est très rouge, ainsi que celui qui passe au-devant de la colonne vertébrale.

Les vaisseaux ombilicaux ne sont pas recouverts de péritoine.

Il ne restait enfin du tube intestinal qu'un ruban très étroit appar-tenant au colon transverse, présentant ses bords frangés et formés par des filaments représentant des arborisations déliées; sa consis-tance était celle d'une fausse membrane, c'est-à-dire gélatineuse.

Le cerveau offrait une couche de sang coagulé à sa surface ; l'intérieur de sa substance était fortement piqueté.

Conclusion.

L'enfant a quinze jours environ.

Il est mort à la suite d'une péritonite et d'une gastro-entérite des plus violentes, dont la terminaison a été la transformation en gélatine de tout le tube intestinal et de son péritoine.

Sa mort ne saurait donc être imputée à une action criminelle.

N° 8. *Infanticide par omission. — Enfant de huit mois, mort de froid après deux jours de naissance.*

Un enfant, né le 2 février dans la commune de Plaissis, arrondissement de Seine-et-Oise, est transporté à la Rourbe le 4, et meurt pendant sa translation à cet hospice. Longueur, 16 pouces 1/2; poids, 4 liv. 3 onces; conformation généralement bonne; cheveux longs, nombreux, noirs; ongles recouvrant l'extrémité des doigts; peau bien organisée; cordon long de 1 pouce 1/2, réduit à ses membranes, sans gélatine de Warthon, desséché et aplati de manière à former un ruban; deux cercles existent à l'insertion du cordon à l'anneau : l'un rose en dehors, l'autre blanc en dedans près du cordon, et tendant à la suppuration. — L'insertion du cordon correspond à 1 pouce au-dessus du nombril; les fontanelles ont un écartement ordinaire; les os de la tête se touchent par leurs bords; diamètre occipito-frontal, 4 pouces 1/2; occipito-mentonnier, 5 pouces. — Mesure de la circonférence du thorax, 10 pouces 1/2. — Thymus très développé; poumon droit remplissant la cavité thoracique; poumon gauche ne paraissant la remplir qu'à la partie supérieure; la couleur de ces organes est rosée; le tiers du poumon gauche, qui est moins développé, offre une couleur rouge foncé. — Le péricarde contient dans sa cavité une quantité notable de sérosité jaunâtre; le cœur est assez volumineux, plein de sang; le canal artériel n'est nullement oblitéré, non plus que le trou de Botal. — Le poids des poumons et du cœur est de 2 onces 1 gros 1/2; celui du cœur est de 3 gros 1/2; les poumons, plongés dans l'eau avec le cœur et la trachée, surnagent lorsqu'on les presse; après les avoir coupés par morceaux, ils restent de même à la surface du liquide. — La veine ombilicale n'est point oblitérée, non plus que les artères ombilicales, mais le calibre de ces vaisseaux est déjà diminué. — Le foie est d'un rouge brun et contient une quantité notable de sang; la vésicule du fiel renferme de la bile d'un rouge jaunâtre. — L'estomac et les intestins grêles, le gros intestin, contiennent une matière jaunâtre qui n'a pas l'apparence du méconium. — Les vaisseaux du cerveau paraissent injectés; les circonvolutions sont assez marquées; la substance grise du cerveau ne se distingue pas de la blanche; la matière cérébrale est très ramollie. Le point d'ossification de l'extrémité inférieure du fémur ne consiste que dans des apparences vasculaires.

N° 9. *Infanticide par omission, occasionné soit par l'action du froid, soit par une compression trop forte de l'enfant, porté dans les bras pendant un trajet de quatre heures de nuit.*

Le 6 septembre 1836, nous..... nous sommes rendus, à sept heures du matin, à la Morgue, à l'effet de procéder, sur l'invitation de M. le procureur du roi, à l'ouverture du corps d'un enfant du sexe masculin, qui a péri le 3 septembre, à dix heures du matin, après avoir été transporté pendant la nuit précédente, sur les bras d'une femme, faisant le chemin à pied, depuis deux heures du matin jusqu'à six heures, pour se rendre à pied de chez elle à Versailles, et en *coucou*, (petite voiture de six places), avec neuf personnes, de Versailles à Paris. 19 pouces 1/2 de longueur; 3 livres 13 onces en poids; le milieu du corps répondant à six lignes au-dessus de l'ombilic; le diamètre de la tête ayant les dimensions ordinaires; la peau parfaitement organisée; les ongles dépassant l'extrémité des doigts; un point d'ossification très prononcé au centre du cartilage de l'extrémité inférieure du fémur. — A l'ombilic, une portion de cordon de 2 pouces de longueur, portant à son centre une ligature faite avec un gros fil; le cordon desséché, vrillé, mais sans traces de séparation de ses membranes avec l'anneau.

Pas de traces de contusions, plaies, ligatures à la surface du corps ou dans les divers organes. Pas de traces de pression, ni de tampon dans les fosses nasales ou dans la bouche. Un liquide sanguinolent s'échappe de la bouche et du nez.

Teinte violacée du péricrâne dans le voisinage du sommet de la tête (trace évidente d'accouchement récent); *les vaisseaux veineux du cerveau et les sinus de la dure-mère gorgés de sang;* la substance cérébrale ferme, mais peu injectée. Pas de fractures aux os du crâne.

Rougeur du pharynx et du larynx, ainsi que de la membrane muqueuse de la trachée-artère.

Les poumons enfoncés dans la poitrine et ne recouvrant pas le péricarde, comme chez les enfants qui ont totalement respiré. Leur couleur a *une teinte violacée parsemée de taches rosées disséminées* sur divers points de leur surface, en sorte que l'on aperçoit et des portions de *parenchyme pulmonaire* non pénétrées d'air, et des parties évidemment pénétrées par ce fluide.

Le cœur volumineux, *gorgé de sang* noir et coagulé dans toutes ses cavités; le trou de Botal encore fort large.

Les poumons, le cœur et le thymus placés ensemble dans l'eau, il y a surnatation de la masse, mais de manière que les poumons occupent les parties les plus élevées du liquide.

Chaque poumon isolé surnage sans dépasser la surface de l'eau; il en est de même de chaque lobe pulmonaire.

Les poumons coupés par morceaux, chacun d'eux surnage; si on vient à les comprimer sous l'eau, ils laissent échapper une plus ou moins grande quantité de bulles gazeuses très divisées, sous la forme de mousse; mais celles qui en donnent le moins vont au fond de l'eau après la compression, tandis que les autres surnagent; le quart de la totalité des poumons va ainsi au fond de l'eau.

L'estomac contient un peu d'eau.

Le méconium a été évacué en presque totalité, et il ne reste plus que l'enduit verdâtre qui colore la membrane muqueuse. Les autres organes sont sains.

Conclusions.

1° L'enfant est né à terme; il a vécu.

2° La respiration n'a pas été aussi complète que possible.

3° Il ne porte pas la trace d'une violence directe à laquelle on puisse attribuer la mort.

4° La mort a pu être déterminée soit par l'action du froid (les nuits étaient alors très froides), soit par une compression involontaire de l'enfant dans les bras de la personne qui le portait, compression qui a été le résultat de la fatigue occasionnée par un long trajet, ou qui aurait été opérée par la réunion de neuf personnes dans une voiture aussi petite, soit enfin à ces deux causes réunies.

N° 10. *Infanticide remarquable par les phénomènes de la submersion coïncidant avec des lésions faites pendant la vie.*

Le 2 août 1838, nous avons examiné, à la Morgue, le corps d'un enfant nouveau-né, d'après une ordonnance de M. Croissant, substitut.

Enfant du sexe féminin, pesant 6 livres 2 onces; 17 pouces 7 lignes de longueur; le milieu du corps répondant à 9 lignes au-dessus du nombril; diamètre bi-pariétal, 3 pouces 2 lignes; occipito-frontal; 4 pouces 3 lignes; occipito-mentonnier, 5 pouces; peau bien organisée, avec des traces d'enduit sébacé aux aines; point osseux très développé au centre des cartilages de l'extrémité inférieure des fémurs; méconium remplissant le gros intestin; mucosité dans l'estomac.

A l'ombilic, une portion de cordon de 17 pouces 7 lignes de longueur, sans ligature et sans traces de ligature : son extrémité libre coupée net comme avec des ciseaux.

Teinte très violacée de la peau, comme dans la mort par asphyxie, même en avant du corps; trachée-artère et bronches *remplies de mousse écumeuse* tout à fait semblable pour la finesse et le peu de consistance à la mousse des noyés. Poumons *volumineux*, offrant dans toute leur surface les traces de vésicules aériennes; leur surface *tachetée de petites ecchymoses superficielles* arrondies, de 1 ligne à 1 ligne 1/2 de diamètre. Surnatation avec le cœur et le thymus; surnatation isolément; surnatation de tous leurs fragments, qui, comprimés sous l'eau, laissent échapper des milliers de bulles gazeuses avec du sang.

Les cavités droites du cœur, les troncs veineux gorgés de sang.

État frais du corps; l'épiderme des mains n'a même pas blanchi par son contact avec l'eau; pas la moindre apparence de putréfaction.

A la mamelle gauche et dans l'épaisseur du mamelon, une *contusion arrondie avec ecchymose* de 1 pouce de diamètre sur 6 lignes d'épaisseur; le sang y est noir, fortement coagulé.

A la tête, cuir chevelu sain, tissu cellulaire peu sanguinolent dans les points correspondant aux *divers épanchements de sang* que nous allons signaler plus bas. 1° Un de 2 pouces de long sur 1 pouce de large sous le périoste du pariétal gauche; *deux fractures* à cet os, l'une étendue de la bosse pariétale au bord supérieur ayant environ 1 pouce 1/2 de longueur; l'autre de 6 lignes, à partir du bord antérieur de cet os en se dirigeant vers son centre. 2° *Infiltration sanguine sous le périoste* de la portion gauche du coronal; elle a 1 pouce de diamètre en tous sens. 3° *Idem* de 6 lignes sur la portion droite du même os. 4° *Idem* de 1 p. 1/2 sur 1 pouce au pariétal droit.

Foie volumineux, gorgé de sang; pas de traces de lien au cou ou de tampon dans la bouche.

Conclusion.

1° L'enfant est né vivant, à terme et viable.

2° Il a vécu et respiré complétement.

3° Il porte des traces de violences, qui ont été opérées pendant la vie.

4° Il présente les signes d'une asphyxie par submersion.

5° La mort a été le résultat de l'influence exercée par ces deux genres de cause.

6° Il n'a séjourné que fort peu de temps dans l'eau.

Cet enfant a été trouvé par des égoutiers dans un des égouts d'une rue du quartier du Temple, au voisinage du point inférieur correspondant à l'ouverture de l'égout, là où s'accumulent ordinairement, d'après le rapport des égoutiers, de la paille et des ordures, en sorte qu'il n'est pas tombé sur des pierres, mais bien sur un sol mou. Il y a donc lieu de croire que les lésions ont été opérées avant la chute de l'enfant.

Du reste, le corps de cet enfant était enfermé dans une cravate de soie noire et dans une autre en serge fine ; le paquet n'était pas serré, quoique l'enfant fût replié sur lui-même, car le commissaire de police a observé que lorsque les égoutiers tenaient ce paquet à leurs mains, il y avait un certain vide entre les nœuds par lesquels il était saisi, et le corps de l'enfant.

Cette observation prouve encore que des coups assez violents peuvent être portés sur la tête d'un enfant nouveau-né sans qu'il en résulte une forte commotion, capable de suspendre instantanément la vie. L'état anatomique des os de la tête tend à expliquer ce résultat.

N° 11. *Infanticide. — Asphyxie par défaut d'air. — Enfant enfermé dans un carton et placé sur la rivière.*

Nous soussignés, docteurs en médecine de la Faculté de Paris, nous nous sommes transportés à la Morgue, le 9 avril 1830, sur la réquisition de M. le procureur du roi, à l'effet de procéder à l'examen du corps d'un enfant nouveau-né retiré de la Seine, à la surface de laquelle il flottait dans un carton.

Enfant nouveau-né, du sexe féminin, fortement constitué, pesant 6 livres 8 onces ; ayant 19 pouces 6 lignes de longueur ; le milieu du corps correspondant à 4 lignes au dessus du nombril. Tête très volumineuse ; diamètre bi-pariétal, 4 pouces ; occipito-frontal, 5 pouces. — Poitrine développée ; muscles du thorax très prononcés. La peau recouverte de son enduit sébacé autour du col, aux aisselles, aux aines et aux jarrets ; elle est très bien organisée. Les ongles bien développés et bien conformés. — Tout le côté gauche du corps est aplati ; ainsi l'oreille gauche ne forme plus qu'une lame accolée sur le cuir chevelu ; ses replis ont disparu. La joue gauche est déprimée, présente l'empreinte du linge qui enveloppait l'enfant, et le nez est fortement renversé à droite. Le bras du même côté a perdu sa forme arrondie. Tout porte donc à croire que l'enfant était couché sur ce côté après la mort. Dans ces divers points, la peau et le tissu cellulaire sous-cutané offrent plus de densité. La joue droite et le bras droit présentent une couleur d'un rouge vif, analogue à celle qu'on observe chez les asphyxiés. — L'injection a lieu dans toute l'épaisseur de la peau, ce dont nous nous sommes assurés en l'incisant dans divers points. — Toutes les parties sont assez bien conservées ; cependant il existe quelques traces de putréfaction commençante, caractérisée par l'état du cordon, qui sera décrit plus bas ; par le détachement de l'épiderme sur le tiers gauche de la partie antérieure de l'abdomen, et sur toute la face interne des cuisses. Les lèvres et le nez participent aussi de cet état, car leur couleur est d'un vert brunâtre, et il s'en écoule une petite quantité d'un liquide rougeâtre légèrement odorant.

Examen particulier de l'ombilic et du cordon. — Le prolongement cutané qui donne naissance au cordon a 6 lignes de longueur ; il est mou et plissé longitudinalement, comme cela a lieu chez l'enfant qui vient de naître. L'anneau ne présente aucune trace de cercle inflammatoire ; les membranes du cordon adhèrent à son pourtour ; l'extrémité libre du cordon est repliée, et comprise dans un lien de gros fil retors double et contourné trois fois pour former une ligature. Cette ligature, appliquée à 1 pouce 1/2 de l'ombilic, embrasse donc une anse formée par l'extrémité libre du cordon ; elle n'a vraisemblablement pas été faite par un homme de l'art : car, outre les dispositions dont nous venons de faire mention, le nœud qui les termine n'a aucun rapport avec celui que l'on pratique généralement. Du reste, le cordon est aplati, ne contient pas de gélatine de Warthon ; il est en partie putréfié, surtout au voisinage de son insertion à l'ombilic ; la section de son extrémité libre n'est pas nette, comme lorsqu'elle a lieu avec des ciseaux bien tranchants.

Tête. — Après avoir fait au cuir chevelu, tapissé de cheveux bruns très longs et très nombreux, une incision cruciale, nous avons trouvé au sommet de la tête cette infiltration séro-sanguinolente qui s'y observe dans tous les accouchements dont la durée est longue ; les os, très sains, se touchaient par leurs bords ; les fontanelles antérieures et postérieures étaient très petites et gorgées de sang. Il n'existait pas d'épanchement de sang dans les cavités du crâne, non plus que dans l'épaisseur des organes qu'elles renferment. — La bouche, le pharynx, les os de la face, ne présentaient pas de traces de violences ou de blessures quelconques.

Poitrine. — Thymus très volumineux. — Poumons peu développés, ne remplissant pas entièrement les cavités de la poitrine ; leur couleur est d'un rouge ardoisé, leur tissu très crépitant dans toute son étendue. — La trachée-artère ne contient ni eau, ni écume. — Le péricarde ne renferme qu'une petite quantité d'un liquide séro-sanguinolent ; les cavités droites du cœur sont distendues par du sang qui coule en quantité notable après la section de la veine cave inférieure. — Le trou de Botal et le canal artériel sont très libres ; tous les organes sont parfaitement sains. — *Docimasie pulmonaire.* Le thymus, le cœur, les poumons, plongés dans l'eau, surnagent. — Les poumons coupés par morceaux et plongés dans l'eau, il n'est pas une seule partie qui ne surnage. — Chaque petit fragment de poumon, comprimé fortement, laisse sortir beaucoup de bulles gazeuses. — Jetés dans l'eau après une expression prolongée, les divers fragments surnagent encore. Le lobe supérieur du poumon gauche, auquel étaient attachés le cœur et les vaisseaux, a pu se maintenir à la surface de l'eau malgré le poids de ces organes, qui ont été immédiatement submergés aussitôt qu'ils en ont été séparés.

Abdomen. — Veine ombilicale et artères non oblitérées ; un stylet les traverse facilement ; elles contiennent encore du sang ; foie généralement mou, flasque, sans changement de couleur, excepté à la partie moyenne de son côté droit et un peu en arrière, où il offre une tache noire de quelques lignes de diamètre, appliquée sur un point ramolli dans une étendue de 8 à 10 lignes carrées. Cette portion de substance étant incisée, il s'en écoule du sang fluide ; et en prolongeant l'incision à gauche, on voit que le sang s'étend assez profondément dans la substance propre du foie. Le sang ne forme pas un tout homogène avec cette substance, en sorte qu'il peut être le résultat de l'ouverture d'un gros tronc veineux ; nous devons cependant dire qu'il nous est impossible de reproduire un phénomène analogue en incisant d'autres points du foie. — L'examen des parois abdominales correspondantes nous donne la certitude qu'il n'y a pas la moindre trace de lésion. — L'estomac, distendu par des gaz, contient une très petite quantité d'une liquide rouge brunâtre. — L'intestin grêle est vide. — Les membres incisés, ainsi que les muscles des gouttières vertébrales, n'offrent pas de traces de blessures ou de violences quelconques ; le point d'ossification des cartilages des fémurs est très prononcé.

Des faits ci-dessus énoncés nous concluons :

1° Que l'enfant soumis à notre examen est né à terme ;

2° Qu'il est né vivant ;

3° Qu'il a respiré.

4° Considérant qu'il ne porte aucune trace de violence ou de blessures qui puissent expliquer la mort ; qu'il n'offre pas les caractères qui sont propres à l'asphyxie par submersion ; qu'il a été placé sur la Seine dans un carton, après avoir été enveloppé d'un linge très épais et replié sur lui-même ; nous sommes portés à penser que la mort pourrait être attribuée à une asphyxie par défaut d'air, dans la supposition où l'enfant aurait été placé vivant dans le carton.

N° 12. *Soupçon d'infanticide. — Enfant du sexe féminin, trouvé dans la Seine auprès du pont d'Asnières. — Emphysème pulmonaire. — Aucune trace de violences. — Respiration à peine sensible.*

Poids total du fœtus, 4 livres 6 onces. — Longueur totale, 18 pouces 3 lignes. — La moitié du corps correspond à 9 lignes au-dessus de l'ombilic. — Diamètre bipariétal, 3 pouces 10 lignes. — Diamètre occipito-frontal, 4 pouces 5 lignes. — Diamètre occipito-mentonnier, 5 pouces.
La putréfaction a envahi la totalité du cadavre ; un développement de gaz donne à toutes les parties, et surtout à la tête et au tronc, une augmentation de volume contre nature. La peau de la tête est d'un vert brunâtre ; celle de l'abdomen est d'un vert foncé, marbrée de brun, la couleur verte est assez marquée aux cuisses et aux jambes ; l'épiderme est déjà en partie détaché et s'enlève avec une grande facilité. Il existe à la base du nez, au pourtour des yeux, aux plis des aines, des traces évidentes d'enduit sébacé. Les cheveux sont nombreux et châtain foncé, ils ont près d'un pouce de longueur ; les ongles, bien formés, arrivent à l'extrémité des doigts ; l'épiderme des mains, plissé comme par des cataplasmes, se détache très facilement des doigts. Le cordon ombilical a une longueur de 9 pouces 2 lignes, et ne porte pas de ligature. Son extrémité libre est coupée net, comme elle le serait avec un instrument tranchant ; il est affaissé et non putréfié. L'anneau ombilical ne présente aucun des phénomènes qui indiquent la chute prochaine du cordon. En incisant le cordon suivant sa longueur, on met à nu les vaisseaux, qui se laissent pénétrer facilement par un stylet.

Sur le côté gauche de la tête, à un pouce environ de l'oreille, il existe une section qui pénètre jusqu'au pariétal gauche, qu'elle met à découvert. Cette section a un pouce et demi de longueur ; elle est dirigée d'avant en arrière ; elle a été faite, lors de la levée du cadavre, par le médecin qui en a été chargé. Les téguments du crâne, enlevés avec le plus grand soin, n'ont offert aucune trace d'ecchymose. L'infiltration sanguine, qui se rencontre ordinairement chez le fœtus après un accouchement laborieux, se remarque particulièrement en arrière et à gauche. Les os du crâne ne sont pas fracturés : leur chevauchement n'est pas même prononcé. La substance cérébrale, tout à fait ramollie, est de couleur rosée. En disséquant la peau qui recouvre chaque côté de la poitrine, on observe à droite, tout le long des côtes, et au voisinage de leur angle postérieur, dans l'étendue d'un pouce, d'arrière en avant, et de trois pouces de haut en bas, une infiltration séro-sanguinolente dans le tissu cellulaire qui les tapisse. — A l'ouverture de la poitrine, il se dégage une grande quantité de gaz putrides; le péricarde en est distendu. Il contient en outre un peu de sérosité sanguinolente. Le cœur est très volumineux; son tissu emphysémateux; l'oreillette droite contient un caillot assez considérable; le trou de Botal est largement ouvert; le canal artériel n'est nullement oblitéré.

Le cœur, la trachée-artère et les poumons, mis ensemble dans l'eau, surnagent; le cœur surnage aussi à cause de son état emphysémateux; mais après l'avoir exprimé entre les doigts, il gagne aussitôt le fond du liquide. Les deux poumons, mis ensemble dans l'eau, restent à la surface de ce liquide; placés isolément ou coupés par morceaux, chaque morceau surnage. Chaque portion, exprimée entre les doigts, va rapidement au fond de l'eau, excepté ceux de la partie antérieure du poumon gauche, qui vont lentement au fond du liquide.

Abdomen. — La partie qui recouvre le foie est distendue par des gaz; la rate et les reins sont très ramollis. — L'estomac est vide. — Les intestins d'une couleur rosée. Le gros intestin ne contient plus de méconium : il en reste une petite quantité dans le rectum. —Le canal veineux, la veine ombilicale et les artères ombilicales se laissent facilement traverser par un stylet; les parois de ces vaisseaux ne sont pas sensiblement plus épaisses que lors de la naissance. — On n'observe sur le reste de la surface du corps aucune trace de violence, telle qu'ecchymoses, fractures, etc. Le point osseux de l'épiphyse inférieure du fémur est manifeste.

Des faits énoncés dans ce rapport, nous croyons devoir tirer les conséquences suivantes :

1° Le cadavre soumis à notre examen est celui d'un enfant nouveau né et à peu près à terme.

2° Tout porte à croire que cet enfant n'a respiré que pendant quelques instants.

3° Il ne porte aucune trace de violence à laquelle on puisse attribuer la mort.

Cette observation tend à démontrer, contrairement à l'opinion de Mahon et Fodéré, que la respiration peut débuter par le poumon gauche, ainsi que l'a dit Chaussier.

N° 13. *Infanticide par commission. — Tampon dans le pharynx.*

Enfant du sexe masculin trouvé sur le quai d'Orsay. — Longueur, 19 pouces ; pesant 5 livres 1/2. — Milieu du corps correspondant à 6 lig. au-dessus de l'ombilic ; diamètre bipariétal, 4 pouces. — Occipito-mentonnier, 5 pouces 3 lignes. — Occipito-frontal, 4 pouces. — Ongles bi conformés. — Cheveux très abondants, longs et châtains. — Peau bien organisée d'une teinte violacée.—Reste de cordon ombilical de 3 po. 1/2 de longueur, desséché et coupé inégalement à son extrémité libre, qui présente une petite languette de 6 lig. de longueur, formée par les membranes du cordon. Aucune trace de violence à l'extérieur. — Au-dessous du cuir chevelu, et en avant, une quantité notable de sang contenant peu de sérosité. — Peau bien organisée, plutôt pâle que violacée. Cheveux très abondants, très longs et châtains. L'anneau ombilical commence à porter des traces très légères d'inflammation du cordon. — Aucune trace de violence ou de contusion à la surface extérieure du corps. Les lèvres sont fortement colorées en rouge par le sang ; il en est de même du pourtour antérieur de la langue et d'une grande partie de la voûte palatine. Le sang semble sortir de toutes ces parties. En écartant les mâchoires, on aperçoit un morceau de linge dans l'arrière-bouche ; c'est un tampon de 2 pouces de longueur que l'on a peine à extraire, tant il est enfoncé dans le pharynx ; il est sanguinolent dans la partie libre qui est contenue dans la bouche, et blanc dans la portion engagée et comprimée dans le pharynx ; cette portion blanche a 1 pouce 1/2 de longueur ; les parties molles du palais, en contact avec elle, sont très amincies ; la partie correspondante du pharynx est blanche, non excoriée ; le larynx et la trachée sont dans l'état naturel.

Tête. — Tumeur séro-sanguinolente à son sommet, résultant probablement de l'accouchement ; cerveau sain ; aucun épanchement à l'intérieur du crâne.

Poitrine. — Pas de sérosité ; poumons volumineux, d'une teinte rosée, injectés de sang ; vésicules pulmonaires très bien développées, les vaisseaux qui partent du cœur contiennent une quantité assez notable de sang; le cœur n'est pourtant pas plein de fluide ; canal artériel très libre ; trou de Botal très large.

Docimasie. — Poumons, thymus, cœur, plongés ensemble dans l'eau, surnagent; poumons seuls, *idem;* coupés par morceaux, *idem;* comprimés par fragments, *idem.* Le cœur n'offrait aucune trace d'emphysème ; d'ailleurs le sujet n'était pas putréfié. Méconium remplissant le gros intestin tout entier ; vessie pleine ; artères et veines ombilicales libres ; foie, rate, reins, très sains ; rien dans l'estomac. Points osseux des extrémités inférieures des fémurs.

Conclusion.

1° L'enfant est venu à terme et vivant ;
2° Il a respiré complétement ;
3° Sa mort nous paraît devoir être attribuée à la présence du tampon introduit dans le pharynx, tampon qui a déterminé l'asphyxie.

N° 14. Infanticide. — Déchirure du cordon. — Fractures du crâne.

Le 7 septembre 1838, en vertu d'une ordonnance de M. Hély d'Oissel, substitut de M. le procureur du roi, qui nous commet à l'effet de procéder à l'examen et à l'ouverture du corps d'un enfant trouvé dans l'allée d'une maison rue des Prêtres-Saint-Paul, de déterminer les causes de la mort, et s'il existe quelques indices de crime, nous avons procédé à cette opération dont nous consignons ci-après les résultats.

Enfant du sexe masculin pesant 1859 grammes (3 livres 13 onces environ ; long de 49 centimètres 1/2 (17 pouces 9 lignes) ; le milieu du corps répondant à 8 lignes au-dessus du nombril. A l'ombilic est attachée une portion de cordon frais, vrillé, ayant 5 pouces 9 lignes de longueur ; son extrémité libre est *déchirée et terminée par un lambeau très aigu ;* les vaisseaux sont rétractés jusqu'à 2 pouces du nombril, et là se trouve épanchée une petite quantité de sang presque coagulé. Les bords de la déchirure du cordon sont inégaux.

Diamètre de la tête. — Bipariétal, 8 centimètres 1/3 (2 pouces 3 lig.); occipito-frontal, 11 centimètres 1/4 (4 pouces 3 lignes); occipito-mentonnier, 13 centimètres (4 pouces 9 lignes) ; pas de traces de point osseux dans le fibro-cartilage de l'extrémité inférieure de chaque fémur ; la peau bien organisée ; quelques traces d'enduit sébacé aux aines et aux plis des jarrets ; les ongles atteignent, mais ne dépassent pas l'extrémité des doigts.

Tête. — Une ecchymose de 2 pouces 1/2 de diamètre sur le côté gauche de la tête ; elle est formée par du *sang noir et coagulé.* En arrière traces de l'infiltration séro-sanguinolente, qui coïncide souvent avec les accouchements des femmes primipares ; sous l'ecchymose que nous venons de mentionner, on voit une déchirure du périoste de 6 lignes de longueur ; elle est placée le long d'une *fracture* de 2 pouces de longueur, qui paraît avoir son point de départ à la bosse pariétale, où elle se contourne en avant et inférieurement, tandis qu'elle se prolonge par son autre extrémité jusqu'au bord supérieur de l'os, en suivant la direction de ses fibres. Une seconde fracture de 1 pouce 1/2 de longueur part du même point, et se dirige obliquement en avant et en haut, de manière à figurer avec la précédente une sorte de V. La surface extérieure du cerveau est fortement colorée en rose rouge, mais il n'existe pas de sang épanché. La dure-mère est décollée dans les points correspondants aux fractures. Pas de tampon dans la bouche ; pas de traces de lien au cou.

Les poumons volumineux sont rosés, emphysémateux, leurs cellules sont toutes remplies d'air ; ils surnagent, soit en totalité, soit par petits fragments, et la respiration a été tellement complète que ces fragments projetés dans l'eau n'y pénètrent même pas. Chaque petit fragment comprimé au point de désorganiser, le tissu laisse échapper un grand nombre de bulles gazeuses très divisées, et revient ensuite rapidement à la surface.

Le méconium remplit le gros intestin.

Les autres organes sont dans l'état normal.

Conclusion.

1° L'enfant, soumis à notre examen, est né au terme de huit mois au moins ; il est né vivant et viable.

2° Il a vécu et complétement respiré.

3° Sa mort a été le résultat de deux fractures du crâne dont nous avons signalé l'existence ; fractures qui ont entraîné une commotion du cerveau.

4° Ces fractures nous paraissent avoir été le résultat, soit d'un choc violent, soit d'une forte pression, sans qu'on puisse rattacher ces deux espèces de causes au fait d'un accouchement ;

5° L'absence de ligature du cordon ombilical, la certitude acquise que le cordon a été arraché et non coupé, et la présence des fractures, élèvent les plus graves soupçons sur l'existence d'un infanticide.

N° 15. *Infanticide. — Ecchymoses et fractures du crâne.*

Le 7 mai 1838, en vertu d'une ordonnance de M. Casenave, juge d'instruction, qui nous commet à l'effet de procéder à l'examen et à l'ouverture du corps d'un enfant exhumé du cimetière de la Chapelle Saint-Denis et déposé à la Morgue, de déterminer s'il est né vivant et viable, s'il a vécu, s'il porte des traces de violences auxquelles on puisse rattacher la mort et qui puissent être regardées comme le résultat d'un crime, ou si au contraire la mort est survenue naturellement, nous nous sommes réunis à la Morgue.

Enfant du sexe féminin, pesant 5 livres 1/2 ; long de 18 pouces ; diamètre occipito-frontal, 4 pouces 3 lignes ; occipito-mentonnier, 5 pouces 3 lignes ; bipariétal, 3 pouces 5 lignes ; le milieu du corps répondant à 3 lignes au-dessus du nombril ; les cheveux bruns et ayant au moins 1 pouce de longueur ; les ongles larges et bien conformés, dépassant l'extrémité des doigts, la peau bien organisée, encore recouverte d'enduit sébacé au pli des aines ; un point d'ossification au centre du cartilage de l'extrémité inférieure du fémur.

A l'ombilic, une portion de cordon de 4 lignes de longueur ; elle porte une ligature faite avec plusieurs fils ; ele a déjà subi un commencement de dessiccation.

Tête. — Sous le cuir chevelu et dans les deux tiers de l'étendue postérieure de la tête une large ecchymose formée par du sang noir coagulé ; en avant de la tête, sur la bosse frontale droite, deux ecchymoses plus petites ; elles n'ont que quelques lignes de largeur ; une autre de même étendue à la racine du nez.

Au pariétal gauche, à partir de la bosse pariétale jusqu'à la section sagittale, une fracture longitudinale de 2 pouces et quelques lignes d'étendue ; du sang épanché à la surface de l'hémisphère droite du cerveau, ainsi qu'à la base du crâne ; infiltration séro-sanguinolente dans la bouche, l'œsophage et l'estomac ; une quantité notable de lait caillé dans ce dernier organe ; la plus grande partie du méconium encore contenu dans le gros intestin.

Les poumons volumineux, rosés, injectés de sang ; toutes les vésicules distendues par de l'air dans tous les points de ces organes.

Ils surnagent dans l'eau non seulement quand ils y sont placés entiers, mais encore quand ils sont coupés par fragments, et après que ces petits fragments ont été fortement comprimés entre les doigts. Il s'échappe par leur compression une grande quantité de petites bulles d'air mêlé à du sang.

Conclusion.

1° L'enfant soumis à notre examen est né à terme, vivant et viable.

2° Il a vécu, et la respiration s'est complétement opérée dans la totalité des poumons.

3° La mort a été le résultat de la fracture du crâne que nous avons décrite.

4° Cette fracture nous paraît avoir été la conséquence d'une forte compression de la tête avec les mains, ou de ce que saisissant l'enfant par les pieds on l'aurait lancé contre un corps résistant d'une large surface, tel qu'un mur ou tout autre corps résistant.

N° 16. *Infanticide par commission. — Cinq contusions au cuir chevelu et une fracture au pariétal.*

Le 8 juillet 1834, nous avons procédé à l'examen d'un enfant nouveau-né, trouvé sur le quai de la Mégisserie, dans l'allée d'une maison. (Cet enfant avait été placé dans un grand sac.)

Enfant du sexe féminin, ayant 19 pouces de longueur; la moitié du corps correspond à 6 lignes au-dessus de l'ombilic; diamètre bi-pariétal, 3 pouces 5 lignes. — Occipito-frontal, 4 pouces 1/2. — Occipito-mentonnier, 5 pouces. — Peau parfaitement organisée. — Ongles dépassant l'extrémité des doigts. — Conformation généralement bonne. — Une portion de cordon, de 14 pouces de longueur, est encore attachée à l'ombilic; elle ne porte pas de ligature; elle est desséchée de l'extérieur à l'intérieur, et par conséquent cette dessiccation a probablement eu lieu à l'air. — L'ombilic ne présente aucun des phénomènes qui annoncent la chute prochaine du cordon; la texture de la peau est dessinée d'une manière très marquée d'avec les membranes du cordon; celui-ci paraît coupé inégalement, sans pouvoir toutefois préciser les dispositions de cette section, à cause de la dessiccation. — Il s'écoule du nez de la sérosité jaunâtre. — On n'observe pas à l'extérieur du corps de trace de violences; il existe au cou une trace verdâtre qui dénote un commencement de putréfaction; les bourses sont plus volumineuses que de coutume, et d'un rouge vif, ainsi que cela a lieu lorsque la putréfaction gazeuse commence à se manifester.

Tête. — Cheveux d'un blond foncé, dont quelques uns ont plus d'un pouce de longueur; aucune apparence extérieure de contusion. — Le cuir chevelu incisé circulairement et détaché des os, on aperçoit plusieurs points du tissu cellulaire ecchymosé, contenant un sang épais, mais non coagulé; *l'une des ecchymoses* a son siége sur le centre de la portion gauche de l'os frontal; sa largeur est d'un pouce environ; on trouve les os sains dans cet endroit, et le périoste n'est pas décollé. — *Une seconde ecchymose* se fait remarquer sur le pariétal gauche; elle est un peu plus petite que la première; *une troisième* est située sur le pariétal droit, dont elle occupe presque toute l'étendue; en enlevant le sang qui la constitue, on aperçoit le périoste offrant une teinte bleuâtre; il est soulevé et détaché de l'os, au voisinage de la bosse pariétale, et en arrière d'elle; en l'incisant, il s'en écoule un sang épais; en relevant les lambeaux dans toute l'étendue du décollement, de manière à mettre l'os à nu, on aperçoit une solution de continuité qui, partant de l'angle postérieur et supérieur de cet os, s'étend obliquement à la bosse pariétale, où elle se termine en se contournant un peu en bas et en arrière; à l'intérieur, la dure-mère est décollée, dans le voisinage de cette fracture, il existe aussi du sang épanché entre l'os et cette membrane. *Une quatrième ecchymose* ou infiltration sanguine existe en arrière de la tête; mais le sang y est plus séreux, et il nous est impossible de déterminer d'une manière certaine si cette ecchymose ne serait pas l'effet de la pression exercée sur le détroit inférieur du bassin, pendant que la tête de l'enfant y était engagée. Enfin, *une cinquième infiltration sanguine* est située au voisinage de l'oreille gauche, sur la partie latérale gauche et inférieure de l'occipital, et dans ce point, le périoste est décollé dans une étendue de 6 à 8 lignes de diamètre. Ces diverses ecchymoses sont, en général, très isolées par un tissu cellulaire blanc qui dessine leur circonférence.

— Aucun épanchement à l'intérieur du crâne; vaisseaux méningiens gorgés de sang. — Yeux, nez, bouche, ouvertures nasales dans l'état normal; aucun corps étranger dans la bouche, pas d'ecchymoses au col, non plus que de traces de pression exercée par un lien ou tout autre agent; vaisseaux veineux du col gorgés de sang. — Trachée-artère contenant un peu de mucosité jaunâtre, pareille à celle qui s'écoule du nez. — Poumons violacés; le bord antérieur du poumon droit recouvre le péricarde; le poumon gauche, enfoncé dans la poitrine, est renversé en dehors, le cœur volumineux; les cavités droites gorgées de sang, ainsi que les gros troncs veineux qui s'y rendent; trou de Botal ouvert; canal artériel très libre; thymus très volumineux.

Examen des poumons. — Les poumons, le cœur, le thymus et les principaux vaisseaux, plongés dans l'eau, vont au fond du liquide. — Le cœur et le thymus surnagent. — Le poumon gauche va au fond de l'eau, mais une petite portion de son bord antérieur surnage malgré la pression qu'on lui fait subir entre les doigts. — Le poumon droit surnage de la même manière, en sorte qu'il semble retenu à la surface de l'eau par son bord antérieur. — De ces deux lobes, l'inférieur va au fond de l'eau, et le supérieur surnage. — En le coupant par morceaux, trois portions de 6 à 8 lignes de diamètre en tous sens surnagent malgré la pression qu'on leur fait subir; et quand on les comprime, on en expulse une infinité de petites bulles très divisées, qui s'échappent avec du sang du tissu des poumons; ces parties correspondent aux portions sur lesquelles les vésicules pulmonaires étaient évidentes; du reste, le tissu pulmonaire contient beaucoup de sang. — La couleur des poumons est d'un brun violacé: en examinant avec soin la surface de cet organe, on voit que dans la plus grande partie de leur étendue, ils sont formés par des lobules charnus; les deux poumons présentaient très évidemment, dans leur partie antérieure, une série de petites vésicules dilatées par de l'air, et à la surface desquelles se ramifiaient des vaisseaux sanguins.

Examen du ventre. — L'estomac contient encore les mucosités qu'il renferme chez un enfant naissant. — Le méconium remplit la fin du gros intestin; la vessie contient de l'urine. — Le foie sain, gorgé de sang ainsi que la rate. — Un point d'ossification au centre du cartilage de l'extrémité inférieure des fémurs.

Des faits ci-dessus énoncés, nous croyons devoir conclure :

1° Que le corps soumis à notre examen est celui d'un enfant à terme et né vivant;

2° Que cet enfant a respiré pendant peu de temps;

3° Qu'il n'a pas péri d'hémorrhagie;

4° Que les traces de violences observées à la tête ont été faites pendant la vie;

5° Que la mort paraît avoir été le résultat de la commotion ou de la compression du cerveau qui ont dû être la conséquence des lésions de la tête.

N° 17. *Infanticide. — Fractures du crâne, déchirure du foie. — Enfant jeté vivant sur les glaces de la Seine.*

— Nous soussignés, docteurs, etc., nous nous sommes transportés à la Morgue le 2 janvier 1830, sur la réquisition de M. le commissaire de police du quartier de la Cité, à l'effet de procéder à l'examen et à l'ouverture du corps d'un enfant trouvé sur les glaces de la Seine, sous le pont Notre-Dame, et apporté à cet établissement le 31 décembre 1829.

Examen extérieur. — Enfant du sexe féminin, ayant 19 pouces de long et pesant 6 liv. 1 once, présentant encore, inséré à l'ombilic, un cordon de 5 pouces de longueur en partie desséché extérieurement par son exposition à l'air, qui a eu lieu depuis deux jours. Son insertion à l'ombilic ne présente aucun des signes qui dénotent un commencement de travail préparatoire à sa chute; il n'existe pas de ligature sur la longueur. Il offre, au lieu d'être coupé net, quelques hachures et quelques petits lambeaux des membranes du cordon; un des vaisseaux, la veine ombilicale, dépasse même son extrémité de quelques lignes. On n'observe pas d'oblitération dans les artères ni dans la veine ombilicale; loin de là, un peu de sang s'écoule de la section de ces vaisseaux. Ce cordon paraît avoir été pourvu d'une quantité assez considérable de gélatine de Warthon, et avoir appartenu à la classe de ceux que l'on nomme gras. La peau est complétement organisée, recouverte de duvet; les ongles dépassent l'extrémité des doigts; il existe dans le creux des aisselles, aux plis des aines, aux jarrets, des traces de l'enduit sébacé dont elle était recouverte. La couleur de la peau est généralement rosée; dans plusieurs points, tels qu'aux plis du col, du dos, et à la partie interne des cuisses, elle est d'un rouge vif. On observe à la partie antérieure de la jambe gauche, ainsi qu'en dehors de la cuisse, du même côté, des traces d'écorchures analogues à celles que produit un frottement contre un corps dur. Un peu de sang s'est écoulé par le nez et le conduit auditif externe. La bouche et les lèvres ne présentent rien de remarquable; les paupières sont très libres.

Examen particulier de la tête. — Sa conformation générale est ordinaire. Le diamètre bi-pariétal a 3 pouces; l'occipito-frontal a 4 pouces 2 lignes; l'occipito-mentonnier 5 pouces. Le cuir chevelu présente une grande quantité de cheveux blond foncé qui ont au moins 1 pouce de longueur. Les os du crâne se touchent par leurs bords; les fontanelles antérieure et postérieure ont les dimensions d'un fœtus à terme.

On observe sur le côté gauche de la tête, en haut et au-devant de la région temporale, une tumeur molle, fluctuante, sans changement de couleur à la peau. On ne retrouve pas cette tumeur du sommet de la tête que présentent le plus souvent les enfants à la suite d'un accouchement laborieux. Le cuir chevelu fendu largement, on aperçoit une ecchymose occupant la moitié supérieure de la surface du pariétal : une fracture existe à cet os; elle s'étend de son angle postérieur et supérieur jusqu'à la bosse qui en occupe le centre, et se reporte en arrière vers l'angle inférieur et postérieur; en sorte que le pariétal est composé de deux portions : l'une, postérieure triangulaire, vient s'enchâsser par un angle saillant dans l'angle rentrant de la portion antérieure. Le bord antérieur du pariétal est détaché du coronal par la rupture du périoste qui unit les deux os; la substance cérébrale a passé à travers l'écartement qu'ils laissent entre eux, et est venue former sous le cuir chevelu décollé cette tumeur molle et fluctuante que l'on apercevait à l'extérieur. En avant du front, se remarque une petite ecchymose d'un pouce de diamètre environ. Le pariétal gauche enlevé, on n'observe pas d'épanchement à l'extérieur de la dure-mère; mais cette membrane offre une déchirure dans toute l'étendue du bord pariétal gauche correspondant à la séparation des deux os. Une coloration sanguine d'un rouge foncé existe dans toute l'étendue de la surface du cerveau, et pénètre même jusque dans ses circonvolutions; elle est plus prononcée en arrière et autour du cervelet qu'en avant; elle paraît être formée par du sang. Tous les vaisseaux sont gorgés de sang; ceux de la substance cérébrale sont fort injectés. La base du crâne est saine.

Col. — Les vaisseaux veineux contiennent beaucoup de sang. La peau et les muscles qui l'environnent sont sains; le thymus est très développé; le péricarde renferme un peu de sérosité limpide; le canal artériel et le trou de Botal sont ouverts, les poumons ne remplissent pas entièrement la cavité de la poitrine, principalement à gauche; le cœur n'est pas recouvert par eux; leur couleur est généralement violacée, mais en avant et à droite cette teinte est beaucoup moins intense; elle se rapproche du rouge vif. Détachés de la poitrine, avec la langue, l'œsophage, la trachée, le cœur et ses vaisseaux, et plongés dans l'eau, ils surnagent: isolés de la trachée, du cœur, des vaisseaux, ils restent à la surface de l'eau; coupés par morceaux, exprimés et serrés fortement pour chasser l'air qu'ils renferment, ils surnagent encore très bien. Le même résultat a lieu quand on répète cette expérience dans l'eau chaude. Le poids des poumons isolés était de l'once 5 gros et demi. Le diaphragme est très sain.

Abdomen. — A l'ouverture de ses parois, on aperçoit un sang très noir, très épais, en partie liquide, en partie coagulé. Les intestins en sont fortement colorés. Le lobe gauche du foie offre plusieurs déchirures profondes; une partie du lobe droit présente une déchirure analogue; sa substance est réduite en bouillie, et cette altération est tellement marquée, qu'il se détache de cet organe plusieurs petits lambeaux. Les veines et les artères ombilicales sont saines et non oblitérées. La vessie est vide; l'intestin grêle ramassé sur lui-même; le gros intestin distendu par un grande quantité de méconium. Le reste des organes est dans l'état sain. Il n'existe aucune ecchymose dans l'épaisseur des membres, non plus qu'au voisinage de la colonne vertébrale. Le système musculaire est très développé, le point osseux des cartilages des fémurs très prononcé.

Conclusion.

1° Le cadavre soumis à notre examen est celui d'un fœtus à terme nouvellement né et bien conformé.

2° L'enfant est né vivant et la respiration a eu lieu.

3° Les blessures observées à la tête et dans les parties ci-dessus dénommées paraissent avoir été faites du vivant du sujet.

4° Tout porte à croire qu'elles ont été assez graves pour déterminer instantanément la mort, et qu'elles sont le résultat de la chute de l'enfant vivant, sur les glaces de la Seine.

N° 18. *Infanticide probable par commission et par omission sur un enfant de six mois qui n'a pas respiré.*

Le 11 novembre 1828, en vertu d'une ordonnance de M. Hély d'Oissel, substitut de M. le procureur du roi, qui nous commet à l'effet de procéder à l'examen et à l'ouverture du corps d'un enfant trouvé dans l'escalier du n° 1, rue de Richelieu; de déterminer s'il est né vivant et viable, s'il a vécu, s'il porte quelques traces de violences qui puissent faire supposer l'existence d'un infanticide ou d'un avortement provoqué, nous nous sommes livré à cette opération à la Morgue, et nous consignons ci-après le résultat de nos recherches.

Enfant du sexe masculin, ayant 12 pouces 6 lignes de longueur; le milieu du corps répondant à 8 lignes au-dessus du nombril; pesant 1 livre 6 onces; à l'ombilic, une portion de cordon de 3 pouces de long; son extrémité libre présente une section nette qui a probablement été opérée avec des ciseaux.

Diamètre de la tête. — Bipariétal, 2 pouces 2 lignes; occipito-frontal, 2 pouces 9 lignes; occipito-mentonnier, 3 pouces et demi; peu ou point d'ossification au centre des cartilages de l'extrémité inférieure des fémurs; la peau assez bien organisée; les ongles petits, n'atteignant pas l'extrémité des doigts; quelques cheveux rares et courts.

La peau et la plupart des organes sont très pâles, évidemment décolorés; cet état est surtout sensible à l'égard des poumons et du cœur.

Sur la peau de l'abdomen existent plusieurs caillots de sang coagulé, qui paraît provenir de l'écoulement sanguin qui a dû avoir lieu après la section du cordon; dans l'épaisseur du cuir chevelu et immédiatement au-dessous de lui, dans un point correspondant au centre du pariétal droit, existe une ecchymose formée par du sang noir coagulé, dans une étendue d'un pouce en tous sens; au-dessous de cette ecchymose sous-cutanée et dans le tissu cellulaire qui tapisse les os, on voit une série de petites ecchymoses ponctuées et limitées.

En arrière de la tête se trouve de la sérosité sanguinolente, qui occupe principalement le côté gauche du crâne au voisinage de l'os occipital.

Pas de tampon dans la bouche, pas de traces de lien au cou; aucune fracture aux os du crâne; aucun épanchement sanguin dans l'intérieur de cette cavité.

Les poumons pâles, décolorés, petits, enfoncés dans la cavité de la poitrine.

Plongés dans l'eau, soit en totalité, soit par fragments, ils vont au fond de ce liquide; leur tissu est parfaitement sain.

Les gros vaisseaux et le cœur contiennent fort peu de sang; le foie est pas coloré.

Le méconium remplit l'intestin grêle.

Conclusion

1° L'enfant soumis à notre examen était arrivé au terme de six mois et demi à sept mois de conception.

2° Il est né vivant, mais il n'a pas respiré.

3° L'existence d'une contusion au côté droit de la tête tend à établir que des violences ont été exercées sur lui, ou qu'il est tombé sur un corps résistant, et d'une certaine hauteur.

4° La décoloration des organes, l'existence des caillots sanguins sur l'abdomen, nous portent à penser que la ligature du cordon n'a pas été opérée immédiatement après la naissance, et que l'enfant a dû perdre une certaine quantité de sang par les vaisseaux ombilicaux. C'est, du reste, ce que vient appuyer un ruban ensanglanté qui nous a été représenté et qui était fixé à la portion du cordon ombilical de l'enfant.

Ce ruban a 10 pouces de longueur et 8 lignes de largeur; il est en fil très serré; il est neuf, et par conséquent d'un tissu très ferme; il offre vers le milieu de sa longueur une anse à nœud simple: si cette anse n'a pas été défaite, elle nous paraît beaucoup trop large pour avoir pu exercer une constriction suffisante sur le cordon de l'enfant.

Ce 11 novembre 1838.

Nous n'avons pas cru devoir ranger ce troisième fait à côté de ceux que nous avons cités pour démontrer que l'infanticide peut être commis sur un enfant qui n'a pas respiré, attendu qu'ici les traces de violences n'étaient pas tellement tranchées, que nous dussions être à l'abri de toute espèce de doute à cet égard.

N° 19. *Infanticide par strangulation.*

Le 10 juillet 1838, en vertu d'une ordonnance de M. Casenave, juge d'instruction, qui nous commet à l'effet de procéder à un nouvel examen et à l'ouverture plus complète du corps d'un enfant nouveau-né, trouvé sur la voie publique dans le quartier du faubourg Saint-Denis; de déterminer s'il est né à terme et vivant; s'il a vécu; s'il présente quelques traces ou indices de violences qui puissent faire élever des soupçons sur l'existence d'un infanticide. Nous avons exécuté ces diverses opérations à la Morgue, et nous en consignons ci-après les résultats.

Enfant du sexe masculin, pesant 5 livres et demie, ayant 19 pouces 10 lignes de longueur; le milieu du corps répond à 8 lignes au-dessus du nombril. Diamètre bi-pariétal, 3 pouces 5 lignes; occipito-frontal, 4 pouces 6 lignes; occipito-mentonnier, 3 pouces 3 lignes. Cheveux bruns de près de 1 pouce de longueur; ongles bien conformés et dépassant l'extrémité des doigts; peau bien organisée; un point d'ossification dans le fibro-cartilage qui termine l'extrémité inférieure de chaque fémur.

Méconium remplissant la fin du gros intestin; mucosité dans l'estomac.

Pas de traces de la bosse sanguine qui accompagne les accouchements laborieux.

Les sinus de la dure-mère assez gorgés de sang; l'arachnoïde et la pie-mère fort injectées; les os du crâne sans fractures; pas d'ecchymoses sous le cuir chevelu.

Autour du cou et à sa partie supérieure, un sillon de 2 lignes de largeur environ existant dans toute la circonférence de cette région. Il est assez profond et il dénote une pression circulaire par un lien, pression opérée avec force et pendant un certain temps. La peau du sillon n'est pas injectée; les lèvres du sillon ne sont pas rosées. On ne trouve pas sous la peau d'ecchymoses. L'excoriation de la peau au voisinage du larynx que l'on a signalée dans un précédent rapport, a probablement été détruite par quelques sections et excisions pratiquées sur le cou. Telle est, du reste, la situation précise de ce sillon, qu'en avant il correspond à la partie la plus élevée du larynx, longe le pli de flexion de la tête, et se porte en arrière directement à 8 lignes au-dessous de la racine des cheveux.

Pas de fracture au larynx.

Du sang dans la bouche, le pharynx et la trachée-artère.

Les poumons volumineux, crépitants, remplis d'air dans toute l'étendue de leur tissu, qui est rosé et injecté tant à la surface que dans l'intérieur de ces organes.

Plongés dans l'eau, ils surnagent.

Coupés par fragments, ces fragments surnagent.

Chaque fragment, comprimé sous l'eau, laisse échapper des milliers de bulles gazeuses et du sang, puis surnage encore.

La cavité du cœur renfermant peu de sang; mais comme le poumon droit a déjà été séparé, le sang du cœur a pu s'en écouler.

Toutes ces opérations et recherches ont pu être opérées, attendu que le corps de cet enfant était resté en entier après la première autopsie, et qu'on s'était borné à ouvrir le côté droit de la poitrine pour en retirer le poumon, que l'on a remis en place après un examen superficiel.

Enfin à l'ombilic existe une portion de cordon de 8 pouces et demi de longueur; son extrémité libre a été coupée net au moyen de ciseaux. Il n'y existe pas de ligature.

Le corps de l'enfant n'est pas flétri, décoloré, comme cela arrive à la suite d'hémorrhagie par défaut de ligature du cordon.

Conclusion.

1° Le corps soumis à notre examen est celui d'un enfant à terme.

2° Il est né vivant.

3° Il a vécu, et la respiration s'est opérée dans la totalité des poumons.

4° L'existence d'un sillon autour du cou coïncidant avec l'injection considérable des vaisseaux des membranes du cerveau et avec du sang dans la bouche et dans la trachée-artère, tendent à établir les plus fortes présomptions sur un infanticide par strangulation.

N° 20. *Infanticide par strangulation, puis chûte d'un lieu élevé.*

Le 12 mars 1839, en vertu d'une ordonnance de M. Croissant, substitut de M. le procureur du roi, qui nous commet à l'effet de procéder à l'examen et à l'ouverture du corps d'un enfant trouvé au bas d'une des piles du pont de Saint-Cloud, sur le sol non couvert d'eau, et de déterminer les causes de la mort, si cet enfant est né vivant et viable; s'il a vécu et s'il présente des traces ou indices de violences qui puissent faire élever des soupçons de crime, nous nous sommes livré à ces opérations à la Morgue, et nous en consignons ci-après les résultats.

Enfant du sexe masculin, très fort, très bien constitué, pesant 2 kilog. 378 grammes (5 livres 13 onces); long de 52 centimètres. Le milieu du corps répondant à 8 lignes au-dessus du nombril.

Diamètre de la tête. — Bi-pariétal, 8 centim. 5 millimètr. (3 pouces 2 lignes); occipito-frontal, 11 centim. 5 millim. (4 pouces 3 lignes); occipito-mentonnier, 15 centim. 5 millim. (5 pouces), la peau très bien organisée, assez injectée; les ongles dépassant l'extrémité des doigts; un point osseux très développé au centre du cartilage qui termine l'extrémité inférieure de chaque fémur.

A l'ombilic, une portion de cordon de 8 pouces de longueur; elle ne porte pas de ligature. Son extrémité libre est coupée net comme avec des ciseaux.

Du sang s'écoule de la *bouche*, du *nez* et des *oreilles*.

Autour du cou, l'empreinte d'un lien représentée par un sillon circulaire de 2 lignes de largeur, sans ecchymose, se déviant brusquement sur le côté gauche du cou et en avant pour se relever, et là existe une empreinte noirâtre comme si un nœud avait existé dans ce point. Toutefois cette coloration formée par du sang qui a injecté le tissu de la peau, ne s'étend pas au tissu cellulaire sous-cutané.

Au côté gauche de la tête, vers la bosse pariétale, un épanchement de sang qui a soulevé le périoste, et sous lequel se trouve une fracture de l'os pariétal, représentant deux lignes qui viendraient se réunir à

angle droit au centre de cet os ; en sorte qu'une portion de la fracture
est verticale et l'autre parallèle à l'axe antéro-postérieur de la tête. — Un
second épanchement sanguin est situé sous le périoste qui tapisse la partie
gauche de l'os frontal ; mais il n'existe pas de fracture dans ce point.

Pas d'épanchement sanguin dans l'intérieur du crâne ; le cervelet fortement injecté.

Écume sanguinolente remplissant la trachée-artère ; les poumons gorgés
de sang ; les cavités du cœur remplies par ce fluide.

Les poumons plongés dans l'eau, soit en totalité, soit par fragments,
surnagent ; chaque fragment comprimé sous l'eau laisse échapper un
nombre considérable de bulles d'air mêlées de sang ; et surnage même
après la compression.

Une grande quantité de sang dans la cavité abdominale ; plusieurs déchirures à la face inférieure du foie, au voisinage de la vésicule du fiel.

Le méconium remplit le gros intestin.

L'estomac contient des mucosités.

Conclusion.

1° L'enfant soumis à notre examen est né à terme, vivant et viable ;

2° Il a vécu et complétement respiré ;

2° L'existence de l'écume sanguinolente dans la trachée-artère coïncidant avec l'état des poumons ; la coloration de la peau et l'empreinte
d'un lien appliqué autour du cou, démontrent qu'une strangulation a
été opérée pendant la vie. Les lésions signalées, tant à la tête que dans
le ventre, prouveraient que l'enfant a été jeté sur le sol d'une certaine
hauteur, alors que la vie n'était pas complétement éteinte.

Ces violences, et surtout celles de la tête, pourraient encore être
expliquées, dans la supposition où on aurait frappé l'enfant contre un
corps trop résistant ; mais la première explication nous paraît la plus
probable.

Ce cas est fort remarquable : on peut y suivre pour ainsi dire l'assassin
dans l'accomplissement de son crime.

N° 21. *Présomption d'infanticide par commission. —*
Application d'un lien autour du cou.

Un enfant trouvé près d'une borne de la rue de l'Éperon, est envoyé
à la Morgue par le commissaire du quartier.

La tête très développée, d'un rouge brunâtre et verdâtre ; l'épiderme
du cuir chevelu détaché dans la région du front et dans toute l'étendue de
la moitié gauche de la tête ; parties molles qui avoisinent l'os maxillaire
tombant en déliquium ; coloration en brun rougeâtre de la peau de la
poitrine et de l'abdomen ; développement de gaz dans ces deux parties ;
épiderme desséché dans toute la région antérieure du tronc et dans une
partie du dos ; verge et bourses beaucoup plus putréfiées que le reste ;
membres thoraciques et abdominaux non putréfiés. Longueur du corps,
18 pouces 3 lignes. — Poids, 4 livres 3 onces 2 gros et demi. — Diamètre
bi-pariétal de la tête, 3 po. 3 lig. — Occipito-frontal, 3 po. 3 lig. — Occipito-mentonnier, 5 pouces. — Ombilic attaché à 1 pouce au-dessous de la
moitié du corps ; pas de cordon ombilical ; l'ombilic fait seulement une
légère saillie, comme cela a lieu au moment de la naissance ; on trouve

à son sommet une ouverture qui, déplissée, a environ 4-5 lignes de diamètre ; on y voit flottants les débris des membranes du cordon en partie putréfiés, et des portions de vaisseaux non oblitérés ; il existe des cheveux nombreux ayant plus d'un pouce de longueur. — Ouvertures naturelles bien libres ; un lien autour du cou, semblable aux cordons que l'on met aux tabliers de cuisine (2 pieds 6 lignes de longueur, sur 10 lignes de largeur), passé trois fois autour du cou et noué avec une rosette simple ; enlevé, on voit le cou réduit à un diamètre de 13 lignes transversalement, et de 15 lignes dans son diamètre antéro-postérieur. — La peau du cou est rosée ; elle est dépourvue d'épiderme ; sa surface chagrinée porte l'empreinte du cordon qui l'enveloppe ; le tissu cellulaire sous-cutané est serré, consistant, comme lorsqu'il a été fortement comprimé au-dessus et au-dessous du lien ; la peau forme plusieurs bourrelets, dus en partie à la pression du lien ; et partie au développement du gaz résultant de la putréfaction. — *Il n'existe pas de traces d'ecchymoses soit superficiellement, soit profondément.* Enduit sébacé à la partie postérieure des cuisses et des fesses, et sous les aisselles. — Aucune fracture le long des membres ; un point osseux à l'extrémité inférieure de chaque fémur, dans l'épaisseur de leur cartilage. — Le tissu cellulaire sous-cutané, du cuir chevelu est infiltré de sérosité sanguinolente dans toute la partie supérieure de la tête, comme cela a lieu dans les accouchements où le travail est assez long et où l'enfant présente le sommet de cette partie. — Substance cérébrale réduite à une matière homogène, rougeâtre, épaisse. — Pas de trace de fracture aux os du crâne ; ils se touchent par leurs bouts. — Os maxillaire inférieur divisé en deux portions à l'endroit de la symphyse du menton, mais sans aucune fracture ; la tête généralement volumineuse ; les parties molles du thorax développées par des gaz qui ont principalement leur siége dans le tissu cellulaire qui sépare les grands et les petits pectotaux ; les muscles de ces parties ne sont pas putréfiés.

Poitrine. — Les poumons ne remplissent pas cette cavité ; leur tissu, plus mou que de coutume, est un peu crépitant ; leur couleur d'un rose violacé et marbré ; ils paraissent très sains. — Thymus médiocrement développé. — Trou de Botal et canal artériel non oblitérés ; des gaz dans les cavités des plèvres et dans celles du cœur. — Poumons, cœur, thymus, une partie de l'œsophage et de l'aorte, plongés dans l'eau froide, surnagent. — Dans l'eau à 60°, ils surnagent encore. — Séparés du cœur et du thymus, ils surnagent isolément — Ils surnagent coupés par morceaux. — Chaque morceau fortement comprimé surnage. — Foie peu volumineux, verdâtre, mou. — Estomac ne contenant pas de trace de lait. — Méconium distendant le gros intestin dans toute sa longueur. — Vessie vide. — Vaisseaux non oblitérés. — Rien dans l'épaisseur des membres, à l'exception du point d'ossification des cartilages des fémurs, qui est très développé.

D'où nous concluons :

1° Que le cadavre soumis à notre examen est celui d'un enfant à terme, bien conformé et nouvellement né ;

2° Que la mort date de six à sept jours ;

3° Que la respiration s'est opérée complétement ;

4° Qu'il est impossible de déterminer si le lien du cou a été appliqué pendant la vie ou après la mort ;

5° Qu'il n'existe pas d'autres traces de violence qui puissent expliquer la mort.

N° 22. *Accusation d'infanticide. — Cadavre bouilli dans un vase.*

Joséphine Chrétien est née en 1803 dans la commune d'Eimaux, arrondissement de Lunéville, département de la Meurthe. Ses mœurs ont été bien loin d'être toujours pures ; sa conduite était souvent telle qu'elle pouvait lui attirer de sévères reproches. On craignait toutefois de lui en faire ; elle était d'un caractère méchant. Dès le mois de décembre dernier, sa taille prit un embonpoint qui donna lieu aux conjectures des commères de sa commune. Des probabilités on arriva bientôt à la certitude, et, malgré les constantes dénégations de cette fille, on n'hésita pas à penser qu'elle était enceinte. Tout à coup, dans les derniers jours de la semaine sainte, Joséphine Chrétien est aperçue par les personnes chez lesquelles elle va travailler comme couturière, dans un état de pâleur extraordinaire, et sa taille paraît avoir repris sa première forme. Le bruit se répand donc dans le village qu'elle est accouchée, et chacun se demande ce qu'est devenu son enfant. Le maire, néanmoins, n'eut connaissance de tous ces faits que le 11 avril.

Averti dès le lendemain, le juge d'instruction, accompagné d'un docteur, se rend à Eimaux. Il presse Joséphine Chrétien de questions, auxquelles elle ne répond que d'une manière évasive et peu propre à éloigner les soupçons qui planent sur elle. Le juge instructeur se livre alors à de minutieuses perquisitions, et prescrit la visite de la personne même de Joséphine Chrétien. Sur le point d'être démentie, celle-ci avoue être récemment accouchée. Ce premier résultat obtenu, le juge d'instruction renouvelle ses instances pour arracher à la prévenue l'aveu de ce qui s'est passé relativement à l'enfant. Elle se décide, après quelques tergiversations, à lui dire de la suivre. Elle le conduit de chez elle dans un jardin éloigné d'une vingtaine de pas, et dans l'angle droit du fond de ce terrain, à l'opposite de la porte d'entrée, elle montre une place où la terre était fraîchement remuée, en disant : *Il est là.* Aussitôt elle-même se met en devoir d'exhumer le cadavre ; il n'était que légèrement recouvert de terre. Bientôt elle ramène un morceau de chair qui paraît être l'un des membres de l'enfant. Le docteur fait discontinuer cette exhumation et s'y livre lui-même. Ce morceau de chair venait de présenter à la vue et d'offrir à l'odorat des caractères qui lui firent juger nécessaire de donner lui-même ses soins à l'extraction du cadavre. Quelques instants après, il avait découvert un enfant ramassé, pelotonné, formant exactement une boule qu'il ne put développer sans employer une certaine force, et qui reprenait sa forme aussitôt livré à son élasticité naturelle ; plusieurs portions de membres, pieds, mains, jambes, etc. sont séparées de la boule, et l'examen du tout donne au médecin la conviction que cet enfant a été cuit.

Le docteur reconnaît que cet enfant est du sexe masculin : qu'il est venu à terme, bien conformé ; les cheveux et les ongles comme les enfants à terme. Sans fétidité aucune. Il y avait à l'ombilic une portion du cordon ombilical de la longueur de 3 pouces, raccourci, grillé ; il n'y avait aucune ligature, et il paraissait avoir été déchiré. Une portion du cuir chevelu était enlevée ; les os du crâne étaient à nu, non fracturés, mais détachés les uns des autres en partie ; les intestins sortaient du ventre et étaient comme racornis ; les membres paraissaient cuits, se détachaient facilement du corps ; leurs os étaient entièrement séparés des chairs, les cartilages détachés des os ; on remarquait sur le dos des inégalités, pertes de substance, comme si une portion de chair était restée attachée aux parois du vase dans lequel l'enfant avait cuit. La poitrine seule était restée intacte; les organes de cette cavité étaient très peu avancés dans l'état de coction. Les poumons étaient de couleur rosée, crépitants; après les avoir détachés, ils ont été projetés dans de l'eau et ont complétement surnagé entiers et coupés. Étant pressés, déchirés dans le fond de l'eau, une assez grande quantité de bulles d'air s'échappaient à sa surface. D'après ces différentes observations et autres rappelées par le docteur, il a conclu : 1° que l'enfant était né à terme, bien constitué, et conséquemment qu'il était viable; 2° qu'il avait respiré, mais que toutefois il n'était pas probable qu'il eût vécu pendant plusieurs heures; 3° que la mort ne pouvait être attribuée à une chute que l'enfant aurait faite en naissant; 4° qu'enfin il n'existait aucun signe de strangulation ni autre violence extérieure.

La justice demanda compte à Joséphine Chrétien de la vie de son enfant. Le système qu'elle présenta dès les premiers moments de la procédure est le même qu'elle suivit aux débats. Elle déclara être accouchée seule, dans la matinée du mardi-saint, 21 mars; que, sentant bien sa position, elle avait étendu au pied de son lit, sur le plancher, un jupon de toile bleue; que par-dessus ce jupon, arrangé en double, elle avait placé un tablier de cuisine, arrangé de même: puis que s'étant cramponnée au pied de son lit, où elle s'était accroupie sur le plancher, son enfant était venu, mais sans faire aucun mouvement et sans jeter aucun cri; que, le croyant mort, elle avait été contente, parce qu'elle espérait pouvoir cacher plus facilement sa honte, tant elle redoutait sa famille, notamment son père; que d'ailleurs, ayant nié constamment sa grossesse, qu'elle avait crue peu apparente, il ne lui restait plus qu'à en cacher le fruit; qu'en conséquence, elle avait mis et pressé son enfant dans un pot de terre qu'elle avait enveloppé d'une toile et mis dans un coin de son armoire; que vers le samedi suivant, 25 mars, elle avait cru mieux cacher ledit pot en le portant en bas dans sa cuisine, où elle l'avait placé dans l'angle du foyer, après l'avoir simplement couvert d'un petit morceau de bois de sapin, et qu'elle avait retourné un cuveau par-dessus; que cela était resté ainsi pendant quelques jours; que cependant voulant se débarrasser d'un tas de paille qui avoisinait son foyer et que les poules éparpillaient dans sa cuisine, elle avait mis le feu à ce tas au moment de sortir, après avoir toutefois, dans la crainte que la flamme ne gagnât le cuveau, enlevé celui-ci; que, rentrée environ une demi-heure après, elle avait senti une odeur de *viande cuite* qui s'exhalait du pot; qu'alors elle l'avait sorti de là, et, résolue de cacher le cadavre ailleurs que chez elle, elle avait, après l'*Angelus* du soir, porté le pot dans le jardin de son oncle, fait dans la terre un trou avec ses mains, et secoué ce vase pour que le corps de son enfant tombât dans ce trou qu'elle venait de préparer.

Ces particularités, qui, même ainsi racontées, ont excité plus d'une fois, dans le nombreux auditoire qu'avait réuni la nouvelle de cette affaire, quelques rumeurs de dégoût et d'horreur, se trouvaient, sous quelques rapports, en contradiction avec certains témoignages entendus. Quant à la combustion accidentelle, elle était démentie par la déposition du médecin qui avait procédé à l'autopsie, et qui a déclaré qu'il était impossible qu'une demi-heure d'un feu tel que celui dont parlait l'accusée eût produit un aussi complet état de coction, et que deux heures au moins avaient été indispensables pour arriver au résultat obtenu.

Joséphine Chrétien a été condamnée à deux années d'emprisonnement et à 600 francs d'amende. (Journal *le Droit*, 21 mai 1837.)

Quelque incomplet que soit ce fait sous le rapport médical, nous avons cru devoir le relater comme un des plus rares que la science possède.

N° 23. *Affaire du tribunal de Blois. — Deux os de la tête (les deux pariétaux) étant donnés, déterminer le terme de la grossesse auquel l'enfant a été expulsé de la matrice.*

Nous, soussignés, docteurs en médecine de la Faculté de Paris, etc., en vertu de l'ordonnance ci-jointe de M. Berthelin, juge d'instruction, nous sommes rendus dans son cabinet, au Palais-de-Justice, où, après avoir prêté serment entre ses mains de bien et fidèlement remplir la mission qui nous était confiée, il nous a donné communication de la commission rogatoire de M. Albert Delaunay, juge d'instruction de l'arrondissement de Blois, lequel nous commet à l'effet d'examiner des os et fragments d'os ayant appartenu à deux enfants dont la fille Le.... est accouchée le 23 juillet dernier, et de déterminer si ces os ont appartenu à un enfant né vivant, à terme et viable ; ou si, au contraire, ainsi qu'elle le prétend, ils ont appartenu à un enfant né mort, et venu au monde dans le quatrième mois de la grossesse de sa mère ; en second lieu, d'examiner un rapport de M. le docteur B....., et de donner notre avis sur les faits et opinions qui y sont exposés.

M. Berthelin nous a remis, avec ladite commission rogatoire, 1° des rapports en date des 28 juillet et 17 août 1838, rédigés par M. le docteur B....., chirurgien auprès des hospices civil et militaire de Blois ; 2° une boîte en carton, de forme ronde, recouverte d'un papier de couleur amarante, laquelle était fermée et scellée par une bande de papier blanc et trois cachets apposés par M. le juge d'instruction de Blois ; L'intégrité de ces scellés ayant été reconnue par nous, M. le juge d'instruction les a brisés, et, la boîte ouverte, nous y avons trouvé, enveloppés dans une feuille de papier blanc fermée par deux cachets de M. le juge d'instruction de Blois, des os et fragments d'os sur la nature desquels nous nous expliquerons ci-après.

Exposé des faits. — Il résulte des rapports sus-indiqués, que le lundi soir, 23 juillet 1838, Anne Le..., lingère, habitant le hameau de Pontijon, commune de Marc, avait été surprise par les douleurs de l'enfantement en allant à la chapelle Saint-Martin, et qu'elle était accouchée dans un champ de blé dépendant de cette commune ; que son enfant n'était point venu à terme, et par conséquent pas vivant (d'après elle) ; elle l'avait laissé là, et s'était ensuite rendue chez elle.

La visite de la fille Le..., faite cinq jours après, le 28 juillet, par M. le docteur B....., fit reconnaître chez elle : 1° un développement considérable des mamelles, avec sécrétion abondante de lait ; 2° l'écoulement par la vulve d'un liquide sanguinolent, ayant l'odeur caractéristique et propre aux lochies ; les grandes lèvres plus tuméfiées que dans l'état naturel ; le périnée sans traces de déchirures ; 3° le col de l'utérus encore dilaté ; l'utérus lui-même plus développé, et présentant le volume que cet organe conserve après un accouchement récent.

De l'ensemble de ces divers faits, M. le docteur B..... conclut que la fille Anne Le.... est récemment accouchée, mais qu'elle était plus avancée dans sa grossesse qu'elle ne le déclare. Nous pouvons affirmer, ajoute

M. B....., qu'elle était au moins enceinte de sept mois au moment où elle dit avoir été surprise par les douleurs.

En conséquence des déclarations de la fille Le...., le 17 août suivant, M. le docteur B....., accompagné de M. le substitut du procureur du roi, se rendît dans la pièce de terre dite Champ de Renardières, situé au nord et à environ cinquante pas du hameau de Pontijon, et trouva sur la douve d'un sillon deux os d'un fœtus humain, qu'il reconnut être un os pariétal et l'os frontal. A côté, il y avait un mouchoir de couleur et deux baguettes en bois d'un pied de longueur, chacune d'un demi-pouce de largeur ; ces deux derniers objets servent de baleine de corset aux femmes de la campagne. Les deux os du crâne, qui étaient tout à fait à l'état sec, provenaient évidemment d'un fœtus, qui a paru à M. le docteur B..... avoir au moins sept mois de vie intra-utérine. De son examen, il conclut que les os ont dû appartenir à un enfant né à terme ou à peu près, et qu'en admettant que cet enfant n'eût que sept mois de vie utérine, il serait né viable.

Description des os. — Ces os sont évidemment les deux *pariétaux* d'un même fœtus, attendu l'identité de leur dimension et leurs rapports réciproques. (Nous ne comprenons pas que l'un d'eux ait pu être pris pour l'os frontal par M. le docteur B.....). L'un est gauche et l'autre droit ; ils sont dans un état de dessiccation complète ; leur tissu n'offre aucune trace d'injection ou d'imbibition sanguine ; ils ont tout à fait l'aspect d'os desséchés après une macération assez prolongée dans l'eau ; leur surface est salie par une boue grisâtre et sablonneuse.

Le pariétal gauche est entier ; les diverses fractures qu'il présente *ont été faites depuis la dessiccation de l'os*, car la surface des bords de chacune d'elles est d'un blanc mat qui contraste avec la couleur grisâtre assez foncée de l'extérieur de l'os. Six de ces fractures sont dans le sens des fibres osseuses, lesquelles sont aussi incomplétement brisées transversalement ; deux autres fractures qui avoisinent le centre de l'os ont été faites évidemment de dedans en dehors par un corps aigu qui a soulevé en dehors les lames de l'os.

Il ne reste que les trois quarts du pariétal droit : la portion manquante est celle qui formait son quart postérieur et supérieur ; un fragment anguleux a été complétement séparé du reste de l'os ; la blancheur de la surface de cette solution de continuité démontre que cette dernière est récente, et conséquemment opérée depuis la dessiccation de l'os. Une fracture irrégulière et ancienne existe près de l'angle postérieur et inférieur de l'os pariétal ; au-dessus d'elle, on en remarque une autre faite par un corps aigu qui a percé l'os de dehors en dedans en soulevant sa lame interne. Près de la bosse pariétale et en arrière, existe une seconde fracture qui paraît avoir été faite aussi par un corps aigu qui a brisé l'os de dehors en dedans.

Examen et discussion des faits qui précèdent.

Rappelons d'abord ici les termes de la question qui nous est soumise : « Déterminer si les os que nous venons d'examiner ont appartenu à un enfant né vivant, à terme et viable ; ou si, au contraire, ainsi que le prétend l'inculpée, ils ont appartenu à un enfant né mort, et venu au monde dans le quatrième mois de la grossesse de sa mère. »

Il y a deux points dans cette question dont il est impossible de donner la solution d'après la seule inspection des os et des fragments d'os que nous venons de décrire : nous voulons parler de la viabilité et de l'état de vie que l'enfant auquel ces os ont appartenu pouvait présenter au moment de sa naissance. Voudrait-on conclure, par exemple, que cet enfant était viable, parce que chez lui le développement des os du crâne était très avancé? Mais un enfant peut naître à terme avec un crâne régulièrement conformé, parfaitement développé, et cependant n'être pas viable par suite d'un défaut de conformation ou d'une maladie congénitale des organes, de la poitrine ou du ventre. L'état régulier des os du crâne, et leur développement plus ou moins complet, ne peut donc pas autoriser à établir ainsi, *à priori*, qu'un enfant nouveau-né est viable. Le même fait ne peut davantage indiquer si l'enfant est né mort ou vivant; ces deux premières questions sont donc tout à fait insolubles ici.

Il n'en est pas de même de la troisième question, celle de savoir à quelle époque de la vie intra-utérine était arrivé l'enfant auquel les os ont appartenu lorsqu'il est né. La fille Le.... déclare être accouchée *au quatrième mois de sa grossesse*, tandis que M. le docteur B..... conclut : d'une part, de l'examen de la fille Le...., qu'elle était au moins enceinte *de sept mois* quand elle est accouchée; et d'autre part, de l'état des os, que l'enfant auquel ils ont appartenu était *à terme* ou *à peu près*. Nous n'avons pas hésité à partager cette dernière opinion après avoir examiné avec soin les os qui nous ont été représentés. Toutefois, nous avons pensé, attendu la gravité du fait, qu'il ne suffisait pas d'énoncer ici cette assertion d'une manière générale; nous avons voulu qu'elle fût appuyée de preuves bien manifestes. Voici l'exposé des recherches que nous avons faites.

Les os retrouvés et indiqués comme ayant appartenu à l'enfant de la fille Le...., sont deux pariétaux, dont le gauche seul est entier. Il s'agissait donc de comparer les dimensions de cet os à celles d'un certain nombre d'autres pariétaux d'enfants nés à une époque plus ou moins rapprochée du temps naturel de la grossesse. Or, nous avons mesuré avec le plus grand soin le pariétal gauche de *neuf crânes* d'enfants nés du huitième au neuvième mois, et pris au hasard sur un assez grand nombre de squelettes.

Ces mesures comparatives nous ont donné les résultats suivants :

Pour le diamètre vertical, une moyenne de 2 pouces 7 lignes 1/4.

Pour le diamètre antéro-postérieur, 3 po. pour deux pariétaux, et pour les sept autres une moyenne de 2 po. 6 lig.

Pour les bords frontal, une moyenne de 2 po. 3 lig. 4/2.

    —   pariétal ou supérieur, une moyenne de 2 po. 6 lig. 1/4.

    —   occipital, une moyenne de 1 po. 9 lig. 1/4 pour cinq os, une moyenne de 2 po. 1 lig. 3/4 pour trois os, et 2 po. pour un seul.

    —   temporal, une moyenne de 1 po. 9 lig. pour six os, une moyenne de 2 po. 1 lig. 1/4 pour deux os, et 2 po. pour un seul.

Les mêmes mesures prises sur le pariétal gauche désigné comme ayant appartenu à l'enfant de la fille Le...., nous ont donné :

Pour le diamètre vertical, 2 po. 6 lig.

    antéro-postérieur, 2 po. 7 lig.

Pour les bords frontal, 2 po. 1 lig.

    —   pariétal, 2 po. 7 lig,

    —   occipital, 1 po. 9 lig.

    —   temporal, 2 po.

Nous avons pu constater sur les débris du pariétal droit que le bord frontal de cet os avait 2 po. 4 lig., et son bord temporal 2 po.

En rapprochant les dimensions de cet os de la moyenne des dimensions que présente la *majorité* des neuf autres pariétaux, on voit que le pariétal de l'enfant de la fille Le ... dépasse d'*une demi-ligne à trois lignes* l'étendue de trois de leurs dimensions (diamètre antéro-postérieur, bords pariétal et temporal), tandis que trois de ses dimensions (diamètre vertical, bord frontal et occipital) ne sont dépassées que d'*une demi-ligne à une ligne un quart* par les dimensions correspondantes de la majorité des neuf autres pariétaux.

Mais si l'on considère combien le volume de la tête est variable chez les enfants qui naissent au terme naturel de la grossesse, que la tête d'un enfant à terme peut être très grosse sans que l'ossification se soit encore étendue à toute la trame membraneuse qu'elle envahira plus tard, en sorte que les os du crâne peuvent avoir ainsi des dimensions très petites, relativement à celles de la cavité qu'ils concourent à former; enfin, si l'on tient compte des différences individuelles que présentent les pères et mères, lesquelles influent si notablement sur les proportions et le volume relatif des enfants, on sera conduit à conclure, d'après les différences si légères que nous avons trouvées entre la moyenne des diverses dimensions des pariétaux d'enfants nés du huitième au neuvième mois, et les proportions de cet os chez l'enfant de la fille Le...., qu'il est né à une époque rapprochée du terme naturel de la gestation.

Il ressort donc bien évidemment de l'examen comparatif qui précède, que si les os dont il s'agit sont ceux de l'enfant dont la fille Le.... est accouchée le 23 juillet dernier, elle n'était pas alors enceinte seulement de quatre mois, ainsi qu'elle le déclare, mais que sa grossesse était arrivée à son terme naturel ou à une époque très rapprochée de ce terme.

C'est, comme on le voit, en nous basant sur les caractères particuliers des os soumis à notre examen, que nous émettons une opinion sur l'époque à laquelle la grossesse de la fille Le.... était arrivée quand son accouchement a eu lieu. Nous ne pensons pas que les divers symptômes signalés par M. le docteur B..... présentent un ensemble tel qu'on puisse ici conclure, comme il l'a fait, que la fille Le.... était au moins enceinte de sept mois au moment où elle dit avoir été surprise par les douleurs de l'enfantement. En effet, c'est cinq jours après l'accouchement que M. le docteur B..... a visité la fille Le...., qui lui offrit tous les symptômes qui suivent un accouchement récent : développement considérable des mamelles avec sécrétion abondante de lait; tuméfaction des grandes lèvres; écoulement de lochies sanguinolentes; dilatation du col avec augmentation du volume de l'utérus.

Mais les mêmes phénomènes peuvent se présenter également cinq jours après un avortement survenu le quatrième, le cinquième ou le sixième mois de la grossesse ; ils ne pourraient donc suffire pour prouver que la gestation était d'une date bien plus ancienne que celle indiquée par la fille Le.... ; tandis que s'il est démontré que les deux os pariétaux soumis à notre examen sont ceux dont la fille Le.... est accouchée le 23 juillet, l'existence des différents symptômes observés chez elle à l'époque indiquée concourt à établir que ces symptômes étaient la conséquence d'un accouchement qui avait eu lieu à une époque rapprochée du terme de neuf mois.

Si l'on invoquait comme une preuve que l'accouchement a été au contraire prématuré, qu'il y a eu avortement à quatre mois, *l'absence de toute trace de déchirure au périnée* chez la fille Le...., nous ferions remarquer que l'état de la peau des parois du ventre et les varices nombreuses observées à la partie interne des cuisses et des jambes chez

cette fille semblent indiquer qu'elle avait eu déjà au moins une grossesse antérieurement à celle qui est aujourd'hui la cause du fait dont elle
est inculpée; et cette circonstance, en rendant son dernier accouchement
plus facile, pourrait expliquer l'absence de toute trace récente de déchirure du périnée chez la fille L..... On sait d'ailleurs que les dimensions
naturelles des parties sexuelles chez les femmes, que leur degré d'exten-
sibilité et le volume relatif de l'enfant, expliquent aussi comment il peut
arriver qu'un accouchement ait lieu à terme sans que le passage de l'enfant entraîne la moindre déchirure du périnée de la mère.

De tout ce qui précède nous concluons :

1.° Qu'il est impossible de déterminer d'après la seule inspection des
pariétaux qui ont été soumis à notre examen, si l'enfant auquel ils ont
appartenu est né vivant et viable.

2° Que, d'après les dimensions que ces deux os présentaient, l'enfant
auquel ils ont appartenu pouvait être du huitième au neuvième mois de la
conception.

Paris, ce 20 octobre 1838.   A. DEVERGIE, OLLIVIER (d'Angers).

Cette consultation médico-légale prouve que dans les affaires judiciaires
on peut tirer parti des moindres restes d'un corps de délit, et que le médecin est blâmable d'abandonner une expertise par cela même qu'il n'a à
sa disposition qu'une portion du corps de l'enfant.

N° 24. *Assises d'Évreux et de Rouen. — Soupçons d'infanticide
par strangulation. — Déduction inexacte des faits. — Condamnation. — Avis motivé. — Acquittement.*

Procès-verbal d'autopsie.

Je soussigné, docteur-médecin, chirurgien-adjoint de l'hospice d'É-
vreux, sur la réquisition de M. le procureur du roi, me suis transporté
cejourd'hui 17 novembre, avec ce magistrat et M. le juge d'instruction,
dans la commune de Gravigny, à l'effet de procéder à l'examen et à l'autopsie du cadavre d'un enfant nouveau-né, *lequel avait été trouvé au
milieu des herbes arrêtées devant la roue de la grande filature de cette
commune.*

1° Déjà quelques heures s'étaient écoulées depuis que le corps avait
été retiré de l'eau; il était enveloppé de trois morceaux de papier et d'un
lambeau de vêtement. Le premier était du papier gris roux, ayant servi
à envelopper du sucre ou de la chandelle; le second un réglement de
l'ordre de la Charité, imprimé en 1836 chez M. Ancelle; le troisième,
une image représentant la prise de Constantine, avec une complainte sur
ce sujet. Le lambeau de vêtement consistait en un carré d'étoffe blanche
en coton, auquel étaient cousus deux morceaux d'indienne (petit dessin
rouge et blanc sur fond brun). Ces objets ont été remis à M. le juge
d'instruction pour être conservés comme pièces de conviction, ainsi qu'un
ruban de soie blanc, dont il sera ultérieurement parlé.

2° *Aspect extérieur du cadavre.* — Sexe féminin; constitution grêle;
organisation régulière et complète; aucun vice de conformation; *putréfaction déjà avancée se manifestant par l'odeur fétide qu'exhale le
corps,* par des taches violettes, rouges ou verdâtres, à la tête, à la face,

au cou, sur le haut de la poitrine et le bas-ventre. derrière les mollets, à la face dorsale des pieds, par le décollement de l'épiderme dans les mêmes points. par le gonflement des parties molles de la face et celui du cuir chevelu, dont les cheveux, entièrement détachés, sont réunis en paquet derrière l'occiput ; enfin par un *développement de gaz putride dans les chairs des jambes et des cuisses, qui fait surnager ces parties lorsque le corps est plongé dans l'eau.*

3° Peau blanche ou rosée. garnie de petits poils soyeux ou d'un enduit sébacé dans les points qui ont *résisté davantage à la putréfaction,* tels que le devant des cuisses, la partie interne des bras, les lombes, etc. Sur ces divers points l'épiderme est encore parfaitement adhérent.

4° Paupières closes, gonflées, privées de leurs cils, qui en ont été détachés ; en les ouvrant, on voit que la cornée a perdu sa transparence ; elle est d'un brun terne et ne laisse pas apercevoir la membrane pupillaire.

5° Le cou est étreint fortement par un ruban de soie blanc à bords guillochés, qui après en avoir fait deux fois le tour est noué à la partie postérieure par un nœud et une rosette simples ; les deux tours de ce ruban se croisent au-devant du cou et sont appliqués l'un sur l'autre en arrière, mais latéralement ; ils laissent entre eux un intervalle d'environ une ligne, dans lequel la peau gonflée forme un bourrelet avec soulèvement de l'épiderme ; véritable phlyctène, qui seule ferait présumer que l'enfant était vivant lors de l'application du lien. De la disposition que je viens de signaler, il résulte sur la partie supérieure du cou une empreinte ou sillon profond, simple en avant et en arrière, double sur les parties latérales.

6° Poitrine voussée, résonnant à la percussion, excepté dans la région cardiaque.

7° Le ventre n'est point météorisé ; on y remarque la saillie du nombril, auquel tient encore une portion du cordon ombilical longue d'environ deux pouces ; elle est verdâtre, sans transparence, *à demi putréfiée,* et se termine par une extrémité frangée qui ferait *croire que le cordon, d'ailleurs grêle. aurait été cassé ou déchiré et non coupé.*

8° Son autre extrémité adhère à l'ombilic par toutes ses membranes. Bien que la ligne de démarcation entre le chorion et la peau soit très prononcée, on n'y observe encore aucune trace d'inflammation éliminatoire.

9° *La position de l'ombilic correspond à 4 lignes au-dessous du milieu du corps.*

10° L'organisation des ongles est parfaite aux pieds et aux mains ; leur bord libre atteint l'extrémité des doigts.

11° Par ce qui reste des cheveux, on peut juger qu'ils étaient abondants ; leur longueur est de neuf lignes à un pouce ; leur couleur, blond clair.

Examen des organes intérieurs du cadavre.

12° *Tête.* — Au sommet, dans l'épaisseur du cuir chevelu, engorgement et infiltration sanguine distincte de la tuméfaction générale déjà notée, indice de la présentation de cette partie lors du travail de l'enfantement ; fontanelles peu ouvertes : pariétaux se touchant sur la ligne médiane ; point de fracture des os du crâne ; impossibilité de distinguer les circonvolutions du cerveau ni aucune des parties constituantes de la masse encéphalique, qui est entièrement réduite en putrilage roussâtre.

- 13° *Poitrine*. — Point d'épanchement dans les plèvres; les poumons remplissent exactement leurs cavités sans toutefois recouvrir entièrement le péricarde, dont plus de la moitié antérieure est en rapport immédiat avec les parois de la poitrine; ils sont d'une couleur rose pâle, sur laquelle se dessinent quelques ramifications brunes des vaisseaux; leurs vésicules sont évidemment distendues par de l'air, c'est même ce qui distingue d'une manière tranchée leur tissu de celui du thymus, qui a toutefois une teinte un peu plus claire; leur parenchyme conserve toute son élasticité, toute sa résistance, toute sa dureté. Sur le lobe inférieur du poumon droit, dans l'étendue d'environ six lignes seulement, le long d'un intervalle interlobulaire, on voit la *plèvre soulevée* par quelques *bulles très fines de gaz;* ce phénomène, qui est d'ailleurs très limité, ne me *paraît avoir* rien de commun avec les espèces d'ampoules que détermine à la surface *des poumons la putréfaction de ces organes.*

14° L'ouverture du péricarde me fait remarquer dans son intérieur un léger épanchement de sérosité rougeâtre; la substance du cœur est brune et ramollie; *des gaz se sont développés dans ses cavités, et s'y trouvent mêlés à du sang liquide, verdâtre, à demi décomposé.*

15° Les gros vaisseaux qui naissent du cœur sont, comme lui, remplis d'un sang fluide, poisseux, violet: *le trou de Botal et le canal artériel ne sont point oblitérés, non plus que la veine ombilicale et le canal veineux, au moyen duquel l'oreillette gauche communique largement avec l'air extérieur par l'extrémité libre du cordon ombilical, circonstance qui explique la décomposition rapide du sang contenu dans le cœur et les vaisseaux qui en sortent immédiatement.*

16° Ayant appliqué une ligature sur la trachée-artère à l'origine des bronches, j'ai détaché à la fois les poumons, le cœur et le thymus; le tout plongé dans un vase plein d'eau, a complétement surnagé; le thymus et le cœur en ayant été successivement séparés et plongés dans le même liquide, sont descendus rapidement au fond, tandis que les poumons sont toujours restés à la surface. Poussant plus loin l'expérience, j'ai coupé les poumons par tranches très minces et très petites; il n'en est aucune qui n'ait constamment surnagé, même après avoir été fortement pressées entre les doigts; le seul résultat de cette pression, exercée soit sous l'eau, soit à l'air libre, était de faire crépiter le tissu pulmonaire et d'en dégager, avec un peu de sang, des bulles d'air très fines.

17° Une dissection attentive de la trachée-artère et du larynx m'a permis de constater que les voies respiratoires se trouvaient entièrement oblitérées au-dessous de l'os hyoïde, par suite de la constriction du lien appliqué autour du cou.

18° *Ventre*. — Les organes contenus dans la cavité abdominale n'offrent rien d'intéressant à noter, ils sont tous à l'état normal; le gros intestin est rempli de méconium, dont une partie s'échappe par le fondement de l'enfant.

19° Des incisions profondes pratiquées dans les chairs démontrent le développement normal, l'état sain des muscles, des tendons, des ligaments, des cartilages et des os; elles *m'assurent de la présence de gaz putrides dans le tissu cellulaire intermusculaire des jambes et des cuisses.*

20° L'examen particulier de l'extrémité inférieure du fémur m'y fait reconnaître, d'un côté seulement, un *commencement d'ossification à peine perceptible, gros tout au plus comme la tête d'une épingle.*

Conclusions.

1° Le cadavre soumis à mon examen est celui d'un fœtus de huit à neuf mois, nouvellement né et bien conformé. §§ 2, 7 et 9.

2° Cet enfant est né viable; son organisation, bien que n'étant pas des plus robustes, est saine et parvenue à un degré de développement plus que suffisant pour qu'il pût continuer de vivre. §§ 2, 3, 9, 10, 11, etc.

3° La respiration a eu lieu de la manière la plus complète. §§ 13, 16.

4° L'enfant a vécu au moins six à huit minutes, temps nécessaire pour l'établissement parfait de cette fonction, et pas plus de vingt-quatre heures, puisque l'union du cordon avec le nombril n'a subi aucune modification. § 8.

5° La mort date de douze à vingt jours. §§ 2, 4, 15, etc.

6° *Elle est certainement le résultat de la constriction ou strangulation opérée au moyen d'un lien trouvé autour du cou.*

Avis motivé sur ce fait d'infanticide.

Monsieur,

Vous me priez, mû que vous êtes par une pensée d'humanité, de vous donner mon avis sur un rapport de M. le docteur B..., relatif à une accusation d'infanticide qui pèse sur la personne de la fille...., qui va de nouveau être mise en jugement par-devant la cour royale de Rouen.

Je vais répondre à votre demande avec toute la sincérité dont un serment pourrait m'imposer l'obligation.

Le rapport de M. B... est rédigé avec clarté et méthode; chaque conclusion est appuyée sur les faits du rapport, qui, eux-mêmes, sont annotés par des numéros d'ordre; il est facile de suivre le rapporteur dans toutes les conséquences qu'il a cru devoir déduire de ses observations. Discutons donc la valeur de chacune de ses conclusions.

Première conclusion du rapport. — « Le cadavre soumis à mon examen est celui d'un fœtus de huit à neuf mois, nouvellement né et bien conformé. »

En admettant que la longueur de l'enfant fût de 16 pouces 1 ligne et le poids de 3 livres 6 onces, et en ajoutant ces données à l'état d'organisation de la peau, à la longueur des ongles et au point osseux de l'extrémité inférieure du fémur, dont M. B... signale seulement l'état naissant, il devient évident pour nous que l'enfant n'était pas à terme, qu'il n'avait que huit mois.

A terme. — Le point osseux de l'extrémité inférieure du fémur est *parfaitement développé;* les ongles *dépassent* l'extrémité des doigts. La longueur du corps est de 15 à 18 pouces, et le poids moyen de *six livres et un quart.* Il est à regretter que l'on n'ait pas pris la mesure des trois principaux diamètres de la tête.

Deuxième conclusion du rapport. — « Cet enfant est né viable; son
» organisation, bien que n'étant pas des plus robustes, était saine et par-
» venue à un degré de développement plus que suffisant pour qu'il pût
» continuer de vivre. »

Il faut trois conditions pour qu'un enfant puisse être déclaré viable : 1° qu'il ait acquis un degré de maturité suffisante; sous ce rapport l'enfant était dans des conditions convenables; 2° qu'il ne porte pas de traces de maladie mortelle; rien n'annonçait chez l'enfant l'existence d'une lésion morbide qui aurait causé la mort; 3° qu'il n'offre pas de vice de conformation capable de s'opposer à l'entretien de la vie. Ici je dois le dire, ou le paragraphe 15 du rapport de M. B... expose des erreurs graves, ou si tel était l'état de l'enfant, il existait une condition anatomique anormale, un vice de conformation, qui, sans être capable d'entraîner la mort, n'en était pas moins un vice de conformation.

Dans l'état normal, la veine ombilicale vient se réunir au canal veineux, qui se rend dans la veine hépatique, laquelle communique avec la veine cave inférieure, et celle-ci dans *l'oreille droite* du cœur.

Quelle qu'ait été la disposition de ces vaisseaux chez cet enfant, on ne saurait admettre que *l'oreillette gauche communiquait largement avec l'air extérieur par l'extrémité libre du cordon ombilical, circonstance qui expliquerait la décomposition rapide du sang contenu dans le cœur et les vaisseaux qui en sortent immédiatement..* Tout cela est erreur, cette communication avec l'air extérieur est impossible. Depuis plus de dix ans, j'ai fait connaître les sources de la décomposition putride du sang ; elles ont leur siége dans le cœur, où les gaz se développent en premier lieu, et c'est ce que vous trouverez écrit à l'article PUTRÉFACTION de mon *Traité de Médecine légale*. Les explications de M. B... ne sont pas admissibles. Elles me font craindre qu'il n'y ait eu quelque erreur commise à l'égard de la disposition anatomique de ces parties ; toutefois je suis porté à considérer cet enfant comme viable. La viabilité n'est d'ailleurs pas nécessaire pour que le crime d'infanticide existe, il suffit que l'enfant soit né vivant.

Troisième conclusion. — « La respiration a eu lieu de la manière la » plus complète. »

Il n'y a aucune objection à faire à cette conclusion.

Quatrième conclusion. — « L'enfant a vécu six à huit minutes, temps » nécessaire pour l'établissement de cette fonction, et pas plus de vingt- » quatre heures, puisque l'union du cordon avec le nombril n'a subi » aucune modification. »

Cette conclusion établit une approximation qui nous paraît exacte ; toutefois la respiration complète a pu s'opérer en moins de six minutes.

La *cinquième conclusion* est une date d'immersion sans importance. Je ne m'y arrête pas.

Sixième conclusion. — « Elle est certainement (la mort) le résultat » de la constriction ou strangulation opérée au moyen du lien trouvé au- » tour du cou. »

Ici nous ne saurions adopter une pareille assertion. Il ne suffit pas qu'un lien soit trouvé autour du cou d'un enfant pour qu'on puisse dire que la mort a été la conséquence de l'application de ce lien ; il faut encore que l'on démontre que le lien a été appliqué *pendant la vie de l'enfant*. On n'arrive à ce résultat qu'en prouvant que des altérations vitales provenant de l'application de ce lien existaient dans les parties comprimées, et que la mort a été la conséquence de la strangulation : c'est sous ces deux points de vue que nous allons envisager les faits consignés dans le rapport.

Est-ce sur les phénomènes de constriction du lien que le rapporteur voudrait faire reposer sa conclusion, ainsi que semble l'indiquer la mention du paragraphe 17, qui est annexé à la conclusion ? Mais il est seulement dit dans ce paragraphe que le lien serrait assez le cou pour que les voies respiratoires se trouvassent tout à fait oblitérées. Eh bien, que l'on applique un lien autour du cou d'un enfant mort ou vivant, on amènera ce résultat dans les deux cas, si on serre suffisamment le lien.

Mais ce que l'on ne produira pas chez l'enfant mort, ce sont des ec-

chymoses du cou par suite de la constriction de cette partie ; c'est la congestion pulmonaire et la congestion cérébrale, conséquences nécessaires de la strangulation opérée pendant la vie.

Voyons donc s'il est mention dans le rapport de quelque chose d'analogue. — En fait de lésions sous le lien ou autour du cou, je ne vois au paragraphe 5 qu'une phlyctène entre les deux circulaires du lien, et l'on ajoute : *« qui seule ferait présumer que l'enfant était vivant lors de » l'application du lien. »*

Mais le rapporteur sait très bien que rien n'est plus commun dans les phénomènes putrides de la submersion que le développement des phlyctènes, et par conséquent que ce caractère est insuffisant pour démontrer que la strangulation a été opérée pendant la vie. D'une autre part, on n'a pas trouvé à l'ouverture du corps, de traces de congestion cérébrale ou pulmonaire, partant aucune lésion vitale qui puisse démontrer l'application d'un lien pendant la vie. La sixième conclusion n'est donc pas fondée sur l'observation des faits.

Je ne prétends pas dire que le lien n'ait pas été appliqué pendant la vie, je dis seulement qu'il n'existe aucune preuve de cette application, et que si en effet ce lien avait servi à maintenir autour du cou des enveloppes placées autour du corps de l'enfant après la mort, il aurait amené tous les résultats que l'on a signalés dans le rapport.

Il est une circonstance assez importante pour la solution de la question qui nous occupe et dont il n'est pas fait mention. Si le lien avait servi à maintenir les papiers et linges qui enveloppaient l'enfant, et si ce lien serrait si fortement le cou, on aurait dû retrouver entre le lien et le cou des débris des enveloppes de l'enfant.

Conclusion

1° L'enfant n'était pas à terme ; il avait huit mois au plus.

2° Il est probable qu'il est né viable.

3° Il a respiré.

4° Rien ne prouve que la mort ait été le résultat de la strangulation par un lien appliqué autour du cou.

Paris, 10 juin 1830.   DEVERGIE (Alphonse).

Monsieur,

Je viens une seconde fois vous remercier du secours que vous m'avez prêté, avec tant de générosité, dans la défense de la fille Laville, accusée du crime d'infanticide.

Votre consultation, etc.

Après un débat de quinze heures, Joséphine Laville a été acquittée. La liberté s'est levée pour elle avec l'aurore...., il était trois heures du matin quand la Cour a prononcé son acquittement.

DUWARNET (Avocat à Évreux).

Rapport et discussions médico-légales sur un cas d'infanticide opéré en jetant un enfant vivant dans les fosses d'aisances.

Conformément à l'ordonnance de M. Cadet Gassicourt, juge d'instruction, qui nous a commis à l'effet de déterminer, 1° si l'enfant est né à terme ou à toute autre époque de gestation, 2° s'il est né viable, 3° s'il a vécu, 4° à quelle cause doit être attribuée sa mort, 5° si le cordon ombilical a pu se rompre par le poids de l'enfant, ainsi que le prétend l'inculpée, ou si, au contraire, il a été coupé avec un instrument tranchant? nous nous sommes rendus à la Morgue où nous avons procédé aux opérations nécessaires à la solution de ces questions.

Enfant du sexe féminin; pesant 2,500 grammes; long de 47 centimètres (17 pouces 1/2).

Diamètres de la tête :

Bi-pariétal, 9 centimètres 5 millimètres (3 pouces 1/2); occipito-frontal, 11 centimètres (4 pouces); occipito-mentonnier, 13 centimètres (5 pouces moins 2 lignes).

Cheveux blonds de deux centimètres et demi de longueur.

Peau blanche bien organisée, consistante. Celle à laquelle est attaché le cordon pour constituer l'anneau ombilical est aussi bien organisée et bien distincte des membranes du cordon.

De l'enduit sébacé existe aux aisselles et aux aines.

Les ongles très développés, dépassant l'extrémité des doigts.

Aucune trace ou indice de violences extérieures; pas d'empreinte de pression ou de lien au cou ou sur la bouche.

Pas de contusion à la tête, de fracture aux os du crâne.

Les membranes du cerveau gorgées de sang : la substance cérébrale dans l'état normal.

Rien de particulier dans la bouche.

Le larynx, la trachée-artère et les bronches sont lubréfiées par un liquide verdâtre.

Dans le larynx et la trachée se trouvent des matières fécales vertes et odorantes.

On fait sortir des bronches coupées et par la pression des poumons un liquide écumeux, verdâtre et répandant l'odeur des matières fécales.

Les poumons très développés, les cellules pulmonaires distendues par de l'air et la surface des poumons parsemée par une foule de vaisseaux injectés.

Les poumons plongés dans l'eau surnagent.

Coupés par morceaux, chacun d'eux surnage quel que soit le poumon et le point des poumons auquel ils appartiennent.

Chaque morceau comprimé sous l'eau laisse échapper des bulles d'air fines et nombreuses et surnage après la compression.

L'estomac contient une cuillerée à café d'un liquide verdâtre au milieu duquel existent des morceaux de matière fécale très odorante.

Le méconium remplit le gros intestin.

Un point osseux existe au centre du cartilage de l'extrémité inférieure des fémurs.

A l'ombilic existe une portion de cordon de 13 centim. de longueur. Ce cordon est flétri, comme cela a lieu à la suite d'une macération dans l'eau, son extrémité libre a été coupée net dans les deux tiers de sa circonférence, et elle présente une section un peu inégale et mâchée dans le reste, comme cela a lieu lorsqu'on emploie un instrument dont le tranchant est mal affilé.

Ce cordon n'a pas été rompu, car les trois vaisseaux se rendent jusqu'à son extrémité; il ne présente pas d'ailleurs les caractères des déchirures des membranes qui accompagnent ces sortes de ruptures.

Examen d'un placenta avec son cordon qui ont été extraits du corps de la femme Lesem.

Le placenta est entier, très épais, très large, bien développé.

Le cordon s'attache sur un des points de sa circonférence de manière à constituer un placenta en raquette.

La portion du cordon qui part du placenta a 36 centimètres de longueur, ce qui donne 49 centimètres pour la longueur totale du cordon.

Son extrémité libre présente une section qui a la plus grande analogie avec celle de la portion du cordon attachée à l'ombilic, mais comme elle a macéré dans l'alcool, on ne peut pas établir à cet égard une comparaison tellement exacte que l'on puisse affirmer que ce soient les deux portions du même cordon, mais tout porte à le croire ; ce que viennent encore appuyer et la longueur totale du cordon, et sa force et son volume.

Conclusion.

1° L'enfant est né à une époque très rapprochée du terme de neuf mois, quinze jours de moins environ.

2° Il est né viable.

3° Il a vécu et complétement respiré.

4° La mort est due à un asphyxie par submersion dans une fosse d'aisances.

5° Le cordon ne présente aucun indice d'une rupture.

Et attendu que les circonstances de la rupture ne sont pas indiquées dans l'ordonnance, nous nous abstenons, en égard à la possibilité du fait, sous l'influence du poids de l'enfant.

Paris, le 4 avril 1842.

Les médecins soussignés, en vertu d'une ordonnance en date du 6 avril 1842, de M. Cadet de Gassicourt, juge d'instruction, qui les a commis à l'effet d'émettre leur opinion sur les faits matériels devant eux constatés lors de la visite des localités où l'accouchement de la fille Lesem se serait opéré ; sur les allégations contenues dans l'interrogatoire de l'inculpée et sur les questions de savoir si la fille Lesem a pu accoucher sur le siége des commodités sans savoir qu'elle accouchait ? si, lorsqu'elle était assise sur le siége, poussée par la douleur à se balancer d'avant en arrière et d'arrière en avant sans quitter son point d'appui, elle a pu laisser passer puis tomber par la lunette, sans qu'il en soit resté de traces de lésions, l'enfant dont le poids aurait déterminé la rupture du cordon ?

Se sont réunis le 6 avril 1842, et jours suivants, et ont rédigé le présent rapport qui renferme la discussion et la solution des questions qui leur ont été soumises et de celles qui découlaient naturellement des faits contenus dans l'interrogatoire de la fille Lesem.

1° *La fille Lesem a-t-elle pu ignorer sa grossesse ?*

La fille Lesem a vingt-trois ans ; elle avait eu des rapports avec un ou plusieurs hommes ; la suppression des règles les avait suivis. Quinze jours avant son accouchement, la fille .... lui avait dit qu'elle devait être enceinte. Elle accouche d'un enfant fort, parfaitement développé, plein de vie et de vigueur, et dont les mouvements pendant la gestation avaient dû être sentis par la mère et frapper d'autant plus son attention, que l'augmentation considérable du volume du ventre à la suite de la suppression des règles, état tout à fait insolite, devait faire naître dans son esprit des craintes à l'égard d'une grossesse.

Ces soupçons n'ont-ils pas dû être changés en certitude lorsque la fille Lesem a été prise des douleurs de l'accouchement. douleurs qui ont dû se prolonger pendant un laps de temps assez considérable, puisqu'elle était primipare ?

Plus tard la poche des eaux a dû se rompre, et les eaux écoulées les douleurs reprendre avec plus d'acuïté. L'accouchement n'a pas dû être brusque et instantané, car la fourchette a été rompue, le périnée déchiré, circonstances qui ont été le résultat de la pression exercée graduellement sur ces parties pendant le passage de la tête trop volumineuse de l'enfant. La sortie de la tête une fois opérée, il est impossible que la fille Lesem ne l'ait pas sentie à son passage à travers les parties génitales, et que cette tumeur volumineuse que produit une distension tellement forte sur les organes, et des douleurs si violentes qu'il en résulte l'immobilité et l'affaissement de la femme, n'ait pas fait reconnaître à la fille Lesem qu'elle était enceinte et même en travail d'accouchement.

Aussi nous pensons qu'il est impossible de regarder comme vraie la déclaration de la fille Lesem.

2° *L'inculpée a-t-elle pu accoucher sans savoir qu'elle accouchait ?*

L'ensemble des circonstances que nous venons d'énumérer plus haut nous conduit à résoudre cette question par la négative.

3° *A quelle époque de la gestation la fille Lesem était-elle arrivée lorsque l'accouchement a eu lieu ?*

Cette fille déclare qu'elle n'était enceinte que de quatre mois : c'est une allégation tout à fait fausse.

Le poids de l'enfant, sa longueur, l'organisation de la peau, le développement des ongles, et surtout l'existence d'un point osseux dans le centre du cartilage de l'extrémité inférieure des fémurs démontrent, à n'en pas douter, que la grossesse était arrivée à son neuvième mois.

C'est vers la fin du huitième mois que commencent à paraître les premiers rudiments du point d'ossification signalé plus haut. Or, il était à l'état osseux très marqué, et si nous n'avons pas dit dans notre rapport que l'enfant fût né à terme, c'est-à-dire à neuf mois révolus, c'est que ce point qui est le caractère le plus constant n'avait pas acquis la totalité des dimensions qu'il acquiert le plus ordinairement.

Nous pensons que l'enfant avait huit mois et demi environ de vie intra-utérine quand il est né.

4° *Lorsque la fille Lesem en proie aux douleurs de l'accouchement était assise sur la lunette des commodités, l'enfant a-t-il pu passer des parties génitales dans le tuyau des fosses d'aisances.*

L'ouverture du siége d'aisances sur lequel était placée la fille Lesem a 22 centimètres de diamètre (8 pouces).

La fille Lesem déclare qu'elle était assise sur la lunette ; dès lors elle en fermait nécessairement l'ouverture.

Mais elle ajoute que sous l'influence des douleurs qu'elle éprouvait, tantôt elle rejetait le corps en arrière, tantôt elle le penchait en avant. Or le tuyau des fosses d'aisances des étages supérieurs est en saillie de telle manière, que du point le plus saillant de sa circonférence au rebord du siége il n'y a que 48 centimètres (18 pouces) d'étendue. Dans un espace aussi étroit, il est impossible qu'une personne assise sur une lunette de commodités se jette en arrière assez loin pour que les fesses se déplacent et se portent en avant. D'ailleurs l'espace qui sépare le siége des commodités d'avec le mur de clôture dans cette direction n'est que de 25 centimètres (9 pouces 3 lignes), ce qui ne permettait guère aux fesses et aux cuisses de se porter fortement en avant, au moins pour la cuisse gauche : elle ne pouvait guère porter les fesses en arrière en fléchissant le corps en avant, car il n'y a entre le tuyau en saillie et la lunette ou fosse d'aisance qu'un espace de 8 centimètres (3 pouces). D'ailleurs dans tous ces mouvements le gras des cuisses venait remplacer les fesses, et fermer la lunette assez complétement pour s'opposer au passage de l'enfant.

D'où il résulte qu'en supposant la fille Lesem assise sur le siége de telle manière que le dos ait regardé la partie la plus saillante du tuyau des fosses d'aisances des étages supérieurs, il lui était impossible de déplacer ses fesses qui fermaient complétement la lunette, ou si un déplacement pouvait être opéré il était trop faible pour laisser à découvert une ouverture de lunette capable de laisser pénétrer l'enfant dans le tuyau des fosses d'aisances.

Mais on peut faire une autre supposition et admettre que la fille Lesem était assise dans le sens de la plus grande étendue du siége, c'est-à-dire à partir de la porte d'entrée jusqu'au mur du fond. Le siége dans cette direction a 72 centimètres (27 pouces) de longueur. Comme la lunette n'est séparée du rebord du siége que par un espace de 8 centimètres (3 pouces), on conçoit que la fille Lesem ait pu porter le corps en arrière avec plus de facilité que dans la première position, car il reste en arrière de la lunette jusqu'au mur un espace de 36 centimètres (13 pouces), de même elle a pu porter ses fesses ou son siége en arrière pendant le mouvement de flexion du corps en avant. Mais il est impossible qu'une femme puisse accoucher sans écarter les cuisses, et comme la lunette est très rapprochée de la saillie du tuyau dont nous avons parlé, la cuisse droite devait oblitérer la presque totalité de la lunette au moment où le siége était porté en arrière, position la plus favorable à l'entrée de l'enfant dans la lunette.

Admettra-t-on qu'elle était bien dans la position d'une femme assise, mais qu'elle se soulevait avec ses deux poings appuyés sur le siége; mais alors les deux cuisses se trouvent rapprochées et placées entre les deux bras qui prennent point d'appui, et la lunette est encore bouchée par elle; elle ne peut donc pas donner passage à l'enfant.

Si au contraire les deux poignets prennent point d'appui sur le siége des commodités et en arrière des fesses, alors le corps de la fille Lesem était fortement penché en arrière et ses fesses ou son siége étaient portés en avant; non seulement elles fermaient la lunette, mais, eu égard au peu de profondeur du siége des latrines, elles venaient appuyer sur son bord antérieur.

Il est une circonstance que nous devons faire connaître. La fille Lesem déclare qu'elle était assise sur le siége lorsqu'elle est accouchée; or, il est presque impossible d'admettre qu'une femme primipare puisse accoucher assise : c'est là une situation contre nature. Cette situation serait tout au plus admissible à l'égard d'une femme qui a eu plusieurs enfants et chez laquelle le bassin et les parties génitales très développés permettent quelquefois la sortie brusque et instantanée de l'enfant, mais alors les voies naturelles ont été préparées pour ainsi dire par les accouchements précédents.

Chez une femme primipare, il faut que les parties génitales soient peu à peu distendues, il faut que l'enfant se fraye un passage, et tout cela ne s'opère pas dans l'espace de quelques secondes; lorsque l'enfant a franchi le col de la matrice, il reste quelque temps à la vulve, et les accoucheurs provoquent alors de nouveaux efforts d'expulsion de la part de la mère pour en opérer la sortie.

Enfin, à toutes ces considérations de position de la fille Lesem, eu égard à la lunette du siége d'aisances, il en est une autre plus puissante encore et sur laquelle nous devons appeler toute l'attention.

Outre que les parties génitales de la femme ne sont pas dirigées directement en bas, la tête de l'enfant n'en sort jamais sans décrire une courbe dont la concavité est en haut, c'est-à-dire que la tête au lieu de se porter directement en bas se renverse en avant et en haut ; et si l'enfant sort brusquement, il est alors projeté en avant des cuisses, au lieu de sortir directement en bas.

Si la fille Lesem était assise sur la lunette de manière à ne la fermer qu'en partie, la tête serait venue porter contre les bords de l'ouverture et au-dessus de l'ouverture, au lieu de descendre directement dans le tuyau de la fosse.

Concluons donc de ces faits que l'enfant n'a pas pu passer des parties génitales de la fille Lesem dans le tuyau de la fosse d'aisances, dans la position indiquée par elle.

L'enfant a-t-il pu passer à travers la lunette sans qu'il en soit résulté quelques lésions à la surface de son corps par suite des frottements brusques qui se sont opérés pendant sa chute ?

La lunette a 22 centimètres de diamètre à son ouverture externe et 14 centimètres (5 pouces 3 lignes) à son extrémité inférieure. Cette ouverture inférieure pouvait donc être traversée par l'enfant sans qu'il en résultât de pressions assez fortes pour déterminer des lésions ; mais il faut faire remarquer que l'ouverture de la lunette n'offrait que 1 centimètre 5 lignes) de jeu, comparativement au plus grand diamètre de la tête.

L'enfant chassé brusquement des parties génitales de la mère dans le tuyau des fosses d'aisances et suspendu dans le vide a-t-il pu rompre et a-t-il rompu en effet le cordon ombilical par son poids ?

Nous ne saurions admettre que le cordon de l'enfant qui nous a été représenté comme celui de la fille Lesem ait été rompu. Ce cordon a été coupé très probablement par des ciseaux et à deux reprises différentes.

Il y a tout lieu de croire que c'est au moyen de ciseaux que la section a été faite, car les trois quarts de l'épaisseur du cordon présentent une section nette qui comprend les vaisseaux. La section du reste du cordon a été un peu mâchée comme on le dit, et l'espèce de hachure, d'inégalité qui la sépare du reste tend à démontrer que le second coup de ciseaux donné n'a pas rencontré juste la fin de la première section.

Il est impossible que toutes les parties qui constituent le cordon se rompent dans le même point. Les membranes d'enveloppe, la veine ombilicale, les artères ombilicales constituent autant de tissus de densité et d'élasticité différente, en sorte que les uns se laissent distendre alors que les autres sont déjà rompus. Les membranes se déchirent en lanière, la veine s'allonge et ne se rétracte pas, les artères se rétractent fortement, reviennent sur elles-mêmes et rentrent quelquefois dans le ventre, en sorte que les divers points auxquels la rupture a eu lieu pour chaque organe sont séparés par des espaces plus ou moins grands.

Chez l'enfant de la fille Lesem la section des membranes était transversale, les artères et la veine se trouvaient au niveau de cette section ; il n'y avait donc pas eu de rupture.

En résumé, nous avons démontré plus haut que la fille Lesem n'avait pas pu accoucher assise sur la lunette de la fosse d'aisances, nous déclarons en outre que dans les conditions données l'enfant n'a pas pu rompre et n'a pas rompu le cordon ombilical par son propre poids. Ce cordon a été coupé.

CHAPITRE X.

Des attentats à la pudeur.

Législation.

Cod. pén., art. 330 : « Toute personne qui aura commis un outrage public à la pudeur sera punie d'un emprisonnement de trois mois à un an , et d'une amende de 16 francs à 200 francs. »

Cod. pén., art. 331 : « Tout attentat à la pudeur, consommé ou tenté sans violence sur la personne d'un enfant de l'un ou de l'autre sexe , âgé de moins de onze ans, sera puni de la réclusion. »

Cod. pén , art. 332 : « Quiconque aura commis le crime de viol sera puni des travaux forcés à temps. — Si le crime a été commis sur la personne d'un enfant au-dessous de l'âge de quinze ans accomplis, le coupable subira le *maximum* de la peine des travaux forcés à temps. — Quiconque aura commis un attentat à la pudeur, consommé ou tenté avec violence contre des individus de l'un ou de l'autre sexe , sera puni de la réclusion. — Si le crime a été commis sur la personne d'un enfant au-dessous de l'âge de quinze ans accomplis, le coupable subira la peine des travaux forcés à temps. »

Cod, pén., art. 333 : « Si les coupables sont les ascendants de la personne sur laquelle a été commis l'attentat: s'ils sont de la classe de ceux qui ont autorité sur elles ; s'ils sont ses instituteurs ou ses serviteurs à gages , ou serviteurs à gages des personnes ci-dessus désignées ; s'ils sont fonctionnaires ou ministres d'un culte, ou si le coupable , quel qu'il soit , a été aidé dans son crime par une ou plusieurs personnes, la peine sera celle des travaux forcés à temps, dans le cas prévu par l'art. 331 , et des travaux forcés à perpétuité, dans les cas prévus par l'article précédent.

L'art. 330 punit tout outrage public à la pudeur sans distinction de sexe ; ici c'est la publicité qui constitue le délit. L'outrage public aura pu être commis par une seule personne, en ce sens qu'elle se sera livrée *publiquement* à des actes réprouvés par les mœurs. Il n'est pas besoin du concours des deux sexes pour constituer ce délit, quoique l'outrage puisse avoir été commis par les deux sexes réunis. Ainsi un homme ou une femme marchent nus dans la rue; un homme ou une femme se livrent séparément et publiquement à des attouchements honteux ; un homme et une femme se font publiquement des attouchements ; voilà autant d'actes dans lesquels il y a outrage public à la pudeur. Tous ces actes sont consentis et volontaires. Cachés, ils n'auraient aucun caractère de criminalité ; publics, ils sont passibles de peines.

Il est rare que, dans le cas de l'art. 330 , des médecins soient consultés, car les actes se sont nécessairement passés en présence de témoins, et les preuves ressortent des témoignages mêmes.

L'art. 331 établit une pénalité à l'égard des attentats à la pudeur consommés ou tentés *sans violence*, et dirigés contre la personne d'un enfant de l'un ou de l'autre sexe, *âgé de moins de onze ans.*

L'art. 332 fait d'abord une distinction entre le crime de viol et les autres attentats à la pudeur, consommés ou tentés avec violence. Ensuite il met une différence dans la pénalité de ce crime, suivant qu'il est commis sur des enfants au-dessous de l'âge de quinze ans, ou sur des personnes plus âgées. — Le viol est l'acte de la copulation *consommé* ou *tenté* avec violence, et par conséquent contre la volonté de l'une des parties. Quant aux autres attentats, ils comprennent la pédérastie, les attouchements et autres manœuvres qu'il n'est pas nécessaire d'énumérer, lorsqu'ils sont tentés ou consommés avec violence.

Dans l'article 333, il ne s'agit que d'une peine plus grande infligée à raison de la qualité de la personne qui a commis l'action.

D'où il résulte que la volonté, la publicité et la violence sont les trois caractères constitutifs de ces crimes. La distinction qui repose sur l'âge est basée sur cette circonstance que l'on suppose que l'enfant, ou n'a pas eu les moyens de se défendre, ou n'a pas la conscience de l'action qui est commise envers lui, et qu'il ne peut pas juger le préjudice qu'on lui porte, en sorte qu'il ne peut opposer aucune résistance efficace. — Du reste, il était juste qu'il y eût aggravation de pénalité lorsque les auteurs de ces crimes sont compris dans l'une des catégories suivantes : 1° s'ils ont autorité sur la personne envers laquelle ils ont commis l'attentat; 2° s'ils sont ses instituteurs ; 3° s'ils sont ses serviteurs à gages; 4° s'ils sont fonctionnaires publics; 5° s'ils sont ministres d'un culte; 6° s'ils ont été aidés dans leur crime par une ou plusieurs personnes.

La graduation des peines peut donc être établie ainsi qu'il suit :

Outrage public à la pudeur : trois mois à un an de prison ; 16 à 200 francs d'amende.

Attentat à la pudeur consommé ou tenté *sans violence* sur un enfant âgé de *moins* de onze ans : réclusion.

Attentat à la pudeur consommé ou tenté *avec violence* contre *un individu* de l'un ou de l'autre sexe : réclusion.

Attentat à la pudeur consommé ou tenté *avec violence* sur un enfant *au-dessous de quinze ans* : travaux forcés à temps.

Viol sur une personne âgée *de plus de quinze ans :* travaux forcés à temps.

Viol sur un enfant *au-dessous de quinze ans : maximum* des travaux forcés à temps.

Vient ensuite l'aggravation de la peine à raison de la qualité de la personne qui a commis le crime.

Quelle est la tâche dévolue au médecin, lorsqu'il est appelé à constater des faits dans une des circonstances qui précèdent? Suivant nous, on l'a beaucoup trop étendue, et si l'on veut consulter tous les auteurs qui ont traité de la matière, Belloc, Mahon, Fodéré, Orfila, on verra qu'ils se sont toujours proposé la solution de la question du viol tout entière! Mais le viol est un crime, et un crime comporte toujours : 1° l'intention, la volonté; 2° l'exécution, ou le commencement d'exécution. Le médecin ne peut pas juger de l'intention, ni de la volonté du criminel; quant à l'exécution, il ne la juge même que par ses résultats; or, les résultats de l'action ne constituent que la fin de l'exécution, et par conséquent les magistrats, pour la solution de la question, doivent avoir à leur disposition les preuves qui établissent la volonté relativement à l'exécution, ou commencement d'exécution, preuves qui se composent, des actes antérieurs, ou coïncidant avec les résultats matériels; des résultats matériels eux-mêmes. Ce sont ces derniers seulement que le médecin est appelé à constater. C'est donc à tort que dans les ouvrages de médecine légale on pose constamment la question de viol, tandis que les médecins n'ont réellement à résoudre que la question de *violences.*

Mais le magistrat commettra un médecin en ces termes : Attendu qu'il résulte de l'instruction commencée à l'égard de... contre lequel s'élèvent des présomptions de viol sur la personne de la fille..., commettons le sieur..., docteur en médecine, à l'effet de visiter la fille ou la femme...; de déterminer si la défloration a eu lieu, si c'est une fille; et dans le cas où elle aurait eu lieu, si elle est récente ou ancienne; si la fille... porte aux parties génitales, sur les diverses parties du corps ou sur ses vêtements, des traces ou indices de violences; si ces traces de violences pourraient être regardées comme *le résultat* d'une tentative de viol ou de toute autre cause; s'il existe des traces d'écoulement, ou d'autres indices d'une maladie vénérienne; si ces traces sont le fait d'une infection récente ou ancienne.

Telles sont les diverses questions qui seront soumises au médecin, à l'occasion du crime de viol. Elles découlent naturellement de l'article 332.

Resteront maintenant les autres questions qui sont relatives à tout autre attentat *consommé* ou *tenté* avec violence, et qui varieront comme la nature de cet attentat. Ainsi l'ordonnance qui concerne l'expert dira : Attendu qu'il résulte de l'instruction commencée à l'égard de tel..., que dans la nuit du... il se serait livré à des attouchements sur la personne de la petite fille... ou à des tentatives d'attentat à la pudeur sur la personne du sieur...; qu'il importe de vérifier s'il existe des traces matérielles de cet attentat à la pudeur. Commettons... à l'effet de visiter la jeune fille, de déterminer si la défloration a eu lieu par le fait des attouchements auxquels le sieur... s'est livré, ou s'il existe d'autres traces ou indices des attouchements qui ont eu lieu; ou bien commettons à l'effet de visiter le sieur... et de déterminer s'il existe des traces de pédérastie, etc.

Avant d'entrer dans le détail des faits qui peuvent servir à la solution de chacune de ces questions, il est important de bien exposer l'état normal des parties génitales dans les divers âges de la vie en tant qu'il a quelques rapports avec les attentats à la pudeur.

De l'état normal des parties génitales ; chez les jeunes enfants ; chez les jeunes filles, au voisinage de l'époque de la puberté ; chez les femmes qui ont cohabité avec les hommes ; chez celles qui ont eu des enfants, envisagé au point de vue du viol.

1° *Chez les très jeunes enfants, c'est-à-dire de un à quatre ans.* Huit parties distinctes constituent les organes génitaux externes à cet âge : le *pénil*, portion saillante, triangulaire, légèrement proéminente, placée sur le pubis, terminée en haut par un repli qui limite inférieurement l'abdomen. Il est pourvu de plus ou moins de graisse, suivant l'âge des enfants et leur état d'embonpoint.

Les grandes lèvres. — Elles forment deux replis assez volumineux, arrondis, qui présentent une particularité que les auteurs ne me paraissent pas avoir décrite avec assez de soin, et qui mérite de fixer l'attention, en ce sens qu'elle peut induire en erreur. Voici la circonstance qui me l'a fait connaître. Chargé, ainsi que M. le docteur Piédagnel, de constater les résultats d'une tentative de viol sur un enfant de quatre ans, nous fûmes frappés de l'écartement des grandes lèvres en haut. Il était tel, qu'il laissait presque entrevoir le clitoris en formant un espace triangulaire dont la base était en haut et le sommet en bas. Si l'on écartait les cuisses de l'enfant, les grandes lèvres s'ouvraient en haut, et restaient encore appliquées l'une contre l'autre en bas, à moins que l'écartement des cuisses ne fût considérable. Cette disposition, contraire à ce qui a lieu après la puberté et surtout après la cohabitation, qui pourrait être considérée comme étant le résultat de l'habitude d'attouchements, nous engagea à rechercher si elle était générale ou spéciale. A cet effet, nous nous rendîmes le lendemain à l'hôpital des Enfants malades, à Paris ; et là, nous en examinâmes un grand nombre de divers âges. Nous rencontrâmes la même disposition, mais nous vîmes qu'elle était de moins en moins marquée, au fur et à mesure que nous nous adressions à des enfants plus âgés. Nous dûmes en conclure que ce que l'on pourrait attribuer à la masturbation et à la position répétée du doigt dans ce point, n'était autre chose qu'un état normal dont on se rend facilement compte, en ayant égard aux fonctions que sont destinées à remplir les parties génitales à cet âge. Chargées exclusivement de l'émission de l'urine, elles devaient offrir une ouverture plus prononcée et plus facile en avant qu'en arrière ; tandis qu'ayant plus tard à accomplir l'acte de la génération, une disposition contraire devait avoir lieu. En résumé, la vulve est donc élargie en haut, chez les très jeunes enfants ; c'est l'opposé chez la femme, de telle sorte que la défloration est plus facile *en agissant en arrière*, sur les parties génitales de l'enfant, qu'en agissant en avant. — La surface interne des grandes lèvres est ordinairement d'une couleur rosée, ainsi que le reste de la membrane muqueuse qui tapisse les parties génitales externes. Toutefois, cette couleur est loin d'être constante, quoique commune chez les petites filles. Plusieurs causes principales peuvent la faire varier ; l'habitude de la masturbation, l'état de maladie, la constitution lymphatique diminuent l'intensité de cette coloration et la font même quelquefois disparaître tout à fait.

La fourchette, repli membraneux, ou espèce de bride, qui, lorsqu'il est étendu, a la forme d'un croissant, et qui unit inférieurement les grandes lèvres entre elles, en laissant en arrière une légère cavité que l'on nomme la *fosse naviculaire*.

Les petites lèvres, qui, partant du prépuce du clitoris, descendent sur la partie interne des grandes lèvres, pour se terminer en avant de la membrane hymen. Elles ont ordinairement, chez les très jeunes enfants, plus d'étendue proportionnellement que par la suite.

Le clitoris, qui, à cet âge, a, relativement aux autres parties, une longueur plus considérable, et qui du reste offre la même organisation que le membre viril de l'homme.

Un *espace triangulaire* qui sépare le clitoris du *méat urinaire*, ou canal de l'urètre, chez le sexe féminin.

L'hymen, qui offre des variétés très grandes sous le rapport de sa forme, de son étendue, de sa situation, et sur lequel nous devons insister à cause de la dissidence qui a existé entre les auteurs, relativement à son existence. Dulaurens, Bohn, Dionis, de Lamothe, Buffon, Fallope, Vésale, Colomb, Mahon, ont avancé qu'il manquait quelquefois. Zébus, Fabricius, Riolan, Hyghmore, Albinus, Ruysch, Morgagni, Winslow, Haller, Desault, Gavard, Sabatier, Cuvier, Zacchias, Brendel, Teichmeyer, Mayer, Belloc, Boyer, Hipp. Cloquet, Fodéré, Orfila, l'ont admis *comme constant*. Ce dernier déclare l'avoir recherché sur plus de deux cents sujets, et ne l'avoir jamais vu manquer. Gavard, qui s'est beaucoup occupé de ce point médico-légal, l'a trouvé chez des fœtus, chez des enfants nouveau-nés, des jeunes filles de vingt-trois à vingt-cinq ans, et chez une fille de cinquante ans; Bennach de Marseille, sur une fille de soixante ans. J'ait fait les mêmes recherches sur des enfants nouveau-nés, et je l'ai constamment trouvé. Je l'ai rencontré chez des filles très âgées, dont les cadavres avaient été apportés à la Morgue. Deux d'entre elles avaient, l'une soixante-cinq et l'autre soixante-douze ans. Baudelocque citait, dans ses cours, l'observation d'une femme qu'il accoucha, et dont il allait rompre l'hymen, si la tête de l'enfant ne s'était présentée en ce moment, et n'en avait opéré la déchirure (Fodéré). Ruysch, pour délivrer une femme, est non seulement obligé de couper l'hymen, mais encore une seconde membrane qui était placée derrière, à un pouce de distance. Meckel et Walter ont rapporté des cas analogues. Enfin, Tolberg cite un fait observé par Meckel l'aîné, dont on a le dessin, et dans lequel une personne conserva l'hymen circulaire et tendu, après avoir mis au monde un fœtus de cinq mois, enveloppé de toutes ses membranes. J'ai observé trois fois, et par conséquent les exemples n'en sont pas rares, les petites lèvres réunies dans la presque totalité de leurs bords libres, et ne laissant en haut qu'une petite ouverture correspondant à celle du méat urinaire. Une autre fois, une membrane accidentelle existait en dedans des petites lèvres, et venait fermer le vagin en laissant en haut une ouverture pour l'écoulement de l'urine. Dans ces trois cas, ces membranes accidentelles ayant été incisées, on a trouvé l'hymen parfaitement intact, et placé plus profondément. *Je n'ai jamais vu manquer cette membrane;* j'ajouterai que tous les anatomistes modernes ne mettent plus en doute l'existence de l'hymen, et que, si elle a été niée par quelques hommes de mérite, dans des temps déjà anciens, ou regardée comme n'existant pas toujours, cette opinion, qui à cette époque pouvait faire l'objet d'un doute, doit être considérée comme de nulle valeur aujourd'hui que du temps s'est écoulé, que de nouvelles recherches ont eu lieu, et que toutes se sont accordées à démontrer l'existence constante de l'hymen. Capuron seul, parmi les médecins modernes, cite un cas où il ne l'a pas rencontré. Les détails dans lesquels nous allons entrer relativement à sa conformation et à son étendue pourront d'ailleurs expliquer, jusqu'à un certain point, ces dissidences dans les observations.

L'hymen consiste ordinairement dans un repli semi-lunaire, qui borde inférieurement l'entrée du vagin, et dont les extrémités vont, en diminuant insensiblement, se perdre en avant sur le pourtour de cette ouverture, derrière les petites lèvres. C'est là la disposition la plus commune; sa convexité *adhérente* est donc en arrière et en bas; sa concavité, *ou bord libre*, en avant et en haut. Elle est fort large à son centre, et terminée en pointe à ses extrémités.

Dans une seconde catégorie, beaucoup moins commune, elle forme une membrane, perforée à son centre, et adhérente dans toute sa circonférence à l'ouverture du vagin.

Dans une troisième, c'est une membrane imperforée à son

centre, ou ne présentant qu'une petite ouverture en avant et en haut, qui correspond au méat urinaire.

Dans une quatrième, ce n'est qu'une simple bandelette qui borde l'ouverture du vagin. Cette disposition est très importante à connaître, elle permet quelquefois l'acte du coït sans défloration.

Enfin, dans d'autres circonstances plus rares encore que celle que je viens de citer en dernier lieu, on a vu l'hymen formé par des filaments de membrane muqueuse qui réunissent les caroncules myrtiformes entre eux. Tolberg a vu aussi cette membrane primitivement conformée de manière à ressembler aux caroncules myrtiformes. D'où l'on peut conclure que, dans les 999 centièmes des cas, l'hymen se rencontre avec des apparences non douteuses. L'hymen est, suivant moi, une partie naturelle et non accidentelle des organes de la génération ; il se développe avec eux ; *il prend comme eux un accroissement proportionnel à celui qu'il avait à son origine ;* son absence constitue une monstruosité, une véritable agénésie.

Les caroncules myrtiformes. — Boyer en décrit de deux espèces : deux caroncules ou éminences placées derrière l'hymen, qui ne sont que les extrémités saillantes des colonnes antérieures et postérieures du vagin ; et trois, quatre, cinq ou six tubercules pyramidaux, à bords frangés, formés des débris de l'hymen déchiré. Voici quelques observations que j'ai faites à ce sujet chez plusieurs jeunes filles et chez les enfants nouveau-nés. L'hymen a peu d'étendue à la naissance. Peu à peu il prend du développement ; c'est surtout vers les années qui avoisinent celles de la puberté. Puis son bord libre semble se relâcher, s'épaissir dans certains points pour former des mamelons dans l'intervalle desquels la déchirure s'opère par l'acte du coït ; il en résulte des portions membraneuses épaissies et de forme pyramidale du genre de celles que nous avons indiquées, qui donnent à son bord libre un aspect légèrement frangé ; ces débris de membrane subissent des changements par la suite, se durcissent, s'arrondissent alors que des accouchements ont eu lieu ; mais il est très rare de les voir disparaître entièrement. Il y a plus, nous avons presque constamment observé que tous les lambeaux d'hymen qui sont suffisamment pédiculés prennent le même accroissement que les autres parties génitales reçoivent avec l'âge.

Il n'y a réellement, suivant nous, qu'une seule espèce de caron-cules, ce sont ceux qui terminent les colonnes du vagin en avant. Quant aux autres, ce sont des débris d'hymen; on ne saurait donc pas leur donner un nom d'organe, puisque chez les filles qui par-courent la vie à l'état de virginité ces caroncules ne sauraient exister.

Quant *au vagin*, il constitue un canal conique dont la lon-gueur est variable suivant l'âge; il est presque droit à cette époque de la vie; il forme un cylindre un peu aplati, d'avant en arrière, et dont le diamètre est très petit, chez les enfants, puisqu'il ne peut même pas recevoir le petit doigt. Des rides nombreuses y existent; elles occupent principalement l'entrée du vagin et y affectent une direction transversale. En avant et en arrière de ce conduit se trouvent deux lignes longitudinales, ou colonnes du vagin, qui coupent les rides à angle plus ou moins droit, suivant les divers points de l'étendue de ce canal. Ce sont elles qui, le plus souvent, se terminent par ces caroncules myrti-formes naturelles dont j'ai parlé. Enfin, on rencontre encore un grand nombre de petits culs-de-sac ou lacunes muqueuses dissé-minées sur la surface interne du vagin.

Quoiqu'il ne paraisse pas exister de fibres musculaires dans l'épaisseur des parois du vagin, ces parois jouissent cependant d'une certaine contractilité, appréciable à un âge plus avancé et pendant l'acte du coït; on attribue ce phénomène à un tissu cel-lulaire, dense, serré, parsemé d'un grand nombre de vaisseaux et disposé sous la forme de colonnes latérales, sorte de tissu érectile.

2° Des parties génitales chez les jeunes filles au voisinage de l'époque de la puberté.

Les grandes lèvres présentent alors une forme aplatie en de-dans et convexe en dehors. Elles sont moins écartées en haut et s'écartent beaucoup plus en bas quand on éloigne les cuisses l'une de l'autre. Le clitoris est plus caché par elles, et son or-ganisation est mieux dessinée. Le bord libre de l'hymen com-mence à être plus lâche et à avoir plus d'ampleur. Quelques poils apparaissent sur le pénil et sur la surface externe des grandes lèvres, toutefois leur développement est très variable. Lorsque la menstruation s'est établie et à chaque époque où elle parait, l'hymen, au rapport de quelques auteurs, devient très lâche et très extensible. Ainsi, Sevrin Pineau dit qu'il peut permettre l'introduction d'un membre viril sans se rompre; que, passé ce temps, elle reprend sa force contractile, ne peut plus souffrir aucun effort sans effusion de sang, et sans offrir tous les signes d'une défloration complète. Je doute que l'on puisse ajouter foi à cette opinion, et qu'elle soit basée sur des observations assez exactes pour conduire à admettre un résultat d'une aussi grande conséquence; mais ce dont je crois être certain, c'est qu'au voisinage de l'époque des règles, pendant leur écoulement, et deux ou trois jours après qu'elles ont cessé, les parties génitales subissent une dilatation très marquée : cette dilatation est d'ailleurs toute naturelle; car il y a une analogie très grande entre l'acte de la menstruation et celui de l'accouchement. La menstruation reproduit en petit les phénomènes de l'accouchement.

3° *Des parties génitales chez les femmes qui ont cohabité avec des hommes.*

Les grandes lèvres sont en général plus aplaties; elles s'ouvrent beaucoup plus inférieurement par l'écartement des cuisses. La membrane muqueuse qui tapisse les parties génitales externes a perdu de sa coloration rosée et tend à devenir blafarde. La fourchette persiste, mais la fosse naviculaire a moins de profondeur, souvent même elle a presque complétement disparu. L'hymen est détruit, et à sa place se trouvent les caroncules myrtiformes, ainsi que des lambeaux d'hymen rompus mais adhérents par leur base aux parois du vagin; l'ouverture du vagin et le vagin lui-même ont des dimensions plus grandes; les rides de sa surface interne ont diminué de nombre et de profondeur.

4° *Des parties génitales chez les femmes qui ont eu des enfants.*

Enfin lorsqu'une femme a procréé, toutes les parties génitales externes sont beaucoup plus saillantes. La fourchette est déchirée, les caroncules myrtiformes ont moins de volume. Le vagin est plus large, ses rides et ses plis ont augmenté.

Telles sont les données générales que je voulais établir avant d'entrer dans l'étude des moyens propres à résoudre les questions qui se rattachent au viol; car en médecine légale ce sont toujours des changements, des altérations, qu'il s'agit de constater; il faut donc, pour marcher avec plus de certitude, partir avant tout de l'état normal.

Je ne terminerai pas toutefois cette exposition sans appeler toute l'attention du médecin sur la nécessité d'examiner et la personne supposée violée et celle qui a accompli le viol sous le point de vue de la disposition organique des parties génitales. C'est ici que doivent être invoquées avec fruit toutes les causes d'impuissance dans les deux sexes ; et tandis que dans le chapitre relatif à la nullité de mariage nous ne leur avons accordé aucune valeur, il faut ici au contraire leur en accorder une très grande ; aussi appelons-nous toute l'attention du médecin sur ce point. (Voyez *Cas de nullité de mariage*, page 75 et suivantes.)

De la virginité ; de son caractère.

Le caractère physique essentiel de la virginité est l'existence de l'hymen. Un médecin est autorisé à dire qu'une fille n'a pas été *déflorée*, lorsque l'hymen existe encore. Au point de vue médical, l'acte du viol n'est consommé que lorsque la femme a été déflorée ; et entre la tentative de viol et son accomplissement, il y a des *nuances* infinies qui se rapportent toutes à la tentative, et non pas au viol accompli. Peu nous importe que la tentative soit punie comme le crime même, c'est le fait matériel que nous devons établir.

Mais, dira-t-on, la défloration est chose illusoire, puisqu'il est prouvé, 1° que les parties génitales de certaines femmes ont pu permettre l'introduction du membre viril sans que la défloration ait eu lieu ; 2° que l'hymen peut manquer ou ne consister que dans des filaments membraneux qui réunissent les caroncules myrtiformes ; 3° que des femmes sont devenues mères en conservant leur hymen intact.

Pour démontrer la première proposition : *Que les parties génitales de certaines femmes ont pu permettre l'introduction du membre viril sans que la défloration ait eu lieu!* on s'appuie sur cette opinion de Sevrin Pineau qui admet le relâchement de la membrane hymen pendant l'époque des règles, relâchement porté assez loin pour laisser pénétrer le membre viril ; et à ce sujet cet auteur cite les deux exemples suivants : « Deux hommes *judicieux* ayant *épousé* deux filles de *pudicité notable*, dans la circonstance où l'hymen permet à une fille le plaisir sans défloration, furent sur le point de quitter leurs femmes ; mais les choses ayant changé de face, ils eurent *grand travail à rentrer dans une carrière* qu'ils avaient parcourue d'abord avec tant de facilité, et ils reconnurent l'injustice de leurs soupçons. »

Sans invoquer de pareils faits, qui ne peuvent faire aucune

autorité dans la science, nous dirons que nous avons observé tout récemment chez une jeune fille de quatorze ans un hymen entier en ruban circulaire, et cette jeune fille avait depuis plusieurs mois des rapports habituels avec un jeune homme de dix-huit ans dont le membre viril était petit ; il lui avait même communiqué une maladie vénérienne. Cette fille est entrée à Loursine avec des tubercules muqueux aux parties génitales et à l'anus. Le jeune homme nous a déclaré qu'elle était très étroite des parties génitales, mais qu'il y introduisait son membre viril à grande moitié de sa longueur.

Relativement à la seconde objection, celle qui est fondée sur ce que *l'hymen peut manquer ou ne consister que dans des filaments membraneux qui réunissent les caroncules myrtiformes*, et qu'il est alors impossible de déclarer, d'après l'inspection seule de l'hymen, si la défloration a ou n'a pas eu lieu : nous ferons remarquer que ces cas sont excessivement rares, qu'ils n'ont été constatés que par quelques anatomistes, et qu'à l'exception de M. Capuron, qui ne l'a pas trouvé chez un enfant nouveau-né, on n'a jamais vu manquer l'hymen. Heister et Graaf pensent que l'hymen disparaît peu à peu au fur et à mesure que les filles grandissent. C'est encore là une opinion tout à fait erronée, ainsi que le prouvent les observations que nous avons faites à cet égard.

Quant à la troisième objection que des femmes sont devenues mères en conservant leur hymen, nous dirons que cela ne prouve qu'une chose, c'est que la fécondation peut avoir lieu sans que la virginité soit détruite ; et de ce que l'hymen existe, cela ne démontre pas que des tentatives de viol n'aient pas eu lieu ; cela prouve seulement que l'acte de la copulation n'a pas été complétement accompli. Dira-t-on que c'est une singulière virginité, que celle d'une fille qui, à l'instar de celle citée par Gavard, gagne, à treize ans, la maladie vénérienne dans un lieu public, tout en conservant la trace de sa virginité ? Et pourquoi ne serait-elle pas aussi vierge *physiquement* qu'une enfant de quatre ans que j'ai visitée, en août 1834, et à laquelle un jeune homme de vingt-deux ans avait donné une blennorrhagie très intense en frottant sa verge contre les parties génitales ? L'hymen avait aussi été conservé intact. M'objectera-t-on encore les cas cités par Ruisch et Baudelocque (voyez page 348) ? Et pourquoi ces femmes ne seraient-elles pas vierges, en ce sens que le caractère de la virginité n'a pas été détruit et que l'introduction du membre viril n'a pas eu lieu dans leur vagin? j'en dirai autant des exemples rapportés par Mauriceau, Mukes, Walter, Capuron et autres. — Telles sont, suivant moi, les règles qui doivent guider le médecin légiste. Il ne faut pas voir, en médecine légale, *la virginité morale, mais bien la virginité matérielle*. Laissons aux magistrats et aux jurés le soin de constater l'atteinte morale à la pudeur, et contentons-nous de les éclairer sur les désordres matériels qui peuvent avoir été l'effet des tentatives commises. En résumé, tout ce qui se rattache à la défloration peut se réduire à ceci : 1" si l'hymen existe intact, la défloration n'a pas eu lieu ; 2° s'il n'existe pas, la défloration a, dans les neuf cent quatre-vingt-dix-neuf centièmes des cas, été opérée, et alors on doit en retrouver les débris ; 3° l'existence de l'hymen ne prouve pas d'une manière absolue que des tentatives de viol n'aient pas été exercées.

De la défloration.

La défloration est caractérisée par la rupture de l'hymen. Cette rupture peut avoir lieu de plusieurs manières. Ces différences reposent presque entièrement sur la conformation et le développement de la membrane elle-même. Si la membrane oblitère presque complétement le vagin, il est impossible de prévoir et le nombre des sections et le mode de déchirure. Si la membrane est semi-lunaire, et que son épaisseur soit partout la même, la division pourra être unique ou multiple; avoir son siége dans tel ou tel point que l'on ne saurait indiquer à l'avance. Mais il n'en est pas de même lorsque l'hymen présente dans deux ou trois points un commencement d'épaississement sous la forme de tubercules; alors c'est constamment entre ces renflements que la rupture a lieu, et le plus souvent la rupture s'opère vers le tiers inférieur de la membrane ou non loin de ce point. Le plus souvent il en résulte deux lambeaux latéraux d'inégale dimension, ou plus rarement trois lambeaux dont un plus petit que les deux autres.

Quelquefois la défloration est incomplète, en ce sens que la déchirure de l'hymen ne porte que sur une partie de sa largeur et qu'il reste alors, adhérant à la paroi inférieure du vagin, une bandelette plus ou moins large.

J'avais cru jusqu'à présent, et d'après les nombreux faits que j'ai observés, que la rupture de l'hymen ne pouvait jamais s'opérer sur la ligne médiane et inférieurement. J'ai vu il y a six mois un cas de rupture sur la ligne médiane chez une jeune fille de dix-huit ans.

Caractères de la défloration récente et de la défloration ancienne.

Quand la défloration est récente, elle offre tous les caractères d'une solution de continuité des parties molles (plaie). L'hymen est déchiré en plusieurs lambeaux ; les bords de la déchirure sont inégaux, saignants, frangés, plus rouges que le reste de la membrane ; ils peuvent fournir une légère suppuration, mais le plus souvent ils n'en donnent pas ; ils sont douloureux au toucher ; en un mot, c'est l'aspect d'une plaie récente sur une membrane de peu d'étendue, plaie qui intéresse toute l'épaisseur de cette membrane ou seulement une partie ; aussi y a t-il effusion de sang plus ou moins grande, et cette effusion de sang a-t-elle toujours été regardée comme un des caractères essentiels de la défloration récente, surtout lorsqu'elle donne lieu aux deux genres de taches que nous décrirons plus loin. La quantité de sang écoulé se borne ordinairement à trois ou quatre taches, qui peuvent avoir depuis 3 centimètres jusqu'à 6 ou 9 centimètres de diamètre, sauf quelques cas exceptionnels. Nul doute que cet écoulement de sang doive se montrer à des degrés variables, suivant l'épaisseur et l'état plus ou moins vasculaire de l'hymen. Mais il pourrait peut-être aussi avoir lieu lorsqu'une femme a déjà été déflorée. Ce serait le cas où les parties génitales très étroites recevraient un membre viril très fort postérieurement à un membre viril faible et où le coït aurait été exercé avec violence ; néanmoins cette circonstance est rare. Les phénomènes qui caractérisent une défloration *récente* persistent pendant un laps de temps très court, et déjà après trois ou quatre jours ils ont en grande partie disparu ; il ne reste plus que la teinte rosée qui accompagne la cicatrice de blessure de fraîche date. Les lèvres de la plaie se sont cicatrisées plus ou moins parfaitement, et l'on ne trouve que les débris de l'hymen ; alors il n'est plus possible de dire si la défloration est récente ou ancienne.

Nous n'attacherons aucune valeur au changement qui survient, dit-on, dans la voix dans les premières vingt-quatre heures de

la défloration ; c'est un des phénomènes de la puberté, phénomène qui ne peut pas se montrer du jour au lendemain ; il en
est de même de l'augmentation du volume du cou, auquel les
matrones romaines accordaient tant de confiance chez les jeunes
mariées. Des observations de ce genre ne pourraient être justifiées que dans des cas de viol avec cris intenses, longtemps
prolongés, ou efforts pour crier non suivis d'effets.

Enfin, quelques auteurs ont prétendu qu'il existait des hommes
dont l'odorat était tellement fin, qu'ils savaient reconnaître à
l'approche d'une fille si elle était vierge ou si elle était déflorée!
Démocrite était, dit-on, un de ces hommes qui, d'après l'apparence extérieure, portaient un jugement certain sur ce fait ! Le
cas de cet aveugle qui s'aperçut que sa fille venait de céder à son
amant est très facile à concevoir, à cause de l'odeur spermatique
qu'elle répandait probablement. Quant à ce moine de Prague,
dont l'odorat était encore plus fin que celui de l'aveugle, puisqu'il reconnaissait une défloration ancienne, aussi bien qu'une
défloration récente, nous le regardons comme tout à fait apo-
cryphe.

Lorsque la défloration *est ancienne*, on ne peut pas lui assigner une époque, et, en matière de viol, une défloration est
déjà ancienne au bout de huit à dix jours. La défloration ancienne
n'a d'autres caractères que la solution de continuité de l'hymen ;
mais il est important de savoir que quelle que soit la date de
la défloration, il est presque toujours *possible* de constater la
déchirure de l'hymen.

La défloration qui dépend d'une affection morbide ne peut être
bien constatée qu'alors que l'affection qui amène les ulcérations
existe encore ; et ce n'est qu'en voyant ces ulcérations que l'on
peut arriver à reconnaître la source de la destruction de l'hymen.
Une fois les ulcérations guéries, il ne reste plus que des cicatrices qui souvent même sont peu appréciables. Ajoutons qu'il
est toutefois très rare de voir des exemples de défloration opérée
par cette cause.

Nous ne poserons pas, à l'instar de M. Orfila et de plusieurs
autres auteurs, la question de savoir s'il y a des moyens de distinguer si la défloration dépend *de l'introduction du membre viril,
ou d'un corps étranger d'une autre nature ;* non plus que cette
autre question : *la défloration a-t-elle été consentie ou forcée?*
Les détails dans lesquels nous venons d'entrer feront assez sentir

qu'il est impossible de résoudre la première question ; et, quant
à la seconde, elle est du ressort des magistrats et non du médecin.
Un seul fait médical peut l'éclairer : ce sont les traces de violences que nous allons décrire ; mais ces violences pourront avoir
été commises dans des buts bien différents ; il appartient seulement au magistrat d'apprécier dans quelle intention elles ont été
faites.

Des causes capables d'opérer la défloration.

Ces causes sont de deux ordres. A, les corps qui agissent mécaniquement ; B, les maladies. — Tout corps étranger introduit
dans le vagin, et dont le volume excédera assez notablement le
diamètre possible de l'ouverture de ce canal, pourra opérer la
rupture de l'hymen, et sa transformation en lambeaux, si ce
corps est introduit *brusquement* et avec *force*. Tout corps étranger, fût-il d'un diamètre en rapport avec celui du vagin,
pourra, s'il n'est pas introduit peu à peu, distendre l'hymen,
l'allonger, diminuer sa hauteur, augmenter son étendue, et
tendre à le faire disparaître, de manière qu'il ne consiste
plus qu'en une sorte de ruban placé à l'entrée du vagin,
si toutefois son organisation permet une élasticité suffisante
pour opérer une pareille transformation. Tel pourra être le
résultat de la masturbation, de l'introduction graduée et répétée dans le vagin d'étuis ou de cylindres, de plus en plus gros,
dans le but de se procurer, de cette manière, des jouissances
que les mœurs réprouvent ; l'onanisme en offre tous les jours des
exemples. Un saut, l'élargissement subit des cuisses, l'introduction d'un pessaire ou d'un moyen explorateur, comme un *speculum uteri*, des verres, des pots de pommade, des étuis, des
courses à cheval, alors qu'on monte en cavalier, ont été regardés comme autant de causes physiques qui pouvaient détruire
la marque la plus certaine de la virginité. Nous concevons la
rupture de l'hymen dans quelques cas exceptionnels sous l'influence de ces dernières causes, mais on aurait tort d'exagérer
leurs effets ; il est peu probable, par exemple, qu'il suffira d'un
simple écartement des cuisses ou d'un saut pour amener une
semblable lésion. Il en pourrait être autrement d'une chute
à cheval sur le tranchant d'une rampe d'escalier ou sur un
corps analogue.

Plusieurs affections morbides peuvent opérer la destruction d'une partie plus ou moins étendue de l'hymen, les ulcérations par exemple, soit qu'elles proviennent d'une maladie vénérienne, d'une maladie scrofuleuse, ou d'une sécrétion d'humeur âcre qui irrite les parties génitales, les enflamme et les ulcère.

Enfin quelques auteurs admettent, Fodéré et Belloc, par exemple, que les efforts de la menstruation peuvent opérer la rupture de l'hymen; que cette membrane peut même être déchirée par un caillot de sang plus gros que l'ouverture qu'elle présente. Nous concevons difficilement la possibilité de pareils résultats, à moins qu'il ne s'agisse d'une membrane imperforée ou d'un hymen à simple pertuis.

La conséquence des faits énoncés dans ce paragraphe est que si l'hymen est déchiré, il faut rechercher à quelle cause on doit attribuer cette déchirure, et ne pas conclure au viol par le fait seul que cette membrane existe.

Des traces de violence que l'on peut trouver sur les parties génitales, sur les diverses parties du corps ou sur les vêtements, et qui peuvent être rattachées à un viol ou à une tentative de viol.

1° *Aux parties génitales :* lorsque des tentatives de viol ont été faites sur une femme qui a déjà eu des enfants ou qui a eu des rapports avec des hommes, on ne constate presque jamais de traces de violences, parce que, comme les parties génitales sont naturellement assez élargies pour permettre l'introduction du membre viril, de deux choses l'une : ou la femme a conservé toute sa connaissance, et alors elle s'oppose à l'accomplissement de l'acte vénérien et ne peut pas être violée ; ou au contraire elle est, par des circonstances diverses, dans l'impossibilité d'opposer de la résistance, et alors l'acte vénérien s'exécute sans violence. Toutefois je ne présenterai pas ces données d'une manière tout à fait absolue, mais comme l'expression des cas les plus généraux.

Il n'en est pas de même chez une fille pubère ou chez un enfant; chez une fille pubère, parce que les parties génitales sont naturellement et ordinairement étroites, que l'hymen existe, et que le coupable ne peut saisir qu'un moment dont il profite pour satisfaire sa brutalité. Chez un enfant, parce qu'alors la disproportion dans le diamètre des parties génitales est tellement grande, qu'il est impossible que l'introduction du membre viril n'amène pas des désordres plus ou moins notables.

Ces désordres consistent dans des contusions ; froissement du pénil et des grandes lèvres ; excoriations ; déchirures de la membrane muqueuse des parties génitales externes, avec ecchymoses sous-muqueuses ; injections vasculaires dans le voisinage de ces excoriations ; déchirure de l'hymen ; quelquefois déchirure de la fourchette, et enfin excoriations de la membrane muqueuse qui tapisse le vagin.

Mais, dira-t-on, tous ces désordres ne pourraient-ils pas être aussi bien produits par un corps étranger que par le membre viril? Nul doute à cet égard ; et il y a plus, un corps étranger plus dur produirait tous ces effets avec beaucoup plus de facilité ; mais dès à présent nous prenons nos réserves sur la possibilité de pareils désordres sous l'influence d'une semblable cause. On sait que plus d'une fille a été obligée d'appeler un chirurgien à son secours pour extraire des corps étrangers qu'elle s'était introduits dans le vagin ; mais elles avaient procédé à cette introduction d'une manière graduée et sans secousses.

Les diverses altérations causées par le viol sont tout à fait identiques à celles que tout agent mécanique pourra produire sur toute autre partie du corps ; mais, il faut le dire, de semblables lésions, même à un faible degré, ont beaucoup plus de valeur aux parties génitales que partout ailleurs : aussi le médecin doit-il, même lorsqu'elles sont légères, s'attacher à en décrire toutes les particularités.

Ce sont surtout les désordres de l'hymen qui doivent fixer l'attention. Les détails que nous avons donnés précédemment sur cette membrane ne nous paraissent pas suffisants pour ne plus y revenir. A. La déchirure de l'hymen existe presque toujours à la partie inférieure de cette membrane et plus souvent vers son tiers inférieur. B. Avant, il y a quelques mois, j'aurais presque affirmé qu'elle ne pouvait pas s'effectuer sur la ligne médiane. Dans tous les faits antérieurs que j'avais observés, et ils sont bien nombreux, je n'avais pas vu de déchirure d'hymen sur ce point. Mais j'ai récemment remarqué ce fait sur une jeune fille de dix-sept ans. Il est vrai d'ajouter qu'au lieu de former un croissant dont la plus grande largeur serait placée en travers du vagin, l'hymen constituait deux sortes de croissants placés latéralement et à convexité libre. Ces deux croissants venaient se joindre inférieurement, et c'est là que la rupture eut lieu, parce que c'était la partie la plus faible de la membrane. J'ai douté de cette rupture, et dans mon rapport j'ai émis ce doute, mais les aveux de l'accusé sont venus le détruire complétement. Je n'avais visité cette jeune fille que dix-huit jours après le viol, il n'existait donc plus de caractères de plaie récente, circonstance qui, jointe à la conformation naturelle de l'hymen, nous a conduit à ne pas être affirmatif de prime abord.

J'insiste sur tous ces détails parce qu'une déchirure nette sur la ligne médiane nous paraît sinon impossible au moins extrêmement rare : elle est toujours plus ou moins latérale.

C. La déchirure de l'hymen peut être seule ou multiple ; il n'est pas rare d'en trouver deux plus ou moins rapprochées. Elle s'opère toujours entre les points épaissis qui se forment vers l'époque de la puberté, et qui laissent entre eux des espaces plus faibles où la membrane se rompt. C'est assez dire que ces doubles déchirures ne se rencontrent qu'à un âge très rapproché de la puberté.

D. On peut donner comme une expression générale des faits cette circonstance, que lorsqu'une déchirure a lieu elle donne naissance à deux lèvres toutes différentes, l'une amincie souvent terminée en lanière ; l'autre épaissie et tendant à former un mamelon de forme à peu près triangulaire. C'est surtout sur des membranes bien développées que ces phénomènes sont très appréciables ; de telle sorte que moins l'hymen a acquis d'extension, plus il est difficile de bien constater sa déchirure. C'est ce qui a lieu chez les très jeunes enfants de six à dix ans, époque à laquelle le viol et la tentative de viol sont les plus communs. De là les erreurs si nombreuses qui se commettent à cet égard lorsque l'on n'observe pas avec assez d'attention.

E. Il est rare que l'hymen soit rompu des deux côtés à la fois. Alors même qu'il existe deux déchirures, elles se trouvent plutôt du même côté.

F. Les déchirures de l'hymen sont permanentes ; elles ne peuvent pas s'effacer ; elles tendent au contraire à devenir de plus en plus marquées : la trace en est donc indélébile.

2° *Sur les diverses parties du corps*, et principalement aux aines, aux cuisses, aux poignets, aux seins, on peut trouver des traces de pressions brusques et fortes, se dessinant par des taches noires évidemment dues à la peau ecchymosée.

Les vêtements, et notamment la chemise, peuvent présenter des taches sur lesquelles nous allons appeler l'attention, parce qu'elles établissent quelquefois les preuves les plus fortes du viol. Ces taches sont de deux espèces, et occupent sur la chemise deux positions différentes ; les unes sont situées sur le devant de la chemise ; les autres, sur le derrière ; au moins c'est la disposition la plus commune. Les taches placées sur le devant de la chemise offrent tous les caractères du sperme ; elles sont d'un blanc grisâtre, circonscrites, arrondies, et terminées à leur circonférence par une ligne grisâtre d'une coloration plus foncée ; *le tissu est empesé.* Si la tentative de viol est récente, ces taches peuvent, alors même qu'elles sont sèches, répandre une odeur spermatique ; soumises à l'analyse et à l'examen microscopique, elles fournissent tous les caractères du sperme. (*Voy.* TACHES DE SPERME.)

Les taches placées sur le derrière de la chemise sont le plus souvent formées par du sang ; mais elles se présentent ordinairement sous deux aspects différents : les unes sont d'un rouge foncé, plus petites, riches en matière colorante, et d'une coloration égale dans toute leur surface ; les autres sont d'un rouge beaucoup plus clair, ou mieux d'un jaune rougeâtre ; elles ont plus d'étendue, sont plus pâles à leur centre, et limitées à leur circonférence par un cercle de matière colorante rouge, d'une couleur plus foncée que le reste de la tache. Les premières sont produites par le sang *pur* qui a été répandu au moment du coït ; les secondes par une sérosité sanguinolente, un suintement séro-sanguinolent de moins en moins coloré, et tout à fait analogue à celui qui s'écoule des plaies par instruments tranchants, alors-qu'elles cessent de donner du sang. Cette situation respective des taches n'est pas tellement constante qu'il ne puisse exister quelques taches de sang ou de sérosité sanguinolente sur le devant de la chemise, et quelques taches de sperme en arrière ; mais nous la regardons cependant comme la plus commune, parce que nous admettons comme plus générale la tentative de viol exercé dans la position la plus naturelle à l'acte du coït. Il faut naturellement excepter de cet ordre de dispositions de taches les tentatives de viol qui ont lieu par derrière, et qui sont très fréquentes chez les enfants de six à dix ans.

*Existe-t-il des moyens de reconnaître si les traces de violence sont
le résultat d'un viol, ou si elles dépendent d'une autre cause?*

Nous avons dit que les corps étrangers autres que le membre
viril pouvaient produire plus facilement que lui les mêmes désordres; mais il y a une distinction à faire entre un résultat
possible, et l'accomplissement de ce résultat. Dans quel but opé-
rerait-on mécaniquement la défloration d'une jeune fille? serait-ce
alors qu'une mère aurait intérêt à tirer parti du déshonneur de sa
fille ou de son jeune enfant? mais dans ce cas, où est la femme
assez avide pour mutiler son enfant à ce point? Dira-t-on qu'une
fille adonnée à la masturbation pourrait présenter des traces de
violences analogues, si elle s'était servie d'un corps dur pour se
livrer à cet acte, corps étranger qu'elle aurait introduit avec trop
de force pendant un moment d'égarement? Je ne veux pas nier la
possibilité de ce fait : les fastes de l'art nous reproduisent des exemples d'opérations faites dans le but d'extraire du vagin des corps
étrangers, dont l'introduction n'avait pas eu une autre origine.
Mais alors une habitude portée à ce point n'a-t-elle pas du retentissement dans les familles, et l'attention du médecin ne pourra-
t-elle pas être éveillée sur de semblables manœuvres? La fille elle-
même ne présente t-elle pas le cachet de la masturbation la plus
avancée?—Quelques auteurs ont rapporté des cas de viol simulé;
Fodéré, entre autres, cite le suivant : Plusieurs individus sont
accusés, par une femme, d'avoir violé, dans une auberge, sa
petite-fille âgée de neuf ans et demi. On trouva les parties sexuelles
parfaitement intactes; le petit doigt ne pouvait pas entrer dans
le vagin ; toutefois, il y avait au pubis et à la partie supérieure de la vulve, un cercle rouge de la largeur d'un écu de six
francs qui paraissait avoir été fait récemment, et dont l'intensité
et l'étendue diminuaient insensiblement. Il était hors de doute
que l'aïeule avait meurtri cette enfant dans l'espoir d'avoir des
dommages et intérêts; elle fut emprisonnée et chassée de la ville
(*Médecine légale*, tome IV). — Pour les filles artificieuses, a dit
Voltaire, qui se plaindraient d'avoir été violées, il faudrait leur
conter comment une reine rejeta autrefois l'accusation d'une
plaignante. Elle prit un fourreau, et le mettant sans cesse en
mouvement, elle fit voir à la dame qui tenait une épée, qu'il
lui était impossible de la replacer dans la gaîne de cette arme.

En résumé, s'il est facile de constater des altérations, des violences, il n'est presque jamais possible d'en assigner la cause d'une manière certaine, lorsque, pour élément de conviction, on n'a pas d'autres documents que les résultats matériels de l'action; mais ces résultats matériels acquièrent une grande valeur aux yeux des magistrats et des jurés, quand tous les autres renseignements de l'instruction viennent se grouper autour d'eux; d'où il résulte que le médecin devra faire sentir que ces effets peuvent être le résultat de plusieurs causes différentes. Ajoutons cependant que tous ces faits énoncés d'une manière générale, ainsi que l'exige un *Traité de Médecine légale*, se présentent sous un jour tout à fait différent quand ils appartiennent à un cas spécial, et l'on en trouvera la preuve dans la lecture des faits nombreux qui terminent cet article.

Quels sont les indices d'une affection vénérienne? Et peut-on reconnaître si ces indices sont dus à cette affection ou à toute autre cause?

Quand il s'agit de constater un fait en matière de viol, l'expertise a le plus souvent lieu dans un temps voisin de celui où le viol a été commis. En fait d'affection vénérienne, nous ne pouvons donc supposer le plus ordinairement que des symptômes primitifs, résultant d'une infection et ayant par conséquent plus particulièrement leur siége aux parties génitales. Néanmoins, comme on peut communiquer une vérole d'emblée, nous tiendrons compte de ses effets.

Symptômes observés sur les parties génitales. — Le phénomène le plus commun et aussi celui qui offre le plus d'incertitude est un écoulement. Chez les très jeunes enfants, voici ce que l'on observe : l'écoulement est précédé, vers le troisième ou le quatrième jour après la tentative de viol, par des démangeaisons, de la cuisson, de la douleur en urinant. L'enfant porte constamment sa main aux parties génitales ; survient ensuite l'écoulement. La matière de l'écoulement, qui peut être verte, jaune ou blanche, ou présenter des nuances intermédiaires qui dérivent de ces trois couleurs (elle est ordinairement verte au début, d'un jaune verdâtre ensuite, et perd peu à peu de l'intensité de sa couleur au fur et à mesure que l'écoulement diminue), est rassemblée *autour et au-dessus du méat urinaire, et surtout du clitoris, dans l'écartement supérieur des grandes lèvres.*

La membrane muqueuse présente une coloration d'un rouge plus ou moins vif, surtout au voisinage du méat urinaire, qui est plus enflammé que le reste. La chemise est tachée par cet écoulement, en avant et en arrière, chez les très jeunes enfants; mais au fur et à mesure que l'on observe des filles ou des femmes plus âgées, c'est en arrière de la chemise presque exclusivement que les taches se rencontrent. Cette circonstance s'explique par les détails anatomiques que nous avons exposés au commencement de cet article, et elle vient même les confirmer.

Lorsque l'écoulement existe seul, il se présente la question de savoir s'il est dû à une infection vénérienne ou à une autre cause. Cette question peut jeter le médecin dans une grande incertitude. Chez une très jeune fille, une affection catarrhale de la muqueuse du vagin peut produire un écoulement tout à fait semblable; et très souvent il est *aussi abondant* et *aussi coloré*, quoique par exemple il soit la conséquence de la masturbation, ou d'un état morbide général de l'économie, ou de la malpropreté. C'est ce dont nous nous sommes assuré à l'occasion de l'affaire d'expertise suivante et de beaucoup d'autres plus ou moins analogues :

La jeune fille M... aurait été l'objet de tentative de viol du 10 au 12 septembre. A son dire, le sieur R... l'aurait à deux époques différentes mise sur un lit, lui aurait relevé le tablier sur la figure, et se serait amusé sur elle une fois en l'absence de sa maîtresse, une autre fois dans la chambre voisine. Ses parents ont reconnu, le 14 septembre, un écoulement, aux taches de la chemise qu'elle portait. Un médecin a constaté, le 16, 1° un gonflement considérable de toutes les parties génitales externes, porté à ce point que le volume de la membrane muqueuse a empêché de voir l'hymen, une rougeur très grande de ces parties et un écoulement abondant.

De son côté, R... *a un membre viril énorme*, et disproportionné avec les organes génitaux de l'enfant : il ne porte pas de traces d'écoulement.

Aujourd'hui 6 octobre, plus de rougeur, de gonflement; le clitoris est très développé; le bord libre de l'hymen est échancré à l'union de ses deux tiers gauches avec le tiers droit : la lèvre gauche de cette échancrure est épaissie et comme mamelonnée; cette division ne siége pas dans toute l'étendue de l'hymen.

Il existe un écoulement très abondant; il est d'un vert foncé, épais, plastique; la chemise est tachée tant en avant qu'en arrière, mais surtout en arrière. L'enfant porte le cachet de la masturbation habituelle.

D'où nous concluons :

1° Que la petite fille M... a un écoulement qui peut tout aussi bien avoir été le fait d'une inflammation provoquée par les attouchements réitérés de la masturbation, que de violences exercées sur les parties génitales.

2° Qu'elle ne porte pas de traces *certaines* de défloration, mais seulement un indice.

3° Que le moral de cette enfant est aussi développé qu'il peut l'être à cet âge.

4° Que le volume du membre viril du sieur R... est tellement disproportionné avec la capacité des parties génitales de cette jeune fille, que son introduction y serait impossible, à moins de désordres graves.

Rien n'est plus commun que les écoulements chez les enfants. Ils surviennent souvent sans cause appréciable; mais pour qu'une personne ait un écoulement dont la nature, la durée et les symptômes soient syphilitiques, il faut nécessairement qu'il ait été communiqué, et, par conséquent, que la personne qui a causé l'atteinte à la pudeur soit aussi affectée de la même maladie, ou qu'elle ait des symptômes syphilitiques entraînant une suppuration. Voici un cas dans lequel l'absence de coïncidence d'écoulement exclut les soupçons d'infection de ce genre communiquée par le prévenu.

Soupçons de tentative de viol. Écoulement. Excroissance.

Nous, M.-G.-A. D..., docteur en médecine, en vertu d'une ordonnance de M. G..., juge d'instruction, nous sommes rendu, le 17 mars 1834, chez le sieur L..., parqueteur, rue des Rosiers, n°   , à l'effet de le *visiter; de constater s'il est atteint d'un écoulement*, et aussi chez la femme L..., chapelière, rue des Gravilliers, n°   , pour y voir l'enfant Rosalie-Pascaline L..., âgée de sept ans, et déterminer si *elle porte des traces de viol, de tentatives de viol ou de tout autre attentat à la pudeur, et particulièrement si elle est encore atteinte d'un écoulement; quelle en est la cause, et s'il existe de l'analogie entre cet écoulement et celui que porterait le sieur L...*

Les parties génitales du sieur L... sont saines; elles ne présentent pas de traces d'écoulement.

Quant à la jeune fille L..., elle avait été transférée à l'Enfant-Jésus, salle Sainte-Catherine, n° 29.

Nous nous y sommes rendu le lendemain, et nous avons appris d'elle les détails suivants. Elle se portait bien quand elle a été placée chez le sieur L...; elle couchait habituellement aux pieds de son lit. Une nuit, il la prend pendant qu'elle dormait, la place sur lui, et lui met son membre viril entre les jambes; il lui fait mal, et l'enfant jette des cris. *Ces détails nous sont donnés avec beaucoup d'intelligence.* Il existe un écoulement jaunâtre aux parties génitales de cette enfant. L'hymen et les petites lèvres sont un peu rouges et un peu enflammées; mais cette membrane existe encore dans son intégrité; on trouve en dehors de la petite lèvre gauche une petite végétation rouge à surface lisse et d'apparence charnue. La constitution de cette enfant, sans porter le cachet du scrofule, n'est pas très bonne. Le teint est pâle, les yeux cernés, les membres grêles; il existe à la tête quelques croûtes d'impétigo (dites croûtes laiteuses ou galons). Depuis son entrée, on lui a fait prendre des bains de Barèges; et attendu la circonstance de la végétation, nous nous proposons de visiter de nouveau cette enfant.

Et le 28 mars, un nouvel examen a eu lieu. Nous avons trouvé la petite L... dans le même état; pourtant l'écoulement était moindre.

Voulant acquérir la certitude de l'absence de tout symptôme d'affection vénérienne chez le sieur L...., nous l'avons encore visité le 3 avril, mais il ne nous en a pas présenté de traces.

Et le 13 du même mois, nous nous sommes rendu à l'hôpital des Enfants; nous y avons appris que la petite fille L... avait été renvoyée parfaitement guérie par le médecin de l'hôpital. Or, comme des bains de Barèges ont été seuls employés, nous devons naturellement en inférer que l'excroissance n'était pas vénérienne.

D'où nous concluons :

1° Que L... ne présente aucun des caractères de l'affection syphilitique, et ne porte pas de traces d'écoulement par l'urètre;

2° Que la petite fille L..., avait un écoulement abondant par les parties génitales, ainsi qu'une excroissance ;

5° Que cet écoulement et cette excroissance peuvent tout aussi bien avoir été le résultat de la constitution de l'enfant, que d'attouchements faits aux parties génitales ;

4° Qu'elle ne présente aucun des caractères de la défloration, ni aucun des indices d'une tentative de viol.

Enfin, il faut ordinairement que le début de l'écoulement coïncide avec le troisième ou le quatrième jour qui a suivi l'époque de la tentative de viol.

Si ces principes sont généralement vrais, ils souffrent cependant un grand nombre d'exceptions, surtout lorsqu'il s'agit d'une femme qui a des rapports continuels avec les hommes. On se demandera, d'abord, si un homme peut communiquer un écoulement dans toutes les périodes de sa durée? Or, on sait qu'il est un grand nombre d'individus qui conservent des restes de blennorrhagie, souvent même assez notables, et qui voient des femmes sans les infecter. Où sont alors les limites possibles d'un pareil défaut d'infection, et partant la preuve que l'écoulement a été réellement communiqué? Un homme qui n'a pas d'écoulement, qui cohabite avec une femme saine, ne peut-il pas, par les attouchements de toute sorte auxquels il se livre, développer une affection catarrhale locale, simulant la blennorrhagie vénérienne, comme dans le cas où un homme sain, voyant une femme exempte de tout symptôme vénérien, est affecté d'un écoulement par suite des manœuvres stimulantes auxquelles il s'est livré pendant le coït? Toutefois, cette objection n'a pas autant de portée qu'on pourrait bien le croire au premier abord. En fait de viol, l'acte du coït est toujours plus ou moins incomplet, et par conséquent la dernière cause d'écoulement que je viens de noter ne s'y rencontre que très rarement. Enfin, la masturbation à elle seule ne peut-elle pas produire un pareil résultat? — On voit donc, en résumé, que, pour porter un jugement dans une circonstance de ce genre, il faut pouvoir réunir un assez grand nombre de documents. Il faut : 1° que l'homme accusé ait été atteint d'écoulement à l'époque du viol, ou ait eu l'une des formes de l'affection syphilitique qui entraîne avec elle la suppuration ; 2° que la date de l'invasion de l'écoulement de la jeune fille coïncide avec le troisième, le quatrième ou le cinquième jour qui a suivi la tentative du viol ; 3° qu'il soit bien prouvé qu'avant cette époque la jeune fille n'avait pas d'affection de même nature ; 4° enfin qu'elle n'a pas cohabité avec aucun autre individu infecté. Les médecins ne sauraient prendre trop de précautions à cet égard. Ils ne doivent accueillir qu'avec la plus grande réserve les plaintes des parents qui, à ce sujet, sont toujours disposés à regarder les écoulements que peuvent avoir leurs enfants comme une preuve certaine de viol. M. Capuron rapporte à ce sujet l'exemple suivant. En 1802, ce médecin est appelé pour visiter une fille de quatre ans qui rendait par la vulve une mucosité blanchâtre des plus âcres. Les grandes lèvres et le mont de Vénus étaient rouges, gonflés et douloureux. Il y avait même des *ulcérations* assez profondes, dont la suppuration ressemblait à l'écoulement vulvaire. L'enfant était depuis quelque temps enrhumée et tourmentée d'une fièvre qui redoublait le soir et dans la nuit. Le père et la mère étaient d'autant plus alarmés, qu'ils regardaient la maladie des organes génitaux comme la suite d'une affection vénérienne et criaient au viol. Ce n'était autre chose qu'une affection catarrhale qui régnait épidémiquement à Paris, et qui céda dans un court espace de temps à un régime adoucissant. En 1809, il eut encore occasion d'observer une leucorrhée des plus aiguës sur une fille de six ans, maladie qui aurait été certainement bien plus alarmante et aurait fait naître encore plus de soupçons, si les parents n'avaient été inaccessibles à la persuasion (Capuron, *Médecine légale*, pages 41 et 42). J'ai visité un grand nombre d'enfants dans le but de rechercher quelles sont les inductions que l'on peut tirer de la présence des écoulements chez eux, et je puis assurer que ces écoulements peuvent coïncider avec les apparences extérieures les plus grandes de la santé. Ils disparaissent presque tous au moyen de quelques bains de Barèges. J'ai vu un enfant à l'égard duquel on avait élevé des soupçons de viol, et qui avait un écoulement ; mais la mère, questionnée par nous, avoua qu'à plusieurs reprises sa petite fille avait été atteinte de pareille maladie, qu'elle avait une affection sécrétante du cuir chevelu, et que toutes les fois que celle-ci disparaissait il survenait un écoulement aux parties génitales.

La question devient encore plus délicate lorsqu'il s'agit de décider si l'écoulement communiqué est de *nature syphilitique*. Aujourd'hui il n'existe à l'égard de l'homme qui a un écoulement aucun moyen de la résoudre d'une manière certaine. Quelques médecins ne considèrent comme syphilitique que les écoulements qui sont accompagnés d'un chancre dans le canal de l'urètre; or, comment constater la présence de ce chancre? invoquera-t-on à son aide l'inoculation? Que prouve son résultat négatif? est-ce que le virus vaccin s'inocule nécessairement? Est-ce que l'on ne voit pas les vaccinations manquer leur effet deux, trois et huit fois de suite chez un enfant, puis se développer d'une manière très nette et très tranchée sur le même sujet à la neuvième inoculation du virus? Cependant c'était bien le virus vaccin qui avait été employé pour les huit fois précédentes et qui avait servi à d'autres enfants. Disons donc que dans l'état actuel de la science la question est tout à fait insoluble. En vain invoquerait-on la persistance de l'écoulement, et sa guérison qui n'aurait été obtenue que par un traitement mercuriel: ce sont là d'excellentes raisons au point de vue médical, ce ne sont que des présomptions au point de vue médico-légal.

Un second phénomène de la maladie syphilitique consiste dans *des ulcérations*. Ces ulcérations peuvent exister seules, ou accompagner un écoulement; dans les deux cas elles peuvent aussi dépendre de causes différentes, et ces causes sont analogues à celles que nous avons énoncées à l'occasion des écoulements. Il est souvent difficile de distinguer des ulcérations syphilitiques d'avec des ulcérations provenant du contact d'une humeur âcre avec les parties sexuelles, comme dans l'exemple rapporté plus haut par M. Capuron. Il faut donc observer avec soin si les ulcérations ont des bords taillés à pic et calleux; si elles sont grisâtres à leur centre, rouges à leur circonférence, bien arrondies, comme lorsqu'elles sont de nature vénérienne; ou si, au contraire, elles sont superficielles, à forme inégalement ronde, généralement rosées, ou légèrement blanchâtres à leur centre, comme dans les affections aphtheuses. — Y a-t-il lieu de consacrer l'inoculation comme un moyen de distinguer en médecine la nature syphilitique d'une ulcération d'apparence vénérienne? Pour moi, je repousse ce moyen comme immoral, en ce sens que c'est étendre des surfaces malades pour une enquête judiciaire ; que c'est multiplier les surfaces d'absorption du virus et disposer ainsi à l'infection générale ; que l'on n'est pas toujours maître d'arrêter les ulcérations que l'on produit. J'ai eu dans mes salles, à l'hôpital Saint-Louis, un jeune homme qui avait des traces de cette inoculation, chancres ajoutés, qui avaient résisté depuis six mois aux moyens préconisés par les personnes mêmes qui les premières ont conseillé l'inoculation. Depuis plusieurs mois ces chancres ne cédaient pas aux traitements mis en usage, et le moral de ce jeune homme en était vivement affecté. — Que si l'on découvrait des excroissances à l'entrée du vagin, il faudrait se prémunir contre l'erreur que l'on pourrait commettre en prenant pour telles les caroncules myrtiformes. L'observation citée (page 551) est une preuve que des excroissances peuvent survenir sans qu'elles reconnaissent pour cause l'infection vénérienne. Quant aux pustules, il faut bien se garder de prendre pour cette affection des boutons à leur début.—Les tubercules muqueux sont aujourd'hui généralement regardés comme constituant des accidents primitifs vénériens; on les voit se développer à la fois aux parties génitales et à l'anus ; ils sont très fréquents d'ailleurs chez les femmes et chez les enfants, et plus rares chez l'homme. — Un phénomène qui accompagne souvent l'affection syphilitique communiquée est l'existence d'engorgement aux aines, constituant ou ne constituant pas des bubons. Ici, il peut encore y avoir méprise, en ce sens que l'on prendrait pour un bubon ou un engorgement vénérien ce qui ne dépendrait, par exemple, que d'une excoriation au gros orteil ; rien de plus commun que de rencontrer les glandes inguinales inférieures engorgées dans ces sortes de cas, tandis que ce sont les glandes inguinales internes qui constituent un des principaux caractères de l'affection vénérienne.

Telles sont les données générales qui devront guider le médecin dans son expertise.

Des recherches microscopiques sur la nature des mucus, faites par M. Donné et publiées en 1837, ont conduit ce médecin à reconnaître dans le pus des chancres du gland et de la vulve des animalcules ayant la forme des vibrions décrits par Müller sous le nom de *vibrio lineola*, et quoique cette espèce d'animalcule se développe et se multiplie avec tant de rapidité dans les matières animales en putréfaction, elle ne fut pas retrouvée dans des pus même infects provenant de sources différentes, non plus que dans celui des bubons, des vaginites, ou des blennorrhagies. Mais *on l'a rencontrée* dans certains cas de balanites. Or, on sait que les auteurs sont loin de regarder les balanites comme syphilitiques. M. Donné pense que bon nombre d'entre elles doivent être considérées comme telles ; c'est là une assertion à l'appui de sa découverte, mais ce n'est pas une preuve. D'ailleurs, ainsi que le dit M. Donné, comment distinguer la balanite syphilitique de celle qui n'est pas vénérienne. Les vibrions fourniraient un moyen de les différencier, mais il faudrait auparavant démontrer que ces animalcules ne se développent pas dans les inflammations du gland qui ne sont pas vénériennes. M. Donné a inoculé le pus des chancres et fait naître des pustules séro-purulentes, dans le liquide desquelles existaient des vibrions. Mais cette reproduction n'a pas été constante.

Toutes les fois que dans l'inflammation du vagin la sécrétion du mucus est seulement augmentée, on ne trouve, au microscope, dans la matière sécrétée, que des pellicules ou petites écailles, petits corps ovalaires quatre ou cinq fois plus gros que des globules muqueux. Ces derniers ne s'y rencontrent pas, et il n'y existe aucun animalcule. Leuwenhoeck a le premier observé ces pellicules ou écailles ; M. Raspail les a regardées comme les débris de la désorganisation normale et quotidienne de l'épithélium. Chaque écaille est percée à son centre d'un trou qui pourrait correspondre à l'orifice des follicules. Si la sécrétion est purulente, alors les globules du pus apparaissent mêlés ou non avec des écailles. Lorsqu'au contraire, suivant M. Donné, la vaginite purulente est syphilitique, on y rencontre un animalcule nouveau qu'il a nommé *trico-monas vaginal*. Cet animalcule est le plus souvent de forme elliptique ; il se meut à la manière des sangsues, mais en général il se déplace peu. Il s'allonge et semble se fixer au moyen d'une matière visqueuse qu'il possède en arrière, et que l'on voit s'étendre en forme de queue. Il est muni antérieurement d'un long appendice filiforme, extrêmement ténu, qu'il agite avec force et en tous sens, et qui paraît lui servir, tant à toucher les objets, qu'à chasser vers un point de son corps, où il existe probablement une cavité, le liquide et les parcelles servant à sa nourriture. Cet appendice a une longueur à peu près double de celle du corps ; elle est quelquefois double ou bifurquée ; à la naissance de cet appendice, mais d'un seul côté, il en existe plusieurs autres beaucoup plus petits. Le corps se termine ordinairement par quelques inégalités d'une forme indéterminée, dont l'animal paraît se servir pour s'accrocher aux corps environnants.

M. Ricord (*Traité pratique des maladies vénériennes*, p. 56 et suiv.) a fait des objections sur ce travail ; nous allons les reproduire, parce qu'elles démontrent qu'il est impossible, dans l'état actuel de la science, d'appliquer ces caractères à la médecine légale. Il fait remarquer : 1° que si la présence des vibrions indique la nature syphilitique du pus, on devrait retrouver ces animalcules partout où il y a du pus syphilitique ; on ne le rencontre pas dans les bubons et dans les ulcères qui siégent ailleurs que sur la verge ou dans le vagin ; 2° que dans la balanite, qui est rarement vénérienne, on a au contraire trouvé des vibrions ; 3° qu'il suffit de cautériser un chancre pour qu'il ne donne plus de vibrions, et cependant le chancre persiste et sa nature vénérienne ne saurait être détruite par la cautérisation. Enfin, quant au trico-monas, M. Ricord fait sentir le peu de portée d'un caractère de la nature vénérienne d'un écoulement, car il suffit d'une injection alcaline pour faire disparaître ce caractère, quoique la maladie persiste. Il ajoute qu'il a dû être impossible à M. Donné de distinguer d'une manière certaine les vaginites vénériennes de celles qui ne le sont pas, et qu'il y a tout lieu de croire que les vibrions et les trico-monas sont des produits d'une certaine fermentation du pus dans des états morbides placés dans des conditions particulières.

Résumé de tout ce qui concerne le viol.

Le viol peut être effectué à tout âge ; cependant, c'est surtout depuis six ans jusqu'à dix-huit que ce crime se commet presque toujours. — Il s'adresse plus particulièrement à des filles vierges qu'à celles qui ont eu des rapports avec les hommes.

Le médecin n'est jamais tenu de déclarer que le viol a été ou n'a pas été commis, mais bien de déterminer si la personne que l'on suppose violée et celle qui est sous l'inculpation d'un viol présentent des traces de violences ou d'autres indices qui puissent établir des présomptions sur ce crime. Et, quoi qu'il arrive, il ne peut que fort rarement établir la preuve certaine du viol avec les seuls documents qu'il puise dans l'examen qu'il est appelé à faire ; car il lui manque ceux qui se rattachent à l'action en elle-même, et qu'il ne connaît qu'à titre de renseignements et non pas à titre de preuves ; en sorte que dans les circonstances les plus favorables à la solutiou de la question par l'affirmative, il est obligé de partir de ce point : Si d'ailleurs les renseignements qui nous ont été fournis sont exacts, il y a tout lieu de croire *alors* que les altérations observées sont le résultat d'un viol.

Les altérations matérielles dépendant du viol duivent être constatées dans les trois, quatre ou cinq jours qui suivent la tentative présumée ; au cas contraire, on risque beaucoup de ne plus trouver que vague et incertitude, excepté pour ce qui concerne la défloration, puisqu'elle tend à devenir de plus en plus apparente.

Parmi ces altérations, celle qui fournit l'indice le plus probant sur l'existence du crime est la défloration *récente*. Elle acquiert une très *grande valeur* lorsqu'elle est accompagnée d'excoriations aux petites et aux grandes lèvres, de rougeur, de gonflement de ces parties, de contusions superficielles aux parties génitales ou non loin d'elles ; de contusions aux poignets ou aux seins, et surtout de l'existence du sperme en avant de la chemise, et des *deux espèces* de taches de sang en arrière, l'une formée par *du sang pur*, l'autre par de la sérosité sanguinolente.

Il est *presque impossible* de rencontrer l'ensemble de ces faits sur une personne qui a simulé le viol : 1° parce qu'il faut d'abord la coïncidence d'un homme et d'une femme pour les produire ; 2° parce qu'une mère regardera toujours à produire à sa fille des violences du genre de celles que nous supposons ; 3° parce qu'une jeune fille se soumettra très difficilement à endurer les douleurs que la formation de ces violences pourrait entraîner. — L'ensemble des altérations que nous avons groupées ne devra jamais se rencontrer que sur une personne de quinze à dix-huit ans au plus, parce que leur confection suppose d'abord une intelligence de l'acte auquel le violateur veut se livrer, et ensuite une force assez grande pour opposer une résistance puissante à ses tentatives. — Ces altérations peuvent être observées sans qu'il y ait eu viol : c'est le cas où des amants maladroits entrent pour la première fois dans la carrière des jouissances ; ou bien encore celui où il y a, dans l'origine, tentative de viol contre une personne, et que celle-ci, qui n'a pas une haine marquée pour l'individu qui l'exerce, cède enfin volontairement à ses caresses. La question de viol sera alors résolue par les magistrats, et non par les médecins.

Chez les très jeunes enfants, l'acte complet du coït n'aura presque jamais, pour ne pas dire jamais, été consommé avec le *membre viril*. Il y a trop de disproportion entre les dimensions respectives des parties génitales. — Dans la presque totalité des cas, le viol n'aura pas été consommé, en ce sens que l'hymen sera restée intacte. C'est pour cela que si les présomptions de viol sont si communes, les jugements qui ont constaté le viol accompli sont non seulement rares, mais encore les poursuites pour le crime de viol, dans ce cas, sont très fréquemment terminées par un arrêt de non-lieu de la chambre des mises en accusation, à cause d'un défaut de preuves matérielles, ou par une ordonnance de la chambre du conseil par suite du rapport qui a été fait par les médecins experts.

Lorsque des femmes ont déjà cohabité avec des hommes, et à plus forte raison quand elles ont eu des enfants, on trouve très rarement des traces matérielles de viol sur les organes de la génération ; car, pour qu'elles existent, il faut que l'auteur du viol ait été aidé par des complices, ou qu'il y ait une grande supériorité de force entre l'accusé et la plaignante. Dans tous les cas, ces désordres porteront plutôt sur les grandes lèvres et sur les environs des parties génitales, que sur les parties internes.

Ce n'est pas exagérer que de dire que le médecin rencontrera seulement un exemple sur mille, de viol consommé chez une femme qui a eu des enfants, à l'exception du cas où la réunion de plusieurs personnes a été nécessaire pour accomplir le crime.

Lorsque le crime de viol a été commis sur une femme, il ne laisse le plus souvent que des traces incertaines de son existence.

Le viol peut être opéré pendant une syncope, ou pendant les effets de narcotiques qui auraient été administrés, sans qu'il en résulte aucun désordre matériel notable, et sans que la femme puisse en avoir eu la connaissance. On ne peut pas mettre ce fait en doute, quand on sait que les douleurs de l'accouchement ont été insuffisantes pour tirer du narcotisme des femmes qui étaient sous son influence. Aujourd'hui d'ailleurs que le chloroforme est connu, on conçoit comment, sans beaucoup d'efforts, on peut arriver à accomplir cet acte, puisqu'il a été obtenu avec l'éther, ainsi que le prouve le procès récent et suivi de condamnation du sieur... dentiste. Or, pour employer l'éther, il faut un motif d'une certaine valeur ; il suffirait du plus simple prétexte pour l'emploi du chloroforme et pour obtenir dans un espace de temps beaucoup plus court une sédation des forces suffisante pour permettre l'accomplissement du viol.

Il n'en serait pas de même du sommeil naturel. Nul doute que si la fille est vierge, elle ne soit éveillée par les douleurs du viol ; mais alors n'a-t-il pas pu être opéré avant le réveil, qui n'en est que la conséquence ? La défloration, dans ce cas, serait donc la seule preuve du crime.

Les moyens qu'une fille pubère ou une femme peuvent opposer à l'accomplissement du viol sont très puissants. Il suffit qu'elle s'agite et qu'elle se débatte pour résister aux tentatives qui sont exercées contre elle. C'est aux magistrats et aux jurés qu'il appartient d'apprécier quelle a pu être la gravité de la lutte, en raison du temps pendant lequel la lutte a été engagée et en raison de ses effets. Toujours est-il constant qu'il suffit du moindre mouvement latéral du bassin pour s'opposer à l'introduction du membre viril ; et qu'une femme expérimentée, qui saurait toute l'influence d'un pareil mouvement, perdra dix fois moins de force que l'homme qui épuise ses ressources en des manœuvres inutiles et préliminaires à l'accomplissement de l'acte qu'il se propose d'accomplir. Il n'en serait pas de même d'une jeune personne sans expérience, qui épuiserait au contraire ses forces de prime abord, afin de ne pas permettre même les attouchements.

Il est peu de preuves plus puissantes de l'acte de la copulation, que la coïncidence des mêmes symptômes syphilitiques chez l'accusé et la plaignante ; mais ces caractères ne prouvent que cet acte. Encore s'il s'agissait d'une fille publique, ou même d'une femme de mœurs équivoques, aurait-on à se demander si l'inculpé est l'auteur de la maladie. Ce sont des questions qu'il n'appartient pas au médecin de résoudre, mais dont il doit faire connaître l'origine possible.

De ce qu'une femme devient enceinte après la tentative de viol, ce n'est pas une raison de croire qu'elle ait consenti à cette tentative, puisqu'il ne dépend pas de sa volonté de concevoir, et que la conception peut s'opérer pendant l'ivresse la plus complète, le narcotisme, la syncope naturelle ou provoquée, un accès d'hystérie avec perte de connaissance.

La mort peut être la conséquence immédiate du viol. Elle est due alors à une syncope qui provient de la honte et de l'horreur auxquelles peut être en proie une femme lorsqu'elle est violée. C'est ce que l'on a observé fréquemment pendant les guerres, où plusieurs soldats, se livrant à une débauche effrénée, ont abusé coup sur coup d'une femme jusqu'au moment où celle-ci a succombé sous l'influence de leur horrible brutalité.

Du viol chez l'homme et de la pédérastie.

Les attentats à la pudeur *avec violence* sont rarement dirigés sur l'homme. Nos mœurs sociales sont telles, que ce crime a rarement été l'objet de poursuites judiciaires avec le concours d'expertise médico-légale. En effet, les atteintes de ce genre sont toujours dirigées dans l'ombre et par des hommes assez timorés pour opposer une résistance sérieuse aux efforts faits pour lutter contre leurs attaques. Nous ne connaissons qu'un fait d'assassinat dans lequel la pédérastie ait été la cause prédisposante ou déterminante du crime, tel est le cas du sieur T.... où l'on a supposé que la victime, qui occupait un rang très élevé dans la société, avait donné rendez-vous dans l'hôtel qu'il occupait à Paris, rue Mazarine, à un jeune homme, le sieur Guérin, dont il avait fait la rencontre dans un des théâtres du boulevard; que ce jeune homme allant chez une personne inconnue avait acheté chez un coutelier du Pont-Neuf un couteau pour lui servir au besoin de défense; que, resté chez le sieur T... jusqu'à minuit, des propositions avaient pu lui être faites, au sujet de l'acte de la pédérastie; que peut-être et pour ne pas ébruiter ces propositions le sieur T.... avait voulu donner de l'argent; que l'appât né de la vue de l'or avait éveillé dans l'esprit de l'inculpé des penchants homicides, et qu'alors une lutte s'était engagée, lutte dans laquelle le sieur T.... avait perdu la vie. Nous rapporterons cette observation avec détails en parlant du pronostic des blessures.

Telle est encore l'affaire Benoît de Versailles que nous reproduisons ici. Dans l'espèce on a supposé que Benoît, qui depuis longtemps connaissait Formage et avait avec lui des rapports de pédérastie, s'est lassé de ses habitudes; qu'il a voulu se défaire de Formage qui lui était à charge et qui ne voulait jamais se séparer de lui; qu'il l'a emmené à Versailles sous un prétexte quelconque, et, qu'après avoir eu probablement de nouveaux rapports avec lui, il l'a assassiné pendant son sommeil. La mère de Benoît avait succombé au même genre de mort, que l'on avait considéré comme le fait d'un suicide. Benoît était probablement aussi l'auteur de sa mort.

Assassinat suite de pédérastie.

Nous, Denis et Alphonse Devergie...., avons procédé aujourd'hui, 28 juillet 1831, en présence... à l'examen du corps du sieur Formage, décédé dans la journée du vendredi 22 juillet à Versailles.

Examen extérieur. — Taille d'un mètre 68 centimètres de hauteur, individu bien constitué, très musculeux; cheveux noirs ainsi que les poils du pubis et ceux des aisselles, les traits de la face altérés par la décomposition putride que le corps a subie; au pli de la peau du bras droit et à la face interne de ce membre, deux petites tourterelles qui se becquètent (tatouage); aucun autre signe qui puisse servir à constater l'identité de l'individu.

La face, le tronc et les membres, à part la cuisse et la jambe gauche, ont acquis plus de volume par le développement de gaz sous-cutanés; coloration verdâtre par plaques sur les côtés de la poitrine et de l'abdomen, ainsi qu'à la partie postérieure du dos, des lombes et de la cuisse droite. — Le long du pli de flexion de la tête sur le col, existe une énorme plaie placée transversalement entre le menton et l'os hyoïde; elle a 7 pouces 1/2 d'étendue en largeur, 3 pouces de profondeur; la tête renversée en arrière donne à ses lèvres un écartement de 2 pouces; elle embrasse et comprend toute la moitié antérieure du col et toute l'épaisseur des parties molles, jusqu'aux os qui forment l'épine; en sorte que la peau, les muscles superficiels, les muscles profonds du col, ceux qui unissent la langue à l'os hyoïde, la paroi antérieure et la presque totalité de la paroi postérieure du pharynx, ont été coupés; que la langue est restée dans la bouche, et que le conduit de la déglutition (l'œsophage), et celui de la respiration (le larynx et la trachée), ont été largement ouverts et ont cessé de communiquer avec l'arrière-bouche. — Les bords de cette plaie formés par la peau, sont coupés net comme cela aurait lieu à l'aide d'un instrument *très tranchant;* seulement le long de la moitié droite de la lèvre supérieure, on remarque *trois petites échancrures faites obliquement de gauche à droite,* n'ayant que quelques lignes de profondeur et constituant ainsi trois petits lambeaux saillants.

Examiné plus profondément, on observe que les chairs forment deux plaies parfaitement lisses et unies sans aucune hachure ou inégalité de section.

Les principaux vaisseaux du col (artères carotides, veines jugulaires internes) ont été respectés par l'instrument tranchant, et se trouvent placés tout près des deux angles de la plaie *que limitent les deux muscles sterno-cléido-mastoïdien ou fléchisseur de la tête sur le tronc,* muscles dont quelques fibres seulement ont été coupées. — La plaie est en général un peu oblique de gauche à droite et *de bas en haut;* car, du côté gauche, des chairs et une partie de la glande sous-maxillaire sont encore adhérentes au bord inférieur de la mâchoire, tandis qu'à droite le bord de ces os est totalement à nu. — Quant aux parties intéressées, elles sont les suivantes en procédant de l'extérieur à l'intérieur : peau, tissu cellulaire sous-cutané, muscle peaucier, digastrique, géniohyoïdiens, génioglosse, mylohyoïdiens, glandes sous-maxillaires, nerfs linguaux et grand hypoglosse, ramifications artérielles et veineuses qui se rendent à toutes ces parties , paroi antérieure et paroi postérieure du pharynx ; — 2° de chaque côté de l'ouverture de la bouche , dans sa direction, et par conséquent transversalement aux joues , existent deux plaies : celle du côté droit a 2 pouces 11 lignes de longueur ; elle prend naissance à 3 lignes de la commissure droite de la bouche, intéresse peu à peu et de plus en plus profondément l'épaisseur de la peau et le tissu cellulaire, et s'arrête brusquement au voisinage de l'oreille en formant une queue bien moins prononcée que celle qui se rencontre auprès de la bouche. L'instrument a intéressé la peau et le tissu cellulaire sous-cutané; ses lèvres n'ont que 6 lignes d'écartement. — La plaie du côté gauche a 3 pouces 2 lignes de longueur sur 14 lignes de largeur, elle est plus profonde, intéresse toute l'épaisseur de la joue ; elle est traversée par deux autres sections obliquement dirigées, l'une par rapport à l'autre , de manière à se croiser et à laisser un lambeau triangulaire , isolé, formé aux dépens de la lèvre inférieure de la plaie principale.

Au-dessous de cette large plaie se remarquent cinq petites plaies obliquement dirigées de bas en haut, du bord inférieur de l'os de la mâchoire au menton. Elles sont assez superficielles, et plusieurs n'intéressent qu'une partie de l'épaisseur de la peau. La lèvre inférieure de la bouche présente encore deux plaies qui la séparent en trois parties. Enfin au-devant de la conque de l'oreille gauche existe une autre plaie d'un pouce et demi de longueur, dirigée transversalement à la joue, et intéressant la peau et le tissu cellulaire.

Tel est l'état des blessures situées dans les régions antérieures de la face et du col. En arrière et à droite au-dessous de l'oreille existent deux plaies profondes, l'une inférieure obliquement dirigée vers la racine des cheveux et la ligne médiane du col, à quatre pouces et demi d'étendue ; l'autre, placée au-dessus d'elle , n'a que deux pouces et demi de longueur. Elles ont été faites de bas en haut, car la peau est graduellement intéressée en avant, tandis qu'en arrière la section a attaqué la peau et les muscles superficiels du col. En arrière et à gauche, on rencontre une dernière blessure, derrière l'oreille gauche, qui a coupé la peau seulement et qui a été faite dans une direction de gauche à droite, et tout à fait transversale de la tête, et dont l'extrémité postérieure forme queue. L'angle antérieur de cette plaie correspond tout juste au point de la peau sur lequel viendrait s'appliquer le bord libre et convexe de l'oreille.

Ouverture du corps. — Tissu cellulaire du crâne infiltré de sérosité brunâtre et sanguinolente. Périoste détaché par la putréfaction. Cerveau réduit en bouillie. Aucune lésion aux yeux, au nez, ou dans la cavité de la bouche. Larynx brunâtre , ainsi que la trachée. Le poumon gauche ne contenant que très peu de sang ; le droit, d'un brun rouge foncé, renfermant et des gaz et une certaine quantité de sang ; ces deux organes emphysémateux. Le cœur mou, flasque, décoloré, vide de sang. Estomac, intestin, foie, vessie, dans l'état normal.

Examen de l'anus. — En écartant les fesses on aperçoit une partie de l'intérieur du rectum : l'anus est *largement ouvert en entonnoir, son pourtour est flasque et très extensible;* il ne présente du reste aucune trace d'affection vénérienne. Il en est de même de la verge.

Les membres incisés profondément n'offrent rien de remarquable.

Des faits précédents nous concluons : 1° Que la mort du nommé Formage a été le résultat des blessures que nous avons observées, et de l'hémorrhagie qui a dû avoir lieu à la suite de la plaie de la partie antérieure du col.

2° Que ces blessures ont été faites dans des directions tout à fait opposées et telles, que, dans la supposition d'un suicide, il faudrait, pour s'en rendre compte, admettre que l'individu aurait agi alternativement avec la main droite et avec la main gauche.

3° Qu'il y a lieu de croire que la première blessure faite a été celle de la partie antérieure du col.

4° Qu'elle a dû produire immédiatement l'impossibilité de crier ou d'articuler aucun son, si ce n'est peut-être dans le moment où l'individu tenait sa tête fortement fléchie sur la poitrine.

5° Que même après cette blessure la victime a pu vivre pendant un certain temps et exécuter encore des mouvements avec la tête.

6° Que toutes les circonstances de ces blessures tendent à élever de fortes présomptions d'assassinat.

7° Que dans la supposition d'un assassinat on s'expliquerait facilement tous les faits en admettant que la victime était endormie au moment où elle a été frappée ; que la plaie du col une fois faite, Formage s'est relevé pour se défendre, qu'il aurait été frappé de nouveau, et aurait reçu alors seize autres coups d'un instrument tranchant, coups qui auraient été portés dans diverses directions.

8° Que l'anus offre une dilatation qui n'est pas ordinaire chez le commun des hommes, mais qu'il est impossible d'en préciser la cause, *quoiqu'elle semble cependant se rapprocher de celle que l'on observe chez les pédérastes.*

(La mère de Benoît était morte de la même manière que Formage ; il y a tout lieu de croire que Benoît était l'auteur de ce second crime.)

Rapport fait sur le lieu où le crime a été commis.

La première chose qui s'est alors présentée à nos yeux, c'est un cadavre placé vis-à-vis la porte, un peu à droite. Il était assis par terre, le dos appuyé contre la muraille, l'épaule et le membre supérieur droits touchant le bras et le bord gauche du fauteuil. Les jambes étaient allongées, les bras pendant le long des cuisses, et les mains reposant sur le sol. La tête était fléchie sur la poitrine, et ce n'est qu'en se baissant un peu, qu'on pouvait apercevoir la face ; cette dernière était recouverte de sang desséché ; en se baissant davantage et regardant de plus près sans bouger le cadavre, on apercevait plusieurs incisions sur la face, à la hauteur et dans la direction des commissures des lèvres.

Notre premier soin fut d'aller à la recherche de l'instrument qui avait dû déterminer la mort ; recherche vaine, nous ne trouvâmes rien : mais un papier blanc que nous vîmes sur la commode, et que M. le commissaire de police nous dit avoir été trouvé la veille sur le lit, fixa notre attention. Il était roulé sur lui-même, froissé à ses extrémités ; l'une était plus large que l'autre, et paraissait avoir renfermé un corps de forme quadrangulaire, long de cinq à six pouces et d'environ un pouce et demi dans sa plus grande largeur. L'idée vint que ce corps pouvait bien être un étui à rasoirs, contenant deux de ces instruments. Nous étant procuré un tel étui, nous l'enveloppâmes d'un papier de même grandeur, entortillant ses extrémités ; puis le retirant et abandonnant le papier, nous le vîmes revenir sur lui-même et prendre absolument la forme de celui qui était l'objet de notre investigation.

Nous avons ensuite procédé à l'examen de la chambre et des différents objets qu'elle contient.

Une seule fenêtre donnant sur la cour éclaire cette pièce, qui a la forme

d'un carré long ; elle est garnie de petits rideaux ; et exactement fermée.
A l'opposite est une porte s'ouvrant sur un corridor ; elle est fermée à
double tour, et on n'en trouve pas la clef.

La porte latérale par laquelle nous sommes entrés n'a été et n'a pu
être ouverte, nous assure-t-on, que par le propriétaire de la maison, quelques heures après l'événement. Tout autour de nous, le plancher et les
meubles offrent des traces de sang plus ou moins larges et plus ou moins
nombreuses ; et, d'abord, nous remarquons un canapé dont le dossier
est appliqué contre le mur qui fait face à la porte latérale et à la cheminée.
Un vase de nuit est placé vers le milieu du coussin ; il contient environ
deux onces d'un liquide qui nous paraît être de l'urine mêlée de sang.
Des taches de sang de différentes grandeurs sont disséminées çà et là sur
ce coussin. A son extrémité droite est un oreiller renversé qui cache
presque en entier une casquette brune ; en relevant l'oreiller, on aperçoit une nappe de sang desséché sur le coussin. Ce coussin étant légèrement incliné vers le bras droit du canapé, le sang aurait dû naturellement
suivre cette pente, et nous remarquons, au contraire, qu'il s'est arrêté
brusquement à un pied environ de ce bras pour changer de direction,
s'épancher entre le coussin et le dossier, de là, traverser le fond du canapé
et se répandre à terre.

En regardant l'oreiller, nous observons que la moitié inférieure du
côté que nous avons trouvé en contact avec le coussin, est ensanglantée.
Posant alors cet oreiller à la place qu'il doit naturellement occuper, c'est-
à-dire sur le bras du canapé, sa partie inférieure, qui est fortement im-
prégnée de sang, se trouve exactement en rapport avec la large couche
de sang du coussin, ce qui nous démontre évidemment que l'oreiller était
ainsi placé pendant l'action, et que, chargé d'un corps pesant, il a formé
l'obstacle qui s'est opposé à ce que le sang pût passer par dessous.

Environ une douzaine de petites gouttelettes de sang plus ou moins
allongées se remarquent sur le papier au-dessus du canapé, ainsi que sur
le côté de la commode qui est en rapport avec ce meuble. Le marbre de la
commode présente des traînées de sang dans toute sa longueur.

Immédiatement après la commode est un fauteuil en velours jaune,
comme le canapé. La partie supérieure du dossier offre une tache d'environ quatre pouces, qui paraît résulter du frottement d'un corps ensanglanté. Sur la moitié droite et en avant du siége est une couche épaisse
de sang, large environ de six pouces, entièrement desséchée sur les
bords, mais encore fluide au milieu. Il paraît qu'accumulé en assez grande
abondance dans cet endroit, le sang s'est ensuite répandu à terre, partie
en traversant le fauteuil, et partie en s'écoulant le long de son bord inférieur. C'est près de ce fauteuil que repose le cadavre ; de ce dernier à
la porte qui est vis-à-vis la fenêtre, il existe un espace libre d'environ
quatre pieds et demi. Le papier dans cet intervalle, à la hauteur de trois
pieds et demi à cinq pieds, présente plusieurs taches de différentes grandeurs qui paraissent produites par le frottement d'un corps ensanglanté ;
l'une d'elles, située à la hauteur d'environ quatre pieds et demi, est
large de quatre travers de doigt, et décrit une légère courbe dont la convexité répond à la fenêtre et la concavité à la porte ; précisément dans
l'angle et près de la porte, ainsi qu'au-dessous, sur le plancher, se remarquent plusieurs gouttes de sang projetées et plus ou moins allongées,
quelques petites et rares gouttelettes existent çà et là sur la porte ; une
entre autres est située sur la plaque de la serrure.

A un pied de la porte, est une table de nuit appliquée à la muraille,
et dont le marbre est couvert de taches épaisses de sang desséché, au

milieu duquel se trouve une mêche de cheveux noirs. Au bas de ce meuble on voit une grande quantité de larges gouttes de sang qui, avan d'arriver jusqu'au sol, ont fait des traînées sur la paroi postérieure de so fond, qui est tourné vers l'intérieur de la chambre.

Plus loin, et dans l'angle, est un lit de six pieds de long sur trois pieds de large, surmonté de rideaux blancs supportés par une flèche. Au bas est un tapis taché de sang, au coin qui répond à la table de nuit. Ce lit est recouvert d'une couverture de coton blanc à raies bleues, et garni d'un traversin et d'un oreiller non revêtu de sa taie; près du chevet, qui n'est éloigné que de huit pouces de la table de nuit, le rideau et la couverture sont empreints de plusieurs gouttes de sang séparées par de très petits intervalles. A quelques pouces de là et sur le bord droit du lit, la couverture est légèrement chiffonnée et offre un petit groupe de taches qu'on pourrait assez bien reproduire en saisissant la couverture avec des doigts ensanglantés. Un peu au-delà se remarque une tache à peu près carrée, d'environ quatre travers de doigt, qui paraît le résultat de l'application d'un corps ensanglanté, et au fond de laquelle on aperçoit quatre gouttes de sang projetées sur une même ligne, et à des intervalles presque égaux, d'environ un pouce.

Un peu plus loin, et vers le milieu du lit, plusieurs taches de sang forment à peu près un éventail; près d'elles est une mèche de cheveux noirs. Quelques autres petits cheveux de la même couleur sont fixés çà et là sur ces taches qui nous semblent avoir été faites d'un seul coup par un instrument ensanglanté (tel qu'un rasoir) qu'on aurait essuyé rapidement sur la couverture. En revenant un peu vers le bords du lit, sont deux taches noirâtres, à peine mêlées de sang, larges de quatre travers de doigt, longues d'environ six à sept pouces, dirigées de haut en bas, et qui nous portent à croire que, là, des pieds ont été essuyés. A l'extrémité de la couverture, on voit quelques gouttes de sang plus nombreuses à mesure qu'on s'approche du pied du lit, sur le dossier duquel on remarque des traces qui indiquent que le sang y est tombé en abondance, et qu'une partie a coulé sur le dedans du panneau, tandis que l'autre s'est répandue sur le dehors et de là jusqu'au col, qui en est inondé. La portion du rideau qui recouvre ce dossier est, dans l'étendue d'environ quatre à cinq pieds, imbibée d'un sang plus clair que celui que nous avons remarqué partout ailleurs : la partie inférieure surtout présente une longue tache d'une teinte très pâle, et qui répand une odeur urineuse; ce rideau est fripé dans certains endroits, et quelques petits cheveux noirs s'y trouvent attachés.

Le bord du rideau qui, après avoir enveloppé la tête du lit, revient dans la ruelle, est taché à la hauteur de cinq à six pieds, de quatre ou cinq gouttelettes de sang projetées.

Immédiatement après le pied du lit, se trouve la porte mitoyenne au n° 7 et au n° 8 ; sur son linteau se remarquent quelques gouttelettes de sang un peu allongées.

Vient ensuite un petit secrétaire, sur le marbre duquel on en voit de semblables dirigées un peu obliquement de gauche à droite; suit la cheminée, puis, en tournant, on arrive à la fenêtre, au-devant de laquelle est placée une table à écrire, en noyer, dont le drap est entièrement couvert de traînées de sang.

A douze ou quinze pouces en avant de cette table, et à deux pieds du canapé, le plancher est recouvert de sang; une mèche de cheveux noirs s'y trouve collée. A partir de cet endroit, en se dirigeant vers le pied du lit, on remarque plusieurs taches de sang, au fond desquelles on distingue l'empreinte de clous de souliers. En avançant, ces taches diminuent d'épaisseur et de largeur, jusqu'à trois pieds du lit, où l'on n'e⸗ aperçoit plus.

Nous avons ensuite procédé à l'examen du cadavre. L'habit de couleur marron, dont il est revêtu, est couvert de sang sur les parties extérieures et intérieures des revers; plusieurs taches se remarquent aussi sur les épaules et dans le dos, ainsi que sur les manches; le collet de velours présente, dans sa moitié droite, et près de sa brisure, deux longues coupures très nettes et une autre près de l'extrémité gauche. Un tissu vert entre dans la composition de sa doublure, et fait reconnaître qu'un petit morceau d'étoffe de même couleur, trouvé dans la chambre, lui appartient. Un col garni de baleines et recouvert de taffetas noir est fixé par une boucle autour du cou, et n'offre aucune trace de lacération. La chemise est ensanglantée dans toute sa partie antérieure; le pantalon de coutil grisâtre est fortement taché de sang dans toute la partie qui répond au ventre; des gouttelettes nombreuses se remarquent sur les cuisses; la partie extérieure du fond est tachée par le sang qui était répandu sur le sol; les semelles des bottes sont garnies de clous et sont ensanglantées.

Conclusion. — D'après ce qui précède, nous concluons que la mort est le résultat d'un homicide; premièrement, parce que l'instrument vulnérant n'a point été retrouvé; secondement, parce que la situation et la direction différente de la plupart des plaies excluent la possibilité du suicide. En effet, on ne peut pas supposer que pour se détruire un homme se frappe les joues et la partie postérieure du cou; mais en admettant même cette bizarrerie, il faudrait encore admettre qu'il ait pu changer de main, car la longue plaie qui se remarque dans la région occipito-auriculaire gauche, ne pourrait pas avoir été pratiquée par la main droite, tandis que celle du côté opposé n'aurait pu l'être par la main gauche.

D'après la netteté des plaies, nous pensons que c'est à l'aide d'un instrument très tranchant que le crime a été consommé.

La profondeur de la plaie de la partie antérieure du cou, et la disposition du sang sur le canapé, nous portent à croire que c'est là, sur ce canapé, et pendant le sommeil, que les premiers coups ont été frappés, et la contusion du flanc gauche semble confirmer cette croyance, car elle nous paraît avoir été occasionnée par la pression d'un genou fortement appliqué sur le ventre, afin de mieux fixer l'homicide.

Enfin, nous pensons que la mort a été déterminée par l'hémorrhagie; mais que bien qu'un assez grand nombre d'artères et de veines aient été ouvertes, leur petit calibre n'a pu donner lieu à une perte assez considérable pour faire, sur-le-champ, cesser l'existence; et la blessure du doigt indicateur, les traces plus ou moins abondantes de sang qui se remarquent en divers endroits de la chambre, et le sang qui est empreint sur la semelle des bottes de la victime, nous font présumer qu'elle a dû lutter pendant un certain temps contre son assassin, même marcher, mais qu'elle n'a pas pu crier, la vaste plaie du cou ayant subitement interrompu la communication du larynx avec la bouche, et rendu par conséquent impossible la formation de la voix.

En foi de quoi nous avons signé la présente. A Versailles, es mêmes jour, mois et an que dessus.

Signé : PÉNARD, VITRY, A NOBLE.

La pédérastie, au point de vue judiciaire, constitue un attentat à la pudeur qu'il est bien difficile de constater médicalement parlant. Il faut une habitude longtemps prolongée pour qu'il reste des traces de son existence, et si en médecine on acquiert une conviction suffisante à cet égard pour appliquer un traitement approprié aux maladies qu'elle peut développer, il n'en saurait être de même en médecine légale, où il faut mettre beaucoup plus de réserve dans le diagnostic que l'on porte. Néanmoins faisons connaître les faits matériels qui peuvent résulter de l'habitude de la pédérastie.

Le premier phénomène, c'est la diminution dans la puissance du sphincter de l'anus. Cet anneau dilaté peu à peu et d'une manière incessante ne revient pas sur lui-même avec autant d'énergie. Plus tard les rides de l'anus et ses plicatures s'effacent, la peau devient lisse, les fesses s'écartent plus facilement, et quand on fait fléchir le corps en avant de manière à faire saillir les fesses, l'anus représente un entonnoir dont les parois des fesses forment la base, de telle sorte que si la pédérastie est de date ancienne, l'œil peut plonger jusque dans le rectum. Ce phénomène est plus marqué après la mort, mais il est aussi moins concluant à cause de la flaccidité des chairs. Il est d'ailleurs des sujets chez lesquels la peau est si blafarde et les tissus tellement ramollis que l'on reste dans l'incertitude la plus complète à l'égard des habitudes de pédérastie. Mais voici ce qu'il faut observer pour arriver à une appréciation des faits. Si une disposition infundibuliforme se remarque chez un sujet bilieux, à peau brune, à muscles très dessinés, elle est très probante en faveur de la pédérastie. L'organisation contraire conduit à l'incertitude ; tout se lie et s'enchaîne dans l'économie, c'est le contraste qui devient l'indice.

La pédérastie peut amener à l'anus des pustules plates, des ulcérations, des excroissances de nature syphilitique ; et lorsqu'il y a coïncidence d'altérations vénériennes entre les deux prévenus, il en résulte un autre ordre de preuves.

Enfin la pédérastie peut encore faire naître des engorgements avec suintement muqueux ou purulent, quelquefois même de véritables états squirrheux dont le médecin aura à constater l'existence.

(Nous renvoyons l'examen chimique des taches que l'on peut observer en fait de viol au 3ᵉ vol., voy. *Taches*.)

Conduite du médecin légiste dans les expertises en matière
de viol.

L'expert, en cas de viol, a presque toujours deux personnes
à visiter : l'une est la plaignante, l'autre est l'accusé. — Il n'est
pas toujours indifférent de donner la priorité à l'une ou à l'autre
des deux parties ; les circonstances particulières au crime doivent
alors diriger l'expert dans ce choix ; mais en général il est préférable de commencer par la personne violée.

C'est surtout dans les cas de viol que le médecin doit posséder
tous les documents dont se compose déjà l'instruction, afin
d'imprimer à ses questions une direction plus favorable à la recherche de la vérité.

En thèse générale, le médecin doit être mis à même de comparer les désordres qu'il a constatés avec l'instrument vulnérant ; soit le pénis de l'homme, soit les corps divers employés
à les produire. Il doit demander aux magistrats qui le commet de
lui en fournir les moyens. C'est en agissant ainsi que plusieurs
cas de viol ont été démontrés impossibles : soit qu'il existât une
grande disproportion d'âge entre l'inculpé et la plaignante, soit
qu'il y eût une grande disproportion de volume entre le pénis et
la vulve ; ou que l'homme fût dans l'impossibilité d'entrer en
érection par le fait de l'âge ; qu'un état maladif eût épuisé ses
forces ; que le membre viril manquât ou présentât une conformation vicieuse. (*Voy.* Cas de nullité de mariage pour les vices
de conformation des parties génitales.)

Pierre Nocetti, accusé d'avoir violé une fille vierge, est jeté
dans les cachots ; les sages-femmes nommées d'office pour visiter
la plaignante avaient déclaré avoir trouvé ses parties très rouges
avec certains signes de viol. Zacchias prouva, au contraire, par
l'exiguïté et l'état flasque du membre viril du prévenu et par
l'ampleur des parties génitales de la plaignante, lesquelles étaient
abreuvées d'un flux blanc continuel, qu'il n'y avait aucun
rapport entre les parties de l'un et celles de l'autre ; et qu'à supposer qu'il y ait eu défloration récente, ce qui n'était pas, il y
aurait en même temps impossibilité absolue que Nocetti en eût
été l'auteur.

Erminio est accusé d'avoir violé Virginie. De trois sages-
femmes commises pour la visiter, deux avaient rapporté avoir

trouvé une dilatation avec d'autres signes de viol : la troisième avait, au contraire, déclaré n'avoir trouvé aucune dilatation contre nature ; les nymphes étaient dans leur état ordinaire, les parties étaient très sèches et n'annonçaient pas de défloration. La question est soumise à Zacchias et à un autre médecin. Un des motifs de leur solution par la négative fut que, comparaison faite des organes respectifs, l'état chétif du pénis de l'accusé ne coïncidait nullement avec la dilatation annoncée des organes de Virginie. (*Zacchias*, *Quæstiones med. leg. Concilia*, 34 et 42.)

Dans l'examen que fait le médecin de la plaignante, il ne doit jamais manquer de s'enquérir des circonstances de moralité qui peuvent s'y rattacher, et surtout du fait de savoir si la personne est adonnée ou non à la masturbation. Les formes que la personne emploie pour consentir à la visite doivent fixer son attention. Il en est de même de son degré d'intelligence. Une jeune fille peut être imbécile à vingt ans, et très intelligente à douze.

L'expert n'adressera jamais de questions indiscrètes ; en général il donnera à ses demandes une forme telle, qu'elle fasse dire aux enfants ce qu'ils savent, et qu'elle ne leur apprenne pas ce qu'ils ignorent.

Il faut toujours questionner les enfants après les avoir isolés de leurs parents. — Il faut toujours au contraire les visiter en présence de leurs parents. — C'est d'abord de l'enfant que l'on doit prendre des renseignements, ce n'est que secondairement qu'on questionne la mère.

On ne doit jamais prévenir les parents de la visite que l'on va faire. — C'est au domicile même des personnes à examiner que la visite doit avoir lieu. — Ce n'est pas seulement le linge que porte actuellement la personne objet de l'examen que l'on doit observer ; mais encore, autant qu'il est possible, celui qui a été sali à une époque antérieure au crime. — Les hommes qui ont un intérêt puissant à cacher des restes d'écoulement, ont grand soin de porter du linge blanc quand l'expert les invite à se rendre chez lui. Ils prennent aussi la précaution d'uriner avant de subir la visite.

Un médecin ne peut jamais *exiger* l'exécution du mandat dont il est chargé. Quand la personne s'y refuse, il doit en référer immédiatement au magistrat qui l'a délégué, afin que ce dernier avise aux moyens propres à assurer l'exécution de l'ordonnance qu'il a rendue.

La visite des traces matérielles du viol doit être faite avec méthode. On portera son attention sur la surface extérieure du corps, à l'effet de rechercher s'il n'existerait pas des indices de violence aux poignets, à la figure ou aux seins. — On fera ensuite placer l'enfant ou la personne sur un lit ; — on ouvrira les cuisses, et on notera le mode d'écartement des parties génitales. On examinera successivement et avec le plus grand soin les grandes lèvres, les petites lèvres, la fourchette, le développement du clitoris, le degré d'ouverture du vagin ; enfin l'hymen. — Chez beaucoup d'enfants, les parties génitales sont tellement enfoncées, qu'il faut écarter les petites lèvres et les porter tout à fait en dehors pour apercevoir cette membrane. Souvent même il est bon d'écarter son bord libre avec un stylet ou un corps mousse de peu de volume, pour bien juger de sa forme, de son intégrité, ou des modifications qu'elle a pu subir. — Beaucoup de médecins se servent d'expressions vagues pour peindre ce qu'ils ont vu ; ainsi quelques-uns se bornent à dire : Il existe des traces de violences sur telle ou telle partie ; ou bien : Telle partie est *froissée;* ou bien : L'hymen n'existe pas. Ces détails sont trop vagues ; il faut peindre ce que l'on observe. S'il y a une contusion, dire ce qui la caractérise ; si l'hymen n'existe pas, énoncer par quoi il est remplacé ; si on trouve une ulcération, faire connaître son étendue, sa forme, l'état de sa surface, de manière à prouver que l'on a bien vu ce que l'on énonce. — La malpropreté est souvent une cause d'écoulement, il est donc nécessaire d'en tenir compte à l'égard des personnes que l'on examine.

Quand on visite un homme, il est nécessaire de le questionner sur ses antécédents, de rechercher s'il ne porte pas au nez, au palais, à la gorge, aux aines et à la verge, des indices d'une affection syphilitique ancienne. Il faut noter la force et la constitution du sujet ; le volume du membre viril, et le comparer avec le diamètre des parties génitales de la femme ou de l'enfant ; — comprimer la verge de sa racine à son sommet, afin d'exprimer du canal de l'urètre le liquide qu'il peut contenir ; en un mot, se conduire comme si l'on avait à constater une maladie vénérienne.

Il est une omission que font la plupart des médecins : elle consiste à ne pas explorer l'anus chez les deux individus entre lesquels on suppose que des rapports ont existé. On y trouverait souvent des indices utiles aux cas pour lesquels on est appelé.

Jusqu'alors, nous ne nous sommes occupé que de ce qui a rapport au viol; c'est qu'en effet les autres attentats à la pudeur sont loin d'offrir le même intérêt, et d'ailleurs, s'ils sont opérés avec violence, ils présentent tous les désordres qui appartiennent au viol, à l'exception de leur siége qui peut être différent. Les violences se caractérisent toujours par les mêmes phénomènes.

Rien de plus difficile à constater que la pédérastie; il est impossible de déterminer si cet acte a été accompli lorsqu'il n'a été opéré qu'une fois, à moins de conditions toutes particulières, celles que pourrait supposer une brutalité jusqu'alors sans exemple. Quant à reconnaître l'habitude de cet acte honteux, nous déclarons qu'il faut qu'elle soit portée très loin pour qu'on puisse la constater. On a donné comme un moyen d'arriver à ce résultat la disposition de l'anus en infundibulum, ainsi que sa dilatation, et le relâchement du sphincter : ces caractères, nous ne les avons vus qu'une seule fois, dans l'affaire Benoît (assassinat). Dans l'affaire Tessier, il existait une disposition beaucoup moins prononcée chez les deux individus; aussi nous n'avons pu que nous prononcer d'une manière douteuse à cet égard. Nous ne saurions donc trop inviter les médecins à se tenir en garde contre ces sortes de dispositions de l'anus et des fesses, qui peuvent leur faire porter un jugement préjudiciable à l'honneur de toute une famille dans la personne d'un de ses membres.

Attentat à la pudeur sans violence sur une petite fille de onze ans.

Nous, C.-P. Ollivier, docteur en médecine, M.-G.-A. Devergie, professeur agrégé près de la Faculté de médecine, nous nous sommes rendus aujourd'hui, 22 juin 1834, rue de Cléry, n°   , chez la dame L..., à l'effet de visiter la demoiselle Thérèse Étienne, âgée de onze ans, et de déterminer *si elle porte sur les diverses parties du corps des traces quelconques de défloration ou de violences; à quelle cause cette défloration et ces violences peuvent être rapportées; dans quelles circonstances elles ont pu être produites, et à l'aide de quels moyens elles ont été causées*; le tout ainsi qu'il résulte d'une ordonnance de M. L..., juge d'instruction, en date du...

La femme L... nous a appris que la petite Thérèse a disparu de chez elle, le 19 juin, à neuf heures du matin; qu'elle a fait des recherches vaines pour la trouver; qu'elle lui a été ramenée le lendemain à midi. Thérèse a déclaré qu'elle avait passé la nuit chez un monsieur avec qui elle avait couché; qu'à deux reprises différentes il s'était livré à des attouchements longtemps prolongés, attouchements qu'il avait opérés avec ses doigts seulement ; qu'il n'avait , du reste , fait aucune tentative d'un autre genre.

Thérèse ne présente pas actuellement de traces de violences , sur quelque point du corps que ce soit. Les parties génitales sont tout à fait dans l'état normal, si l'on excepte une rougeur et une injection de vaisseaux qui se remarquent à l'entrée du vagin ; mais les grandes et les petites lèvres ; la fourchette et l'hymen , sont intacts.

La chemise porte, en avant et en arrière, plusieurs taches jaunâtres qui proviennent très probablement d'un écoulement des parties génitales.

La femme L... déclare que ces taches sont assez fréquentes chez cette jeune fille : que d'ailleurs depuis longtemps elle est adonnée à la masturbation ; que, dans son très jeune âge, on a été forcé de l'attacher dans son lit avec une camisole de force , pour lui faire perdre cette mauvaise habitude.

D'où nous concluons :

1° Que la jeune Thérèse ne présente pas de traces de viol ;
2° Qu'elle n'offre aucun des caractères qui constituent la défloration ;
3° Que la rougeur de l'entrée des parties génitales et les taches observées sur la chemise peuvent être facilement expliquées par les attouchements habituels auxquels cette jeune fille paraît se livrer.

Attentat à la pudeur non constaté sur un enfant de cinq ans.

Les 8 et 9 février 1835, nous, M.-G.-A. D..., en vertu d'une ordonnance de M. G..., juge d'instruction, avons procédé à la visite de l'enfant Charlotte-Pauline B..., âgée de cinq ans, à l'effet de *constater son état actuel ; si elle porte les traces d'un écoulement vaginal ; de donner notre avis sur la nature et les causes diverses qui auraient pu faire naître cet écoulement ; si le crime de viol ou des tentatives de viol auraient été commis et en auraient laissé des traces ; si une petite vésicule , déjà constatée, le 21 janvier dernier, par le docteur Brug..., existe encore à la partie supérieure de la face interne de la grande lèvre gauche ; de nous expliquer sur la nature et la cause de cette vésicule ; de donner notre avis sur la santé de l'enfant, et enfin sur la question de savoir, dans le cas où il paraîtrait que des attouchements auraient été exercés , s'ils peuvent avoir été faits par un doigt coupable.*

Et aussi, de procéder à la visite du sieur F..., dans le but de *déterminer s'il porte un écoulement ; si cet écoulement est récent ou ancien , et s'il y a de l'analogie entre cet écoulement et celui de la petite fille B...*

La fille B... offre le cachet de la constitution scrofuleuse. Les os des jambes sont courbés en avant , comme dans le rachitisme. Sa mère déclare qu'il y a six mois seulement elle s'est aperçue que son enfant avait un écoulement *sanguin* par les parties génitales ; que cet écoulement a peu à peu perdu sa couleur rouge pour changer de nature et prendre les caractères d'un écoulement purulent d'un jaune verdâtre ; qu'il existait encore au 20 janvier dernier ; et que, par ses soins et les conseils d'un médecin, il a totalement disparu. F..., au contraire, affirme qu'il n'a jamais vu d'écoulement sanguin chez cette enfant ; mais que, dès 1833, époque à laquelle elle a été confiée à ses soins, il existait un écoulement jaune verdâtre ; l'enfant avait de plus une teigne faveuse.

Par un traitement approprié, la teigne a disparu. Il est survenu un grand nombre de poux, qui diminuaient notablement à certains intervalles, et c'est alors que l'écoulement reparaissait avec plus de force, pour diminuer ou disparaître presque complétement à la réapparition des poux. Son témoignage, sur la date de l'écoulement, est confirmé par le certificat du docteur B...

Il résulte de l'examen des parties génitales de la petite fille B..., que non seulement elle ne présente pas de traces de viol ou de tentative de viol, mais encore qu'elle n'a pas d'écoulement, non plus que la vésicule signalée par le docteur B... Toutes les parties sont dans l'état normal; seulement la membrane muqueuse est un peu plus injectée et plus rosée que de coutume. La sécrétion muqueuse y est plus abondante, en sorte que la moindre excitation, tout à fait étrangère à un attentat à la pudeur, suffirait certainement pour ramener un écoulement.

Les parties génitales du sieur F... sont dans l'état le plus sain, et ne présentent pas d'indices d'un écoulement ancien ou récent.

D'où nous concluons :

1° Que la jeune fille B... n'a pas aujourd'hui d'écoulement;

2° Qu'un écoulement a pu exister et remonter à l'année 1833;

3° Qu'il y a tout lieu de croire qu'il dépendait de la constitution scrofuleuse de l'enfant;

4° Que néanmoins des attouchements avec le doigt auraient pu le faire naître, mais qu'il n'est pas nécessaire d'admettre l'existence de cette cause pour concevoir son développement et sa permanence; les faits relatés par le sieur F... en donnent une explication satisfaisante;

5° Qu'il n'existe pas de trace de viol ou de tout autre attentat à la pudeur;

6° Qu'il n'existe pas de traces de vésicule sur la grande lèvre gauche; que cette vésicule a pu se développer spontanément et sans cause connue, et qu'elle n'est pas un indice de manœuvres coupables;

7° Que le nommé F... ne porte pas de traces d'écoulement récent ou ancien.

Fait à Paris les jour et an que dessus.

Cette observation vient à l'appui de ce que nous disions relativement aux causes d'écoulement chez les jeunes enfants, et particulièrement de l'influence de la constitution scrofuleuse sur leur production. On voit un écoulement se manifester à une époque où il ne s'élevait aucun soupçon de viol, disparaître à la naissance d'une teigne, pour reparaître ensuite, et cesser de nouveau. Aussi, tout en signalant des attouchements comme étant propres à le faire naître, avons-nous fait sentir que cette cause n'était pas nécessaire pour expliquer sa présence.

Soupçons de tentatives de viol sur un enfant de quatre ans; écoulement. A-t-il été communiqué par une fille publique ou par son amant?

Nous, soussigné, docteur en médecine, etc., en vertu d'une ordonnance de M. G..., juge d'instruction près, etc., portant que *nous procéderons à la visite du sieur H..., étudiant, de la fille F... et de la*

*fille B...; que nous donnerons notre avis sur la nature de l'écoule-
ment dont ces trois personnes sont affectées; à quelle époque il remonte chez chacune d'elles; s'il peut remonter jusqu'au 29 juillet;
s'il a pu être communiqué par H... à la fille F..., ou, au contraire, à la fille F.., par la fille B..., qui aurait couché avec elle; si
des attouchements avec le doigt ont pu le produire; enfin quelles causes
diverses peuvent avoir eu pour effet la maladie constatée chez la fille
F..., et au bout de combien de jours elle a pu se déclarer; si elle est
le résultat d'une contagion.* Nous nous sommes rendu aujourd'hui,
26 août, rue de la Harpe, n°   , chez le sieur H..., qu'on nous a dit être
parti pour Tours.

Et le 26, nous avons été visiter la fille B... (fille publique), rue Croix-
des-Petits-Champs. Elle nous a déclaré que, dans la nuit du 28 au 29,
vers une heure du matin, elle avait emmené coucher avec elle l'enfant de la femme F...; que vers cinq heures du matin cette enfant la
tourmentait pour lui donner à manger; qu'à huit heures H... était venu la
voir, avait ôté son habit et s'était jeté sur le pied de son lit; qu'elle était
descendue chercher du pain et des confitures pour cette petite fille; que,
remontée, elle n'avait aperçu aucun désordre dans son lit, et qu'elle
avait retrouvé H... à la même place; qu'à midi elle avait reconduit la
fille F... chez ses parents.

Interrogée sur sa santé, elle nous a déclaré ne pas avoir d'écoulement.
Le livre de police de la maison porte la date de visites faites par le médecin
du dispensaire de la préfecture de police de huit en huit jours, à partir
d'une époque antérieure au jour où la fille F... a couché avec la fille B...,
jusqu'au 22 août sans interruption.

Nous avons examiné les parties génitales de la fille B..., le linge qu'elle
portait sur elle, et nous n'avons pas trouvé de traces d'écoulement.

Et le 27, nous nous sommes rendu, rue de Rohan, n°   , chez le sieur
F.... La petite fille étant sortie avec sa mère, nous avons interrogé celui-ci,
qui nous a dit avoir confié son enfant à la fille B... vers minuit, aux
Champs-Élysées, où il tenait une boutique pendant les fêtes anniversaires
de juillet; que la fille B... la lui a ramenée le lendemain vers midi; que
cinq jours après, c'est-à-dire dans la journée du dimanche 3 août, sa petite
fille s'était plainte de cuissons et de douleurs en urinant; qu'à dater de ce
moment, il était survenu un écoulement très abondant avec chaleur vive
et rougeur aux parties génitales, et qu'il existait encore.

Et le 29, nous nous sommes de nouveau rendu chez le sieur F...; nous
y avons trouvé sa petite fille et sa femme. Celle-ci nous a déclaré les mêmes
faits que son mari. Elle a ajouté qu'elle n'avait jamais quitté son enfant;
qu'elle exerçait sur elle la surveillance la plus grande. La petite F...,
examinée, nous a offert, en écartant les grandes lèvres, une quantité très
grande d'une matière purulente verte, siégeant principalement au-dessus
du clitoris, et à la partie supérieure de la vulve. Le devant et principalement le derrière de la chemise que porte cette enfant, ainsi que de
celles qu'elle a récemment portées, présentent un grand nombre de taches
d'un jaune verdâtre.

Les petites lèvres et la cavité du vagin sont un peu plus rouges que
dans l'état naturel.

Il n'existe pas d'excoriations ni d'ulcérations sur ces parties, non plus
que d'engorgements aux aines, caractères plus particuliers à l'infection
syphilitique. L'hymen est parfaitement intact.

D'où nous concluons :

1° Que la fille B... ne présente pas d'écoulement, et n'en présentait probablement pas à l'époque où la fille F... en a offert un, s'il est prouvé que la date de l'invasion de la maladie remonte seulement au 3 août;

2° Qu'elle n'a donc pas pu communiquer cette affection à la jeune F...;

3° Que l'écoulement de la jeune fille F... a tous les caractères d'une blennorrhagie (chaudepisse);

4° Qu'il est impossible d'en déterminer la date précise, mais qu'elle peut remonter jusqu'au 29 juillet;

5° Qu'il n'est pas impossible que des attouchements réitérés avec le doigt aient pu le produire;

6° Qu'il est possible que le doigt imprégné de la matière d'une blennorrhagie encore assez abondante, et porté dans les parties génitales de la jeune fille F..., ait développé cet écoulement; mais qu'il serait moins facile de concevoir une pareille infection, si le doigt avait été sali seulement par ces restes d'anciennes blennorrhagies qui, le plus souvent, ne communiquent même pas cette maladie pendant le coït. (Suintement muqueux, légèrement coloré en jaune, et que beaucoup de personnes présentent en état de santé, alors qu'elles pressent le matin l'extrémité de leur verge.)

7° Que des écoulements peuvent survenir chez des enfants aussi jeunes, qui sont malingres, d'une mauvaise santé, ou adonnés à la masturbation, mais que dans l'espèce, l'enfant est très bien portante et très forte; qu'elle n'est pas, nous ont dit les parents, adonnée à la masturbation, et qu'en effet elle ne présente pas le cachet de cette habitude;

8° Qu'il est très difficile, pour ne pas dire impossible, qu'un enfant contracte un écoulement par le fait seul qu'il couche dans le lit d'une femme infectée et avec elle, à moins que celle-ci ne mette l'intérieur des parties génitales de l'enfant en contact direct avec la matière de l'écoulement.

Et le 7 septembre, en vertu d'une nouvelle commission rogatoire de M. G..., juge d'instruction, en date du 6 septembre, qui nous rappelle les questions qui nous ont été posées dans une ordonnance, en date du 25 avril dernier, et l'invitation qui nous avait été faite de visiter le sieur H..., alors absent de Paris, nous, soussigné, nous sommes rendu, rue de la Harpe, n° , auprès du sieur H..., que nous avons examiné et questionné relativement à sa santé. Il nous a dit n'avoir jamais eu d'affection syphilitique; seulement il a eu un *échauffement* qui n'a duré que huit à dix jours, et qu'il attribue à des excès faits avec la fille B..., pour la disparition duquel il n'a jamais été obligé d'employer aucun remède.

La verge, même en la comprimant, n'offre pas d'écoulement ou de suintement, non plus qu'aucun symptôme d'affection vénérienne. La chemise que portait M. H... pendant les quarante-huit heures qu'il vient d'employer à son voyage, présente çà et là quelques petites taches légèrement jaunes de deux à trois lignes de diamètre, formées par une matière muqueuse et épaisse, car on voit à la surface de ces taches une petite couche analogue à du mucus desséché et brillant.

Du reste, M. H... nous a relaté les mêmes faits que ceux énoncés par la fille B..., avec cette seule différence que celui-ci aurait été chercher un autre enfant, et qu'il aurait joué non pas avec la jeune fille F... seulement, mais avec les deux enfants réunis. Il déclare ne s'être livré à aucun attouchement volontaire, et que si un attouchement a eu lieu , il ne peut être l'effet que d'un accident.

D'où nous concluons :

1° Que le sieur H... n'est pas actuellement affecté d'un écoulement blennorrhagique ;

2° Que les taches qui existent sur la chemise sont du genre de celles que j'ai signalées dans mon premier rapport, c'est-à-dire l'effet d'un suintement mucoso-purulent, en général incapable de communiquer un écoulement même par l'acte du coït, et commun à presque toutes les personnes qui ont eu des blennorrhagies mal supprimées ;

3° Qu'il n'est pas impossible que des attouchements avec le doigt sali par cette matière aient donné lieu à la blennorrhagie de la jeune fille F... ;

4° Qu'il est impossible de dire aujourd'hui si au 29 juillet le sieur H... avait un écoulement plus fort ;

5° Qu'il y a plutôt lieu de croire que si l'écoulement avait été plus considérable, la fille B..., qui avait des rapports fréquents avec le sieur H..., aurait été affectée d'une blennorrhagie : or, nous avons donné la preuve que celle-ci n'avait pas été malade, soit à cette époque , soi depuis.   A. D.

Cette observation prouve encore combien il est difficile de se prononcer sur l'origine des écoulements chez les enfants. Ici les parties génitales étaient en pleine suppuration. La fille publique, chez laquelle l'enfant avait passé la nuit, n'était pas malade ; elle avait été visitée fréquemment par les médecins attachés au dispensaire. D'une autre part, le jeune homme qui avait eu des rapports avec elle fut visité par nous le lendemain du jour où il venait de passer deux nuits en diligence. La chemise présentait quelques taches rares d'un peu de mucus légèrement coloré. Fallait-il considérer ces taches comme le fait d'un écoulement morbide ? Mais après vingt-quatre heures de repos la verge ne donnait aucun suintement. Dans cet état d'incertitude, nous avons dû laisser irrésolue la question d'origine de l'écoulement de la jeune enfant.

Tentative de viol. Rien d'apparent. Conformation d'hymen tendant aux caroncules myrtiformes.

Le 29 octobre 1835, nous, Alph. Devergie , en vertu d'une ordonnance de M. Geoffroy, juge d'instruction, nous sommes rendu rue Popincourt, n° 56, chez le sieur L..., à l'effet de visiter sa fille Delph..., âgée de onze ans et demi, et de déterminer s'il existe aux parties génitales ou sur toute l'habitude du corps des traces de violences que l'on puisse rapporter à un viol ou à une tentative de viol.

Delph..., interrogée par nous sur les violences dont elle a pu être l'objet, nous raconte les faits suivants. Le 11 de ce mois, le sieur Car..., occupant une chambre placée au-dessus de celle qu'elle habite, l'appelle chez lui, et lui montre divers ouvrages qu'il a faits; il la saisit ensuite au corps, la jette sur son lit, lui touche les parties génitales, se place même sur elle, et lui met *entre les cuisses son membre viril*. Elle jette d'abord des cris, mais bientôt il les étouffe avec sa main , qu'il place sur sa bouche; il reste sur elle pendant un temps assez long, et se retire au moment où il entend du bruit sur l'escalier; Delph... saisit cet instant pour s'échapper.

La mère, questionnée sur les suites qu'avait eues cette tentative de viol par rapport à son enfant, nous dit que sa fille a été *courbaturée* pendant deux ou trois jours; que sa santé n'a pas été autrement altérée, qu'elle s'est plainte pendant deux jours de légères cuissons aux parties génitales, mais qu'il n'est pas survenu d'écoulement, que son linge n'a pas été taché de sang. Il ne s'est pas montré sur les poignets, ou sur quelque point du corps que ce soit, de taches violettes ou de bosses, indices des violences qui auraient pu être exercées.

Delph..., visitée par nous, ne présente pas d'altération dans la forme des parties génitales. L'hymen est intact; son bord libre présente *les petits mamelons que l'on remarque généralement à cette époque de la vie*, et qui deviennent, à cet âge, l'origine des espèces de caroncules myrtiformes qui résultent des débris de la membrane hymen; il n'existe pas de déchirures, excoriations ou ulcérations vénériennes, non plus que d'écoulement.

Conclusion :

1° Delph... ne présente pas de traces de défloration, ou de toute autre violence qui puisse être rattachée à un viol.

2° L'absence de traces de violences, aujourd'hui, n'exclut pas la possibilité d'une tentative de viol qui aurait été effectuée le 12 de ce mois, mais le viol n'a certainement pas été accompli.

Soupçons de viol sur trois enfants. Deux rapports antérieurs.
Erreurs commises. Pas de traces de viol.

Le 19 février 1835, nous, M.-G.-A. Devergie, en vertu d'une ordonnance de M. Barb..., juge d'instruction, nous sommes rendu à La Chapelle-Saint-Denis, rue du Bon-Puits, n° 23, *à l'effet de visiter 1° Julienne Angélique Letellier, âgée de neuf ans et demi; 2° Eulalie Letellier, âgée de quatre ans; 3° Louise Letellier, âgée d'un an, pour constater l'état des parties génitales de ces jeunes enfants, et donner notre avis sur les questions de savoir s'il existe des traces de défloration ou d'attentat à la pudeur consommé ou tenté avec violence.*

A cette ordonnance étaient joints deux rapports, l'un de M. P..., chirurgien, et l'autre de M. C..., médecin, tous deux ayant visité ces enfants le lendemain du jour où des soupçons de viol se sont élevés.

La mère de ces enfants nous a déclaré que le lundi, 9 février, rentrant chez elle avec son mari, sa fille Angélique était venue ouvrir la porte de sa chambre, après les avoir fait attendre pendant longtemps. Ils avaient trouvé le nommé H... étendu sur le lit de leur fils aîné; sa culotte était déboutonnée et ses parties génitales à nu. La petite fille déclare que, dans ce moment, il la touchait avec son doigt et son membre viril, et que c'était pour la sixième fois; que chaque fois il la mouillait d'une *liqueur blanche;* que, du reste, il ne lui a jamais fait de mal; qu'elle a toujours résisté à ses instances, mais que le plus souvent il lui fermait la bouche pour qu'elle ne criât pas. Elle ajoute que jamais il n'a touché ses deux autres sœurs. La mère, qui l'a fréquemment questionnée sur ce point, nous annonce qu'Angélique n'a pas varié dans son dire.

Chacune des petites filles est visitée par nous avec le plus grand soin ; toutes trois présentent l'hymen parfaitement *intact*, et n'offrent pas de traces de viol ou d'apparence de viol.

Le clitoris et les petites lèvres de la fille aînée sont plus développés que de coutume ; mais, outre que cette circonstance peut être accidentelle, elle peut dépendre aussi de la masturbation à laquelle cette enfant pourrait bien être adonnée.

D'où nous concluons :

Que les petites filles Angélique, Eulalie et Louise ne présentent pas aujourd'hui de traces de viol, ou de tout autre attentat à la pudeur.

Nos conclusions diffèrent, et du certificat de M. P..., chirurgien, et aussi du rapport de M. C..., médecin. Le premier constate comme nous, il est vrai, que l'hymen existe encore, mais qu'il y a eu tentative de viol.

La tentative de viol ne pouvant, médicalement parlant, reposer que sur des désordres matériels des parties génitales ou des parties environnantes, nous pensons qu'il y aurait lieu de faire expliquer M. P... à ce sujet, puisque son certificat n'en fait pas mention.

Quant au rapport de M. C..., il nous paraît renfermer, 1° des faits qui peuvent coïncider avec une tentative de viol ou d'attentat à la pudeur, comme aussi dépendre de la masturbation ; 2° des faits mal observés et inexacts.

Les premiers sont : 1° La vulve et les petites lèvres sensiblement rouges, sans cependant présenter de gonflement ou de déchirures ;

2° Un petit bouton blanc de la grosseur de la moitié d'un grain de millet, à la face interne des petites lèvres ;

3° L'orifice du vagin dilaté ;

4° De la cuisson dans les parties génitales, phénomène accusé par l'enfant.

Les seconds consistent 1° dans plusieurs points rouges sur l'orifice du vagin ; que l'on peut prendre pour des caroncules myrtiformes ; 2° *dans l'absence de l'hymen.*

Or, l'hymen existe dans toute son intégrité ; et quant aux points rouges que M. C... a pris pour des caroncules myrtiformes, ils ne peuvent les constituer, puisque des caroncules myrtiformes sont des excroissances charnues et non pas seulement *des points rouges.*

Relativement aux conclusions, elles ne sont pas la conséquence des faits exprimés dans le rapport, puisque, d'après de pareils désordres, M. C... déclare qu'il n'y a pas de traces de viol, parce qu'ils peuvent être tout aussi bien le fait de la masturbation.

Soupçon de viol. Aucune trace apparente.

Nous, C.-P. Ollivier, M.-G.-A. Devergie, nous sommes rendus, aujourd'hui, 3 août 1834, chez le sieur F..., rue Coquillière, n° 13, *à l'effet de visiter sa petite fille Joséphine, âgée de six ans, et de déterminer si elle porte des traces de violences aux parties génitales, ou d'autres vestiges résultant de l'approche ou de l'introduction d'un corps quelconque : de préciser, le cas échéant, quelles pourraient être la nature et la grosseur de ce corps ; s'il y a eu ou non défloration, ou seulement tentative de viol ;* le tout ainsi que le porte une ordonnance de M. Legonidec, juge d'instruction, en date du 2 août.

Les parents de l'enfant nous ont déclaré que leur petite fille joue ordinairement auprès de leur boutique avec d'autres enfants du quartier ; que le soir du 17 juillet, vers sept heures, un nommé C... l'a emmenée dans une allée de la rue Jean-Jacques Rousseau, a fermé la porte sur lui et a voulu la violer ; que les cris de l'enfant ont aussitôt amené du monde, et que l'enfant est immédiatement revenue chez eux ; qu'ils l'avaient fait visiter le lendemain par M. J..., médecin ; que la chemise de leur petite fille offrait des taches de sperme ; qu'ils n'avaient pas cru devoir la conserver, et qu'ils l'avaient donnée à blanchir. La petite fille elle-même nous a dit que C... lui avait relevé ses jupons ; qu'il avait déboutonné son pantalon ; qu'il l'avait enlevée de terre pour la mettre à sa hauteur et approchée de lui, malgré la résistance qu'elle avait pu opposer ; que C... ne lui avait pas fait de mal.

Les parents, questionnés sur le fait de savoir si l'enfant avait été malade les jours suivants, ont fait des réponses négatives ; elle n'a pas paru souffrante ; elle n'a pas eu de douleur en urinant ; il n'est pas survenu d'écoulement, et on n'a pas remarqué d'excoriation de plaies ou de contusions aux parties génitales.

Aujourd'hui, la santé de l'enfant est bonne ; les parties génitales sont tout à fait dans l'état normal ; l'hymen est entier ; il n'existe aucun des caractères qui puissent dénoter le viol ou la tentative de viol.

D'où nous concluons :

1° Que la défloration n'a pas eu lieu.

2° Qu'il n'existe pas aujourd'hui d'indices qui puissent établir des présomptions de viol ou de tentative de viol ; mais que le temps écoulé depuis le 17 juillet (seize jours) a pu faire disparaître quelques traces de tentative de viol : telles que la rougeur des parties génitales, leur gonflement, de légères excoriations : faits qui, au surplus, n'ont pas été observés par la mère.

Tentative de viol. Contusion à une grande lèvre.

Le 14 septembre 1838, en vertu d'une ordonnance de M. Casenave, juge d'instruction, qui nous commet à l'effet de procéder à la visite 1° de la fille Rosalie-Agnès-Dur... Toursill..., âgée de neuf ans et demi ; 2° Henriette-Anna Schal..., âgée de six ans ; de déterminer s'il existe chez ces deux jeunes filles des traces ou indices d'un attentat à la pudeur consommé ou tenté avec violence ; nous nous sommes rendu au domicile des parents de ces enfants, et nous avons reçu d'eux les documents qui suivent, en même temps que nous les avons visitées.

Agnès Dur... se rendait seule à l'école, le 4 septembre courant, lorsqu'elle fut accostée par le sieur Ray... ; il la conduisit d'abord sur le bord de la rivière, l'emmena ensuite à la barrière du Roule, la fit monter chez un marchand de vins, et là il lui mit d'abord la main sous les jupons, puis il lui plaça dans trois moments différents son membre viril entre les cuisses ; il lui fit mal ; il la conduisit ensuite dans les champs, enfin il la ramena à neuf heures du soir.

Examinée, elle présente d'abord la trace d'une contusion à la partie externe de la cuisse droite et vers le milieu de sa hauteur ; cette contusion, jaune verdâtre, a un pouce de diamètre ; elle peut remonter à la date du 4 septembre, comme aussi être moins ancienne ; l'enfant déclare qu'elle provient d'un coup qu'elle s'est donné à la cuisse en tombant.

Le long de la grande lèvre droite, existe la trace bleuâtre de deux autres contusions, l'une faisant suite à l'autre ; la supérieure plus élevée que l'inférieure, est aussi plus grande ; elle a près d'un pouce de longueur sur trois à quatre lignes de largeur ; le centre en est bleu et les bords d'un jaune verdâtre ; l'autre, de six à sept lignes d'étendue, est placée dans la partie la plus déclive de la grande lèvre ; le reste des parties génitales est dans l'état normal ; l'hymen est intact ; aucune excoriation, aucun écoulement.

La mère, en examinant la chemise de sa fille le 4 septembre, a cru y apercevoir une tache de sang ; toutefois, après l'avoir fait expliquer sur cette tache, dont nous ne pouvions pas reconnaître la source, elle nous a déclaré qu'elle n'était pas sûre que ce fût du sang ; qu'il y existait encore des taches provenant de la terre ou de l'herbe sur lesquelles on avait fait asseoir son enfant ; que d'ailleurs elle avait aussitôt lavé cette chemise.

Et le même jour, nous avons visité Anna Schal..., dont la mère nous a rapporté les faits qui suivent.

Le 8 de ce mois, elle avait envoyé sa petite fille, âgée de six ans, seule à l'école, vers neuf heures du matin ; à onze heures, elle va s'informer si Anna s'est rendue chez les sœurs ; mais cette enfant avait été accostée par un homme au voisinage de l'Arche-Marion ; il l'avait prise dans ses bras, l'avait conduite très loin dans les champs, l'avait fait entrer chez un marchand de vins ; là il s'était livré à des attouchements, et avait placé *sa pissette* auprès de ses parties génitales ; il lui avait fait mal.

L'examen le plus attentif n'a pas fait reconnaître de traces de violences chez cette enfant ; les parties génitales, et notamment l'hymen, sont intacts.

Conclusion :

Agnès Dur... présente à la grande lèvre droite deux contusions qui peuvent dépendre, soit d'un mouvent brusque du membre viril contre cette partie, soit d'un choc quelconque.

Elle n'est pas déflorée.

Anna Schal... ne présente aucune trace de violence qui puisse être rattachée au fait d'un viol.

Paris, ce 14 septembre 1838.

17 septembre, visite du sieur Ray... ; il est parfaitement sain ; le membre viril et les testicules sont forts et bien développés ; cet homme est assez musclé et couvert de poils.

Viol consommé. Déchirure de l'hymen. Variole consécutive. Écoulement. Taches de matières fécales, d'écoulement et taches douteuses de sperme.

Le 3 août 1837, nous . Alphonse Devergie, nous sommes rendu chez la dame Chev..., quai de l'Horloge, 77, à l'effet de visiter la demoiselle Br...; de déterminer si elle porte des traces de défloration ; si, dans le cas où la défloration aurait eu lieu, elle est ancienne ou récente ; s'il existe aux parties génitales, à la surface du corps ou sur les vêtements des traces ou indices de violences ; si ces traces peuvent être regardées comme le résultat d'un viol ou de toute autre cause ; s'il y a des indices d'une affection vénérienne ancienne ou récente ; si, en supposant qu'il y ait eu seulement attentat à la pudeur par attouchements, ces attouchements ont été accompagnés de violences.

Il nous a été déclaré qu'en effet la demoiselle Br. était restée deux jours chez la dame Chev..., mais qu'elle en était sortie sans qu'on sût où elle était allée.

Et le 17 août, en suite de renseignements qui nous ont été fournis, nous nous sommes rendu à l'hôpital de la Charité, salle Saint-Joseph, n° 22, et nous avons recueilli de la bouche de la demoiselle Br... les faits suivants :

Le 10 juillet dernier, vers minuit, le sieur Guillem..., chez lequel elle demeurait en qualité de domestique, est venu la surprendre dans son lit pendant qu'elle dormait. Elle voulut d'abord crier, mais il lui plaça un mouchoir sur la bouche, lui comprima fortement la poitrine, au point de l'empêcher de respirer et de la faire tomber en syncope ; alors il abusa d'elle, et se livra à l'acte de la copulation à plusieurs reprises ; il la quitta environ vers quatre heures du matin. Un peu plus tard elle s'enfuit sous prétexte d'aller chercher du lait.

Bientôt elle éprouva des douleurs dans le bas-ventre et dans les parties génitales, douleurs assez vives pour réclamer les secours de la médecine. Un écoulement étant survenu deux jours après, elle entra à l'hôpital de la Pitié, salle Saint-Charles, elle y resta huit jours, pendant lequels elle fut soignée pour ces accidents. Elle en sortit et fut prise de la petite-vérole : alors on la conduisit à la Charité, elle y a été gravement malade. Il s'est manifesté du délire pendant plusieurs jours: L'écoulement qui s'était montré tout d'abord, a persisté et commence à disparaître.

Aujourd'hui elle est convalescente, mais la desquamation (chute des croûtes) n'est pas encore complétement opérée. Les facultés intellectuelles, quoique entières, ont reçu cependant une certaine atteinte ; car les idées, justes il est vrai, ne se succèdent qu'avec lenteur.

Elle n'a pas quitté la chemise qu'elle portait la nuit de la tentative de viol qui a été exercée contre elle; elle fait partie des effets déposés à l'hôpital. Cette chemise a été peu portée, puisque depuis l'événement la demoiselle Br. a presque toujours demeuré dans un hospice.

Nous n'avons pas cru devoir soumettre cette jeune fille à aucun examen, attendu la convalescence incomplète de la maladie grave à laquelle elle a résisté.

Nous ne pouvons donc pas prendre de conclusion, quant à présent, sur les faits que nous avons observés.

Le sieur Guillem... a été visité le 24 août ; il n'avait pas d'écoulement ou tout autre symptôme vénérien.

Et le 25 décembre 1837, en suite de l'ordonnance de M. Cramail, nous avons visité la demoiselle Br... atteinte de la petite-vérole à l'hôpital de la Charité.

De notre examen il résulte les faits suivants :

Aux parties génitales il existe un écoulement d'une matière d'un jaune verdâtre assez abondant.

On observe à la partie interne des grandes lèvres, à la surface des petites lèvres et sur l'hymen, une rougeur très marquée. La membrane muqueuse du méat urinaire et celle du vagin participent peu à l'inflammation.

L'hymen a été déchiré en bas et à droite, il est actuellement formé par deux lambeaux séparés, qui bordent à droite et à gauche les parties génitales; l'extrémité inférieure du lambeau situé à gauche est épaissie au voisinage de son bord libre. Il présente là une sorte de tubercule comme on l'observe fréquemment à la suite de la déchirure de cette membrane : toutefois cette déchirure n'est pas récente, mais elle peut remonter à l'époque du 18 juillet, sans que nous voulions par là dire qu'elle ait été opérée à cette époque.

La demoiselle Br... porte au cou quelques engorgements qu'elle attribue aux pressions que le sieur Guillem... avait exercées sur cette région pour l'empêcher de crier. Tout en regardant comme possible le développement de ces engorgements sous l'influence de cette cause, nous déclarons que la constitution de la demoiselle Br... pourrait aussi l'expliquer tout naturellement.

Elle ne présente pas d'autres traces de violence que l'on puisse rattacher au fait d'un viol.

Conclusion.

1° La demoiselle Br... porte des traces d'une défloration ancienne, en ce sens qu'elle a dépassé le terme de dix à douze jours.

2° Elle a un écoulement dû à une inflammation de la membrane muqueuse des parties génitales, inflammation dont le siége paraît être autre que celui des écoulements vénériens.

5° L'ensemble des examens tant chimiques que médicaux auxquels nous nous sommes livré, tend à établir des présomptions de viol ; toutefois ces examens ayant eu lieu à une époque fort éloignée de celle où cet attentat à la pudeur aurait été commis, il nous est impossible de rien préciser à cet égard ; car pour porter un jugement affirmatif sur ces faits, il faudrait avoir acquis la preuve de l'absence de toute cohabitation avec un homme, soit avant, soit après l'époque du 18 juillet.

Analyse des taches de la chemise. Sperme mêlé d'écoulement. —
Matières fécales ; pas de sang.

Cette chemise en grosse toile présente en avant et en haut une déchirure de sept à huit pouces de longueur ; elle offre vers sa partie inférieure, tant en avant qu'en arrière, des taches nombreuses d'aspect fort différent, mais le plus souvent mêlées les unes avec les autres. — Toute la partie postérieure est recouverte, dans une étendue de six pouces de diamètre, de taches brunâtres, ayant l'apparence de linge sali par matières fécales dévoyées. — Sur ces taches on en observe d'autres qui ont une teinte jaune verdâtre, et qui paraissent provenir d'un écoulement morbide.

Dans la partie correspondante du devant de la chemise se trouve une surface de sept ou huit pouces généralement salie et tachée. La teinte de cette surface vire au vert-clair, mais cependant on y distingue çà et là des taches franches d'écoulement. Ailleurs, des taches plus larges, grisâtres, ondulées à leur circonférence. Toutefois celles-ci ne sont pas très nettes dans leur pourtour, et leur couleur est souvent modifiée par la malpropreté du vêtement.

Nous annotons par des numéros six de ces taches.

Examen de la tache numéro 1. — Elle constitue une surface d'un pouce et demi de longueur sur deux lignes de largeur; elle est d'un rouge brunâtre et présente quelque apparence sanguine.

On la fait macérer dans de l'eau distillée. Elle s'y décolore, mais incomplétement. Le liquide, au lieu d'offrir une teinte rose rouge, est d'un brun rougeâtre; soumis à l'ébullition, il ne change pas de couleur. On continue la macération, et l'on obtient par évaporation de la liqueur un résidu brunâtre qui répand une odeur analogue à celles des matières fécales.

Examen de la tache numéro 2. — Elle a deux pouces et demi de long sur deux pouces et demi de large, elle occupe le devant de la chemise; elle est d'un gris sale, mais sans offrir une couleur franche. Une portion chauffée prend une teinte d'abord jaune serin, puis jaune fauve, sans cependant que le linge soit roussi, car il ne développe aucune odeur qui indique ce phénomène. Coupé par morceaux, le reste est mis en macération pendant trois heures, et l'on obtient un liquide très trouble, assez visqueux, ne répandant pas notablement l'odeur spermatique. Ce liquide est filtré, il filtre clair; une portion traitée par l'acide nitrique ajouté par gouttes, donne un nuage assez abondant, en même temps que la liqueur prend une teinte jaune serin; le reste du liquide est évaporé sur un verre de montre; il s'y dessèche et laisse un résidu transparent, en même temps qu'il a acquis pendant l'évaporation une certaine viscosité; en ajoutant de l'eau distillée sur le verre de montre, i l apparaît une couche blanche sur toute la surface à laquelle le liquide adhérait, et où il s'est desséché : cette couche se détache en flocons : elle est évidemment formée par de l'albumine. Le linge qui avait été mis en macération, ayant été chauffé et desséché, il s'est empesé; il a répandu l'odeur du sperme quand il a été à moitié desséché. *Le filtre à travers lequel la filtration avait été opérée a surtout présenté cette odeur spermatique, qui était plus prononcée le lendemain que le jour même. On avait eu soin de lui conserver son humidité.* (Ce sont les caractères du sperme, moins ceux tirés de l'examen par le microscope.)

Examen de la tache numéro 3. — Située au voisinage de la précédente; ayant à peu près le même aspect et les mêmes dimensions, elle a offert, dans les diverses expériences auxquelles nous l'avons soumise, les mêmes caractères qu'elle.

Examen de la tache numéro 4. — Elle a deux pouces de longueur sur un pouce et demi de largeur; elle offre une teinte jaune verdâtre très franche, et soumise à une douce chaleur elle se colore en rougeâtre; la presque totalité coupée par morceaux et mise en macération dans l'eau, trouble ce liquide et ne le rend pas très visqueux; ce liquide filtré, traité par l'acide nitrique, se trouble dans sa totalité et devient d'un blanc laiteux; le reste de ce liquide filtré est évaporé; il se dessèche à la surface du verre de montre sans former de coagulum ; mais aussitôt qu'on ajoute un peu d'eau, le fond du verre devient blanc et opalin, en même temps que l'on en détache des parties floconneuses formées d'albumine; le filtre et le linge à moitié sec ne répandent pas d'odeur spermatique. (Taches de mucus.)

Examen de la tache numéro 5. — Elle constitue une portion de la grande tache d'un jaune rougeâtre qui existe sur la partie postérieure de la chemise. On la coupe par morceaux, on met ceux-ci en macération dans de l'eau distillée pendant trois heures; le linge se décolore, et le liquide prend une teinte brune foncée, en même temps qu'il se manifeste une odeur assez sensible de matière fécale. La petite portion de liquide filtrée est soumise à l'ébullition, elle ne change pas de couleur; le liquide est évaporé au bain-marie dans une capsule de porcelaine ; elle répand alors une odeur très forte de matière fécale ; elle donne un résidu rougeâtre qui contient une quantité très notable de matière animale.

Examen de la tache numéro 6. — Elle a offert tous les caractères de la précédente.

Conclusion.

1° Il n'existait pas sur la chemise soumise à notre examen de taches de sang.

2° Les taches numéros 4, 5 et 6 étaient des taches de matière fécale.

3° La tache numéro 4 était le résultat d'un écoulement morbide ; mais il n'est pas possible en chimie de reconnaître si cet écoulement est de nature vénérienne.

4° Les taches numéro 2 et numéro 3 nous ont offert des caractères dont les uns appartiennent au sperme, et les autres à la matière d'un écoulement ; il serait fort possible que ces taches provinssent de deux sources. Cependant si la science permet de reconnaître d'une manière assez certaine les taches de sperme et une tache d'écoulement quand ces taches sont isolées, elle ne présente pas la même certitude lorsque les deux matières sont réunies ; aussi tout en soupçonnant l'existence du sperme, nous est-il impossible de l'affirmer. Nous ferons d'ailleurs observer que cette chemise a été portée pendant un certain temps depuis l'époque du viol présumé ; que si les taches de sperme y existaient, elles ont dû être imprégnées de la matière d'un écoulement dont la présence a été constatée, et aussi par de la matière fécale qui paraît provenir d'une diarrhée qu'aurait eue la demoiselle B....

Cette jeune fille, récemment arrivée à Paris, portait un air de candeur remarquable. Son intelligence était peu développée ; elle bégayait ; mais la scène du viol dont elle avait été la victime avait produit sur le système nerveux une impression tellement vive, que lorsqu'elle en parlait, elle s'animait, accentuait son parler, devenait tremblante, et entrait dans une agitation presque convulsive ; aussi dut-elle faire sur l'esprit du magistrat chargé de l'instruction une vive impression. Cependant nous ne pouvions baser notre manière de voir sur des impressions morales, il nous fallait des faits matériels. C'est ce qui explique pourquoi nous avons été si réservé dans nos conclusions ; le temps d'ailleurs écoulé depuis l'événement ne nous permettait pas d'être plus positif. Le microscope n'était pas alors employé pour reconnaître la nature spermatique des taches.

Tentative de viol. Contusions et déchirures des parties génitales externes. Conservation de l'hymen. Taches de sang pur, de sang séreux et de sperme.

Nous soussignés, docteurs en médecine, nous sommes rendus aujourd'hui, 26 juillet 1834, à huit heures du matin, à Montreuil-sur-Bois, arrondissement de Sceaux, chez M..., *à l'effet de visiter Adélaïde-Alexandrine Del..., âgée de moins de seize ans, de constater son état actuel, de déterminer si le crime de viol a été consommé, et si les altérations déjà remarquées sur elle ont été le résultat de violences exercées sur sa personne; enfin, s'il y a coïncidence entre les faits constatés le 1er juillet et ceux existants aujourd'hui;* le tout ainsi qu'il résulte d'une ordonnance de M. G..., juge d'instruction, à laquelle a été joint un rapport de M. le docteur Rap..., qui a visité cette jeune fille le 1er juillet, jour où elle aurait été en butte aux violences d'un sieur Del...

Adélaïde Del... était à Paris. Nous avons questionné sa mère sur les circonstances du viol et l'état de santé actuel de sa fille. Elle nous a déclaré que le 1er juillet, à deux heures, Adélaïde était partie pour faire de l'herbe dans un des jardins du bois de Vincennes avec le sieur Del..., qu'elle était revenue à cinq heures, la figure rouge, animée, larmoyante, les membres rompus, fatigués, un désordre extrême dans ses vêtements; qu'elle lui avait déclaré que Del... l'ayant conduite dans un premier jardin voisin de personnes qui travaillaient à la terre, il l'avait ensuite menée dans un autre plus isolé; que là, s'étant livré à des actes contraires à la décence, Adélaïde l'avait menacé de le frapper de sa serpette; qu'alors il l'avait jetée sur l'herbe, que son peigne s'était cassé, et qu'une des dents avait formé plaie à la tête en s'enfonçant dans la peau; qu'il avait abusé de sa force pour l'empêcher de crier, et avait tenté de la violer; qu'enfin il l'avait retenue fort longtemps dans cette position, et que c'était à la lutte qui s'était engagée entre Del..., et elle, qu'il fallait attribuer les marques de violences rapportées par le docteur Rap...; que sa chemise portait des traces de sang et d'autres taches d'un blanc sale; que sa fille était restée quatre jours au lit, et qu'actuellement elle éprouvait encore quelques douleurs provenant des coups qu'elle avait reçus. Elle ajoutait que son enfant n'avait jamais été adonnée à la masturbation; qu'elle n'avait jamais eu de flueurs blanches, et qu'elle n'était pas encore réglée.

Et le même jour, nous nous sommes rendus rue Tirechappe, n° 17, chez madame Gabr..., fabricante de chaussons, dans le but de visiter Adélaïde Del..., demeurant actuellement chez cette personne. Là, après lui avoir fait connaître l'objet de notre mission, nous l'avons questionnée sur les circonstances des violences auxquelles elle a été en proie; elle nous les a reproduites telles que sa mère nous les avait fait connaître et que nous venons de l'exposer. Questionnée sur le temps que le sieur Del... avait pu rester sur elle, alors qu'il l'a eue jetée par terre, elle l'a évalué au moins à *une heure et demie*. Nous l'avons visitée, et voici ce que nous avons observé. Il ne reste pas sur le corps de traces des violences que nous avons signalées plus haut; seulement Adélaïde se plaint d'éprouver de la douleur en dehors de la rotule du côté gauche, lorsque l'on comprime cette partie, ou qu'elle exécute des mouvements; le fait est possible, mais aucun signe extérieur n'en donne la preuve.

Les parties génitales sont dans l'état naturel; pas de trace d'excoriations ou de plaie; l'hymen existe encore, seulement son bord libre est légèrement plissé, et présente à gauche une petite échancrure.

Les faits consignés dans le rapport de M. le docteur Rap... sont les suivants : Les grandes lèvres *d'un rouge vif*, à la partie interne, légèrement *sanguinolentes*, rouges à leur surface externe; même état des petites lèvres; la petite lèvre droite était de plus *comme* déchirée; membrane hymen intacte et non sanguinolente; douleurs violentes dans les aines et à l'hypogastre; difficulté à marcher et à s'asseoir; violentes cuissons pour uriner; contusions sur diverses parties du corps, particulièrement à la joue droite et à la partie externe et inférieure de la cuisse droite.

Il résulte de notre examen, 1° que la fille Adélaïde Del... ne porte pas *aujourd'hui* de traces de viol ou de tentative de viol;

2° Que si des tentatives de viol ont été faites, le viol n'a pas été *accompli;* car la défloration n'a pas eu lieu, et les dimensions des parties génitales sont telles, qu'il est difficile de supposer un membre viril assez petit pour avoir pénétré dans le vagin sans intéresser sensiblement l'hymen;

3° Que les faits consignés dans le rapport de M. le docteur Rap... tendent à établir de fortes présomptions sur la tentative d'un viol;

4° Que ces faits acquerraient encore plus de valeur, si, d'une part, les circonstances qui nous ont été rapportées par la femme Del... et sa fille Adélaïde étaient prouvées, et si, de l'autre, on acquérait, par l'analyse chimique des taches de la chemise, la certitude que les unes sont formées par du sang et les autres par du sperme.

Analyse chimique. — Nous, J.-P. Barruel, chef des travaux chimiques de la Faculté, et M.-G.-A. Devergie, nous nous sommes réunis, le 22 août 1834 et jours suivants, au laboratoire de la Faculté de médecine, *à l'effet de procéder à l'examen et à l'analyse des taches observées sur la chemise que portait Adélaïde Del...; de déterminer si ces taches sont produites par du sang et par du sperme; si en raison de leur position sur la chemise, ces taches ont pu être le résultat de violences exercées sur la personne de la fille Del... pendant que le crime se commettait, enfin de rechercher s'il existe des taches de toute autre nature.*

Le tout, ainsi qu'il résulte d'une ordonnance de M. G..., juge d'instruction, en date du 13 du courant, qui nous commet à cet effet.

Là, en présence de M..., qui a reconnu l'intégrité des scellés apposés sur le paquet qui renfermait la chemise, nous avons procédé à l'examen de celle-ci ainsi qu'il suit.

En arrière de la chemise existe une surface de près d'un pied carré, sur laquelle on observe un grand nombre de taches *sanguinolentes*, mais ne présentant pas ce caractère au même degré. On en remarque trois principales, d'un pouce carré de surface environ; elles paraissent être formées par du sang pur; les autres, en général plus larges, semblent plutôt dues à un suintement *séro-sanguinolent*, dont la circonférence est dessinée par une proportion plus grande de matière colorante que le centre, ainsi que cela a lieu alors qu'une plaie récente cesse de laisser couler du sang pur. Enfin on remarque encore plusieurs petites taches allongées, d'un jaune brunâtre, qui ont de l'analogie avec celles que produit le contact des matières fécales.

En avant de la chemise, et vers la partie inférieure et moyenne, on observe une tache d'un blanc légèrement jaunâtre, de trois pouces de diamètre à peu près: le linge dans ce point est extrêmement usé, et cependant il offre une consistance plus grande; il a de l'analogie avec un tissu faiblement empesé. A un pied plus haut et toujours vers le milieu de la chemise, s'observent un grand nombre de taches jaunâtres, parmi lesquelles s'en remarquent d'autres très circonscrites, d'un blanc grisâtre, et où le tissu est beaucoup plus empesé que dans tous les autres points, quoiqu'en général le linge possède une consistance beaucoup plus grande que dans les portions de la chemise qui n'offrent pas de taches. Ces divers points du linge ne présentent pas d'odeur particulière.

Analyse des taches placées sur le derrière de la chemise. — On enlève deux des taches principales, qui paraissent être formées par du sang; on les coupe en petites lanières; on les introduit avec de l'eau distillée dans un petit tube fermé, et on les y fait macérer pendant vingt-quatre heures. Au bout de ce temps, le linge était complétement décoloré. A sa surface existait une légère couche d'une matière d'un blanc grisâtre et tellement mince, qu'il était impossible de l'en détacher.

La liqueur contenait toute la matière colorante ramassée au fond du tube. On agite le liquide, et il prend aussitôt une teinte rouge. — On filtre. — On porte la liqueur à l'ébullition en exposant le tube à la flamme de la lampe à esprit-de-vin; elle se trouble, devient opaque, se décolore, et prend une teinte grise en même temps qu'il se forme des flocons d'un gris roussâtre. — On les sépare par la décantation de la liqueur, on les traite par une dissolution concentrée de potasse; — ils se dissolvent et fournissent un liquide d'une couleur verte vue par réflexion de la lumière, et d'une couleur rosée, vue par réfraction. — On fait passer un courant de chlore gazeux dans le liquide; lorsqu'il est saturé de chlore, on y verse quelques gouttes d'acide hydrochlorique, et aussitôt il se forme des flocons blancs, très opaques.

Analyse des taches placées sur le devant de la chemise. — Ces taches sont séparées avec précaution du reste du tissu et divisées en deux portions, dont une, coupée par morceaux, est introduite dans la partie supérieure d'une éprouvette dans laquelle on a mis de l'eau distillée. L'éprouvette est fermée imparfaitement, et l'eau portée à l'ébullition, de manière que la vapeur vienne imprégner le linge. Le linge retiré de l'éprouvette répand une odeur spermatique très prononcée mêlée à une faible odeur de lessive. On agit de la même manière avec une portion non tachée de la chemise; elle ne donne qu'une faible odeur de lessive. On place alors dans un vase à expériences les morceaux tachés et déjà soumis à l'action de la vapeur. On y met ceux sur lesquels on n'avait pas encore opéré; on ajoute de l'eau distillée, et on les soumet à la macération pendant douze heures. Au bout de ce temps, le liquide, comme le linge, donne une odeur spermatique très prononcée. Les linges sont poisseux et collent aux doigts. On les comprime avec l'extrémité d'un tube; on en exprime ensuite toute la liqueur dont ils sont imbibés, et on les dessèche à une douce chaleur; ils s'empèsent, deviennent très fermes et très roides.

Une des taches est chauffée avec précaution sur un bain de sable. Elle prend peu à peu une teinte jaune très marquée. Du reste, le liquide de la macération est trouble; on l'introduit dans un petit tube, on le porte à l'ébullition, il se forme aussitôt des flocons d'albumine. On filtre la liqueur et on l'évapore à la lampe à l'esprit-de-vin dans une capsule de verre. Au fur et à mesure que l'ébullition a lieu, le liquide prend une consistance de plus en plus visqueuse, en même temps qu'il répand une odeur spermatique plus prononcée, mais il conserve sa limpidité; lorsqu'il est réduit au huitième de son volume à peu près, il est alors comme oléagineux; on le traite par l'alcool concentré, et aussitôt il s'y forme une quantité considérable de flocons blancs.

Des faits et expériences qui précèdent nous concluons :

1º Que les taches placées sur le derrière de la chemise d'Adélaïde Del... sont formées, quelques unes par de la matière fécale, et la presque totalité par du sang ;

2º Que parmi ces dernières, il en est trois principales qui contiennent du sang pur, et le reste est un mélange de sang et de sérosité ;

3º Que les taches observées sur le devant de la chemise sont dues en presque totalité à du sperme légèrement coloré dans quelques points par du sang;

4° Que la situation respective de ces taches est tout à fait en rapport avec ce qui s'opérerait, si des tentatives de viol avaient lieu, et que l'éjaculation ne fût pas effectuée dans le vagin, mais bien au-devant et au-dessus des parties génitales.

Jusqu'à quel point l'assertion de cette jeune fille est-elle vraie, à savoir que cet homme était resté une heure et demie sur elle ? Comment concevoir un laps de temps aussi considérable, sans que le viol ait été consommé ? Le membre viril de l'inculpé avait-il des dimensions tellement petites, que la déchirure de l'hymen n'eût dû être que fort incomplète ? Cela est peu probable, car les parties sexuelles étaient étroites, et d'ailleurs on conçoit difficilement un pareil acte de violence, et une lutte telle que celle qui a été soutenue, de la part d'un homme qui n'aurait eu qu'un très faible développement des organes de la génération. D'une autre part, on ne saurait douter de l'existence du viol. La jeune fille a été visitée le jour même de l'événement ; les déchirures qui existaient aux parties génitales externes, l'écoulement de sang qui en est résulté, la présence du sperme à la chemise; les contusions aux genoux, l'état morbide développé sous l'influence de la lutte qui a été engagée, tout prouve cette tentative. (Même remarque que pour le fait précédent à l'égard du microscope comme moyen d'exploration du sperme.)

Viol consommé. Déchirures de l'hymen sans date précise.

Le 28 décembre 1835, nous, Alph. Devergie, en vertu d'une ordonnance de M. Geoffroy, juge d'instruction, nous somme rendus chez le sieur Car..., blanchisseur, rue de Bellefond, n° 4, à l'effet de *visiter Augustine-Élisabeth Derva..., âgée de treize ans, et de constater s'il y a eu sur elle tentative de viol, ou viol consommé.*

Cette jeune fille nous a relaté les faits suivants :

Le 28 novembre dernier elle se rendit vers trois heures chez le sieur Chala..., cordonnier, pour lui remettre un bonnet appartenant à sa femme; elle le connaissait depuis longtemps, elle riait et jouait souvent avec lui. Tout à coup il la saisit par derrière, passe ses bras autour de son corps, et il la tient ainsi fixée au-devant de lui en même temps qu'il déboutonne son pantalon, lui relève les jupons, lui fait ouvrir les cuisses, et cherche à lui introduire son membre viril dans les parties génitales; il le fait pénétrer à une faible profondeur : Élisabeth éprouve de la douleur, elle se débat, jette des cris, et alors Chala... l'abandonne et lui permet de s'échapper. Toute cette scène se passait debout, elle n'a duré que peu de temps (quelques minutes). Élisabeth revient aussitôt chez la dame Car...; elle y raconte à tout le monde ce qui vient de se passer; on envoie chercher un médecin; le docteur Dufour visite la jeune fille : sept ou huit taches de sang existaient à la chemise, mais on n'y a pas remarqué les taches grisâtres de sperme qui sont bien connues des blanchisseuses. On prescrit de bassiner les parties génitales de l'enfant avec un peu de vin chaud, et de les laver le lendemain et le surlendemain avec de l'eau de guimauve; la jeune fille est maintenue au lit pendant deux jours, durant lesquels elle n'a pas éprouvé de douleurs ou de cuisson, et n'a pas eu d'écoulements de quelque nature que ce soit. La santé générale n'a pas été dérangée, et le troisième jour elle a repris ses occupations habituelles. Elle n'a jamais offert de traces de violence, soit aux parties génitales, soit ailleurs.

On nous déclare que le moral de cette enfant est très développé; qu'elle a beaucoup d'intelligence, et qu'on lui a donné dans la maison la qualification de *raisonneuse*.

On ne la croit pas adonnée à la masturbation, elle n'en offre pas les apparences; elle n'est pas encore réglée.

Examen des parties génitales. — Aucune trace d'écoulement morbide, de rougeur ou d'inflammation; pas d'apparence de contusions ou de meurtrissures; mais l'hymen a été rompu. Inférieurement on aperçoit très distinctement à gauche, un de ses côtés qui consiste en un petit lambeau membraneux, allongé de six à sept lignes de longueur, d'une ligne et demie à deux lignes de largeur, et qui est terminé inférieurement par un angle aigu et flottant. On trouve à droite, tout le long et au-dedans de la petite lèvre, une bandelette membraneuse d'une ligne et demie de largeur, allant gagner la partie postérieure de la fosse naviculaire, en se rétrécissant peu à peu de manière à n'être plus que filiforme; dans ce dernier point existe à la partie postérieure de l'ouverture de la vulve, un espace de cinq à six lignes d'étendue, où l'hymen manque, et où il se trouve représenté par un petit filament membraneux d'un rose un peu plus foncé que le reste de la membrane muqueuse : aussi l'ouverture du vagin, au lieu d'être cachée en grande partie, se trouve-t-elle entièrement à découvert. Les deux portions membraneuses que nous venons de décrire sont donc, à n'en pas douter, les débris de l'hymen rompu.

Conclusion :

1° La défloration de la jeune Élisabeth Derva... a été opérée.

2° Le temps écoulé depuis le 28 novembre (un mois), époque à laquelle la jeune Élisabeth aurait été en butte aux violences du sieur Chala..., étant bien plus que suffisant pour faire disparaître les traces d'une défloration récente, il ne nous est plus possible d'assigner une époque à la défloration que nous venons de signaler, car elle peut dater de ce moment, comme aussi remonter beaucoup plus haut.

3° C'est à cette cause et à l'absence de toutes traces de violences qu'il faut attribuer l'impossibilité où nous sommes de déclarer si cette défloration pourrait être rattachée au fait d'un viol, ou d'une tentative de viol.

Le malheureux qui s'était livré à cet acte de débauche avait pour épouse une jeune et jolie femme; il s'était laissé aller aux agaceries de cette jeune fille, dont les penchants précoces avaient déjà été signalés par toutes les ouvrières au milieu desquelles elle vivait. L'acte du coït n'avait pas été consommé, mais il avait suffi d'un choc aussi direct, eu égard à la position respective de Chala... et de la petite Élisabeth, pour amener la déchirure de l'hymen. Dans cette situation, en effet, le pénis se trouve en rapport avec la cavité du vagin, les parties génitales étant ouvertes très en arrière chez les jeunes enfants.

Viol dénoncé après plusieurs années d'accomplissement.

Le 16 septembre 1837, nous avons procédé à la visite de la fille Rosalie Berger..., à l'effet de reconnaître les traces de voies de fait dont elle aurait été l'objet de la part d'un sieur Orbel..., et de vérifier si elle porte des traces d'un attentat à la pudeur consommé sans violences à l'époque où cette fille n'avait pas atteint l'âge de onze ans, le tout ainsi qu'il résulte d'une ordonnance de M. Casenave, juge d'instruction.

Dès l'âge de cinq à six ans, des attouchements réitérés auraient été exercés sur la fille Berger; plus tard l'acte du coït aurait été consommé, mais il lui est impossible d'en préciser l'époque. Jusqu'à dix ans et demi, c'est-à-dire jusqu'au moment où elle fait sa confession générale pour sa première communion; elle aurait eu trois, quatre ou cinq fois par semaine, des rapports directs avec Orbel... Après sa première communion, tous ses rapports auraient cessé par la résistance qu'elle aurait offerte aux désirs de cet homme, et alors elle serait devenue l'objet de mauvais traitements qui se renouvelaient très souvent.

Samedi dernier, elle a reçu sans motif un coup de pied dans le derrière, et c'est alors que, fatiguée d'être la victime d'un homme aussi méprisable, elle aurait fait sa déclaration au commissaire de police de son quartier.

Aujourd'hui, elle ne porte pas de traces du coup de pied qu'elle a reçu; mais la défloration a été opérée, tous les organes de la génération sont parfaitement développés, l'hymen présente cinq divisions ou tubercules : deux supérieurs et latéraux sont très développés, les trois autres le sont moins; de ces derniers, deux sont tout à fait inférieurs et séparés par une division qui va jusqu'à la paroi vaginale; le troisième, plus petit, est placé entre le tubercule inférieur du côté droit et le tubercule ou mamelon supérieur du même côté; ces divisions sont nettes et profondes, en même temps que chacune des portions provenant de la section de l'hymen offre à son bord libre un épaississement notable, ainsi que cela s'observe à la suite de presque toutes les ruptures de cette membrane; on introduit facilement le doigt dans le vagin, et le développement considérable des débris de l'hymen démontre que non seulement la membrane avait primitivement une grande étendue, mais encore qu'elle a continué à s'accroître après sa rupture.

Ces diverses divisions de l'hymen sont anciennes; il n'est pas possible d'en assigner la cause, attendu que tout corps étranger d'un volume supérieur à la capacité des parties génitales aurait pu produire de pareils effets; mais il faudrait dans cette hypothèse supposer une habitude de la masturbation portée à l'excès : or, la fille Berger... n'en présente pas les moindres apparences.

Du reste, la santé a toujours été bonne; elle n'a pas eu d'écoulement; parfois quelques fleurs blanches se sont montrées.

Conclusion :

1° La fille Berger... ne présente pas de traces de voies de fait anciennes ou récentes.

2° Elle a été déflorée.

3° Cette défloration est ancienne.

On voit qu'il s'agissait ici de résoudre une question qui entraînait une

aggravation de peine pour l'inculpé. Le viol avait-il été commis sur une
enfant âgée de moins de onze ans? La question était insoluble. Mais cette
observation démontre jusqu'à l'évidence un fait très important : c'est que
l'hymen *continue à se développer quoiqu'il ait été rompu*, lorsque la
rupture a précédé l'époque à laquelle les parties génitales prennent tout à
coup un accroissement considérable.

Viol consommé. Défloration de date ancienne. Développement de
l'hymen proportionné à celui des parties génitales.

Nous, Charles-Prosper Ollivier, Alphonse Devergie, en vertu d'une
ordonnance de M. Legonidec, juge d'instruction, qui nous a commis à
l'effet de visiter la demoiselle Larras, de déterminer si elle porte des traces
de défloration qui puissent être rattachées au fait d'un viol ou toute autre
espèce d'indice matériel de ce crime, et si, dans les cas où la défloration
existerait, elle peut remonter à deux années ou se rapporter à une époque
plus récente ;

Avons procédé à ces visites aujourd'hui, 28 janvier 1836.

Il résulterait de la déclaration qu'elle nous a faite, que vers la fin de
l'été de 1834, le sieur Muraine l'aurait appelée dans la chambre qu'il
occupait, afin de lui faire essuyer une couverture qu'il venait de mouiller
en urinant ; qu'il l'aurait saisie aussitôt son arrivée, l'aurait jetée sur un
lit, et lui aurait introduit son membre viril dans les parties génitales ;
qu'elle aurait éprouvé une vive douleur, qu'il se serait écoulé du sang
pendant les premières heures qui ont suivi, et que pendant trois jours,
elle aurait éprouvé de la cuisson dans les parties génitales, ainsi que de
la gêne dans la marche, mais qu'il ne serait pas survenu d'écoulement.
— A cette époque, elle était déjà réglée depuis un an, et le viol aurait
été consommé dans l'intervalle de deux menstruations, en sorte que l'on
ne pourrait pas attribuer le sang écoulé au flux menstruel.

Les parties génitales de cette jeune fille sont très développées ; la fourchette est très peu saillante, la fosse naviculaire peu marquée. L'hymen,
très charnu, très bien organisé, est formé par trois lambeaux ; l'un
d'eux, situé à gauche, est long de près d'un pouce, large de plusieurs
lignes, et s'étend inférieurement jusqu'à la fosse naviculaire ou près
d'elle ; le second, situé à droite, est plus court que le premier de quatre
à cinq lignes, et se présente aussi sous la forme d'une bandelette de même
largeur, mais qui est déchirée net et presque carrément à sa partie inférieure ; les bords libres de ces deux lambeaux sont lisses et non frangés ;
le troisième lambeau a une forme angulaire, demi-flottant, adhérent au
vagin par sa partie inférieure, et entre ses bords, un peu ramassés sur
eux-mêmes et les deux autres lambeaux, il existe de chaque côté un espace où l'hymen manque. Il y a donc eu évidemment rupture de cette
membrane dans deux points différents. Du reste, ces divers lambeaux
ne présentent pas les caractères de plaies récentes ; la cicatrisation des
déchirures a été si parfaite, que l'on ne peut pas apercevoir de cicatrices. L'entrée du vagin est étroite ; la cavité de ce canal n'est pas élargie
et n'offre pas une ouverture béante par l'écartement des cuisses, comme
on l'observe chez les femmes habituées à consommer l'acte de la copulation.

Conclusion :

1° La défloration de la demoiselle Larras a certainement été opérée.

2° Elle n'a pu être le résultat que de l'introduction brusque dans les parties génitales d'un corps résistant d'un diamètre plus considérable que le diamètre de ces parties.

3° Cette défloration n'est pas *récente;* elle peut être rattachée à l'époque présumée du viol soupçonné, comme aussi ne remonter qu'à un temps beaucoup moins éloigné.   A. DEVERGIE.

Cette observation est extrêmement importante sous plusieurs rapports :

1° Elle prouve que l'hymen se développe comme les autres parties génitales, et qu'il subit le même accroissement proportionnel malgré sa déchirure, lorsque les lambeaux conservent leur continuité avec les autres parties au moyen d'une base suffisamment large, car le volume de ces trois lambeaux était exactement en rapport avec le reste des parties génitales. Si, au contraire, il résulte de la déchirure de l'hymen des lambeaux plus ou moins pédiculés, alors se forment des caroncules myrtiformes latéraux.

2° Elle prouve que l'on peut constater la déchirure de l'hymen après un laps de temps très long.

Cette jeune fille était du reste d'une candeur vraiment remarquable.

Viol consommé. Refus d'examen. Taches de sang, de sperme,
d'écoulement muqueux et puriforme à la chemise.

Le 28 juillet 1837, nous, Alph. Devergie, en vertu d'une ordonnance de M. Cramail, juge d'instruction, qui nous commet à l'effet de visiter la demoiselle Claude Palenot..., à l'égard de laquelle s'élèvent des présomptions de viol ; de déterminer si la défloration a eu lieu, et si, dans le cas où elle aurait eu lieu, elle est récente ou ancienne ; si la fille Palenot... porte aux parties génitales ou sur les diverses parties du corps des traces de violences ; si ces traces de violences peuvent être regardées comme le résultat d'un viol ou de toute autre cause ; s'il existerait des indices d'une infection vénérienne ancienne ou récente, ou enfin quelques traces d'un attentat à la pudeur.

Nous nous sommes rendu rue Quincampoix, n° 83, où, après avoir fait connaître à la demoiselle Claude l'objet de notre mission, elle nous a déclaré qu'elle avait signé le désistement de la plainte qu'elle avait portée ; qu'elle avait reçu de l'inculpé une somme de deux cents francs à titre d'indemnité, somme dont elle avait déjà fait emploi en totalité ; qu'il n'y avait pas lieu à la visiter, et qu'elle s'y refusait. — Questionnée sur ce qu'elle avait fait d'une chemise qu'elle avait désignée dans sa plainte comme pouvant servir de pièce à conviction, il nous a d'abord été déclaré que cette chemise avait été donnée à une blanchisseuse pour être lavée, puis la demoiselle Claude l'a retrouvée au milieu d'autres linges salis. Cette chemise présentant d'une part des taches de sang, d'une autre part des taches analogues à celles du sperme, et même quelques taches qui paraissent provenir d'écoulement, nous avons cru devoir en faire opérer immédiatement la saisie.

A cet effet, nous nous sommes rendu chez le commissaire de police du quartier des Lombards, auquel nous avons donné communication d'une ordonnance qui nous autorisait au besoin à requérir son assistance, et nous nous sommes transporté avec lui auprès de la demoiselle Claude, qui a persisté dans ses dénégations et son refus.

La saisie de la chemise a été opérée en notre présence, et nous avons dû nous retirer pour en référer à M. le juge d'instruction.

Analyse. Taches de sang. Sperme, écoulement. Même chemise.

Et les 3, 4 et 5 août 1837, en suite de l'ordonnance de M. Cramail, juge d'instruction, en date du 1ᵉʳ, qui nous commet à l'effet de procéder à l'analyse de taches que nous avons observées sur une chemise saisie chez la demoiselle Palenot..., nous, etc.

La chemise qui nous a été remise porte pour étiquette : *Chemise appartenant à mademoiselle Claude Palenot.., saisie, en suite de notre procès-verbal en date du 27 juillet 1837, au domicile de ladite demoiselle, rue Quincampoix, n° 83.* Cette étiquette porte le cachet de M. le commissaire de police du quartier des Lombards.

Cette chemise est en grosse toile blanche ; une portion du cordon de la coulisse manque.

Elle est généralement salie et tachée en bas, tant en avant qu'en arrière ; mais elle offre en outre un assez grand nombre de taches limitées et distinctes les unes des autres.

Six de ces taches ayant principalement fixé notre attention, nous les annotons par les numéros 1, 2, 3, 4, 5, 6, marqués à l'encre ordinaire sur la toile.

Leur grandeur varie de deux à quatre pouces de diamètre ; les unes paraissent formées par du sang pur, d'autres par du sperme, d'autres enfin par de la matière d'un écoulement, et c'est en effet ce que l'analyse est venue confirmer.

Tache n° 1.

Elle a un pouce et demi de largeur sur deux pouces de longueur ; elle est circonscrite, arrondie à sa circonférence, blanchâtre à sa surface, excepté à son pourtour, où elle présente une légère teinte rosée ayant de l'analogie avec la teinte du sang. — Cette portion, soumise à l'action de la chaleur, ne change pas de couleur. — La plus grande partie est mise en macération dans l'eau pendant trois heures, après avoir été coupée par petits morceaux ; le liquide de la macération est trouble après les compressions nombreuses exercées sur les morceaux de linge macérés. — On filtre ce liquide ; la liqueur filtrée ne répand pas d'odeur de sperme ; le filtre lui-même ne donne pas cette odeur même au bout de douze heures ; les morceaux de linge s'empèsent peu par la dessiccation.

On traite une partie du liquide filtré par l'acide nitrique ; il se forme aussitôt un nuage blanc très abondant ; une portion de la liqueur est soumise à une douce évaporation dans un verre de montre placé sur un bain de sable médiocrement chauffé, et au fur et à mesure de l'évaporation, le liquide se trouble et donne des flocons d'albumine ; la dessiccation opérée, la matière se boursoufle et se soulève en écailles. Une troisième portion est soumise dans un petit tube à la chaleur d'une lampe à esprit-de-vin ; la teinte rosée que ce liquide offrait disparaît au moment où le liquide va entrer en ébullition pour faire place à une teinte grisâtre, en même temps que la liqueur devient un peu opaline. — L'addition d'une ou deux gouttes de dissolution de potasse dans ce liquide lui rend la limpidité, et lui fait prendre une teinte verdâtre ; l'acide hydrochlorique et le chlore ajoutés au mélange le troublent de nouveau.

Tache n° 6.

Elle a trois pouces de longueur sur un pouce et demi de largeur dans son plus grand diamètre ; elle offre à l'endroit de la chemise une teinte blanchâtre, et à l'envers une teinte rouge de sang très clair, environnée d'une surface à teinte grisâtre.

Elle est soumise à toutes les expériences que nous venons de décrire à l'occasion de la tache n° 1, et elle donne absolument les mêmes résultats ; elle est donc formée par les mêmes éléments.

Tache n° 3.

Cette tache a trois pouces et demi de long sur deux pouces et demi de large ; le linge y est empesé ; sa surface a une teinte jaune serin que ne présentent pas les autres taches ; sa circonférence n'est pas nettement dessinée ; chauffée, elle ne donne lieu à aucun changement de couleur. — La moitié environ de cette tache est coupée par morceaux et mise en macération dans l'eau pendant quatre heures ; les morceaux sont comprimés sous l'eau après ce laps de temps, puis on exprime le liquide qui les pénètre. Ce liquide donne l'odeur propre au linge, mais il ne répand pas d'odeur spermatique ; on le filtre. Traité par l'acide nitrique, il devient nuageux et laiteux ; le filtre ne donne pas d'odeur après quinze heures ; le reste de la liqueur est soumis à l'action de la chaleur ; peu à peu il se trouble, donne des flocons, et il fournit par la dessiccation des lamelles ou plaques d'un blanc jaunâtre qui sont assez abondantes.

Tache n° 5.

Cette tache, de forme irrégulière, a deux pouces et demi dans son plus grand diamètre, et un pouce et demi de largeur, elle est d'un rouge brun foncé, parfaitement circonscrite, et présente toutes les apparences d'un sang pur et riche ; elle pénètre le tissu de part en part.

Nous en enlevons une très petite portion, que nous mettons dans un tube où nous ajoutons de l'eau distillée, afin d'opérer une macération de trois heures ; au bout de ce temps, la tache a perdu presque toute sa couleur, et le linge n'a plus qu'un aspect grisâtre ; le liquide s'est fortement coloré en rouge brun ; la liqueur ne filtre pas ; on la soumet à l'action de la chaleur. Lorsqu'elle arrive au voisinage de son point d'ébullition, elle change d'aspect, devient grisâtre et très opaque. L'addition de potasse en dissolution lui fait prendre une teinte verte lorsqu'elle est vue par réflexion de la lumière, et une teinte d'un vert rosé quand on l'examine par réfraction ; en y ajoutant de l'acide chlorhydrique et du chlore, on lui donne un aspect laiteux, en même temps qu'on y fait naître des flocons blancs abondants.

Tache n° 2.

Elle a quatre pouces de longueur sur trois de largeur ; elle est d'un blanc grisâtre , ayant une auréole grise plus marquée à sa circonférence, qui est ondulée. Une petite lanière de cette tache est soumise à l'action d'une douce chaleur ; peu à peu elle jaunit en virant vers le jaune rougeâtre ; tout le reste de la tache est mis en macération après avoir été coupé par morceaux ; après quelques heures, le linge est retiré du liquide et mis à sécher ; il s'empèse presque aussi fortement qu'il l'était auparavant. — Le liquide trouble provenant de la macération est filtré ; il donne une liqueur qui devient à peine trouble par l'acide nitrique ; le liquide à l'odeur très sensible du sperme ; mais cette odeur est devenue on ne peut plus manifeste quand on a examiné le filtre dont on s'était servi, et que quelques heures s'étaient écoulées depuis la filtration. Le reste de la liqueur a été soumis à une évaporation dans un verre de montre placé sur un bain de sable ; le liquide a répandu l'odeur du sperme d'une manière plus prononcée, il ne s'est pas troublé ; il s'est desséché sur le verre de montre sous la forme d'une couche translucide. Le résidu repris par l'eau, on a vu des fibrilles insolubles, et la portion dissoute ne s'est pas troublée par l'acide nitrique ; mais elle a pris une teinte jaune assez marquée. (Ce sont tous les caractères du sperme, moins ceux tirés du microscope.)

Tache n° 4.

Elle avait environ trois pouces de long sur deux de large. Elle offrait le même aspect que la tache précédente, mais elle présentait à sa surface interne, c'est-à-dire à sa circonférence, une teinte légèrement rosée, qui paraissait due à un peu de matière colorante du sang. Et en effet, elle s'est comportée dans les diverses opérations que nous lui avons fait subir, comme la tache précédente ; elle s'en est distinguée en ce que le liquide obtenu par la macération dans l'eau avait une légère teinte rosée, qu'une portion de ce liquide soumis à l'ébullition est devenue légèrement opaline , et que le liquide grisâtre provenant de l'ébullition a pris une coloration verdâtre par l'addition de la potasse. Du reste, tous les autres caractères du sperme ont été tranchés, surtout ceux tirés de l'odeur qui ne pouvait laisser de doute à cet égard. L'acide nitrique a rendu la liqueur un peu opaline, et après l'évaporation dans le verre de montre, on apercevait quelques ondulations d'une matière lamelleuse, provenant de l'albumine qui s'y trouvait accidentellement et en très petite quantité.

Conclusion :

1° La tache n° 5 est formée par du sang pur.
2° Les taches n°s 1 et 6, par un suintement muqueux.
3° La tache n° 3, par un écoulement d'apparence purulente.
4° La tache n° 2, par du sperme.
5° La tache n° 4, par du sperme un peu coloré par des taches de sang.

J'ai rapporté cette observation afin de voir mis en pratique les conseils que j'ai donnés dans les cas où il y a refus d'examen. L'ordonnance du juge m'autorisait à me faire assister d'un commissaire de police pour accomplir la mission qui m'avait été confiée ; j'en ai usé seulement dans le but de faire opérer la saisie d'une pièce à conviction, la chemise que portait la fille Palenot... Mais j'ai dû en référer à l'autorité qui m'avait délégué, et n'exercer aucune violence à l'égard de cette fille, du moment où elle s'est refusée à se soumettre à un examen. Cette affaire n'eut pas d'autre suite. La fille Palenot... avait fait sa déclaration ; mais à peine lui eut-on remis deux cent cinquante francs, qu'elle s'empressa d'employer cet argent et qu'elle retourna à son pays. Ici les conséquences du viol étaient plus graves, car elle était au service de la personne qui l'avait violée, et par conséquent celle-ci était comprise dans la classe des individus qui ont autorité sur la personne.

Tentative de viol sur une fille adulte. Excoriations et contusions aux yeux, à la joue, au cou, aux bras, aux coudes et aux mains. — Apparences de morsures aux doigts de l'agresseur.

Nous, Alph. Devergie, avons visité le sieur Decouv..., employé à la préfecture de police, à l'effet de préciser la nature des violences dont il a été l'objet de la part de la fille Rosalie Faud...

Decouv... nous déclare que, le 3 septembre 1837, s'étant aperçu que la fille Faud... l'avait volé, il voulut l'arrêter lui-même ; qu'elle sortait de la chambre dans laquelle tous deux se trouvaient ; qu'il la saisit au pouce de la main gauche, dans l'embrasure d'une porte, mais qu'il fut aussitôt mordu au doigt médius de cette main.

Il existe en effet vis-à-vis l'articulation de la dernière phalange de ce doigt, et sur chaque côté, plusieurs excoriations de forme elliptique recouvertes d'une croûte en partie sanguinolente ; toutefois la forme de chaque excoriation ne présente pas assez parfaitement celle d'une dent pour que nous puissions affirmer que ces blessures se rattachent à la cause qu'il indique. Elles n'ont que deux à trois lignes de diamètre ; elles sont accompagnées d'ecchymoses ; elles peuvent remonter à l'époque que le blessé désigne. — On trouve en outre sur le dos du pouce de la même main trois excoriations très rapprochées les unes des autres, et qui présentent les mêmes caractères ; mais comme il n'existe pas sur la face palmaire de ce doigt une trace de pression correspondante, ainsi que cela aurait dû exister s'il avait été saisi entre les deux mâchoires de la fille Rosalie, il est probable que ces excoriations auront été opérées dans la lutte qui a existé sans qu'on puisse en préciser la cause.

Des faits qui précèdent il résulte :

Que Decouv... porte la trace d'une morsure superficielle au doigt médius de la main gauche, et d'une excoriation à la face dorsale du pouce de la même main ;

Que ces blessures seront guéries dans l'espace de cinq à six jours, et qu'elles n'empêcheront pas le sieur Decouv... de remplir ses fonctions habituelles.

Et le 6 septembre, nous nous sommes rendu à la prison de Saint-Lazare pour y visiter la fille Rosalie Faud...

Elle nous apprend que, se trouvant le 2 septembre chez Decouv..., celui-ci lui fit des propositions de mariage ; il ouvrit un tiroir de sa commode, en tira une alliance à laquelle il attachait, disait-il, le plus grand prix, et la lui mit aux doigts en lui demandant en échange une bague d'ar-

gent de peu de valeur qu'elle portait; que, sur le point de sortir, il la
saisit par le bras, la tira vers son lit, la renversa dessus en lui serrant
fortement le cou ; qu'ayant crié, il lui appliqua la main gauche sur la
bouche, tout en continuant à lui serrer le cou avec la main droite; qu'elle
fit alors la plus vive résistance, et qu'une lutte étant engagée, elle reçut
divers coups dont elle porte encore les traces ; depuis elle a craché le
sang à plusieurs reprises, elle a été toute rompue, et elle éprouve encore
des douleurs dans le cou. Le but de Decouv... était, dit-elle, de la violer,
mais il n'a pas pu exercer aucune violence directe contre les parties génitales, ni opérer une approche du membre viril.

Aujourd'hui, on constate comme résultat des voies de fait dont elle dit
avoir été l'objet : 1° une ecchymose assez considérable de la conjonctive
de chaque œil : elle attribue ces ecchymoses à des coups qu'elle aurait
reçus sur les yeux, et cependant les paupières n'en offrent pas de traces ;
cette cause peut être réelle, mais nous ferons remarquer que ces ecchymoses auraient pu aussi se montrer à la suite d'une pression violente
et brusquement opérée sur le cou pendant la lutte qui a été engagée ;
2° une excoriation de trois lignes de diamètre sur la pommette gauche ;
3° une petite excoriation en haut et à gauche du côté droit du cou ;
4° des excoriations en bas et à droite de cette région ; 5° des taches
bleuâtres, provenant de pressions fortes ou de contusions superficielles
disséminées ainsi qu'il suit : une au-dessus du coude gauche; une seconde en haut et en avant de l'avant-bras gauche; une troisième au
milieu et en avant de la main droite ; deux au voisinage du poignet droit ;
6° une excoriation de quatre lignes de diamètre au sommet du coude
gauche.

Toutes ces lésions sont récentes et peuvent en effet se rapporter à la
date du 2 septembre.

Elles entraîneront une maladie de sept à huit jours de durée, et une
incapacité de travail personnel de cinq à six jours.

Elles peuvent parfaitement être expliquées par une lutte engagée entre
Rosalie Faud... et Decouv..., sans que nous puissions toutefois préciser
l'objet de cette lutte.

Cette observation fournit le tableau des traces de la lutte efficace qu'une
femme peut soutenir vis-à-vis de l'homme qui veut attenter à sa pudeur,
et il n'est pas douteux que la résistance ne puisse aller encore plus loin.
Déjà cependant les violences se sont signalées par des contusions, des
excoriations, le crachement de sang, etc. Nous ne pouvions pas déclarer que la lutte se rattachait au fait de viol. Cette femme était déflorée
depuis longtemps ; elle disait d'ailleurs que l'acte du coït n'avait pas
été accompli ; et comme les violences n'étaient pas groupées au voisinage
des parties génitales, toute autre lutte, dans quelque but que ce fût,
pouvait les produire.

Viol à trente-deux ans chez une fille presque imbécile.

Le 31 octobre 1838, en vertu d'une ordonnance de M. Fleury, juge
d'instruction, qui nous commet à l'effet de visiter la fille ***, de vérifier
et constater en quoi consistent les violences exercées sur elle, les traces
qu'elles ont laissées, si elles présentent les caractères du viol; de nous
faire représenter la chemise que portait cette fille le jour où un attentat à

la pudeur a été exercé contre elle, nous avons procédé à cet examen après avoir recueilli de la bouche de la fille *** les détails qui suivent.

Le 19 de ce mois, la fille *** était sur la grande route par un temps très pluvieux ; elle venait de faire de l'herbe ; elle en avait un fort paquet ; elle est rencontrée par un charretier qui conduisait une voiture de plâtre ou de farine ; ce charretier l'arrête, la prend à bras le corps, la renverse dans un fossé dont la terre était très mouillée, se jette sur elle, appuie sa figure sur la sienne, lui écarte les bras, lui retrousse les jupons, et la *farfouille* en lui faisant beaucoup de mal tant aux cuisses qu'à la matrice ; il est resté environ un quart d'heure où une demi-heure sur elle ; elle croyait qu'il la *farfouillait* avec les mains. Elle a jeté des cris, mais elle n'a pu être secourue, la route étant déserte à cause du mauvais temps. Cet homme l'ayant laissée, elle s'est relevée ; elle a trouvé sa chemise ensanglantée en arrière, et la tache de sang était large comme les deux mains ; elle souffrait du ventre, et pendant plusieurs jours elle a ressenti les mêmes douleurs, avec de la difficulté dans la marche. Questionnée sur le fait de savoir pourquoi elle n'avait pas opposé plus de résistance, elle nous a dit qu'elle avait été prise d'un tremblement qui l'avait mise dans l'impossibilité de se défendre.

Elle déclare avoir appris de ses parents que dès l'âge de trois mois elle avait été paralysée et presque aveugle ; qu'elle n'avait commencé à marcher qu'à quatre ans et demi, et qu'elle avait conservé toujours une grande faiblesse dans les membres ; et en effet sa marche est vacillante et lourde, le tronc est un peu replié en avant. — Les parents confirment son *dire*, et ajoutent qu'elle est née avec une grosse tête, les fontanelles beaucoup plus larges que de coutume, et les os de la tête mal ossifiés, d'après les rapports des médecins. — Examen fait de la tête, nous la trouvons plus volumineuse que de coutume, mal conformée, ainsi que cela arrive à la suite de l'*hydrocéphalie congénitale ;* les facultés intellectuelles sont d'ailleurs très obtuses, et l'ensemble de cette fille porte le cachet, sinon de l'idiotisme, au moins de l'imbécillité.

En fait de violences extérieures, on ne voit que la cicatrice d'un fort coup d'ongle en dehors de l'orbite droit, près la tempe ; cette cicatrice, de quatre lignes de longueur, est demi-circulaire ; elle représente encore parfaitement la forme d'un ongle ; elle est évidemment récente, et peut remonter à l'époque du 19 de ce mois.

Parties génitales. — Aucune trace de contusion sur les cuisses, aux grandes et aux petites lèvres. — L'hymen présente une force d'organisation *qui est en raison de l'âge* de cette fille *** ; elle est épaisse, charnue et consistante. Elle est formée par trois lambeaux, dont un supérieur gauche est assez mince et d'une forme triangulaire ; un inférieur, constituant la majeure partie de cette membrane, est beaucoup plus volumineux, très épais, et borde inférieurement l'entrée du vagin en se prolongeant à droite ; un troisième lambeau, existant à droite, a la forme d'un petit mamelon ; il est séparé du précédent par une intersection profonde, mais qui ne s'aperçoit qu'en isolant les deux fragments l'un de l'autre. Cette membrane, ou plutôt ces divers lambeaux d'hymen. sont rouges., sécrètent une humeur lactescente qui a de l'analogie avec la suppuration ; mais il est impossible d'affirmer que telle soit sa nature. Il n'existe pas d'ailleurs de trace d'une déchirure *récente*, en ce sens que les lèvres des sections qui séparent les lambeaux présentent les caractères d'une inflammation plus dessinée que le reste de la membrane.

— Le doigt introduit dans le vagin y pénètre avec peine, ce canal ayant des dimensions très petites.

La fille *** n'a pas conservé la chemise qu'elle portait le 19 ; elle nous montre une camisole rouge qui est couverte de boue dans toute sa partie extérieure ; c'est celle dont elle était vêtue lors des violences qui ont été exercées sur elle.

Conclusion :

La fille *** présente des indices certains de défloration, ou rupture de l'hymen.

Il est impossible de dire aujourd'hui si la défloration a été opérée le 19 courant, attendu qu'après douze jours écoulés, les caractères d'une défloration *récente* ont souvent disparu.

Toutefois la force d'organisation de l'hymen chez cette fille ; l'existence de lambeaux très étendus qui en retracent encore les dimensions ; l'absence de tout écartement entre ces lambeaux, qui ordinairement s'isolent et se transforment en des corps arrondis de peu de volume, après la récidive du coït, enfin l'étroitesse du vagin, sont autant de circonstances qui établissent de fortes présomptions en faveur d'un acte de coït unique et de date peu éloignée.

Il n'existe pas d'autres traces de violences qui puissent être particulièrement rattachées au fait d'un viol, la cicatrice du coup d'ongle que nous avons signalée en dehors de l'œil pouvant être rapportée à une foule d'autres circonstances.

Paris, le 31 octobre 1838.

Cette observation n'a pas besoin de commentaires. L'état d'imbécillité de cette fille en explique facilement toutes les circonstances ; il rend compte du peu de résistance qu'elle a opposé aux attaques violentes dont elle a été l'objet. On y voit encore la preuve que l'hymen prend avec l'âge l'accroissement des autres parties sexuelles.

Viol et attentats à la pudeur sur six personnes de divers âges, filles, femmes et enfant, accomplis dans la même journée par le même individu. Question d'aliénation mentale.

Dans la matinée du 15 juin 1838, vers dix heures et demie, la femme L..., âgée de trente-sept ans, se rendant à Châteauneuf, arrondissement de Dreux, entendit une voix qui l'appelait ; elle leva les yeux, et aperçut un homme appuyé contre un chêne, qui se présentait à sa vue dans un état indécent, en la provoquant. Elle se hâta de fuir. Une demi-heure après, à onze heures, la femme C..., âgée de quarante-trois ans, suivait la même route ; elle était accompagnée d'une petite fille. Tout à coup elle voit un homme étranger au pays qui vient à elle, sortant d'une forêt qui borde le chemin ; il a son pantalon déboutonné, sa blouse et sa chemise sont relevées. Cet homme franchit un fossé qui le sépare de cette femme, se précipite sur elle, l'entraîne et s'efforce de l'attirer dans le bois. La femme C... crie en se débattant ; il lui met la main sur la bouche et continue ses efforts. Heureusement, trois hommes qui se montrent à quelque distance le forcent à lâcher prise. Il s'enfuit en proférant ces paroles : « Ah ! si tu avais été là !... » L'attentat n'a pas été consommé ; mais il a été tenté avec violence, et la femme C... n'a dû qu'à l'approche de ces trois hommes d'échapper à un outrage plus grave que celui qui lui a été fait.

Le même jour, à une heure et demie, la demoiselle H..., âgée de dix-sept ans, occupée à cueillir de l'herbe dans un champ près du village de Marville-les-Bois, est accostée par le même homme, qui a encore son pantalon défait, et paraît à ses yeux dans l'état le plus offensant pour la pudeur d'une femme. La demoiselle H..., effrayée, se réfugie auprès de la femme G..., qui ramassait de l'herbe à quelque distance. Cet homme la poursuit; la femme G... le repousse, il répond : « Ce n'est pas la vieille qu'il me faut, mais la jeune fille. » Il la saisit en même temps par la jambe et la renverse, relève en partie ses vêtements, que la femme G... parvient à rabaisser. Ce forcené lutte contre ces deux femmes, et ne lâche prise qu'à la vue d'un homme travaillant dans la plaine. Il s'éloigne alors sans prononcer un seul mot.

Comme à l'égard de la femme C..., il y a eu à l'égard de la fille H... attentat tenté avec une violence qui aurait probablement triomphé de la résistance de cette jeune fille sans le secours actif de la femme G... et la probabilité du secours que la victime aurait pu recevoir d'un homme travaillant à portée de la voix.

Deux heures plus tard, la femme J..., âgée de cinquante-neuf ans, se trouvait dans un champ à peu de distance du hameau de Levaville; elle était également baissée pour cueillir de l'herbe. Tout à coup elle entend marcher près d'elle; elle relève la tête et aperçoit un homme grand et fort, qui ne suit aucun chemin, et qui l'aborde. Sans défiance, elle lui adresse la parole; il lui répond par les propos les plus grossiers, puis il se précipite sur elle, la renverse et relève ses jupons. Cette femme se défend avec force et courage. Dans la lutte, il la saisit plusieurs fois à la gorge et à la bouche; enfin, l'opiniâtre résistance et les cris de cette femme mettent fin à ses criminelles violences.

Toutefois ce furieux ne s'éloigne que pour commettre un crime plus grave.

Quelques instants après, il rencontre à un quart de lieue de Levaville une jeune fille de huit ans. Il ne respecte ni la faiblesse ni l'innocence de cet âge, il déboutonne son pantalon, et souille à la fois les yeux de cet enfant par ses gestes, et ses oreilles par les plus horribles propositions. Ses pleurs ne le touchent pas; il la saisit, l'emporte dans un champ de sainfoin, l'étend à terre, lui fait subir de cruels outrages, il étouffe ses cris avec sa main, et après l'avoir torturée pendant un quart d'heure, il l'abandonne souffrante, ensanglantée, en lui disant : « Ce ne sera rien que ça. »

Quelque graves qu'aient été ces violences, il résulte des déclarations de l'enfant qu'elles n'ont pas été poussées jusqu'à la consommation du viol; mais un attentat de la nature la plus criminelle avec une violence prolongée, accompagnée de vives souffrances, a été fait à la pudeur d'une jeune fille sans défense. La société et la famille ont droit à une sévère répression qui garantisse l'avenir en punissant le passé.

Deux autres femmes, âgées de cinquante-sept à cinquante-neuf ans, sont encore attaquées par le *même homme* dans la *même journée.* Plus heureuses, elles échappent à ses poursuites. Quel est le coupable? il est étranger aux diverses localités qui ont été successivement le théâtre de ses excès. Les signalements indiqués par les victimes prouvent que tous les faits doivent être imputés au même homme, mais personne ne peut dire ni son nom ni sa demeure. Peut-être aurait-il échappé à la vindicte publique si, le 2 juillet dernier, la femme M... n'avait eu à se plaindre aussi de ses obscénités; elle ne le connaissait pas non plus, mais elle le dépeint, et au portrait qu'elle trace, on s'écrie : « C'est Bourgeois, c'est l'Ardent. » En effet, le signalement de l'homme qui s'est rendu coupable de divers attentats dans la journée du 15 juin, et de l'outrage du 2 juillet, s'applique parfaitement à Bourgeois, de Saint-Denis-de-Moronval.

Bourgeois a été condamné une première fois, en 1823, à huit années de réclusion et à l'exposition pour attentat à la pudeur avec violence.

Gracié en 1830, il a été de nouveau condamné, en 1833, à huit jours d'emprisonnement pour outrage public à la pudeur.

Les antécédents d'un tel homme, les indications données étaient de nature à fixer sur lui les soupçons ; un mandat d'amener est décerné, mais l'arrestation présente des difficultés. Bourgeois est vigoureux et plein d'audace ; il annonce que la justice ne l'aura pas vivant ; il porte des armes, et doit en faire usage soit contre lui-même, soit contre ceux qui tenteraient de se rendre maîtres de sa personne. Le lieutenant de gendarmerie de Dreux se rend sur les lieux avec un gendarme de confiance, le sieur Bourgaud ; ils sont vêtus en bourgeois : l'un a sa plaque, l'autre son ceinturon. Bourgaud cache sous sa blouse une baïonnette qui lui servira d'arme défensive au besoin. Ils se rendent à Saint-Denis-de-Moronval ; Bourgeois venait de sortir de chez lui. On se met à sa poursuite, et bientôt on l'aperçoit au bord d'un bois. Le lieutenant fait un détour pour lui couper la retraite, et commande à son gendarme de marcher à lui. Bourgaud s'avance, et près de l'atteindre, il lui dit : « N'auriez-vous pas vu un déserteur ? » et puis après : « N'auriez-vous pas vu un nommé Bourgeois ? » Bourgeois se retourne aussitôt et répond : « Je vas t'en f..... un déserteur. » Au même instant, il tire de sa poche une lime aiguisée, s'élance sur le gendarme, qui recule, saisit sa baïonnette, et s'efforce de le contenir en appelant son lieutenant. Cependant Bourgeois, furieux, criait : « Il faut que j'aie ta vie ou que tu aies la mienne. Je ne me rendrai pas : tuez-moi. »

Bourgeois est alors blessé à la main ; sa fureur augmente, la lutte devient désespérée. Heureusement la lime de Bourgeois s'engage dans la blouse du gendarme et se rompt.

Les deux adversaires se prennent corps à corps et tombent. Bourgeois, moins fatigué, allait avoir le dessus, et c'en était fait peut-être du gendarme, lorsque le lieutenant arrive ; le malfaiteur est garrotté et conduit dans la prison de Dreux. Une instruction a lieu, Bourgeois est reconnu par les témoins ; il avoue tous les faits qui lui sont imputés.

En conséquence, Jean Bourgeois, précédemment condamné à une peine afflictive et infamante, est accusé de tous les attentats à la pudeur ci-dessus rapportés, et de la tentative volontaire d'homicide sur la personne du gendarme Bourgaud. Crimes prévus par les art. 2, 56, 304, 331 et 332 du Code pénal.

Pendant que les jurés décident du sort de ce malheureux, plusieurs médecins étrangers, après avoir obtenu l'agrément de l'accusé et de son défenseur, se livrent avec empressement à des observations phrénologiques ; ils adressent plusieurs questions à Bourgeois, et la conclusion qu'ils tirent de ces débats et de leurs observations est entièrement favorable à l'accusé.

Cependant la sonnette du jury se fait entendre aussitôt, et les jurés, préoccupés malheureusement du danger de rendre à la liberté un homme qu'ils regardent, à juste titre, comme très dangereux, sans s'occuper de la question de savoir si la société a ou n'a pas de moyens pour séquestrer cet homme *sans le flétrir*, prononcent un verdict de culpabilité sur la question d'attentat à la pudeur avec violence, et absolvent Bourgeois quant à la tentative de meurtre.

Ce verdict est accueilli avec un pénible étonnement.

La Cour, attendu la récidive, condamne l'accusé à vingt ans de travaux forcés, minimum de la peine, et à l'exposition.

Une demande en grâce a été aussitôt formée.

Cet exemple, qui a été rapporté dans la *Gazette des Tribunaux*, est fort remarquable. Ici il s'agit d'un homme chez lequel il existait une fureur érotique très prononcée; car il s'adresse dans la même journée à six personnes que le hasard lui fait rencontrer, quel que soit d'ailleurs leur âge; ne devait-on pas soulever à son égard une question d'aliénation mentale? Toutes les circonstances venaient à l'appui. Dès long-temps cet homme était signalé dans le pays, et il avait reçu un surnom qui dénotait l'érotomanie; aussi s'est-on empressé d'adresser un recours en commutation de peine.

Excitation à la débauche. Petit garçon de douze ans et demi.

Le 20 octobre 1838, en vertu d'une ordonnance de M. Cazenave, juge d'instruction, qui nous commet à l'effet de procéder à la visite de l'enfant Alexis Desbor...; de rechercher si cet enfant est habituellement adonné à la masturbation, et s'il présente quelque indice de cohabitation avec une femme; nous, Alph. Devergie, avons procédé à cet examen, et recueilli de la bouche de l'enfant les renseignements qui suivent.

Alexis, apprenti chez un bijoutier, venait chez sa mère tous les quinze jours; il couchait avec la femme Bross..., et il a passé cinq nuits avec elle. Les deux premières, cette femme l'a laissé dormir très tranquille; mais dès le matin de la troisième nuit, elle l'a pris, l'a placé sur elle, l'a excité, et s'est introduit le membre viril d'Alexis dans les parties génitales; elle l'a aussi masturbé; elle s'est principalement livrée à des actes de débauche. Dans la nuit de dimanche dernier à lundi, le mardi et les jours suivants, l'enfant a été malingre d'abord, et aujourd'hui il est malade.

Alexis est d'une faible constitution; sa figure est pâle, ses yeux assez cernés, sa peau chaude; son pouls est accéléré, fébrile, son ventre sensible à la pression; il accuse un violent mal de tête, cependant le front est peu brûlant.

La verge est très développée, très longue, quoiqu'il n'existe au pubis aucune apparence de poils; elle entre facilement en érection, ou au moins elle acquiert une certaine rigidité pendant que nous découvrons le gland pour l'examiner. Son extrémité est rouge, légèrement enflammée, notamment les bords de l'orifice du canal urétaire et le prépuce; le gland est très humide, et du canal s'écoule une mucosité légèrement blanchâtre.

Le devant de la chemise que l'enfant porte depuis six jours présente un grand nombre de taches; les unes, d'un gris sale, ont de deux à trois lignes de diamètre; les autres, de près d'un pouce de largeur dans quelques points, sont jaunes, en même temps que des restes de farine de graine de lin ou de graine de moutarde très grossière existent à la surface de ces taches. L'enfant nous déclare que les taches jaunes proviennent d'un cataplasme qu'on lui a appliqué sur le ventre. Ce cataplasme aurait-il été fait par erreur avec de la farine de moutarde au lieu de farine de graine de lin? cela est possible, et expliquerait la confection des taches jaunes que la graine de lin ne peut pas produire.

En résumé, l'enfant soumis à notre examen est malade.

Son intelligence est développée, et il connaît parfaitement ce que c'est que la masturbation, car il a eu le soin de nous faire connaître les circonstances qui la lui rendaient impossible dans l'atelier où il travaille.

Il présente à l'extrémité de la verge des traces d'une légère inflammation de l'urètre et du gland.

Cette inflammation est-elle le résultat d'attouchements réitérés? c'est ce qui est très probable; mais nous ne saurions dire si ces attouchements sont le fait de l'habitude de la masturbation, ou s'ils dépendent d'une circonstance tout accidentelle. L'état morbide actuel de l'enfant rend encore plus difficile la solution de cette question.

Visite de la fille Bross... : quelques flueurs blanches abondantes depuis longtemps.

C'est là une de ces expertises dans lesquelles le médecin ne saurait se prononcer avec trop de réserve ; certaine classe du peuple est tellement dépravée, et les enfants y sont adonnés de si bonne heure à des habitudes vicieuses, qu'il est difficile de faire la part de la maladie et celle de circonstances accidentelles qui font l'objet d'une inculpation d'excitation à la débauche. D'une part, on voit un enfant couchant chez un bijoutier avec trois ou quatre autres apprentis comme lui, et pouvant y prendre l'habitude de la masturbation ; d'une autre part, cet enfant se rend chez sa mère tous les quinze jours, et là il est confié à une femme publique avec laquelle il couche ; il y tombe malade, et c'est au milieu de cet ensemble de conditions que nous sommes chargé de résoudre la question de savoir s'il a été l'objet d'attouchements, ou s'il a cohabité avec une femme. Avouons que ce sont là des cas dans lesquels la médecine légale et souvent même la justice sont tout à fait impuissantes.

Je ne terminerai pas ce chapitre sans faire remarquer, avec M. Villermé (*Annal. d'hyg.*, tome V, page 83), que le viol est plus commun durant certaines saisons, et notamment pendant les mois de mai, juin et juillet ; qu'il est généralement plus rare en hiver, ce qu'il faut attribuer suivant nous, d'une part, à l'influence de la saison, d'une autre part, à ce que les occasions de commettre le crime sont plus nombreuses, pendant la belle saison que dans les mois d'hiver.

CHAPITRE XI.

Des maladies simulées, dissimulées, prétextées ou imputées.

Les cas dans lesquels les médecins peuvent être appelés à déterminer si une personne est réellement atteinte d'une maladie sont nombreux. Ainsi, c'est un juré, un témoin, qui déclarent ne pouvoir se rendre à une assignation : la cour délègue immédiatement un médecin pour constater le fait. C'est un détenu qui veut se faire transférer d'une prison de force dans une maison de santé; ailleurs, un coupable qui veut éloigner l'époque de son châtiment. Ici une personne qui se plaint de violences dont elle n'aurait pas été l'objet ; là une autre qui impute à un individu donné une maladie ou une infirmité qu'il n'a pas. Dans d'autres circonstances, une personne motivera une demande en séparation de corps sur la débauche de son conjoint, et il y aura lieu de visiter la personne supposée malade, et portant des traces de maladies vénériennes récentes ou anciennes. Un conscrit se présente à la réforme avec une maladie simulée. La science de l'expert, dans ces cas si nombreux où tous les moyens de fraude peuvent être mis en usage, ne consiste pas seulement à savoir établir le diagnostic d'une maladie ; car alors il deviendrait superflu de traiter ce sujet dans un ouvrage de médecine légale, il suffirait de renvoyer aux traités de pathologie interne et de pathologie externe; mais il n'en est pas ainsi. L'expertise se compose: 1° de la science du diagnostic des maladies; 2° de la connaissance des moyens propres à simuler ces maladies; 3° des caractères qui distinguent les maladies simulées de celles qui sont survenues spontanément. C'est surtout à ces deux derniers points de vue que nous envisagerons le sujet qui nous occupe, le premier n'étant pas, à proprement parler, de notre ressort.

Faisons remarquer qu'une maladie soit simulée, dissimulée,

prétextée ou imputée, le rôle de l'expert est toujours le même, il faut qu'il s'appuie sur les mêmes ordres de connaissances : celui qui comporte le diagnostic des maladies, celui qui comprend les moyens de les simuler, et celui qui est relatif aux moyens de les dissimuler, de telle sorte que, pour fournir à l'expert tous les documents propres à résoudre la question, il faudrait établir le tableau de *toutes les maladies* en les envisageant sous ces trois ordres de considérations. On comprendra jusqu'où pourrait nous conduire une pareille marche. Aussi allons-nous nous borner à l'exposition des maladies que l'on peut simuler, dissimuler, prétexter ou imputer le plus souvent, en les plaçant par ordre alphabétique, et en les envisageant sous ces divers rapports.

Nous nous attacherons surtout à relater les principaux faits qui dans la science ont été l'objet de rapports. On y verra mieux la marche suivie, les recherches minutieuses et la sagacité que ce sujet comporte.

M. Marc, qui s'est beaucoup occupé de l'étude de ces maladies et des moyens de les reconnaître, et à qui on doit un excellent article, sous le mot DÉCEPTION, du *Dictionnaire de médecine* en 21 volumes, a proposé de diviser les maladies simulées en celles par *imitation* et en celles par *provocation*. Tout en admettant que cette distinction est fort bonne et qu'elle fait parfaitement connaître les deux ordres de moyens que l'on emploie pour feindre des maladies, nous ne l'adopterons pas comme mode d'exposition, parce que la plupart des maladies peuvent être simulées des deux manières, et que nous serions conduit à des répétitions.

Mais avant de présenter sous forme alphabétique les principales maladies ou infirmités qui doivent faire le sujet de ce chapitre, nous croyons devoir reproduire ici un tableau qui a été publié par le docteur Joseph Tonnet, et qui servira de guide aux médecins appelés à faire la visite des conscrits. Ce document est d'autant plus important qu'il devient un guide sûr pour les médecins qui sont appelés auprès des conseils de révision.

TABLEAU DES CAS D'EXEMPTION DU SERVICE MILITAIRE ET DES MALADIES SIMULÉES.

Extrait du *Journal de médecine, chirurgie et pharmacie militaires*, publié par ordre de son Excellence le ministre de la guerre, t. IX, p. 541.

PREMIER TABLEAU. — MOTIFS D'EXEMPTION DU SERVICE. — VICES ET DIFFORMITÉS PHYSIQUES DU CRÂNE.

L'alopécie universelle et la dépilation totale ou presque totale du cuir chevelu.

La persistance de la fontanelle supérieure et antérieure.

L'écartement des sutures.

Le volume exorbitant et monstrueux de la tête.

La dépression du crâne, ou toute autre difformité sensible dans sa conformation.

Les grandes lésions du crâne, provenant de plaies compliquées, de fractures considérables, de l'opération du trépan, d'ulcères avec carie, suivies d'exfoliations qui ont intéressé toute l'épaisseur des os : il en résulte des accidents très graves, tels que l'altération des facultés intellectuelles, la perte de la mémoire, les fréquentes douleurs de tête, les étourdissements, les vertiges, l'assoupissement et autres affections nerveuses ou spasmodiques, qui sont aussi quelquefois, et même longtemps après l'action de la cause qui les a déterminées, la suite d'une violente commotion au cerveau, sans fracture concomitante des os du crâne.

De la face. — Les taches ou envies rouges, grises, livides, etc., velues ou poilues couvrant une grande partie de la face.

Les mutilations hideuses de la face à la suite de brûlures larges et profondes, de la variole ou d'une opération chirurgicale.

Les pertes considérables de substance à la joue.

La perte partielle ou totale de la mâchoire supérieure ou inférieure.

Les difformités incurables de l'une ou de l'autre mâchoire, capables de gêner la mastication, la parole, ou d'empêcher de déchirer la cartouche.

Des yeux. — La chute complète des cils ou des sourcils.

L'adhérence de l'une ou des deux paupières au globe de l'œil.

L'atrophie d'un œil.

La perte d'un œil ou de son usage.

La cécité ou la privation totale de la vue, de naissance ou accidentelle.

Des oreilles. — Les oreilles volumineuses, énormes, bizarres, très petites ou amincies, et d'une difformité désagréable à la vue ou nuisible à l'ouïe.

La perte ou le défaut du pavillon de l'oreille.

L'oblitération ou l'imperforation du conduit auditif.

L'étroitesse ou le resserrement du conduit auditif, susceptible d'empêcher la libre perception des sons.

La surdité et le mutisme de naissance ou accidentelle, complète ou incomplète.

Du nez. — Le volume extraordinaire du nez.

Sa petitesse extrême avec étroitesse du méat antérieur des fosses nasales.

Le nez très écrasé, presque nul, ou toute autre difformité de cette partie capable de défigurer ou d'altérer beaucoup la voix, et de gêner sensiblement la respiration.

La perte complète du nez ou d'une portion du nez.

De la bouche et de l'arrière-bouche. — Le bec de lièvre de naissance, simple ou double, difforme ou compliqué de la division du rebord alvéolaire des os palatins.

La perte totale ou partielle de l'une des lèvres.

Les lèvres constamment béantes ou pendantes.

La perte totale des dents incisives et canines de la mâchoire supérieure ou inférieure, de droite ou des deux côtés.

La fente, l'écartement, l'échancrure, la perforation, la perte de substance ou l'absence de la voûte palatine.

L'atrophie de la langue, ou sa grosseur gênant la parole.

La destruction presque entière du voile du palais.

Le mutisme.

L'adhérence de la langue aux parois de la bouche.

La mutilation ou la perte partielle de la langue.

L'extinction de la voix ou son altération manifeste par le squirrhe des amygdales, la bifurcation ou la destruction de la luette, le racornissement de l'épiglotte.

L'aphonie complète et permanente.

Le bégaiement ou le bredouillement outré, c'est-à-dire porté au point de compromettre la sûreté d'un poste.

De la poitrine. — La gibbosité, ou les bosses situées à la partie antérieure de la poitrine, à la partie postérieure ou même aux parties latérales.

La voussure du dos, avec aplatissement de la partie antérieure de la poitrine, ou seulement avec dépression ou enfoncement du sternum.

Les cicatrices adhérentes aux parois du thorax, à la suite des plaies pénétrantes, avec lésion de ce viscère.

La multiplication et le développement des mamelles, à l'instar de celles de la femme.

De la colonne vertébrale, du bassin et du bas-ventre. — La courbure ou déviation de la portion cervicale, dorsale ou lombaire de la colonne vertébrale.

La déviation ou la saillie vicieuse d'un des côtés du bassin.

L'anus contre nature ou artificiel.

Des parties génitales. — L'épispadias ou l'hypospadias situé au milieu ou à la racine de la verge.

Le rétrécissement considérable de l'urètre.

L'absence et la perte totale ou presque totale de la verge.

L'absence des testicules.

Les testicules arrêtés à l'anneau.

L'atrophie des deux testicules, la perte de ces deux organes.

La perte ou l'absence totale des parties génitales.

La sortie de l'urine par le nombril.

L'hermaphrodisme, c'est-à-dire le vice de conformation des parties génitales qui imite la réunion des deux sexes.

Des membres. — Les développements contre nature et les accroissements difformes et monstrueux de la propre substance des os.

La courbure défectueuse des os longs.

Les fausses articulations ou articulations contre nature.

L'ankylose complète.

L'atrophie générale ou partielle d'un membre.

La rétraction permanente d'un membre ou d'une portion de ce membre.

La faiblesse, la difficulté ou la perte totale et irrémédiable du mouvement d'un membre.

La privation d'un membre ou d'une portion essentielle de ce membre.

Les enfoncements, les inégalités, les déviations ou le raccourcissement des membres, provenant de fractures simples et compliquées, mal guéries.

Item reconnaissant pour causes les distensions articulaires, les entorses violentes et les luxations négligées et mal réduites.

Les cicatrices anciennes ou récentes, larges, profondes, croûteuses, parsemées de varices, bleuâtres, livides, peu solides, et dont l'existence coïncide avec des signes de faiblesse de constitution.

Les cicatrices dures, résultant de plaies par brûlure, rupture et arrachement, de coups de feu, d'opérations chirurgicales ou de toute autre espèce de solution de continuité, avec ou sans déperdition de substance.

Les cicatrices situées principalement sur les membres inférieurs et adhérentes aux aponévroses, au corps des muscles, des tendons, aux capsules articulaires, et même aux os, qui, bridant la contraction des muscles fléchisseurs et extenseurs, et tenant les articulations dans un état continuel de rigidité, nuisent et s'opposent à l'étendue, à l'égalité et à la souplesse des mouvements ; ou bien encore celles qui sont tendres, délicates et susceptibles de devenir douloureuses, de s'enflammer et de se rouvrir par l'effet de la marche, de la compression ou du frottement exercé par les vêtements, des coups, des chutes, de l'impression du froid, etc.

Membres supérieurs. — Les extrémités supérieures et inférieures sensiblement trop longues ou trop courtes.

Une épaule beaucoup plus basse que l'autre.

Les altérations congéniales de la conformation des mains, leur volume extraordinaire provenant d'un engorgement lymphatique naturel, de l'état variqueux général des capillaires veineux, ou bien d'engelures habituelles ulcérées.

La callosité générale avec gerçures vives de la paume des mains.

Les doigts adhérents ou réunis, surnuméraires, doubles ou rameux.

L'extension ou la flexion permanente d'un ou de plusieurs doigts, ainsi que la perte irrémédiable du mouvement de ces parties.

La perte de la première phalange du pouce de la main droite, la perte totale d'un pouce.

La perte partielle ou totale du doigt indicateur de la main droite, ainsi que la perte de la deuxième phalange des doigts de la même main ; la perte totale des doigts de cette main.

La mutilation des dernières phalanges de l'une et de l'autre main ; la difformité considérable des ongles.

Des membres inférieurs. — La torsion et l'entre-croisement des extrémités inférieures.

La courbure de l'un ou des deux genoux, ou les genoux dits *cagneux*.

Le volume extraordinaire de l'une ou des deux jambes.

La saillie considérable des malléoles internes par l'effet de la déviation naturelle ou forcée des os qui forment l'articulation du pied avec la jambe.

Le raccourcissement permanent du tendon d'Achille.

La claudication bien marquée.

Les pieds trapus et très courts.

L'inversion des pieds, ou les pieds bots ou tors.

I.   39

Les pieds plats, écrasés et très longs.

Tous les orteils réunis, doubles et rameux.

La déviation du gros orteil croisant la direction des autres, accompagnée de la forte saillie de l'articulation formée par le premier os métatarsien et la première phalange du gros orteil.

Le chevauchement ou la superposition de tous les orteils ; la rétraction ou la courbure difforme de tous ou de deux orteils au moins du même pied.

La perte partielle ou totale d'un gros orteil, ou de deux orteils du même pied.

La perte du mouvement d'un ou de plusieurs orteils du même pied, et la mutilation des dernières phalanges des orteils de l'un ou de l'autre pied.

DEUXIÈME TABLEAU. — DES MOTIFS D'EXEMPTION DU SERVICE MILITAIRE. MALADIES, DIFFORMITÉS.

Ulcères. — Les ulcères invétérés, constitutionnels, d'un mauvais caractère ; les ulcères variqueux, atoniques, scorbutiques invétérés, dartreux, rongeants, scrofuleux.

Tous les ulcères, de quelque nature qu'ils soient, larges, profonds, situés sur les parties actives dans les mouvements, et qui, ayant détruit les chairs et dénudé les os, ne peuvent manquer de laisser des cicatrices étendues et adhérentes.

Fistules. — Les fistules pénétrantes dans les cavités osseuses, dans les sinus, les articulations, dans l'épaisseur des os spongieux, dans les glandes engorgées.

Les fistules qui intéressent les conduits excréteurs, qui communiquent avec l'intérieur du larynx, de la poitrine, de l'abdomen.

Les fistules urinaires, stercorales.

Abcès. — Les abcès considérables qui proviennent d'une cause constitutionnelle.

Les abcès froids, de cause interne, que leur situation peut faire soupçonner compliqués de la carie des os sous-jacents ou avoisinants.

Les abcès par congestion ; la maladie de *Pott*, ou mal vertébral.

Les abcès internes ou profonds, prononcés à l'extérieur, ou ceux qui ont des rapports de communication avec les cavités ou les organes qu'elles renferment.

Des tumeurs. — Les tumeurs ou dilatations variqueuses, anévrismatiques, érectiles, les hématocies volumineuses, les fongus hématodes.

L'anévrisme des principaux troncs artériels externes et internes.

Les tumeurs froides de causes internes.

Les polypes du conduit auditif, des sinus frontaux et maxillaires, du nez, de la gorge et du larynx.

Les excroissances variqueuses, fongueuses et sarcomateuses incurables.

L'engorgement considérable des glandes cervicales, sous-maxillaires, axillaires, inguinales ; celui des glandes mésentériques (carreau).

Les tumeurs lacrymales, salivaires, biliaires ; les tumeurs enkystées externes ou internes, volumineuses et multipliées, quelle que soit la nature du contenu du kyste, et qui ne sont curables que par les procédés opératoires.

Les tumeurs osseuses.

Les tumeurs blanches et fongueuses des articulations.

Les tumeurs scrofuleuses externes et internes.

Les tumeurs cancroïdes, ou excroissances carniformes de la peau.

Hernies. — Les hernies abdominales simples ou doubles, réductibles, irréductibles, faciles ou difficiles à maintenir réduites, même à l'aide du bandage le plus convenable.

Les hernies du poumon, des muscles, la procidence de l'iris.

Des dégénérations organiques. — Quel que soit le siége de ces maladies, ou la forme sous laquelle elles se montrent.

Le squirrhe et toutes les excroissances squirrheuses : le cancer, le carcinome, les tubercules, etc.

La transformation des muscles en tissus blancs et graisseux.

L'endurcissement chronique du tissu cellulaire du scrotum, d'un membre.

Maladies de la peau. — Les dartres vives, humides et étendues, invétérées, constitutionnelles.

La gale rebelle et compliquée, la lèpre, l'éléphantiasis, la teigne, la phthiriase ou maladie pédiculaire.

L'ichthyose nacrée, la cornée ou pellagre.

Observations. — Toutes les maladies de la peau anciennes, héréditaires, dégoûtantes et susceptibles de se communiquer.

Maladies des muscles. — Les ruptures ou déchirements survenus aux portions charnues et tendineuses des muscles des membres inférieurs.

La rétraction permanente des muscles, le torticolis ancien.

L'atonie ou le relâchement constant des muscles d'une partie.

Maladies des os. — La carie, surtout celle des os spongieux, la nécrose, l'exostose, le périostose, le spina bifida, la diastase.

Les luxations anciennes, les fractures graves ; les entorses violentes avec déplacement complet ou incomplet des os.

Le ramollissement et la fragilité des os.

Les corps étrangers dans les articulations, l'hydropisie de ces parties.

Maladies nerveuses. — La manie, la folie, la démence ou aliénation mentale.

L'idiotisme ou l'imbécillité, les vertiges invétérés.

L'épilepsie, le somnambulisme.

Le tic douloureux ou convulsif de la face.

La difficulté de la déglutition par l'effet de la paralysie de l'œsophage.

Le hoquet convulsif continuel.

La dyspnée habituelle ou courte-haleine.

L'asthme continuel confirmé, sec, humide ou catarrhal.

L'asthme périodique ou convulsif.

Les palpitations du cœur.

Les pulsations fortes et habituelles à la région épigastrique.

Le vomissement habituel, la rumination.

La polyphagie, la boulimie, voracité ou appétit insatiable.

La sciatique, le tremblement habituel de la tête ou de tout le corps.

Le tremblement partiel ou général des membres ; la danse de Saint-Guy.

Les convulsions habituelles, générales ou partielles.

La paralysie complète ou incomplète d'une partie.

Maladies générales ou constitutionnelles. — Le rachitisme ou nouure.

Les scrofules ou écrouelles abcédées, ulcérées.

La constitution scrofuleuse seule, bien caractérisée par la débilité qui lui est inhérente.

La faiblesse constitutionnelle ou l'extrême maigreur.

L'obésité ou polysarcie.

Le marasme décidé avec ou sans fièvre, caractérisé par des signes d'étisie ou de colliquation.

La fièvre hectique avec ou sans lésion organique.

La fièvre intermittente chronique, rebelle à tout traitement.

Le scorbut avancé.

La cachexie scorbutique et vénérienne.

L'anasarque, l'ictère, la sueur générale et habituelle, la transpiration fétide.

Observations. — Il est un état constitutionnel qui, loin de caractériser une santé parfaite, doit au contraire faire regarder le sujet qui le présente comme étant dans un état voisin de la maladie, et par conséquent, comme inapte au service militaire : c'est l'excessive prédominance du système sanguin, ou la constitution pléthorique au suprême degré chez un individu replet, dont la stature est petite et ramassée, qui a une grosse tête, le cou court, la face injectée, les veines saillantes, et qui ne pourrait se baisser, porter un col, agrafer l'habit uniforme, ni se coiffer d'un shako sans que sa face ne devînt violette, et qu'il ne fût menacé d'une attaque d'apoplexie.

Maladies du crâne. — L'hydrocéphale.

Maladies des oreilles. — L'écoulement continuel purulent et fétide du conduit auditif. La surdité.

Maladies des yeux. — La chute ou la paralysie de la paupière supérieure.

L'ectropion, c'est-à-dire l'éraillement ou le renversement en dehors de la paupière inférieure.

Le trichiasis ou le renversement en dedans de la même paupière.

La lippitude ou le flux chassieux habituel.

Le flux palpébral purulent et chronique.

L'inflammation et l'ulcération chronique des paupières.

Le mouvement involontaire des paupières.

L'excroissance de la caroncule lacrymale.

L'épiphora ou larmoiement continuel.

Les varices de la conjonctive.

L'ulcère et la fistule de la cornée.

Le gonflement variqueux de la cornée transparente.

Le staphylôme, tumeur ou prolongement de la même partie.

Les taches ou nuages sur les yeux (néphelion; albugo, leucoma), situées vis-à-vis la pupille, ou assez étendues pour obscurcir la vue, surtout de l'œil droit.

L'ophthalmie chronique habituelle et incurable.

Les fluxions fréquentes et habituelles sur les yeux.

Le ptérygion, onglet ou végétation de la cornée.

L'hydrophthalmie, l'exophthalmie.

L'égarement ou le clignotement habituel de l'œil droit.

Les convulsions habituelles des yeux.

La myopie ou vue courte; la diplopie ou vue double.

L'ambliopie ou vue vague, affaiblie, confuse.

L'éméralopie ou vue diurne; la nyctalopie ou vue nocturne.

L'amaurose ou goutte sereine.

La faiblesse de la vue causée par le déchirement ou l'éraillement de l'iris; par l'extrême sensibilité des yeux et le resserrement considérable de la pupille, privée presque totalement du mouvement de dilatation.

La cécité causée par les affections suivantes : L'opacité totale de la cornée transparente.

L'absence ou l'occlusion de la pupille.

L'adhérence contre nature de l'iris à la cornée.

La paralysie des nerfs de l'iris.

La cataracte, l'opacité de l'humeur cristalline.

La coarctation permanente de la pupille.

La paralysie du nerf optique, le glaucome.

Le strabisme très prononcé.

Maladies du nez. — L'hémorrhagie habituelle du nez, l'écoulement purulent et fétide du nez, l'ozène.

Tout ulcère rebelle du nez entretenu par un vice spécifique.

Le gonflement des cartilages ou de la cloison du nez, oblitérant les fosses nasales.

Maladies de la bouche. — L'ankylose de la mâchoire inférieure.

La tuméfaction ou le prolongement excessif de la langue.

La carie générale des dents, leur perte presque totale par cette cause ou toute autre.

L'exubérance des amygdales.

L'écoulement involontaire de la salive.

L'haleine infecte par cause irrémédiable.

Maladies du cou. — Le goître ou bronchocèle assez volumineux pour gêner la respiration et empêcher l'homme de mettre son col et d'agrafer son habit.

L'ossification de la glande thyroïde, la phthisie laryngée.

Maladies de la poitrine. — L'anévrisme du cœur et toutes les affections de cet organe.

La phthisie au premier, deuxième et troisième degré.

L'hémoptysie par disposition originaire habituelle ou périodique.

L'hydro-thorax ou hydropisie de poitrine.

L'hydro-péricarde.

Maladies du bas-ventre. — La péritonite chronique.

L'inflammation ou l'engorgement chronique d'un ou plusieurs viscères abdominaux.

La phthisie de ces mêmes viscères.

L'ascite.

L'hémathémèse.

Le méléna ou maladie noire.

L'existence du ténia ou ver solitaire.

La dyssenterie chronique ou phthisie intestinale.

Le flux de sang intestinal habituel ou chronique.

L'incontinence permanente des matières fécales.

Les tumeurs hémorrhoïdales internes.

Le flux hémorrhoïdal périodique abondant.

Les hémorrhoïdes ulcérées, la chute habituelle du rectum.

Maladies des voies urinaires et des parties génitales. — La gravelle ou néphrite calculeuse.

L'hématurie ou pissement de sang. (On considérera comme cas de réforme les hémorrhagies insolites et abondantes par un point quelconque des surfaces muqueuses.)

La rétention continuelle ou fréquente de l'urine par l'effet des affections chroniques de l'urètre et de la vessie.

Le catarrhe chronique de la vessie, le calcul vésical.

L'incontinence d'urine, le diabète.

La rétraction permanente d'un ou deux testicules, au point de s'engager douloureusement dans l'anneau.

L'hydrocèle vaginale et celle du cordon, le varicocèle, circocèle, l'hématocèle, le sarcocèle.

Observations. — Toutes les affections graves du scrotum, des testicules et des cordons spermatiques sont des cas de réforme.

Maladies des extrémités supérieures et inférieures. — Les verrues nombreuses et volumineuses, couvrant les mains de manière à gêner le jeu des doigts.

Le relâchement des capsules et des ligaments articulaires avec mobilité extraordinaire et luxation volontaire ou involontaire des os.

Les varices noueuses, volumineuses, multipliées et ramassées sous forme de tumeurs.

Le rhumatisme fibreux, arthritique chronique, avec gonflement des articulations, engorgement des tissus environnants; gêne, difficulté ou impossibilité d'exécuter les mouvements; douleurs rhumatismales chroniques.

OEdème habituel des extrémités inférieures.

Sueur abondante et habituelle des pieds.

Les ongles rentrés dans les chairs.

MALADIES DISSIMULÉES.

I. La dépilation du cuir chevelu. — La chute des sourcils. — La perte des dents. — L'haleine fétide. — La hernie inguinale. — L'incontinence des matières fécales. — La chute habituelle du rectum. — La rétention ou l'incontinence d'urine. — La sortie de l'urine par le nombril. — La sueur habituelle des pieds. — Le raccourcissement d'une extrémité inférieure.

II. L'absence ou le défaut absolu de mémoire. — La myopie. — L'épilepsie, le somnambulisme. — L'hémoptysie périodique, l'asthme. — L'existence du ténia ou ver solitaire. — Le vomissement habituel. — La voracité ou l'appétit insatiable, ou la rumination. — La gravelle, le flux hémorrhoïdal. — Le catarrhe chronique de la vessie. — Les douleurs rhumatismales et névralgiques. — La fièvre intermittente rebelle, l'épuisement des forces.

MALADIES SIMULÉES.

I. Maladies simulées dépendant uniquement de la volonté qui règle seule les mouvements et l'état prétendu vicié ou désordonné de l'économie animale, savoir :

L'épilepsie. — L'idiotisme. — L'absence de la mémoire. — La folie ou démence mélancolique. — La manie. — La surdité. — La chute de la paupière supérieure de l'œil droit. — Le mouvement involontaire des paupières. — Le strabisme. — Les mouvements convulsifs des paupières et des yeux. — Le mutisme. — L'aphonie. — Le bégaiement. — Le torticolis. — La gibbosité. — La voussure du dos. — La courbure de la colonne épinière. — Le vomissement volontaire. — La rumination. — La rétention et l'incontinence d'urine. — Le tremblement partiel ou général. — La paralysie. — La rétraction ou la flexion continuelle des doigts et des membres. — La claudication. — Les douleurs rhumatismales et névralgiques. — L'élévation d'une épaule. — La roideur et l'ankylose d'un membre ou d'une portion de ce membre. — Le raccourcissement ou la déviation d'un membre. — L'inversion ou la torsion des pieds.

II. Maladies simulées et imitées volontairement avec des moyens artificiels, mais sans aucune altération de tissus, ni lésion importante de fonction, savoir :

La jaunisse. — Les ecchymoses. — La phthiriase ou maladie pédiculaire. — L'écoulement purulent des oreilles. — L'hémoptysie ou crachement de sang, — L'hématémèse ou vomissement de sang. — La hernie inguinale et scrotale. — La chute du rectum. — Les hémorroïdes internes. — L'hématurie ou pissement de sang. — L'excrétion des calculs vésicaux. — Le changement de la couleur et de la consistance de l'urine. — Le flux hémorrhoïdal. — Les varices.

III. Maladies simulées, factices et volontaires, imitées par l'application à l'extérieur ou à l'intérieur d'agents qui produisent une altération ou un changement contre nature dans la forme, le volume, l'intégrité, la continuité et la sensibilité de diverses parties du corps, savoir :

Les plaies. — Les mutilations. — Les ulcères. — Les dartres. — La teigne. — L'éruption de pustules et de pétéchies. — L'ophthalmie. — Le scorbut des gencives. — La carie, la destruction partielle ou la perte presque totale des dents. — L'hydrocéphale. — Les vertiges. — La folie furieuse. — L'emphysème. — L'ascite. — La tympanite. — L'hydrocèle. — Le pneumatocèle. — La hernie inguinale et scrotale. — Le vomissement des aliments. — La faiblesse du pouls. — La défaillance et la syncope. — Les palpitations du cœur. — L'amaurose ou goutte sereine. — La fièvre. — L'émaciation et l'épuisement des forces.

Aliénation mentale. — L'usage de substances stupéfiantes provoque assez bien la simulation de l'aliénation mentale; mais la simulation sans provocation se fait observer le plus souvent. L'examen répété de l'aliéné, sa séquestration, peuvent seuls conduire à distinguer cette maladie simulée, en ayant égard aux caractères qui sont propres à ses diverses formes. Il est difficile de tracer à cet égard des principes, des règles fixes de conduite dans une expertise de ce genre. Les deux faits suivants que nous allons rapporter montreront et la marche à suivre et les divers ordres de considérations dans lesquels il faut puiser pour ne pas être conduit à l'erreur. On consultera aussi avec quelque avantage ce que nous dirons dans le chapitre sur l'*aliénation mentale*, lorsque nous traiterons la question suivante : *Déterminer si une personne est saine d'esprit.*

Rapport sur un cas d'aliénation mentale crue simulée après exposition d'un enfant de quatre ans ; par M. Rech, professeur à la Faculté de Montpellier.

Je soussigné déclare que le rapport suivant contient l'expression fidèle de mon opinion sur l'état mental de J. P...

Cette femme fut amenée dans la maison des aliénés, le 15 avril de la présente année, et je reçus, le même jour, une ordonnance de M. le président de la cour d'assises qui m'invitait à la soumettre à un traitement et à émettre mon opinion personnelle sur les quatre questions suivantes :

1° La faiblesse intellectuelle dont J. P.... paraît actuellement atteinte est-elle réelle ou simulée ?

2° En la supposant réelle, peut-on en indiquer l'origine et les causes, et préciser l'époque à laquelle remonte cet état de désordre intellectuel ?

3° Quelles sont les causes de cette démence ou de cette imbécillité, et à quel moment l'accusée en a-t-elle été atteinte ?

4° Enfin, la démence actuelle de l'accusée, si elle est réelle, lui permet-elle de comprendre la moralité d'une action, et lui laisse-t-elle assez de liberté d'esprit pour suivre, à l'audience, les débats auxquels l'accusation dirigée contre elle peut donner lieu ?

Il est toujours difficile de résoudre de pareilles questions d'une manière précise ; je tenterai cependant de le faire. Pour que mes réponses aient quelque valeur, il importe qu'elles soient motivées, et, dans ce dessein, il est nécessaire de rappeler les faits principaux résultant de la procédure, et ceux qui ont été observés pendant le séjour de J. P.... dans la maison des aliénés.

1° *Faits principaux résultant de la procédure.*

J. P...., domiciliée à la Redorte, arrondissement de Saint-Pons, avant d'épouser P...., avait eu une fille naturelle du nommé F.... Celui-ci en mourant avait laissé un petit héritage à sa fille, au détriment de la mère, qui en avait été fort irritée et qui cependant avait vécu assez bien avec sa fille jusqu'au moment où, celle-ci se mariant, il avait fallu lui rendre l'héritage, la nouvelle mariée allant vivre avec son époux Ramonet, de la ferme Saint-Hippolyte, commune d'Aigne. L'irritation de la femme P.... avait été alors portée à son comble, et s'il n'était pas survenu de rupture entière entre la mère et la fille, il y avait eu du moins froideur extrême. Elles ne se voyaient plus que dans les visites qu'elles se faisaient dans de grandes occasions.

Plusieurs années s'étaient écoulées ainsi, lorsque, au commencement de décembre 1832, la femme P.... étant allée chez sa fille, était restée plusieurs jours auprès d'elle et n'en était repartie qu'après avoir obtenu l'autorisation d'emmener son petit-fils. Elle s'était mise en route le samedi à midi, avait été rencontrée par des hommes qui lui avaient fait observer qu'elle ne suivait pas le chemin de la Redorte, où elle disait aller, ce qui ne l'avait pas empêchée de continuer la même route. Elle avait été aperçue aussi par plusieurs femmes, parmi lesquelles une, nommée M. V...., l'ayant observée attentivement, l'avait vue rire, gesticuler, et n'avait pu s'empêcher de dire qu'elle semblait folle. Le soir du même jour, on l'avait rencontrée à Aigne, blottie contre une porte, sur un tas de fumier. La femme qui l'y trouva la fit entrer dans sa maison, où elle fut reconnue par les hommes qui lui avaient dit qu'elle ne suivait pas le chemin de la Redorte, et qui, lui ayant demandé ce qu'elle avait fait de l'enfant qui l'accompagnait dans la journée, avaient obtenu pour toute réponse : *Il est bien là où il est, il est mieux que s'il était avec moi.* J. P.... ne leur avait pas semblé être folle.

Le lendemain dimanche, l'enfant fut trouvé dans le cantonnement de Lauzat, commune d'Aigne, roide mort, couché sur le ventre. L'examen du cadavre, la nécropsie ne firent découvrir aucune lésion organique, et les médecins experts s'accordèrent à déclarer que la mort avait été causée par le froid ou par la frayeur. La femme P.... fut naturellement accusée de ce meurtre et mise en état d'accusation. Le maire de la Redorte, qui l'interrogea, n'étant pas satisfait de ses réponses, fit appeler des habitants de la commune pour leur demander ce qu'ils savaient sur le compte de cette femme. Six répondirent qu'elle n'était pas dans son assiette ordinaire depuis qu'elle s'était vue frustrée d'un héritage qu'elle espérait ; les quatre autres dirent qu'ils n'avaient jamais remarqué de dérangement intellectuel. Tous s'accordèrent sur ce point, que J. P.... avait souillé toute sa vie par le libertinage. Sa fille et son gendre pensèrent qu'elle avait commis ce meurtre avec préméditation, affirmant qu'elle n'avait donné aucun signe de folie tant qu'elle était restée près d'eux, avouant d'ailleurs qu'elle n'était pas précisément méchante. Peu après, on la conduisit dans les prisons de Saint-Pons, puis dans celles de Montpellier, et elle comparut enfin devant la cour d'assises le 25 mars 1833.

Dans les premiers temps de sa détention, P.... raisonnait très bien sur tous les sujets, excepté sur le meurtre qu'on lui imputait. Elle l'avoua une seule fois, dit-on, sans faire connaître les motifs qui l'y avaient déterminée. Ordinairement elle le niait ou ne répondait pas aux questions qui y étaient relatives. Plus tard, elle délira sur plusieurs sujets. Enfin, elle parut être dans un état d'imbécillité complète. Ses actes étaient en rapport avec ses paroles. Elle ne travaillait pas, n'agissait pas, rendait ses excréments sur le lieu même où elle se trouvait. Lorsqu'elle comparut devant la cour d'assises, elle répondit assez bien aux premières questions ; mais bientôt elle fut comme étourdie, ne répondit plus ou fit des réponses incohérentes. Trois médecins, M. Lignon, médecin des prisons de Saint-Pons, M. Gay, médecin des prisons de Montpellier, et M. Rech, furent appelés pour éclairer les débats. Ils déclarèrent ne pouvoir se former une opinion d'après un examen aussi rapide que celui auquel ils étaient obligés de soumettre l'accusée, et la cour, renvoyant la femme P.... aux assises suivantes, décida que cette femme serait, en attendant, transférée dans la maison des aliénés de Montpellier, et soumise à l'examen du médecin en chef.

2° *Faits observés dans la maison des aliénés.*

Lorsque je vis P.... pour la première fois dans la maison des aliénés, elle était accroupie contre une colonne, ne faisant pas attention à ce qui se passait autour d'elle, et semblable à ces imbéciles qui n'ont jamais joui que d'une sensibilité imparfaite. Je lui demandai son nom, son âge, le nom de son village. Elle répondit exactement à ces questions, après que je les eus répétées plusieurs fois. Je l'interrogeai ensuite sur sa famille, quel était le nombre de ses enfants, leur âge, s'ils habitaient avec elle ? Si elle n'avait pas eu une fille avant son mariage ? Si celle-ci n'était pas mariée hors de la Redorte ? Si elle n'avait pas eu un fils de son mariage ? Si elle, P...., n'avait pas exposé cet enfant et n'était pas par là devenue cause de sa mort, etc., etc. Je n'obtins plus alors que des réponses incohérentes. Quelques unes étaient justes, mais cessaient bientôt de l'être, si on les lui faisait répéter : la plupart étaient toujours fausses. Souvent elle gardait le silence, et semblait ne pas comprendre ce qui lui était demandé. Les mêmes circonstances furent observées pendant une visite que je fis conjointement avec MM. Dugès, Ribes et Gay (1).

(1) Ces médecins avaient été désignés pour faire un rapport séparément.

Elles se présentèrent encore dans toutes mes visites. P.... sans doute ne répondit pas toujours exactement aux premières questions et avec incohérence aux dernières ; mais il en fut ainsi le plus constamment. Si quelquefois elle ne répondait pas du tout aux questions les plus simples , si quelquefois elle faisait des réponses satisfaisantes à des questions complexes , ce furent des exceptions. Jamais je ne pus obtenir rien de positif relativement à l'exposition de l'enfant. P.... a dit toujours qu'il était en vie , qu'il était à la Redorte ou chez son père. Je ne pus également obtenir d'elle rien de précis sur l'époque de sa détention , de son séjour dans les prisons. Elle semblait avoir tout oublié à ce sujet et n'avoir aucune idée même sur la durée de son séjour dans la maison des aliénés.

J'avais donné ordre qu'on la fît coucher dans une loge , mais que pendant toute la journée on la retînt dans les cours, de manière à pouvoir observer tous ses mouvements. Jamais elle ne se démentit. Les infirmières, l'élève interne, la trouvèrent toujours comme étourdie, ne répondant qu'avec peine et sans ordre aux questions qu'on lui adressait, gardant le silence, à moins qu'on ne l'interrogeât avec instance ; ne changeant rien de place ; recevant les aliments et les mangeant avec indifférence, ne les demandant jamais. Lorsqu'elle sentait le besoin de rendre ses excréments , elle se levait du lit , mais ne sortait pas de sa loge , ou ne savait pas aller aux lieux d'aisances.

Désirant juger quel était le degré d'apathie de P...., le 24 avril je prescrivis aux infirmières de la laisser comme si on ne pensait pas à elle ; de se contenter de tenir la porte de sa loge ouverte, pour voir ce qu'elle ferait. Elle ne sortit de son lit que pour aller fermer la porte deux ou trois fois. Elle parut d'ailleurs toujours dans l'affaissement , et resta quarante-huit heures sans prendre et sans demander ni aliments ni boissons. On lui en présenta après ce jeûne sévère, elle prit l'eau avec plaisir, mais les aliments avec son indifférence accoutumée. On lui dit de se lever, elle le fit et se rendit dans la cour, marchant avec peine et en vacillant.

Vingt jours environ après son entrée, P.... a semblé se réveiller un peu ; elle marchait plus volontiers, se rendait à la distribution des aliments et répondait avec moins de peine, lorsqu'on lui adressait la parole. On voulut la mettre au bain, elle opposa quelque résistance. On lui donna la douche, elle se débattit dans la baignoire, en poussant de grands cris. On l'a engagée à tricoter, elle l'a fait, mais maladroitement, oubliant des mailles , n'en serrant aucune suffisamment.

J'ai tenté enfin de déterminer chez cette femme une vive émotion. Je lui ai annoncé que si elle voulait aller à la Redorte, je la laisserais partir. Ma proposition a été acceptée, d'abord avec indifférence. Je la lui ai répétée quelques jours après , elle a été acceptée avec une sorte de contentement. J'ai annoncé le jour du départ, et j'ai trouvé les mêmes dispositions. Lui ayant demandé plusieurs fois comment elle ferait la route : *Je la ferai bien*, a été sa seule réponse. Plus tard , elle m'a dit qu'elle demanderait le chemin aux passants, et plus tard encore qu'elle mendierait son pain.

Enfin , je lui ai fait déposer les vêtements de l'hôpital pour reprendre ceux qu'elle avait lors de son entrée , et elle a été conduite hors de l'établissement. Une infirmière la surveillait et lui indiquait comme route à suivre la rue du dépôt de police, qui est longue et droite. Elle y est entrée sans hésiter et l'a parcourue dans toute sa longueur. A l'extrémité, elle a été arrêtée par le concierge de la maison et un soldat du poste du dépôt de police, qui lui ont demandé ses papiers. Elle a répondu qu'elle n'en avait pas; — d'où elle venait : — *De cette maison*, a-t-elle dit, en montrant l'hôpital; — pourquoi elle n'avait pas de papiers : — *On ne m'en a pas donné et l'on ne m'a pas dit qu'il en fallût.* On lui a annoncé alors qu'on ne pouvait la laisser passer, et qu'il fallait qu'elle rentrât au dépôt de police. Elle est revenue sans se faire prier, et s'est retrouvée dans la maison des aliénés. Au moment de sa sortie, P.... paraissait contente, elle riait de ce rire niais qu'on peut remarquer si souvent chez les imbéciles. Sa physionomie n'a pas changé quand elle a parcouru dans toute sa longueur la rue du dépôt de police; elle n'a pas changé davantage lorsqu'elle a été arrêtée, ni lorsqu'elle s'est retrouvée dans la maison des aliénés, ni même lorsque je lui ai dit qu'il fallait attendre les ordres du procureur du roi, et que peut-être il faudrait subir un jugement. J'avais tâté le pouls au moment où elle allait sortir; à peine il était un peu plus fréquent que de coutume : à la rentrée il n'avait nullement varié. Cette épreuve n'a pas modifié l'état de P.... Elle est toujours comme une personne qui ne sent pas, ne pense pas et ne peut suivre une conversation si courte qu'elle soit.

Tels sont les faits d'après lesquels nous avons établi notre opinion sur l'état mental de la femme P.... Cette opinion est formulée dans les réponses aux questions qui nous ont été faites.

Première question. — La faiblesse intellectuelle dont P.... paraît actuellement atteinte est-elle réelle ou simulée ?

Les faits observés dans la maison des aliénés peuvent seuls nous fournir la réponse. En les analysant, on trouve sensibilité émoussée; affaissement mental constant, incohérence dans les idées; la perception se fait mal, la mémoire est éteinte, excepté sur les sujets les plus communs; l'attention est impossible. A ces caractères tranchés, on ne saurait méconnaître cette espèce d'aliénation mentale connue sous le nom de démence. Quelques circonstances pourraient-elles induire à penser que cette maladie soit simulée? Nous ne saurions en trouver aucune. L'état de P.... ne s'est jamais démenti. Toujours même indifférence, même incohérence dans les idées; toujours ce regard hébété que l'être intelligent peut bien imiter pendant quelques moments, pendant quelques jours peut-être, mais qu'il ne saurait soutenir pendant un mois et demi, surtout en présence de personnes habituées à étudier les physionomies de tous ceux qui les environnent. Si d'ailleurs la démence avait été simulée, P.... n'aurait pu se défendre de vives émotions qu'auraient trahies sa physionomie ou au moins les battements de son pouls, lorsqu'elle fut rendue à la liberté, presque aussitôt après arrêtée, et de nouveau renfermée et menacée d'un jugement.

Quelques personnes étrangères à l'observation des aliénés pourraient bien penser que le refus de répondre sur toutes les questions relatives à l'exposition de l'enfant, ainsi que le contentement manifesté au moment de la sortie, prouvent que l'intelligence n'est pas aussi affaissée que P.... veut bien le faire croire; mais l'expérience a démontré au médecin que presque tous les aliénés conservent un instinct de ruse, une force de dissimulation qu'il semble difficile de concilier avec la folie. Ainsi donc, il est fort possible que P.... se rappelle d'une manière confuse que son petit-fils a péri par sa faute; qu'elle a été accusée d'homicide, et que par suite elle se soit imposé le silence le plus absolu à ce sujet. En admettant cette supposition comme vraie, cela ne prouverait nullement que la folie fût simulée. On pourrait croire encore que la femme P.... obéit à cet instinct conservateur que l'on trouve chez tous les animaux et à un plus haut degré chez l'homme, même quand il est privé de sa raison.

Quant au plaisir que P.... a manifesté lorsqu'elle a cru sortir de la maison des aliénés et rentrer chez son mari, il a été aussi insignifiant que toutes les autres émotions de cette femme, et ne peut servir de preuve contre elle. On doit même penser qu'elle l'eût caché, si la folie eût été simulée ; car c'eût été bien certainement l'occasion de montrer cette même indifférence qu'elle aurait su imiter si longtemps.

Par tous ces motifs, je crois pouvoir répondre à la première question : La faiblesse intellectuelle dont P.... paraît actuellement atteinte est réelle.

Seconde et troisième question. — En la supposant réelle (la faiblesse intellectuelle), peut-on en indiquer l'origine, les causes, et préciser l'époque à laquelle remonte cet état de désordre intellectuel ?

Quelles sont les causes de cette démence ou de cette imbécillité, et à quel moment l'accusée en a-t-elle été atteinte ?

La réponse à ces deux questions que l'on peut confondre ne saurait être aussi positive que pour la première. Je n'avais point observé la femme P.... avant qu'elle parût sur les bancs des accusés ; les renseignements qu'a fournis la procédure que j'ai rapportée sont fort incomplets. Enfin, la science, en nous montrant les effets, ne saurait, dans un cas pareil, nous faire remonter ni aux causes, ni à la connaissance de l'époque à laquelle ces effets ont commencé. Émettre une opinion basée sur quelques probabilités, c'est donc tout ce qu'il est permis de faire. P.... était-elle aliénée au moment où elle a demandé à sa fille la permission d'emmener son enfant, ou bien l'aliénation mentale a-t-elle fait son explosion pendant la route, ou enfin cette maladie est-elle le résultat du remords qu'a causé la perte de l'enfant ou la suite des craintes qui ont dû naître dans l'esprit d'une femme qui se serait rendue coupable d'un si grand crime ? La science permet ces trois suppositions. Elle nous apprend que l'aliénation mentale n'offre ordinairement, dans son début, que des signes inappréciables pour la plupart et même pour toutes les personnes qui environnent celui qu'elle atteint ; que ce n'est qu'à la longue qu'elle devient évidente ; mais que dans quelques cas, après avoir ainsi couvé pendant un temps plus ou moins long, elle se démontre tout à coup par des actes de violence, de fureur et un délire général que rien, dit-on, n'aurait pu faire prévoir ; que quelquefois enfin l'aliénation mentale éclate tout à coup et sans signes avant-coureurs, ce qui a lieu, surtout après les violentes commotions de l'âme. On peut donc supposer que la folie de P.... existait depuis un certain temps, mais qu'elle était restée inaperçue et qu'elle n'éclata qu'au moment où cette femme prit son petit-fils pour l'emmener chez elle. On peut croire aussi que cette folie n'a débuté que lorsque la femme P.... s'est vue seule avec son petit-fils. On peut croire enfin qu'elle n'est survenue qu'après l'exposition de l'enfant et par le souvenir du crime.

La première supposition me semble la plus probable. En effet, le maire de la Redorte ayant appelé dix habitants de la commune, et les ayant interrogés sur le compte de P...., six ont répondu que cette femme n'était plus dans son assiette ordinaire depuis qu'elle avait été privée d'un héritage qui avait été fait en faveur de sa fille. Marguerite V.... la voyant passer avec l'enfant, n'avait pu s'empêcher de répéter plusieurs fois que cette femme semblait folle. Des hommes ayant fait observer à P.... qu'elle n'était pas dans le chemin de la Redorte, où elle prétendait se rendre, elle n'en a pas moins poursuivi la même route ; après avoir abandonné l'enfant, au lieu d'aller à la Redorte ou de retourner chez sa fille, elle a été à Aigne, où elle a donné dès les premiers moments des marques de délire. Enfin, si elle eût agi avec discernement, si elle eût eu l'intention préméditée d'exercer contre sa fille une vengeance insolite, elle n'eût pas eu recours à un moyen douteux pour donner la mort à l'enfant ; moyen qui dans tous les cas devait faire dévoiler son crime, la mettre dans l'impossibilité de se justifier. C'est cette réunion de circonstances qui me semble puissante pour faire croire à une aliénation mentale antérieure à l'exposition de l'enfant ; car pour les expliquer autrement, il faudrait supposer que la femme P.... avait fait d'avance le projet de simuler la folie.

L'opinion de la fille et du gendre de J. D. P.... ne me semble pas suffisante pour me faire abandonner ce sentiment : ils pouvaient d'autant mieux se tromper sur l'état mental de leur mère et belle-mère qu'ils ne l'avaient vue que pendant quelques jours. Ils devaient être d'autant plus disposés à croire au crime, qu'ils perdaient un enfant bien-aimé et par le fait d'une mère avec laquelle ils n'avaient jamais vécu en bonne intelligence. Il est digne de remarque, d'ailleurs, que la fille de P.... a déclaré que sa mère n'était point méchante, et dès lors comment supposer qu'elle ait pu se porter à un acte de vengeance aussi atroce ?

L'opinion des témoins qui ont trouvé P.... après l'exposition de l'enfant, tout ce qui a été dit et déposé des discours et des actes de cette femme, soit dans les prisons, soit devant la cour d'assises, ne me semblent pas non plus des motifs suffisants pour faire croire à une raison entière. P...., dit-on, n'a déliré que lorsqu'on lui a parlé de l'enfant qu'elle n'avait plus auprès d'elle ; elle a parfaitement raisonné sur tous les autres sujets. Cela peut être vrai ; mais il est constaté également que le délire s'est étendu peu à peu, et que bientôt il est devenu général. Or cette marche est celle que suit le plus ordinairement la folie, qui, après avoir couvé plus ou moins longtemps, fait une brusque invasion. Comment supposer qu'une femme comme P...., voulant simuler une maladie aussi peu connue que la folie, ait pu imiter la marche qu'elle suit habituellement ?

On demande en outre à quelles causes on peut attribuer cette folie. Il nous semble difficile d'en assigner. On pourrait bien dire que le long libertinage auquel s'était livrée la femme P...., que le chagrin de voir passer à sa fille un héritage dont elle se croyait assurée, ont porté le trouble dans son esprit : ce sont là, en effet, des causes fréquentes de la folie ; mais ces causes ont-elles agi, dans ce cas, suffisamment pour produire un si grand effet ? Les documents manquent pour répondre affirmativement. La plupart du temps, on ne peut remonter aux vraies causes de la folie ; il n'est donc pas étonnant que celle de la démence de P.... nous reste cachée.

Des considérations précédentes, je déduis cette réponse aux deuxième et troisième questions : — Il est probable que la démence de P.... est antérieure à la dernière visite qu'elle a faite à sa fille ; mais que cette aliénation mentale n'est devenue évidente que lorsque P.... s'est trouvée seule avec son petit-fils, voulant retourner à la Redorte.

On ne peut rien préjuger sur les causes qui l'ont produite, ni sur celles qui l'ont fait éclater.

Quatrième question. — Enfin, la démence actuelle de l'accusée, si elle est réelle, lui permet-elle de comprendre la moralité d'une action et lui laisse-t-elle assez de liberté d'esprit pour suivre à l'audience les débats auxquels l'accusation dirigée contre elle peut donner lieu ?

La réponse ne peut qu'être négative, d'après les faits observés dans la maison des aliénés. La femme P...., quoiqu'elle ait éprouvé une amélioration dans son état mental, n'a pu encore manifester aucun souvenir de l'exposition de son petit-fils; elle ne peut suivre de conversation longue ou variée ; donc elle n'a pas assez de liberté d'esprit pour suivre des débats compliqués, tels que ceux auxquels doit donner lieu une accusation aussi importante et aussi délicate que celle qui pèse sur elle.

En résumant mon opinion sur l'état mental de P...., je dis : Cette femme est atteinte d'une démence réelle ; il me semble que cette folie existait avant que P.... exposât son petit-fils. Les causes m'en sont inconnues ; mais les effets en sont tels que P.... ne peut suivre les longs débats d'une accusation criminelle.

Je dois déclarer, en terminant, que cette opinion ne prend pas sa source dans des faits tellement nombreux et tellement évidents, qu'ils aient pu faire naître en moi une conviction profonde ; mais qu'elle repose sur des probabilités assez grandes pour que je me croie obligé de l'émettre en toute conscience.

Par suite de ce rapport, M. le procureur général, d'accord avec MM. les présidents de plusieurs cours d'assises, fit surseoir au jugement de la femme P...., qui resta soumise à mes observations. L'aliénation mentale dont elle était réellement atteinte ne varia point pendant un an. P.... était toujours étourdie, répondant rarement avec justesse, ne témoignant ni désirs, ni crainte, dans un état d'apathie extrême. Son physique ne changea pas non plus, elle conserva l'appétit et assez d'embonpoint. Vers le mois de mai de l'année suivante, l'étourdissement diminua tout à coup et sans que rien nous pût expliquer ce changement. La physionomie de notre aliénée prit un peu d'expression, son intelligence un peu de développement ; elle comprit mieux lorsqu'on lui parlait, se tint proprement et se livra même sans peine aux travaux grossiers de la maison. Cette amélioration se soutenait et me faisait espérer la guérison ; mais mon espoir fut de bien courte durée ; car deux mois n'étaient pas encore écoulés que des phénomènes d'une nature différente survinrent. Au moment du lever, on entendit P...., qui couchait toujours dans une loge séparée, pousser de grands cris. On accourut pour voir ce qui arrivait ; on la trouva derrière la porte, se soutenant à peine, presque nue, tous ses traits exprimant la terreur la plus profonde. Ses cris étaient pour la plupart inarticulés ; on put distinguer plusieurs fois cependant les mots *gendarmes, prison, mort*. On essaya de la rassurer, d'abord sans succès, et l'on ne réussit plus tard qu'avec beaucoup de peine et fort incomplétement. P.... conserva son air épouvanté, elle ne répondit plus qu'imparfaitement aux questions les plus simples, souvent poussa dans la nuit de nouveaux cris d'épouvante, et resta durant le jour constamment couchée derrière la porte de quelque loge. Un tremblement général se manifesta, l'appétit diminua, et bientôt l'on put distinguer une faiblesse générale incomplète. Voix mal articulée, mouvements volontaires faibles et irréguliers, agitation sans motif. Il fut dès lors impossible de rien comprendre aux paroles, ni aux actes de P....; elle maigrit rapidement, accusa plus tard des douleurs violentes que l'on dut supposer rhumatismales, tantôt dans un membre et tantôt dans un autre ; ce qui la forçait à rester dans le lit. Elle perdit entièrement l'appétit, dépérit à vue d'œil et mourut le 27 février 1835.

Plusieurs médications avaient été essayées : les antiphlogistiques en premier lieu. Les bains, les douches même, avaient été continués assez longtemps. Plus tard, j'avais eu recours aux purgatifs, et enfin à la digitale pourprée, qui m'avait réussi deux fois contre le premier degré de la paralysie générale : quelques sudorifiques avaient été aussi administrés pour combattre l'affection rhumatismale. Tout avait été essayé sans succès.

*Rapport judiciaire sur un cas de simulation de folie ;
par MM. Ollivier (d'Angers) et Leuret.*

Une fille de quatorze ans fut appelée de la province à Paris, pour entrer dans une maison en qualité de domestique. Peu de temps après son arrivée, des vols nombreux furent commis dans cette maison ; on porta plainte devant l'autorité, et une enquête ayant eu lieu, on retrouva, parmi les effets de la jeune fille et dans sa chambre, des objets appartenant à ses maîtres. Un étudiant, que l'on croyait d'une sagesse exemplaire et qui ne sortait jamais qu'aux heures des cours ou des offices religieux, appelé en témoignage, déposa contre l'accusée, qui, déclarée coupable, fut envoyée pendant trois ans dans une maison de correction.

Dans le cours des débats, l'accusée, cherchant à se défendre, avança timidement que peut-être les objets trouvés chez elle y avaient été portés par son accusateur ; mais la bonne réputation de celui-ci fit repousser une semblable insinuation comme une calomnie odieuse. Après sa condamnation, la jeune fille dit à ses juges : « Vous aurez un jour bien du chagrin de ce que vous venez de faire, parce que je suis innocente. » On l'emmena ; on l'enferma avec d'autres jeunes filles mises en correction pour vol exécuté sans discernement ; et sa famille, remplie de honte de compter parmi les siens une voleuse, l'abandonna à son malheur.

Deux hommes cependant la croyaient innocente : l'un, curé du village où elle était née, lui avait donné les premières instructions morales et religieuses ; il l'avait trouvée portée au bien, et connaissait la pureté de son âme. Malgré les preuves amassées contre elle, malgré sa condamnation, il répétait sans cesse : « Elle est innocente. » Et il lui écrivait de temps en temps des lettres qui l'exhortaient à persévérer dans la vertu, et qui lui disaient d'espérer. L'autre, non seulement la croyait, mais il la savait innocente ; il se taisait : c'était l'étudiant.

Après l'arrestation de la jeune fille, on continua de voler. Était-ce encore la jeune fille ? L'étudiant lui trouva des complices ; il se dit lui-même persécuté par eux, disparut un soir, et ne rentra qu'au bout de deux jours, les vêtements en désordre, blessé à l'épaule, et disant qu'il avait été conduit dans des souterrains, où les voleurs avaient voulu le punir de sa dénonciation. Le commissaire de police, informé de ces faits, les trouva peu vraisemblables et en instruisit le procureur du roi. L'étudiant s'aperçut alors qu'il était l'objet de quelques soupçons : il *eut* des crises nerveuses et des absences de raison. On le conduisit dans une maison d'aliénés. Bientôt des charges s'accumulant contre lui et un commencement d'instruction le désignant dès l'abord comme voleur et comme calomniateur de la jeune fille, il fut mis en prison.

Les crises nerveuses, les absences de raison étaient-elles vraies ou simulées ? Cette question, qu'il importait à la justice de résoudre, nous fut faite par le juge d'instruction, qui nous demanda en même temps si les blessures dont l'étudiant disait porter les traces étaient réelles et si elles résultaient de coups portés par une main ennemie. L'accusé fut examiné par nous avec la plus grande attention, et nous rédigeâmes à son sujet le rapport qu'on va lire.

Nous soussignés, chargés de procéder à la visite du nommé Alfred C..., à l'effet :

1° De constater l'état mental de ce jeune homme, inculpé de vol et soupçonné de simuler la folie, dans le but de se soustraire aux poursuites de la justice ;

2° D'examiner l'épaule gauche d'Alfred C..., afin de voir si les traces de blessures qu'on pouvait y remarquer sont en rapport avec les coupures de ses vêtements, déclarons que nous avons pris connaissance des pièces du procès, et notamment de la déposition de M. le docteur Bayle, médecin d'Alfred C..., et qu'ensuite nous avons visité à plusieurs reprises, ensemble et séparément, le sieur Alfred, dans la maison de santé du docteur X..., au dépôt de la préfecture de police, dans le cabinet de M. le juge d'instruction, et à Sainte-Pélagie.

1* *Faits relatifs à l'état mental d'Alfred C....*

Le sieur Alfred C... est âgé de dix-huit ans; quoique pâle, il a toutes les apparences d'une bonne santé physique. Ses études paraissent avoir été médiocres; on le croit religieux, et dans ses discours il se montre plein de déférence pour les pratiques de la piété.

D'après la déclaration de M. le docteur C..., oncle d'Alfred C..., ce dernier aurait toujours eu peu d'intelligence, et on l'aurait regardé comme ayant la tête faible.

Plusieurs vols commis successivement dans la maison qu'habitait Alfred C... furent attribués à une jeune fille, puis à des étrangers qui se seraient furtivement introduits dans cette maison; le sieur Alfred C... aurait lui-même surpris un de ces voleurs, qui l'aurait battu; il aurait rencontré en ville d'autres voleurs qui, ne pouvant obtenir de lui qu'il les introduisît chez son oncle, lui auraient bandé les yeux, l'auraient conduit dans un caveau où on l'aurait gardé pendant deux jours pour le tourmenter et obtenir de lui l'indication des moyens de pénétrer dans la maison de son oncle et de le voler; enfin, un assassin se serait jeté sur lui et lui aurait donné un coup de poignard sur l'épaule gauche. Il ignorerait complétement si l'entrée du souterrain où on l'aurait introduit se trouve en dedans ou en dehors de la ville; il ne se souviendrait pas si, pour rentrer à la maison de son oncle, il a ou non passé par une des barrières de la ville, et il aurait été ramené à ses parents par une femme de sa connaissance qui se serait trouvée sur son chemin.

Depuis la première rencontre qu'il aurait faite d'un voleur, c'est-à-dire postérieurement à l'époque où les vols ont commencé, le sieur Alfred C... serait devenu taciturne, craintif; il aurait paru redouter les voleurs et ne serait sorti que pendant le jour, et seulement pour assister aux offices de l'église.

M. le docteur Bayle, appelé près d'Alfred C..., le trouva écrivant des choses incohérentes, faisant des représentations de têtes de mort, et ne répondant pas aux questions qu'on lui adressait. Le même médecin déclare qu'ensuite le sieur Alfred C... eut des extases. « Pendant ces extases, dit M. Bayle, le malade parlait très haut et répétait toute une scène de voleurs dont il aurait été victime. Il citait les paroles de ces voleurs, les réponses qu'il leur faisait; il répétait tous les mouvements qu'il avait dû faire dans ces scènes. Alors sa figure était *pâle*, ses pupilles dilatées, ses mains froides; lorsqu'il arrivait, dans sa narration, au moment où il faisait des efforts pour se dégager des mains des voleurs, plusieurs personnes arrivant pour le retenir, il faisait une grande inspiration et revenait à lui, ne paraissant se rappeler aucun des phénomènes qui s'étaient passés dans la crise. Ces attaques duraient une ou deux heures; il en eut à peu près six ou sept. »

A l'aide des conseils donnés par M. Bayle à Alfred C..., celui-ci aurait recouvré la santé, et le 23 octobre dernier, il paraissait être, dit M. Bayle, dans un *état mental excellent ;* mais, à dater du 26 ou 27 février, de nouvelles attaques extatiques se seraient reproduites et auraient rendu nécessaire le placement, dans une maison de santé, du sieur C..., qui fut en effet conduit chez M. X... M. Bayle vit Alfred C... chez M. X..., et il y fut témoin de ce qu'il appelle une crise extatique. « La figure d'Alfred C..., dit M. Bayle, *rougit* tout à coup, ses pupilles se dilatèrent, ses mains se refroidirent : C... commença à répéter les scènes de voleurs, et il était sur le point de se livrer à des actes de violence, lorsqu'il fut saisi par plusieurs gardiens de la maison. »

Alors MM. Bayle et X... firent plusieurs expériences pour constater l'état de la sensibilité extérieure du sieur Alfred C... « Les mains passées devant les yeux ne firent point fermer les paupières ; le bras gauche était pendant le long du corps ; M. X... pinça ce bras avec la plus grande force et à plusieurs reprises, sans que le sieur Alfred C... donnât le moindre signe de sensibilité. La même épreuve, exécutée sur les autres membres, dit en terminant M. Bayle, montra que la sensibilité n'était pas diminuée dans ces parties. »

Le 23 mars dernier, veille du jour où se passa la scène dont il vient d'être question, l'un de nous s'étant transporté chez M. X..., y vit Alfred C... Ce jeune homme avait la figure pâle, son air était triste et son regard incertain. A toutes les questions qui lui ont été adressées, il a fait avec lenteur des réponses qui paraissaient toujours réfléchies. Interrogé sur l'état de sa santé, il a dit avoir de l'insomnie et des cauchemars, être sans cesse obsédé par des idées tristes, et ne se trouver capable d'aucun travail ni d'aucune distraction. Il a ajouté qu'il avait de temps à autre des crises qui débutaient par un mal de tête, et que, dans ces crises, il perdait complétement la vue : qu'alors son imagination lui représentait les voleurs par lesquels, après une longue résistance, il était entraîné, les yeux bandés, dans des lieux écartés et souterrains; qu'ensuite, marchant sans savoir où il allait, il se heurtait avec plus ou moins de violence contre tout ce qui se trouvait sur son passage. Trois fois, depuis son entrée chez M. X..., il avait eu des crises de ce genre.

Comme ces crises étaient récentes, il importait de s'assurer si Alfred C... portait des traces de contusion et de blessures qu'il se serait faites en se heurtant contre les murs de la maison ou contre les arbres du jardin ; mais nous n'en avons trouvé aucune qui fût due à une cause de ce genre.

Aux questions qui lui ont été adressées concernant les vols commis chez ses parents, Alfred n'a fait aucune réponse; il a demandé si des vols avaient été commis et si l'on en connaissait les auteurs, paraissant ainsi vouloir demander ce que les autres savaient au lieu de dire ce qu'il savait lui-même.

La conversation amenée sur d'autres sujets, le sieur Alfred C... parlait sans réticence, quoique avec lenteur ; il a donné des détails sur ses études, sur sa famille, sur ses occupations habituelles, enfin sur tout ce qui, dans ces questions, était étranger aux affaires de vols commis chez ses parents. Il a été également explicite sur les circonstances de son séjour chez M. X.... Toutefois nous devons dire qu'il a conservé un air incertain et hagard presque aussi longtemps qu'a duré notre entrevue.

Recherchant, avant de quitter Alfred C..., si nous découvririons en lui quelque symptôme morbide, nous avons touché la peau, observé l'état des pupilles, celui de la langue et du pouls, mais nous n'y avons rien observé qui ne fût à l'état normal. Procédant à cette exploration avec la gravité d'un médecin qui examine un homme réellement malade, et sans laisser soupçonner à Alfred C... que nous avions des doutes sur l'existence de sa maladie, nous avons surpris sur ses lèvres un sourire moqueur qui nous a paru motivé sur notre apparente crédulité.

Alfred C... ayant été transféré de la maison de santé du docteur X... au dépôt de la préfecture de police, l'un de nous l'y a visité à plusieurs reprises et l'a trouvé parfaitement raisonnable et dans sa tenue, et dans ses gestes, et dans ses réponses, chaque fois qu'il n'était pas question des vols commis chez son oncle ; mais quand la conversation était amenée sur ce dernier point, Alfred C... faisait des réponses embarrassées, ambiguës, et il avait un air étrange qu'il ne conservait pas quand il était question d'autre chose.

A Sainte-Pélagie, nous avons suivi Alfred C..., d'abord sans nous montrer à lui et en lui laissant ignorer s'il était encore soumis à notre observation. Nous nous sommes fait rendre compte de ses paroles et de ses actions par celui des employés de la prison qui est particulièrement chargé de le garder ; nous avons interrogé un prisonnier habitant la même chambre que lui ; nous avons lu une lettre écrite par lui à ses parents ; enfin, nous l'avons visité et interrogé nous-mêmes à différentes reprises, et il est résulté pour nous, de cet examen, que Alfred C..., depuis son entrée à Sainte-Pélagie, ne présente plus aucun symptôme réel ou simulé de folie.

Ses nuits sont parfaitement calmes ; son agitation, qualifiée par M. Bayle de crise extatique, n'est pas revenue ; ses réponses sont justes, prudentes, et en tout conformes à la raison. Il ne change plus de visage quand on lui parle de l'affaire des vols, seulement il persiste dans ses déclarations concernant les attaques et l'enlèvement dont il aurait été victime.

Interrogé sur la cause à laquelle il attribue la disparition de ses extases et de son agitation, il nous assure qu'il n'a jamais été malade, qu'il n'a jamais perdu la raison, mais qu'il a seulement été troublé par le souvenir des scènes de voleurs qui l'ont persécuté. Il n'ajoute pas qu'en entrant à Sainte-Pélagie, un prisonnier, le sieur D..., l'a menacé de le mettre à la raison, s'il ne se tenait pas tranquille.

Pendant une des entrevues que nous avons eues à Sainte-Pélagie avec Alfred C..., nous lui avons demandé s'il savait quels remèdes on lui avait administrés, soit chez ses parents, soit chez M. X.... Il nous a répondu qu'il avait pris une poudre blanche administrée par M. Bayle, poudre qui l'aurait purgé ; et une poudre verdâtre ordonnée par M. X.... Il croit que la poudre verdâtre est de la belladone ; son domestique Victor le lui a assuré. Mais M. le docteur X... dément cette assertion.

2° *Faits relatifs à la blessure de l'épaule.*

En avant du moignon de l'épaule gauche, on distingue, chez Alfred C..., une ligne qui s'étend directement d'avant en arrière et de bas en haut, ligne semblable à celle que laisserait une excoriation ou une coupure extrêmement légère faite à la peau. Cette ligne est si peu prononcée, que ses extrémités se confondent avec la peau, et qu'on ne saurait en assigner la longueur avec exactitude. Ce qu'il est permis d'en dire, c'est qu'elle est moins longue que la coupure des vêtements ; qu'elle peut avoir été faite avec un instrument tranchant ou avec la pointe d'un instrument piquant qui aurait effleuré la peau.

Les vêtements d'Alfred C..., sur lesquels il existe des traces de coupures, sont une redingote, un gilet de poils de chèvre et une chemisette. Tous trois sont coupés sur l'épaule gauche; la redingote, à deux travers de doigts de l'emmanchure et dans l'étendue de 25 millimètres; le gilet et la chemisette, dans l'étendue de 27 millimètres seulement. Ces coupures sont à la hauteur de la cicatricule de la peau, mais dans une direction différente de celle-ci. Elles se dirigent de bas en haut *et en dehors*, tandis que le cicatricule se dirige directement en haut, et nous n'avons pu, les vêtements d'Alfred C... étant sur lui, mettre dans un rapport exact la coupure de la peau et la coupure des vêtements, ce qui aurait dû être possible et même facile, si, comme l'assure Alfred C..., un coup de poignard, donné par une main ennemie, avait produit simultanément ces incisions.

Nous n'avons pas caché au sieur C... le peu de vraisemblance que nous présentait sa déclaration concernant le coup de poignard qu'on lui aurait porté. « La peau est à peine effleurée, lui avons-nous dit, et la légère cicatrice qu'on y trouve n'est pas en rapport avec la coupure des vêtements. » Sa réponse a été celle-ci : « Alors, j'aurais aggravé ma position. Mais, du reste, je n'ai pas parlé de cette blessure, je ne m'en suis pas plaint à la justice, et je ne croyais pas que cela entrerait dans le procès. »

Nous devons ajouter cependant que Alfred C... n'est jamais convenu qu'il se fût frappé lui-même, et qu'il a persisté à dire qu'il avait été attaqué et frappé par des voleurs.

Outre la cicatricule à l'épaule gauche, Alfred C... porte, au-dessous du menton, une double cicatrice résultant d'un coup de pistolet chargé avec une chevrotine. Il s'est lui-même donné ce coup de pistolet quelque temps avant d'entrer dans la maison de santé de M. X..., et parce qu'on parlait de le faire enfermer.

La cicatrice du côté droit est un peu plus grande que la cicatrice du côté gauche; la première est circulaire, la seconde est de forme allongée. Au dire d'Alfred C..., la chevrotine serait entrée de droite à gauche, le pistolet étant placé sur un lit, et lui, C..., aurait lâché la détente avec une ficelle, dans l'intention de se donner la mort.

Discussion des faits.

Suivant M. le docteur C..., oncle d'Alfred, celui-ci aurait toujours eu peu d'intelligence, et on l'aurait regardé comme ayant la tête faible; cependant, après ses premières *crises extatiques*, M. Bayle le trouve dans un *état mental excellent*. Il y a ici contradiction évidente, car un état mental excellent ne se rencontre pas chez un individu ayant la tête faible. Si nous jugeons la portée d'esprit d'Alfred C... par son état actuel, nous pouvons dire que c'est un homme d'une intelligence ordinaire, peu laborieux, peu propre à un travail de cabinet, mais capable d'apprécier la portée de ses actes.

Les agressions dont le sieur Alfred C... aurait été l'objet de la part des voleurs, s'il était prouvé qu'elles fussent réelles, seraient bien de nature à troubler la raison. Nous n'avons pas à nous prononcer sur la réalité de ces agressions, excepté une seule, celle dans laquelle un coup de poignard aurait été donné sur l'épaule d'Alfred C.... Nous y reviendrons tout à l'heure. Quant à la folie, a-t-elle réellement existé? M. Bayle l'affirme; il décrit des crises, des extases dont il aurait été témoin, et il rapporte quelques expériences faites par lui et par M. X..., dans l'intention de s'assurer si ces crises étaient réelles ou simulées.

« Le sieur Alfred C..., dit M. Bayle, faisait des représentations de têtes de mort, il écrivait des choses incohérentes. » L'aliéné et l'homme qui veut feindre la folie peuvent en agir ainsi; il n'y a rien là de caractéristique. « Le malade, dit encore M. Bayle, parlait très haut, répétait des scènes de voleurs; on avait peine à le retenir quand il s'agitait, et, la crise passée, il ne se souvenait de rien. » Tout cela peut être réel, tout cela peut être simulé.

« La figure du malade était pâle, ses mains froides, ses pupilles dilatées. » Ici, il n'y a pas de dissimulation possible; mais M. Bayle n'ajoute pas qu'Alfred C... est naturellement pâle; il oublie qu'il a lui-même signalé, dans une crise, la rougeur de la face; il ne paraît pas s'être assuré si, à l'état normal, Alfred C... n'a pas les mains plus ou moins froides; il n'indique pas quel est, hors le temps des crises, le degré de dilatation habituelle des pupilles, ni s'il a fait ses observations dans l'obscurité ou à la lumière, et ce sont là de graves omissions. Quant à l'état de la respiration, à la fréquence et au rhythme du pouls, M. Bayle a négligé d'en parler, et ce sont là des omissions aussi graves que les premières.

Dans la crise qui eut lieu en présence de M. Bayle et de M. X..., on vit encore la pupille dilatée; de plus, on s'assura que les mains passées devant les yeux ne faisaient point fermer les paupières, et que le bras gauche, pendu le long du corps, pouvait être pincé à plusieurs reprises avec la plus grande force, sans qu'Alfred C... donnât le moindre signe de sensibilité. Ces symptômes et ces expériences suffisent-ils pour établir que la crise extatique ne soit pas simulée? Nullement. Pour que la dilatation de la pupille ait une signification réelle, il eût fallu, comme nous l'avons dit tout à l'heure, s'assurer qu'elle ne dépendait pas de l'obscurité dans laquelle Alfred C... pouvait se trouver au moment de la crise. Il eût fallu s'assurer que la poudre verdâtre dont il dit avoir fait usage, et qu'il affirme être de la belladone, n'était pas, en effet, la poudre de cette plante. La belladone dilate la pupille, c'est un de ses effets les plus constants; si Alfred C... en a pris, ses pupilles ont pu être dilatées, sans que cette dilatation fût le symptôme d'une extase. Il est vrai que M. X... assure n'avoir jamais ordonné de belladone à Alfred C..., et nous avons trop de confiance dans cet honorable confrère pour mettre en doute la réalité de son assertion; mais la belladone ne peut-elle pas avoir été envoyée à Alfred C... par une autre personne que par M. X...? Nous n'avons pas demandé à Alfred C... s'il avait pris de la belladone, nous n'avons pas nommé cette plante devant lui; c'est lui qui nous en a parlé, c'est lui qui nous a appris que le domestique la lui avait remise.

« Les mains passées devant les yeux d'Alfred C... ne faisaient point fermer les paupières. » Ce peut être là un signe de la privation de la vue, mais ce peut être aussi un effet de la volonté, un résultat de l'habitude.

Il en est de même de l'indication que M. Bayle a tirée du pincement fait au bras gauche et de l'immobilité de ce membre pendant la durée de la crise. On peut se montrer insensible à un pincement, même très fort, et cela sans être malade, mais parce qu'on veut ne témoigner aucune douleur.

Rien, dans les expériences de M. Bayle, ne suffit donc pour établir la perte momentanée de la vue et celle de la sensibilité chez Alfred C... Un fait qui servirait à démontrer que Alfred C... voyait très bien *pendant ses crises*, c'est que malgré son agitation, quoique, suivant son dire, il courût alors devant lui en se heurtant partout, il n'a pu nous montrer a moindre trace de contusion, bien que nous l'ayons observé peu de temps après trois crises qu'il aurait eues chez M. le docteur X...

Ainsi, en résumé, et pour ce qui concerne l'état mental d'Alfred C..., il n'est établi par aucun fait positif ni par aucune expérience décisive que ce jeune homme ait eu des extases ; il ne l'est pas davantage que sa raison ait jamais été égarée, et il est hors de doute que maintenant il jouit du libre usage de ses facultés intellectuelles.

Quant à la blessure extrêmement légère dont il porte une trace sur l'épaule gauche, nous avons dit que son défaut de parallélisme avec la coupure des vêtements suffisait pour démontrer qu'elle n'a pas été faite en même temps que cette coupure ; mais ce n'est pas tout : si un poignard, enfoncé dans l'épaule, avait fait aux vêtements une coupure de 27 millimètres, jusqu'où n'aurait-il pas dû pénétrer ? Il eût dû nécessairement percer de part en part et la peau, et les muscles sous-jacents, et même des organes plus profondément situés ; car un poignard entre par la pointe, la trace qu'il laisse au dehors est petite, lors même qu'il a été plongé dans la profondeur des organes. Chez C..., au contraire, la coupure des vêtements est large, tandis que la peau est à peine effleurée. Si l'on ajoute à ces faits que la plaie et la coupure sont à gauche, c'est-à-dire du côté où la main droite peut le plus facilement agir et diriger un instrument, on sera forcé de croire qu'aucune main homicide n'a été portée sur Alfred C..., mais que Alfred C... s'est fait à lui-même, et la coupure de ses habits, et la blessure très superficielle dont il porte sur l'épaule gauche une trace à peine visible.

Conclusions.

1° Il n'est aucunement démontré qu'Alfred C... ait jamais été sujet à des extases, ni qu'il ait été aliéné.

2° Il est certain qu'Alfred C... jouit maintenant de toute l'intégrité de son intelligence.

3° La blessure, ou plutôt l'excoriation dont il porte la trace sur l'épaule gauche offre tous les caractères d'une blessure simulée.

L'instruction ayant fourni des preuves suffisantes contre Alfred C..., celui-ci fut traduit devant la cour d'assises. Quand ce vint à la jeune fille de parler, elle dit qu'on avait mis dans ses effets une pince à sucre et un foulard appartenant à ses maîtres ; elle dit encore qu'Alfred C... l'avait accusée d'avoir volé ces objets, mais qu'elle était innocente. Elle n'ajouta rien de plus ; pas un mot ne sortit de sa bouche pour se plaindre de son calomniateur, et elle avait déjà passé treize mois à la prison de Saint-Lazare, d'où on l'avait retirée pour la placer dans un couvent avec des filles repentantes ! Le président déclara publiquement que la conduite de la jeune fille, dans la prison, avait toujours été exemplaire, et que les directeurs en avaient été si touchés, qu'ils avaient adouci pour elle la sévérité ordinaire de la prison.

Après les dépositions des témoins, après les déclarations que nous fûmes appelés à faire, comme médecins, l'avocat général demanda la condamnation de l'accusé. Quant au défenseur, au lieu de chercher à justifier Alfred C..., il céda lui même à l'indignation générale, et demanda compte à Alfred C... de l'honneur de sa famille, et du désespoir de sa mère, et de l'innocence d'une jeune fille lâchement calomniée. Il termina en invoquant la pitié des jurés, non pour Alfred C..., mais pour sa famille. L'accusé, interpellé par le président, dit alors d'une voix émue : « Maintenant seulement, messieurs, je vois l'horreur de ma position.

Oui, messieurs, je suis coupable : j'ai volé, j'ai fait un faux témoignage et j'ai fait condamner une pauvre jeune fille ; j'ai joué la religion et je me suis perdu avec de mauvaises connaissances. Oh ! que Pauline soit heureuse, c'est mon seul vœu ; car déjà, dans son cachot, elle avait le calme de l'innocence, et moi j'ai toujours été en proie à la souffrance. Ne me plaignez pas, messieurs les jurés, je suis coupable ; mais plaignez ma famille, mon honorable famille. Que Pauline vive heureuse, je le désire de toute mon âme, et moi, je n'ai plus qu'à déplorer mon affreuse position. »

Après le résumé de M. le président, les jurés entrent dans la salle de leurs délibérations ; ils en sortent quelques minutes après, avec un verdict de culpabilité, modifié par des circonstances atténuantes.

En conséquence, la cour condamne Alfred C... à cinq années d'emprisonnement, et, statuant sur les conclusions de la partie civile, le condamne à 3,000 fr. de dommages-intérêts, et fixe à un an la contrainte par corps.

Alopécie. — La chute naturelle et uniforme des cheveux ne provient que de l'âge ou de maladies générales, graves, accidentellement survenues dans une période donnée de la vie. L'alopécie partielle provient, au contraire, de maladies du cuir chevelu, telles que la *teigne*, l'*eczéma chronique*, le *porrigo decalvans*, l'*herpès tonsurant*. Rien ne simule mieux une chute artificielle des cheveux que le *porrigo decalvans;* dans cette maladie, la peau n'a d'anormal qu'une teinte très légèrement rosée avec un peu d'empâtement du tissu cellulaire. Du reste, pas de squame ou de sécrétion morbide qui modifie la surface du tissu cutané ; et comme les plaques sont arrondies, qu'elles peuvent avoir une grande étendue en surface, ce sont encore autant de circonstances qui sont propres à induire en erreur. Le médecin devra se tenir en garde contre cette affection que l'on pourrait regarder comme une simulation.

Dans la simulation de l'alopécie on se sert toujours de pommades caustiques qui ont pour base quelquefois les acides, et plus souvent les alcalis, le carbonate de potasse principalement. Ces pommades irritent la peau et la rougissent ; souvent même elles entraînent une certaine tuméfaction du cuir chevelu, qui masque pendant un certain temps le point de départ des cheveux, de telle sorte qu'à première vue il est difficile de reconnaître la simulation. Il est une substance qui amène plus rapidement et plus complétement l'alopécie, et dont l'emploi est de date récente : c'est le *sulfhydrate de sulfure de calcium.* Il suffit de l'étaler en couches épaisses de 2 millimètres sur les cheveux coupés, pour en obtenir la chute à la racine en dix minutes, sans rougeur ni inflammation sensible. Ce moyen, comme toutes les autres substances propres à produire les mêmes effets, n'est guère bon que pour les personnes blondes ou pour les personnes brunes, mais à cheveux rares; car pour les individus à cheveux bruns et épais, il est impossible de ne pas apercevoir, après la chute des cheveux, leur extrémité noire qui est restée au niveau de la peau.

Cette dernière circonstance fait tout de suite reconnaître le moyen qu'il convient d'employer pour démasquer la simulation : c'est de séquestrer l'individu pendant vingt-quatre ou quarante-huit heures; la croissance des cheveux vient faire brosse à la peau et démasquer l'alopécie artificielle.

Tout ce que nous avons dit des cheveux doit nécessairement s'appliquer aux sourcils, aux cils, à la barbe et à toutes les parties recouvertes de poils.

Amaurose.—L'extrait ou suc de belladone, l'extrait de jusquiame, l'eau distillée de lauréole, tels sont les moyens mis en usage pour produire les apparences de l'amaurose et principalement l'absence de contraction de la pupille sous l'influence de la lumière. Mais cet état ne peut avoir qu'une certaine durée, qui est passagère pour l'eau distillée de lauréole, un peu plus longue pour la belladone, et plus longue encore pour la jusquiame. La dilatation peut persister pendant vingt-quatre heures par l'emploi de cette dernière substance. Toutefois elle ne s'étend jamais au delà de trois jours; d'où il résulte que le médecin ne peut pas toujours se prononcer immédiatement, et qu'il est souvent obligé de faire séquestrer les individus pour s'assurer de la fraude. La dilatation extrême de la pupille devient fréquemment un moyen de reconnaître la simulation; car, si la pupille est dilatée dans l'amaurose, il est rare qu'elle soit complétement effacée; et comme le simulateur ne ménage pas ordinairement les moyens qu'il emploie, il amène, au contraire, ce résultat. Dans beaucoup de cas d'amauroses survenues à la suite d'ophthalmies, la pupille a contracté des adhérences, en sorte qu'elle est déformée, ce qui n'a jamais lieu lors de la simulation. Tous les auteurs ont engagé les médecins à se tenir en garde contre les amauroses de l'œil droit, l'œil gauche étant sain. C'est que, pour la réforme, la perte de l'œil gauche n'est pas toujours considérée comme un motif d'exemption, et les conscrits qui connaissent cette circonstance ont grand soin de n'agir que du côté droit.

Le docteur Coche (*De l'opération médicale du recrutement,* Paris, 1829) indique les moyens suivants de distinguer l'amaurose réelle de l'amaurose simulée : Dans l'amaurose légitime simple, c'est-à-dire n'existant que d'un seul côté, si les pupilles se dilatent et se contractent successivement, quand les deux yeux sont ouverts, fermez l'œil sain, et aussitôt l'iris de celui qui est malade restera immobile, la pupille se dilatera et paraîtra anguleuse. (Il faut pour cela qu'il existe des adhérences.)

Faites la même expérience dans le cas où vous soupçonnez une simulation récente, et vous remarquerez que l'iris de l'œil resté ouvert (qui est nécessairement celui sur lequel les applications médicamenteuses ont eu lieu) continuera d'être sensible à la lumière, et n'offrira pas d'irrégularités comme celles que vous avez observées sur la pupille du véritable amaurotique. S'il en était autrement, c'est que la maladie simulée serait devenue réelle par la persévérance du simulateur.

Enfin, l'œil est presque toujours larmoyant dans le cas de simulation, et souvent aussi il est enflammé par le moyen qui a été employé sans ménagement.

Aphonie. — Cette affection, très rare chez l'homme, à moins qu'elle ne soit liée à une maladie organique du larynx, est au contraire très commune chez la femme. On peut parfaitement la simuler par imitation ; mais le simulateur se laisse facilement surprendre par la frayeur, la douleur instantanée, le réveil en sursaut, etc.

Bégaiement. — Il en est de même de cette infirmité. Mais si le médecin doit se mettre en garde contre cette simulation, il ne doit jamais oublier qu'il est des exemples nombreux de bégaiement sans altérations de la langue qui puissent l'expliquer.

Blessures simulées.—Voyez, article BLESSURES, cette question : *La blessure a-t-elle été faite par une main étrangère, ou au contraire a-t-on voulu simuler une tentative de blessure grave, de meurtre ou d'assassinat?*

Cataracte. — M. Tartra, dans une thèse soutenue en 1812, a déclaré qu'un homme s'était fait développer des cataractes à l'aide de lotions d'acide nitrique étendu d'eau sur les yeux; ce fait peut-être ne se représentera pas une seconde fois. La cataracte est au nombre des maladies que l'on ne peut pas imiter.

Le docteur Coche met en doute la véracité de ce fait; il croit qu'une erreur a été commise.

Cécité. — On a de nombreux exemples d'individus qui se sont déclarés aveugles, les yeux offrant la meilleure conformation. Tel était le cas de ce militaire qui, pour obtenir son congé, se soumit à un grand nombre d'épreuves, celle même de marcher vers une rivière où il se laissa tomber. Il n'avoua sa simulation que sous la promesse d'un congé.

Chute de la paupière supérieure. — Ici la simulation est due tout entière à l'imitation, et comme elle ne peut être opérée que par une très grande habitude et au moyen d'une attention soutenue, c'est au médecin à user de ruse, à distraire l'attention du malade, à le déterminer à regarder tout à coup dans une direction telle, qu'il ouvre l'œil involontairement. Ajoutons que dans ces cas de simulation on ne rencontre jamais l'état œdémateux de la paupière supérieure, non plus que la déviation en dehors du globe oculaire, ce qui s'observe fréquemment dans ce genre d'affection.

Chute du rectum. — C'est une des maladies que quelques individus ont pu simuler ou faire naître. Percy et Laurent, dans leur excellent article Simulation, du grand *Dictionnaire des sciences médicales*, racontent qu'un soldat avait été réformé à Paris pour cette affection. Son certificat, signé de deux chirurgiens en chef d'hôpitaux, portait qu'étant atteint d'un renversement habituel et chronique du fondement, auquel on n'avait pu remédier, cet homme était inhabile au service militaire. S'étant assis sur un pot de nuit en terre commune pour aller à la selle, le pot s'écrasa sous lui et les fragments lui firent plusieurs plaies aux fesses et autour de l'anus. Le chirurgien du village où cet homme habitait s'attendait à des désordres considérables, supposant que le rectum avait pu être traversé de part en part. Interrogé sur le fait de savoir comment il avait pu simuler une pareille affection, car à l'examen des blessures l'anus était dans l'état naturel, ce soldat ne se fit pas prier, et montra aussitôt l'instrument dont il s'était servi. C'était un canal qui contenait une petite vessie d'agneau qu'il retirait au moyen d'un piston. Il introduisait ce canal dans le rectum et en faisait sortir la vessie, qu'il laissait pendre en dehors de l'anus, puis il retirait le canal. Ambroise Paré (t. XXV, c. XXIII) raconte des faits du même genre, qui ont été employés par des mendiants pour attirer la commisération publique.

Il est des individus qui sont parvenus à faire naître le renversement du rectum en introduisant des agents irritants dans l'anus et en répétant des efforts d'expulsion. On cite le cas d'un soldat qui avait obtenu le renversement complet du rectum en introduisant dans l'intestin une vessie de mouton qu'il avait ensuite remplie d'air, et sur laquelle il avait alors exercé des tractions assez violentes pour opérer le renversement de l'intestin.

Clignotement des paupières. — Cette affection peut être imitée ou provoquée ; dans ce dernier cas, les malades s'introduisent sous la paupière supérieure un corps étranger; mais le larmoiement et la rougeur des yeux qu'il détermine suffisent pour la faire reconnaître. C'est en captivant l'attention du malade qu'on distingue l'affection imitée.

Contractures. — État que l'on simule fréquemment et de diverses manières. Tantôt la personne contracte seulement les muscles et oppose de la résistance à l'effort fait pour allonger le membre; tantôt elle prend l'habitude de donner au membre une position demi-fléchie, et marche en boitant sans allonger, par exemple, la jambe sur la cuisse ; d'autres, plus adroits, se compriment le membre contracté avec des bandages roulés de manière à simuler l'atrophie qui est la conséquence d'une longue infirmité. On peut arriver à découvrir la simulation de plusieurs manières. Paraissant porter un grand intérêt au malade, on le fera placer sur un lit, on fixera son attention par des questions habilement adressées, et l'on étendra graduellement le membre jusqu'à ce qu'il ait repris sa rectitude naturelle; ou bien on feindra la nécessité de pratiquer la section de quelque tendon pour redresser le membre. Un moyen sûr, disent Percy et Laurent, de déjouer l'homme qui se présente avec une jambe fléchie, consiste à le placer sur un piquet un peu élevé, et à le forcer de se tenir en équilibre sur sa bonne jambe; on ne tardera pas à voir trembler le membre contracté. De douze hommes soumis à cette épreuve aucun d'eux n'a pu y résister.

C'est en plaçant le bras écarté du corps, et en mettant dans la main une corde à laquelle était suspendu un poids de quelques livres qu'ils ont ainsi démontré, dans plusieurs circonstances, que la contracture était simulée; car, après quelques minutes, le simulateur ne peut tenir à une contraction aussi incommode des muscles fléchisseurs des doigts.

Les *rétractions musculaires, claudications, difformités* des pieds, des mains, d'un membre, proviennent presque toujours, au dire des *simulateurs*, de quelque fracture, entorse, luxation ou brûlure de vieille date, qu'ils font remonter le plus souvent à l'enfance, et à l'appui de leurs assertions ils montrent des cicatrices superficielles qui intéressent à peine le derme. Toute infirmité de ce genre ne peut réellement être justifiée par de semblables antécédents qu'autant qu'il existe des traces profondes d'une blessure grave, telles que, atrophie générale ou partielle du membre, trace de cal volumineux et difforme, cicatrices profondes avec induration du tissu, etc.

La simulation d'un lumbago est encore reconnue en faisant piquer vivement le dos de la personne au moment où l'on fixe le mieux son attention.

Un soldat du 39e régiment d'infanterie, *remplaçant*, surnommé *le général le Courbe* par ses camarades, marchant le dos voûté et s'appuyant sur un gros bâton, à son retour d'un hôpital militaire où il était entré pour maladie autre que celle dont il s'agit. Déclaration est faite par moi de la fausseté des symptômes dont il s'agit. Renvoi à l'hôpital par le colonel, avec avis au médecin en chef. Des moxas sont successivement appliqués ; on en était arrivé au sixième en dix mois de séjour, lorsque le simulateur jugea à propos de finir son rôle. Un beau matin, il se redressa tout à coup ; il revint au régiment. Son temps de service finissait à la prochaine inspection. (COCHE, *ouvrage cité*, p. 244.)

Dartres. — Sous cette dénomination ancienne et aujourd'hui généralement abandonnée, on embrasse toutes les maladies chroniques de la peau ; nous l'avons conservée parce qu'elle est comprise par tout le monde. Les dartres peuvent être un motif d'exempter du service dans beaucoup de cas, de même qu'elles peuvent constituer une maladie ou une infirmité qui devienne l'objet d'une enquête judiciaire. Mais les variétés de dartres sont telles qu'il y a lieu de faire, quant à l'exemption du service militaire, des distinctions importantes.

Une affection dartreuse ne peut être un motif d'exemption qu'autant qu'elle dérive d'une altération profonde dans la constitution ; ou que de date fort ancienne elle est devenue incurable. En dehors de ces deux conditions, une maladie de la peau peut être guérie aussi bien qu'une affection d'un autre organe. Il est même des maladies de naissance qui ne sauraient exempter du service militaire, telles, par exemple, la forme d'ichthyose, qui ne consiste que dans un état farineux de la peau ; tandis que le lupus, le rupia et le psoriasis, qui peuvent se montrer accidentellement, devront toujours constituer des motifs d'exemption, parce qu'ils sont liés à un vice de la constitution qu'il est difficile d'atteindre et de corriger complétement.

Nous ne pouvons faire ici l'énumération de toutes les formes dartreuses qui peuvent conduire à l'exclusion du service militaire. Cette liste aurait l'inconvénient d'être trop absolue en plus ou en moins ; mais ce qu'il est important de signaler ici, ce sont toutes les formes dartreuses que l'on peut simuler, et les moyens que l'on emploie pour le faire.

En thèse générale, on peut donner naissance aux formes *érythémateuses*, *papuleuses*, *vésiculeuses* et *pustuleuses* à l'aide des mêmes agents : les pommades stimulantes, irritantes. Ainsi, celles qui ont pour base la staphisaigre, le soufre, les oxydes de mercure, l'émétique, l'orpin, la teinture de cantharides, l'huile de croton tiglium et l'ammoniaque, développeront ces diverses variétés de formes selon que leur emploi sera plus ou moins prolongé. Ce ne sont en effet que des degrés d'une même inflammation qui devient de plus en plus profonde, qui affecte de plus en plus les couches de la peau pour y causer une irritation à forme donnée en raison de la couche cutanée qui est attaquée.

Cependant certaines pommades développent de préférence l'état papuleux et l'état vésiculeux : telle est, par exemple, la pommade d'Helmérich, tandis que celle à l'huile de *croton tiglium* développe de préférence l'état vésiculeux.

Quoi qu'il en soit, toute maladie de la peau simulée porte avec elle un cachet que nous devons nous attacher à faire connaître et qui n'a pas été décrit jusqu'à présent : 1° la maladie n'est presque jamais nettement circonscrite ; dès lors, toute forme herpétique, c'est-à-dire arrondie et terminée par un bourrelet, ne saurait être reproduite. Cela tient à ce que l'on simule les dartres à l'aide de frictions ; 2° elle est presque toujours à l'état aigu, et produit une inflammation avec rougeur vive, qui tout d'abord impressionne le médecin appelé à visiter un conscrit ; 3° l'emploi d'émollients pendant deux ou trois jours suffit dans la plupart des cas pour modifier si complétement l'état morbide, que l'on reconnaît l'origine du mal. Dans le doute, il faudrait donc mettre le malade en surveillance.

Nous bornerons là ces données générales, car il faudrait donner à cet article une très grande étendue pour nous arrêter à chaque maladie cutanée.

Nous renvoyons aux traités de dermatologie pour le diagnostic de ces affections, et encore les livres ne sauraient suppléer la science d'observation à cet égard. Il faut avoir vu des malades pour acquérir quelque habitude de diagnostic.

Diarrhée. — Symptôme que l'on développe très fréquemment pour se rendre malade et obtenir une amélioration à sa position de détenu. J'ai eu occasion de constater un cas de ce genre. M. le comte de V..., éperdument amoureux d'une jeune et riche Américaine qui partageait son amour, l'enlève de chez ses parents. Repris tous deux après un mois d'absence de Paris, M. le comte de V... est conduit à la Force; il demande sa translation dans une maison de santé pour cause de maladie. Chargé de constater son état, il énumère entre autres symptômes une diarrhée abondante dont les gardiens de service certifiaient la réalité. Je fis conserver les garde-robes, et il me fut facile d'apercevoir à la surface du liquide une grande quantité de matière huileuse, probablement de l'huile de ricin. Toutefois il y avait eu superpurgation, et par suite maladie; je déclarai le fait en faisant entrevoir la possibilité de la provocation. Néanmoins M. le comte de V... fut conduit dans une maison de santé, et mis sous la surveillance d'un gendarme qui couchait dans sa chambre; malgré cette précaution, une nuit, à minuit précis, le jeune comte s'enfuit de la maison de santé, en même temps que la belle Américaine quittait la maison de son père, quoiqu'elle eût été placée sous les verrous. A onze heures, le père s'était assuré par lui-même que sa fille dormait profondément!... Plus tard, un mariage a réuni les deux amants.

Épilepsie. — C'est l'une des maladies que l'on simule le plus fréquemment, et nous croyons être dans le vrai en déclarant qu'il est le plus souvent impossible de distinguer, hors le temps des accès, l'épilepsie simulée de l'épilesie vraie. Les auteurs ont, dans ce but, signalé avec soin le facies des malades qui ne se rencontre pas dans les cas de simulation; il est rare, disent-ils, de trouver à l'épileptique un air d'hilarité, de l'esprit ou de la vivacité. La tristesse, la honte, la timidité, la stupidité, constituent le cachet de son facies. Ce qui est surtout remarquable, c'est la tendance des paupières supérieures à s'abaisser, et l'effort que semble faire l'épileptique pour les relever et découvrir l'œil; quand il parle ou qu'il regarde, sa tête est penchée en avant et semble se dévier de sa marche naturelle; il semble que les muscles du cou, fatigués des contractions violentes auxquelles ils ont été soumis, n'aient plus la force de supporter le poids de la tête. La peau du visage est terne; elle offre quelquefois çà et là des traces de contusions que l'individu s'est faites en tombant; des rides sillonnées en travers de la face sont la conséquence du rire sardonique que le sujet a pendant les accès; enfin, les veines du cou, et principalement les veines temporales, ont un volume anormal beaucoup plus grand. Ce tableau, quelque vrai qu'il soit pour l'épileptique déjà avancé en âge, ou dont les accès sont très répétés, ne se rencontre pas toujours, et nous avons en ce moment sous les yeux un jeune homme de vingt-huit ans, sujet depuis deux ans à des accès d'épilepsie qui le prennent une ou deux fois par mois, et qui ne présente aucun de ces caractères. Nous ne prétendons pas dire qu'il faille pour cela en négliger l'observation; nous nous bornons seulement à faire remarquer que dans la grande généralité des cas, il faut observer les symptômes de l'accès même. Ici il est plus facile de distinguer l'épilepsie fausse de l'épilepsie vraie. Dans l'épilepsie simulée, le pouls est à l'état normal, tandis qu'il est petit, serré et tumultueux dans la maladie réelle. La pupille est *dilatée* et *immobile*, non impressionnable à la lumière; il y a *insensibilité* complète de la peau, et cette insensibilité est telle que le malade supporte, sans en éprouver la moindre impression, l'application d'un fer rouge sur une partie quelconque du corps; aussi ce moyen a-t-il été conseillé comme épreuve dans les cas douteux, en choisissant pour le lieu de l'application l'insertion du deltoïde à l'humérus. L'ustion de la cire à cacheter sur la peau pourrait produire le même effet. En résumé, c'est pendant l'accès qu'il faut examiner et juger l'épilepsie; soit que le simulateur se dévoile lui-même par des contorsions feintes, soit qu'il devienne nécessaire d'employer quelques moyens énergiques pour arriver à la connaissance du vrai.

Gale. — Rien n'est plus souvent simulé dans les prisons que la gale. C'est par des piqûres faites au moyen d'épingles que les prisonniers parviennent à obtenir de petites plaies qui ressemblent assez bien aux vésicules écorchées de cette éruption; mais ils ne peuvent pas faire naître de vésicules avec sillon et galeries d'*acarus*, et c'est là le caractère qui distingue les simulations, de la gale réelle; à plus forte raison ne serait-il jamais possible de retirer de ces boutons l'acarus, dont l'existence ne peut plus être mise hors de doute. En tous cas, la simulation n'a en général pour but que d'améliorer la position du détenu en le faisant passer à l'infirmerie. Elle est donc de peu d'importance, quant à ses conséquences.

Gastralgie, entéralgie. — Ce sont deux affections que l'on simule par imitation. Ici le simulateur dépeint un ensemble de symptômes plus ou moins rapprochés de la réalité, et qu'il a puisé auprès de personnes affectées de la même manière ou dans la lecture de livres de médecine. L'exploration attentive de l'état général de la langue et de l'abdomen, en détournant l'attention des malades, l'observation de leur mode d'alimentation, la diète la plus sévère, sont surtout les moyens propres à reconnaître la simulation.

Gastrite et gastro-entérite. — Cette affection ne peut être le résultat que de la provocation au moyen de liqueurs stimulantes de toute espèce. Des prisonniers n'hésitent pas à les mettre en usage pour obtenir leur translation dans une maison de santé ou leur passage à l'infirmerie. Il est quelquefois difficile de reconnaître la cause déterminante.

Gravelle. — Les personnes qui simulent cette affection se munissent de calculs, accusent des douleurs de reins, de la difficulté en urinant, et mettent un ou deux calculs dans leur urine, il en est même qui les introduisent dans le canal de l'urètre (séquestration).

Hématémèse. — On a simulé cette maladie en avalant préalablement du sang et le rejetant ensuite ; j'ai vu à l'Hôtel-Dieu une jeune fille qui a essayé d'en imposer par ce moyen. Mais, dans l'hématémèse, le sang est presque constamment fluide, tandis que celui qu'on rend après l'avoir avalé est presque toujours en caillots. L'état morbide général de la personne affectée d'hématémèse est caractéristique, tandis que le simulateur porte souvent les apparences de la meilleure santé. On a aussi tenté d'imiter l'hématémèse au moyen du bol d'Arménie, mais la fraude est alors trop grossière.

Hématurie. — Maladie qui est simulée de deux manières : 1° par l'usage plus ou moins longtemps prolongé de la garance, des lavements de betteraves, du figuier d'Inde ; 2° par l'injection de sang dans la vessie. Il est difficile, par le premier genre de moyen, d'obtenir des urines imitant complétement l'hématurie. Il suffirait d'ailleurs de quelques gouttes d'acide ajoutées dans l'urine pour reconnaître la fraude, car l'urine ne donnerait pas de coagulation du sang. Quant au second, il y a une manière bien simple d'éviter l'imitation à laquelle il donne lieu, c'est de séquestrer l'individu de manière à le mettre dans l'impossibilité de l'employer.

Hémiplégie. — Percy et Laurent racontent qu'un conscrit fut amené dans une chambre à la visite du conseil de révision, soutenu par ses parents, la figure décomposée, la bouche tournée à droite, la salive s'échappant par la commissure droite des lèvres ; il bégayait, avait l'air hébété, et il marchait en décrivant un demi-cercle. Des certificats attestaient qu'il avait fait une chute sur la tête d'un lieu élevé, et qu'on avait été sur le point de le trépaner ; il fut réformé. Mais quand on lui eut dit de passer au bureau pour avoir une expédition de sa réforme, on le vit sourire malignement à sa mère.

Hémoptysie. — Maladie qui peut être simulée par divers moyens : 1º la piqûre d'une partie du corps et la succion de la plaie, puis l'expuition du sang sucé ; 2º la piqûre des gencives ; 3º l'introduction dans la bouche d'un petit appareil plus ou moins compliqué, dont une éponge imbibée de sang forme la base ; 4º celle d'un morceau de bol d'Arménie placé sous la langue. De deux choses l'une, ou l'hémoptysie est aiguë, et alors elle est accompagnée de chaleur à la peau, d'élévation et de dureté du pouls, de battements violents du cœur, souvent aussi de l'existence du râle crépitant dans une partie plus ou moins étendue des poumons ; ou elle est chronique, en ce sens qu'elle est la conséquence d'une maladie de poitrine ancienne, et dans les deux cas le sujet porte les traces générales et locales de cette affection. Le sang est-il rendu pur, il peut se coaguler ; est-il mêlé à des crachats, ceux-ci ne sont pas salivaires, mais bien muqueux, et incorporés avec le sang de manière à former un tout homogène.

Hémorrhoïdes. — Cette maladie, comme la chute du rectum, a été simulée en introduisant dans l'anus de petites portions de vessie teintes en rouge, ou des portions renversées d'intestin de bœuf, le tout maintenu à l'aide de petites branches de ressort recourbé introduites dans l'anus. Il faut apporter bien peu d'attention dans l'examen du soi-disant malade pour ne pas reconnaître l'erreur.

Ictère. — On simule assez facilement l'ictère par des frictions faites avec de la solution de curcuma dans l'eau : mais il est impossible de colorer la sclérotique, et comme cette membrane se prend la première, il est toujours possible de reconnaître la simulation.

Incontinence d'urine. — Cette maladie est simulée par imitation de deux manières : complète ou incomplète, c'est-à-dire pendant le jour ou la nuit, ou pendant la nuit seulement. Suivant M. Bégin, les militaires auraient renoncé à simuler l'incontinence complète, parce qu'il est d'une part trop difficile d'en remplir le rôle, et d'une autre part trop facile de la reconnaître. La ruse seule doit lutter contre la ruse dans ces sortes de cas, où il n'est jamais possible de simuler une incontinence avec urine sortant goutte à goutte, sans efforts inspiratoires, flaccidité de la verge, et pâleur générale surtout pendant les temps chauds. Percy et Laurent font observer que cette maladie est excessivement rare ; qu'en essuyant l'extrémité de la verge avec un linge, il s'échappe aussitôt une nouvelle goutte d'urine dans le cas où l'incontinence est réelle, ce qui n'a jamais lieu sans efforts inspiratoires dans le cas opposé. Ils rapportent qu'un homme affecté d'une prétendue incontinence d'urine, reçut une vingtaine de coups de nerfs de bœuf sur les reins, dans l'intention supposée de les fortifier et de redonner en même temps du ton à la vessie. Sachant qu'il devait en recevoir autant et plus tous les matins, il vint leur annoncer avec un empressement et une joie aussi peu réels la cessation de son infirmité ; il leur déclara qu'il s'en croyait guéri, et qu'il n'avait point uriné une seule fois dans la nuit. Dans d'autres faits cités par M. le professeur Bégin, la peur de l'application d'un cautère actuel au périnée a complétement démasqué l'imposture.

Maladies du cœur, palpitations, anévrisme. — C'est une des maladies que l'on cherche d'autant plus volontiers à simuler, que l'état de crainte dans lequel l'individu est momentanément placé lors de l'examen, contribue encore à en augmenter les symptômes. Ce sont surtout les excitants généraux qui sont mis en usage à l'intérieur, ainsi que les veilles prolongées : quelques simulateurs peu adroits y joignent encore des moyens locaux propres à donner à la figure l'expression cyanosée qui se rattache à un degré très avancé de cette maladie.

Un jeune homme, joueur de clarinette par état, passe à une visite de conscrit ; la face est violette, l'œil saillant et agité, les lèvres enflées et cyanosées ; il se disait affecté d'une maladie du cœur, et sa profession venait à l'appui de son dire : cependant les battements du cœur avaient une intensité médiocre ; on allait le renvoyer comme impropre au service, lorsqu'on s'avisa de le faire déshabiller ; on découvrit alors autour du cou trois bandes serrées, ainsi que deux autres bandes appliquées autour de chaque bras.

Un autre jeune homme se présente avec les cheveux hérissés et une figure tellement gonflée et violette qu'il en était effrayant, il se déclare atteint d'une maladie organique du cœur avec polypes. Sa cravate n'était pas serrée et rien ne semblait le gêner. Déshabillé, on trouva une tresse fine tellement serrée autour du cou, qu'elle était cachée dans un pli ou sillon qu'elle y avait fait naître.

Aujourd'hui, et après les connaissances que l'on peut acquérir de l'auscultation du cœur, les méprises à cet égard doivent être beaucoup moins nombreuses. La percussion, unie à l'auscultation, permettra de constater toute altération du cœur, et il serait difficile de tromper un médecin un peu exercé. Ajoutons, d'ailleurs, que dans ces cas de simulation où les phénomènes du côté de la face sont exagérés, ils expriment nécessairement une maladie du cœur à une période très avancée et dans laquelle il est impossible que l'on ne trouve pas une coïncidence parfaite entre ces symptômes et une altération grave de l'organe ; l'absence même de cette altération élèvera immédiatement des doutes dans l'esprit des médecins chargés de la vérification du fait.

Mutité. — Tout muet qui tire la langue et la meut très librement, sans qu'elle subisse aucune déviation anormale, s'il n'est pas sourd, est un imposteur. La mutité accidentelle qui peut dépendre soit de la paralysie de la langue, soit d'adhérences de cet organe aux parties voisines, est donc toujours facile à reconnaître, car l'atrophie de la langue, sa sortie difficile de la bouche ou sa déviation, sont les conséquences de la paralysie générale ou partielle de ses nerfs. On a simulé le mutisme en faisant usage de plantes stupéfiantes ; mais il est impossible que leur action soit limitée à cet organe ; il existe toujours un état général, et spécialement une atteinte portée aux fonctions du cerveau qui met sur la voie de la fraude.

Myopie. — Rien de plus facile que de simuler cette affection au moyen de l'habitude. Aussi, pendant les guerres de l'empire tous les jeunes gens portaient-ils lunettes, et s'exerçaient-ils à lire avec des verres de numéros de plus en plus forts pour arriver au numéro 3 exigé par les conseils de recrutement pour la réforme. C'est qu'il n'est pas possible de s'assurer autrement de l'existence de cette affection ; pour être réformé, on doit pouvoir lire avec des verres de ce numéro, placés, soit tout près de l'œil, soit à un pied de distance, et voir de loin les objets avec des verres du numéro 5 1/2. Dira-t-on que l'individu réellement myope a les yeux très convexes et très saillants, qu'il cligne les paupières, que la patte d'oie de l'angle externe de l'œil est très prononcée ? On connaît des exemples très nombreux de myopie de naissance où ces caractères ont manqué, et par conséquent ce ne sont que des indices et non pas des preuves. Si la question s'élevait à l'occasion d'une affaire judiciaire, il serait impossible d'en agir autrement qu'en cas de révision.

Œdème des bourses. — Cet état est simulé de deux manières différentes, ou par l'injection d'air dans le tissu cellulaire, ou par celle de l'eau, à l'aide d'une perforation pratiquée à la peau des bourses. La légèreté de la tumeur, sa sonoréité, la crépitation que détermine la pression, sont autant de caractères suffisants pour reconnaître la première simulation ; quant à la seconde, qui est beaucoup plus rare, elle se distingue de la maladie réelle en ce qu'elle n'est pas liée à l'état général que l'on observe ordinairement, en sorte que cette circonstance devient un moyen de la découvrir. Avouons toutefois qu'une simple inspection serait insuffisante dans plusieurs cas, et qu'il deviendra nécessaire de faire observer certains simulateurs pour découvrir leur ruse, que l'isolement seul dévoilera, par le fait de la résorption du liquide injecté.

Ophthalmie. — Arrachement des cils ; application d'irritants sur le bord libre des paupières ; cautérisation avec le nitrate d'argent, le nitrate acide de mercure ; usage d'eaux irritantes, tous moyens qui développent une affection aiguë, locale, concentrée en général aux points cautérisés, accompagnées souvent d'escarres provenant de la cautérisation. Certes, ces moyens peuvent simuler une maladie aiguë ; mais il n'en sera pas de même pour une ophthalmie chronique, qui coïncide très souvent avec un état scrofuleux, maladie qui imprime à l'œil une telle sensibilité, que les individus qui en sont affectés sont sujets à un clignotement continuel des paupières, d'où résulte la formation de plis disposés en patte d'oie à l'angle externe de l'œil.

Otite chronique. — Ici se retrouvent encore les deux genres de simulations : 1° par imitation, au moyen d'un écoulement figuré par du vieux fromage ou par du miel; 2° par provocation, à l'aide de substances irritantes introduites dans le conduit auditif. Le premier mode est facile à reconnaître; le second présente parfois des difficultés réelles; car s'il est vrai que ces écoulements chroniques soient généralement liés à une mauvaise constitution, ils peuvent aussi se présenter avec les apparences de la meilleure santé.

Paralysie. — L'imitation plus ou moins exacte peut faire élever des doutes dans l'esprit du meilleur observateur, surtout dans les paralysies récentes; car dans celles qui sont anciennes, l'atrophie du membre paralysé, la flaccidité des chairs, l'état plus ou moins relâché des articulations, lèvent ordinairement toute espèce d'incertitude à cet égard. D'ailleurs il reste souvent des traces évidentes de la cause qui a amené la paralysie; ici c'est une blessure par une arme piquante qui a blessé le membre sur le trajet d'un nerf et dont on voit encore la cicatrice; là une opération qui a été pratiquée; ailleurs une attaque d'apoplexie dont la figure porte encore l'empreinte. Quoi qu'il en soit, toutes les fois qu'un individu accuse une paralysie et qu'il y a bonne nutrition, fermeté et consistance des chairs, il y a lieu de douter sur la réalité du fait, et d'agir avec ruse pour déjouer les manœuvres du simulateur.

Polypes, ozène. — On s'est servi des testicules de poulets que l'on a introduits dans les fosses nasales pour représenter des polypes, et l'on y a placé aussi des morceaux de fromage putréfié, maintenus à l'aide d'éponges, pour faire croire à l'existence d'un ozène. Il suffit de sonder les fosses nasales et de les explorer des yeux, pour ne pas commettre de méprise à cet égard, car la coloration de la fausse tumeur comparée à celle de la membrane muqueuse, quelques attouchements ou tractions exercés et l'espèce d'odeur propre à l'ozène, lèveront toute espèce de doute à cet égard.

Rhumatismes. — Rien de plus facile à imiter que les douleurs rhumatismales chroniques, car elles sont très fréquemment exemptes de chaleur. Faire observer la personne qui se dit souffrante; traiter un peu vigoureusement les douleurs par les scarifications, par les vésicatoires et les moxas, tels sont les moyens auxquels il faut avoir recours dans ces sortes de cas.

Scrofule. — Cette maladie est rarement l'objet d'une simulation ; cependant on a vu des individus s'appliquer au cou des caustiques de manière à obtenir plus tard des cicatrices propres à les faire réformer. La considération de la constitution du sujet et les différences que présentent le plus ordinairement les cicatrices d'écrouelles d'avec celles qui proviennent d'une plaie simple, telles sont les deux sources principales où le médecin pourra puiser les moyens d'établir sa conviction sur la simulation.

Strabisme. — C'est encore une affection qu'il est facile de simuler par imitation.

Surdité. — C'est l'une des affections que l'on a le plus souvent simulées, tantôt par imitation, tantôt par provocation. Percy et Laurent ont signalé avec raison ce faciès particulier qui est propre au sourd, tandis que le faux sourd ne fait que des grimaces ; mais il en est qui se bornent à opposer l'impassibilité la plus grande à tout ce qui peut impressionner vivement, ou à tout bruit quelque brusque et fort qu'il soit. Tel était ce soldat qui entendit sans la moindre impression deux coups de pistolet que son colonel vint à tirer auprès de lui et à son insu. On ne peut arriver à reconnaître la fraude que par la ruse, et l'on cite des exemples dans lesquels les simulateurs ont résisté à toutes les épreuves. Il est des individus qui atteignent d'autant plus facilement leur but, qu'ils s'introduisent des corps étrangers dans les conduits auditifs, des pois, de la moelle de sureau, de la mie de pain ; on ne doit donc jamais négliger l'examen de ces conduits, et lorsqu'il y existe une disposition anormale, il faut s'attacher à reconnaître à quelle cause elle doit être attribuée. Un moyen bien simple, et souvent suivi de succès dans la surdité, consiste à questionner la personne d'abord très haut, puis à diminuer successivement la voix, tout en fixant de plus en plus l'attention.

Taies. — Le nitrate d'argent, fréquemment employé à les produire, forme sur la conjonctive une tache dépourvue du brillant et du poli qui est propre à la partie antérieure de l'œil, tapissée par la conjonctive ; en sorte qu'en regardant l'œil de côté, il est facile d'apercevoir la partie cautérisée. Cette tache se dissipe d'ailleurs dans l'espace de quelques jours.

Transpiration fétide. — Le docteur Coche a donné pour caractère distinctif de la transpiration fétide simulée d'avec la transpiration fétide réelle, cette circonstance, que la transpiration fétide réelle ne pouvait jamais coexister avec un état parfait de santé.

C'est une erreur, et j'en ai eu un exemple très frappant chez une personne du monde de quarante-cinq ans environ, dont la santé générale était parfaite, et qui avait depuis six ans cette infirmité portée à un tel excès, qu'elle ne pouvait séjourner longtemps dans une chambre ou un salon sans l'infecter. Elle avait le cachet d'une certaine tristesse; mais toutes ses fonctions d'ailleurs s'exécutaient à merveille, et la santé générale ne paraissait pas en souffrir.

Tympanite. — On cite des individus qui avaient la faculté d'avaler une grande quantité d'air de manière à se distendre l'estomac et les intestins, et qui l'expulsaient ensuite par des éructations et des vents. Mais la tympanite réelle et portée à un haut degré est un état morbide le plus ordinairement lié à une affection du tube digestif qui tend à s'opposer à une nutrition complète et qui coïncide assez souvent avec un amaigrissement marqué, état qui ne peut pas se rencontrer dans la simulation. Avouons toutefois que dans plusieurs circonstances il serait difficile de distinguer l'affection simulée de l'affection réelle.

MALADIES DISSIMULÉES.

Un grand nombre de motifs peuvent engager une personne à dissimuler des états morbides, ou des traces d'affections morbides anciennes, ou même des marques d'opprobre et d'infamie. Ici, c'est un individu qui cache une maladie vénérienne; là, une nourrice affectée d'alaitie et qui veut faire croire à une sécrétion abondante de lait; ailleurs, une personne qui a des cicatrices d'abcès froids ou des scrofules; dans d'autres cas, un conscrit qui dissimule une amaurose; un fou qui affirme avoir sa raison pleine et entière. Dans tous ces cas, quel est le rôle du médecin? juger si les symptômes de telle ou telle affection existent réellement. C'est donc à la médecine de pure observation que nous devons renvoyer nos lecteurs; il y a d'autant moins d'erreurs à commettre, que le sujet doit se prêter à toute espèce d'investigations dans le but de donner toute sécurité à ses rapports.

MALADIES IMPUTÉES.

La malveillance a quelquefois fait imputer à une personne des maladies qu'elle n'avait pas; mais ces cas ne se présentent guère qu'à l'égard de l'affection syphilitique. Rechercher si les symptômes d'une maladie existent, et démontrer l'exactitude ou l'inexactitude de l'imputation, telle est la tâche du médecin. Elle est ordinairement facile à remplir, parce que la personne inculpée cherche elle-même à lui fournir tous les moyens d'éclairer la décision qu'il doit porter à cet égard.

(Consultez, sur les maladies simulées, une excellente thèse de M. Dehaussy de Robécourt. Paris, 1805.)

CHAPITRE XII.

De l'aliénation mentale.

Titre XI, chapitre 1er. *De la majorité. C. civ.* 488. — « La majorité est fixée à vingt-un ans accomplis; à cet âge, on est capable de tous les actes de la vie civile, sauf la restriction portée au titre *Du mariage.* »

Titre V. *Du mariage,* chapitre IV, *C. civ.* 146. « Il n'y a pas de mariage lorsqu'il n'y a point de consentement. »

C. civ. 172. — « Le droit de former opposition à la célébration du mariage appartient à la personne engagée par mariage avec l'une des deux parties contractantes. »

C. civ. 173. — « Le père, et à défaut du père, la mère, et à défaut de père et mère, les aïeuls et aïeules, peuvent former opposition au mariage de leurs enfants et descendants, encore que ceux-ci aient vingt-cinq ans accomplis. »

C. civ. 174. — « A défaut d'aucun ascendant, le frère et la sœur, l'oncle et la tante, le cousin et la cousine germains, majeurs, ne peuvent former aucune opposition que dans les deux cas suivants : 1° lorsque le consentement du conseil de famille, requis par l'art. 160, n'a pas été obtenu ; 2° lorsque l'opposition est fondée sur l'état de démence du futur époux. Cette opposition, dont le tribunal pourra prononcer main-levée pure et simple, ne sera jamais reçue qu'à la charge, par l'opposant, de provoquer *l'interdiction,* et d'y faire statuer dans le délai qui sera fixé par le jugement. »

Chap. II. *De l'interdiction. C. civ.* 489. — « Le majeur qui est dans un état *habituel d'imbécillité,* de *démence* ou de *fureur,* doit être interdit, même *lorsque cet état présente des intervalles lucides.* »

C. civ. 490. — « Tout parent est recevable à provoquer l'interdiction de son parent ; il en est de même de l'un des époux à l'égard de l'autre. »

C. civ. 491. — « Dans le cas de fureur, si l'interdiction n'est provoquée ni par les époux, ni par les parents, elle doit l'être par le ministère public, qui, dans le cas d'imbécillité ou de démence, peut aussi la provoquer contre un individu qui n'a ni époux, ni épouse, ni parents connus. »

C. civ. 493. — Les faits d'*imbécillité,* de *démence* ou de *fureur,* seront articulés par écrit. Ceux qui poursuivront l'interdiction présenteront les témoins et les *pièces.* »

C. civ. 499. — « En rejetant la demande en interdiction , le tribunal pourra néanmoins, si les circonstances l'exigent, ordonner que le défendeur ne pourra désormais plaider, transiger, emprunter, recevoir un capital, mobilier, ni en donner décharge, aliéner ni grever ses biens d'hypothèques, sans l'assistance d'un conseil qui lui sera nommé par le même jugement. »

C. civ. 503. — « Les actes antérieurs à l'interdiction pourront être annulés si la cause de l'interdiction existait notoirement à l'époque où ces actes ont été faits. »

C. civ. 504. — « Après la mort d'un individu, les actes par lui faits ne pourront être attaqués pour cause de *démence* qu'autant que son interdiction aurait été prononcée ou provoquée avant son décès, à moins que la preuve de la démence ne résulte de l'acte même qui est attaqué. »

C. civ. 901. — « Pour faire une donation entre-vifs, ou un testament, il faut être sain d'esprit. »

Loi du 24 août 1790, tit. II, art. 3. — « Pour prévenir les événements fâcheux qui pourraient être occasionnés par les insensés ou les furieux laissés en liberté, l'autorité municipale est revêtue du droit de faire enfermer ces individus dans une maison de force. »

C. pén. 64. — « Il n'y a ni crime, ni délit, lorsque le prévenu était en état de démence au temps de l'action, ou lorsqu'il a été contraint par une force à laquelle il n'a pu résister. »

D'après l'art. 146 du Code civil, il n'y a pas de mariage lorsqu'il n'y a pas de *consentement.* — Le consentement suppose le plein exercice de la raison ; par conséquent tout individu qui présentera un mode quelconque d'aliénation mentale ne doit pas être considéré comme apte à donner son consentement. — Le médecin peut donc être appelé à déterminer si l'individu a, ou avait le plein exercice de sa raison, lorsqu'il est sur le point de consentir, ou qu'il a *consenti* au mariage. Mais en général les tribunaux se montrent fort difficiles à prononcer, pour cause d'imbécillité, la nullité du mariage ; il faut qu'il y ait réellement folie.

Dans l'art. 173, la loi donne à des parents de certains degrés le droit de former opposition à la célébration du mariage pour quelque motif que ce soit, car elle n'en spécifie aucun ; le cas d'*aliénation mentale* peut donc être un de ces motifs.

Dans l'art. 174, elle désigne des parents à d'autres degrés auxquels elle accorde le même droit, mais dans deux cas seulement : 1° lorsque le consentement du conseil de famille n'a pas été obtenu ; 2° lorsque l'opposition est fondée sur l'état de *démence* de l'individu. — Ici, la loi par *démence* a évidemment entendu une aliénation d'esprit qui place l'individu dans l'impossibilité de remplir tous les actes de la vie pendant la durée du mariage ; or, l'art. 909 du Code civil dit : que pour faire une donation entre-vifs ou un testament, il faut être sain d'esprit ; par conséquent, à la rigueur, un monomane qui ne déraisonne que sur un point tout à fait étranger aux actes de la vie, n'eût-il qu'une espèce d'hallucination, une vision, devait être considéré comme un homme en *démence* et par conséquent comme étant placé dans la catégorie des personnes vis-à-vis desquelles on peut former opposition au mariage, d'après l'art. 174 du Code civil. — Il n'est pas possible de concevoir autrement le mot *démence.* Le mariage conduit par lui-même à des conséquences trop graves pour qu'on donne à ce mot une autre acception.

L'art. 489 vient encore prêter son appui à l'interprétation que nous donnons du mot *démence*. « Le majeur qui est, dit cet article, dans un état habituel d'imbécillité, de démence ou de fureur, doit être interdit, même lorsque son état présente des intervalles lucides. » — Dans cet article le législateur va beaucoup plus loin, car non seulement, par l'art. 174, il a donné droit de former opposition au mariage dans le cas de démence, mais encore ici il prononce l'*interdiction* pour le même cas ; or l'interdiction conduit à des conséquences beaucoup plus graves que la simple opposition au mariage ; celle-ci peut être formée sans qu'il en résulte d'autre effet qu'un empêchement au mariage ; celle-là, au contraire, conduit à la privation absolue de l'exercice des droits civils. — Par conséquent le mot *démence*, dans l'art. 173, comprend toute espèce d'aliénation d'esprit, et ne s'applique pas à la démence proprement dite, telle que l'entendent les médecins.

La question d'aliénation de l'esprit doit donc être posée au médecin d'une manière générale : Existe-t-il une aliénation de l'esprit, et à quel degré a-t-elle été portée ?

L'art. 489 du Code civil n'est pas aussi général que le précédent. Il prononce l'interdiction lorsque le majeur est dans un *état habituel* d'imbécillité, de démence ou de fureur, mais il ajoute : même lorsque cet état présente des intervalles lucides.

Et d'abord qu'entend-on par état habituel ? Le législateur n'a pas voulu dire état constant, permanent ; il a seulement entendu un état d'aliénation dans lequel la raison apparaît de temps à autre et d'une manière irrégulière. Cet état, il le qualifie par : 1° l'imbécillité ; 2° la démence ; 3° la fureur : par conséquent il exclurait tout autre état qui ne rentrerait dans aucune de ces catégories ; or, dans l'imbécillité, il a certainement voulu comprendre l'idiotisme, qui n'est qu'un degré plus avancé ; par *démence*, l'aliénation avec faiblesse d'esprit, entraînant l'incapacité de gérer, et par *fureur* l'exaltation des facultés intellectuelles, qui amène le même résultat. Mais, dira-t-on, un monomaniaque pourrait être interdit d'après l'art. 487 ? Nul doute à cet égard, si la monomanie devenait une cause d'impuissance à la gestion des biens ; car lorsque la monomanie devient nuisible à la tranquillité publique, à la société, la loi du 24 août 1790 a donné pouvoir à l'autorité municipale de faire enfermer les individus qui en sont atteints dans une maison de force, c'est-à-dire de les priver de leur *liberté individuelle ;* à plus forte raison, l'interdiction pourrait-elle être prononcée contre eux puisqu'elle ne les prive pas de la liberté individuelle. Si la loi n'a pas spécifié la monomanie, c'est qu'à cette époque on ne l'admettait pas en médecine ; l'expression du droit romain *dementes* comprenait toutes les espèces d'aliénations mentales, car on n'en comptait alors que deux : *mente capti* et *furiosi*. La division de la manie en monomanie, ou manie sur un seul point, et en polymanie, ou manie relative à toutes les actions, n'était pas connue.

Ainsi l'art. 489 ayant un seul but, celui de s'opposer à l'exercice des droits civils, lorsque l'individu offre une aliénation d'esprit qui le met dans l'impossibilité d'user de ces droits, nous pensons que cet article a entendu comprendre dans les expressions *imbécillité*, *démence* et *fureur*, toutes les catégories d'aliénations mentales dont l'effet est de mettre ceux qui en sont atteints dans l'impossibilité d'exercer avec connaissance leurs droits civils. Dans de telles circonstances on adressera aux médecins la question suivante : Le sieur*** est-il dans des conditions d'aliénation d'esprit telles qu'il ne puisse exercer librement et avec plénitude de sa raison ses droits civils ?

L'art. 490 expose seulement un fait qui établit la capacité de la personne apte à provoquer l'interdiction. Dans l'art. 491, la loi donne au procureur du roi non seulement le droit de provoquer l'interdiction au cas où les parents ne l'ont pas fait, mais encore elle lui en impose le devoir ; il en est de même du cas où la personne, dans l'état de fureur, d'imbécillité ou de démence, n'a ni époux, ni épouse, ni parents connus.

Cet article a évidemment pour but la conservation de deux ordres d'intérêts : 1° ceux de la société, pour empêcher le furieux, l'homme en démence ou l'imbécile de nuire ; 2° ceux de la personne aliénée elle-même : et par conséquent, c'est dans les cas seulement où l'aliénation peut conduire à l'un ou à l'autre de ces deux résultats que l'interdiction doit être provoquée.

On demande au médecin : Le sieur ***

Est-il dans des conditions d'aliénation mentale telles qu'il puisse nuire à la tranquillité et à la sûreté publiques ?

Est-il dans des conditions mentales telles qu'il ne puisse veiller à ses intérêts personnels et à ceux de sa famille ?

L'art. 493 prescrit le mode suivant lequel doivent être produites les preuves de l'imbécillité, de la démence ou de la fureur. — Le tribunal peut, en rejetant l'interdiction d'après l'art. 499, ordonner que le défendeur ne pourra désormais *plaider, transiger, emprunter, recevoir un capital mobilier*, ni en donner décharge, *aliéner* ni *grever* ses biens d'hypothèques sans l'*assistance* d'un conseil, etc.

C'est dans ce but que des médecins sont consultés à l'effet de déterminer si cette interdiction limitée doit être ordonnée. Ainsi un médecin peut déclarer qu'un individu est affecté d'une aliénation mentale telle qu'il n'y a que faiblesse d'esprit : cas où il peut vivre comme tous les autres hommes, mais où il a besoin d'un conseil dans la gestion de ses affaires d'intérêt.

L'art. 503 soulève une question beaucoup plus délicate encore, car il s'agit de déterminer si la cause de l'interdiction existait *notoirement* à l'époque où des actes ont été faits. — Mais la solution de cette question reposant presque entièrement sur la teneur et la substance de ces actes mêmes, les magistrats la décident ordinairement sans le secours des hommes de l'art à l'aide de toute espèce de documents et au moyen d'une enquête.

Il en est de même de l'art. 504, puisqu'il faut que de l'acte lui-même résulte la démence.

Nous nous sommes déjà expliqué à l'occasion de l'art. 901 et de l'art. 3 de la loi du 24 août 1790.

On a pu voir que jusqu'alors il ne s'agissait que de lois civiles ;

Que les dispositions de ces divers articles se rattachaient : 1° aux droits que le fait de la majorité donne aux citoyens, c'est-à-dire à la capacité que l'âge leur donne d'exercer leurs droits civils et de gérer leurs biens, et à la faculté de contracter des obligations ;

2° Aux rapports sociaux des citoyens entre eux, sous le point de vue de leur sûreté personnelle et réciproque ;

Que la loi admettait des degrés différents dans l'aliénation mentale, d'après lesquels elle se bornait à nommer un conseil pour tous les cas où il s'agit de gérer les biens ou de les administrer, ou bien à interdire la personne, ou enfin à la priver de sa liberté.

C'est sous ces trois points de vue que l'aliénation mentale doit être envisagée en matière civile par le médecin ; mais il en est un quatrième qui se rattache à la législation criminelle, et qui depuis plusieurs années est devenu la source de discussions nombreuses ; nous voulons parler de l'art. 64 du Code pénal : « Il n'y a ni crime, ni délit, lorsque le prévenu était en état de démence *au temps* de l'action, ou lorsqu'il a été contraint par *une force à laquelle il n'a pu résister.* »

Il y a deux choses qui doivent fixer l'attention dans cet article : 1° la démence *au temps* de l'action ; 2° *la force* à laquelle l'individu ne peut pas résister.

Il est évident qu'ici l'expression de *démence* est employée d'une manière générale pour indiquer une aliénation d'esprit de quelque nature qu'elle soit ; il y a plus, le législateur n'a pas exigé une démence habituelle, il a spécifié qu'il suffisait qu'elle eût lieu *au temps* de l'action. Par conséquent, toute folie, fût-elle temporaire, devient une excuse légale qui exclut la criminalité de l'action. Dans le dernier membre de phrase de cet article, il est question du cas où l'individu aurait été contraint au crime par une *force* à laquelle il n'aurait pu résister. La nature de cette force n'est pas *spécifiée ;* il n'est pas dit que ce soit une force matérielle ou morale, mais il y a tout lieu de croire qu'il s'agit ici d'une force matérielle, ou au moins excluant toute aliénation mentale, puisque, dans le premier membre de phrase, la loi a spécifié le cas de démence ; et que par le mot de *démence* elle a certainement entendu toute espèce d'altération morbide des facultés intellectuelles.

Les magistrats ne pourront donc adresser aux médecins qu'une seule question relativement à cet article :

L'individu était-il en état de démence au temps de l'action ?

D'après les considérations dans lesquelles nous sommes entré à l'égard de ces divers articles, nous traiterons successivement les questions suivantes, qui nous paraissent les seules qu'un magistrat puisse adresser à un médecin :

Déterminer si un individu a le plein exercice de sa raison, s'il est *sain d'esprit.*

Déterminer l'espèce d'aliénation mentale dont l'individu peut être atteint.

Déterminer si l'aliénation mentale est assez faible pour que l'individu aliéné n'ait besoin que d'un conseil judiciaire pour gérer ses biens, veiller à ses intérêts et à ceux de sa famille.

Déterminer si l'aliénation mentale est telle qu'elle puisse mettre un individu dans le cas de nuire à la tranquillité et à la sûreté publiques.

Quel est le degré de curabilité des diverses espèces d'aliénations mentales ?

Existe-t-il des circonstances d'aliénation mentale où la volonté de l'individu soit dominée par une force morale à laquelle il ne puisse résister ?

Déterminer si un individu était en état de démence *au temps* où un crime ou tout autre fait a été commis.

Nous traiterons à part de la *Monomanie*.

Nous croyons devoir rappeler ici quelques notions de psychologie qui doivent être présentes à l'esprit du médecin qui est appelé à résoudre ces questions. Les facultés de l'homme peuvent être rapportées à deux grandes catégories. Les unes se rattachent à l'entendement, les autres à la volonté. Les facultés de l'entendement se composent :

1° De l'*attention*, mise en jeu toutes les fois que nous observons des objets qui frappent nos sens ;

2° De la *mémoire*, dont le développement est singulièrement favorisé par l'attention, et qui nous conserve le souvenir de toutes les impressions que nous avons reçues, quelle que soit leur nature ;

3° De la *comparaison*, qui se manifeste lorsque nous cherchons à établir les différences et les rapports qui peuvent exister entre les choses qui nous ont impressionné. — La conséquence de cette comparaison est le *jugement*, qui ne constitue pas une faculté, mais qui est le résultat nécessaire de deux facultés mises en jeu. Le jugement est juste si l'attention portée sur les objets a été grande et la comparaison exacte ; il est faux dans le cas contraire ; aussi le jugement est-il d'autant plus vrai que nos sens sont plus parfaits, que l'attention et la comparaison sont plus développées chez l'individu. Toutefois l'attention, la mémoire et la comparaison sont trois facultés capables d'éducation. Ainsi, de deux personnes nées avec ces facultés au même degré, l'une pourra avoir un jugement beaucoup plus solide que l'autre, si elle a été habituée à observer avec plus de soin et à comparer d'une manière plus exacte ; mais ce qui sous le rapport du jugement établit une différence entre les hommes, c'est leur conformation primitive, qui les a fait naître avec un développement plus grand des organes qui président à ces trois facultés ;

4° Du *raisonnement*, qui est d'un ordre plus relevé, puisqu'il résulte de plusieurs comparaisons faites entre elles, et du souvenir de comparaisons ou de jugements déjà portés antérieurement. — Ainsi, par l'attention nous observons les faits ; par la mémoire nous en conservons le souvenir, par la comparaison nous les jugeons, et par le raisonnement nous portons de nouveaux jugements sur des faits nouveaux, d'après des faits observés, comparés et déjà jugés autrefois.

5° Enfin, de l'*imagination* ou faculté de créer des faits et des êtres nouveaux, au moyen des impressions reçues autrefois. Quand elle ne se sert que d'impressions réelles, elle donne lieu au vraisemblable ; lorsque, au contraire, elle exagère ces impressions, elle produit des chimères.

La *pensée* est un mot abstrait qui s'applique à tout et qui offre trop de vague par lui-même pour être employé. Telles sont les facultés de l'entendement. Quant à la *volonté*, elle naît de l'*instinct* et du besoin de conservation. Elle est une conséquence de l'observation des sensations que nous avons éprouvées : quand ces sensations ont été agréables, nous désirons qu'elles se reproduisent ; si elles ont été pénibles, nous les craignons ; de là toutes ces nuances de la volonté, exprimées par les mots *désirs*, *souhaits*, *ambition*, *crainte*, *peur*, *pusillanimité*. Quand les désirs se rattachent tous à son propre bien-être, ils constituent l'*égoïsme* ; s'ils se rapportent au bien-être général, c'est alors le *libéralisme*. L'*amour*, la *haine*, la *vengeance*, sont encore le résultat des besoins nés de l'instinct.

DÉTERMINER SI UN INDIVIDU A LE PLEIN EXERCICE DE LA RAISON, S'IL EST SAIN D'ESPRIT.

A son début, dit M. Lelut (*Recherches des Analogies de la folie et de la raison*, *Gazette médicale*, 30 mai 1834), la folie est encore de la raison, comme la raison est déjà de la folie, et il importe de commencer par là l'étude de leurs analogies. Cette assertion, reproduite par Marc (*De la Folie considérée dans ses rapports avec la question médico-judiciaire*, I, 17), ne nous paraît pas exacte, à moins qu'elle ne s'entende au figuré. Il en est du passage de la raison à la folie, comme de la santé à la maladie ; les nuances en sont souvent insensibles, elles ne peuvent être saisies que fort difficilement ; dans un cas comme dans l'autre, il y a trouble ; la folie ou la maladie peut n'être pas encore dessinée suffisamment pour qu'on puisse dire si l'un ou l'autre état existe réellement ; mais il ne s'ensuit pas qu'il faille prendre les deux états l'un pour l'autre, dire que l'un participe de l'autre, etc.

Le début de la folie se manifeste par un excès dans les variétés des facultés intellectuelles ; ainsi, pour le monde moral ou affectif, une irritabilité extrême, une sensibilité excessive, qui engendrent plus tard des illusions, et deviennent la source de toutes les erreurs de jugement qui existent dans la folie parfaitement développée. C'est encore la source des goûts, des appétits bizarres, quelquefois exclusifs, des passions mauvaises, désordonnées, délirantes; de cet entraînement irrésistible vers des actes qui impressionnent vivement nos esprits, parce qu'ils sont en dehors de toutes les habitudes de la vie commune.

Pour le monde intellectuel, c'est une distraction plus ou moins grande; il semble que l'individu ne reçoive aucune impression des objets qui l'environnent; les sentiments et les idées s'associent d'une manière vicieuse et engendrent l'incohérence dans les discours et le langage, au point de le rendre inintelligible. Il y a alors jugement faux, manière de voir fausse, et par suite détermination et actes que réprouve la raison.

Que de difficultés existent à reconnaître ce passage de la raison à la folie, sorte d'état intermédiaire qui peut durer pendant un temps fort long sans révéler la folie, et qui souvent, par une transition presque subite, fait passer l'homme dont l'intégrité des facultés intellectuelles peut être l'objet d'un doute, à l'état d'homme complétement aliéné. C'est là que l'observation la plus attentive, l'habitude d'explorer l'aliénation, de prévoir son développement, devient indispensable au médecin légiste, et nous n'hésitons pas à dire que, dans ces sortes de cas, il ne suffit pas d'être médecin, il est utile d'avoir vécu avec les aliénés.

Ce sont ces cas d'aliénation qui ont pu devenir l'objet de doutes même pour les hommes les plus expérimentés; telles étaient les causes judiciaires suivantes : Feldmann, qui depuis six ou sept ans nourrissait pour sa fille Victoire une passion qui l'a conduit à l'assassinat, sans qu'il ait conçu plus tard le moindre remords de son action jugée criminelle ; tel était encore le cas de M. D..., à l'occasion duquel MM. Esquirol, Marc et Ferrus dressèrent en dernier lieu un rapport (*Annales d'hygiène publ.*, III, 198), et qui était atteint de fureur érotique qui le portait à s'adresser aux femmes du plus haut rang, de sorte qu'il éveillait l'attention de la police ; que cinq fois il fut arrêté dans l'espace de vingt-cinq ans, et chaque fois placé pendant un temps assez long en état d'arrestation préventive, enfin chaque fois aussi, et à des époques éloignées, placé comme aliéné dans une maison de santé.

C'est en présence de ces sortes de faits, d'une démonstration si difficile, que MM. Dupin et Tardif rédigèrent une consultation tendant à faire sentir l'abus que pouvait entraîner cette manie médicale nouvelle qui tendait à admettre des délires sur un seul point, et à ne conduire rien moins qu'à ce résultat : quand on ne pourrait pas dire : *il est coupable*, on dirait : *il est fou*, et *l'on verrait Charenton remplacer la Bastille.*

La solution de la question qui nous occupe, celle de savoir si un individu a le plein exercice de sa raison, découle de caractères négatifs obtenus par un examen attentif de la personne à l'occasion de laquelle elle s'élève. Elle est souvent adressée au médecin lorsqu'il s'agit de rendre la liberté à une personne qui a été retenue dans une maison de santé pour cause d'aliénation mentale. Elle est donc de la plus grande importance, puisqu'il y va non seulement de la liberté et de la sûreté de l'individu à l'égard duquel elle est posée, mais encore, dans beaucoup de cas, de la sûreté publique. Or, il est des aliénations mentales avec intervalles lucides tels qu'en premier lieu, un médecin, et, à plus forte raison, un magistrat ou un homme du monde, conçoivent dans son esprit un doute favorable à celui qui est l'objet de ce premier examen ; on sent le besoin de revoir la personne supposée aliénée, en présence des antécédents dont elle est l'objet. La conversation a été longue, animée, elle a roulé sur des sujets différents tout à faits variés. Les facultés de l'entendement n'ont pas été mises en défaut ; les réponses ont été parfaitement sensées ; les raisonnements se sont suivis avec une certaine logique, et l'on se demande, en quittant l'aliéné, s'il a été sequestré de la société avec raison. Mais on n'a pas abordé tel ou tel sujet, tel ou tel ordre d'idées sur lequel il y a aliénation de l'esprit ; et quand dans une seconde, une troisième visite, on est entré dans cet ordre de faits, on est tout surpris de voir se dessiner les signes les plus positifs d'un dérangement des facultés intellectuelles. Il y a plus, cette altération dans les facultés intellectuelles ne se déclare pas brusquement, de telle sorte qu'il en résulte un contraste frappant dans les réponses actuelles du malade et les précédentes. Souvent même, les idées émises pourront ne paraître qu'un peu exagérées ; puis insensiblement elles prendront une allure de plus en plus déraisonnable et rentreront peu à peu dans le domaine de la folie ; et comme les ordres d'idées différents sur lesquels un individu peut avoir l'esprit aliéné varie à l'infini, il s'ensuit qu'il n'est pas possible de décrire et d'exposer toutes ces nuances sans rentrer dans le domaine d'un Traité sur l'aliénation mentale. Aussi allons-nous nous attacher à tracer la conduite qu'il faut tenir auprès des malades dans ces sortes de cas, afin de diriger plus efficacement l'expert dans la marche à suivre, ainsi que vers le but qu'il veut atteindre. Le médecin doit d'abord s'enquérir des causes pour lesquelles la personne a été privée de sa liberté. Il se fera rapporter avec détails, par le chef de l'établissement, l'état dans lequel elle était à son entrée dans la maison de santé, ses actes journaliers, ses rapports avec ceux qui la servaient ou qui lui donnaient des soins ; le traitement qu'on lui a fait subir, les effets qu'elle en a éprouvés. Il s'adressera aux personnes subalternes de la maison, et il leur demandera des renseignements du même genre, afin de voir s'il y a coïncidence dans l'énoncé des faits. Il évitera surtout d'adresser des questions sur l'état actuel de la personne malade, afin de ne pas se laisser influencer par les documents qui lui auraient été fournis. Ses rapports avec la personne supposée malade devront avoir lieu sans témoins, en l'absence même du directeur de la maison, afin de ne pas influencer l'individu dont le caractère timide pourrait s'opposer à la manifestation de sa pensée. L'examen doit être fait en interrogeant successivement chacune des facultés de l'entendement et de la volonté. On se rendra auprès de la personne sur laquelle il s'agit de porter un jugement, sans l'avoir fait prévenir et sans lui faire connaître l'objet de la visite, et, sous un prétexte quelconque, on lui fera sentir que la démarche que l'on fait est tout entière dans son intérêt. Entrant alors avec elle en conversation, on cherchera à fixer son attention sur divers objets de détails, de manière à déterminer si elle est capable d'observer ; on lui fera comparer ces objets entre eux, pour en déduire jusqu'à quel point le jugement qu'elle en porte est fondé. Passant ensuite à des épreuves d'un ordre plus élevé, on établira avec elle une discussion sur un sujet à la hauteur de son intelligence, afin d'apprécier la portée de son raisonnement. On la questionnera enfin sur ses besoins, ses désirs, ses projets pour l'avenir, et sa conduite future. On lui demandera des détails sur des circonstances passées que l'on aura pris soin de connaître, afin de voir si sa mémoire la sert bien, si ses souvenirs sont exacts et s'ils lui rappellent les sensations pénibles ou agréables qu'elle a pu éprouver antérieurement.

Toutefois, c'est rarement d'après un seul examen que l'on peut arriver à la découverte du vrai : plusieurs examens offrent l'avantage de pouvoir reproduire, à des intervalles assez éloignés, les mêmes questions, les mêmes comparaisons, et permettent de mieux apprécier l'état des facultés intellectuelles. On peut, dans des examens subséquents, reprendre un sujet que l'on aura précédemment traité, soulever de nouvelles difficultés, mettre en jeu la mémoire, et voir si la personne supposée malade établit toujours les mêmes comparaisons, porte le même jugement. Nous ne saurions donc trop recommander aux médecins de se donner, sous ce rapport, toute latitude, de multiplier leurs visites et leurs moyens d'enquête. Voici un fait d'expertise qui se rattache à ce sujet et qui vient à l'appui des conseils que nous avons donnés.

Une femme est-elle folle?

XCVII. Nous Alphonse Devergie, professeur agrégé de la Faculté de médecine, en vertu d'une ordonnance de M. Cazenave, juge d'instruction, qui nous commet à l'effet de visiter la demoiselle Antoinette Weiss, de déterminer son état mental, et notamment si, à l'époque où elle a exercé des voies de fait contre M. L... de Blain..., avocat, (cet acte de violence avait été commis en sortant du tribunal où un jugement avait été rendu contre la dame Weiss), elle était dans un état mental tel qu'elle pût avoir la conscience de ses actions, nous nous sommes rendu tant à la prison de Saint-Lazare que chez M. L..., afin d'interroger à plusieurs reprises la demoiselle Weiss, et de contrôler ses assertions, qui sont les suivantes :

La demoiselle Weiss est âgée de près de quarante-cinq ans. A l'âge de dix-neuf ans, étant orpheline, elle fut recueillie par les soins de M. L... père, et placée chez lui. Elle y demeura pendant un ou deux ans ; elle y couchait dans un lit séparé, mais dans la même alcôve. Cependant M. L... jugea bientôt convenable de louer une chambre pour elle dans une maison voisine, où il venait la visiter fréquemment, et dont elle découchait assez souvent pour se rendre chez M. L..., où elle habita presque toujours pendant cinq années.

Plus tard, il lui fit faire un voyage à Strasbourg, pays natal de la demoiselle Weiss, et comme les frais de route ne furent pas complétement payés, ses effets furent retenus par les messageries. Elle resta peu de temps à Strasbourg, y vécut malheureuse, et revint à Paris.

En 1829 M. L... père mourut. Bientôt elle crut devoir réclamer de son fils, d'une part, des effets à elle appartenant qu'elle avait laissés chez son père ; d'autre part, les bénéfices d'un testament fait par M. L... père en sa faveur. Toutes ces réclamations furent vaines. Elle se trouva plongée dans la plus affreuse misère. Elle se vit plus tard taxée par M. L... fils, de folle, et c'est indignée qu'elle était de se voir repoussée par les tribunaux dans ses prétentions, surtout d'après le dernier motif que je viens d'alléguer (au moins le pensa-t-elle ainsi), qu'elle se porta à des voies de fait contre M. L... fils.

Suivant elle, il y aurait eu de semblables violences exercées contre sa personne, et à l'appui de son assertion elle nous montre les traces de deux pressions très fortes avec ecchymose au bras gauche, pressions qui ont été opérées par un avocat qu'elle ne nous désigne pas ; mais il est probable qu'elles proviennent des efforts faits par les témoins de ses actes de violence et dans le but d'arrêter les effets de ces derniers.

De son côté, M. L... fils donne un démenti formel à la plupart de ces assertions. Il est âgé de quarante-sept ans ; par conséquent, à l'époque où la demoiselle Weiss aurait habité la maison de son père, il avait vingt ans. Il n'a jamais quitté le domicile paternel, pas même pour son éducation, qu'il a faite dans des pensionnats à titre d'externe. Or, il n'a pas connu mademoiselle Weiss, il ne l'a jamais vue chez son père et il n'a jamais été vu par elle.

M. L... père ne s'est jamais séparé de sa femme. Celle-ci est morte en 1824, et jusqu'à sa mort elle a toujours occupé la même chambre que son mari. A cette époque, M. L... fils est venu occuper le lit de sa mère jusqu'au moment de la mort de son père. Il n'a pas existé d'alcôve dans la chambre de son père, et il résulte, en effet, de l'inspection des lieux que nous avons faite, que la chambre à coucher de son appartement, qui, d'après son état actuel, ne paraît pas avoir subi de réparations depuis de longues années, ne pouvait pas comporter d'alcôve. Il existe dans cette chambre, de très moyenne dimension, une croisée, une cheminée et deux portes à deux battants, *disposées carrément*, la croisée vis-à-vis de la cheminée, et les portes en face l'une de l'autre, en sorte que si deux lits ont été placés dans cette pièce, ils n'ont pu occuper chacun qu'un des côtés de la cheminée, et si on avait voulu y construire une alcôve, celle-ci aurait empiété sur les portes de manière à empêcher leur service.

Nous avons montré à la demoiselle Weiss des lettres déposées à l'instruction par M. L... fils, comme ayant été écrites par elle, tant au père de ce dernier qu'à lui ou à sa femme. Plusieurs sont accompagnées de dessins ou de figures qui semblent dénoter la folie. Leur écriture et leur style donnent la preuve ou d'une folie réelle, ou d'une aliénation mentale simulée.

Mademoiselle Weiss renie la plupart de ces lettres, elle n'y reconnaît pas son écriture. Elle les suppose faites dans le but de la faire passer pour folle, et c'est alors que nous l'invitons à écrire quelques lignes sous notre dictée, afin de pouvoir comparer les deux écritures.

Cette expérience tend à nous démontrer que plusieurs des lettres du dossier ont été écrites par elle, que d'autres ne sont pas de son écriture ; mais il n'appartient qu'à des experts désignés, à cet effet, de faire le triage des unes et des autres.

Jusqu'à notre première visite à Saint-Lazare, la demoiselle Weiss avait été placée avec les autres détenues. Nous l'avons fait mettre à l'infirmerie, afin qu'elle y pût être observée. Dans nos visites suivantes, la surveillante nous a déclaré qu'elle n'avait remarqué aucun signe d'aliénation mentale chez cette demoiselle ; qu'elle se conduisait bien ; qu'elle recherchait surtout la compagnie de jeunes filles et ne leur donnait que de bons conseils.

Une malade couchée au n° 2 de l'infirmerie et auprès de la demoiselle Weiss a reçu ses confidences. Elle a entendu la narration de toutes ses infortunes, et elle nous les reproduit absolument ainsi que nous les a racontées cette demoiselle. Il ne lui a pas semblé qu'elle eût l'esprit le moindrement dérangé. Sa santé est assez bonne ; son sommeil est calme, elle ne varie jamais dans *son dire*. Elle a des sentiments religieux très avancés, et elle les met en pratique.

La demoiselle Weiss, examinée avec soin par nous, présente le cachet d'une constitution délicate et d'un tempérament nerveux. Sa figure est très calme, sa démarche posée, sa parole douce, et toutes ses manières dénotent plutôt la faiblesse que l'exaltation et la force. Elle est blonde, blanche de peau, en un mot elle porte le cachet des habitants du Nord. Elle n'est pas irritée de toutes les objections que nous faisons à ses assertions, alors même qu'elles proviennent de la manière de voir de M. L... fils; elle se plaint seulement de ce dernier, mais elle le fait avec calme.

Une circonstance nous a cependant frappé. A notre première visite, lui ayant demandé depuis combien de jours elle était à Saint-Lazare, elle n'a jamais pu rassembler suffisamment ses idées pour se le rappeler, et cependant elle ne s'y trouvait que depuis huit jours. Plus tard nous avons eu plusieurs fois occasion de faire la même remarque, et de trouver dans ses réponses quelque chose qui dénotait une certaine faiblesse d'esprit. En vain nous avons cherché à l'exciter, à la faire sortir des bornes de la modération et de la douceur, nous n'avons jamais pu y parvenir.

Nous nous sommes alors décidé à la mettre en rapport avec M. L... fils, autorisé que nous étions à cette démarche par M. Cazenave, et c'est alors que nous avons pu mieux juger la demoiselle Weiss.

D'abord elle s'est contrainte; sa figure a pris l'expression d'une émotion vivement sentie. Les premières réponses ont été calmes; mais en quelques instants elle s'est animée, et se tournant vers M. L..., elle a contracté ses bras et serré ses poings sans faire toutefois un simulacre de menace, et elle lui a adressé à plusieurs reprises, avec l'accent du reproche le plus vivement senti, les paroles suivantes : Monsieur, vous êtes un fourbe et un imposteur; vous avez empoisonné ma vie, vous avez voulu me faire passer pour folle... Mais bientôt les forces ont manqué; des nausées sont survenues, de la faiblesse; on a été obligé de la placer sur un lit; elle était sur le point de tomber en syncope.

Nous n'avons pas cru devoir prolonger cet entretien, et nous en avons tiré cette induction.. c'est que la demoiselle Weiss avait le sentiment des reproches qu'elle venait d'adresser à M. L...; qu'elle l'avait fait parce qu'elle avait été émue par une conviction profonde, et qu'elle possédait alors toute la conscience de ses paroles et de son action. Toutefois ces paroles avaient été accompagnées de gestes assez menaçants, et qui expliqueraient parfaitement la violence à laquelle elle s'est laissée entraîner après le jugement qui a été rendu contre elle.

Nous avons aussi dû examiner la teneur des lettres consignées dans le dossier de l'instruction qui nous a été donné en communication. Nous avons remarqué que toutes celles qui étaient postérieures au décès de M. L... père ne portaient aucun indice d'aliénation mentale : elles reproduisent toutes les mêmes faits, la même demande; tandis que celles qui supposent une aliénation mentale remontent à l'année 1826, c'est-à-dire trois ans avant la mort de M. L... Ces dernières lettres sont précédées par des lettres d'une date antérieure, dans lesquelles la demoiselle Weiss se plaint déjà de l'abandon de M. L... à son égard.

Certes une persistance dans les demandes réitérées, sans *aucun titre* à l'appui, peut bien constituer aux yeux d'une personne sensée et qui a la connaissance de ses droits, une sorte de monomanie; mais ne pourrait-on pas les considérer comme ne supposant pas une aliénation mentale de la part de la personne qui les a faites, si cette personne était constamment demeurée dans l'ignorance la plus complète des moindres principes de notre législation ? C'est ce qui me paraît admissible et ce que je ne me permettrai pas de décider à l'égard de la demoiselle Weiss, attendu qu'il me faudrait posséder plus de documents sur ses antécédents et sur son éducation, qui me paraît plutôt consister dans la forme et dans les manières extérieures que dans le fond.

Conclusion.

1° La demoiselle Weiss n'est pas, quant à présent, atteinte d'aliénation mentale, mais je la considère comme *faible d'esprit*.

2° Cette faiblesse d'esprit lui laisse cependant la conscience de toutes ses actions, et notamment celle du bien et du mal.

3° Je crois que le coup qu'elle a porté à M. L... de B... fils a été une conséquence d'un moment d'indignation ou de colère, mais qu'elle avait alors comme à présent la conscience du mal qu'elle faisait. Néanmoins, le développement des facultés intellectuelles n'étant pas chez elle plein et entier, elle serait peut-être plus excusable qu'un autre sous ce rapport.

Mais l'article 901 du Code civil exige que l'individu soit *sain d'esprit* pour tester, ce qui équivaut à avoir le plein exercice de la raison. C'est donc encore la même question et la même expertise. Seulement elle est plus difficile encore, puisqu'il s'agit de la résoudre après la mort de l'individu. Or, il est bien rare de voir casser un testament, lorsque le motif de cassation n'est pas basé sur la démence du testateur. Nous avons été appelé, il y a un an, à donner notre avis à cet égard à l'occasion d'une dame de T..., épileptique ; quoique n'ayant pas été appelé à constater l'état mental de cette dame, il nous a fallu émettre notre opinion, d'après les données générales de la science et les dépositions de témoins dans une enquête faite par des magistrats sans le secours de la médecine. Malgré toutes ces conditions défavorables, nous croyons avoir établi que madame de T... n'était pas saine d'esprit lorsqu'elle a fait son testament, et cependant le testament a été maintenu. Ce qui prouve avec quelle réserve les magistrats appliquent l'article 901 du Code civil, et ce qui démontre que dans les cas où les médecins sont consultés pour pareille matière, il faut, pour ainsi dire, qu'une surabondance de preuves vienne justifier l'opinion qu'ils émettent.

CONSULTATION MÉDICO-LÉGALE.

Sur la question de savoir si, aux termes de l'art. 901 du Code civil, madame de T........ était saine d'esprit le 6 janvier 1838, époque à laquelle elle a fait un testament en faveur de son mari.

Nous, Alphonse Devergie, professeur agrégé de la Faculté de médecine de Paris, médecin de l'hôpital Saint-Louis, invité par la famille de Kléan à émettre notre opinion sur la question de savoir si, aux termes de l'art. 901 du Code civil, madame de T........ était *saine d'esprit* lorsqu'elle a fait un testament en faveur de son mari, nous avons pris connaissance des diverses pièces qui nous ont été remises et qui consistent :

1° Dans un sommaire des faits de la cause;

2° Une copie de l'art. 7 du contrat de mariage, en date du 2 avril 1832;

3° La copie du testament de madame de T......, en date du 6 janvier 1838;

4° Le jugement interlocutoire du tribunal de Brest, en date du 21 avril 1847;

5° Le jugement du tribunal de Brest rendu le 5 janvier 1848 ;

6° L'enquête du 26 juillet 1847 ;

7° La contre-enquête du 9 août même année.

Nous avons apprécié et médité tous les faits qui sont énoncés dans ces diverses pièces, et nous exprimons ici notre conviction pleine et entière, ainsi que nous le ferions si nous étions appelé par un magistrat à donner notre avis sous la foi du serment.

Exposé des faits.

1° La maladie à laquelle madame de T......... a succombé, l'épilepsie, a débuté vers 1818. Madame était alors âgée de quatorze à quinze ans.

2° Quatorze ans après, en avril 1832, M. de Kléan marie sa fille ; elle avait alors vingt-huit ans.

Il fait insérer dans le contrat de mariage une clause (art. 7) par laquelle il est dit : *que la future épouse, vu son incommodité, sera maîtresse de prendre et de garder la domestique femelle à son service qu'elle désirera ; laquelle, sachant qu'elle n'a pas la tête à elle les premiers moments d'après son attaque, déclare par le présent acte que tous actes ou billets signés par elle, que l'on pourrait présenter après son décès, seront nuls s'ils n'ont été signés par ses plus proches parents de son estoc.*

A tout ce que dessus ledit futur époux promet tenir et exécuter, renonçant à toutes lois rendues ou à rendre à ce contraire.

3° Cependant le 6 janvier 1838, c'est-à-dire six ans après, la dame de T........ fait un testament par lequel elle lègue à son mari la pleine propriété de tous ses biens meubles et immeubles, sauf certaines conditions.

4° Elle succombe dans un accès d'épilepsie le 9 avril 1840, à l'âge de trente-sept ans, vingt mois après le testament qu'elle avait fait.

5° Le testament est attaqué par la famille de madame de T........

6° Intervient un jugement du tribunal de Brest, en date du 20 avril 1847, qui autorise avant faire droit les demandeurs à prouver par témoins devant M. Gédouin, l'un des juges que le tribunal commet à cet effet;

A. Que la dame de T........ était sujette à de fréquentes attaques d'épilepsie ;

B. Qu'à la suite de ces accès elle perdait complétement la raison ;

C. Que dans les intervalles des attaques elle était dans un état presque complet d'idiotisme ;

Sauf la preuve contraire et pour être statué ce qu'il appartiendra.

9° Ici se produisent les faits de l'enquête et ceux de la contre-enquête.

C'est à l'aide de ces divers documents que nous allons chercher à élucider la question de savoir si *madame de T........ était saine d'esprit à la date du 6 janvier 1838, lorsqu'elle a fait un testament.*

Pour résoudre cette question, nous invoquerons tous les témoignages de l'enquête et de la contre-enquête. Nous nous en servirons indistinctement, par quelque partie qu'ils aient été produits. Seulement il est évident qu'il y a d'autant plus de valeur à leur accorder en raison : 1o du temps pendant lequel les témoins ont pu connaître et observer madame de T........; 2o du genre de rapports qu'ils pouvaient avoir avec elle; 3° de la position sociale et de l'éducation des témoins, car elles leur donnaient une aptitude plus ou moins grande dans l'appréciation des facultés intellectuelles de madame de T........

Quelle a été la durée de l'épilepsie ?

Il y a un premier fait qui n'est contesté par personne, *c'est que madame de T...... était épileptique;* la maladie a débuté à l'âge de quatorze à quinze ans (vers l'année 1818).

Au dire du sieur Guillaume Jézéquel, un premier accès s'est montré pendant que la dame de T..., alors demoiselle de Kléan, était au couvent. Elle avait une *maladie cutanée;* on lui avait coupé les cheveux, et c'est à la suite de cette opération que l'épilepsie a débuté. Cette assertion est rationnelle au point de vue de la science; on en trouvera plus loin la preuve.

Elle était encore épileptique au moment de son mariage, puisqu'à raison de cette maladie M. de Kléan père introduisit dans le contrat de mariage une clause (art. 7) par laquelle *elle conserverait la domestique qui lui donnait habituellement des soins.*

Elle était encore épileptique à la fin de sa vie, puisque le docteur Lamandour déclare *qu'elle a succombé dans un accès d'épilepsie.*

Enfin, dans tous les témoignages recueillis on verra que l'épilepsie a été permanente durant toute la durée de la vie de madame de T........, et que cette dame a succombé dans un accès de cette maladie.

Cette affection s'est développée en 1818, et la mort étant survenue en 1840, *madame de T. ...... a donc été atteinte de l'épilepsie pendant vingt-deux ans.*

Quelle a été l'intensité de l'épilepsie aux diverses époques de la vie de madame de T......?

Le sieur Jézéquel déclare que les accès ne se montraient d'abord que tous les *deux* ou *trois mois,* puis tous les *mois,* puis tous les *quinze jours.*

Marie Bohic, qui a vu madame de T........ de 1833 à 1840, ajoute que pendant les trois premières années elle restait quelquefois *dix-huit, vingt, vingt-quatre jours* sans avoir d'accès.

Pendant les *quatre* dernières années les accès sont devenus beaucoup plus fréquents. Je l'ai vue, dit elle, éprouver jusqu'à trois et quatre accès dans les vingt-quatre heures.

Le docteur Lamandour va beaucoup plus loin à cet égard. Il reçoit chez lui en traitement madame de T..... *en mai* 1833. A cette époque, les accès étaient très fréquents; elle en avait quelquefois deux dans la même journée. Ainsi, Marie Bohic est au-dessous de la vérité sur ce fait.

Il résulte donc des témoignages puisés à des sources contradictoires, que la maladie, qui s'était montrée à de rares intervalles au début, avait acquis assez d'intensité en mai 1833, pour qu'il y eût non seulement des accès tous les *jours,* mais encore deux accès par jour.

Cette maladie semble avoir été enrayée par les soins du docteur Lamandour, puisque en sortant de chez lui la dame T... avait des accès à intervalles plus éloignés de neuf à douze jours ; mais déjà au mois d'octobre de la même année les intervalles n'étaient plus que de six jours. (Déposition du docteur Lamandour.) Et en 1836, on comptait trois à quatre accès dans les vingt-quatre heures. (Déposition de Marie Bobic.)

La conséquence à tirer de ces dépositions, c'est *que l'épilepsie développée en 1818 a suivi une marche croissante jusqu'aux derniers instants de la vie, et que quatre ans avant la mort elle avait acquis son maximum d'intensité.* C'est d'ailleurs ce que démontre l'observation journalière des épileptiques.

Quelle influence avaient exercée les accès d'épilepsie sur la santé générale de mademoiselle de Kléan d'abord, de madame de T........ ensuite, et notamment sur ses facultés intellectuelles ?

Si nous en croyons une note qui nous est remise par la famille, mademoiselle de Kléan, devenue épileptique, était très colère ; nous cherchons en vain la solution précise de ce fait dans l'enquête et la contre-enquête. La question est posée, elle n'est pas résolue. Je parle ici de cette circonstance, parce qu'elle est tout à fait en rapport avec ce que l'on observe très fréquemment chez les épileptiques.

Non seulement ils sont enclins à la colère , mais encore à la fureur ; cette tendance est telle qu'elle se transforme fréquemment en *manie furieuse* avec propension à l'homicide : l'insensibilité la plus absolue accompagne leurs actes de telle sorte qu'ils sont inhumains, non seulement à l'égard des animaux qu'ils torturent à plaisir, mais encore à l'égard de leurs semblables.

Le relevé statistique que je reproduirai plus loin mettra ce fait en toute évidence.

Je trouve dans la même note que mademoiselle de Kléan entreprit de se marier vers l'année 1831 ; son père crut devoir s'opposer au choix qu'elle avait fait ; la pauvre malade entra alors dans un épouvantable accès de fureur ; elle voulait se tuer, se jeter par la fenêtre ; son mal redoubla , et la raison s'éclipsa entièrement, ou du moins il lui resta bien peu d'instants lucides.

Tout cela est très vraisemblable, et d'autant plus vraisemblable, qu'il est acquis à la science par l'observation de nombreux épileptiques, que les accès qui ne surviennent qu'à de longs intervalles développent plus facilement et les accès de fureur et la propension au suicide que ceux qui se montrent à des distances très rapprochées ; or cela se serait passé à une époque de la vie de madame de T........, où la maladie n'avait pas encore acquis son maximum d'intensité, et où les accès étaient assez éloignés les uns des autres.

Il y a plus, la manie furieuse et la démence sont la conséquence très commune de ce que l'on appelle en épilepsie le *petit mal* ou l'épilepsie avec accès faibles. Elles s'observent moins souvent quand l'individu est atteint du *grand mal* ou épilepsie forte, qui est le propre de l'épilepsie congénitale ; l'épilepsie faible se montrant en général tout à fait accidentellement et à un âge donné de la vie où déjà l'organisation a acquis un certain développement.

Mais arrivons à des faits dont la démonstration résulte d'actes authentiques.

Il est constant pour tout le monde qu'une personne épileptique, pendant vingt-deux ans de sa vie, reçoit de la part de l'épilepsie une atteinte à la santé générale. Il est constant que cette atteinte devient d'autant plus forte que l'épilepsie dure plus longtemps.

D'une autre part, il résulte de la déclaration de M. de Kléan, dans le contrat de mariage, que la santé de sa fille était déjà altérée à cette époque. Comment la contre-enquête ne fait-elle pas mention de cette altération de la santé ? Ne sait-on pas que tous les épileptiques sont plus ou moins pâles, amaigris, à figure altérée, à démarche vague, incertaine, affaiblie ?

Et pourrait-il en être autrement, par la répétition d'accès nerveux qui brisent les membres, et qui laissent après leur passage un affaissement dont le malade ne peut sortir qu'après un certain laps de temps, quelques heures et parfois quelques jours ; aussi le docteur Dupesseau, qui n'a visité la malade que quatre ou cinq fois, déclare-t-il qu'un jour, dans le courant de 1837 à 1838, il a vu madame de T... dans un état de torpeur tel *qu'elle n'aurait pu ni écrire ni même parler;* on lui dit *qu'elle avait eu une attaque dans la matinée.*

Dans le commencement, dit Guillaume Jézéquel, c'est-à-dire dans les premières années de l'épilepsie, elle restait *un jour sans recouvrer l'usage de ses sens ;* quand l'accès *était plus fort, elle restait quelquefois deux jours sans reprendre connaissance.*

Ainsi, les accès épileptiques devaient nécessairement porter une atteinte à la santé en causant une faiblesse générale qui persistait pendant un temps plus ou moins long.

Ces accès portaient-ils atteinte à l'intelligence ?

Invoquons d'abord un témoignage irrécusable, c'est celui du père qui, dans un acte authentique, le contrat de mariage, fait inscrire une clause qui tend à flétrir sa fille, et en vertu de laquelle il déclare *qu'elle n'a pas la tête à elle, et que tout acte ou billet signé par elle que l'on pourrait présenter après son décès serait nul*, etc.

Il y a plus, le mari sanctionne l'état mental de sa femme et signe cette clause.

Supposer que l'assertion de M. de Kléan est fausse serait inadmissible : quel motif aurait pu déterminer le père à l'introduire dans le contrat de mariage de sa fille et à obliger le futur époux à la sanctionner ?

Évidemment M. de Kléan ne consentant au mariage de sa fille qu'à cause de l'influence qu'un premier refus avait exercée sur sa santé, ou que dans l'espoir de l'influence heureuse possible du mariage sur la santé de son enfant, il voulait par cette clause mettre ses autres enfants à l'abri d'une perte de fortune, et leur assurer le retour de la part de biens qu'il faisait à madame de T.......

Mademoiselle de Kléan était alors si malade, que non seulement il la place par un contrat de mariage dans l'impossibilité de tester en faveur de son mari ou de tout autre, mais encore il lui fait conserver par la même clause la domestique qui l'entoure de soins depuis longtemps.

En vain invoquerait-on le témoignage de M. Jézéquel, recteur, pour prouver le contraire lorsqu'il dit : *avant son mariage, et même depuis elle m'a paru saine d'esprit.* Ne sait-on pas qu'un père cache à ses amis les plus intimes le pareil état mental de l'un de ses enfants ?

Mais, dira-t-on, elle pouvait être assez dépourvue d'intelligence à l'époque de son mariage pour ne pas être saine d'esprit, et plus tard avoir recouvré sous l'influence du mariage l'intelligence qu'elle avait perdue.

Poursuivons donc nos investigations à cet égard.

M. Jézéquel, qui constatait l'état sain d'esprit de mademoiselle de Kléan avant son mariage, ajoute, dans sa déposition, que depuis qu'il a été appelé aux fonctions de recteur, les accès d'épilepsie sont devenus plus fréquents; qu'il a remarqué que madame de T........ *avait l'air presque imbécile*. « Quelquefois elle parlait d'une manière sensée ; mais quand on voulait suivre une conversation avec elle, ses idées étaient incohérentes. Je l'ai vue à Plonéour-Trez, à Cléder, à Kerueval, j'ai pu m'apercevoir de l'affaiblissement de ses facultés intellectuelles. »

Ainsi c'est un prêtre, homme de capacité et d'intelligence, qui signale deux états différents à deux époques différentes, et qui élucide tout d'abord le fait de savoir si le mariage avait exercé une influence favorable sur l'état mental de madame de T........

Guillaume Jézéquel dit : Depuis la mort de son père elle n'aurait pu longtemps s'occuper d'affaires sans avoir d'absence d'esprit. Il donne d'ailleurs la mesure de son intelligence. *On mettait*, dit-il, *l'adresse que l'on voulait sur les lettres qu'elle écrivait, et on lui faisait croire qu'on les mettait à la poste.* Et il ajoute avec sincérité : *jusqu'à un an avant sa mort, elle a été capable d'écrire quelque chose de sensé*, mais il n'aurait pas fallu que la *chose fût longue.* Enfin, dit-il, vers la fin de sa vie elle n'avait que des *accès lucides très courts.*

C'est là la peinture vraie de ce que l'on observe chez les épileptiques ; peu à peu et au fur et à mesure que les accès se répètent, les moments lucides diminuent de longueur, et dans les moments lucides même, l'intelligence n'est que fort incomplète, et quelquefois nulle, puisque la démence ou l'idiotisme sont la conséquence ordinaire de l'épilepsie.

En opposition avec ce témoignage nous croyons devoir placer celui de Marie Guyader, domestique, qui a connu madame de T... dès son enfance, et qui déclare que quatre ans et demi avant son mariage elle faisait les comptes de la maison de son père, qu'elle écrivait des lettres pour les pauvres.

Puis elle ajoute : Je ne me suis pas aperçue que dans les dernières années de sa vie *sa raison fût affaiblie;* je n'ai jamais entendu dire que madame du T... *fût idiote.*

Il y a dans cette déposition deux ordres de faits. L'un se rattache à une époque de la vie de madame de T..., où, en effet, elle pouvait être assez saine d'esprit pour *faire des comptes* et *écrire* les lettres des pauvres.

Quant à la seconde partie de la déposition, elle se trouve contredite par tous les autres témoignages provenant de personnes qui ont pu avoir des relations directes et suivies avec madame de T... D'ailleurs il paraît certain qu'à cette époque Marie Guyader n'était plus au service de madame de T........; elle avait été renvoyée un mois après le mariage.

Marie Bohic, domestique comme elle, vient opposer un démenti formel à ces faits. Son témoignage remonte à 1833, et va jusqu'au décès de madame de T... Elle déclare qu'elle était continuellement en traitement ; c'était moi, dit-elle, qui *m'occupais des remèdes* qu'elle devait prendre, parce que madame de T... *manquait de mémoire.* — Ainsi à cette époque la mémoire faisait défaut. — Marie Bohic ajoute qu'elle s'occupait de faire blanchir le linge et même des *effets d'habillement* dont madame de T...... avait besoin, ainsi que le lui avait recommandé M. de T........

Elle avait l'esprit tellement faible qu'elle aurait signé *sa condamnation à mort*, et je maintiens qu'il y avait des moments où elle aurait écrit des choses qu'elle n'était pas *capable de comprendre ;* mais quand ces moments étaient passés, elle avait *l'esprit moins pauvre.*

Guillaume Jézéquel dit : que vers la fin de sa vie elle n'avait que des *accès lucides* très *courts,* peinture bien exacte de l'intelligence ; ce ne sont pas plus des *accès d'épilepsie* dont il s'agit, ce sont des *accès de lucidité.*

Après avoir invoqué le témoignage des domestiques doués eux-mêmes de plus ou moins d'intelligence, invoquons celui d'un homme dont le caractère sacerdotal est une garantie de *véracité et de saine appréciation.*

M. Inizan, ecclésiastique, a vu madame de T... une fois par semaine pendant quatre ans à partir de 1837, date importante à l'égard du testament.

« J'avais entendu dire qu'elle était sujette à des attaques. Elle m'a paru dans un *état d'enfance ;* sa conversation me paraissait tout à fait insignifiante, et *par honnêteté* j'y faisais le moins d'attention possible. »

Or, il ne s'agit pas ici d'un jugement porté sur l'ensemble des dernières années de la vie de madame de T... M. Inizan retrace les premières impressions qu'il a reçues des premières relations qu'il a eues avec madame de T... « J'avais entendu dire qu'elle était sujette à des attaques. » Il arrive donc chez elle avec cet antécédent ; quelle est l'impression qu'elle lui fait tout d'abord ? celle d'une personne qui *est dans un état d'enfance,* et par *honnêteté* il fait à son entretien le moins d'attention possible.

Cet état que signale M. Inizan a-t-il changé de 1837 au décès ? évidemment non, car M. Inizan a vu madame de T... une fois par semaine durant ce laps de temps, et il n'eût pas manqué de signaler ce changement lors de sa déposition. Son état sous ce rapport ne pouvait pas s'améliorer, puisque la cause qui l'avait fait naître, l'épilepsie, allait croissant.

Vient ensuite M. Leroux, notaire, qui a eu des rapports avec madame de T... vers la fin de juin 1837, et qui a vu fréquemment cette dame jusqu'à sa mort.

Dès les premiers temps, dit-il, elle lui a paru avoir l'esprit *entièrement affaibli.* A l'une de ses premières visites, il sortait de chez elle ; madame de T. . le rappelle, et M. de Kléan dit à M. Leroux de ne pas faire attention, attendu qu'elle n'avait *pas la tête à elle.*

Ainsi même date, même *témoignage,* même accord entre le dire de M. Leroux et celui de M. Inizan. Il faut encore y ajouter le dire du père à ce moment, reproduit par M. Leroux ; et le dire du père est encore plus concluant que celui des témoins : *Elle n'a pas la tête à elle.* Ainsi en juin 1837 *elle n'avait pas plus la tête à elle* qu'à l'époque de son mariage, car alors le père qualifie l'état mental de sa fille comme il l'avait fait précédemment dans le contrat : il y a plus, son état s'est encore aggravé, le père ne reconnaît plus sa fille comme n'ayant pas la tête à elle *quelque temps après ses accès ;* aujourd'hui la qualification est absolue, elle est permanente ; elle s'applique à tous les instants de sa vie !

M. *Leroux* ajoute : « Je ne lui ai jamais trouvé un moment de *lucidité ordinaire.* La faiblesse d'intelligence de madame de T... me paraissait telle que je n'aurais pas voulu, en ma qualité de notaire, être rapporteur d'un acte dans lequel *elle aurait eu à donner son consentement.* »

Fin de décembre 1837, M. Lansalut, propriétaire, déclare que la dame de T... avait un *parler très niais.*

Mademoiselle de la Ville-Hervé dit l'avoir connue avant son mariage ; alors elle lui paraissait jouir de ses facultés intellectuelles, elle avait *même de l'esprit.*

Cette demoiselle ne revoit plus madame de T... que deux ou trois mois avant sa mort, chez sa mère ; alors elle lui parut avoir *l'esprit aliéné.*

Marie Caroff déclare en août 1839 qu'elle savait que depuis deux ans madame de T... était *imbécile.*

M. Duquesne, médecin, n'a vu madame de T... que deux ou trois fois après son mariage ; il a remarqué *un trouble nerveux* qui suivait pendant deux ou trois jours les accès d'épilepsie. Elle éprouvait *de la difficulté* à lui rendre compte de *ce qu'elle ressentait.*

Reste maintenant un certain nombre de témoignages qui sont en opposition avec ces dépositions si nombreuses et venant de sources si variées.

M. Lannurien, avocat. « En décembre 1837 madame de T... avait *la plénitude de sa raison.* »

M. Kerdanet, avocat. « En décembre 1837 madame de T... lui *parut avoir sa raison.* »

M. Tromanoir « ne s'aperçut d'aucun changement dans sa raison jusqu'à l'époque où elle est allée mourir chez sa mère. »

M. Aguesse, percepteur. En 1838 il l'examina avec soin, et rien ne lui fit remarquer qu'elle n'eût pas l'usage de ses facultés intellectuelles.

Je n'ai jamais entendu dire qu'elle fût idiote, on disait seulement qu'elle avait *peu de moyens.*

M. Aubrée l'a vue avec toute sa raison chez sa belle-mère à Kerual.

Madame Aubrée. — Idem.

Marie Roué, cultivatrice, l'a vue sans dérangement de l'intelligence.

M. Lamandour, médecin, déclare : dans l'intervalle de ses attaques, *il ne l'a jamais entendue déraisonner.*

Mauricette Lehay, domestique, l'a vue après son mariage ; elle n'a jamais entendu dire qu'elle fût imbécile.

En résumé, dix-neuf témoins sont entendus tant dans l'enquête que dans la contre-enquête.

Sur ce nombre, dix déclarent la faiblesse de l'intelligence portée jusqu'à l'imbécillité ; et à ce nombre il faut joindre le témoignage de M. de K...., à deux époques différentes de la vie de madame de T... : 1° au moment de son mariage ; 2° en juin 1837.

Neuf témoins ne signalent aucune altération des facultés intellectuelles.

Analysons toutefois la valeur de ces divers témoignages.

D'abord ce sont deux avocats, MM. *Lannurien et Kerdanet,* qui tous deux ont vu madame de T... en décembre 1837, et passagèrement par conséquent.

Mauricette Lehay, qui a vu madame de T... après son mariage, et qui n'a jamais *entendu dire* qu'elle fût imbécile. Elle la voyait donc peu, puisqu'elle n'a pas eu l'occasion de juger par elle-même de l'état de ses facultés intellectuelles.

M. Aguesse, qui a pu avoir remarqué en 1838 qu'elle avait l'usage de ses facultés intellectuelles, ajoute qu'il n'a pas *entendu dire* qu'elle fût idiote, mais on disait seulement qu'elle avait *peu de moyens.*

Or, si en 1838 on disait qu'elle avait peu de moyens, ses facultés intellectuelles étaient donc fort affaiblies, puisqu'avant son mariage on disait qu'elle *avait de l'esprit.*

M. Lamandour est de tous ces témoignages contradictoires celui qui pourrait avoir le plus d'influence sur notre manière de voir, mais M. le docteur Lamandour ne s'explique pas à ce sujet d'une manière précise ; il se borne à dire que dans l'intervalle de ses attaques il n'a jamais entendu madame de T... *déraisonner.*

Et si maintenant on compare l'aptitude de ces deux catégories de témoins, tant sous le rapport de la qualité des personnes que de leur moralité et du temps pendant lequel ils ont connu madame de T..., on verra quelle distance sépare les témoins qui déclarent madame de T... saine d'esprit, d'avec ceux qui affirment l'altération profonde de l'intelligence.

Ainsi dans cette dernière catégorie nous trouvons :

1° deux ecclésiastiques,

2° deux médecins,

3° un notaire.

Parmi ces dix témoins affirmant l'altération profonde des facultés intellectuelles, il en est trois qui connaissaient madame de T... dès l'enfance et qui l'ont vue durant toute sa vie ; deux, de 1837 jusqu'à· la mort de madame de T... ; un, avant son mariage, et trois mois avant sa mort.

Tandis que dans la seconde catégorie de témoins, à l'exception du docteur Lamandour, qui ne s'est pas expliqué nettement, tous les autres témoins n'ont vu madame de T... qu'accidentellement.

On a pu remarquer que pour réunir ces documents, nous avons indistinctement puisé dans l'enquête et dans la contre-enquête sans nous occuper de la source des témoignages.

Qu'on nous permette d'ajouter que cette enquête a été faite par un magistrat, sans l'assistance d'un médecin, et que si l'enquête eût été faite à un point de vue un peu plus médical, elle eût sans doute décidé la question de la manière la plus concluante.

Faisons maintenant sentir que tous les témoignages qui sont favorables à l'hypothèse d'une altération dans les facultés intellectuelles portent le cachet de ce qu'apprend à cet égard l'observation des épileptiques ; ajoutons enfin qu'ils viennent tous se grouper autour du témoignage du père qui, par les actes et la forme de ses déclarations et la netteté de ses dires, va beaucoup plus loin que les témoins eux-mêmes.

Concluons donc en définitive :

1° *Que les attaques réitérées et de plus en plus fréquentes d'épilepsie avaient porté une atteinte profonde à l'intelligence de madame de T...; que si cette dame n'était pas devenue idiote ou imbécile, elle était dans les derniers temps de sa vie dans un état voisin de l'imbécillité ;*

2° *Que cet affaissement des facultés intellectuelles avait une origine antérieure au mariage ;*

3° *Que le mariage n'avait pas modifié l'épilepsie et n'avait pas plus heureusement modifié l'intelligence ;*

4° *Qu'en 1837, c'est-à-dire à une époque antérieure au testament, madame de T... était sous l'influence de l'épilepsie la plus avancée ; que l'intelligence était singulièrement affaiblie, et que madame de T..., au dire de son père, en était arrivée à n'avoir plus la tête à elle.*

Voyons maintenant ce que l'observation journalière des épileptiques apprend à l'égard de l'influence que cette maladie peut exercer sur les facultés intellectuelles, invoquons ici non pas seulement notre observation personnelle, mais encore celle des hommes qui, durant toute leur vie, se sont livrés à l'observation et à l'étude spéciale de l'épilepsie ; on va voir quelle ressemblance, quelle espèce d'identité existe entre les extraits des auteurs que nous allons citer et la situation personnelle de madame de T...

La métastase ou suppression brusque d'une *éruption cutanée* chronique, la suppression d'un ulcère, la cessation d'une évacuation habituelle, sont autant de causes d'épilepsie (Esquirol, *des Maladies mentales*, 2 vol. in-8).

Le mariage ne guérit que l'épilepsie *génitale* (celle qui a son point de départ dans les organes de la génération), *il augmente les autres espèces* (Esquirol).

Lorsque l'épilepsie éclate après la puberté, et surtout dans l'âge consistant, la raison se perd plus lentement; mais chaque accès ajoute à l'affaiblissement de l'intelligence avant que la démence soit complète. Les progrès vers la démence sont en rapport avec le *nombre* des années depuis l'invasion du premier accès ; ces progrès sont plus *à craindre et plus rapides* lorsque les accès *se rapprochent*, tandis que la raison *se conserve* lorsque les accès *sont rares*, lorsqu'ils ne *se répètent pas plusieurs fois* dans le *même jour*, et lorsqu'il n'y a pas de vertiges (Esquirol, *Maladies mentales*).

Chez la plupart des épileptiques la mémoire s'affaiblit peu à peu, à mesure que les attaques se renouvellent; on observe dans leurs intervalles une *diminution* de l'intelligence qui, graduellement augmentée, amène une *démence confirmée*. Chez d'autres les attaques sont suivies d'accès de manie de la plus grande violence. *Leur répétition* prépare et accélère la même fin déplorable, la *démence*. — Il est important de remarquer que la *dégradation* intellectuelle arrive plus *constamment et plus vite* chez les malades affectés de vertige ou *petit mal*, (c'était le cas de madame de T...), que chez ceux qui n'ont que des convulsions violentes ou *grand mal* (Foville, *Dictionnaire de médecine*, t. VII, et Esquirol).

Les épileptiques sont sujets à la cardialgie ; aux lassitudes spontanées, au tremblement, *ils font peu d'exercice;* ils tombent dans l'obésité ou dans l'amaigrissement, *ils sont très enclins aux plaisirs de l'amour, à l'onanisme.* (Esquirol.)

En général les épileptiques ne parviennent pas à une longue vieillesse. Les fonctions cérébrales, les facultés intellectuelles se dégradent peu à peu (Esquirol).

L'épilepsie n'est pas seulement une maladie épouvantable par la violence de ses symptômes, désespérante par son *incurabilité*, elle l'est encore par ses funestes effets sur le physique *et le moral* de ceux qui en sont atteints. Les uns sont la *conséquence nécessaire de la répétition des accès,* les autres sont accidentels et peuvent être prévenus (Esquirol).

Presque tous les épileptiques en sortant de la somnolence qui suit l'accès complet, ou après le vertige, *sont dans un état de démence* qui se dissipe peu à peu (Esquirol).

La démence est l'espèce d'aliénation mentale qui menace le plus ordinairement les épileptiques (Esquirol).

Relativement à la durée, l'aliénation mentale des épileptiques tantôt est éphémère, n'a lieu qu'après les accès, particulièrement la manie avec fureur et penchant au suicide ; néanmoins sa durée s'étend depuis quelques instants, quelques heures, jusqu'à plusieurs jours. Tantôt l'aliénation mentale est permanente, particulièrement la démence. Elle est indépendante du retour des accès et persiste d'un accès à l'autre (Esquirol.)

Quelle que soit la forme ou la durée de l'aliénation mentale des épileptiques, elle a lieu quelquefois dès le premier ou dès les premiers accès, particulièrement dans l'enfance (Esquirol).

Sur 339 épileptiques dont l'observation a été recueillie par MM. Esquirol et Calmeil, on compte :

12 *monomaniaques;*

30 *maniaques* avec ou sans propension au suicide ;

34 *furieuses;*

145 *en démence;*

8 idiotes ;

50 habituellement raisonnables ; mais elles ont des absences de mémoire plus ou moins fréquentes ou bien des idées exaltées, quelques unes ont un délire fugace, et *toutes* de la tendance à la démence.

60 n'ont pas d'aberration de l'intelligence, mais elles sont d'une grande susceptibilité, irascibles, entêtées, difficiles à vivre, capricieuses, bizarres, toutes ont quelque chose de singulier dans le caractère. Donc, ajoute Esquirol, deux cent soixante-neuf de ces trois cent trente-neuf épileptiques, c'est-à-dire les quatre cinquièmes, sont plus ou moins aliénés ; un cinquième *seulement* conserve *l'usage de la raison, et quelle raison!!* (Esquirol.)

Voilà ce que nous apprend la science écrite des Pinel, Esquirol, Foville, Calmeil. Unanimité sous le rapport de l'influence de l'épilepsie, sur l'affaiblissement des facultés intellectuelles, allant le plus souvent jusqu'à la démence. Effet tellement commun, tellement uniforme, qu'après avoir tracé le tableau de ces trois cent soixante-neuf épileptiques, Esquirol ajoute : un cinquième seulement conserve sa raison, *et quelle raison!!* C'est-à-dire une raison qui, légalement parlant, pourrait passer pour de la démence.

Dans laquelle de ces diverses catégories placerons-nous madame de T...? fût-elle dans cette dernière, c'est-à-dire dans la plus favorisée, que nous aurions encore à nous demander si elle était *saine d'esprit*, ainsi que l'a voulu dire le législateur en l'article 901 du Code civil.

Que doit-on donc entendre par les expressions sain d'esprit,
lorsqu'il s'agit de tester?

Nous n'invoquerons pas pour interpréter cette qualification les commentaires du Code civil ou les discussions qui ont eu lieu à cet égard au Conseil d'état, ou bien encore les arrêts de cassation rendus en pareille matière, nous laissons à d'autres le point d'élucider cette question de droit : mais si nous suivons le législateur pas à pas dans tous les articles du Code civil où il est question de certaines conditions des facultés intellectuelles voulues pour l'accomplissement de tels ou tels actes, nous serons conduit à donner au point de vue médical le sens que l'on doit attacher à ces mots *sain d'esprit.*

Par ces expressions le législateur n'a pas seulement voulu que la personne qui fait une donation ou un testament fût dans un moment lucide tel, qu'elle eût le sentiment de l'acte qu'elle accomplit ; il a certainement entendu que cet acte serait la conséquence de réflexions et de méditations bien arrêtées à l'avance d'après une suite de raisonnements antérieurs dans lesquels on se rendait compte des conséquences de l'acte même que l'on accomplissait.

Ainsi, dans l'espèce, madame de T... donnait à son mari ; mais elle ne donnait pas un usufruit après sa mort, elle donnait une propriété, c'est-à-dire qu'elle frustrait sa famille, et quelle famille, ses propres sœurs, de biens qui en résumé ne pouvaient profiter qu'en usufruit à son mari, pour les transporter à une famille qui lui était étrangère!

Or, pour accomplir un pareil acte, il faut ou des motifs bien puissants, des causes graves d'aliénation du cœur, ou il faut être assez faible d'esprit pour ne pas avoir la conscience de ses suites.

Existait-il donc de ces haines implacables de famille qui dans quelques cas, heureusement rares, justifient une pareille aliénation de biens? Cela est peu probable. Rien dans les circonstances de la cause ne nous autorise à le penser; quoi! quatre sœurs, et plus d'affection même pour l'une d'elles; je vais plus loin, de la haine pour toutes les quatre! Évidemment de pareilles pensées n'ont jamais dicté la conduite de madame de T.., qui durant son mariage même *passait la plus grande partie de sa vie dans sa propre famille!*.

Reste donc la seule hypothèse vraisemblable, celle de la faiblesse d'esprit portée à un point tel que madame de T... fait ce qu'on lui dit de faire, agit comme on lui dit d'agir; ou, ce qui revient au même, agit spontanément, mais sans comprendre la portée de ce qu'elle fait, et sans avoir mûri son action par une suite de raisonnements réfléchis.

Ce qui prouve qu'il en a été ainsi, c'est l'ensemble des faits.

Son père la marie, et déjà il la reconnaît assez faible d'esprit pour lui interdire, avec le consentement de son mari, tout acte de donation ou de testament.

Le mariage n'apporte aucun changement heureux dans l'état des facultés intellectuelles, car l'épilepsie avait causé l'affaiblissement de ses facultés, et après le mariage l'épilepsie avait fait de tels progrès que les accès ne se montraient pas seulement à de longs intervalles, mais qu'en 1837, au dire du docteur Lamandour, témoin principal de la contre-enquête, madame de T... avait jusqu'à deux accès par jour, c'est-à-dire que la cause destructive de l'intelligence avait décuplé, centuplé de force et d'influence.

En vain, M. Lamandour essaie-t-il d'apporter une amélioration dans l'état de madame de T..., car en fait de guérison, Esquirol avoue, avec toute la franchise de l'homme de science, avec toute la sincérité de l'homme de bien, que durant sa vie il n'a jamais pu, il n'a jamais vu guérir un épileptique; la maladie reprend bientôt toute son intensité.

Le testament est fait le 9 janvier 1838; écoutez Marie Bohic vous dépeindre ce que pouvait être alors madame de T... Marie Bohic est au service de madame de T... pendant sept ans et sept mois, de 1833 à 1840.

Elle a eu, dit-elle, tant d'accès d'épilepsie pendant que j'étais à son service, que je crois que si on avait pu les compter, *leur nombre égalerait celui des jours que j'ai pu passer auprès d'elle*. Or, comme pendant les deux ou trois premières années que cette fille a passées auprès de madame de T..., c'est-à-dire les années qui ont suivi 1833, les accès ne se montraient que tous les dix-huit, vingt et vingt-quatre jours, je laisse à penser quelle pouvait être leur fréquence en 1838! Non seulement le témoignage de Marie Bohic est vrai, car il est confirmé par celui du docteur Lamandour que nous venons de rappeler plus haut, mais encore ce médecin porte les accès jusqu'à deux par jour en 1833.

Cette année 1838 doit fixer toute l'attention des magistrats. C'est le 6 janvier de cette année que le testament se fait, et par une coïncidence que le hasard a sans doute fait naître, mais qu'enfin il faut rappeler ici, la date du testament se rapproche de la date de la mort de M. de Kléan, puisque le père de madame de T... est décédé en octobre 1837.

Pendant la vie de son père, madame de T.... avait respecté la clause de son contrat de mariage, peu de temps après la mort de M. de Kléan, elle frustre sa famille de tous ses biens sans résultat aucun pour l'aisance de la vie journalière de l'homme qu'elle affectionnait, son mari.

Tout dans cette conduite dénote, et l'absence de la mémoire qui est signalée dans les diverses dépositions, et l'affaiblissement profond des facultés intellectuelles, qui non seulement est prouvé par les dépositions des témoins, mais encore est une conséquence presque inévitable de la maladie à laquelle madame de T... a succombé.

Maintenant j'ai besoin de m'expliquer sur les termes du jugement rendu par le tribunal de Brest. Il y est dit que les demandeurs seront tenus de prouver :

1° *Que la dame de T... était sujette à de fréquentes attaques d'épilepsie;*

2° *Qu'à la suite de ses accès elle perdait complétement la raison;*

3° *Que dans l'intervalle des attaques, elle était dans un état presque complet d'idiotisme.*

Si l'on compare la teneur de ce jugement à celle de l'art. 901 du Code civil, il semble que le tribunal a été beaucoup plus loin que ne le veut la loi. En effet, elle ne dit pas que l'individu, pour tester, ne devra pas être, ou faible d'esprit, ou imbécile, ou idiot; la loi veut qu'il soit *sain d'esprit*, c'est-à-dire qu'il ait la plénitude de ses facultés intellectuelles.

L'idiotisme est l'absence permanente et complète de l'intelligence; mais entre la négation absolue de l'intelligence et l'état sain de l'esprit il y a toute la distance du néant à l'existence. Un individu peut donc ne pas être idiot et cependant ne pas être sain d'esprit : c'était la position de madame de T..., au dire du plus grand nombre des témoins; et au rapport de quelques uns, elle était même dans un état presque complet d'idiotisme.

Quant à démontrer qu'elle était sujette à de fréquentes attaques d'épilepsie, la preuve en est surabondante.

Et pour ce qui est de la perte complète de la raison à la suite des accès, nul ne saurait le mettre en doute; car parmi les témoignages les plus concluants à cet égard nous rappellerons celui du docteur Dupesséan, qui, ayant donné ses soins à madame de T... quatre ou cinq fois en 1837 et 38, déclare qu'il l'a vue *une fois dans un état de torpeur tel qu'elle n'aurait pu écrire ni même parler.* Le contrat de mariage (art. 7) est aussi explicite : Laquelle sachant *qu'elle n'a pas la tête à elle les premiers moments d'après son attaque.*

Après avoir exposé consciencieusement les faits; après avoir raconté la progression du mal, son influence sur la santé générale, son influence sur l'état intellectuel de madame de T..., concluons :

Qu'à la date du 6 janvier 1838 madame de T.... n'était pas saine d'esprit ainsi que l'entend la loi, et qu'elle n'était pas apte à faire un testament.

DÉTERMINER L'ESPÈCE D'ALIÉNATION MENTALE DONT LA PERSONNE EST ATTEINTE.

La solution de cette question repose tout entière sur le diagnostic des aliénations mentales; elle est purement médicale, et nous croirions sortir des bornes de la médecine légale, si nous présentions ici autre chose qu'un simple résumé des caractères qui sont propres à chacune d'elles. Établissons donc les divisions que nous croyons les plus rationnelles et groupons autour d'elles les symptômes qui en constituent les signes pathognomoniques.

Nous ne rappellerons pas ici les divisions de Cullen, de Daquin, de Dufour; Pinel reconnaissait quatre genres principaux de folie : la *manie*, ou délire avec penchant à la fureur ; la *mélancolie*, ou délire avec abattement ; la *démence*, ou débilité des organes de l'entendement ; l'*idiotisme*, stupidité ou cercle borné des idées. Esquirol a créé le mot *monomanie* pour remplacer le mot *mélancolie*, que le délire soit avec penchant à la tristesse ou à la joie; il a de plus divisé l'idiotisme en deux catégories : les individus qui n'ont jamais rien su, ou idiots proprement dits, et ceux qui sont tombés dans la démence complète. Georget a adopté les divisions d'Esquirol, mais il a de plus admis la démence aiguë. J. Frank reconnaît l'idiotisme, la démence, et huit espèces de monomanies : hypochondriaque, *chimœra*, gaie, mélancolique, religieuse ou fantastique, érotique, furieuse, et la *mania chaos*. Hoffbauer divise l'aliénation mentale en IMBÉCILLITÉ et en FOLIE. La première comprend les *idiots* et les *imbéciles*; les uns et les autres pouvant l'être de naissance, ou d'un obstacle survenu dans le développement des facultés intellectuelles, à une époque plus ou moins avancée de l'éducation. La seconde, ou la *folie*, qui est distinguée en *manie* et en *démence*. La *manie*, comprenant la *polymanie* avec ou sans fureur; la *monomanie* avec idée dominante, vraie ou fausse, gaie ou triste ; de là, la *lypémanie* et la *chœromanie*; enfin la *démence* aiguë et chronique.

M. Adelon a exposé dans ses cours de médecine légale une classification dont nous ne garantissons pas l'exactitude. Il emploie d'abord les expressions *altérations mentales*, au lieu d'aliénation, et il les distingue en deux grandes classes : altération par *impuissance* ; altération par *perversion*. La première division comprend : 1° l'idiotisme et l'imbécillité ; 2° la surdimutité ; 3° la démence. La seconde : 1° le délire dans les maladies aiguës ; 2° la folie générale et la folie partielle ou monomanie ; 3° les perversions à l'occasion des fonctions normales, telles que dans le somnambulisme, les rêves, la colère, etc.; 4° les perversions à l'occasion de l'aliénation, qui ont pu avoir de l'influence sur les facultés mentales, telles que boissons spiritueuses, aphrodisiaques, etc.; 5° les cas qui ne rentrent pas dans le cadre précédent, tels que l'épilepsie, la catalepsie, l'hypochondrie, etc.

En médecine légale, le mot aliénation mentale doit être pris dans une acception plus large qu'en médecine, et sous ce rapport nous entrons volontiers dans les vues de M. le professeur Adelon. Aux yeux de la loi, l'homme doit être considéré comme aliéné lorsqu'il n'a plus le plein exercice de ses facultés intellectuelles. Aussi, pour comprendre dans un même cadre toutes les espèces d'aliénations de l'esprit, et ne pas nous éloigner cependant des idées généralement reçues, croyons-nous devoir les ranger en deux grandes classes : aliénations idiopatiques, c'est-à-dire constituant une maladie ou état indépendant de toute autre affection, et aliénation symptomatique. La première classe, divisée comme l'a fait M. Adelon, en deux sections : 1° aliénation par impuissance, comprenant l'idiotisme, l'imbécillité, la démence et l'imperfection des facultés intellectuelles comme conséquence de la surdi-mutité ; 2° aliénation par perversion, qui comporte la manie et la monomanie ; celle-ci subdivisée en lypémanie ou monomanie triste, synoyme de mélancolie, et en chæromanie ou monomanie avec gaieté. Dans l'aliénation symptomatique, ou qui n'est qu'un effet d'une cause accidentelle, agissant primitivement ou secondairement sur le cerveau, se trouveraient placés le délire dans les maladies, le délire de la grossesse, le *delirium tremens* de l'ivresse ; celui qui résulte de l'usage des médicaments aphrodisiaques ; le trouble des facultés intellectuelles qui peut succéder à l'épilepsie, la catalepsie, l'hypochondrie, etc. Au surplus, ces divisions n'ont d'autre but que d'exposer les faits avec quelque méthode.

De toutes ces variétés d'aliénations, il n'en est qu'une qui, aux yeux des magistrats et de la plupart des hommes du monde, ait fait l'objet de doutes, c'est celle que l'on a qualifiée par l'expression de monomanie ou aliénation avec idée dominante ; encore cette espèce de folie est-elle admise, alors qu'elle se manifeste par des actes qui s'exécutent d'une manière continue et à des intervalles assez rapprochés ; mais ce que beaucoup de personnes se refusent à reconnaître, c'est la monomanie que l'on peut qualifier d'intermittente irrégulière, qui ne manifeste ses effets qu'au moment même où l'action est exécutée ; non pas probablement que l'idée dominante ne soit venue que de l'instant où l'action a été opérée, mais parce que, vaincue jusqu'alors par la raison de la personne qui en est tourmentée, il est arrivé un moment où le penchant a été plus fort que la volonté. Nous nous occuperons des preuves de son existence lorsque nous traiterons de cette question : *Existe-t-il des conditions d'aliénation mentale où l'in-*

dividu soit dominé par une force à laquelle il ne puisse résister ?
Bornons-nous, quant à présent, à donner les caractères les plus
saillants de chaque espèce de folie.

Caractères propres aux idiots. — L'idiotie étant toujours un
état congénial, l'idiot présente dans la conformation de ses organes et dans son habitude extérieure, des caractères particuliers.
Les idiots sont tous scrofuleux, ou rachitiques, ou épileptiques, ou
paralytiques. Le volume de la tête est disproportionné avec celui
du corps ; ou bien il y a excès, et alors le crâne est très volumineux, le front saillant et paraissant dépasser en avant les orbites,
offrant en général une grande proéminence des bosses frontales ;
ou au contraire il est très petit. La face est démesurée en plus
ou en moins, les yeux sans expression ou très vifs, mais hagards ;
les lèvres plus ou moins volumineuses et pendantes, les traits
hideux et insignifiants, le sourire stupide. — Le corps offre des
formes anguleuses peu agréables ; il y a maigreur extrême ou
obésité très grande. Sous le rapport des facultés de l'entendement, l'idiot offre la nullité la plus complète : il ne comprend
rien, ne parle pas ; sa langue natale lui est même inconnue, il
profère à peine quelques paroles ; tout ce qui ressort de la volonté est au même degré d'imperfection ; désirs, passions, besoins, tout lui est étranger ; il n'a aucune idée des liens de famille, de parenté ; le sentiment de la maternité est nul ; la douleur seule exerce de l'influence sur lui ; aussi tous ses sens sont-
ils dans l'état d'imperfection la plus grande. *Cet état est inné ;
il est une conséquence de l'organisation.*

Caractères propres aux imbéciles. — Dans l'imbécillité, les facultés intellectuelles et affectives se sont développées jusqu'à un
certain point, et d'une manière variable suivant les sujets ; aussi,
les individus qui en sont atteints ne sont-ils pas dépourvus de
toute intelligence. Quelques uns travaillent, d'autres apprennent
à lire, à écrire et à faire de la musique ; mais tout ce qu'ils font,
ils l'exécutent fort imparfaitement. Ils manquent tous de force
et d'attention ; ils ne peuvent comparer ni combiner leurs
idées. Chez les uns, les sensations sont obtuses ; chez les autres,
elles sont très vives ; ceux-ci ont beaucoup de mémoire, ceux-là
l'ont tout à fait nulle ; quelques uns paraissent même avoir un
goût prononcé pour certaines choses qu'ils font très bien, tandis
qu'ils sont inhabiles à toutes les autres. Du reste, il y a sous ces
divers rapports des nuances infinies. Hoffbauer a rangé les im-

béciles en cinq catégories, caractérisées ainsi qu'il suit : 1° impuissance à juger les objets nouveaux ; impossibilité de juger ceux avec lesquels l'imbécile est en contact journalier ; mémoire bornée ; 2° confusion du présent avec le passé ; prenant un étranger pour une personne qu'il connaît ; oubli des temps, des lieux et des circonstances ; 3° inaptitude aux actions qui exigent plus qu'une attention machinale ; sentiment de la supériorité des autres ; penchant à la dévotion ; pas de mémoire ; 4° oppression complète de l'entendement ; insensibilité profonde ; 5° intelligence nulle, facultés de l'âme éteintes ; aucune passion, aucun désir ; mangeant comme une brute.

Caractères de la démence. — *Faciès* exprimant toute la faiblesse des facultés intellectuelles : figure pâle, yeux ternes, mouillés de larmes, pupilles dilatées, regard incertain, physionomie immobile et sans expression ; souvent les muscles d'un côté sont relâchés et font paraître le visage de travers ; corps maigre et grêle, ou face pleine, corps chargé d'embonpoint. Tous les objets extérieurs font peu d'impression sur eux ; aussi les sensations sont-elles faibles et obscures ; ils ont peu d'attention, pas de comparaison, la mémoire souvent confuse du passé, la mémoire nulle du présent ; leurs idées, toutes disparates, se succèdent sans liaison et sans motifs ; il semble qu'ils aient toujours des contes faits dans leur tête, qu'ils répètent en obéissant à une impulsion involontaire ; ils ne peuvent lier entre elles plusieurs idées ; les passions sont éteintes ; désirs, aversion, haine, tendresse, tout est étranger pour eux ; aucune affection pour des parents ou des amis ; seulement, tandis que les imbéciles se font remarquer par des propos qui tiennent des idées et des habitudes de l'enfance, puisqu'ils n'ont jamais eu la conscience d'une époque plus avancée de la vie, les propos et les manières des insensés tiennent de l'homme fait, parce que c'est l'homme fait qui est tombé en démence ; ainsi, s'il y a quelque analogie entre la démence et l'imbécillité, il y a cependant des différences très grandes qui séparent ces deux états ; la démence étant une sorte de stupeur des facultés intellectuelles autrefois développées, l'imbécillité étant l'absence de ces facultés qui n'ont jamais été mises en jeu. Enfin, leur conformation et leur organisation sont celles de tout autre homme, tandis que dans l'idiotie et l'imbécillité elle est souvent altérée ou se rattache plus particulièrement à l'enfance.

Caractères de la surdimutité. — Si nous rappelons ici ce genre d'altération mentale, ce n'est pas pour donner les moyens de reconnaître le sourd-muet de naissance d'avec une personne qui simulera la surdimutité, mais bien pour faire sentir que le sourd-muet peut être placé dans des conditions pénales à peu près communes à tous les hommes, si son éducation a été complète, c'est-à-dire si, suivant Itard, elle a eu dix à douze ans de durée ; que le sourd-muet peut au contraire rentrer dans les catégories des idiots ou des imbéciles à divers degrés, suivant le genre d'éducation qu'il a reçue. On jugera la portée de son intelligence par des questions adressées, soit par signes, soit par écrit ; et ce fait seul que le sourd-muet sait écrire, est déjà une preuve d'une éducation avancée ; on aura facilement par ce moyen la mesure de son intelligence. Il y a une grande analogie quant à l'*imputabilité* entre la surdimutité et l'imbécillité. Chez l'imbécile il y a eu défaut de développement dans les facultés intellectuelles par vice d'organisation ; il en est de même chez le sourd-muet, parce que les facultés qui existent n'ont pas été mises en jeu : c'est une sorte de sommeil, comme dit Marc, I, 442. « On pourrait dire que l'imbécillité est la nuit de l'intelligence, et que la surdimutité en est le sommeil. »

Par conséquent, le sourd-muet devenu tel, pendant les premières années de sa vie, est dans les conditions du sourd-muet de naissance.

Parmi les sourds-muets, il n'y a de différence à établir qu'entre ceux qui ont reçu de l'éducation et ceux qui n'en ont pas reçu, et tout dépend de la somme d'éducation reçue.

Un sourd-muet peut donc avoir comme un autre homme la conscience de ses actes ; c'est le cas où il possède une somme d'instruction capable de lui faire juger le bien et le mal, et de savoir ce que la société permet, ce qu'elle défend.

Caractères propres à la manie. — Les maniaques ont fréquemment des illusions et des hallucinations ; ainsi, beaucoup de maniaques ne peuvent pas lire et coordonner les syllabes pour en faire des mots. Ils méconnaissent leurs parents et leurs amis, et les prennent souvent pour des étrangers ou des ennemis ; ils prendront une fenêtre pour une porte, et se jetteront ainsi dans la rue ; ils voient une foule d'objets qui n'existent pas ; ils entendent des voix qui leur parlent et leur conseillent souvent de commettre des actions qui, en général, ont pour but de nuire à autrui, ou qui sont contraires à l'honneur, à leur propre intérêt et au sentiment de leur conservation. Le goût est perverti ; les malades refusent les aliments sains qu'on leur offre , et préfèrent quelquefois des ordures ou des rebuts de cuisine. Ils sont impropres à toute espèce de travail manuel, parce qu'ils jugent mal les objets qui les environnent, et que le toucher est nul ou presque nul. Cependant ces erreurs de sens ne sont pas toujours communes aux cinq sens à la fois ; tantôt il y en a un , tantôt deux , trois ou quatre , et plus rarement cinq d'entre eux qui sont affectés. Les hallucinations caractérisent la manie et l'accompagnent presque toujours. Elles peuvent être tout à fait isolées et passagères quoique complètes. Elles sont plus communes pour le sens de l'ouïe ; mais tous les sens en peuvent être atteints : « Un halluciné veut qu'on écarte des odeurs importunes, ou bien il savoure les odeurs les plus pures, et cependant il n'est à la portée d'aucun corps odorant. Avant d'être malade il était privé d'odorat. Celui-ci croit mâcher de la chair crue, broyer de l'arsenic , dévorer de la terre ; le soufre, la flamme, embrasent sa bouche ; il avale le nectar de l'ambroisie. » (Esquirol, *Dict. des sc. méd.*, art. *Hallucinations.*

Les hallucinations affectent presque toujours plusieurs sens à la fois.

Les illusions peuvent être externes et internes , affecter le jugement, parce que les sensations intérieures peuvent être fausses comme celles extérieures. Les hypochondriaques en sont des exemples par les narrations des sensations exagérées qu'ils éprouvent.

Elles peuvent exister avec une raison saine, mais souvent aussi avec une raison malade (1).

Esquirol cite le fait d'une femme malade à la Salpêtrière et qui croyait avoir un régiment dans son ventre ; elle sentait les militaires s'y battre, et elle disait qu'ils la blessaient avec leurs armes. L'attention et la mémoire sont donc presque toujours nulles chez le maniaque ; il en est de même de la comparaison ; il y a néanmoins chez eux exubérance d'idées , de là une foule de propos interrompus n'ayant aucune suite, mais se multipliant à l'infini ; il en résulte pour le plus grand nombre une volubilité

---

(1) Brierre de Boismont, *Des Hallucinations*, ou *Histoire raisonnée des Apparitions, des Visions, des Songes, de l'Extase, du Magnétisme et du Somnambulisme*, 1845, 1 vol. in-8.

extraordinaire de paroles; pour d'autres, qui conservent la faculté d'écrire, la confection d'une masse de lettres dans un espace de temps fort court ; j'ai vu un de ces aliénés qui écrivait plus de quarante lettres tous les jours, et il existait dans ces lettres le même décousu des idées que dans les paroles. Cette exaltation des idées peut aller jusqu'à la mise en jeu de toutes les passions des hommes, la haine, la colère, la vengeance, l'amour avec fureur; d'où le délire furieux de certains maniaques. Ces nuances dans l'exaltation des idées et dans la perversion des sensations a fait admettre trois degrés dans la manie : 1er degré, ou folie raisonnante de Pinel ; l'individu raisonne bien, converse et juge, il écrit ; mais, par un contraste singulier, il déchire ses vêtements, ses couvertures, et trouve toujours une raison pour justifier ses écarts. J'ai vu une jeune fille qui, lorsqu'on la déshabillait, trouvait moyen de déchirer son jupon, quelque précaution que l'on prît pour l'en empêcher; et lorsqu'elle était mise dans l'impossibilité de le faire par la présence de plusieurs personnes, elle entrait en fureur ; du reste, elle s'en excusait constamment après l'action commise, et promettait toujours de ne pas recommencer ; 2e degré, agitation, mais pas assez grande pour qu'on ne puisse fixer l'attention de la malade ; réponses justes, raisonnement sensé, mais court. Vient-on à prolonger les raisonnements, c'est alors une divagation sans fin de propos incohérents, des rires, des chants, des emportements, de la fureur ; 3e degré, excitation très vive des facultés intellectuelles ; idées rapides, fausses, incohérentes ; illusion des sens, hallucinations, dispositions à crier, à s'emporter, à se mettre en fureur ; le malade est étranger à tout ce qui l'entoure ; il crie, il chante, il saute, marche rapidement, etc. ; il oublie ses premiers besoins, et n'a aucune sensation du froid, du chaud, et de la douleur.

Parmi les diverses formes d'aliénation mentale qui sont le plus fréquemment simulées, on peut citer la *manie*. Ce qui distingue la manie vraie de la manie feinte, ce sont les circonstances suivantes : Les maniaques sont en général d'un caractère violent. Ils sont insensibles à la douleur. La figure du maniaque se caractérise par une altération remarquable des traits avec amaigrissement marqué, et cependant saillie et rougeur des yeux qui sont étincelants. Le plus souvent les veines frontales sont très dessinées, la rougeur de la face plus ou moins grande. Non seulement il énonce ses idées avec une volubilité extrême, mais encore l'abondance de ses idées est telle, qu'il semble que la parole ne suffise pas pour les énoncer. Quel que soit le langage qu'on lui adresse, le sujet sur lequel on appelle son attention, il le saisit et s'en empare avec avidité, et il développe ou ajoute une série de faits et de choses qui s'y rattachent d'une manière plus ou moins indirecte, mais qui a cependant quelques rapports avec lui, le tout avec la même rapidité d'élocution et sans chercher la moindre expression, la moindre idée, en sorte qu'il n'existe aucun temps d'arrêt dans sa parole, et qu'il faut une personne étrangère pour y couper court. Il répondra souvent juste aux questions qu'on lui adressera. Il aura presque toujours des hallucinations et des illusions. Il est insensible au froid le plus vif et recherche souvent cette température ; il a peu ou point de sommeil, et le sommeil est toujours agité.

L'individu qui simule la manie n'offre pas d'altération profonde des traits. Sa figure ne s'anime qu'autant qu'il s'excite, et il ne peut soutenir longtemps cet état d'excitation. Il parle vite, d'une manière brève avec exaltation et raideur, mais non pas avec la volubilité qui caractérise la véritable manie. Ses idées sont insuffisantes à ses paroles, en sorte qu'il est souvent obligé de s'arrêter court ou de se répéter pour soutenir cette loquacité caractéristique de la folie. Il ne répond jamais juste aux questions qu'on lui adresse, il s'attache, au contraire, à mettre de l'extravagance dans ses réponses, afin de mieux faire croire à sa folie. Il ne peut saisir un sujet avec la même rapidité, et en faire l'objet de longues dissertations incohérentes, mais toujours en rapport avec l'idée primitive, comme on l'observe chez les maniaques. Il ne sait que difficilement résister au froid ; enfin son sommeil est d'autant plus profond, que la journée a été plus agitée.

Caractères de la monomanie, avec lypémanie ou mélancolie. — Teint jaune ou pâle, traits de la face immobiles, crispés et concentrés ; yeux fixes, regard inquiet; idées tristes et douloureuses. Craintifs, défiants, soupçonneux, les lypémaniaques recherchent la solitude ; ils se refusent à tout exercice, parlent peu ; toutes leurs fonctions se font lentement ; leur délire roule toujours dans le cercle des idées tristes. La monomanie étant une affection mentale qui ne naît pas brusquement, au moins le plus ordinairement, et dont l'idée prédominante se lie presque toujours avec des antécédents, il est indispensable de s'enquérir du passé d'un individu quand il s'agit de distinguer la simulation du vrai. La monomanie qui conduit à des actes criminels est toujours liée avec des idées tristes, un caractère et des antécédents de tristesse plus ou moins dessinées : c'est la lypémanie. Elle est aussi fréquemment liée à une santé délicate. La monomanie simulée suppose presque toujours une certaine instruction ; enfin, le monomaniaque n'est jamais mu dans ses actions par tout ce qui met en mouvement les passions des hommes, tels que la cupidité, la vengeance, l'envie, etc.; et lorsqu'une de ces passions provoque en lui une détermination funeste, celle-ci est par sa gravité hors de rapport et de proportion avec la futilité ou l'extravagance des motifs qui l'ont décidée. Tel était le cas de Bourgeois, cocher de cabriolet, qui tira deux coups de pistolet sur un médecin, parce qu'il lui avait ordonné des bains froids, et qui se proposait d'assassiner deux autres qui lui auraient fait des prescriptions contraires. Le véritable monomaniaque s'irrite à la supposition qu'on le regarde comme un fou ; le contraire a lieu chez l'individu qui a un intérêt direct à se faire passer pour fou.

Caractères de la monomanie avec chœromanie. — La physionomie de ces monomaniques est animée, expansive et très mobile ; les yeux sont vifs, quelquefois injectés et brillants ; le teint est coloré ; ils sont gais, vifs, pétulants, audacieux, téméraires, d'une grande mobilité, faisant beaucoup d'exercice ; bruyants, bavards, rien ne peut mettre obstacle à l'exercice de leurs fonctions. Ils ont sans cesse des idées de grandeur, de richesses, de félicité ; ils se croient grands seigneurs, princes, rois, dieux ; d'autres, savants, poëtes, orateurs, auteurs de grandes découvertes ; quelques uns puissants et comblés de fortune, répandent avec largesse leurs bienfaits. Il en est enfin qui, placés sous l'influence d'un amour passionné, se bercent sans cesse de douces illusions. Ils ont pour la plupart des hallucinations.

Caractères de l'aliénation mentale symptomatique. — Nous ne pouvons ici que faire mention de plusieurs données générales qui se rattachent à cette sorte d'aliénation. Si un grand nombre d'épileptiques retombent dans un état d'affaissement après leur accès, il en est d'autres qui restent tellement excitables, que la moindre contrariété suffit pour les faire entrer dans une fureur analogue à celle de la manie portée à un très haut degré. Ainsi, Esquirol, aux savants articles duquel nous avons emprunté la plupart des caractères que nous venons de retracer, constatait à la Salpêtrière que :

Sur 339 épileptiques dont l'observation a été recueillie par lui et M. Calmeil :

12 *monomaniaques* ;

30 *maniaques* avec ou sans propension au suicide ;

34 *furieuses* ;

145 *en démence* ;

8 idiotes ;

50 habituellement raisonnables ; mais elles ont des absences de mémoire plus ou moins fréquentes ou bien des idées exaltées, quelques unes ont un délire fugace, et *toutes* de la tendance à la démence.

60 n'ont pas d'aberration de l'intelligence, mais elles sont d'une grande susceptibilité, irascibles, entêtées, difficiles à vivre, capricieuses, bizarres, toutes ont quelque chose de singulier dans le caractère. Donc, ajoute Esquirol, 269 de ces 339 épileptiques, c'est-à-dire les quatre cinquièmes, sont plus ou moins aliénés ; un cinquième *seulement* conserve l'*usage* de la raison, *et quelle raison!!* (Esquirol.)

Tout le monde connaît le délire de l'ivresse portée au second ou même au troisième degré. Une personne qui aurait fait usage de phosphore ou de cantharides pourrait offrir un véritable délire qui la porterait à commettre des actions qualifiées crimes par la loi. — On sait que dans beaucoup de cas le délire de certaines fièvres cérébrales, a conduit aux mêmes résultats que l'aliénation mentale furieuse. — L'hypochondrie peut mener à une perversion des idées qui n'est que symptomatique d'un état morbide général, et plus particulièrement d'une affection chronique du foie et des viscères abdominaux. L'état de grossesse prédispose à des penchants très prononcés au vol ; et peut-être même à des crimes d'une gravité plus grande ; il est vrai qu'alors elle est accompagnée d'une véritable aliénation mentale qui se manifeste souvent par des signes apparents, et dont la personne elle-même peut, dans quelques cas, avoir la conscience. Il est donc impossible d'établir ici des caractères spéciaux, c'est au médecin à connaître les conséquences de ces divers états, et à en apprécier les résultats.

DÉTERMINER SI L'ALIÉNATION MENTALE EST ASSEZ FAIBLE POUR QUE L'INDIVIDU ALIÉNÉ N'AIT BESOIN QUE D'UN CONSEIL JUDICIAIRE POUR GÉRER SES BIENS, VEILLER A SES INTÉRÊTS ET A CEUX DE SA FAMILLE.

Entre interdire un individu, c'est-à-dire le priver de sa liberté intellectuelle, de l'exercice de ses droits civils, et lui donner un conseil judiciaire pour l'aider dans la conservation de ses biens et veiller à ses intérêts, il y a une différence très grande ; le législateur l'a établie en faveur de certains cas d'aliénation mentale, où il y a seulement faiblesse ou aliénation d'esprit temporaires, accidentelles. Ainsi, les personnes qui ne sont imbéciles qu'au premier et au second degré, celles qui sont affectées de monomanies relatives à leurs goûts, à leurs penchants, et qui, du reste, raisonnent parfaitement sur leurs intérêts, celles-là, dis-je, sont placées dans des conditions d'aliénation qui ne nécessitent pas l'interdiction ; mais un conseil judiciaire leur devient utile, pour le cas où ces personnes viendraient accidentellement à compromettre leurs intérêts par des actes, marchés, donations, etc. Le médecin est rarement appelé, dans ces sortes de cas, à résoudre la question ; elle se juge plutôt par des actes antérieurs, par les habitudes journalières de la vie, que par l'examen même de la personne aliénée. Néanmoins, lorsqu'une personne a été en traitement pour une aliénation quelconque, et qu'il s'agit de la rendre à sa famille et à la gestion de ses biens, le médecin est alors appelé à décider si les facultés intellectuelles sont revenues à leur état normal. C'est ainsi que, désigné avec Pariset pour examiner une dame qui avait été traitée à la maison de Charenton, nous la trouvâmes dans un état mental capable de permettre sa liberté individuelle, mais non pas avec une force morale qui pût assurer la gestion régulière de ses biens sans l'assistance d'un conseil judiciaire. Nous avons dressé à cette occasion le rapport suivant :

Nous, Etienne Pariset, médecin en chef de la Salpêtrière, secrétaire perpétuel de l'Académie de médecine ; M. G. A. Dev., etc., nous sommes rendus, le 2 juin 1834, à la maison royale de Charenton, à l'effet de constater l'état mental de mademoiselle T..., et de déterminer s'il y a lieu de la retenir dans une maison de santé, ainsi qu'il résulte d'un jugement rendu le... 1834, par le tribunal de première instance du département de la Seine, qui nous commet à cet effet. Là, en présence de M..., premier clerc d'avoué, M. P... et M. C... H..., audiencier, nous avons questionné M. Palluy, directeur, et M. Calmeil, médecin de la maison de Charenton, sur les causes qui ont amené mademoiselle T... dans cette maison ; sur ses habitudes, son état mental et le traitement qu'on lui a fait subir. C'est après avoir recueilli ces documents que nous nous sommes rendus dans la chambre de mademoiselle T... avec MM... et Collinet, et que nous lui avons adressé, en la présence de ces messieurs seulement, une série de questions propres à fixer son attention sur les principaux événements de sa vie, et particulièrement sur les motifs qui ont engagé ses parents et l'autorité municipale à la faire transférer à Charenton ; enfin, sur les causes qui ont forcé M. Palluy à lui retirer depuis six mois la liberté dont elle jouissait auparavant.

Non seulement mademoiselle T... est entrée avec nous dans des détails circonstanciés sur chacun de ces faits, mais encore elle a su éluder tout l'embarras que peuvent causer à une femme des questions qui ont des points de contact les plus intimes avec sa moralité personnelle. Sa présence d'esprit ne s'est pas démentie un seul instant, et elle n'a éprouvé que la gêne résultant de sa position.

Sa démarche, sa contenance, ses rapports avec nous n'ont pas dénoté de traces d'aliénation mentale, ce qui, du reste, s'accorde parfaitement avec ce qui nous a été dit par le directeur et le médecin de la maison, qui nous avaient signalé plutôt des penchants et des habitudes vicieuses que des désordres de l'intelligence, et qui pensent eux-mêmes que la liberté rendue à mademoiselle T... ne peut pas être nuisible à la sûreté publique.

Cet examen isolé ne suffit pas pour nous engager à regarder mademoiselle T... comme exempte à toujours de tout désordre dans les idées, et comme entièrement apte à *veiller à l'avenir à ses intérêts personnels ;* mais il nous paraît suffisant pour déclarer :

1° Que mademoiselle T... n'est pas actuellement atteinte d'aliénation mentale ;

2° Qu'il n'y a pas lieu à la retenir dans une maison de santé.

On voit que dans ces circonstances on ne saurait être trop circonspect ; que l'on ne peut pas, d'après un seul examen, se prononcer à toujours sur les conséquences de l'état mental d'un individu ; et que c'est avec raison que, dans la plupart des cas, les magistrats prennent une décision basée sur un ensemble de preuves, sur une enquête qui remonte à une époque assez éloignée du moment où la solution de la question doit avoir lieu.

DÉTERMINER SI L'ALIÉNATION MENTALE EST TELLE QU'ELLE PUISSE METTRE L'INDIVIDU DANS LE CAS DE NUIRE A LA TRANQUILLITÉ ET A LA SURETÉ PUBLIQUES.

Il est des aliénations mentales dans lesquelles la solution de cette question ne peut pas être douteuse aux yeux de l'expert ; il en est d'autres où la réponse est négative ou positive, suivant les conditions dans lesquelles se trouve l'aliéné : ainsi, tout individu affecté de *manie* peut nuire par ses actes à lui-même ou aux personnes qui l'entourent. L'idiot et l'imbécile ne sont pas en état de nuire aux personnes qui leur donnent des soins ; mais quand leur fortune ne leur permet pas d'être constamment surveillés durant les actes journaliers de la vie, ils peuvent se nuire à eux-mêmes en oubliant leur nourriture, restant dans la malpropreté la plus dégoûtante, et ils peuvent nuire aux autres par leurs imprudences : tel serait, par exemple, le cas où ils allumeraient un incendie par défaut de soins et de précautions. Tant que la surveillance est réelle, ils ne peuvent pas nuire à la sûreté publique ; mais du moment qu'elle ne peut pas être exercée dans tous les instants, ils doivent être considérés comme capables de porter préjudice à la société. Un grand nombre de monomaniaques sont dans le cas des maniaques, parce que beaucoup d'entre eux sont irascibles et deviennent même furieux quand ils sont contrariés. Beaucoup d'entre eux ont aussi des hallucinations, et ces erreurs des sens deviennent parfois la source d'accidents graves. Mais il est des monomaniaques dont l'idée dominante ne se rapporte pas aux actions communes de la vie ; elle ne constitue pour eux que des goûts ou des désirs particuliers ; le cercle de leurs idées est généralement juste, à l'exception du point spécial qui a affecté leurs facultés intellectuelles ; ceux-là peuvent vivre avec le commun des hommes, quand toutefois la monomanie n'est pas accompagnée d'erreur du sentiment. — La démence constitue une affection qui conduit souvent à des actes fâcheux, et pour l'individu qui en est atteint, et pour les personnes qui l'entourent. Dans le cas de démence aiguë, par exemple, le dément peut devenir furieux ; et quoique sa colère ne soit pas de longue durée, quoique ses moyens d'action soient faibles, il peut cependant être à redouter à l'égard d'enfants ou de personnes plus faibles que lui ; d'ailleurs, la plupart ont des habitudes toutes spéciales que dans le monde on qualifie de manies, et ces manies peuvent conduire à des actes préjudiciables à la sûreté publique. Le médecin pourra donc ranger les déments dans la catégorie des idiots et des imbéciles ; faire sentir la nécessité de leur surveillance continuelle, à défaut de quoi déclarer la nécessité de les faire enfermer. Il est peu d'aliénations mentales symptomatiques qui nécessitent réellement cette mesure, si ce n'est peut-être certaines épilepsies qui sont arrivées avec le temps au dernier degré d'abrutissement des facultés intellectuelles, et qui ont conduit les individus qui en sont affectés à un état furieux de démence. Il faut encore en excepter ceux qui sont atteints de la rage, cette maladie exigeant les plus grandes précautions pour éviter les conséquences du délire qui l'accompagne. Ainsi, nous avons vu des enragés saisir les vases qui se trouvaient sous leurs mains, et les jeter à la tête des personnes qui leur prodiguaient des soins. Dans cette affection, les forces ont acquis un surcroît considérable d'énergie. C'est ainsi qu'un poële en fonte de deux pieds de hauteur environ fut saisi et lancé à travers la salle contre un médecin de l'Hôtel-Dieu ; d'autres individus affectés de la rage sont montés sur les toits, et ont eu assez de force pour en arracher les tuiles et les lancer contre les passants. — Quant au délire des maladies, il est ordinairement temporaire, et il suffit presque toujours de quelques moyens contentifs pour arrêter l'individu dans les actes nuisibles qu'il pourrait commettre. — L'hypochondriaque se nuit à lui-même plutôt qu'aux autres : c'est, il est vrai, quelquefois le cas de le soumettre à une surveillance personnelle, et même de le faire enfermer quand, par exemple, il veut attenter à ses jours. — En résumé, comme rien n'est plus variable en général que les actes et les habitudes des aliénés, ce sera dans la connaissance des actes auxquels ils se livrent habituellement et dans l'appréciation des conséquences possibles de ces actes, que le médecin pourra puiser les documents propres à résoudre la question qui nous occupe ; aussi n'avons-nous dû la traiter que d'une manière générale. (Voyez plus loin *Monomanie*.)

QUEL EST LE DEGRÉ DE CURABILITÉ DES DIVERSES ESPÈCES D'ALIÉNATIONS MENTALES ?

Les magistrats ont souvent un intérêt puissant à connaître quelles peuvent être les conséquences de l'aliénation mentale dont est affecté un individu. Les décisions et les mesures qu'ils peuvent prendre à cet égard sont nécessairement influencées par ce résultat. Nous allons faire connaître les données qui résultent des travaux d'Esquirol à ce sujet. Les idiots sont incurables. — Les imbéciles retombent très fréquemment et peu à peu dans la classe des idiots ; ils sont peu curables par cela même que l'imbécillité dépend d'un arrêt dans le développement des organes ; ils ne guérissent donc jamais. — La manie guérit plus

souvent que la monomanie, mais elle est sujette à des récidives.
— La monomanie avec gaieté se termine plus souvent par la
guérison que la monomanie avec tristesse ou lypémanie. — La
démence aiguë guérit ; la démence chronique ne guérit jamais.—
En général, la folie héréditaire peut guérir, mais les rechutes sont
à craindre. — La folie chronique guérit difficilement et avec
d'autant plus de peine, que les causes prédisposantes ont agi
longtemps avant l'explosion du délire. — Quelque ancienne que
soit l'aliénation mentale, on peut espérer la guérison tant qu'il
existe des dérangements physiques notables. — Les causes morales qui agissent promptement sont une circonstance favorable
de guérison ; mais si elles ont agi lentement, l'aliénation guérira
difficilement. — Les folies entretenues par des idées religieuses
ou par l'orgueil, guérissent rarement. — Celles qui sont entretenues par des hallucinations, sont difficiles à guérir. — Les
folies dans lesquelles les malades jugent très bien leur état sont
très difficiles à guérir, si elles ne guérissent pas promptement.
— Lorsqu'à l'état d'aliénés, les individus ont repris l'intégrité
de leurs fonctions organiques, l'appétit, le sommeil, l'embonpoint, etc., on doit peu espérer de leur guérison. — Lorsque les
aliénés sont arrivés au point de fixer le soleil, ou de manger leurs
excréments, ils ne guérissent jamais. — La folie est incurable
quand elle est la suite du scorbut, de la paralysie, de l'épilepsie ;
la complication avec ces maladies conduit assez promptement à
la mort.

EXISTE-T-IL DES CONDITIONS D'ALIÉNATION MENTALE OU LA VOLONTÉ DE L'INDIVIDU SOIT DOMINÉE PAR UNE FORCE A LAQUELLE IL NE PUISSE PAS RÉSISTER ?

La *liberté morale*, le *libre arbitre* est la volonté qui produit,
dirige, empêche ou modifie les actes physiques et moraux qui
lui sont soumis.

La santé de l'âme, dit Salomon Maimon (*Magasin de psychologie expérimentale de Moritz*, IX , 9), consiste en cet état où la
volonté est libre et où elle peut exercer son empire sans obstacle ;
tout état contraire est une maladie de l'âme.

La maladie de la volonté, c'est la faiblesse d'esprit et l'aliénation mentale, et par conséquent les maladies de la volonté peuvent être de diverses sortes et de divers degrés.

La volonté peut être lésée primitivement et la lésion être portée aussi loin que possible, comme dans les exemples suivants : Une femme est attachée sur un fauteuil de force, deux gardes la surveillent ; ses bras, ses jambes sont couverts de morsures, dont plusieurs très profondes ; ses lèvres sont coupées, sa langue est déchirée en plusieurs endroits. Elle s'est fait elle-même toutes ces plaies sans jamais avoir essayé de blesser en aucune manière ceux qui l'approchent. Que faites-vous donc ? lui demande-t-on. — Peu vous importe, je suis folle ; ne voyez-vous pas que je suis folle ? — Pourquoi vous tourmenter ainsi ? — C'est que je ne puis m'en empêcher, c'est plus fort que moi. Et au même instant elle essaie d'approcher de sa bouche un de ses membres qu'elle pense ronger. (Leuret, *Obs. recueillies à la maison royale de Charenton.*)

Une demoiselle dont les discours et les actes étaient d'ailleurs raisonnables, s'occupait à découper en petits morceaux ses vêtements et ses hardes. Pourquoi, lui demandai-je, détruisez-vous ainsi tous les effets qui vous appartiennent et qui vous sont si nécessaires ? Elle fit à Marc, qui la questionnait, la même réponse que la dame précédemment citée.

Le chimiste R..., mort aliéné dans une maison de santé, avait une propension très grande à répandre le sang.

Une jeune dame, atteinte de monomanie homicide, demandait avec instance qu'on lui mît la camisole toutes les fois qu'elle sentait approcher l'invasion de son désir de répandre du sang.

M. de Humboldt a rapporté à Marc l'exemple d'une femme de chambre qui ne résista qu'avec beaucoup de peine au désir d'éventrer un enfant confié à sa garde. (Marc, *ouvrage cité*, I, 89.)

La lésion primitive de la volonté peut-elle atteindre tout à coup son maximum d'intensité ? Cela est possible, affirment la plupart des auteurs, mais cela est rare ; il s'écoule toujours un laps de temps plus ou moins considérable entre l'invasion du désir de tuer et le moment où le besoin de le mettre à exécution se fait sentir aussi fortement que possible. Il en est de même des effets des lésions secondaires de la volonté, ils ne se manifestent tout à coup qu'autant qu'ils sont consécutifs à une cause d'une invasion aussi toute subite ; ainsi, une passion vive, l'ivresse, l'action d'une substance vénéneuse, un état fébrile, une attaque d'épilepsie, tout ce qui, en un mot, est capable de déterminer un délire brusque et passager, peuvent déterminer cette lésion consécutive.

Dans l'aliénation mentale, la volonté se conserve plus ou moins, et même elle peut acquérir plus de force; dans l'idiotie, l'imbécillité et la démence, la volonté s'affaiblit notablement; dans la manie, la monomanie et certains délires accidentels, elle s'accroît. Souvent même cet accroissement a lieu dans une proportion si grande, que ce n'est que par la force que l'on parvient à anéantir ses effets; de là l'habitude d'isoler complétement ou d'attacher quelques aliénés. Lorsque l'aliénation mentale est accompagnée de certaines hallucinations, alors la volonté se trouve presque toujours tout entière sous leur empire, et il est rare de la voir lutter contre elle avec avantage. Ces faits sont si généralement connus, que la question qui nous occupe n'est jamais posée à l'égard d'un homme dont l'aliénation mentale est continue, mais bien pour une catégorie d'individus qui, dans l'état habituel de la vie, se conduisent à peu près comme les autres hommes, ont les apparences de la raison, et qui tout à coup se livrent à des actes qui, aux yeux de la loi, sont qualifiés crimes ou délits. Ces personnes n'ont presque jamais qu'une idée dominante, et c'est à cet état que Esquirol a donné le nom de monomanie. Le caractère est triste et plus ou moins sombre, mais la conduite irréprochable, jusqu'au moment où l'idée dominante se manifeste par un acte répréhensible. Or on s'est élevé avec force contre la possibilité d'une pareille aliénation, et des magistrats du plus grand mérite ont cherché à faire sentir tous les dangers qui pourraient résulter de l'admission d'une semblable maladie. Un d'entre eux disait, il y a peu d'années, à Marc : *Si la monomanie est une maladie, il faut, lorsqu'elle porte à des crimes capitaux, la guérir en place de Grève, c'est-à-dire par la guillotine.* (Annales d'hyg. et de méd. lég., octobre 1833.) Un autre imprimait en 1826 : *La monomanie est une ressource moderne; elle serait trop commode pour arracher, tantôt les coupables à la juste sévérité des lois, tantôt pour priver un citoyen de sa liberté. Quand on ne pourrait pas dire qu'il est coupable, on dirait : Il est fou, et l'on verrait Charenton remplacer la Bastille*, et tant d'autres propositions aussi cruelles qu'erronées. On a craint, il est vrai, que des acquittements pour cause de folie ne devinssent de dangereux exemples d'impunité, et ne fissent souvent proposer et accepter une pareille excuse. Enfin, on a avancé qu'aucune loi n'autorisant la réclusion des aliénés après leur guérison, on doit redouter le retour de nouveaux accès de fureur homicide tout aussi dangereux que le premier.—Parmi ces observations et un grand nombre d'autres qui ont été faites sur le même sujet, la dernière seule est en apparence la plus juste. En effet, certains monomaniaques qui ont satisfait à la volonté irrésistible qui les dominait rentrent dans leur état habituel de santé et paraissent totalement guéris : aucun de leurs actes ne dénote une aliénation mentale ; il n'y aurait donc pas de motif pour ne pas les considérer comme guéris : de là le danger. Mais, si la loi n'autorise pas à conserver les aliénés dans un état de réclusion après leur guérison, elle laisse aux magistrats le droit de retenir enfermés les individus aliénés qui peuvent nuire à la sûreté publique. Or quel est le médecin qui prendra sur lui la responsabilité des actes que pourra commettre une personne dans tout le reste de sa vie, quand elle aura eu un accès de monomanie homicide, et qui osera la déclarer guérie à jamais? Mais au surplus, et quels que soient les moyens que l'on emploie pour se préserver des récidives, il est impossible de ne pas subir les conséquences de ce raisonnement : si l'individu est aliéné, il n'est pas coupable, car il n'a pas agi avec son libre arbitre ; donc il ne doit pas être puni. Ce serait donc commettre la plus grande iniquité que d'infliger une peine afflictive ou infamante à un aliéné, dans la supposition même où, en faveur du doute, on ne le condamnerait pas à la peine capitale. Reste à prouver que la monomanie est une espèce particulière d'aliénation mentale, ce qui n'est plus à faire que pour les hommes étrangers à l'art de guérir ; entrons donc dans quelques détails à cet égard.

Mais avant de traiter ce sujet en particulier, faisons remarquer qu'il semble possible que dans quelques circonstances un individu, au lieu d'un état habituel qui est le cachet de la monomanie, se trouve tout à coup sous l'influence d'une idée que la volonté ne peut pas vaincre, de telle sorte qu'il est conduit à commettre une action répréhensible. C'est à ce point de vue que M. Boys de Loury a soulevé, dans le tome XXXVII des *Annales d'hygiène*, la question de savoir si la folie peut être instantanée, et excuser certains actes criminels tels que le vol. On comprend tout d'abord combien la question est délicate et avec quelle réserve le médecin pourrait la traiter d'une manière générale.

Aussi préférons-nous nous borner à rapporter deux faits cités par lui et qui constatent pour ainsi dire un point d'interrogation à ce sujet (voy. *Annales d'hygiène*, p. 165).

OBSERVATIONS DE FOLIE INSTANTANÉE CHEZ DES PERSONNES INCULPÉES DE VOL, PAR LE DOCTEUR BOYS DE LOURY.

Dans mes fonctions auprès des tribunaux, dit M. Boys de Loury, j'ai été souvent chargé d'examiner des individus accusés de vol, qui étaient bien évidemment aliénés; d'autres fois, mais plus rarement, l'action paraissait avoir été instantanée, et n'avait été suivie d'aucun autre acte se rapportant à l'aliénation mentale. Ce sont deux faits de ce genre que je présente ici; ma conviction bien établie dans la première de ces observations est devenue plus intime encore, d'après les renseignements que j'ai obtenus pendant l'examen que je faisais de l'inculpée; pour le second fait, il présentait, ainsi qu'on le verra, beaucoup plus de difficultés.

Nous soussigné, sur l'ordonnance en date du 31 juillet 1836, de M. Fournerat, juge d'instruction près le tribunal de première instance de la Seine, qui nous commet à l'effet d'examiner en la prison de Saint-Lazare la femme G..., prévenue de vol, pour savoir si ce vol, d'une valeur très minime, n'aurait pas été commis sous l'impression d'une aberration des facultés intellectuelles, nous sommes transporté en ladite prison, et nous avons interrogé et examiné à plusieurs reprises la femme G..., pour parvenir à satisfaire au vœu de l'ordonnance.

Cette femme, âgée d'une quarantaine d'années, d'une haute stature, d'une constitution forte et pléthorique, répond avec justesse à toutes les questions qu'on lui adresse, et sans paraître vouloir éluder la vérité. Ouvrière honnête, gagnant convenablement sa vie, sa position de prévenue l'affecte beaucoup, principalement à cause du déshonneur qui doit en rejaillir sur sa famille. Elle avoue avoir dérobé chez un charcutier un morceau de lard de peu de valeur; ce jour-là elle était sortie de son domicile pour acheter sa provision; elle portait l'argent nécessaire pour ses emplettes. Elle se souvient d'avoir tourné dans les rues qui avoisinent les halles, sans but déterminé, et s'être écartée de son chemin sans savoir pourquoi : elle a, dit-elle, été poussée à dérober ce lard, subitement et sans réfléchir à son action. Cette femme croit être accusée d'avoir le même jour dérobé des langues de mouton qu'on aurait retrouvées dans son cabas; mais elle ne se souvient ni d'en avoir marchandé, ni même d'en avoir vu, et il lui serait impossible de dire dans quelle boutique elle les aurait prises. La femme G..., interrogée à plusieurs reprises sur ce fait, répond toujours qu'elle n'en a aucun souvenir. Elle éprouve souvent de la chaleur à la tête, des étouffements; elle dit que le sang la gêne; elle est fréquemment tourmentée la nuit par des rêves : c'est du feu, du sang qu'elle voit, des bruits étranges et effrayants qu'elle entend; pourtant depuis sa réclusion elle n'a éprouvé aucun retour de ces sensations pénibles, et n'a été incitée par aucune mauvaise propension. Ses actions ont été celles d'une personne qui jouit de la plénitude de son bon sens ; elle est triste, et sa position explique suffisamment cet état de son esprit.

Si l'on considère que le vol d'un objet de si faible valeur, commis par une femme qui avait le moyen de payer, et dont les antécédents ne présentent aucune action répréhensible, serait déjà un motif pour soupçonner un dérangement des facultés intellectuelles, cette idée acquerra plus de consistance, si l'on admet que cette femme a, le jour même, dérobé quelques langues de mouton sans pouvoir en aucune manière se rappeler les circonstances qui ont accompagné ce larcin.

Mais si, de plus, il est prouvé par un certificat du médecin des aliénés de Metz, que cette personne a été à différentes reprises atteinte d'aliénation mentale, ces doutes se changeront alors en certitude, quoique les actions de la femme G... aient été raisonnables depuis l'époque à laquelle elle a été soumise à notre examen.

Nous n'hésitons donc pas à conclure que la femme G... est atteinte d'une aliénation mentale, dont les accès reviennent à des intervalles plus ou moins éloignés, et que c'est dans l'un de ces actes qu'elle a commis la soustraction dont elle est inculpée.

Ce rapport fut suivi d'une ordonnance de non-lieu, et la femme G... fut immédiatement rendue à la liberté.

Dans le mois d'octobre 1845, une femme dans une position aisée dînait avec son mari, ses enfants et sa domestique, dans un cabinet particulier d'un restaurateur du Palais-Royal. Elle fut surprise, par un garçon de l'établissement, au moment où elle cachait dans sa robe plusieurs couverts qui avaient servi au dîner. On ne soupçonna pas la complicité du mari, qui, à ce moment, tournait le dos à sa femme, et montrait par la fenêtre le jardin à ses enfants. Conduite immédiatement devant le commissaire de police, cette dame ne put nier que les couverts eussent été trouvés sur elle, mais elle ne put expliquer le motif qui l'avait portée à s'en emparer. Plusieurs témoins vinrent déposer sur l'évidence des faits, en même temps que d'autres personnes attestaient que la dame X... leur était connue par des antécédents trop honorables pour pouvoir admettre qu'elle ait pu commettre une pareille faute.

En présence de ces faits, M. Lacaille, juge d'instruction, m'appela à l'effet de m'expliquer sur l'état mental de l'inculpée, sur les causes qui auraient pu déterminer chez elle une affection mentale, dans le cas où l'on en reconnaîtrait une, et si cette affection serait de nature à l'entraîner à commettre des actes contraires à la morale publique.

Après avoir pris lecture des faits relatés au dossier, ainsi que des dépositions, il me parut difficile de croire à la non-culpabilité de la dame X... ; il me semblait impossible d'admettre qu'elle n'eût pas toute la liberté de sa raison ; j'étais prêt enfin à regarder comme inutile l'examen que monsieur le juge me confiait. Comment ai-je conclu tout différemment de mes impressions premières ? C'est en m'entourant de tous les renseignements que j'ai pu recueillir pour arriver à la découverte de la vérité. J'ai très souvent examiné l'inculpée, j'ai interrogé son mari, son père ; j'ai eu des conférences avec son médecin habituel ; j'ai interrogé la domestique, et si je ne donne pas textuellement les conversations, ce qui me semblerait trop long et inutile pour le lecteur, ce qui va suivre n'en sera pas moins le résumé des renseignements que j'ai obtenus auprès de ces diverses personnes.

La dame X... est née avec une constitution vigoureuse, quoique fille d'une mère morte phthisique. Il paraît que personne de sa famille n'a éprouvé d'accès d'aliénation mentale. Elle a été réglée de très bonne heure, et la menstruation a toujours paru à époques fixes. La jeunesse de cette dame s'est passée exempte de malaises et de maladies ; pourtant elle eut, étant enfant, une affection grave du cerveau ou de ses membranes, accompagnée d'un violent délire, la convalescence fut longue, mais elle n'éprouva depuis aucune rechute. D'un caractère vif et emporté, dès son enfance personne ne savait la maîtriser ; son père et le médecin qui lui donnait des soins étaient les seules personnes qui eussent quelque influence sur ses actes de violence. Lorsqu'elle était ainsi dominée par cette passion, rien n'était capable de la retenir. Le jour même de son mariage, au moment où on l'habillait pour aller à la synagogue (madame X... est juive), une des clientes de son père apporta une partie d'une somme qu'elle devait, lorsque l'inculpée s'attendait à recevoir la totalité ; elle se mit dans un tel état de fureur contre son père qu'elle accusait de faiblesse de caractère, que celui-ci fut obligé de se retirer. Madame X..., qui a maintenant trente ans, a conservé sa constitution vigoureuse et cette facilité à s'exalter dans les actes de sa vie de famille, ou dans son commerce avec les clients. Mère de deux enfants en bas âge, dont le dernier n'a que deux ans, elle n'éprouva rien de particulier pendant ses couches ; mais la nourrice étant sortie un jour avec son dernier enfant, et ne revenant pas à l'heure précise à laquelle elle était attendue, la tête de l'inculpée se monta ; on la vit sortir en courant de chez elle, et criant au milieu de la rue de manière à ameuter les passants ; lorsqu'elle revit la nourrice, elle saisit son enfant dans ses bras et eut avec elle une vive altercation. A la suite de cette scène, l'inculpée fut obligée d'aller prendre du repos chez son père qui exerçait alors en province la profession de dentiste. Cette personne ayant, ainsi que toute sa famille, des sentiments profondément religieux dans le culte israélite qu'elle professe, elle fut encore excitée dans son zèle en se mariant au sieur X..., qui, à ce qu'il paraîtrait, a une dévotion frappée d'une exaltation profonde.

Le frère de l'inculpée, né comme elle Israélite, devait épouser une chrétienne ; déjà, depuis quelque temps, la famille craignait que ce jeune homme n'abjurât sa religion ; on s'en était expliqué dans des conversations qui ne manquaient pas d'une certaine vivacité, et dans ces conférences la dame X..., n'avait pas pris la part la moins active. La célébration du mariage devait se faire suivant les rites établis entre conjoints de religions mixtes, à l'église et à la synagogue : c'était le 14 du mois dernier, toute la famille attendait avec anxiété le moment où l'on serait certain de cette abjuration. L'inculpée, plus que tout autre, exaltée par la violence de son caractère, se faisait remarquer à l'église par ses gestes et une inquiétude qui l'empêchait de rester en place. Au moment où elle vit son frère faire le signe de la croix, à sa violence succède un état d'anéantissement, des spasmes nerveux se déclarent ensuite, elle se trouve mal, est prise de maux de tête atroces ; les règles, qui avaient paru depuis la veille, sont immédiatement suspendues. Rentrée chez elle, son médecin lui prodigue ses soins et ses conseils, la famille se joint à lui pour la calmer. La semaine se passe dans les alternatives de faiblesses et de redoublement d'exaltation, les nuits sont agitées et sans sommeil. Le dimanche 19, madame X... est assez malade pour réclamer la visite de son médecin ; il arrive le matin ; tout en s'occupant de sa santé, on parle encore du sujet qui l'irrite. Une saignée lui est proposé, madame X... la refuse, quoique son mal de tête fût plus violent que jamais ; elle espère que l'air lui sera du bien ; elle veut sortir : habituée à se vêtir avec une certaine élégance , elle s'habille ce jour-là avec une négligence qui a été remarquée ; elle sort avec des souliers vieux et percés. Le sang se porte de plus en plus à la tête , les veines sont gonflées en corde à son cou , ses yeux sont saillants, elle est visiblement changée. Ce changement physique et ce désordre de toilette n'échappent pas à sa domestique, qui en fait la remarque au moment de partir.

L'inculpée se rend chez le restaurateur où elle va dîner avec son mari et ses enfants quelquefois le dimanche. On les sert dans un cabinet particulier ; pendant que le mari regarde dans le jardin avec les enfants, l'inculpée s'empare de cinq pièces de couverts sur sept ; prise en flagrant délit, on trouve sur elle chez le commissaire les objets qu'elle a volés ; les couverts n'étaient que du maillechort.

Il est facile de comprendre qu'à la suite des scènes causées par l'abjuration de son frère , se trouvant sous le poids d'une accusation de vol , la dame X... dût voir ses douleurs de tête exaspérées, et que des symptômes nerveux vinssent s'y joindre ; aussi ce n'est qu'après plusieurs visites que j'ai pu l'amener à la question la plus importante , celle de savoir ce qui avait pu la porter à une action dont sa position et son éducation devaient éloigner toute idée d'accusation.

A plusieurs reprises l'inculpée m'a répondu : « Depuis le mariage de
» mon frère, les jours se sont passés sans que je puisse me rendre compte
» de ce que j'ai fait ; même avant ce jour j'étais absorbée la nuit, ou bien
» je ne dormais pas , ou bien je n'avais devant les yeux que l'abjuration
» de mon frère. Je ne me souviens d'aucune circonstance de ce qui s'est
» passé dans la journée du dimanche ; c'est un brouillard , une confusion
» dans ma tête ; je crois que j'avais ces couverts dans la main, quoiqu'on
» me dise que je les avais dans ma poche ; je ne saurais dire si j'ai pensé
» à les prendre, car, je le répète, depuis le 14 , il me semble que je n'ai
» eu aucune idée. Mais si l'on suppose que j'aie voulu soustraire ces cou-
» verts, comment aurais-je pris des couverts de maillechort, moi habi-
» tuée par mon état à reconnaître à première vue un métal et sa valeur,
» et enfin sans avoir de la fortune, je suis dans une position assez heureuse
» pour être au-dessus du besoin. »

Voilà les seules explications que j'aie pu obtenir de madame X..., après avoir employé toutes les formes d'interrogation, l'avoir entretenue sur d'autres sujets pour l'y ramener encore ; il y a eu selon son dire une espèce de lacune dans sa vie, qu'elle ne saurait expliquer, dont elle ne peut rendre compte ; et lorsqu'on la tient longtemps sur ce sujet, les maux de tête reprennent avec violence , il se manifeste des spasmes, et l'on est obligé de suspendre l'interrogatoire. Pourtant à une dernière visite, la santé de madame X... parut assez bien remise pour parler longtemps de tout ce qui l'intéressait, sans provoquer de spasmes , mais sans obtenir non plus d'autres éclaircissements sur le fait du vol dont elle est accusée.

Tel est l'ensemble des faits relatifs à l'inculpée, qui doivent me guider pour les conclusions que M. le juge d'instruction m'a demandées. La cor-rélation de ces faits est-elle suffisante pour pouvoir décider si la dame X... est ou non atteinte d'aliénation mentale , ou au moins si les faits qui lui sont reprochés auraient pu naître sous l'impression momentanée d'une aberration des facultés intellectuelles.

Voyons, d'après les observations précédentes, ce qui pourrait militer en faveur de l'idée que l'inculpée aurait eu une aberration momentanée des facultés intellectuelles.

On serait trompé si l'on croyait que la cause principale que l'accusée met en avant pour se disculper de son action, ou au moins expliquer le désordre de ses idées, l'abjuration de son frère, n'ait eu que peu d'influence sur son état mental. Si une abjuration est une action très grave, dont toute personne religieuse appréciera la portée, on comprendra la révolution que cet événement dut opérer sur toute la famille de la dame X... Aussitôt que l'on crut à l'abjuration du fils, toutes relations cessèrent de suite avec lui. Son père, qui paraît pourtant être d'un caractère bienveillant, n'a pas voulu assister à son mariage. Aucun autre parent n'y était présent ; sa sœur seule, madame X... y alla, plutôt encore pour rendre compte à son père de ce qui se passerait. Depuis, toutes relations ont cessé entre le jeune homme et sa famille. Lorsqu'un Israélite a abjuré, tout est fini entre lui et ses coreligionnaires ; il est si bien regardé comme perdu pour la famille, que lors d'un semblable événement, de même que pour les morts, les Juifs doivent rester pendant huit jours assis sur la cendre par terre, même pendant leurs repas. En me donnant ces détails, le mari de la dame X... se mit à pleurer : trésorier d'une Société de bienfaisance de ses coreligionnaires, il craint que l'abjuration de son beau-frère ne lui nuise fortement ; enfin, j'ai remarqué que cet homme ainsi que sa femme paraissaient beaucoup plus affectés de l'action de leur frère que de celle dont cette femme était accusée.

Cette impression a été bien vive sur la dame X..., puisqu'il est prouvé qu'il y a eu : 1° suppression des règles ; 2° spasmes nerveux et douleurs de tête extrêmement violentes ; 3° insomnie et changement dans les habitudes de la vie.

Faisons de plus souvenir que la dame X... a pendant toute sa vie fait preuve d'un caractère violent et emporté, que personne ne pouvait dominer ; que s'il n'y a pas eu chez ses ascendants de personnes atteintes d'aliénation mentale, elle a eu dans son enfance une affection cérébrale qui n'a pas reparu, mais qui a pu laisser pourtant dans l'encéphale une faiblesse que la moindre cause peut faire reparaître ; et d'ailleurs il est constant qu'elle a eu, il y a deux ans, un moment d'exaltation qui s'est manifesté dans la rue par des actions insolites.

Que si l'on était porté à comprendre que par suite de la violence de son caractère et des causes qui pouvaient l'exciter, la dame X... eût été conduite à frapper, à commettre un meurtre, plutôt qu'à dérober, on trouverait en faveur de la prévenue des observations d'aberration momentanée des facultés intellectuelles, où pendant le désordre des idées les personnes ont été portées à commettre les actions les plus insolites ou les plus coupables, sans que depuis il se soit passé en elles rien qui ne fût dans les habitudes ordinaires de la vie.

Qu'il est difficile de supposer qu'une personne qui, comme l'inculpée, est versée dans la connaissance des valeurs métalliques, ait pu se méprendre sur le prix des couverts maillechort, lorsque le poids et les marques particulières à ces couverts qu'elle eut entre les mains pendant tout le dîner devaient être pour elle des indices suffisants pour lui faire reconnaître qu'ils n'étaient pas en argent, et que lors même qu'elle se serait ainsi trompée, ses bons antécédents, sa position de fortune, corroboreraient encore les raisons qui feraient admettre que la dame X... ne jouissait pas, au moment de l'action qui lui est imputée, de l'intégrité de ses facultés intellectuelles.

De tout ce qui précède, je conclus, sans cependant pouvoir l'affirmer d'une manière aussi absolue que le désire l'intérêt de la justice, parce qu'il en est presque toujours ainsi lorsque nous abordons des questions psychologiques, qu'il est très probable que la dame X... a été sous l'impression momentanée d'une aberration mentale, qui a pu lui faire commettre l'action répréhensible dont elle est accusée.

Après l'examen de ce rapport en la chambre du conseil, il fut décidé qu'il n'y avait pas lieu à suivre contre la dame X...

J'ai revu cette personne : elle a été calme depuis cette époque ; elle s'occupe activement de son commerce et sa conduite n'a présenté rien d'insolite.

DE LA MONOMANIE HOMICIDE.

Les mots *folie*, *démence*, *fureur*, manie, *aliénation mentale*, étaient, il y a quinze ans, synonymes aux yeux de tout le monde. Ils signifiaient un délire, une perversion permanente des idées qui entraînaient aux actions les plus déraisonnables, aux erreurs de jugement les plus grandes. Un fou, un aliéné, un furieux, un maniaque, n'étaient pas capables d'émettre une idée un peu en rapport avec les idées d'un homme sain d'esprit, un raisonnement qui fût raisonnable. Pinel a porté le premier coup à ces doctrines en introduisant dans la science une sorte de folie qu'il a appelée *raisonnante;* mais Esquirol est, sans contredit, celui qui a bouleversé sous ce rapport toutes les croyances, en qualifiant par le mot *monomanie* une sorte de délire exclusif hors duquel l'individu qui est atteint de cette maladie jouit de toute la plénitude de sa raison. C'est un point seulement sur lequel l'esprit de l'individu est aliéné. Sortez-le de ce cercle d'idées, vous retrouvez l'homme raisonnable tout entier ; et comme nos actions ne sont que la conséquence des idées qui dominent dans notre esprit, le monomaniaque est nécessairement conduit à commettre des actions en rapport avec le genre de monomanie dont il est atteint, actions déraisonnables comme les idées qui les ont fait naître.

D'abord on accueillit avec intérêt cette nouvelle forme de l'aliénation mentale ; elle parut étrange, cependant on se contenta d'écouter le maître et d'observer. On conçut même l'existence de la monomanie tant qu'elle n'était pas nuisible aux intérêts directs de la société ; mais quand une fois on vit que les hommes qui en étaient affectés pouvaient y porter atteinte, alors on recula devant l'admission d'un pareil état morbide à raison de ses conséquences. Cependant, ou il fallait adopter le principe comme l'expression des faits, et alors le suivre dans tous ses résultats ; ou, au contraire, on devait le rejeter pour toutes les catégories.

Bientôt, vers l'année 1823, les tribunaux eurent à délibérer sur des crimes commis sans motif, et dans lesquels la cruauté de l'homme, la férocité même de l'anthropophage, se montraient sous l'aspect le plus hideux. Ne trouvant pas d'intérêt puissant, de mobile direct à ces actions, on se demanda si les Léger, les Lecouffe, les Papavoine, les Henriette Cornier, les Feldtmann et d'autres n'étaient pas atteints de monomanie dans laquelle l'idée dominante était l'homicide. Les magistrats et le ministère public reculèrent devant une pareille supposition, et la plupart des inculpés payèrent de leur tête une action qu'ils n'avaient peut-être été conduits à commettre que parce qu'ils étaient sous l'empire d'une volonté morbide à laquelle ils n'avaient pu résister.

Telle était alors l'aversion des magistrats pour la monomanie, qu'ils hésitaient à consulter des médecins dans des cas douteux, dans la crainte de voir surgir cette question à l'égard de l'inculpé, pénétrés qu'ils étaient, du reste, des dangers que la société allait courir en ouvrant un refuge aux scélérats pour qui le crime est non seulement une habitude, mais encore un besoin.

Mais aujourd'hui que les magistrats ont pu apprécier avec quelle réserve les médecins portent un jugement dans ces circonstances, il faut le dire à leur louange, ils s'empressent au contraire d'avoir recours aux lumières des hommes de l'art, pour peu qu'il s'élève un doute sur la moralité de l'action et sur la nature de la volonté qui l'a fait commettre.

Les mots *monomanie homicide* expriment trop bien par eux-mêmes la maladie de l'homme qui est dominé par la pensée de porter atteinte à la vie de son semblable, pour que nous ayons besoin d'insister sur leur étymologie.

Ce qu'il est important d'établir, c'est : 1° que la monomanie homicide existe ; 2° que l'imitation a une influence sur son développement ; 3° que la monomanie peut exister à des degrés divers, s'arrêter à une certaine période de développement, comme aussi en suivre toutes les phases, et se terminer par l'accomplissement d'un meurtre. Il nous faudra de plus rechercher s'il est des sujets qu'elle affecte de préférence ; si elle se manifeste à tel âge plutôt qu'à tel autre ; quelles sont les causes qui peuvent exercer une influence sur son développement, ses progrès, son intensité ; quels sont les caractères qui lui sont propres, et enfin si dans tous les cas les hommes de l'art appelés à la constater peuvent résoudre la question qui leur est posée à cet égard par les magistrats.

La monomanie homicide existe-t-elle? — La solution de cette question repose, et sur le témoignage des hommes qui ont fait une étude spéciale de l'aliénation mentale, et sur des faits puisés à des sources certaines. Écoutons d'abord un homme dont l'esprit consciencieux ne peut être mis en doute. Esquirol (note sur la monomanie homicide), à la suite du *Traité de médecine légale* relative aux aliénés, aux sourds-muets, etc., par Hoffbauer, s'exprime ainsi page 311 : « La monomanie homicide est donc un délire partiel, caractérisé par une impulsion plus ou moins violente au meurtre, tout comme la monomanie suicide est un délire partiel caractérisé par un entraînement plus ou moins volontaire à la destruction de soi-même. » Ce que Esquirol écrivait en 1827, il le reproduit en 1838 dans son *Traité des maladies mentales considérées sous le rapport médical, hygiénique et médico-légal*, t. II, p. 792. Ainsi, les idées de ce savant observateur sont bien arrêtées, l'expérience n'y a rien changé.

Que penser, dit Georget (*Considérations médico-légales sur la liberté morale*), après avoir lu cette série de faits si concluants sur l'existence de la monomanie homicide, de la monomanie homicide *sans délire?* Que penser de cette doctrine erronée du ministère public qui, dans l'affaire Papavoine, a mis au nombre des motifs qui poussent au crime, sans autre intérêt et sans dérangement de la raison, un instinct de férocité, un goût de cruauté bizarre, d'affreux caprices de misanthropie poussés jusqu'à une sorte de rage contre les individus; une disposition diabolique qui entraîne à une barbare soif du sang d'autrui, et à assouvir sa rage forcenée du bonheur de ses semblables?

· M. Foville, qui a été moins loin que Esquirol, en ce sens qu'il considère comme rares les exemples de délire sur un seul objet, n'admet pas moins comme constant ce délire partiel. On lit, en effet, p. 511, t. I, du *Dictionnaire* en 15 vol., la phrase suivante : « Je n'ai vu que deux monomaniaques qui méritassent réellement ce nom, et encore ces deux malades éprouvaient par intervalle un délire plus ou moins étendu. »

· Rush, professeur à l'université de Pensylvanie, dans son *Traité des maladies de l'intelligence*, appelle *aménomanie* et *tristémanie* deux sortes de monomanie, dans la première desquelles l'idée dominante est gaie, et dans la seconde l'idée dominante est triste, division qui correspond à la monomanie proprement dite d'Esquirol, et à ce qu'il a appelé *lypémanie*.

Hoffbauer (*ouvr. cité*) admet l'existence d'une lypémanie, ou idée dominante triste, et d'une chæromanie, ou idée dominante gaie.

Les idées de Gall étaient tout à fait en rapport avec ces classifications ; mais il est vrai de dire que son système devait l'y conduire.

En résumé, on peut établir que presque tous les auteurs modernes sont d'un avis unanime sur l'existence de cette affection, et qu'en présence de pareils témoignages il serait impossible de la mettre en doute.

Emprunterons-nous aux faits de nouveaux appuis à l'égard de la réalité de cette maladie, ils viendraient en foule étayer cette doctrine. Pinel, Fodéré, Esquirol, Georget, Marc, Michu, en ont rapporté un grand nombre, soit dans des traités spéciaux, soit à l'occasion des procès de Léger, Lecouffe, Papavoine, Henriette Cornier ; mais depuis cette époque, 1825 et 1826, Marc et M. Rostan, Esquirol et M. Ferrus ont cité des exemples analogues (*Ann. d'hyg.*, t. II, p. 355). Un mémoire remarquable a été publié dans le même journal, t. XVI, p. 121, par M. Casauvielh, dans lequel l'auteur a rassemblé de nouveaux faits. Nous citerons aussi celui de M. Aubanel dans le tome XXXVI du même journal. L'espace nous manque pour en produire même la substance, mais ils sont de nature à ne laisser aucun doute.

Ainsi, la monomanie est une des formes de l'aliénatiom mentale ; l'esprit le plus scrupuleux, les hommes les plus étrangers à l'art de guérir ne sauraient nier l'existence de cette affection, après la lecture attentive des faits sur lesquels on l'appuie.

Mais il y a plus, la monomanie homicide peut présenter deux variétés que Esquirol (note à la suite de l'ouvrage d'Hoffbauer) a parfaitement caractérisées. Laissons-le retracer les différences qui les distinguent.

« Cette monomanie présente deux formes bien distinctes : dans quelques cas, le meurtre est provoqué par une conviction intime, mais délirante ; par l'exaltation de l'imagination égarée, par un raisonnement faux, ou par les passions en délire. Toujours le monomaniaque est mû par un motif avoué et déraisonnable, et toujours il offre des signes suffisants du délire partiel de l'intelligence et des affections.

» Dans d'autres cas, le monomaniaque homicide ne présente aucune altération appréciable de l'intelligence ou des affections. Il est entraîné par un instinct aveugle, par *une idée*, par *quelque chose d'indéfinissable* qui le pousse à tuer ; et même alors que sa conscience l'avertit de l'horreur de l'acte qu'il va commettre, la volonté lésée est vaincue par la violence de l'entraînement ; l'homme est privé de la liberté morale, il est en proie à un délire partiel : il est monomaniaque, il est fou. »

Cette seconde espèce de monomanie ne se manifeste souvent pas par des actions ou par la manifestation d'une pensée, d'une idée arrêtée antérieurement au crime, quoique la pensée du crime ou plutôt de l'homicide domine l'esprit du monomaniaque dans tous les instants. C'est la variété de monomanie à laquelle surtout les magistrats accordent peu de confiance ; c'est elle dont les hommes de l'art jugent quelquefois difficilement et pour laquelle même ils peuvent conserver des doutes.

L'imitation a-t-elle une influence sur les développements de cette maladie ? — Cette question peut être résolue par l'affirmative. Sa solution découle de l'observation de plusieurs faits qui ne peuvent laisser de doute à cet égard. En voici quelques uns très concluants : M. D..., âgé de vingt-cinq ans, né à Résau, d'un tempérament nerveux, fut un jour fortement impressionné en voyant passer sous sa croisée la voiture qui transportait à l'échafaud l'auteur d'un parricide. Il se produisit une telle révolution dans l'esprit de M. D..., qu'il fut obligé de changer totalement les conditions de son existence. Il vivait seul avec son père, qu'il aimait tendrement ; il avait fait ses humanités, et se destinant à la prêtrise, il consacrait tous ses moments à la lecture. Quelques jours après la vue fatale qui avait produit une impression si forte sur lui, il dînait avec son père ; il fut dominé par la pensée que, dans un moment d'égarement, il pourrait tuer son père. Il fut tellement impressionné par cette idée, qu'il quitta brusquement la table, et que depuis ce moment il ne trouva le repos de l'esprit qu'en se soustrayant à la vue de l'objet qu'il chérissait le plus. Il s'est éloigné de lui, et depuis... il n'a pas vu son père, et ne peut pas se laisser aller au désir de le voir, dans la crainte de devenir criminel ! !

Un homme de quarante-cinq ans, jouissant d'une bonne santé, ayant une position et une fortune honorables, vint consulter Esquirol en 1826 ; rien n'annonçait le plus léger désordre dans sa raison. Il avait lu l'acte d'accusation d'Henriette Cornier sans y porter une grande attention. Cependant, la nuit suivante, il est réveillé en sursaut par la pensée de tuer sa femme, couchée à côté de lui : il déserte son lit ; mais depuis trois semaines cette même pensée s'était emparée de lui trois fois, et toujours durant la nuit. Du reste, aucune cause morale ou physique ne détermine un pareil penchant ; *c'est une idée qui s'empare de moi pendant le sommeil*, disait-il. Il a quitté sa femme dans la crainte de succomber.

Le 27 juin 1826, le sieur Jacquier, pasteur du culte protestant, adresse de Clairac à Esquirol une lettre dans laquelle il lui rapporte le fait suivant : Appelé par les devoirs de sa profession auprès d'une malheureuse femme qui était poursuivie par l'idée d'égorger son enfant, elle lui rapporte qu'étant un jour à laver du linge à la rivière, des femmes avaient fait une histoire : c'était celle d'Henriette Cornier. Elle se retira sans impression fâcheuse ; mais le lendemain, voyant son fils aîné près d'elle, elle devint inquiète, agitée ; elle entendit *quelque chose* qui lui disait : *Prends-le, tue-le*. Dès lors, depuis un mois, elle fut tourmentée par le désir d'égorger son enfant. Peu de jours après, elle se trouva seule avec l'enfant ; l'idée de le tuer s'étant emparée d'elle avec plus de force, elle saisit un grand couteau de cuisine, appelé dans le pays *marassin*, qui se trouvait à sa portée, et courut le jeter dans la rivière, afin de s'ôter tout moyen de se laisser aller à son idée dominante. Ce fut plus tard, lorsque sa mère cherchait le couteau qui avait disparu, qu'elle avoua ses funestes pensées. Or, si elle avait quelque prédilection pour un de ses enfants, c'était pour celui-là. Deux fois elle fut sur le point de se détruire pour échapper à la fatalité qui semblait la pousser au crime.

Voici un quatrième fait du même genre : Madame N..., éminemment nerveuse, entend parler du procès d'Henriette Cornier; aussitôt elle est saisie de l'idée de tuer son enfant. Un jour, dit la malade, je taillais une plume, mon enfant entre ; aussitôt je sens le plus violent désir de l'assassiner. Je repousse cette pensée ; je me demande de *sang-froid* pourquoi j'ai des intentions aussi cruelles ; qui donc peut me les inspirer?... je ne trouve en moi aucune réponse. Le même désir se renouvelle, je résiste faiblement, je suis vaincue, je vais consommer le crime ; un nouvel effort m'arrête, je porte rapidement le canif à ma gorge, en me disant : Méchante femme, il vaut mieux que ce soit toi qui périsse ! Madame N... entra volontairement à la maison de Charenton. — Deux mois après son entrée, elle reçoit la visite de son mari et de sa fille à laquelle elle prodigue des caresses. Tout à coup elle aperçoit un instrument tranchant, elle est saisie du désir de s'en emparer et de commettre deux meurtres à la fois. Elle ne surmonte cette horrible pensée que par la fuite. Elle sort de la maison quatre mois après son entrée ; on lui apprend la mort de l'enfant qu'elle voulait tuer, elle en éprouve la plus vive douleur. M. Barbier (d'Amiens) a rapporté un fait analogue. (Hoffbauer, *ouvr. cité*.)

Ces faits sont parfaitement en rapport avec ce que l'on observe pour le suicide par imitation ; et l'on ne saurait nier qu'il existe une grande analogie entre la monomanie homicide et la monomanie suicide. Eh bien, lorsque l'on reçoit à la Morgue un soldat ou un officier qui s'est suicidé, on peut être sûr qu'il en surviendra un second, et quelquefois un troisième, dans un espace de temps très court. C'est que l'imitation conduit au suicide, comme un grand crime conduit à un grand crime.

Quelles preuves plus convaincantes de l'influence de l'imitation sur le développement de la monomanie homicide ! En vain pourrait-on dire que dans tous ces cas le meurtre n'a pas été accompli, que les personnes atteintes de cette maladie ont toutes été retenues dans la réalisation de leur penchant dominant ; cela est vrai, mais est-il donc impossible de supposer que ce penchant ne puisse être plus fort chez des individus placés dans des conditions de fortune ou d'éducation autres. Les individus que nous avons cités ont été placés trop près de l'accomplissement du crime, pour ne pas admettre une pareille supposition. Enfin, une remarque importante à faire, c'est que chez tous l'idée du suicide a coïncidé avec celle de l'homicide.

La monomanie homicide a-t-elle des degrés divers? peut-elle s'arrêter à une certaine période de développement, comme aussi suivre toutes les phases? — Les faits que nous venons de rapporter résolvent en partie cette question par l'affirmative, quand il s'agit de monomanie homicide par imitation. Il en est tout à fait de même à l'égard de la monomanie homicide spontanée, et les ouvrages ou mémoires qui ont traité de cette matière ont accumulé une foule de cas qui peuvent pour ainsi dire marquer tous les degrés de cette affection, depuis le penchant au meurtre, depuis cet exemple rapporté par Marc, dans sa consultation pour Henriette Cornier, de cette domestique qui demandait à quitter la maison de sa maîtresse, parce que toutes les fois que cette malheureuse déshabille l'enfant de cette dame, elle éprouve le désir presque irrésistible de l'éventrer, et que, dans la crainte de succomber, elle préfère s'éloigner ; jusqu'à celui d'une femme de quarante et un ans qui, le 15 juillet 1833, profita du moment où son mari et ses autres enfants étaient allés mendier, pour égorger le plus jeune et en faire un horrible repas (elle lui avait coupé la cuisse droite, l'avait fait cuire avec des choux, et l'avait totalement dévorée, à l'exception des os). (Casauvielh, *Ann. d'hyg. et de méd. lég.*, t. XVI, p. 137.) — On peut donc dire que l'existence de la monomanie est établie comme maladie sur l'observation, et qu'elle peut présenter toutes les nuances et les degrés divers que l'on observe dans les autres affections morbides.

Quelles sont les causes les plus communes de la monomanie homicide, et dans quelles conditions se développe-t-elle par rapport au sujet qu'elle affecte ? — Il n'est pas encore possible de donner la solution de ces questions ; mais les faits recueillis permettent, quant à présent, d'établir les propositions suivantes : En général, cette affection s'observe chez les sujets d'un caractère triste, morose, peu expansif, rêveur ; chez ceux dont l'existence a été empoisonnée par la misère et les chagrins. Ou bien, les personnes qui s'en trouvaient atteintes étaient d'un tempérament éminemment nerveux, ou leur esprit se trouvait exalté par la lecture de romans. Dans d'autres cas, cependant, c'est au milieu de la jouissance d'un bonheur parfait que cette cruelle maladie vient frapper ses victimes ; mais alors il est rare que la monomanie homicide atteigne son dernier période. Il semble que ce soit un fléau dont les effets doivent être en rapport avec la cause qui l'a fait naître ; en général, c'est dans le malheur qu'elle prend sa source ; ce sont des malheurs plus grands encore qu'elle va causer. Quelque hallucination la précède ou l'accompagne. Ici, c'est une voix qui dit : *Tue, égorge...* Là, une voix qui commande de tuer un enfant pour en faire un ange... ; ailleurs, la certitude morale que des enfants vont être voués comme leur père à la mendicité, etc. Dans quelques cas, c'est l'abstinence prolongée ajoutée à la retraite la plus profonde qui vient faire naître la soif du sang, et l'homme est alors redescendu de l'état de haute civilisation qui le caractérise à l'état abject de l'anthropophage.

Parmi les sujets qu'elle affecte principalement, on peut citer les personnes d'une faible constitution ; et, chose plus remarquable encore, celles-ci s'adressent à des enfants, à des êtres qui ne peuvent offrir aucune défense à l'accomplissement de leur fatal désir. Ce n'est pas tout que de choisir pour frapper un être qui ne puisse se défendre, c'est le plus souvent durant le sommeil que le meurtre est accompli. Il semble que la monomanie homicide doive s'environner, dans beaucoup de cas au moins, de toutes les circonstances que recherche avec avidité l'assassin.

C'est surtout de trente à quarante-cinq ans qu'elle se montre, c'est-à-dire à cette époque de la vie où les passions commencent à s'apaiser, et où la question d'avenir se présente tout entière ; âge fatal où l'homme a connu toutes les injustices des hommes et de la fortune, où souvent il a compromis par ses penchants et ses vices antérieurs une existence assurée, et où il se trouve quelquefois réduit à la misère, sans espérance de pouvoir réparer un jour ses désastres. Alors les idées tristes s'emparent de son esprit ; alors tout lui porte ombrage : il prend les hommes en aversion, la vie en dégoût, et il est insensiblement et machinalement conduit à une perversion d'idées et de jugement qui constituent chez lui une véritable manie ou tristesse. Qu'à cette époque il vienne à recevoir une impression morale vive, soit par l'effet d'un événement quelconque, soit par la lecture de certains romans, soit par la narration d'un grand crime consécutif à une position analogue à la sienne, et bientôt il sera conduit aux mêmes actions si l'éducation et la raison ne viennent modifier cet affreux penchant.

Si telle peut être l'influence de la position de l'homme sur l'homme lui-même, quel rôle ne doit pas jouer tout ce qui peut exalter son imagination ! Aussi, au premier rang des causes qui excitent puissamment le moral, nous citerons les croyances de toutes sortes, et surtout les croyances et les pratiques religieuses exagérées. N'étaient-ce pas de véritables maniaques, ces hommes qui ont souillé de leurs massacres les siècles précédents ? Ne voit-on pas dans tous les faits de monomanie homicide qui ont été rapportés, des exemples de mauvaises femmes qui tuent leurs enfants afin d'en faire des anges ! Les habitudes sociales doivent aussi exercer beaucoup d'influence sur cette maladie. L'homme est d'autant plus éloigné d'en être affecté, qu'il a reçu une éducation qui lui a inspiré l'horreur du meurtre et du sang ; celui-

au contraire chez qui les facultés intellectuelles ont été peu développées par le contact de la société, qui vit au milieu d'une classe d'individus chez lesquels la sensibilité est tout à fait émoussée; celui-là, dis-je, n'a qu'un pas à faire pour arriver à la monomanie homicide : car des habitudes crapuleuses et de cette férocité habituelle au meurtre, il n'y a qu'un degré ; il suffira d'un moment d'aberration de l'intelligence ou du sentiment pour que l'homicide soit accompli.

En vain objecterait-on le danger de pareilles doctrines, en ce sens qu'elles pourraient être invoquées comme excuse, il faut avant tout être vrai, et nous pensons que les assertions que nous venons d'émettre ne sont pour la plupart que le résultat de la lecture de faits accomplis.

Quels sont les caractères de la monomanie homicide? — Georget et beaucoup d'autres médecins, magistrats ou philosophes, ont fait sentir qu'il y avait toujours un mobile à une action, et qu'un attentat à la vie ne pourrait être dicté que par l'instinct, la vengeance ou le fanatisme. Georget a plus que tout autre appelé l'attention sur cette circonstance, et c'est qu'en effet l'homme qui tue son semblable sans motif puissant qui l'y détermine ne peut être qu'un fou. Un des caractères essentiels de la monomanie se tire donc de l'absence de tout mobile à l'action ; mais si ce caractère très probant d'ailleurs est seul, il constitue aux yeux de la généralité des hommes une preuve souvent insuffisante, et c'est ce qui a eu lieu dans quelques cas, et notamment dans l'affaire de Papavoine; mais pour beaucoup d'autres un grand nombre de circonstances viennent s'y réunir et donner la démonstration la plus complète de la monomanie. Ainsi, cette affection est souvent précédée d'hallucinations chez celui qu'elle atteint : l'halluciné croira entendre une voix qui lui ordonne de commettre le meurtre. Dans d'autres cas, et pendant un laps de temps plus ou moins considérable, on aura observé un changement dans le caractère et les mœurs de la personne monomaniaque ; ses habitudes, ses goûts offriront un changement très grand : elle prendra en aversion les personnes qu'elle chérissait le plus ; elle sera devenue sombre, taciturne, rêveuse ; elle prononcera parfois des paroles qui n'ont pas de sens ou tiendra un langage qui exprimera des idées tout à fait déraisonnables. D'autres fois, la monomanie aura des moments de recrudescence, des intermittences marquées pendant lesquelles un combat s'engagera pour ainsi dire entre l'idée qui pousse au meurtre et la crainte de le commettre ; alors le monomaniaque avertira lui-même les personnes qui l'entourent du danger qu'elles vont courir ; il priera qu'on le mette dans l'impossibilité de nuire , ou il invitera avec force les personnes qu'il va frapper à fuir. — A-t-il accompli son crime, loin de se sauver, il va demeurer auprès de sa victime, ou il va se livrer lui-même à la justice. Là il ne manifestera aucun regret ; il répondra avec franchise à toutes les questions qui lui sont adressées, il racontera les circonstances de l'homicide qu'il vient de commettre dans les plus grands détails. L'heure du repas arrive-t-elle , il mange avec appétit ; la nuit il dort et d'un sommeil calme , sans remords ; souvent même il oubliera l'action qu'il a commise, et il faudra la lui rappeler pour qu'il en retrace de nouveau le tableau.

C'est dans ces sortes de cas que le médecin ne peut guère commettre d'erreur, car il peut grouper un grand nombre de données qui ne laissent aucun doute dans son esprit. Il lui suffit de réunir entre elles toutes les circonstances qui ont précédé, accompagné et suivi le crime, pour en tirer une induction positive. Mais dans ce contrôle des actions et des circonstances qui sont propres à l'accusé, il lui faut apporter une observation , un discernement réfléchi ; et, nous n'hésitons pas à le dire, il est des cas où le médecin peut concevoir des doutes ; cas rares , il est vrai, mais qui néanmoins existent.

Eh bien, si la science, si l'observation d'un homme éclairé , ses rapports journaliers avec des aliénés sont quelquefois insuffisants , combien les hommes étrangers à l'art de guérir ne doivent-ils pas apporter de réserve dans leur jugement lorsqu'un pareil inculpé est devant eux ! N'est-ce pas alors qu'ils doivent suivre ce précepte si humain : Cent fois absoudre un coupable plutôt que de condamner un innocent.

« Quelques personnes ont voulu assimiler la puissance des passions humaines à l'aliénation mentale ; la fureur de l'homme en proie à la jalousie et au désespoir, à la fureur de l'aliéné ! On a demandé si une passion exclusive et dominante ne pouvait pas être considérée comme un accès de monomanie , et si cette passion ne peut pas exciter momentanément un état d'aliénation mentale. — Il est, disait un célèbre avocat (Bellart), diverses espèces de fous ou d'insensés : ceux que la nature a condamnés à la perte éternelle de leur raison, et ceux qui ne la perdent qu'instantanément et par l'effet d une grande douleur ou d'une grande surprise, ou de tout autre coup pareil. Il n'est de différence entre les deux folies que celle de la durée, et celui à qui le désespoir tourne la tête pour quelques jours ou pour quelques heures est aussi complétement fou pendant son agitation que celui qui délire pendant quelques années. »

Il importe de repousser un pareil système qui serait aussi erroné que dangereux. D'abord il n'est pas vrai, aux yeux de la science, qu'une passion puisse exciter un dérangement momentané des facultés intellectuelles. L'homme sous l'influence d'une passion dominante subit les conséquences de sa passion et dans sa pensée, et dans ses actes. Les annales de la médecine n'ont point encore signalé de folie temporaire qui soit née et qui ait cessé avec une passion dominante. Les passions peuvent être la source d'une affection persistante ; elles sont même de toutes les causes, les plus réelles, dans ces troubles de l'esprit quelque graves qu'ils soient, qui voilent l'intelligence comme d'un nuage, mais qui disparaissent avec leur cause.

En assimilant les passions à l'aliénation mentale, on justifie l'immoralité. En plaçant l'immoralité sur la même ligne que le malheur, on l'encourage, en offrant l'impunité à ses débordements. L'infortuné dont une maladie a ébranlé l'intelligence obéit comme une machine à une force motrice dont il ne peut combattre la puissance ; l'homme qui agit sous l'empire d'une passion *a commencé par laisser corrompre sa volonté*, et c'est sa volonté qui, emportée par la passion, l'a précipité dans le crime. Le premier subit un pouvoir irrésistible, l'autre a pu résister et ne l'a pas voulu. Dans le paroxysme même de la passion la plus délirante, l'homme ne cesse pas d'avoir la perception du bien et du mal, et de connaître la nature des actes auxquels il se livre. L'amour, la jalousie, la vengeance, peuvent le subjuguer ; il cède à l'entraînement de ses désirs, mais il trouverait dans sa conscience la force de les combattre. Les passions violentes abrutissent le jugement, mais ne le détruisent pas ; elles emportent l'esprit à des résolutions extrêmes, mais elles ne le trompent ni par des hallucinations, ni par des chimères. Elles excitent momentanément des sentiments de cruauté, mais elles ne produisent pas cette perversion morale qui force l'aliéné à immoler l'être qu'il chérit le plus. En un mot, il n'y a pas suspension temporaire des facultés de l'intelligence ; l'homme agit sous l'empire d'un sentiment impérieux qui le maîtrise; mais il a accepté cette domination, il agit volontairement.

La loi pénale doit donc être entendue dans ce sens, que le motif de justification qu'elle établit ne doit s'appliquer qu'aux seuls accusés qui sont atteints de démence. Sans doute, sous cette expression, il faut comprendre toutes les nuances que la science médicale a reconnues dans l'aliénation mentale; mais la condition nécessaire pour que l'agent soit justifié, est qu'il y ait maladie *complète* ou *partielle* des facultés de l'intelligence. Toute perturbation des sens qui prend sa cause, non dans une maladie mentale, mais dans les frénésies ou les corruptions de la volonté, ne peut invoquer une cause qui n'appartient qu'à la maladie. Ce principe n'admet aucune exception; en le maintenant dans des limites précises, on lui confère d'ailleurs une puissance moins contestable, à l'égard des espèces variées de la folie partielle.

Cependant, si les passions ne peuvent être assimilées à des accès de monomanie, on ne peut méconnaître qu'elles obscurcissent, qu'elles enchaînent même la volonté, et ne lui laissent pas dès lors la liberté nécessaire pour s'opposer à l'impulsion de leurs désirs. La responsabilité morale ne disparaît pas, mais elle s'affaiblit. Les passions ne peuvent être invoquées comme motif de justification, mais comme motif d'atténuation de peine. « *Juris-consulti sanxerunt delicta quæ ira aut dolore concitati commisimus, non esse severius punienda.* »

En effet, la conscience universelle a admis des distinctions entre l'homicide commis de sang-froid, que la vengeance ou la cupidité ont longtemps prémédité, et l'homicide qu'un moment de jalousie frénétique ou qu'une violente provocation a fait commettre. Le danger social et la criminalité ne sont pas les mêmes dans ces diverses espèces. La justice, comme la raison politique, commande donc des degrés distincts dans la pénalité.

C'est en obéissant à cette loi morale que notre Code a séparé les crimes commis avec ou sans préméditation. Il abandonne ensuite aux juges et aux jurés le pouvoir d'abaisser les peines par l'effet des circonstances atténuantes, d'après les nuances infinies que réfléchissent les passions humaines et les motifs d'excuse qui peuvent se puiser dans leur cause, dans les combats de l'agent avec lui-même, dans ses efforts pour lutter contre le sentiment qui l'a dominé, dans son repentir et ses pleurs. Là s'arrête l'indulgence de la loi ; l'accusé peut paraître digne de pitié, mais il reste coupable aux yeux de la justice ; il doit, en effet, se reprocher d'avoir nourri un désir qui s'est peu à peu changé en une indomptable passion, ou de s'être imprudemment placé dans une position qui a dominé sa volonté, et lui a fait du crime une sorte de nécessité.

Les mêmes motifs peuvent s'appliquer aux crimes commis dans l'émotion d'une colère violente ou d'une juste douleur. « *Quidquid in calore iracundiæ vel fit, vel dicitur, non prius ratum est, quam si perseverantia apparuit judicium animi fuisse.* La colère, de même que la passion, n'est point une cause de justification, car l'homme a le pouvoir de dominer ses émotions et de s'en rendre maître ; mais elle peut être invoquée comme un motif d'excuse, et même dans certains cas son effet légal est plus étendu que celui des passions. C'est que l'emportement de la colère diffère sous un rapport de l'emportement d'une passion désordonnée. L'homme, dont une cause imprévue et subite trouble l'esprit, n'a pas, comme celui qui est en proie à la jalousie, laissé fermenter dans son sein le poison qui plus tard bouleverse la raison. Il cède à un transport instantané ; il n'a pu le prévenir ni en écarter la cause ; aussi a-t-on assimilé la colère à la folie, *ira furor brevis.* L'excuse n'est pas dans la colère elle-même, mais dans la cause. »

Nous exposerons maintenant une série de faits dans lesquels la monomanie se montre tantôt avec une grande évidence, tantôt enveloppée d'obscurité.

Mais de quelque manière qu'ils se présentent à l'observation du médecin, toutes les fois que celui-ci a reconnu l'existence de la monomanie, il doit terminer son rapport en faisant sentir la nécessité en cas d'acquittement, de renfermer le monomaniaque dans une maison d'aliénés, non pas dans le but de le guérir, car, même après plusieurs années passées dans le calme de l'esprit, dans l'absence de toute idée homicide, il suffirait d'une circonstance toute fortuite pour réveiller de pareils penchants et mettre la société en danger, mais en vue de préserver la société de la conséquence possible de ses actes.

Louis-Auguste Papavoine, âgé de quarante et un ans, ex-commis de première classe de la marine, est traduit devant la cour d'assises de Paris, le 23 février 1825, accusé d'avoir commis volontairement, avec préméditation et de guet-apens, un homicide sur la personne de deux enfants en bas âge.

Papavoine a reçu une éducation soignée; il a rempli divers emplois dans la marine. Cependant ses mœurs étaient peu sociables. Il fuyait avec affectation ses camarades; il paraissait sombre et mélancolique. On le voyait souvent se promener seul, et il choisissait de préférence les lieux solitaires. Jamais on ne lui a connu de liaisons intimes, ni même aucune de ces faiblesses qu'explique la fragilité humaine. Cependant, sous les rapports qu'exigeaient ses fonctions, on avait toujours trouvé ses idées pleines de justesse et de convenance.

En 1823, Papavoine apprend la ruine entière de son père; son caractère en devient plus sombre et plus irritable; il éprouve même un accès d'aliénation mentale qui dure dix jours. L'idée dominante de son délire était qu'un homme lui en voulait, qu'il le voyait, qu'il voudrait avoir un pistolet pour se défendre. Cet homme le poursuivait dans son sommeil; et quand Papavoine s'éveillait, il ne voyait personne. Il ajoutait: « Je n'ai pourtant jamais fait de mal à personne. » Il donne deux fois sa démission de la place de commis de première classe qu'il occupait à Brest, et il le fait à une époque où les désastres de sa famille devaient l'attacher plus fortement à cette place.

Son père meurt quelque temps après. Papavoine ne balance pas à donner de nouveau sa démission pour aller aider sa mère dans la gestion de ses affaires. En 1824, de nouveaux malheurs viennent détruire toutes ses espérances : la manufacture de sa mère ne peut plus être soutenue. Il redemande de l'emploi dans l'administration, mais il ne peut en obtenir. Ses dispositions mélancoliques augmentent; sa raison s'égare parfois; il perd le sommeil. Un jour, il se présente à sa mère d'un air sinistre, un papier à la main, et lui dit : « Mon frère n'est pas mort, j'en ai la preuve dans ce papier : on enterre quelquefois des hommes qui ne sont pas morts. » Cependant aucun habitant du pays n'avait entendu dire qu'il fût atteint de folie; mais ce propos avait été rapporté le jour même par sa mère au médecin qui donnait des soins à Papavoine.

Le 2 octobre, on lui conseille d'aller passer quelques jours chez un de ses amis pour prendre un peu de distraction. Sa mère écrit en même temps pour faire surveiller son fils; elle désire surtout qu'il ignore cette précaution. « Vous avez vu Auguste, disait-elle, il a été purgé par un vomitif; examinez ses yeux et sa conversation; surtout qu'il ne sache pas et ne se doute pas que je vous ai écrit. Je vous engage à venir mercredi, je vous dirai des choses que je ne puis écrire. » L'ami chez qui Papavoine s'était rendu fait la déposition suivante : « L'accusé lui a paru horriblement changé au physique et au moral; en se promenant ensemble dans le jardin, il s'est écrié tout à coup avec l'accent du désespoir : — Quoi! pas un instant de bonheur! je crois parfois que je suis fou! Un papier lui tombe sous la main; il y remarque les lettres O. N. — Qu'est-ce que cela veut dire? demanda-t-il à son hôte de l'air le plus inquiet. — Mais vraiment je n'en sais rien, lui répond celui-ci; cela ne signifie rien.— Cela veut dire : *On noie ici.* Une autre fois il s'adressa encore au témoin :—Mon frère et mon oncle sont-ils bien morts? — Votre frère? mais vous avez dans vos papiers son extrait mortuaire! Votre oncle? mais vous savez qu'il est mort à mes côtés, à table, frappé d'apoplexie! Vous avez concouru à régler sa succession.— Ah! c'est qu'il est tant de genres de mort! et souvent on enterre des gens qui vivent encore, et l'on dresse des actes pour constater qu'ils ne vivent plus. On lui propose un barbier. L'idée de rasoir le fait frémir.—Que veut-on de moi? s'écrie-t-il tout troublé. Au surplus, je ne crains ni le rasoir ni le pistolet. »

Le 6 octobre, il quitte Beauvais pour se rendre à Paris, où des affaires urgentes l'appelaient. Il était très agité en partant. Il s'agissait d'accepter des marchés avec le gouvernement, et ces marchés étaient très désavantageux pour la maison Papavoine. Le 7, il voit un banquier qui doit approuver les marchés ; mais il faut quelques jours pour les examiner. Le 8 et le 9, il fait quelques promenades solitaires ; le 10, il se dirige vers le bois de Vincennes. Là il aperçoit une dame qui promenait deux jeunes enfants ; il retourne au village et achète un couteau ; il revient aussitôt près de cette dame. « Il avait la figure pâle, dit l'acte d'accusation ; et sa voix était troublée. — Votre promenade a été bientôt faite, dit-il à cette dame ; et se baissant comme pour embrasser l'un des enfants, il lui plongea son couteau dans le cœur. Pendant que la pauvre mère s'occupait de cette première victime, Papavoine enfonce son couteau dans le cœur de l'autre enfant, et s'enfuit à pas précipités en s'enfonçant dans le taillis. » Il prend le soin de cacher le couteau dans la terre. Bientôt il rencontre un militaire qui, à l'audience, fait la déposition suivante : « Je fus abordé par l'accusé ; il me demanda l'issue de la forêt. Nous marchâmes ensemble. Il portait ses regards autour de lui ; il me demanda s'il n'avait pas de taches sur la figure. Il regardait aussi ses bras et ses mains, me questionnant sur le fait de savoir s'il n'était pas marqué de quelque chose ; il marchait à grands pas ; il était pâle et essoufflé. Nous nous arrêtâmes sous un arbre à cause de la pluie. Là un gendarme vint l'arrêter, disant qu'on venait d'assassiner deux enfants. — Vous perdez votre temps en m'arrêtant, répondit l'accusé ; vous donnez le temps à celui qui a commis le crime de prendre la fuite. On le conduisit à Vincennes. Chemin faisant, il s'écria : — Que c'est abominable de tuer des enfants ! que si l'on avait à se plaindre d'une personne, on pouvait l'appeler en duel ; mais que pour assassiner des enfants, il fallait avoir de grands motifs. » Le gendarme qui l'a arrêté n'a rien observé dans sa figure qui pût déceler de l'agitation ; seulement Papavoine chancelait un peu en marchant.

Confronté avec la mère des enfants, avec la marchande qui avait vendu le couteau ; reconnu par elles et par un autre témoin, Papavoine nie avec beaucoup de sang-froid être l'auteur du crime. Confronté avec ses deux victimes, il montre la même impassibilité.

Depuis le 10 octobre jusqu'au 15, il se renferme dans un système complet de dénégation, et se défend dans ses interrogatoires avec une habileté peu commune, combattant et s'efforçant d'expliquer toutes les circonstances qui lui étaient rappelées, citant des exemples de causes célèbres où des individus avaient été pris pour d'autres. Enfin, accablé par l'évidence des preuves, et sentant qu'il avait pris la plus dangereuse de toutes les routes, il prit le parti de développer un nouveau système. Il se reconnaît l'auteur de l'assassinat commis sur les deux enfants de la demoiselle Hércin, mais il déclare s'être trompé, son intention ayant été d'égorger deux enfants bien autrement précieux (les enfants de la duchesse de Berry), et de plonger la France entière dans le désespoir et la douleur.

Plus tard, l'accusé simule l'aliénation mentale ; il demande à des prisonniers de lui procurer un couteau très pointu ; il se lève pendant la nuit, et feint d'en chercher un. Un autre jour, il tente de mettre le feu à son lit : enfin, le 17 novembre, dans la prison, il s'empare d'un couteau que tenait un prisonnier, et frappe avec cette arme un jeune homme qui ne lui avait donné aucun sujet de plainte.

En cherchant à se rendre compte de ce crime, on ne peut faire que trois suppositions : Ou Papavoine était fou, ou il était un agent soldé de la famille Gerbod, qui s'était opposée au mariage de la demoiselle Herein avec le fils de cette famille; ou Papavoine était l'agent d'un parti politique.

Les antécédents de Papavoine, ses malheurs, sa situation désespérée, sa conduite jusqu'au moment du crime, et les circonstances qui ont accompagné son accomplissement, viennent appuyer la première supposition. Mais dès le crime consommé, Papavoine sort entièrement de la catégorie des fous; tous ses actes, à part ceux qu'il avait intérêt à commettre dans sa prison, ne peuvent être assimilés à ceux auxquels se livrent les individus affectés de monomanie homicide.

Relativement à la famille Gerbod, Papavoine déclare encore l'innocence de cette famille jusqu'au pied de l'échafaud.

Agent politique : mais les opinions de Papavoine sont tout à fait opposées à l'action qu'il vient de commettre ! et cependant, quel a été le mobile d'une pareille action ? Il faut l'avouer, tout est obscurité sous ce rapport, car il est difficile de ranger Papavoine dans la catégorie des fous. Aux débats, il a cherché à faire valoir ce système de défense : « Je suis allé, dit-il, au hasard dans le bois ; je ne sais quelle fatalité m'a porté vers ces malheureux enfants. (Or, avant de faire l'acquisition de son couteau, il avait demandé à la fille Malservet si elle les connaissait.) Je les ai frappés ; je voudrais, au prix de mon sang, pouvoir les rappeler à la vie... Je ne puis penser le motif.... ; j'avais la tête tellement embarrassée, le sang me portait tellement au cerveau..., j'étais si agité que je ne puis me rendre compte de ce qui s'est passé. »

Autre observation. Louis Lecouffe, âgé de vingt-quatre ans, était épileptique depuis l'enfance ; il était généralement regardé *comme un fou, un imbécile.* Il avait eu une maladie à la tête pendant son jeune âge. A quinze ans il avait donné des marques de folie ; il disait alors de temps en temps que *Dieu venait le voir.* Il nie d'abord le meurtre qu'il a commis ; mais dans un autre interrogatoire il fait les révélations suivantes : La nuit précédente, étant éveillé, il *a vu l'ombre de son père, un ange à sa droite, qui lui a commandé de faire l'aveu de son crime.* Dieu a aussitôt mis la main sur son cœur, en lui disant : *Je te pardonne !* et en lui ordonnant de tout dire sous trois jours. Il reste éveillé toute la nuit, et le matin on le trouve à genoux, en chemise, priant Dieu. Il déclare alors que c'est à l'instigation de sa mère qu'il a commis le meurtre et volé l'argenterie de sa victime ; que la femme Lecouffe lui a donné seulement 40 fr. sur une somme de 230, produit du vol ; laquelle somme de 40 fr. était destinée à acquitter les frais de son mariage qui devait se célébrer le surlendemain. Sa victime l'aimait beaucoup ; il lui rendait des services et avait pour elle toute la complaisance possible. Il est resté pendant cinq heures sans connaissance après avoir commis le crime.

Telle était l'influence de sa mère sur son esprit, que, confronté avec elle, il ne revient pas sur ses révélations, mais il est saisi d'une violente attaque de nerfs. Si vous me mettez en présence de ma mère, dit-il le lendemain, je ne pourrai répondre de moi, elle me démentira et je n'aurai pas la force de soutenir la vérité.

Aux débats, Lecouffe est pris à chaque instant de violentes attaques de convulsions, soit pendant la lecture de l'acte d'accusation, soit à la vue de certains témoins, et notamment d'une femme qu'il devait épouser.

3e observation. Antoine Léger, âgé de vingt-neuf ans, vigneron, ancien militaire, a dès sa jeunesse toujours paru sombre et farouche ; il recherchait la solitude, il fuyait la société des femmes et des jeunes garçons de son âge. Le 20 juin 1823, il quitte la maison paternelle sous prétexte de chercher une place de domestique, emportant une somme de 50 fr. et les seuls habits qu'il a sur lui. Il gagne un bois distant de plusieurs lieues, le parcourt pendant huit jours en y cherchant une retraite; il y découvre une grotte au milieu des rochers, il en fait sa demeure pendant quinze jours; il ne vit que de racines, de pois, d'épis de blé, de groseilles et d'autres fruits qu'il va cueillir sur la lisière du bois; une nuit, il va voler des artichauts. Un jour, il prend un lapin sur une roche, le *tue et le mange sur-le-champ*. Pressé par la faim, il se rend plusieurs fois au village voisin pour y acheter du pain et du fromage. Au milieu de la solitude et des violentes passions qui l'agitaient, il éprouvait, dit-il, le besoin de manger de la chair humaine, de s'abreuver de sang.

Le 10 août, il aperçoit près de la lisière du bois une jeune fille; il court à elle, lui passe un mouchoir autour du cou, la charge sur son dos et s'enfonce à pas précipités dans le bois. Fatigué de sa course, et s'apercevant que la jeune fille est sans mouvement, il la jette sur l'herbe, la viole, la frappe, voit le sang jaillir en abondance, il désaltère sa soif exécrable, et, poussé par le *malin esprit*, il va jusqu'à lui sucer le cœur.

Arrêté trois jours après, il fait connaître son nom, son domicile; il se fait passer pour un forçat évadé du bagne de Brest. En prison, il raconte son genre d'existence dans les bois. D'abord il nie son crime, mais au moment où il est mis en présence du cadavre, un médecin voyant Léger pâle, décoloré et d'une contenance qui démentait ses dénégations, il s'écria : « Malheureux, vous avez mangé le cœur de cette infortunée, nous en avons la preuve, avouez la vérité! » Il répond alors en tremblant : « Oui, je l'ai mangé, mais je ne l'ai pas mangé tout à fait. » Et dès ce moment il déroule la série de ses crimes; il en révèle jusqu'aux moindres circonstances, il en produit les preuves!

Aux débats, Léger renouvelle ses aveux, à l'exception des faits qui se rattachaient au viol. (Georget, *Examen médical des procès criminels de Léger, Feldtmann, Lecouffe, Jean-Pierre et Papavoine*, 1825.)

4ᵉ observation. Henriette Cornier, femme Berton, âgée de vingt-sept ans, domestique, était d'un caractère doux et habituellement très gai; rieuse quelquefois à l'excès, elle semblait rechercher la joie et le plaisir; elle aimait naturellement les enfants et les comblait de caresses.

Au mois de juin 1825, un changement sensible fut remarqué dans son caractère; sa gaieté n'était pas la même; elle riait bien encore quelquefois, mais on la voyait le plus souvent pousser des soupirs, montrer de la tristesse, et ce dernier sentiment parut la dominer tout à fait : elle devint rêveuse, sombre, taciturne, et, ne faisant plus exactement son service, elle fut renvoyée par ses maîtres.

Sa disposition à la mélancolie s'accroissant de jour en jour, elle tomba dans une sorte de stupeur permanente, dont une femme Cornier, sa cousine, fut frappée et alarmée. En vain cette dernière cherchait à lui donner des consolations et à obtenir la confidence de ses peines; ses instances, ses efforts pour les connaître furent inutiles.

5ᵉ observation. Henri Feldtmann, âgé de cinquante-six ans, ouvrier tailleur, est traduit à la cour d'assises de Paris, le 24 avril 1823, accusé d'avoir tué sa propre fille pour laquelle il avait conçu une violente passion.

D'un caractère naturellement emporté, d'une intelligence bornée, se rapprochant de l'idiotisme, entêté, du reste laborieux et probe. Sa passion pour sa fille remontait à l'année 1815. En vain les conseils du pasteur

Gœppe lui sont prodigués ; ses attentats et ses emportements deviennent plus directs de 1817 à 1818. Il met la violence en usage, et sa fille ne se soustrait à ses attaques qu'en exerçant des voies de fait contre lui. L'éloignement de ses filles n'a aucune influence sur sa passion ; en vain la police le menace. Il va trouver sa femme et ses enfants dont il avait découvert la demeure. Pendant deux heures il frappe à la porte avant d'être introduit. Enfin, le 24 mars 1823, et sur les prières qu'il avait adressées au pasteur Gœppe, il est réuni à sa famille et déjeune avec elle. Mais, la veille, il avait acheté un couteau qu'il tenait caché dans sa poche. Alors il renouvelle ses instances, et comme il essuie un nouveau refus, il s'écrie : «Eh bien ! Victoire, tu es cause que je périrai sur l'échafaud ! » Et au moment même il lui perce le cœur, et il blesse sa femme ainsi qu'une autre fille.

A leurs cris, les voisins arrivent. Feldtmann se laisse arrêter sans résistance. Aux reproches qu'on lui adresse, il répond : *C'est bien fait.* Il avoue au magistrat qu'il a acheté un couteau de cuisine avec l'intention de frapper sa fille si elle ne *s'arrangeait pas avec lui.*

Aux débats, il se défend assez bien et ne donne aucun signe d'une aliénation d'esprit.

6ᵉ *observation.* Jean-Pierre, âgé de quarante-trois ans, ancien notaire, est traduit devant la cour d'assises de Paris, le 24 février 1824, pour faux, escroquerie et incendie. Lors de son arrestation, il répond à toutes les questions qu'on lui adresse ; mais un mois plus tard il ne veut plus s'expliquer, tient des propos décousus, et se livre enfin à des actes de fureur, cassant, brisant, déchirant tout, et jetant les effets de sa chambre par les fenêtres. Jean-Pierre est conduit à Bicêtre. Il y fait connaissance avec un autre prétendu fou, aussi accusé de faux et d'escroquerie. Une nuit, un incendie se manifeste dans un des bâtiments occupés par les aliénés, dans trois endroits différents ; le lendemain, les deux soi-disant fous avaient disparu. Jean-Pierre, aussitôt son évasion, écrit une lettre fort sensée à l'un de ses amis concernant sa sortie de Bicêtre. A peine est-il arrêté qu'il recommence son rôle de fou. L'individu parti avec Jean-Pierre fait l'aveu de leur projet d'évasion à laquelle ils ont préludé par l'incendie. Il déclare, en outre, avoir prêté serment de ne rien révéler, et il avoue à un employé de la Force que l'incendie de Bicêtre est l'œuvre de Jean-Pierre.

Les antécédents de ce dernier démontrent qu'il a toujours eu un caractère violent, emporté, et que, loin d'être insensé, il avait donné des preuves de beaucoup d'intelligence et de finesse dans les affaires.

Aux débats, Jean-Pierre répond les choses les plus absurdes aux questions les plus simples. Il nie tous les faits qui le concernent ; il n'a même pas souvenir de l'incendie de Bicêtre ! il ne reconnait même pas son écriture !

Affaire Larrieux. — Monomanie. — Tentative d'assassinat. — Faits extraits de l'instruction.

7ᵉ *observation.* Le 13 août 1837, madame R...., accompagnée de ses trois enfants et de sa bonne, sortait en calèche de sa maison, rue Saint-André-des-Arts, à Paris, pour se rendre à Athis près Fromenteau, sa maison de campagne, lorsque Larrieux, ouvrier tailleur, qui occupe une chambre à l'entre-sol dans la maison de Paris, s'élance sur la voiture, se jette à plat ventre sur la portière, tenant à la main un pistolet à deux coups qu'il

cherche à diriger contre madame R.... Celle-ci jette un cri, s'empare de
l'un de ses enfants qu'elle cherche à garantir, et se baisse en avant dans
la voiture pour éviter le coup dirigé contre sa poitrine. La femme de
chambre, dont l'attention avait été détournée par l'arrangement de paquets placés dans la voiture, aperçoit Larrieux armé de son pistolet; elle
détourne celui-ci au moment où une seule amorce vient d'être brûlée; et
dans ce mouvement, un de ses doigts a été écorché en rencontrant probablement l'un des chiens ou l'une des platines du bassinet.

De son côté, le cocher Lelong avait remarqué Larrieux, qui, au sortir
de la maison, était placé auprès d'une borne, à droite de la porte cochère,
c'est-à-dire du côté où la voiture devait tourner pour prendre le chemin
de la campagne. (Madame R... et ses enfants ne venaient passer qu'un
jour de la semaine à Paris, et s'en retournaient ensuite.) Le voyant faire
des efforts pour s'élever jusqu'à la hauteur de la portière, il lui lança deux
coups de fouet (il avait remarqué dans la figure de Larrieux quelque chose
d'étrange). Ses coups ayant été portés en vain, il saute rapidement à bas
de son siége, étreint à bras le corps Larrieux, l'arrache de la voiture,
tant il était furieux, le terrasse malgré sa vive résistance, et lui donne un
coup de pied sur la figure pour le maintenir. Alors les personnes voisines
du lieu où se passait la scène vinrent à son secours, et Larrieux fut arrêté.
La dame R... descend alors de voiture, s'approche de cet homme qu'elle
n'avait pas encore vu, et au moment où il la reconnaît, il s'écrie : « Je t'ai
manquée, mais une autre fois tu ne m'échapperas pas. »

Lelong ne se rappelle pas s'il a désarmé l'assassin, mais il sait parfaitement que le chien de droite du pistolet était seul abattu; que les deux
bassinets étaient abaissés; qu'il ne restait plus de poudre dans les platines,
et que les deux pierres manquaient. Une des deux pierres fut ramassée à
terre au même instant. Plus tard, on visite la voiture, on retrouve sur le
tapis et la pierre qui manquait, et une quantité de poudre assez considérable pour qu'il soit possible de reconnaître qu'elle est parfaitement identique à celle que M. Lepage, armurier, a retrouvée dans les deux canons
du pistolet, qui était chargé de deux balles, une dans chaque canon, et
d'une surcharge en poudre. Il y avait la même identité entre ces deux
poudres et celle qui était contenue dans une poire à poudre que Larrieux
portait sur lui, ainsi que neuf balles et du petit plomb et deux cartouches
à petit plomb. On a constaté que cette poudre était de deux natures différentes : l'une, ronde, dite poudre de Berne, qui ne se trouve pas dans le
commerce de Paris, et l'autre, ordinaire, dite de chasse. Quant aux deux
balles qui faisaient partie de la charge du pistolet, elles auraient été battues
au marteau pour les allonger et les faire entrer dans les canons, attendu
qu'elles étaient trop fortes. Celles que l'on a retrouvées chez l'inculpé
avaient aussi un calibre trop considérable, à part trois d'entre elles. Larrieux avait un marteau en sa possession.

Larrieux est conduit avec beaucoup de peine chez le commissaire de
police; il était tellement furieux, qu'ayant prié une des personnes qui le
maintenait par les poignets de le tenir moins serré, il lui saisit un des
doigts, le tordit sur lui-même, le luxa, et il s'ensuivit un gonflement et
des douleurs tellement fortes, qu'après plus de deux jours écoulés, le doigt
était encore gonflé. Cet acte de fureur se passait en présence même du
commissaire et chez lui. Et interrogé par ce dernier, Larrieux répond : « Je
n'ai pas de complice; j'en voulais à madame R... Ce serait trop long
pour entrer dans les détails; j'y renonce... » Questionné sur les plaintes
qu'il aurait faites la veille au portier de la maison, relativement à une
patente de 25 fr. qui lui avait été adressée, et sur le désir qu'il avait ma-

nifesté de donner congé de son logement, il dit : « Il est vrai que j'étais mécontent ; si j'ai supposé que le portier avait une double clef de ma chambre, c'est que j'ai des raisons de croire qu'on s'est introduit chez moi, et qu'on y a déposé des substances vénéneuses capables de me nuire. En réclamant ce matin mon congé, madame R... est sortie en voiture. L'idée m'a pris spontanément de finir toutes mes tribulations : j'étais porteur de mon pistolet, m'en étant muni avec ma *longuevue* pour aller l'essayer au bois de Boulogne ; j'ai couru, et aussitôt ayant atteint la voiture, j'ai dirigeai mon pistolet sur les personnes qu'elle renfermait.

— Un peu avant votre arrestation, je vous ai entendu dire que vous alliez à Neuilly. Qu'alliez-vous y faire avec votre pistolet ?

— Je suis allé à Neuilly ; je n'avais pas mon pistolet ; je m'y suis rendu pour parler au roi ; je voulais lui demander de faire cesser mes tribulations. J'avais écrit sur une feuille de mon portefeuille : *Larrieux demande à vous parler.* » (La vérification prouve l'exactitude de l'assertion.) Mais plus tard, on reconnut que Larrieux ne s'était adressé à aucun concierge, et que, par conséquent, il était faux qu'on lui eût donné avis que le roi fût absent, et qu'il dût revenir dans deux jours ; car il avait quitté la résidence de Neuilly depuis le 27 juillet, pour habiter Saint-Cloud tout le reste de la belle saison.

Il reconnaît tous les effets saisis sur lui ; il déclare qu'il les avait pris chez lui avec son argent pour n'y plus rentrer. *Il ignore ce qu'il voulait faire de son arme* qu'il avait achetée quai de la Ferraille.

Le commissaire de police déclare Larrieux dans la plénitude de sa raison.

Ameline, concierge. — Le concierge de la maison qu'habitait Larrieux dit : « Depuis huit jours, il avait quitté entièrement ses travaux ; il entrait, sortait, se plaçait à sa fenêtre. Le 12, après le départ de la calèche, qui ce jour-là conduisait madame R... à Issy, Larrieux veut me presser de lui signer son congé ; il ajoute qu'il ne savait pas s'il rentrerait ; qu'il pourrait être arrêté, et qu'il abandonnait tout ce qui était dans sa chambre ; il avait l'air inquiet, agité. Le 13 au matin, Larrieux sortit, acheta des côtelettes et des légumes, puis rentra et fit diverses allées et venues jusqu'à onze heures. Pendant cet intervalle, je remarquai qu'il se tenait de temps en temps sur le balcon de sa croisée, et qu'il paraissait pensif ; et à cette occasion je dis au cocher : *Je crois que notre tailleur a perdu la tête.* J'eus l'idée que cet homme ferait un mauvais coup ; mais j'étais loin de penser à ce qui arriverait. »

Lelong, cocher de madame R... — « Larrieux occupait une chambre à l'entre-sol. Je le voyais tous les jours pendant notre séjour à Paris ; il me paraissait taciturne. A partir du commencement de l'été, époque à laquelle madame R... est partie pour la campagne, je ne le voyais plus que le mercredi. Revenu d'un voyage d'un mois, le 11 août dernier, j'ai vu Larrieux le 13, quand je me suis mis à l'ouvrage, à cinq heures du matin ; il était à sa fenêtre, en costume de travail ; mais vers six ou sept heures je l'y revis avec sa redingote bleue des dimanches, ce qui m'étonna. Je ne fis pas attention à sa physionomie. »

Femme Ameline, portière, raconte les faits articulés par son mari, et ajoute : « Il est possible aussi que je lui ai dit qu'il me faisait l'effet d'un fou, car il m'avait dit beaucoup de choses insignifiantes. Il sortit ; puis il rentra, et ne cessa d'ouvrir et de fermer sa fenêtre toute la journée. Si l'on m'avait dit qu'il s'était suicidé, je l'aurais cru. »

Quelques jours après l'événement, Larrieux est interrogé par M. Cramail, juge d'instruction ; il s'exprime ainsi : J'avoue tout ; pourquoi entrer dans les détails? Au surplus, il y a déjà cinq ans que les persécutions ont commencé contre moi. Madame Babin, costumière, rue Richelieu, 21, m'avait fait faire des propositions par diverses personnes. Depuis, cette dame me poursuit partout : elle m'envoie des femmes pour me tendre des piéges. Ces femmes semblent m'accueillir, puis elles ne veulent plus de moi, et elles m'empêchent de prendre celles qui me plairaient. Ce n'est toujours qu'un langage des yeux. Jamais on ne me parle; jamais on ne s'explique ouvertement, et cependant je suis un homme comme un autre. Quand je suis venu demeurer dans la maison de madame R..., j'ai vu que j'étais encore poursuivi de la même manière : je me suis bientôt aperçu que madame Babin était reçue chez madame R... : c'est par les bonnes que cela a commencé. Elles me tenaient par signes un langage d'amour; puis elles m'ont quitté pour me donner la demoiselle. C'était au mois de mars ; je vis des signaux à la fenêtre de mademoiselle R...; elle faisait remuer les rideaux, et venait me regarder. Mais elle n'ouvrait pas sa fenêtre à cause du froid; je lui répondais par mes regards, et ses parents en semblaient satisfaits ; mais pendant ce temps on me tourmentait ; tantôt on me donnait des charivaris : on composait des chansons sur l'air de *la Fortune importune*, on faisait travestir des musiciens en ouvriers, qui venaient remuer des gravas ou rouler des tonneaux dans la cour ; on faisait danser devant moi des petits pantins. On m'a présenté un jour la sébile et la bourse ; d'autres fois, au contraire, on me donnait des concerts ; on chantait *le Postillon de Longjumeau;* il venait des joueurs d'orgue dans la cour : je leur jetais un sou, et aussitôt tout le monde en faisait autant : on ne l'eût pas fait sans cela.

Cependant on ne me parlait toujours pas, et l'on m'empêchait de faire des bonnes amies. Partout où je voulais faire une bonne amie, même aux barrières, j'étais repoussé, et je voyais ensuite venir chez madame R... les femmes qui m'avaient trahi,

Une femme brune s'est présentée à moi dans le bois de Boulogne : elle semblait m'attirer à elle; mais ce n'était que pour me tourmenter, et je l'ai revue chez madame R... Je recherchais une demoiselle de la rue Montesquieu; mais voyant que j'étais suivi, je n'osais pas aller chez elle.

Quand j'ai vu que mademoiselle R .. se bornait au langage des yeux, j'ai porté mes regards vers une demoiselle du quatrième, qui semblait compatir à mes peines; mais ensuite on l'a fait disparaître. Il en a été de même d'une autre demoiselle qui demeurait à gauche de M. R... ; alors, je suis revenu à mademoiselle R..., et l'on en a paru content. J'ai vu apporter les cadeaux de mariage, la corbeille, et cependant on ne me disait toujours rien. Enfin, les deux nuits qui ont précédé l'événement, j'ai vu distinctement une *illusion* à la fenêtre de mademoiselle R... Ce n'était pas une lumière, c'était une illusion. Je ne puis expliquer ceci autrement. J'étais poussé à bout.

D. Vous pouviez savoir que la famille R... était fort riche : il était difficile que vous crussiez que madame R... vous donnât sa fille.

R. Ce n'est pas moi qui les ai cherchés : ils se sont offerts à moi.

D. En quoi madame R... aurait-elle cherché à vous nuire?

R. Cette dame était payée, je ne sais par qui; je ne sais pas pourquoi elle me faisait tourmenter constamment. C'est ainsi qu'on a fait percer mon mur pour faire pénétrer les punaises du voisin ; c'est ainsi qu'on est entré chez moi, qu'on a versé un liquide dans ma bouteille et qu'on a mis des pierres dans mon lit. On m'a empêché d'acheter des marchandises ; on a fait augmenter ma patente ; je ne pouvais attribuer tout cela qu'aux instigations de madame R...

Larrieux est mis en présence de la dame Babin, dans le cabinet du juge d'instruction ; on lui demande s'il reconnaît cette dame. Il l'examine pendant quelque temps : « N'est-ce pas madame que j'ai vue l'été dernier en voiture au bois de Boulogne ? »

Madame Babin y est allée une seule fois pendant cette saison, mais à pied.

On fait connaître alors à Larrieux la dame vis-à-vis de laquelle il se trouve, et il reprend : « Maintenant je reconnais madame et elle doit bien me reconnaître aussi. C'est bien là madame Babin dont j'ai parlé. Le dimanche d'avant la Saint-Pierre elle est venue sous ma fenêtre avec un monsieur et une dame. C'est elle qui me persécute depuis cinq ans, me fait sortir des ateliers où je travaille en me faisant passer pour un mouchard. J'avais deux pistolets à capsules depuis la révolution de juillet, et c'est de là que viennent les capsules que l'on a trouvées chez moi. Je les ai vendus depuis, et cela par deux motifs, d'abord parce que j'étais poursuivi et que je ne voulais pas que l'on trouvât ces armes en ma possession ; ensuite *parce que dans certains moments* j'aurais été disposé à m'en servir contre madame Babin, et je n'ai pas voulu rester exposé à cette tentation. »

Madame Babin déclare ne pas reconnaître madame R..., et n'est jamais allée chez elle.

D. Si vous avez vendu vos pistolets pour n'être pas tenté d'en faire usage contre cette dame, vous comprenez donc que cet usage aurait eu le caractère d'un crime ? Vous saviez donc que vous commettiez un crime en essayant de tuer madame R... avec le pistolet que vous avez acheté depuis ?

R. Je savais bien que je commettais un crime ; je ne demande pas de grâce, mais je ne trouvais pas d'autres moyens d'échapper aux poursuites dont j'avais été l'objet.

D. En supposant réelles ces persécutions, vous pouviez vous adresser à l'autorité.

R. Ces réflexions ne me sont pas venues, et comme je n'avais pas de preuves, la police m'aurait dit que j'étais un fou.

Le père de Larrieux s'est suicidé, parce qu'on lui avait tenu un propos offensant de peu d'importance.

Larrieux a un frère cordonnier qui a toujours eu la tête égarée et qui ne travaille pas assez pour suffire à ses besoins, et vit aux dépens de sa sœur.

Il a deux sœurs, l'une mercière, l'autre position inconnue.

Larrieux et sa famille habitaient Montflanquin.

Le sieur Laureac, marchand d'équipements militaires, quai de la Ferraille, 66, a vendu à Larrieux le pistolet, vers la fin de juillet 1837, 8 francs.

Questions adressées par nous à Lorrieux.

Larrieux est un homme d'une figure commune, les yeux enfoncés, les pommettes saillantes, le front bas, les cheveux très noirs, très longs et rabattant tout droit sur le front, ce qui donne à sa physionomie un air inquiet, soumis et souvent hébété. Entré à la Force le 17 août.

D. Vos noms, âge, profession ?

R. Larrieux (Pierre), trente-six ans, tailleur d'habits.

D. Votre pays ?

R. De Montflanquin.

D. Depuis combien de temps êtes-vous à Paris?

R. Depuis 1825 ; j'ai quitté mon pays dès l'âge de seize ans pour faire mon tour de France.

D. Où avez-vous demeuré depuis que vous êtes à Paris?

R. Rue Saint-Honoré, rue des Deux-Écus, rue du Petit-Carreau, rue de Grenelle, rue Saint-Honoré (deuxième fois), rue du Jour, rue Montmartre, rue de Bièvre, rue Saint-André-des-Arts, 55. — J'y étais depuis huit mois.

D. Quelle est madame Babin?

R. Une costumière pour laquelle j'ai travaillé il y a cinq ans, — d'abord un jour, une seconde fois quinze jours.

D. L'avez-vous vue alors?

R. Oui certainement.

D. Avez-vous eu des relations avec elle?

R. Moi, avec elle, non ; — mais elle avec moi, oui, puisqu'elle a commencé à envoyer une fille pour me surveiller.

D. Avant madame Babin d'autres personnes vous surveillaient-elles?

R. Oui, les persécutions ont commencé aussitôt mon arrivée à Paris. — Elles ont commencé chez un maître tailleur, rue du Vert-Bois. Je recherchais en mariage la demoiselle d'un boulanger de la rue Croix-des-Petits-Champs. — La boulangère s'est entendue avec l'épicier, la fruitière et bien d'autres pour me faire poursuivre.

D. Pourquoi changiez-vous si souvent de maîtres tailleurs?

R. J'ai travaillé cinq fois chez M. Languillat, rue Neuve-des-Augustins, 4 ou 6.

D. Avez-vous eu des querelles avec eux?

R. Oui ; — je me suis plusieurs fois battu avec des tailleurs, — parce qu'ils ne voulaient pas me payer ce qu'ils me devaient et s'entendaient ensemble pour me faire du tort.

D. Les ouvriers se moquaient-ils de vous?

R. Quand je travaillais au Cirque-Olympique, pour les costumes de la pièce de Napoléon, nous dînions ensemble trente ouvriers et ouvrières chez Canat ; tous se sont ligués contre moi, ils se moquaient de moi, et s'entendaient ensemble.

D. Quels sont les désagréments que vous faisaient, selon vous, éprouver vos fournisseurs?

R. Je faisais des commandes de ganse pour habits, — mais j'hésitais toujours à donner mon adresse, et l'on refusait de m'en faire, — ou l'on me les faisait payer trois fois plus cher qu'aux autres ; je courais chez tous les passementiers, et j'ai vu qu'ils s'entendaient tous, c'est pour cela que je ne voulais pas donner mon adresse.

Le deuxième jour des fêtes de juillet dernier, je rencontrai une connaissance, — le Parisien, — le Blondin, dont le père a été établi maître tailleur, rue des Poulies, un nommé Diot.

Je lui dis que j'étais surveillé, poursuivi, que je voulais tout abandonner, quitter Paris. Je revenais du Jardin-Turc. D'abord il m'engagea à rentrer chez moi ; mais un omnibus étant venu à passer, quelqu'un lui fit un signe, et alors il m'invita à aller à la fête ; moi qui savais que l'on désirait que je m'y rendisse, j'ai bien vu qu'il était de connivence avec mes persécuteurs, et je suis rentré aussitôt à la maison.

D. Depuis combien de temps connaissez-vous madame R...?

R. Depuis que je suis dans sa maison ; je me suis aperçu de suite qu'elle s'entendait avec madame Babin.

J'ai présumé que c'était elle qui avait excité madame R... contre moi, ainsi que ses domestiques, le portier, les voisins.

Le fruitier, le boucher, le boulanger, me faisaient des niches, — l'épicier était aussi dans la confidence ; ils toussaient quand je passais près d'eux.

Les domestiques, en montant les escaliers, toussaient aussi pour se faire des signes. — Le portier me laissait frapper trois ou quatre fois à la porte.

Le commis du papetier s'arrêtait sous mes fenêtres pour lire ses lettres, il y faisait des remarques au crayon.

J'ai bien vu que c'étaient des lettres de mademoiselle R... La bonne, qui a été au Petit-Lazary, a fait danser un pantin devant moi.

On entrait dans ma chambre en mon absence, on me mettait des pierres dans mon lit ; on a fait un trou à ma cloison pour me faire passer des punaises ; — on a ôté le clou pour accrocher ma montre.

D. Madame Babin venait-elle chez madame R... ?

R. Oui, pour s'entendre. — Elle y est venue avec une autre dame le jour de ma fête, la Saint-Pierre ; tout a été gâté dès ce jour-là, mais elle n'entrait jamais par la porte cochère, elle en prenait une autre dérobée (or il n'y a qu'une entrée à la maison).

D. Les gens de M. R... vous parlaient-ils ?

R. Ils me parlaient des yeux ; ils craignaient de se compromettre. Ils ne passaient pas leur chemin droit ; ils faisaient le tour dans la cour pour passer sous ma fenêtre.

D. Avez-vous travaillé pour la maison R .. ?

R. Jamais ils ne m'ont donné d'ouvrage : pas même un bouton à coudre.

D. Connaissez-vous mademoiselle R... ?

R. Oui, nous nous entendions ensemble. On me l'a offerte ; ils ont fait une épreuve : ils ont fait passer mademoiselle R... sous mes fenêtres. Mademoiselle R... a regardé dans ma chambre, mais je n'en ai pas voulu.

D. Elle s'entendait avec vous ?

R. Oui, des yeux, par signes. Elle mettait un rideau vert (il existe un rideau vert que mademoiselle R... met à sa fenêtre lorsque le soleil donne et qu'elle dessine) à sa fenêtre, ou bien une écharpe rouge. Il y a plus, j'ai vu apporter les cadeaux de noces, la corbeille de mariage, et tout cela n'était fait que pour me persécuter. (Ce rideau rouge n'est qu'une large bordure du rideau blanc appartenant au cabinet de toilette de madame R... La même fenêtre est divisée en deux par une cloison.)

D. Avez-vous quelquefois travaillé pour M. R... ou pour ses domestiques ?

R. Je ne lui ai jamais cousu un bouton de culotte.

D. Où avez-vous eu vos premiers pistolets à piston et la poudre ?

R. Je ne les ai pas achetés ; je les ai eus à la révolution de juillet dans une maison. Je les ai gardés deux ou trois ans ; je les ai vendus rue des Deux-Écus ; je les avais à l'enterrement du général Lamarque. J'ai été aux affaires de juin, aux affaires de l'église Saint-Méry, à l'affaire du passage du Saumon. Là, je chargeais les armes dans le passage : j'ai gardé de la poudre.

D. Vous en vouliez donc au gouvernement ?

R. Non ; je me trouvais à ces affaires par curiosité.

D. Les seconds pistolets, dans quelle intention ?

R. Je les ai achetés sur le quai pour m'en servir contre le premier qui me suivrait. J'étais fatigué ; je voulais en finir ou aller à l'échafaud, ou en exil. (Il pleure.)

D. Il valait mieux vous suicider que de déshonorer votre famille.

R. Ma famille ! je la déteste. Ils sont tous du complot. Quand je vais à mon pays, ils me font suivre sur la route. Quand j'arrive, tout le monde me regarde, m'observe ; mes parents paient des mouchards.

D. Où aviez-vous chargé vos pistolets ?

R. Au bois de Boulogne, après les avoir essayés sur un arbre. Je retrouverais encore la trace des balles.

D. Le 13 août, qu'avez-vous fait ?

R. J'ai déjeuné comme à mon ordinaire. J'ai voulu donner congé au portier ; il n'a pas voulu l'écrire lui-même ; je suis revenu plusieurs fois à la charge ; il n'a jamais voulu l'écrire. Ennuyé des persécutions dont j'étais l'objet, réfléchissant que M. R... avait mille occasions, mille moyens de m'attirer à lui, de me faire des ouvertures, tandis qu'il n'a jamais rien fait pour cela ; alors j'ai voulu en finir. J'ai attendu madame R..., qui allait sortir en voiture.

D. C'était donc pour lui faire du mal que vous l'attendiez ?

R. Apparemment que ce n'était pas pour lui faire des compliments.

D. Pourquoi en voulez-vous à madame R... ?

R. Pourquoi m'en veut-elle, elle ? Il me semble que je ne lui ai rien fait de trop, après ce qu'elle m'a fait elle-même.

D. A présent que l'événement est passé, lui en voulez-vous encore ?

R. Si elle recommençait, je recommencerais. Si je rencontrais madame Babin, je lui en ferais autant, ou je lui donnerais des coups de canne, ou des coups de pied au derrière.

D. Comment se fait-il que vous n'ayez pas reconnu madame Babin ?

R. Après six ans, on peut oublier une figure ; mais je l'ai reconnue tout de suite après.

A toutes les questions adressées à Larrieux sur l'événement, il répond juste, et tous les faits qu'il déclare sont conformes aux dépositions des témoins.

Le premier jour que nous avons questionné Larrieux, il était très calme, et porté même à la sensibilité ; car il a notablement pleuré lorsque nous lui avons fait entrevoir les conséquences de son crime. Le second et le troisième jour, *il était*, au contraire, *irascible ;* ses réponses étaient brèves, laconiques ; et si nous l'eussions stimulé et contrarié, il serait certainement entré en fureur, comme cela lui était déjà arrivé précédemment avec l'un de nous, M. Jacquemin, qui l'a observé pendant les premiers jours qu'il était à la Force ; alors il paraissait inquiet. Lorsqu'il l'interrogeait, il semblait contrarié, et prêt à entrer en fureur. Il répondait à presque toutes ses questions par ces mots : *Vous le savez bien.*

La première nuit de son séjour à la Force, il resta levé presque toute la nuit. Lorsque le veilleur, le sieur Lacour, homme fort et vigoureux, marchait, il le suivait par derrière, les bras croisés, sans lui parler, au point que ce Lacour craignait qu'il ne le frappât.

Depuis ce temps, il est calme ; il travaille une grande partie de la journée, cause avec les autres ; il fait souvent une partie de dames, et sans être fort joueur, cependant il suit bien sa partie jusqu'à la fin, ne paraît pas irrité s'il perd. Il se lève toujours de grand matin, et fait son lit ; puis s'accroupit dessus pour travailler à la manière des tailleurs.

Il a plusieurs fois parlé de son affaire à d'autres détenus, lesquels m'ont déclaré qu'ils n'avaient jamais rien compris à tout ce qu'il leur disait.

Discussion et rapport.

Si au lieu de grouper tous les faits que nous venons de rapporter pour en tirer une conséquence générale, on ne s'attache qu'à ceux qui ont rapport à l'attentat du 13 août 1837, on y trouve toutes les conditions voulues pour qualifier une tentative d'assassinat qui n'a manqué son effet que par des circonstances indépendantes de la volonté de son auteur ; la préméditation est évidente : acquisition d'un pistolet à deux coups quatorze jours avant l'exécution du crime ; essai de la valeur de cette arme au bois de Boulogne ; sortie de l'inculpé au moment où madame R... va monter en voiture ; choix d'un lieu où le crime pourra être exécuté avec plus de succès. Quant à l'action, elle est flagrante : l'individu s'élance à travers la portière de la voiture, il dirige son arme contre madame R..., et bientôt une amorce est brûlée ; c'est avec peine qu'on l'arrache de la position hostile qu'il a prise, et quand madame R... est descendue de voiture pour connaître quel peut être son assassin, ce dernier, atterré, en proie à une lutte qu'il vient de soutenir, s'écrie en voyant cette dame : *Je t'ai manquée, mais une autre fois tu ne m'échapperas pas.* Du reste, tout furieux qu'il est, il avoue son crime et n'éprouve que le regret de ne pas l'avoir accompli.

Cependant, quand on cherche le mobile d'un pareil acte, on ne trouve aucune cause qui ait pu en déterminer l'accomplissement, si ce n'est une de ces altérations profondes des facultés intellectuelles, de celles qui, nées depuis longue date, conduisent peu à peu l'individu qu'elles affectent aux conséquences les plus graves, aux actions les plus blâmables et les plus funestes à leur semblable.

Était-ce l'appât d'un lucre quelconque ? L'action est commise en plein midi et au milieu de la rue. Faut-il en accuser la haine, la vengeance ou l'amour ? Larrieux n'a jamais parlé à aucun des membres de la famille de madame R... ; il n'a jamais eu avec aucun d'eux la moindre affaire d'intérêt, il ne les voyait même que de sa fenêtre, et encore, depuis plusieurs mois, ne pouvait-il les apercevoir qu'une fois tout au plus chaque semaine.

Larrieux aurait-il hérité de quelque haine de famille ? mais sa famille à lui, il la déteste, elle est au nombre de ceux qui le persécutent. Ainsi aucun mobile à l'action commise, aucune de ces causes qui deviennent la source des grands crimes.

Si maintenant nous envisageons Larrieux de plus près, nous le voyons né d'un père qui, sans un motif grave, s'est suicidé, et qui a été reconnu pour avoir commis de nombreux actes de folie, c'est-à-dire d'un père fou ou faible d'esprit ; un de ses frères est lui-même aliéné ou idiot. Déjà donc il descend d'une origine où l'aliénation mentale a imprimé sa funeste empreinte, et elle l'a fait non seulement sur le père, mais sur un autre enfant. L'hérédité est, dit M. Esquirol, la cause la plus ordinaire de la folie, puisqu'on la compte pour moitié dans le développement de cette maladie chez les personnes riches, et pour un sixième chez les pauvres. Sur huit mille deux cent soixante-douze aliénés reçus à Bicêtre et à la Salpêtrière de 1825 à 1833, il en existait sept cent trente-six chez lesquels la folie était héréditaire. (Compte rendu au conseil général des hospices par M. Desportes, administrateur.)

Larrieux quitte son pays à l'âge de seize ans ; il arrive à Paris en 1823, et depuis ce moment il s'y voit de loin en loin tantôt observé, suivi par des personnes qu'il ne connaît pas ; il devient l'objet du persiflage de ses camarades. Cependant il travaille, il a les mœurs et les habitudes d'un bon ouvrier, mais il se croit obligé à changer souvent et de logement et de maître. Il y a cinq ans, il travaille pendant quinze jours chez madame Babin, ainsi que dix à douze autres ouvriers, et dès ce moment il est l'objet des persécutions de cette dame. Alors il s'isole de plus en plus, il ne fréquente aucun camarade ; il est morne, sombre. Se trouve-t-il par hasard en réunion de quelques ouvriers pour y prendre des plaisirs communs, il quitte brusquement et sans aucun motif une société qui devait lui être agréable. Mais les persécutions dont il est l'objet se multiplient de plus en plus ; ce ne sont plus quelques personnes qui l'épient, qui le suivent : partout où il se transporte il voit des individus qui s'attachent à ses pas ; il y a plus, dans quelque quartier qu'il habite, et quoiqu'il s'y trouve depuis peu, il n'est pas un marchand qui ne le connaisse, qui n'épie ses actions, qui ne prenne plaisir à le tourmenter par des regards, ou qui ne lui vende sa marchandise le double ou le triple de sa valeur.

Le mobile de toutes ces persécutions, c'est l'amour que madame Babin a pour lui ; elle le fait tenter par mille femmes différentes qui s'offrent à lui, consentent à ses désirs par leurs regards, et quand il en faut venir à l'accomplissement de ses souhaits, alors elles le fuient !

Il vient habiter la maison rue Saint-André-des-Arts, n° 55, et bientôt il y voit arriver les émissaires de madame Babin. Alors madame R..., jeune encore, à la tête d'une fortune considérable, et habitant la même maison, semble lui faire des avances ; puis ce n'est plus elle, c'est sa fille, âgée de dix-sept ans, que l'on offre à ses regards, à lui pauvre ouvrier sans fortune, né d'une famille obscure et d'un physique plutôt repoussant qu'agréable ; mais tout se passe en regards, en signaux ; pas un mot, pas un rapprochement ; jamais on ne lui a adressé la parole. Et cependant, comme il le dit lui-même, M. R... n'avait-il pas mille occasions de s'adresser franchement à moi ! On va jusqu'à lui faire entrevoir la corbeille de mariage et les cadeaux de noces ; tout cela se passe, non pas ostensiblement, mais derrière les fenêtres, derrière des rideaux et à travers une cour, etc.

Enfin, Larrieux veut mettre fin à des tentations vaines et à des persécutions si réitérées et si générales qui ont eu lieu à toute heure, la nuit comme le jour et en quelque lieu qu'il habite. Possesseur, de 1830 à 1832, d'une paire de pistolets à piston que les événements de la révolution de juillet lui avaient mis entre les mains, il s'en était défait dans la crainte, disait-il, d'en faire un mauvais usage envers ses persécuteurs ; mais aujourd'hui que l'on a mis le comble à la mesure, il achète cette arme, bien décidé à s'en servir au besoin contre la personne qui s'offrira la première à ses regards avec des intentions hostiles à son repos ; il l'essaie pour s'assurer qu'elle est bonne. Et cependant en quoi consiste son acquisition ? en un mauvais pistolet dont les chiens ne peuvent pas retenir la pierre dont on les arme, en sorte que, lors de l'attentat commis sur la personne de madame R..., l'une des pierres tombe dans la voiture et l'autre à terre sur le pavé ; une des platines est sans vis, en sorte qu'elle s'abat et se relève suivant la situation élevée ou abaissée du pistolet.

Quatre jours après l'acquisition de ses pistolets, Larrieux cesse tout travail, et pendant les huit jours qui précèdent l'attentat il est entièrement livré à ses idées de persécutions et de vengeance. Il vend ses effets, rassemble quelque argent, bien décidé à fuir la France aussitôt l'accomplissement de son projet. Enfin, le 13 août, dès cinq heures du matin, Larrieux est à sa fenêtre ; il a peu dormi, mais il dort peu habituellement ; il s'habille à sept heures, il déjeune mieux peut-être qu'à l'ordinaire ; il prend sur lui son pistolet, sa poire à poudre, des balles, une lorgnette d'approche et son argent ; il sort de chez lui, remonte, redescend de nouveau; enfin à midi, heure habituelle de sortie de madame R..., il voit les apprêts du départ, il descend, se rend chez le portier; il tient à obtenir le congé de la chambre qu'il occupe dans la maison ; une altercation a lieu à cet effet, Larrieux en est irrité, et aussitôt le bruit du départ de la voiture de madame R... se fait entendre. C'en est assez ; madame R... est l'un de ses persécuteurs les plus acharnés après lui, son projet va être mis à exécution : il quitte brusquement la loge du portier, va se placer près de la borne, du côté de la porte où la voiture va tourner, et là il attend le passage de celle-ci ; la calèche l'a bientôt rejoint, il s'élance comme un furieux à une hauteur de 3 pieds 6 pouces, celle de la portière dont la vitre seule était baissée, se jette à plat ventre sur l'entablement en s'y tenant fixé d'une main, tandis que de l'autre il dirige son arme qu'il décharge en vain.

Mais son coup est manqué, sa fureur, sa vengeance ne sont pas accomplies ; il était furieux au moment de l'action, il reste furieux, et pendant tout le temps qu'on a lutté contre lui et pendant qu'on le conduit chez le commissaire de police, et alors même qu'il est en présence de cet officier public, sa fureur se porte contre tous ceux qui l'entourent, il va même juqu'à luxer le doigt d'une personne qui l'approche et qui n'exerçait pas de voies de fait sur lui ; enfin, on en est réduit à le garrotter pour s'en rendre maître.

Il est conduit à la Force, et toute la nuit il la passe à se promener dans l'infirmerie, derrière un gardien, suivant toutes ses démarches, s'attachant à ses pas, ne lui adressant aucune parole, mais sa physionomie et son regard inspirant la terreur à un homme deux fois plus vigoureux que lui et habitué à vivre avec les plus grands criminels.

Cependant il se calme peu à peu ; on lui offre de l'ouvrage, il s'y livre avec plaisir, il cause avec les autres détenus ; ces derniers l'interrogent, lui demandent le motif de son arrestation, il leur fait un long récit de ses infortunes, et aucun d'eux ne peut rien entendre aux explications qu'il donne ; du reste, toujours morne, silencieux et peu communicatif.

Il est appelé à l'instruction pour s'expliquer sur le crime dont il s'est rendu coupable, et M. Cramail est obligé de l'interroger pendant deux heures pour en tirer quelques faits qu'il lui faut coordonner pour leur donner un sens ; cependant, tout en avouant son crime, Larrieux cherche à éluder toutes les circonstances qui peuvent être aggravantes, et à se disculper surtout de la préméditation.

Il est mis en présence de madame et de mademoiselle R... Pour la première fois il les voit d'aussi près, et quand on lui demande le motif de sa vengeance, il se borne à articuler les persécutions dont il a été l'objet de la part de ces dames, en mettant toujours en cause madame Babin, leur instigatrice.

Enfin, on le met en rapport avec cette madame Babin qui depuis cinq ans surtout est son ennemie jurée, qui le poursuit partout, qui met à sa suite nombre d'hommes et de femmes, captive tous les marchands avec lesquels Larrieux a des rapports d'intérêt, voire même ceux qui fournissent à ses premiers besoins; on peut croire qu'alors il va s'animer à sa vue, lui reprocher sa conduite et déverser à longs traits le blâme sur ses actions ! Mais, madame Babin il ne la reconnaît même pas, et la prend pour une personne qu'il a vue une seule fois, l'été précédent, au bois de Boulogne, lorsqu'elle s'y promenait dans sa voiture ! On lui dit alors le nom de madame Babin, et aussitôt Larrieux de s'écrier : «Ah ! actuellement je la reconnais bien ! »

Ainsi, cette femme qui était depuis cinq ans l'objet de toutes ses méditations; cette femme contre laquelle il nourrissait une vengeance profonde, puisqu'il était décidé à attenter aux jours du premier de ses émissaires qui se présenterait à lui ; cette femme qu'il a eu occasion de voir pendant quinze jours consécutifs quand il travaillait chez elle, et qui lui aurait fait alors des avances directes pour exercer même des poursuites contre lui après qu'il aurait quitté ses travaux d'ouvrier ; cette femme enfin dont il devait avoir la physionomie sans cesse présente à son esprit, puisque à cette personne se rattachent des tourments de tous les jours, il ne la reconnaît pas quand il est placé devant elle, dans la même chambre, alors qu'on lui laisse tout le temps de l'envisager avant de répondre à la question qui lui est adressée.

Serait-ce donc une rêverie continuelle que ces tourments auxquels Larrieux est en proie, que ces ennemis qui le persécutent, que ces avances de mille et une personnes qui ne le convoitèrent jamais que par signes et par regards ?

Nul doute à ce sujet. Larrieux est atteint de cette espèce d'aliénation mentale qui a pour caractère essentiel une perversion des facultés de l'entendement, en vertu de laquelle, partant de cette idée fixe qu'une personne a un intérêt quelconque à épier jusqu'à ses moindres démarches, et à lui nuire, il rapporte tout ce qu'il voit, tout ce qu'il entend, à cette idée préconçue : il interprète les actions des personnes qui lui sont les plus étrangères dans le sens de cette idée, en sorte que ces actions deviennent pour lui une source d'erreurs de sentiments ou hallucinations en vertu desquelles son jugement est complétement perverti. Il en résulte encore une seconde conséquence, c'est qu'il n'agit plus qu'en raison du préjudice que ces diverses actions faussement interprétées paraissent lui causer; et dès lors avec l'idée et le désir de mener une vie et une conduite régulières, Larrieux est sans cesse irrité; cette irritation s'accroît par la permanence du même stimulant, et il arrive enfin un moment où, à l'irritation, succèdent la fureur et le désir de la vengeance. Alors il se munit des objets qui, suivant lui, peuvent le plus complétement les assouvir; toutefois le résultat de l'action qu'il va commettre étant la mort d'autrui, il s'arrête un moment ; un moment il est effrayé des conséquences de son action. Alors s'établit une lutte entre la tourmente continuelle dont il est l'objet et l'idée de vengeance qu'elle lui a fait naître. Il cesse tout travail pour, pendant huit jours, méditer le projet qu'il a conçu : ces huit jours de réflexion, ce sont pour lui huit jours de combat d'autant plus pernicieux pour le cercle d'idées dans lequel roule son esprit, que rien ne peut plus le distraire; il est tout entier livré à lui-même, et son existence, qu'il regarde comme malheureuse à toujours, cet avenir qui ne peut être que de plus en plus sombre, hâte le moment de mettre un terme à tant d'infortunes.

Mais sur qui se venger ? Ce ne sont pas les personnes qui lui manquent ; il en est arrivé au point qu'il ne peut plus faire un pas dans la rue sans rencontrer un ennemi, un espion de madame Babin. Cependant depuis huit mois il habite une maison dans laquelle existe une famille où se trouvent tous les éléments du bonheur : quel contraste avec sa position ! Il s'est depuis longtemps figuré que cette famille avait des intelligences secrètes avec madame Babin ; qu'elle était même l'un de ses instruments. Cette famille lui a nui, lui a porté d'autant plus de préjudices, qu'habitant la même maison, son attention a plus souvent été appelée sur tout ce qui s'y rattachait; car il a sans cesse reporté aux maîtres la moindre action du plus mince domestique. Le 12 août, M. et madame R... reviennent de la campagne avec leurs enfants; Larrieux sait que pendant l'été ils ne restent à Paris que vingt-quatre heures. Depuis huit jours, Larrieux avait arrêté la mort de quelqu'un, et c'est après ces huit jours de souffrances que se présente à ses yeux un ennemi d'une existence trop heureuse, qui pendant huit mois n'a cessé d'exercer à son égard la tourmente morale la plus vive.

Dès le 13 août au matin, Larrieux voit la domestique faire les apprêts du départ ; dès ce moment l'exécution va être accomplie : c'est sur madame R... qu'il va diriger son coup ; et, en effet, à midi il avait commis sa tentative d'assassinat.

Mais, dira-t-on, pourquoi Larrieux, malheureux et dégoûté de la vie, ne se suicidait-il pas ? Cette idée ne m'est pas venue, nous répondait-il, quand nous lui adressions cette question ; et elle ne devait pas lui venir, si l'on réfléchit au cercle vicieux d'idées dans lequel il tournait. Un homme dégoûté de la vie par les persécutions dont il est l'objet, et chez lequel toutefois les facultés mentales sont altérées, n'est pas dirigé dans ses pensées par la loi et les habitudes sociales, il n'est plus dirigé que par une sorte d'instinct du genre de celui qui est propre aux animaux ; il veut rendre le mal pour le mal, et, à défaut de la force, il emploie la ruse. Tel a été Larrieux ; sa vie personnelle, il en a fait le sacrifice, mais il ne veut la perdre qu'après s'être vengé ; et la preuve qu'il a fait abnégation de son existence, c'est qu'il se venge au grand jour, en pleine rue, à midi !

« Pourquoi ne pas vous être adressé à l'autorité, lui disait M. le juge d'instruction, au lieu de vous faire justice par vous-même ? — On eût taxé mes déclarations de folie », répond Larrieux. Et en effet il avait à se plaindre de tout le monde, de tous ceux qu'il rencontrait dans la rue, et qui semblaient ne passer là que pour épier ses démarches ; il sentait que l'on n'aurait pas pu s'identifier à une infortune aussi générale pour le mettre à l'abri de poursuites à venir.

Ainsi, nous n'hésitons pas à le dire, Larrieux est fou, non de cette manie furieuse qui fait qu'il y a perversion de toutes les idées et de toutes les actions ; mais il est fou dans un cercle d'idées, et ce cercle d'idées est de telle nature qu'il a conduit Larrieux au plus grand des crimes, et qu'il peut le conduire encore à commettre d'un moment à l'autre de pareilles actions.

Cette assertion n'est pas une supposition, c'est l'expression même des réponses de Larrieux ; car lorsque nous lui avons fait entrevoir la possibilité de son élargissement, et que nous lui avons demandé s'il recommencerait, il nous a répondu : « Si l'on me laisse tranquille, je ne ferai de mal à personne ; mais si l'on recommence à me persécuter... Au surplus, a-t-il ajouté, je compte quitter la France, afin de me soustraire aux poursuites de madame Babin. » Or, comme il n'est pas douteux que Larrieux ne conserve, à l'égard de cette dame, son idée dominante et toutes les conséquences qu'elle entraîne, il n'est pas douteux que Larrieux ne puisse assassiner la première personne qu'il rencontrera, par cela seul qu'il la prendra pour un des émissaires de madame Babin.

Conclusion.

1° Larrieux est atteint d'aliénation mentale.

2° Cette altération constitue une monomanie, ou idée fixe.

3° Larrieux était en état de démence ou de fureur au temps de l'action.

4° Cet état de fureur peut se reproduire d'un moment à l'autre tant que durera l'aliénation mentale, ou le cercle vicieux dans lequel tournent ses idées; et comme Larrieux est né d'un père fou, qu'il a un frère qui est aussi aliéné, on peut considérer Larrieux comme incurable. Nous ajouterons qu'alors même que cet individu resterait plusieurs années sans donner des indices de sa monomanie, il serait encore à craindre qu'elle ne se manifestât un peu plus tard, et qu'il ne se portât, en conséquence, à des actes de la nature de celui qui fait aujourd'hui l'objet de son arrestation.

Larrieux est à l'hospice de Bicêtre.

Monomanie avec affaiblissement des facultés intellectuelles
ayant conduit au vol.

Les soussignés, en vertu d'une ordonnance de M. Boulloche, juge d'instruction, qui les commet à l'effet de déterminer quel est l'état des facultés intellectuelles de M. G...; dans le cas où ces facultés seraient altérées, à quelle époque cette altération peut remonter; si elle existait à la date du 5 décembre dernier, et si elle était telle qu'elle dût ôter à l'inculpé la conscience de l'action qui lui est reprochée; enfin, à quelle cause elle pourrait être attribuée.

Nous avons visité à plusieurs reprises l'inculpé; nous avons recueilli des renseignements auprès de sa femme et des personnes qui l'entourent, ou qui ont en des rapports fréquents avec lui; nous nous sommes en outre transportés dans la maison de santé du sieur Pressac dans laquelle il a été temporairement placé, et nous avons visité les chambres et les lieux qu'il y fréquentait. Enfin nous avons examiné avec soin les dépositions qui ont été faites devant M. le juge d'instruction, en tant qu'elles avaient rapport aux questions qui nous ont été soumises.

C'est de l'ensemble de ces investigations que nous extrayons les faits suivants :

M. G..., avoué de cour royale jusqu'en l'année 1826, a été nommé commissaire de police en 1831 ; en 1824, il a publié, en société de deux autres personnes, un ouvrage ayant pour titre : Galerie française, formant 3 volumes in-4 de 700 pages de texte, avec plus de 140 portraits ou autographes. En 1828, il en est devenu seul propriétaire éditeur.

Depuis plus de vingt ans il s'occupe de la recherche de meubles et d'ustensiles du moyen âge; avant d'être commissaire de police, il suivait assidûment les ventes d'objets remarquables par leur valeur, et il a plusieurs fois fait des acquisitions importantes. C'était donc chez lui un goût dominant.

M. G... est d'un caractère doux et d'un commerce facile, tout en sachant conserver vis-à-vis de ses inférieurs sa dignité d'homme instruit et celle de sa position.

Il est peu expansif, parle rarement, et sa femme nous a déclaré qu'il lui est souvent arrivé de faire avec lui des courses fort longues sans qu'il lui ait adressé une seule fois la parole. Il est en même temps fort distrait et très préoccupé.

Du reste, le témoignage des personnes les plus honorables prouve que pendant toute sa vie il a montré une austère probité dans toutes ses actions et dans toutes les relations de sa vie sociale.

Enfin on le dit non seulement à l'abri du besoin, mais possesseur d'une fortune assez considérable.

C'est avec de tels antécédents et dans les conditions que nous venons de signaler, que le 5 décembre dernier M. G... aurait commis un vol, en mettant dans ses poches un pot à crème en vieille porcelaine de Sèvres, estimé 50 francs, et un petit trépied et un mouton en bronze d'une valeur de 8 à 12 francs, alors que plus de quarante personnes se trouvaient avec lui dans une salle d'exposition pour la vente d'objets de curiosité appartenant à M. Daval, rue du Faubourg-Saint-Denis, nº 80.

Depuis quatre à cinq mois, différents actes de M. G... avaient fait naître des soupçons sur l'altération de sa santé, dans l'esprit de son secrétaire et de son officier de paix. Ses fonctions lui étaient devenues pénibles; il reculait devant la moindre affaire; la simple rédaction d'une lettre était pour lui une difficulté. Depuis six semaines surtout, *cet affaiblissement dans ses facultés intellectuelles* était devenu plus sensible; il venait dans le bureau du commissariat, ne s'y livrait à aucune occupation, regardait fixement les personnes qui s'y présentaient, sifflait, fredonnait quelques airs, se frottait continuellement les mains, et tout cela sans prononcer un mot à personne.

A peu près à la même époque, il était occupé d'un classement d'articles biographiques très variés, travail très pénible auquel il se livrait souvent sans interruption depuis six heures du matin jusqu'à minuit, et même jusqu'à trois heures du matin. Il avait ainsi rassemblé, dans l'espace de trois semaines, cent soixante-quinze exemplaires d'un ouvrage en trois volumes qu'il se proposait de mettre en vente pour le jour de l'an. Chaque paquet était étiqueté et cacheté, et pour faire ces collections il fallait chercher chaque portrait, chaque autographe, souvent même les feuilles de texte qui avaient été placées pêle-mêle dans un grenier; et M. G... déclare que l'odeur de la grande quantité de cire à cacheter qu'il a employée alors lui a fait mal à la tête, assertion aussi avancée par son secrétaire et par le portier de la maison qu'il occupe.

La veille de son arrestation, son regard était si extraordinaire, que son secrétaire crut devoir lui faire observer qu'il était malade et qu'il devrait se soigner; il répondit *qu'en effet il souffrait, que le sang lui montait à la tête.*

Quatre jours auparavant, M. G... s'était présenté à huit heures du matin chez son portier, pour y faire allumer sa chandelle. Or il avait un très bon feu dans son cabinet : il tenait son chandelier appliqué sur le milieu de son ventre, en sorte que la chandelle se trouvait horizontalement placée; il avait un air hébété, et tel que le portier le considéra comme un homme malade d'esprit, et que sa femme ne contint qu'avec peine l'envie de rire que lui causèrent l'attitude et l'air singulier de M. G... en entrant dans la loge.

A peu près à la même époque, lui ordinairement si froid, si calme, si sobre de paroles, s'était entretenu familièrement avec son officier de paix qu'il trouva dans le foyer du théâtre Saint-Antoine, au sujet du livre dont il était l'éditeur, de la fatigue que lui causait la révision de cet ouvrage, et il avait montré dans cette circonstance et dans plusieurs autres une exaltation d'esprit tout à fait insolite.

Il avait fait aussi des acquisitions assez importantes, mais à des prix justifiés par la valeur réelle des objets, et sous ce rapport tout ce qui a été acheté par lui a toujours été regardé comme représentant les sommes destinées à ces acquisitions. Plusieurs de ces achats ont même été faits par lui quelques jours avant et la veille même du jour où le vol imputé à M. G... a été commis.

Tels sont les faits antérieurs à l'acte qui lui est reproché.

M. G... entre le 8 décembre dans la maison de santé du docteur Pressac. On l'y considère comme un fou chez lequel il y a un grand affaiblissement des facultés intellectuelles et notamment de la mémoire. Il y passe deux jours entiers sans sortir de la maison ; durant ces deux jours il ne se livre à aucune occupation ; il va de sa chambre à la salle commune, il se promène au milieu des malades, ne parle à aucun d'eux, joue au billard sans compter ses points, mange aux repas *avec grand appétit* et même avec une certaine voracité, et en grande quantité ; il paraît tout à fait étranger aux faits qui lui sont reprochés. Quand on lui parle de sa place, de démission, de suspension, il rejette bien loin ces idées et déclare qu'il va reprendre ses fonctions à une époque très rapprochée, et que le préfet s'empressera de reconnaître une erreur qui a été commise.

Il reste dans la maison de santé jusqu'au 21 décembre, mais il sort tous les jours, quelquefois même avant déjeuner, et le plus souvent après ; il ne rentre que le soir, et alors c'est avec peine qu'il reconnaît le chemin qui conduit à sa chambre. Il est vrai de dire qu'il y a plusieurs jardins à traverser, néanmoins le chemin est assez direct.

Un jour sa femme vient le voir : il la quitte sans motif aucun pour descendre à la salle commune, où il se promène de long en large sans parler à personne ; il faut lui rappeler que sa femme est seule et qu'elle l'attend dans sa chambre pour l'y faire remonter.

Un autre jour il ne rentre qu'à onze heures et demie chez le docteur Pressac ; il est couvert de boue, comme s'il avait fait un chemin considérable. On lui demande pour quel motif il rentre aussi tard, il répond qu'il a dîné chez un ami et qu'il en a été voir quelques autres. Or on apprend le lendemain qu'il a dîné chez sa femme, et qu'il est allé dans deux théâtres du boulevard.

Chaque soir, il demande une pomme crue, afin de pouvoir dormir la nuit. Ce n'est pas un aliment indéterminé qu'il lui faut, c'est *une pomme crue*, et quand on la lui donne, parfois il ne la mange pas. Madame G... nous a assuré que jamais son mari ne prend d'aliment avant de se coucher. Les déclarations de toutes les personnes attachées à la maison de santé de M. Pressac sont unanimes sur ces divers points.

L'état de santé de M. G... avait paru grave à M. Pressac ; mais ce médecin nous a déclaré que, contre son attente, M. G... avait tout à coup changé à ses yeux la veille ou le jour de sa sortie ; qu'alors il était gai, causeur, empressé, et semblait reprendre les habitudes et les usages propres à tout homme bien élevé dont la raison est saine.

Fait reproché à M. G... et circonstances dans lesquelles il a été accompli.

Le 5 du mois de décembre 1838, jour de la vente des objets appartenant à la succession Daval, le sieur Deniffe, crieur public, remarque avec des personnes qui se trouvaient dans la salle d'exposition, un individu qui mettait plusieurs objets dans sa poche : il s'approche de lui et lui demande à qui il a payé les objets qui étaient dans sa poche ; il répond qu'il n'avait rien dans ses poches. On s'assure du contraire ; et alors M. G..., car c'était lui qui avait pris ces objets, dit : *C'est une bagatelle que je vais vous payer.* Amené devant le commissaire-priseur, il retire successivement de ses poches : 1° un petit pot vieux Sèvres ; 2° un trépied ; 3° un mouton en bronze.

M. G... ne répondait rien ; il avait l'air anéanti. La garde étant survenue, il se laissa emmener, en disant qu'il *reviendrait dans une demi-heure.*

Quand les crieurs l'ont surpris et interpellé, il *se promenait de long en large sans chercher à sortir.*

Examen de l'inculpé.

M. G..., dans les visites assez réitérées que nous lui avons faites, nous a paru calme, d'une grande douceur de caractère, quoique assez facile à exciter, quand on le questionne sur des faits qui portent atteinte à sa moralité. Ses facultés intellectuelles ne semblent pas altérées, si l'on en excepte la mémoire, qui dans plusieurs circonstances a été en défaut. Ainsi la narration de l'action qu'il aurait commise n'est pas faite par lui comme l'ont articulé les témoins. Suivant lui, il tenait le petit pot vieux Sèvres à la main, et il ne saurait se rappeler qu'il l'ait mis dans sa poche. Il n'aurait pris ces trois objets que pour les montrer au commissaire-priseur et lui manifester le désir qu'il avait d'en faire l'acquisition. Il les aurait placés dans sa poche pour avoir plus de facilité à escalader un comptoir sur lequel il fallait passer pour se rendre de la salle d'exposition à celle de la vente, un passage étroit que l'on avait conservé étant encombré.

Questionné sur le fait de savoir pourquoi il n'avait pas décliné sa qualité de commissaire de police, il répond qu'il considérait son action comme tellement naturelle, attendu qu'il avait fait cent fois la même chose dans d'autres ventes, qu'il avait été *anéanti* par les soupçons que l'on avait fait peser sur lui ; que d'ailleurs il s'attendait à être conduit chez un de ses collègues, et que là l'erreur eût été bientôt reconnue.

Il ajoute que le vol d'un objet de si peu de valeur contraste tellement avec sa position et son caractère, qu'il n'a jamais pu penser qu'un pareil soupçon dût l'atteindre, et qu'il ne s'en est pas affecté depuis.

Mais toutes les fois que nous fixons son attention sur des faits qui exigent le concours de la mémoire pour être reproduits, c'est alors qu'il n'y a plus la même précision dans son esprit, que ses souvenirs sont confus, et que souvent il hésite longtemps avant d'émettre ses idées avec quelque netteté. Il convient qu'il a été malade d'esprit, que le sang lui a monté à la tête, ainsi qu'il le dit. Il attribue cet état à la fatigue que lui ont causée ses recherches pour le classement des matériaux do l'ouvrage indiqué, ainsi qu'à la grande quantité de cire qu'il a brûlée, et dont l'odeur résineuse lui portait à la tête.

Il rend difficilement compte de l'emploi de son temps pendant son séjour à la maison de santé ; il en oublie les circonstances principales ; il se trompe, et sur les heures de sortie, et sur celles de rentrée, sur la cause de son arrivée si tardive un soir après un spectacle auquel il était allé. En un mot, tout dénote alors chez lui une légère faiblesse d'esprit.

Que si nous groupons tous les faits que nous venons de recueillir, et si nous les rapprochons de manière à en tirer des conséquences, nous verrons M. G... s'être livré pendant dix ans aux fonctions d'avoué qu'il a remplies honorablement, rester six ans sans fonctions publiques et occuper ces six années à la confection d'un ouvrage estimé ; exercer ensuite pendant sept ans les fonctions de commissaire de police, et arriver à l'âge de cinquante et quelques années, non seulement à l'abri de tout soupçon d'infidélité, mais encore avec la réputation d'un homme d'une grande probité, et entouré de l'estime de tous ceux qui le connaissent.

Plusieurs choses le distinguent pendant toute sa carrière : 1° la dignité d'homme instruit qu'il sait constamment conserver, ce que prouvent des témoignages irrécusables ; 2° un goût prononcé, pendant plus de vingt ans, pour les objets d'art et de curiosité ; 3° une préoccupation d'esprit qui le rend habituellement distrait, en même temps que peu causeur, peu communicatif, et cela au point de rester une demi-heure, trois quarts d'heure sans adresser une parole aux personnes qui l'entourent, à sa femme même.

Du reste, jouissant d'une grande aisance, sa place n'est pour lui qu'une occupation et un moyen de compenser en partie la perte d'une somme considérable qu'il a faite il y a huit ans.

C'est avec de pareils antécédents, qu'à son âge et pour la première fois, M. G... aurait commis un vol de nulle valeur pour ainsi dire, lui qui, la veille, venait d'acheter pour 1,053 fr. d'objets de luxe destinés à orner son appartement, objets que nous avons vus dans l'emplacement auquel ils étaient destinés.

Où chercher le mobile d'une pareille action ? Le vol est d'une valeur de 60 fr. ! Ce n'est certes pas le besoin ; ce ne peut être non plus le désir de posséder, car, dans cette hypothèse, celui-là même qui avait pu dépenser la veille 1,053 fr. pour satisfaire ce désir, pouvait bien le lendemain faire un aussi léger sacrifice. Ainsi, d'une part le peu d'importance de la soustraction, d'une autre part la facilité qu'avait M. G... d'acquérir légitimement ce qui pouvait lui plaire, conduisent naturellement à rechercher si les antécédents de M. G... ne donneraient pas la preuve qu'il existait chez lui, à cette époque, une altération quelconque des facultés intellectuelles.

En effet, depuis quelques mois, deux personnes qui ont des rapports journaliers avec M. G... s'aperçoivent que son travail est plus difficile, qu'il se livre avec peine à ses occupations ; cet état est surtout plus marqué depuis six semaines. Alors le travail de M. G... est nul ou presque nul dans ses bureaux ; la lettre la plus insignifiante est pour lui d'une difficulté presque insurmontable. Il est dans son bureau, il regarde fixement les personnes qui s'y rendent, il se promène de long en large et ne parle à personne. Du reste, il le déclare aujourd'hui, il n'avait plus d'idées ; il lui fallait cinq minutes pour en trouver une, et encore n'y parvenait-il pas toujours. Quatre jours avant son arrestation, lui dont la conduite a toujours été pleine de convenance, se rend chez son portier pour y faire allumer sa chandelle, en plaçant la chandelle dans une situation étrange, presque indécente, qui devait nécessairement prêter à rire, et cependant le portier, par respect pour M. G..., s'efforce de conserver tout son sang-froid. Comment M. G... allait-il allumer sa chandelle à huit heures du matin, alors qu'il avait du feu dans son cabinet ? Mais il y a plus, M. G..., qui savait si bien garder les convenances de sa position, va se commettre en plein théâtre avec son officier de paix, et là l'entretient longuement de l'ouvrage qu'il a publié. Une autre fois, sur le boulevard, il va au-devant de lui et lui donne une poignée de main avec une familiarité tout inusitée chez lui !

C'est dans ces conditions d'esprit que cet homme, *éminemment distrait*, et dominé d'ailleurs par le goût des objets rares et anciens, se rend à une vente où il aperçoit trois choses de peu de valeur, mais qui sont à sa convenance. Lui, qui dans les ventes a l'habitude de prévenir les commissaires-priseurs des objets qu'il veut acquérir, il s'en empare en présence de plus de quarante personnes, les met dans sa poche, et va se rendre auprès du commissaire-priseur ; mais le passage est obstrué ; il se promène de long en large. Or, il a été vu par un crieur qui bientôt l'interpelle, et M. G..., anéanti par cette idée qu'il peut être considéré comme un voleur, ayant peut-être encore déjà oublié qu'il a mis des objets dans sa poche, se laisse conduire auprès du commissaire-priseur, tire un à un de ses poches les objets qu'il a pris, et seulement quand on le lui demande, puis, sans mot dire, se laisse entraîner par la garde. Toutefois sa qualité de commissaire de police domine encore dans son esprit, et c'est alors qu'il se borne à dire : « Je reviendrai dans une demi-heure, » persuadé, comme il le dit depuis, qu'il allait être conduit chez un collègue et que toute erreur allait cesser.

Mais n'est-ce pas là la conduite d'un cerveau faible ? Il suffisait à M. G... d'exhiber sa qualité pour éviter tout scandale, et il se laisse conduire comme un enfant, entre quatre soldats, à la préfecture de police ; nous disons comme un enfant, car tout individu qui, par sa fortune et son éducation, aurait occupé dans la société le rang qu'y tenait M. G..., eût articulé des motifs, eût fait connaître sa position, et cette déclaration eût suffi pour éviter, au moins momentanément, tout éclat fâcheux.

Suivons M. G... Après le vol, il est conduit dans une maison de santé, et là il est considéré comme un fou par les personnes de la maison ; elles qui sont toujours en rapport avec ces sortes de malades, elles voient un homme chez lequel les facultés intellectuelles sont considérablement affaiblies. Sa tenue, sa conduite dans cette maison, sa manie du soir, ses habitudes du jour, l'isolement complet dans lequel il se place, le jeu machinal de billard auquel il se livre, l'indifférence absolue qu'il montre à l'égard de l'action qui lui est reprochée et sur les conséquences de cet acte pour sa position, tout, en un mot, vient justifier cette manière de voir.

On se demandera peut-être comment, dans l'espace de quatorze jours et sans aucun traitement actif, M. G... serait rentré dans son état naturel ou à peu près naturel. La réponse à cette question est facile, et pour qui a fait une étude psychologique de l'homme sain et malade, elle sera facilement comprise. M. G... n'était pas fou à l'époque du 5 décembre, mais ses facultés intellectuelles avaient été notablement affaiblies. Durant quatorze jours, il a été soustrait aux causes qui avaient amené cette fatigue morale, cet affaiblissement, c'est-à-dire à ce travail de classement et de recherche qui eût été des plus pénibles pour toute autre personne que M. G... ; sa vie, ses habitudes ont été entièrement changées. Il a suffi de cette transition si brusque à l'état de calme complet dans lequel il s'est trouvé, pour le faire rentrer presque entièrement dans son état normal.

Conclusion.

1° Si l'on en excepte la mémoire qui n'est pas peut-être parfaite, M. G... jouit actuellement de la plénitude de ses facultés intellectuelles.

2° Ses facultés intellectuelles étaient altérées à l'époque du 5 décembre dernier.

Cette altération consistait dans un affaiblissement très marqué, dont le début remontait à une époque antérieure au 5 décembre (six semaines environ avant cette date).

3° Cette altération pouvait ôter à M. G... la conscience de ses actes. Si l'on joint à l'influence de cette lésion cérébrale passagère, celle d'un caractère naturellement distrait et préoccupé, on comprendra très bien comment l'acte incriminé a pu être commis sans discernement, sans volonté raisonnée de la part de M. G...

4° L'affaiblissement des facultés intellectuelles, qui a existé passagèrement chez M. G..., paraît avoir été déterminé surtout par le travail de recherches auquel il s'est livré.

Accusation de fabrication de fausse monnaie. — Y a-t-il eu monomanie ?

Salvator se présente au jury sous le coup de deux accusations, celle de fausse monnaie et celle d'assassinat.

Lors des perquisitions qui ont été faites chez l'inculpé, on a trouvé des creusets, des fourneaux, des limes, quelques minerais, un alliage métallique, du plâtre, de l'acide arsénieux (oxyde blanc d'arsenic). On a dû lui demander quel pouvait être l'usage de ces instruments et de ces substances. Il a déclaré qu'il se livrait à des expériences métallurgiques, ayant pour objet la transmutation des métaux, et qu'il avait découvert le moyen de faire de l'or.

L'instruction, en présence : 1° de deux pièces fausses émises à deux années de distance, puis portant la même effigie et sortant par conséquent du même moule ; 2° d'instruments pouvant servir à la confection de fausse monnaie ; 3° de réponses qui pouvaient faire supposer une monomanie chez l'accusé, dut, d'une part, faire analyser les pièces fausses et le reste d'alliage ; d'une autre part, commettre un médecin à l'effet de rechercher si, en se livrant assidûment à des expériences chimiques ayant pour but d'opérer la transmutation des métaux et en ne cessant d'en exalter les résultats, *l'accusé obéit à une préoccupation sincère ;* si cette préoccupation dénote en lui une aliénation plus ou moins grande des facultés intellectuelles ; si, en admettant cette altération, on ne doit y apercevoir que les caractères d'une monomanie *laissant à l'inculpé* sur tout autre objet le plein exercice de son intelligence, ou si, au contraire, on doit y reconnaître cet état de démence dans lequel, suivant l'article 64 du Code pénal, il n'y a ni crime, ni délit imputable à l'auteur d'une action atteinte par les prohibitions de la loi ; autorisant d'ailleurs les experts à faire procéder par Salvator, s'ils le jugeaient convenable, à quelques expériences chimiques, ayant pour but la vérification du fait articulé par l'inculpé.

MM. Jacquemin, West et moi, fûmes chargés de cette dernière mission, et nous dûmes questionner l'accusé sur les principales circonstances de sa vie, dont nous transcrivons ici les faits les plus saillants.

Salvator, Piémontais d'origine, est né de parents aisés. Il a été placé en Piémont chez le père Joachim pour y faire son éducation. Il y est resté quatre ou cinq ans. Dès l'âge de onze ans il s'est livré à des études chimiques, et il a à cet effet suivi des cours dans les écoles du Piémont, sous des moines dont il recevait des leçons particulières. Dès ce moment il a affecté pour la chimie une grande prédilection ; il n'a jamais cessé de lui sacrifier tous ses loisirs, alors même que, livré au commerce et n'ayant aucune résidence fixe, il était obligé à des déplacements continuels.

Ses recherches l'ont conduit à découvrir, il y a cinq ans, le secret de produire du fer ; et peu avant d'être mis en arrestation, en 1836, il possédait le secret de faire de l'or et de l'argent ; il en avait déjà obtenu une certaine quantité qu'il avait vendue ; mais la personne qui vivait avec lui a déclaré que le produit de cette vente ne s'était pas élevé au delà de 50 fr.

Ce résultat a été pendant toute sa vie le but vers lequel il a constamment dirigé ses efforts. Il a consacré à ses recherches une grande partie de son existence, et le jour et la nuit ; souvent même il passait des journées entières à ses fourneaux, remuant sans cesse les matières contenues dans ses creusets, et cela même dans la position la plus incommode, le fourneau à terre et Salvator à genoux.

Toutefois ce travail n'absorbait pas assez sa pensée pour le mettre dans l'impossibilité de s'occuper du commerce des huiles et des sangsues. Ses relations sous ce rapport étaient nombreuses. Il a parcouru divers pays et notamment l'Italie, et dans chacun d'eux il a fait des affaires importantes, puisque plusieurs d'entre elles se sont élevées jusqu'à une valeur de 10 à 11,000 francs de marchandises.

Ses facultés intellectuelles étaient assez entières pour qu'il ne tînt aucun registre, et que néanmoins il satisfît honorablement et avec exactitude, tant aux commandes qu'aux divers engagements que ce commerce pouvait faire naître.

Questionné sur son état habituel de santé, il répond qu'il est généralement bon, que sa vie est sobre, qu'il prend peu de plaisir, qu'il dort peu habituellement, et qu'il consacre ses moments de loisir à des méditations sur les métaux.

Ces faits sont confirmés par la demoiselle Mar... A.., qui n'a jamais remarqué chez Salvator de traces d'aliénation mentale. Elle le déclare d'un caractère doux et facile; voyant peu de monde, ne prenant que peu de plaisir; sobre, dormant peu, et quand la nuit il s'éveillait avant l'heure du lever, il méditait, mais avec calme; du reste, humain, aimant les animaux, jamais de discussions dans ses rapports avec les personnes qu'il fréquentait pour son commerce; l'une d'elles s'étant présentée chez lui, et ayant employé à son égard des formes impertinentes et même hostiles, il l'invita avec douceur à se retirer, et il la blâma hautement après son départ.

Salvator, interrogé sur les idées chimiques qui lui sont propres, répond : Que seul il possède des notions exactes sur l'air, sur le soufre, qui n'est pas un corps simple comme on le prétend généralement; qu'il peut transformer le cuivre en plomb et le plomb en fer, en un mot opérer la transmutation des métaux; qu'ils sont tous des corps composés et non pas des corps simples.

Il lui suffit de douze à quinze heures pour transformer le cuivre en plomb, et il nous offre, il y a plus, il nous prie instamment de vouloir bien le mettre à l'œuvre. C'est là son désir le plus ardent; il tient a démontrer que les divers ustensiles trouvés chez lui n'ont pas d'autre objet, et alors, dans la narration des découvertes qu'il prétend avoir faites, sa figure se colore, sa physionomie s'anime, sa voix s'élève, sa parole plus brève est plus rapide, ses gestes se multiplient, et si nous lui laissons entrevoir la possibilité d'accéder à ses désirs, il nous en exprime avec force sa satisfaction... Mais si tout à coup nous reportons ses idées sur quelques unes des circonstances du crime dont il est accusé, nous retrouvons en lui la même impétuosité d'esprit à repousser les charges qui peuvent peser sur lui. Ainsi l'un de nous, l'interrompant au milieu de la narration la plus animée de ses expériences chimiques, lui pose brusquement cette question : « Salvator, vous avez été arrêté et reconnu par Dauphinot pour être celui qui a porté les coups de poignard auxquels Ferey a succombé? » Et aussitôt de s'écrier : « Quelle confiance voulez-vous que l'on accorde à un pareil témoignage? Dauphinot me reconnaît, et il ne peut même pas dire la couleur de mes vêtements !!! » Nous invitons Salvator à nous faire connaître les substances dont il a besoin pour transformer du cuivre en plomb ; il nous désigne alors du cuivre rouge, du soufre, du charbon, de l'acide borique, du carbonate de chaux, de l'acide sulfurique, de l'acide hydrochlorique, etc.

Quand nous lui demandons de s'expliquer sur la réaction de ces substances et sur la manière de procéder à ses opérations, il fait remarquer que c'est là son secret; que d'ailleurs la pratique en est facile, et qu'après l'avoir vu opérer une seule fois, nous pourrons arriver aux mêmes résultats que lui.

Pendant toute cette discussion, nous avons acquis la certitude que Salvator ne possédait de la chimie que des notions fort imparfaites. Pour s'exprimer, il n'emploie que les noms les plus vulgaires de la science, ou plutôt des dénominations qui ne sont pas scientifiques. Il désigne souvent des substances sous des noms qui ne leur appartiennent pas, et il ne connaît pas les réactions qu'elles exercent les unes sur les autres.

Enfin, il est remarquable que ses phrases sont toujours les mêmes, se présentent toujours avec la même tournure, avec les mêmes expressions, et que le plus souvent elles sont la reproduction de celles que l'on retrouve dans diverses pétitions qu'il a adressées soit au roi, soit à la reine, soit à des magistrats, pièces qui nous ont été soumises par M. Cramail, juge chargé de l'instruction.

De ces divers faits nous avons dû tirer la conclusion suivante :

1° En se livrant à des expériences métallurgiques, et en ne cessant d'en exalter les résultats, Salvator obéit en effet à une préoccupation sincère.

2° Cette préoccupation constitue une exaltation d'esprit, une idée fixe, née de l'ignorance et de la présomption, que l'on ne peut cependant pas qualifier de monomanie dans un sens absolu.

3° Cette exaltation, tout en portant préjudice à ses intérêts personnels, lui laisse cependant la conscience du bien et du mal et le plein exercice de ses facultés intellectuelles sur tout autre sujet.

On ne doit donc pas reconnaître chez Salvator cet état de démence dans lequel, suivant l'article 64 du Code pénal, il n'y a ni crime ni délit.

À l'audience, l'accusé a prouvé combien nos conclusions étaient fondées. Il s'est défendu avec une exaltation d'esprit peu commune, rappelant sans cesse l'attention sur ses connaissances chimiques ; mais en même temps, il a fait preuve d'une mémoire et d'une présence d'esprit aussi complètes que possible. Dans ses explications, il ne parlait jamais de l'auteur du crime qu'à la troisième personne ; et dans ses répliques les plus animées, cette condition était toujours remplie. Un témoin déposait il, il cherchait aussitôt à le mettre en contradiction avec lui-même ; il possédait tous les documents de l'instruction, et jamais une note n'est venue en aide à ses arguments. Mais cette ténacité, née de l'exaltation dans les idées ; cette irascibilité qu'il a déployée, devaient constituer pour lui une circonstance atténuante, et le jury en a tenu compte.

Quant aux expertises qui ont été faites à l'occasion des pièces fausses, voici ce qu'elles ont démontré : 1° les deux pièces émises à une distance de deux années étaient formées par un alliage de cuivre et d'étain ; 2° cet alliage se trouvait à peu près dans les mêmes proportions que dans un petit culot d'alliage saisi chez Salvator.

Plusieurs questions ont été adressées à des experts relativement à l'emploi que l'on pouvait faire de l'acide arsénieux dans les opérations métallurgiques, afin de connaître si réellement Salvator avait pu se servir de cette substance dont on avait retrouvé plusieurs fragments dans ses poches. L'accusé posait à M. Chevallier cette question : *L'acide arsénieux sert-il à la formation des fluides vitreux et résineux ?* Ce qui voulait dire, l'acide arsénieux peut-il favoriser la vitrification ou confection du verre ? Cette question, évidemment mal posée, puisqu'elle exprimait l'idée de fluide électrique vitré et résineux, et par conséquent mal conçue et mal comprise, ne fut pas résolue par M. Chevallier, mais elle fut interprétée sous son véritable point de vue par M. Gay-Lussac, qui déclara qu'en effet l'acide arsénieux était employé dans quelques fabriques de verrerie pour favoriser la vitrification. Or Salvator se servait de potasse et de silice dans ses essais métallurgiques, et c'était dans le même but qu'il employait l'acide arsénieux. L'accusation n'élevait d'ailleurs aucun soupçon d'empoisonnement.

On demanda si, *en unissant du cuivre avec du plomb et de l'étain, dans des proportions données, on pouvait, en variant ces proportions, arriver à faire une pièce aussi lourde qu'une pièce d'argent, en supposant que les dimensions des deux pièces fussent exactement les mêmes ?*

M. Gay-Lussac répondit qu'on pouvait même faire une pièce plus lourde, si l'on employait une grande proportion de plomb et des quantités infiniment petites de cuivre et d'étain, car le plomb est d'un poids spécifique plus considérable que l'argent.

Le moment des débats où Salvator a laissé voir qu'en effet il s'était accupé de la fabrication de la fausse monnaie, est celui où M. Thiolier, contrôleur de la Monnaie, a été interrogé sur le fait de savoir si, avec un moule en plâtre, on pouvait faire de la fausse monnaie, et si, avec un pareil moule, la pièce pouvait ressortir sans aucune altération. La réponse sur le premier chef fut positive ; c'est, suivant M. Thiolier, le seul moyen qu'emploient les faux monnayeurs. Elle fut négative quant à la seconde question, attendu, a fait observer M. Thiolier, qu'il faut toujours un point du moule par où l'on puisse couler l'alliage, et que, comme le coulage s'opère constamment par la tranche, il y a toujours sur celle-ci un point où les lettres ne sont pas marquées, puisqu'après le moulage on est obligé d'enlever le surplus de la matière qui a pénétré à travers le conduit d'écoulement, et que cette ablation ne peut s'opérer qu'au moyen d'un grattage.

C'est ce qui était arrivé sur deux pièces soumises à l'expertise : les lettres D, O du mot *Domine* étaient effacées ; et comme ces lettres se trouvaient en relief sur la tranche, il n'avait pas été possible de les reproduire. A ce moment, Salvator entre dans des discussions théoriques et pratiques sur les moyens à employer pour que la pièce vienne plus ou moins bien. L'avocat général l'interpelle pour savoir où il a puisé de pareils documents ; il répond qu'il n'a pas dormi de la nuit, et qu'il a employé tout son temps à méditer sur ce sujet : que, d'ailleurs, ce sont des faits purement physiques dont on peut prévoir tous les résultats ! !

Cependant le jury n'a pas trouvé dans les éléments de l'instruction ni dans les débats des preuves suffisantes à l'appui du chef d'accusation de fabrication de fausse monnaie.

DÉTERMINER SI UN INDIVIDU ÉTAIT SAIN D'ESPRIT AU TEMPS OU UN FAIT A ÉTÉ ACCOMPLI.

Cette question peut être adressée au médecin à l'occasion d'une action criminelle qui a été commise. Nous renvoyons pour ce qui a trait à ce sujet à la question précédente (*voy.* pag. 687), où nous avons rapporté un fait d'annulation de testament qui démontre dans quelles condition elle peut être posée. La question peut aussi s'élever à l'occasion de personnes malades qui ont fait un testament, une donation, ou un acte quelconque, et après le décès desquelles on demande l'annulation de ces actes, en alléguant, soit l'état de faiblesse des facultés intellectuelles du malade, soit l'état d'aliénation d'esprit symptomatique de la maladie à laquelle il a succombé et où il se trouvait alors. On sent combien il est difficile de traiter une pareille question, et de poser les bases de sa solution, aussi n'est-elle guère adressée que dans le but d'éclairer les magistrats sur l'influence que telle ou telle maladie peut exercer sur les facultés intellectuelles ; dans celui de savoir jusqu'à quel point le délire peut être complet ; s'il peut présenter des intervalles lucides ; si un individu dans un état de *subdelirium* peut en être retiré par excitations, stimulations, et posséder alors un état des facultés intellectuelles qui lui permette de faire un acte de telle ou telle importance ; si le délire est continu ou intermittent ; quelle peut être l'influence d'une maladie sur la force des facultés de l'entendement ; toutes questions dont la solution est relative à chaque espèce de maladie et même de malade ; car l'âge, la constitution, la force du sujet, la durée de la maladie et son intensité, sont autant de circonstances qui peuvent faire varier les résultats. En général, dans ces sortes de cas, ce sont plutôt les actes eux-mêmes et les preuves par témoins qui éclairent les magistrats, parce que, pour que le médecin puisse résoudre la question, il faut qu'il ait des renseignements médicaux pris sur l'état du malade, et presque toujours des données de ce genre manquent à l'instruction.

Il est une question qui a été soumise aux facultés de médecine de Paris, Montpellier et Strasbourg, et qui a quelque analogie avec celle qui nous occupe : *Un individu qui meurt dans les vingt jours de la date d'un contrat de rente viagère était-il atteint, au moment de la passation de ce contrat, de la maladie qui l'a fait périr ?*

Cette question se rattache aux articles 1974 et 1975 du Code civil, ainsi conçu :

Art. 1974. Tout contrat de rente viagère, créée sur la tête d'une personne qui était morte au jour du contrat, ne produit aucun effet.

Art. 1975. Il en est de même du contrat par lequel la rente a été créée sur la tête d'une personne atteinte de la maladie dont elle est décédée dans les vingt jours de la date du contrat.

Le sieur Fried, de Strasbourg, passe, le 11 mars 1809, un contrat de rente qui renferme une constitution de rentes à fonds perdus à son profit ; cet homme était hémiplégique depuis dix ans, à la suite d'une attaque d'apoplexie ; il meurt le deuxième jour après la passation du contrat de rente, d'une attaque d'apoplexie accidentellement survenue à la suite d'un mouvement de colère. On veut savoir si, le jour où l'acte a été passé, cet homme était déjà atteint de la maladie à laquelle il a succombé ; ou en d'autres termes, on demande si l'hémiplégie qui existait depuis dix ans, et l'attaque d'apoplexie qui l'a fait périr le deuxième jour de la passation du contrat, ne forment qu'une seule et même maladie.

Les opinions furent partagées à cet égard, et cependant il ne pouvait y avoir doute. Fried avait bien eu deux maladies semblables auxquelles avait succédé l'hémiplégie qui l'avait fait périr. Il conservait un symptôme de la première maladie, mais cette maladie avait été guérie, puisqu'il avait vécu dix ans après son invasion ; il était survenu une apoplexie foudroyante qui avait déterminé la mort. — Tel serait le cas d'un homme auquel il resterait une portion du poumon indurée par suite d'une première pneumonie, et auquel il surviendrait une seconde affection analogue qui le ferait périr. On sent donc que c'est dans ce sens que toutes les questions de ce genre devront être résolues.

FIN DU PREMIER VOLUME.

TABLE DES MATIÈRES

CONTENUES DANS LE PREMIER VOLUME.

FIN DE LA TABLE DU PREMIER VOLUME.

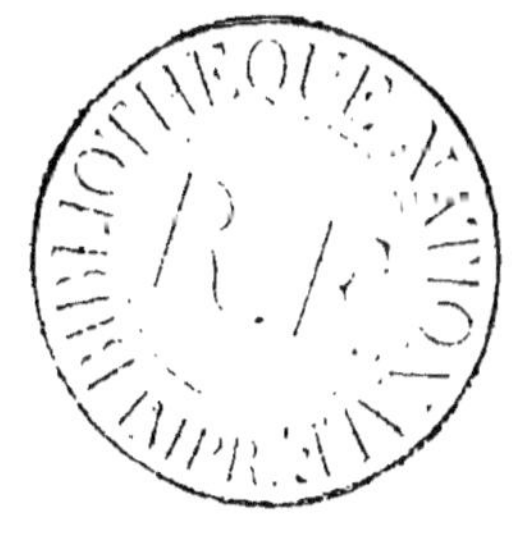